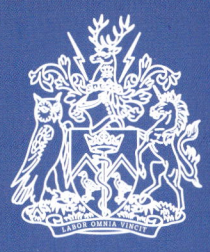

The Royal Marsden Manual of Cancer Nursing Procedures

Royal Marsden 癌症护理精要

原著 [英] Sara Lister
　　 [英] Lisa Dougherty
　　 [英] Louise McNamara
主译　纪光伟　许　平　刘垠良

WILEY

中国科学技术出版社
·北京·

图书在版编目（CIP）数据

Royal Marsden 癌症护理精要 /（英）莎拉·李斯特（Sara Lister），（英）丽莎·多尔蒂（Lisa Dougherty），（英）路易丝·麦克纳马拉（Louise McNamara）原著；纪光伟，许平，刘垠良主译. — 北京：中国科学技术出版社，2022.4

书名原文：The Royal Marsden Manual of Cancer Nursing Procedures

ISBN 978-7-5046-9179-8

Ⅰ.①R… Ⅱ.①莎…②丽…③路…④纪…⑤许…⑥刘… Ⅲ.①癌 护理 Ⅳ.①R473.73

中国版本图书馆 CIP 数据核字（2021）第 183135 号

著作权合同登记号：01-2021-4481

策划编辑	王久红　焦健姿
责任编辑	延　锦
装帧设计	华图文轩
责任印制	李晓霖
责任印制	徐　飞

出　　版	中国科学技术出版社
发　　行	中国科学技术出版社有限公司发行部
地　　址	北京市海淀区中关村南大街 16 号
邮　　编	100081
发行电话	010-62173865
传　　真	010-62179148
网　　址	http://www.cspbooks.com.cn

开　　本	889mm×1194mm　1/16
字　　数	937 千字
印　　张	35
版　　次	2022 年 4 月第 1 版
印　　次	2022 年 4 月第 1 次印刷
印　　刷	天津翔远印刷有限公司
书　　号	ISBN 978-7-5046-9179-8/R·2781
定　　价	298.00 元

（凡购买本社图书，如有缺页、倒页、脱页者，本社发行部负责调换）

版权声明

Title：*The Royal Marsden Manual of Cancer Nursing Procedures*
By Sara Lister, Lisa Dougherty, Louise McNamara
ISBN：9781119245186
This edition first published 2019
Copyright © 2019 by John Wiley & Sons, Inc.

All Rights Reserved. This translation published under license. Authorized translation from the English language edition, Published by John Wiley & Sons. No part of this book may be reproduced in any form without the written permission of the original copyrights holder.

Copies of this book sold without a Wiley sticker on the cover are unauthorized and illegal.

本书中文简体版专有翻译出版权由 John Wiley & Sons, Inc. 公司授予中国科学技术出版社。未经许可，不得以任何手段和形式复制或抄袭本书内容。

本书封底贴有 Wiley 防伪标签，无标签者不得销售。

内容提要

本书引进自世界知名的 WILEY 出版社，由来自英国 Royal Marsden 医院（The Royal Marsden NHS Foundation Trust）的 Sara Lister、Lisa Dougherty、Louise McNamara 教授联合编写，是一部系统介绍癌症护理相关内容的实用指南。本书内容全面丰富，着重介绍了癌症患者在诊断和治疗过程中的各种护理要点和操作步骤，分析了为提高癌症患者的生存质量所需提供的护理措施、人文关怀和社会支持，讨论了对癌症患者的生命末期关怀和安宁缓和医疗的相关问题。书中所述兼具深度和广度，不仅适用于中高年资的临床护理人员阅读参考，还可作为肿瘤专业技术人员和安宁缓和医疗从业人员的案头工具书。

译校者名单

主　　译　纪光伟　许　平　刘垠良
副 主 译　陈慧平　胡德英　相久大
译 校 者（以姓氏汉语拼音为序）

陈慧平	四川大学华西第四医院
陈利忠	康辉医疗科技（苏州）有限公司
成　芳	华中科技大学同济医学院附属协和医院
代　艺	华中科技大学同济医学院附属协和医院
何芙蓉	西安和平中医医院
胡德英	华中科技大学同济医学院附属协和医院
胡建莉	华中科技大学同济医学院附属协和医院
黄　英	武汉钢铁（集团）公司第二职工医院
纪光伟	武汉钢铁（集团）公司第二职工医院
李　静	武汉钢铁（集团）公司第二职工医院
李　明	武汉钢铁（集团）公司第二职工医院
刘明坤	首都医科大学附属北京世纪坛医院
刘卫红	华润武钢总医院
刘垠良	护联网
马　明	北京市昌平区中医院
孟健华	武汉钢铁（集团）公司第二职工医院
彭　昕	华中科技大学同济医学院附属协和医院
沈雅静	武汉钢铁（集团）公司第二职工医院
宋艳萍	西安市中心医院、西安市血液病研究所
孙　丽	华中科技大学同济医学院附属协和医院
谭江宁	美国匹兹堡大学医学中心（UPMC）
童　玲	武汉钢铁（集团）公司第二职工医院
王　浩	西安市中心医院、西安市血液病研究所
王　丽	武汉市东湖医院
王正红	武汉钢铁（集团）公司第二职工医院
吴励歌	武汉钢铁（集团）公司第二职工医院
相久大	北京植物生存中心
谢　艳	武汉钢铁（集团）公司第二职工医院
许　平	武汉钢铁（集团）公司第二职工医院

薛玉兰　武汉钢铁（集团）公司第二职工医院
杨瑜莹　西安和平中医医院
张长春　江汉大学附属医院（武汉市第六医院）
赵　芳　英国德比和波顿大学医院
郑　堃　武汉钢铁（集团）公司第二职工医院
邹翠芳　武汉钢铁（集团）公司第二职工医院

学术秘书　郑　堃　童　玲　刘卫红

中文版序

本人非常荣幸受纪光伟主任医师的邀请，为这部《Royal Marsden癌症护理精要》作序。

随着癌症发病率的逐年递增，癌症已成为威胁人类生命的主要疾病，也是影响我国居民健康的重大疾病之一。因此，降低癌症的发病率，提高癌症患者生存质量，不仅是健康中国建设的目标，也是广大人民群众对健康的需求，更是肿瘤相关科室护理人员的使命与担当。

本书以介绍护理操作为主要形式，对癌症的诊断、相关检查及操作流程、放化疗护理、癌症症状护理、癌症患者的心理关怀和全面支持等方面进行了翔实和科学的论述，尤其在对癌症终末期患者的心理护理、社会支持及精神抚慰等方面为临床医护人员提供了新的思路。本书内容全面，传统与进展相结合，理论与临床相结合，实践性强，对于从事肿瘤护理专业不同层级的护理人员都能起到极好的启发和指导作用，是一部值得深读和借鉴的专业书籍。

从本书中我们可以感受到英国同行细致的工作作风，本书所述的每一项操作不仅目的明确，细节清晰，而且图文并茂，直观易懂，使读者知其然并知其所以然。希望我国的肿瘤护理人员能够从本书中受益，并制定出符合我国国情的肿瘤护理专业规范，不断提高肿瘤护理专业水平。纪光伟主任和他的团队汇集了肿瘤专科医师、护士及其他专业的医务人员，本着严谨科学的态度和忠实于原著的精神，反复推敲、认真校对，致力于为读者展现更真实、更前沿的英国护理风貌。

我与纪光伟主任有过一面之交，是在一次安宁疗护的高峰讨论会上，纪光伟主任作为一名在肿瘤外科领域卓有成就的资深主任医师，讲述了他从事安宁疗护工作的心得与体会，他带领着他的安宁疗护团队，诠释全生命周期健康照顾理念，关怀生命末期的最后"一公里"，并从本书得到启发，结合我国国情，探索出具有中国特色的安宁疗护模式。感谢纪光伟主任投身于安宁疗护事业，也希望每一位读者读完本书后有所收获。

我作为一名从事肿瘤护理专业的护理人员和安宁疗护的实践者，对癌症患者所承受的痛苦感同身受，愿意努力地去减轻他们的痛苦，愿意努力地推广安宁缓和医疗的理念，愿意努力地推动我国肿瘤护理专业更上一层楼。为此，我写下上述文字，是以为序。

国际肿瘤护士协会理事兼宣传主委
中南大学湘雅护理学院博士研究生导师
湖南省肿瘤医院副院长

原书序

作为英国 Royal Marsden 医院的首席护士、多年来的贡献者和临床使用者，我特别荣幸受邀为 *The Royal Marsden Manual of Cancer Nursing Procedures* 的第 1 版做引介。本书作为国际著名的 *Royal Marsden Manual of Clinical Nursing Procedures* 的配套教材，编者们付出了大量的心血，确保在临床实践中能够得到证据的支持，并有效地实施。

随着癌症确诊病例数量的逐年增加，同时癌症患者的生存率显著提高，大多数从事急症护理工作的护士也参与了癌症患者的护理工作。*The Royal Marsden Manual of Cancer Nursing Procedures* 汇集了护理和相关操作的关键部分，各个章节涵盖了急症肿瘤学到癌症的生存和发展的护理。本书内容丰富，知识全面，希望能为在各种环境中对癌症患者提供护理的护士带来独特的指导意义。

最后，我要向 Royal Marsden 医院的护士和专职医务人员所做的出色工作致以崇高的敬意，他们为这本出色的新教科书付出了无比艰辛的努力。

Eamonn Sullivan
Chief Nurse
The Royal Marsden Hospital NHS
Foundation Trust

译者前言

今天，受中国科学技术出版社委托翻译的《Royal Marsden癌症护理精要》终于和大家见面了，这是一件可喜可贺的事情，希望本书能够为我国的癌症护理工作做出一点贡献。

最近，世界卫生组织国际癌症研究机构（International Agency for Research on Cancer，IARC）发布了2020年最新癌症负担数据，统计了全球185个国家36种癌症类型的最新发病率、死亡率，以及癌症的发展趋势。报道显示，2020年全球有1930万新确诊的癌症患者，近1000万人死亡；同年在我国新发癌症457万人，占全球的23.7%，新发癌症数与癌症死亡数均位居全球第一。资料显示，每5人中就有1人将在其一生中患癌症，每8名男性、每11名女性中就有1人将因癌症而死亡。

随着癌症治疗技术的不断进步，部分癌症可以早期发现、早期治疗，患者的生存时间延长，许多患者会长时间地与癌共存，随之而来的是，需要面对的护理问题增多。如何对生命末期的癌症患者进行舒缓治疗来缓解症状，如何帮助癌症患者有质量地生存、有尊严地生活，这是我们医疗工作者的责任和使命。

英国Royal Marsden医院是世界上排名第三的癌症医院，每年治疗超过50 000例癌症患者，是欧洲规模较大的综合癌症治疗中心，他们致力于提供癌症精准诊断、先进治疗、医学研究和教育。这部《Royal Marsden癌症护理精要》就建立在他们丰富的临床实践基础上，具有极高的学术价值和实用意义。

本书的翻译团队由来自北京、西安、成都、武汉，以及英国、美国的30余位医疗和护理专家组成，其专业涵盖护理、肿瘤、外科、内科、急诊、老年病和缓和医疗等专业，耗时22个月终于完成了本书的翻译工作。

在本书的翻译过程中，让我们深深地感受到英国同行认真、细致、严谨、务实的工作作风，他们对每一项操作、每一个细节都做得如此完美，甚至把提供检查和治疗时如何保护患者隐私、如何保持患者的舒适，都作为操作规范写入本书中，真正做到了以人为本，处处体现了医者的人文关怀。

本书的内容不仅涉及癌症的医疗和护理方面，还包括了癌症患者的生活、人文、社会福利，以及癌症患者生命末期的表现、症状控制，社会、心理、精神和宗教的关怀，甚至包括了患者的遗体和遗物处理、法律问题等方面的内容，许多已经超出了医学的范畴，充分体现了他们对患者整体的关注和对生命尊严的维护。书中对于缓和医疗理念也有许多论述，因此，它不仅是一本癌症护理的指南，同样也是一本缓和医疗的专业著作。

在本书翻译过程中，遇到了突发的全球新冠肺炎疫情，生命的尊严受到新冠病毒的无情践踏，曾一度让翻译工作受到了影响，然而，我们全体参与翻译的专家，尤其是在武汉的专家，在疫情最严重的时候，一边抗疫的同时，一边坚持进行着翻译工作，涌现出许多可歌可泣的动人故事。现在，武汉抗疫已经取得了胜利，我们再回顾这段令人心痛和难忘的历程，更加感受到生命和生命尊严的重要性，也更彰显了本书的意义。

在疾病面前，人类总是显得那么的渺小，但我们相信只要团结起来，再强大的敌人，也终将被我们打败。

在本书翻译工作中，出现了很多令人感动的故事，其中，年逾九旬的李明主任戴着老花镜用笔在纸上一字一句地校对书稿，对我们后生的鼓励让人动容，我留存了李明主任校对的手稿作为纪念。在美国的谭江宁博士是我们安宁疗护的患者家属，他的父母相继在安宁疗护中心度过了生命的最后时光。父母去世后，谭博士加入了我们的翻译团队，他表示："我要把对父母所有的爱和思念倾注到这本书中。"

最后加入我们团队的陈慧平教授以其在英国留学的经历、良好的英语水平和丰富的专业知识，迅速成了我们团队的核心人物，她承担了大量的校对工作，经常参与翻译问题的讨论，为本书做出了重要的贡献。还有赵芳女士以其在英国生活的优势，以及专业的水平和严谨的态度，解决了本书翻译中的大量问题。对此，我们一并表示感谢。

同时，还要感谢中国科学技术出版社为我们提供了这样一个难得的学习机会。感谢谌永毅教授为本书作序。感谢许平博士在百忙之中参与本书的译校工作，感谢护联网的刘垠良主任对本书的大力支持。

还要感谢我的安宁疗护团队，尽管她们只有部分人参加了本书的翻译工作，但团队的同仁替我们分担了大量的临床工作，让我们有充足的时间能够从事本书的翻译，她们的支持和奉献，也是对本书的贡献。最后，要感谢我的家人，尤其是 82 岁的母亲，主动承担了照顾我日常生活的工作，让我有更多的时间从事本书的翻译工作。

由于中外专业术语及语言表述习惯有所不同，加之译者众多，风格各异，书中可能存在一些疏漏及不妥之处，希望各位专家批评指正，以便我们今后改进。

武汉钢铁（集团）公司第二职工医院
安宁疗护中心
2020 年 8 月

指南特色

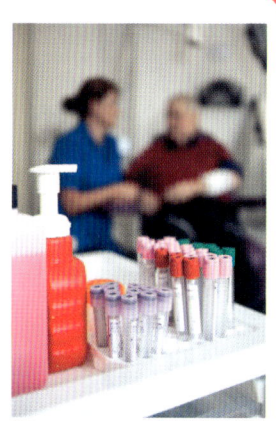

每一章都以本章中的操作指南开篇

操作指南	
1-1	液基细胞学宫颈涂片检查
1-2	用于诊断检查的未密封放射源
1-3	经直肠超声（TRUS）前列腺活检
1-4	软性膀胱镜检查
1-5	带支架取出的软性膀胱镜检查
1-6	带膀胱活检的软性膀胱镜检查

Royal Marsden 癌症护理精要
The Royal Marsden Manual of Cancer Nursing Procedures

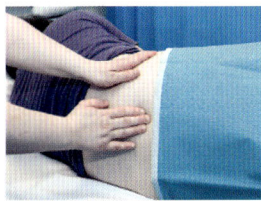

▲ 图 2-3 患者左侧卧位，头偏左侧，暴露下背和臀部，触到右侧髂后上棘
引自 Dougherty 和 Lister, 2011

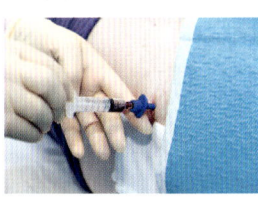

▲ 图 2-4 从骨髓腔穿刺抽吸骨髓
引自 Dougherty 和 Lister, 2011

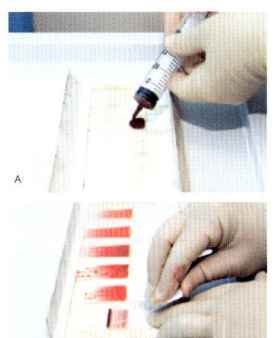

▲ 图 2-5 A. 准备骨髓穿刺涂片；B. 完成骨髓穿刺涂片
引自 Dougherty 和 Lister, 2011

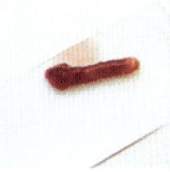

▲ 图 2-6 骨髓活检标本
引自 Dougherty 和 Lister, 2

2016；Ruegg 等，2009）。长期以来，人们认识到，有了积极的工作人员和有组织的培训计划，执业护士也可以进行骨髓活检操作，并可取到质量满意的标本（Lawson 等，1999）。还有人提出，这可以提高血液机构的效率，并提高患者的护理质量（Lawson 等，1999；McNamara，2011）。

骨髓标本通常要求用于研究目的。应根据良好的临床实践指南（MHRA，2012）收集这些标本。制定标准的其他法规包括人体组织管理规范（2017c）研究。

局麻药的给药应符合患者组指导（Patient Group Direction）（译者注：英国对某类确诊者可直接给药的用药说明，类似于处方）或书面处方。

(1) 能力：应为新执业者提供合所有执业者都应由合格的执业辅操作。护士必须始终按照专业规作（NMC，2015）。学习工具可包手册。

(2) 知情同意：执行操作的从业

指南中配有丰富的照片、插图

第 8 章 癌症患者的后续护理及社会支持
Living with and beyond cancer

续 表

操作前	
准 备	目 的
1. 向患者解释和讨论流程	确保患者理解流程，并提供有效同意（NMC, 2015）
2. 将患者安置在椅子上或坐立在床上，并安排照明以照亮造口	确保患者舒适，并得到良好的支持
操 作	
3. 要求患者使用喷雾器	松解气管中的分泌物（Everitt, 2016）
4. 用湿纱布擦拭造口周围，擦拭应远离造口	确保气管造口区域的清洁，防止水进入气管内
5. 使用镊子，小心地去除气管中的任何干痂	确保呼吸不受阻碍
6. 使用皮肤准备屏障，仔细擦拭造口周围	保护造口的皮肤（Brewster, 2004）
7. 或者将正确尺寸的喉管放入气道中	为 HME 过滤器提供支架（Ackerstaff 等, 1995）
8. 或者将 HME 底板放在气管造口的皮肤上，确保皮肤被拉伸，以形成牢固的密封	为 HME 过滤器提供支架（Ackerstaff 等, 1995）
9. 将 HME 过滤器放入喉管或底板中，确保其卡入到位	确保 HME 完全安装到支架中（Ackerstaff 等, 1995）
10. 由于过滤器会被黏液污染，应每天更换过滤器	确保呼吸不受阻碍（Ackerstaff 等, 1995）。
11. 每天至少 2 次取出，并清洁喉管	确保黏液从管中排出，呼吸不受阻碍（Ackerstaff 等, 1995）
12. HME 底板可以保持 72h，但建议每天取出和清洁	取出可以检查造口区域，以确保皮肤没有反应（Ackerstaff 等, 1995）
13. 取出底板需要湿润 HME 底板，并轻柔使用皮肤去除产品，使底板易于与皮肤分离	轻轻去除，以确保皮肤不受损伤（Brewster, 2004）
操作后	
14. 记录操作，包括 HME 底板和过滤器的形状和类型	保持准确的记录（NMC, 2009）

问题解决表 8-9　预防和解决（操作指南 8-21）

问 题	原 因	预 防	措 施
皮肤反应	HME 底板引起的皮肤反应	定期使用皮肤保护剂	拆除底板，让皮肤复原
持续性皮肤反应	HME 底板引起的皮肤反应	试用不同的底板	拆除底板，让皮肤复原，并试用不同的底板
造口收缩	术后并发症	每日测量造口尺寸	考虑插入喉管

配有大量条理性表格

致 谢

基于前 8 版 *Royal Marsden Manual of Clincal Nursing Procedures* 的成功，2015 年的第 9 版认为有必要删除关于癌症护理的具体章节，以扩展急症护理所需的操作。

与此同时，护士在癌症护理中采用的操作数量正在增加，我们认为是时候编写和出版一份完整的指南，以专门介绍癌症护理所需的操作。

与以前版本的指南一样，每一章的作者都来自其相关专业，包括护士和其他相关的医疗保健专业人员。

一些章节，如"血液学和细胞毒性治疗"（现在是"全身性抗癌治疗的管理"）已经过审查和更新，其他章节与当前第 9 版相似，但已经过编辑，以更具体地针对癌症护理。还增加了一些新的章节，如"急症肿瘤学"和"癌症患者的后续护理及社会支持"。

我们要感谢所有的作者和贡献者，感谢他们为这份新出版物付出的时间和努力。我们还要感谢其他的主要负责人：Royal Marsden 学校 David Adams 图书馆的 YiWen Hon 和 Neil Pearson，感谢他们对作者检索和获取参考资料提供的帮助和支持。

Stephen Millward 和医疗摄影小组为本书提供了所有的新增照片。

我们的家人和朋友一直鼓励我们完成这一重大任务。

最后，我们感谢 Louise McNamara、Alison Nick、Aileen Castell 和 Wiley 的工作人员在出版过程的各个方面给予的建议和支持。

Sara Lister
Lisa Dougherty

目 录

绪论 ·· 001
 一、循证实践 ·· 001
 二、什么是循证实践 ·· 001
 三、《Royal Marsden 癌症护理精要》中的证据分级 ·· 002
 四、章节结构 ·· 003
 五、结论 ·· 004

第 1 章　诊断性检查 ·· 006
 一、诊断性试验和检查 ·· 006
 二、肿瘤标志物 ·· 011
 三、宫颈涂片 ·· 015
 四、放射性同位素（核医学）的诊断操作流程 ·· 021
 五、经直肠超声（TRUS）前列腺活检 ·· 029
 六、软性膀胱镜 ·· 038
 七、乳腺疾病的诊断 ·· 054
 八、基因检测 ·· 071

第 2 章　血液学操作 ·· 081
 一、骨髓操作 ·· 082
 二、血液单采 ·· 099
 三、利巴韦林给药 ·· 110
 四、羟乙磺酸喷他脒给药 ·· 115

第 3 章　癌痛的评估和管理 ·· 124
 一、癌痛的评估和管理 ·· 130
 二、治疗复杂癌症相关疼痛的介入技术 ·· 147
 三、安桃乐/氧化亚氮的应用 ·· 164

第 4 章　全身性抗癌治疗的管理 ·· 176
 一、全身性抗癌治疗 ·· 176
 二、危险药物的安全处理 ·· 178
 三、护士对细胞毒性药物的管理 ·· 184
 四、全身性抗癌治疗的静脉给药 ·· 186
 五、口服全身抗癌治疗 ·· 209
 六、肌肉和皮下注射细胞毒性药物 ·· 218
 七、细胞毒性药物的局部应用 ·· 221

八、鞘内注射细胞毒性药物 ········ 222
　　九、细胞毒性药物的胸腔灌注 ········ 225
　　十、细胞毒性药物的膀胱灌注 ········ 228
　　十一、细胞毒性药物的腹腔灌注 ········ 231
　　十二、细胞毒性药物的动脉内注射 ········ 233
　　十三、化疗的不良反应 ········ 236
　　十四、临床研究 ········ 249

第 5 章　放射性核素治疗 　268
　　一、辐射 ········ 268
　　二、放射性防护 ········ 270
　　三、非密封的放射源治疗 ········ 275
　　四、密封放射源疗法 ········ 281
　　五、密封放射源 ^{125}I 粒子在前列腺恶性肿瘤中的应用 ········ 293
　　六、口腔内密封源 ········ 294

第 6 章　伤口管理　300
　　一、恶性蕈状伤口 ········ 300
　　二、移植物抗宿主病的伤口 ········ 322
　　三、放疗后的皮肤护理 ········ 324

第 7 章　急症肿瘤学　334
　　一、血液系统急症 ········ 336
　　二、代谢性急症 ········ 347
　　三、化疗药物的不良反应 ········ 351
　　四、组织结构改变所致的急症 ········ 370

第 8 章　癌症患者的后续护理及社会支持　407
　　一、概述 ········ 407
　　二、福利建议 ········ 411
　　三、癌症患者的性问题支持 ········ 428
　　四、营养状况 ········ 438
　　五、淋巴水肿治疗中的加压疗法 ········ 444
　　六、呼吸困难的非药物治疗 ········ 478
　　七、癌症患者的体育活动 ········ 485
　　八、癌症相关疲劳和睡眠 ········ 492
　　九、喉切除术后患者的沟通 ········ 500
　　十、乳头文身 ········ 509

第 9 章　生命末期关怀　524
　　最后安葬祈祷 ········ 530

译后记　543

绪 论
Introduction

刘垠良 译　纪光伟 刘明坤 校

【本章概要】

本章介绍了此书的目的和结构。

这是《Royal Marsden 癌症护理精要》的第 1 版，汇集了适用于癌症患者从诊断到生存或死亡照护的具体护理操作。本书由医院癌症患者护理的日常实践经验总结而成，但它并未囊括《Royal Marsden 护理操作手册（第 9 版）》中的急症护理实践方面的内容。无论发生在哪里，护理工作的核心都要致力于照顾患者并确保他们的安全，因此，无论何时何地使用这些护理操作，都应在英国护士和助产士委员会（NMC，2015）规定的框架内进行。在临床能力方面，NMC 规定必须做到以下几点。

- 在无须直接监督指导的情况下，能提供安全有效的知识和技能。
- 能在整个职业生涯中，保持知识和技能的更新。
- 能认识到并且在自己的能力范围内开展工作（NMC 2015）。

本书是根据《Royal Marsden 护理操作手册》中大家所熟知的固定结构体系编写的。这种体系旨在帮助护士提高各方面的能力，认识到能力不仅是知道如何做，而且还要了解为什么这样做，以及它可能对患者产生的影响。

一、循证实践

护理存在于经常使用证据来支持决策的医疗保健领域，护士必须证明其实践的基本原理。从历史上看，护理和具体的临床操作都是基于习惯而非研究（Ford 和 Walsh，1994；Walsh 和 Ford，1989），而循证实践（evidence-based practice，EBP）现在已成为实践、教育、管理、战略和政策的组成部分。护理必须是恰当的、及时的，并且基于现有的最佳证据而形成。

二、什么是循证实践

在英国医疗保健体系中，最先引入 EBP 的 Sackett，他是这样描述循证实践的：审慎、明确和恰当地使用当前的最佳证据，制定出适合个体患者的护理决策。循证医学的实践意味着将个体的临床专业知识与系统研究的最佳外部临床证据相结合（Sackett 等，1996）。

尽管我们很重视 EBP 的研究，但很重要的一点是，要注意在缺乏 EBP 研究的情况下，其他形式的证据在做出关于实践的决策时，也可以提供同等有用的信息。基于循证的实践比基于研究的实践更广泛，包括临床专业知识及其他形式的知识。如 Carper 在护理方面的开创性工作（1978）中描述的那些，包括如下几个方面。

- 经验证据。
- 审美证据。
- 伦理证据。
- 个人证据。

除了研究证据之外，本书会继续使用临床专业知识和指南来影响护理操作的行为过程和基本原理。只要是经过深思熟虑的，这类临床证据仍然很重要。

Porter（2010）阐述了护士做出决策更宽泛的经验基础，在这个基础上，主张护士要充分考虑并熟知其他方面的知识，如伦理、个体和美学，这一点与 Carper（1978）的研究是一致的。只有这样，并承认这些经验较少知识形式的局限性，护士可以在一定程度上证明他们对这些知识的使用是合理的。此外，为了回应 Paley（2006）对 EBP 的批判，他认为 EBP 不能全面评估情况，护理人员需要防止过度筛选，确保 EBP 不会随意地被滥用，并且要知道何时明智地使用某些知识可能更适合，如经验知识（作为个人认知的一种形式）。

Scott 和 McSherry（2009）将循证护理（evidence-based nursing，EBN）和 EBP 区分开来，因为 EBN 在实施过程中要涉及其他要素。循证护理被认为是一个不断进行的过程，通过该过程，证据被整合到实践中，并根据患者的参与程度和最佳护理对临床专业知识进行批判性评估（Scott 和 McSherry，2009）。对于实施 EBN 的护士，概述了 4 个关键的要求（Scott 和 McSherry，2009）。

- 了解 EBN 的含义。
- 了解什么是证据。
- 了解循证护理、循证医学，以及循证实践的区别。
- 了解参与和举证的过程。

我们将信息和决策置于其背景中考虑，以便为患者选择最佳的实践。这也包括理解和使用研究证据，以及患者的偏好（Guyatt 等，2004）。

知识既可以是命题性的，即是可研究和可推广的；也可以是非命题性的，即从实践中得到的隐性知识（Rycroft-Malone 等，2004）。在更切实、实用的术语中，证据基础可以从许多不同的来源获得，这种多元化的方法需要护士在当今 NHS 复杂的临床环境中设定（Pearson 等，2007；Rycroft-Malone 等，2004）。证据基础可归纳为 4 个主要区域。

- 研究。
- 临床经验、专业知识、传统。
- 患者、客户和护理人员。
- 当地文化和环境（Pearson 等，2007；Rycroft-Malone 等，2004）。

三、《Royal Marsden 癌症护理精要》中的证据分级

通过使用一个系统来对证据进行分类，能使构成护理流程的证据类型得到明确的阐述，从而能更广泛地被运用。

证据来源和示例如下所示。

1. 临床经验（E）

- 包括通过与他人合作并反思最佳实践，而获得的专业实践知识。
- 如（Dougherty，2008 E），这些专家临床意见是从这几个文章中得出的：Dougherty, L. (2008) Obtaining peripheral vascular access. In: Dougherty, L. & Lamb, J. (eds) *Intravenous Therapy in Nursing Practice*, 2nd edn. Oxford: Blackwell Publishing.

2. 患者（P）

- 通过经验丰富的患者反馈，以及与患者合作的丰富经验中获得。
- 如（Diamond，1998 P）。这是从患者写的个人护理案例中获得的，见 Diamond J.（1998）C：*Because Cowards Get Cancer Too*. London: Vermilion.

3. 背景（C）

- 可能包括审核和绩效数据，社会和专业的关系网，地方和国家政策，专业机构的指南［如 Royal 护理学院（RCN）］，以及制造商的建议。
- 如（DH 2001 C）。本文件提供了最佳实践的指南：DH (2001) *National Service Framework for Older People*. London: Department of Health.

4. 研究（R）

- 通过研究获得的证据。

- 如（Fellowes 等，2004 **R**）。来自以下证据：Fellowes, D., Wilkinson, S. & Moore, P. (2004) Communication skills training for healthcare professionals working with cancer patients, their families and/ or carers. *Cochrane Database of Systematic Reviews*, 2, CD003751. DOI: 10.10002/14651858.CD003571.pub2.

根据 Sackett 等（2000）改编的最终选择证据级别如下。

1. - 随机对照试验（RCT）的系统评价。
   - 置信界限狭窄的单个 RCT。
2. - 队列研究的系统评价。
   - 单个队列研究和低质量随机对照试验。
3. - 病例对照研究的系统评价。
   - 病例对照研究。
4. 个案系列、低质量的队列和病例对照研究。
5. 专家意见。

构成所有护理操作的证据已经过审查和更新。为了反映 EBP 的当前趋势，本书当前版本中，为支持操作而提供的证据已经分级，并向读者明确了该分级。现在将本版中采用的该系统的基本原理概述如下。

正如我们所看到的那样，有许多证据来源和证据分级的方法，这使我们决定在参考操作时，将这两个因素都考虑进去。因此，您将看到参考文献确定证据的来源是否为以下内容。

- 临床经验和指南（Dougherty，2008 **E**）。
- 患者（Diamond，1998 **P**）。
- 背景（DH，2001 **C**）。
- 研究（Fellowes 等，2004 **R**）。

如果没有书面证据支持临床经验或指南作为进行操作的理由，则该文本将被引用为"**E**"，但前面不会有作者的名字。

对于来自研究的证据，该参考系统将进一步采取分析，对研究将使用证据的层次进行分级。选择的证据级别改编自 Sackett 等（2000）见框 0-1。

以 Fellowes 等（2004）为例，"与癌症患者及其家属或护理人员一起工作的医疗保健专业人员的沟通技能培训"，这是来自 Cochrane 中心的 RCT 系统评价，因此，将在参考文献中被认定为 Fellowes 等，（2004 **R1a**）。

框 0-1 证据水平

1. - 随机对照试验（RCT）的系统评价。
   - 置信界限狭窄的单个 RCT。
2. - 队列研究的系统评价。
   - 单个队列研究和低质量随机对照试验。
3. - 病例对照研究的系统评价。
   - 病例对照研究。
4. 个案系列、低质量的队列和病例对照研究。
5. 专家意见。

RCT. 随机对照试验
经 Elsevier 许可引自 Sackett 等（2000）

通过这个过程，我们希望读者能够更清楚地确定患者的护理所依据的证据性质，这将有助于在实践中运用这些操作。您还可以考虑在您自己机构中使用的其他操作和政策的证据基础。

四、章节结构

全书的每一章的结构都是一致的。

- **本章概要**：由于章节较大，内容也较丰富，因此，每个章节都从概述开始，以指导读者，告知他们本章所包含的范围和内容。
- **定义**：每一节都以术语的定义和护理方面的解释开始，并解释了任何技术或困难的概念。
- **解剖学和生理学**：每节都包括与本章护理相关的解剖学和生理学讨论。在合适的地方会用图表来说明，这样读者就可以完全理解操作的上下文。
- **相关理论**：如果理解某一护理操作需要理解理论原理，那么，这个已经包括在内了。
- **循证方法**：这部分提供了背景，并介绍了该领域的研究和专家的意见。如果合适，会包含适应证和禁忌证，以及相关的护理原则。

- 法律和专业问题：概述了可能与护理操作有关的任何专业指导、法律或其他国家政策。如有必要，会包含执行操作所需的相关专业能力或资格。本节还包括相关风险管理注意事项。
- 操作前的准备：执行所有护理操作时，在操作前，可能需要完成某些准备工作，如设备和药物。这些在本标题下会有明确的说明。
- 操作：每章都包含在当前急诊医疗环境中使用的护理操作。它们来自 Royal Marsden 国民保健服务（NHS）基金会信托的日常护理实践。仅包含了作者具有知识和专业的操作。每项操作都提供了详细的操作步骤，并有理论依据支持。在可能的情况下，提供了支持这一基本原理的已知证据。
- 问题的应对和解决：如果相关，每项操作后面都会有一个表格，列出在执行操作时可能会遇到的潜在问题及其原因、预防和可能有助于解决问题的任何建议。
- 操作后的注意事项：对患者的护理不会因操作的结束而终止。本节详细介绍了护士需要完成的相关文件，需要提供给患者的教育/信息，继续观察或向多专业团队的其他成员转诊。
- 复杂的情况：任何发生的问题或潜在的复杂情况将在最后一节中讨论，其中包括循证解决建议。
- 插图：本书使用彩色插图来演示一些操作的步骤。这将使护士能够更详细地看到，如手的正确位置或针的角度。
- 参考文献和阅读列表：本章以参考文献和阅读列表的组合形式附后。除开创性的文献外，只列出了最近 10 年的文献，同时网站的列表也包括在内。

本书旨在作为参考书和资源，而不能替代实践教育。本书中的任何护理操作都应在有资格的，且经验丰富的专业人员的事先指导和后续监督下进行。我们希望《Royal Marsden 癌症护理精要》成为提供高质量护理的资源，以最大限度地提高癌症患者的健康福祉，改善其健康状况。

五、结论

需要牢记的是，即使是我们非常熟悉操作，而且有足够的信心去完成它，但它对于患者来说可能是陌生的，我们必须花时间来解释，并获得患者的同意，哪怕是口头的同意。患者可能要接受各种技术操作，应提醒您不要忽视接受此类操作的患者，要对患者进行个性化评估，对完成该项操作是十分重要的。

一名护士，遇到另一个人，发生的事情绝不是中立事件。脉搏的测量、言语的交换，一次触碰、一个愈合的时刻，两个人永远都不一样。（Aon in Dossey 等，2005）

护士在帮助患者管理本指南中描述的操作要求方面发挥着核心作用。但不应忘记的是，对于患者而言，临床操作是更重要的一部分，其中包括对疾病独特体验的理解。除此之外，还需要注意我们提供的护理证据。我们希望通过提高本书操作证据的明确性，能够帮助您在日常实践中为患者提供更好的护理。

参考文献

[1] Carper, B. (1978) Fundamental patterns of knowing in nursing. *ANS Advances in Nursing Science*, 1(1), 13–23.
[2] DH (2001) *National Service Framework for Older People*. London:.
[3] Diamond, J. (1998) C: *Because Cowards Get Cancer Too*. London: Vermilion.
[4] Dossey, B.M., Keegan, L. & Guzzetta, C.E. (2005) *Holistic Nursing: A Handbook for Practice*, 4th edn. Sudbury, MA: Jones and Bartlett.
[5] Dougherty, L. (2008) Obtaining peripheral vascular access. In: Dougherty, L. & Lamb, J. (eds) *Intravenous Therapy in Nursing Practice*, 2nd edn. Oxford: Blackwell Publishing.
[6] Fellowes, D., Wilkinson, S. & Moore, P. (2004) Communication skills training for health care professionals working with cancer patients, their families and/or carers. *Cochrane Database of Systematic Reviews*, 2, CD003751.
[7] Ford, P. & Walsh, M. (1994) *New Rituals for Old: Nursing Through the Looking* Glass. Oxford: Butterworth-Heinemann.
[8] Guyatt, G., Cook, D. & Haynes, B. (2004) Evidence based medicine has come a long way. *BMJ*, 329 (7473), 990–991.
[9] NMC (2015) The Code: Standards of Conduct, Performance and Ethics for Nurses and Midwives. London: Nursing and Midwifery Council.
[10] Paley, J. (2006) Evidence and expertise. Nursing Enquiry, 13(2), 82–93.
[11] Pearson, A., Field, J. & Jordan, Z. (2007) Evidence-Based Clinical Practice in Nursing and Health Care: Assimilating Research, Experience, and Expertise. Oxford: Blackwell Publishing.
[12] Porter, S. (2010) Fundamental patterns of knowing in nursing: the

challenge of evidence-based practice. *ANS* Advances in Nursing Science, 33(1), 3–14.
[13] Rycroft-Malone, J., Seers, K., Titchen, A., Harvey, G., Kitson, A. & McCormack, B. (2004) What counts as evidence in evidence-based practice? *Journal of Advanced Nursing*, 47(1), 81–90.
[14] Sackett, D.L., Rosenberg, W.M., Gray, J.A., Haynes, R.B. & Richardson, W.S. (1996) Evidence based medicine: what it is and what it isn't. BMJ, 312(7023), 71–72.
[15] Sackett, D.L., Strauss, S.E. & Richardson, W.S. (2000) Evidence-Based Medicine: *How to Practice and Teach EBM*, 2nd edn. Edinburgh: Churchill Livingstone.
[16] Scott, K. & McSherry, R. (2009) Evidence-based nursing: clarifying the concepts for nurses in practice. *Journal of Clinical Nursing*, 18(8), 1085–1095.
[17] Walsh, M. & Ford, P. (1989) Nursing Rituals, Research and Rational Actions. Oxford: Heinemann Nursing.

第 1 章 诊断性检查
Diagnostic investigations

谭江宁　何芙蓉　译　谭江宁　纪光伟　刘卫红　校

操作指南

1-1 液基细胞学宫颈涂片检查	1-7 氩等离子凝固（APC）的软性膀胱镜检查 / 膀胱电灼术
1-2 用于诊断检查的未密封放射源	
1-3 经直肠超声（TRUS）前列腺活检	1-8 临床乳房检查
1-4 软性膀胱镜检查	1-9 乳腺空芯针穿刺活检
1-5 带支架取出的软性膀胱镜检查	1-10 乳腺细针穿刺抽吸活检（FNA）
1-6 带膀胱活检的软性膀胱镜检查	1-11 乳腺打孔活检
	1-12 乳头溢液涂片

【本章概要】

在临床实践中，癌症或其他专业护理人员为了不同的诊断目的而启动、参与或协助进行诊断性检查，收集体液和（或）标本。本章将讨论在临床诊断过程中，遇到的各种诊断性检查，以支持正在进行的治疗决策和癌症监测。这些检查如下。

- 肿瘤标志物。
- 宫颈涂片。
- 放射性同位素诊断操作（核医学）。
- 经直肠前列腺活检。
- 软性膀胱镜检查。
- 乳腺疾病的诊断。
- 基因检测。

一、诊断性试验和检查

（一）定义

诊断性试验是用于帮助检测和（或）诊断疾

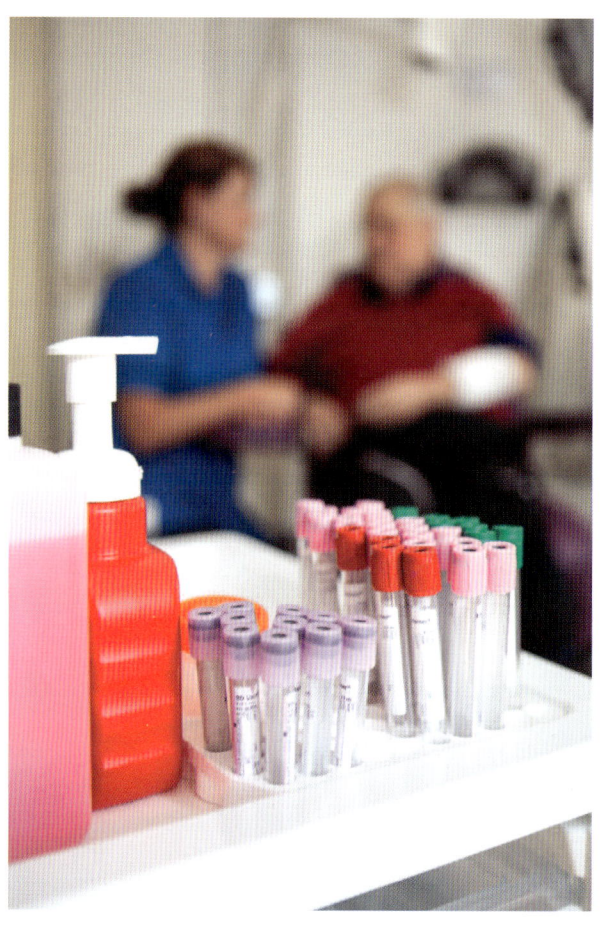

病的操作（Chernecky 和 Berger，2013；Higgins，2013）。

（二）相关理论

诊断试验和检查有助于各种疾病的诊断和治疗。这些检查用于从疾病的特征、体征和症状中识别疾病，并确定疾病的变化或异常。诊断试验包括收集血液、组织液或体液。

（三）循证方法

原理

诊断性试验和检查在癌症的护理中至关重要，但对它们的选择和使用必须认真考虑。诊断性试验的过度使用导致了不必要的医疗费用，从而导致了服务质量的下降，并给各个部门和组织带来持续的财务压力（Korenstein 等，2012），因此，医疗保健服务的提供者和专业人员必须确保所使用的检查对患者的健康有足够的好处（Qaseem 等，2012）。

适应证：进行诊断试验或收集标本通常是确定疑似感染患者的诊断和随后治疗方法，或者协助诊断特定疾病的第一个关键步骤。在其他方面，标本的收集或检验可以帮助确定与正常值的差异，如血液采样或内镜的检查结果（框 1-1）。

框 1-1　标本收集的正确操作

- 根据患者的临床表现进行相应的标本收集
- 在合适的时间收集
- 以最大限度降低污染风险的方式收集
- 收集的方式应最大限度地降低对处理标本的所有操作人员的健康和安全风险
- 收集标本使用的技术、设备和容器应确保正确
- 在申请单上清楚详细、准确地记录
- 妥善的储存 / 运输

改编自 NHS Pathology（2014），WHO（2015）

（四）护理原则

癌症专业的护士和护理人员在诊断性试验中发挥着关键作用，因为通常是他们发现了诊断性试验的需求，开始收集标本，并负责将标本及时和安全地送到实验室（Higgins，2013）。护士在疾病进展的筛查和监测中起到至关重要的作用，可以承担持续的疾病监督流程任务。

检查方式如下。

1. 初步检查

对患者的初步评估将决定下一步有可能进行的诊断性试验或所需的标本。患者的临床病史和（或）症状轻重将决定是否需要进一步的诊断性试验或监测。

2. 细胞学

细胞学是对细胞、细胞结构、结构的转化、分子生物学和细胞生理学的研究。标本可以是由细针抽吸、体液标本或刮 / 刷片而来。将标本置于载玻片上，检查是否存在异常细胞，包括良性细胞、癌前细胞或癌细胞。该检查还可用于诊断感染性疾病（Chernecky 和 Berger，2013）。

3. 组织学

组织学是对体内细胞和组织的研究，还包括研究组织是如何排列以形成器官的。其重点是研究单个细胞的结构，以及它们如何排列形成各个器官。可识别的组织类型是上皮组织、结缔组织、肌肉和神经组织（Kierszenbaum 和 Tres，2016；Mescher，2016）。

一般在光学显微镜下检查组织，光可以穿过染色后的组织成分。由于大多数组织是无色的，它们用染料染色以实现可视化。另一种选择是电子显微镜，细胞和组织可以放大 120 000 倍进行观察（Kierszenbaum 和 Tres，2016；Mescher，2016）。

（五）法律和专业问题

提供诊断服务的机构必须有关于诊断性试验的明确、可识别的政策和流程。各部门和组织委员会，以及诸如药品和保健产品管理机构（MHRA）的国家机构之间必须进行双向沟通，以确保提供适当的护理。必须建立内部监控机制，

以便发现潜在的临床或机构组织上的风险。

1. 专业能力

根据英国护士和助产士协会（NMC）的准则对护士和助产士的专业实践和行为标准中规定（NMC，2015），标本的收集应由专业人员承担，这些专业人员必须有足够的能力，并且拥有相应的知识和技能，能够理解标本采集的操作，这些专业人员经过一定时间的培训和评估后，才能从事标本采集的工作。

2. 知情同意

在开始任何治疗或护理之前，医疗保健的从业者必须获得患者的知情同意，包括标本的采集或进行诊断性试验。在患者就诊的整个过程中，都必须持续地保持知情同意，从业者必须确保在病情的每个阶段都告知患者（RCN，2016a 和 2017b）。对于标本采集的知情同意包括以下几个方面。

- 告知患者标本采集的原因。
- 操作流程包含的内容。
- 确定他们的理解水平。
- 告知检查结果可能需要多长时间。
- 检查结果如何提供。
- 检查结果可能对其护理或治疗计划产生的影响。

3. 风险管理

新的研究和证据不断出现，将诊疗实践中的任何风险或变化告知患者是至关重要的。应根据英国药品和医疗保健用品管理局（Medicines and healthcare products regulatory agency，MHRA）的警告和医疗实践中出现的变化采取行动。一些机构，如英国健康保护局（HPA），会根据最新的医疗证据提供新的指南和最佳的方案。

4. 准确的记录保存和分类文档保存

保存良好的记录是护理实践不可或缺的一部分，它对提供安全有效的护理至关重要（NMC，2010a）。应在患者的电子或纸质病历、护理计划或指定的记录图表 / 表格中准确、具体和及时地记录标本采集或诊断检查。这有助于跨专业的医疗团队成员之间的信息交流和传播。

（六）操作前的准备

1. 物品

有多种物品或工具用于收集标本，如采血管、标本罐和其他容器（图 1-1 和图 1-2）。标本及其运输容器必须适合标本或标本的类型。未能使用正确的方法收集标本，会导致检查结果的不准确。因此，获得足够数量的标本，以进行全面检查是至关重要的。

用于运输的设备：在医疗机构内，标本应置于深层托盘中运输，这种托盘不能用于其他目的，并且须每周或每当受到污染时，都要进行消毒处

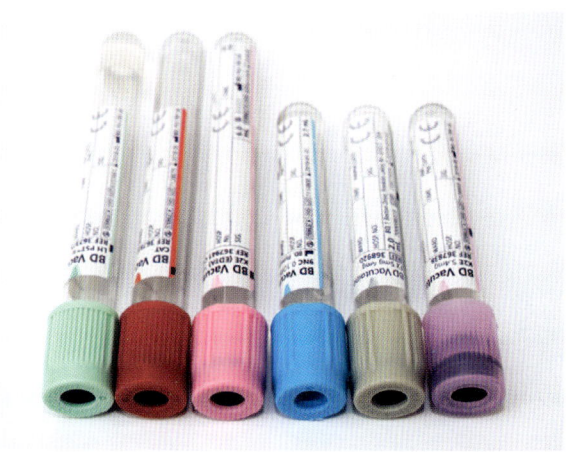

▲▲图 1-1　采血管

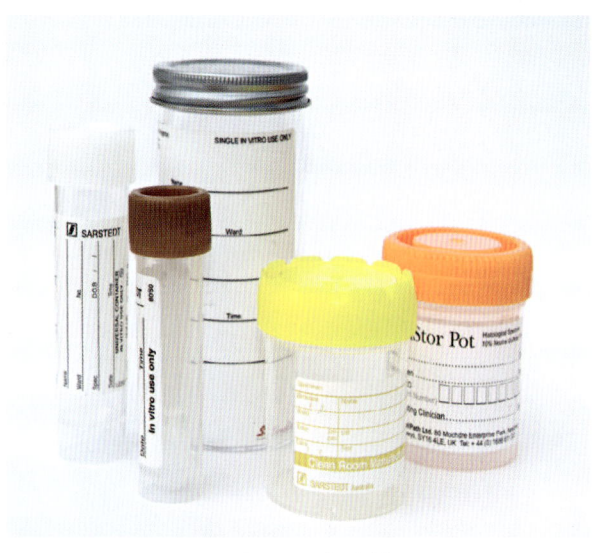

▲图 1-2　标本罐

理（HSE，2003）；或者装在符合"生物物质类别 B-UN 3373"管理法规的坚固防漏容器中（HSE，2005）。需要运送出医院的标本必须根据其感染状况使用三重包装系统运输（HSE，2005；WHO，2015），这个系统包括一个防水、防漏、吸水的主容器，一个耐用、防水、防漏的二级容器和一个符合"生物物质类别 B-UN 3373"标准（HSE，2005）的外容器。运输箱是必不可少的，应带有危险材料的警告标签。运输箱必须由光滑的不透水材料制成，如塑料或金属，它们可以储存液体，并且在溢出时，容易进行消毒和清洁（HSE，2003；WHO，2015）。

2. 处理标本

获得标本的过程中，应注意技术和操作的安全性，并且从业者应知晓在医疗保健部门采集诊断标本时，可能会遇到的物理和感染风险。直接接触或暴露于患者的血液、体液、分泌物和排泄物的医护人员应采用标准（通用）感染控制预防措施（Gould 和 Brooker, 2008）。除了个人防护外，采集标本的操作者还应注意参与标本处理的其他人的健康和安全。卫生管理部门应确保医疗、护理、采血、搬运和参与处理标本的任何其他工作人员都接受过相关培训（RCN，2017a；WHO，2015）。

关于标本采集，标准（通用）感染控制预防措施应包括以下内容（RCN，2017a）。
- 手卫生。
- 个人防护设备（PPE）的使用。
- 安全利器的管理。
- 标本的安全处理、储存和运输。
- 废物的管理。
- 清洁环境的管理。
- 对体液和血液接触者的个人和集体管理。

PPE 的选择应基于对接触体液的风险评估。作为最低限度的预防措施，在处理所有体液时应戴手套和一次性手术衣。在任何一个有血液、体液、分泌物或排泄物溅入眼睛或面部风险的操作中，应佩戴防护面罩（如护目镜、口罩和防护面罩）

（RCN，2017a）。

收集的标本应置于一个双层自密封袋中，其中一层装有标本，另一层放置申请表。装标本的容器应与之相匹配，盖子应立即安全关闭，以避免发生溢出和污染。标本不应装得过满，也不得被容器内其他内容物污染。任何意外的溢出物必须立即由佩戴适当防护设备的工作人员清理（HSE，2003；RCN，2017a；WHO，2015）。

如果怀疑或已知标本存在感染性危害，特别是 3 类危险度的病原体［如乙型或丙型肝炎病毒、人类免疫缺陷病毒（HIV）、结核分枝杆菌］，必须在标本和申请单上贴上明确标明"感染危险"的标签，使处理标本的人能够采取适当的预防措施（HSE，2003；WHO，2015）。

如果收集的标本来自最近接受过毒性治疗的患者，如基因治疗、细胞毒性药物、放射性或活性代谢物等，其标本的处理要小心。关于此类标本的标签、标本的包装和到实验室的运输应遵循当地卫生机构的指南。如在收集基因治疗患者的标本时，标本必须贴上"生物危害"的标签，双层包装，并置入带有可旋紧固定盖子的安全盒中运送至实验室（HSE，2003；WHO，2015）。

3. 标本选择

选择能代表疾病典型进程的标本对于实验室提供准确、有意义和临床诊疗密切相关的信息至关重要。标本的选择或技术使用的不当可能威胁患者的生命安全（Wegerhoff，2006）。只有在临床需要时，才能采集标本。

4. 评估和记录工具

(1) 申请单：表格应包含尽可能多的信息，以便进行检查的实验室或科室选择最合适的设备和（或）方法进行检查（NHS Pathology，2014）。

申请单应包括以下信息。
- 患者姓名、出生日期、病房和（或）科室。
- 住院号。
- 需要进行的检查，以避免标本分析没有针对性，造成时间和金钱的浪费。

- 标本采集的日期和时间。
- 标本的类型和部位；明确指明实际的解剖部位。
- 有助于解释标本的诊断和相关的临床信息（Higgins，2013）。
- 相关的体征和症状。
- 相关病史，如最近的国外旅行史。
- 目前或最近的抗微生物治疗。
- 患者是否有免疫功能低下，因为这些患者极易受到机会性感染和非病原微生物的影响（Weston，2008）。
- 顾问医师姓名。
- 申请检查的医师的姓名和联系方式，因为在报告发送之前可能需要打电话告知结果。
- 如果标本具有高风险，则应标记为"感染危险"（HSE，2003；WHO，2015）。

(2) 沟通：对于某些需要特定采集技术或及时处理的标本，在标本采集前与实验室进行沟通是非常重要的。向实验室告知标本送达的时间，可以提高标本的处理效率和结果的准确性。在进行诊断性检查的时候，必须考虑到禁食时间、停止某些药物和检查后的护理，对患者进行适当的准备是至关重要的。可以发放给患者解释该检查的小册子，以帮助患者熟悉检查操作的前后护理。另外与检查的科室进行沟通也是非常重要的。

5. 标本采集

高质量的准确检查结果对于临床诊疗非常有用，这在很大程度上取决于标本采集的质量（Higgins，2013；Wegerhoff，2006）。用于实验室检查的送检材料数量越多，分离出病原微生物的机会就越大。标本应在临床体征和症状显现后尽快采集。

采集标本技术不佳很容易导致标本受到污染，对这样的标本分析可能会导致不良后果，如误诊、误导结果、延长住院时间、不适当地治疗或对患者造成潜在的灾难性后果（Wegerhoff，2006）。因此，必须注意避免因疏忽而导致的取样部位或标本本身的污染。

（七）检查后的注意事项

1. 即时护理

(1) 医疗废物：所有医疗废物必须妥善处理，从而确保之后的医疗护理不会造成进一步的感染风险，并确保医疗废物得到安全管理。目前已经有各种涉及医疗废物销毁的监管制度，其监管范围包括环境和废物、管制药物、感染控制、健康与安全，以及运输等。还必须考虑到对细胞毒性和放射性废物的专业处理。由于产品供应和各地废物处理政策有所不同，遵循当地的政策和指南也非常重要（DH，2013）。

(2) 标本的运输：健康护理专业人员应该了解要求检查的微生物类型及其生长要求，以便掌握正确的采集、储存和运输方法。标本运送到实验室的过程如果有延迟可能会损害标本的完整性，导致假阴性或假阳性结果，因为这样的标本不再能反映疾病的真实情况（Higgins，2013）。如果预计运输过程可能会出现延迟，则标本需要根据其性质进行适当的储存，直到标本能够被进一步处理为止。这种储存条件可能需要标本专用的冷藏冰箱、冷柜或其他存储单元（HSE，2003；WHO，2015）。

临床标本的运输必须符合健康和安全法律法规，至于临床实验室和类似设施内标本的标签、运输和接收则有更多有针对性的指南（HSE，2003；WHO，2015）。

2. 记录

标本的标记：只有当标本及其随附的申请表中有具体的、准确的和完整的患者信息，才能及时进行标本分析。

标记错误或未标记的标本将会被丢弃（HSE，2003；NHS Pathology，2014）。

- 送检标本应包括患者姓名，出生日期，病房和（或）科室。
- 住院号。
- 标本采集的日期和时间。
- 标本的类型和部位，明确指明实际的解剖部位。

● 如果标本具有高风险性，则应标记"感染危险"（HSE，2003；WHO，2015）。

二、肿瘤标志物

（一）定义

肿瘤标志物是一类相互之间特性完全不同的分子，它们的增高往往提示癌症或恶性肿瘤的存在。肿瘤标志物的测定依赖于实验室检测，在一定程度上能够提示癌症未来可能的发展。虽然通常肿瘤标志物不能作为诊断的直接依据，但它们可能会提供有助于诊断的信息。肿瘤标志物的结果可以通过一些体液检测的方法从血清和组织标本中获得［Duffy，2013；European Group on Tumor Markers（EGTM），2018］。

（二）相关理论

肿瘤标志物的诊断价值取决于其特异性和敏感性，以及人群中癌症的患病率。特异性是获得阴性结果中良性疾病患者的百分比；特异性越高，说明假阳性越少。敏感性是在肿瘤实际存在的情况下，阳性检测结果的数量；敏感性越高，假阴性越少。肿瘤标志物在癌症筛查中的局限性主要存在于对早期侵袭性肿瘤和癌前病变缺乏敏感性，以及对恶性肿瘤缺乏特异性［Association for Clinical Biochemistry and Labora-tory Medicine（ACB），2013；Duffy，2013；EGTM，2018］。癌症在普通人群中的低患病率也限制了绝大多数肿瘤标志物在癌症筛查中的应用。一些标志物或检查已经或正在用于无症状癌症的筛查评估，如前列腺特异抗原（PSA）和糖类抗原 125（CA 125）（Duffy，2013）（表 1-1）。

目前针对恶性肿瘤尚无特异性标记物。一种肿瘤标志物水平的升高，可能是缘于其他恶性肿瘤或其他良性疾病。即使在正常范围内的肿瘤标志物水平也不能完全排除恶性肿瘤的存在或复发。一般来说，早期恶性肿瘤患者的血清肿瘤标志物水平很少升高（EGTM，2018）。肿瘤标

表 1-1 常用肿瘤标志物及其临床应用

肿瘤标志物或测试	标本来源	正常范围	目的/结果
AFP（甲胎蛋白）	血清	< 14μg/L	● 适应证：肝癌筛查（高危人群）和监测，肝母细胞瘤的诊断，生殖细胞肿瘤的诊断和监测 ● 升高提示：肝细胞癌、生殖细胞肿瘤、肝母细胞瘤、肺和胰腺癌转移瘤、胃癌肝转移 ● 潜在的假阳性：自身免疫性疾病、肝胆疾病、妊娠
B₂M（β₂微球蛋白）	血清	1.2~2.4mg/L	● 适应证：监测血液系统恶性肿瘤、多发性骨髓瘤、淋巴瘤 ● 潜在的假阳性：慢性肝病、感染、自身免疫性疾病、肾衰竭
CA 15-3（糖类抗原 15-3/癌抗原 15-3）	血清	< 32KU/L	● 适应证：监测晚期乳腺癌的治疗效果，检测乳腺癌的复发 ● 升高提示：晚期乳腺癌（80%的患者），也可能在伴有远处转移的腺癌中升高，如肺、肝、胰腺、结肠、卵巢、子宫颈和子宫内膜、前列腺 ● 潜在的假阳性：粒细胞集落刺激因子治疗、肺部感染疾病、自身免疫性疾病、卵巢囊肿、肾衰竭、妊娠

（续　表）

肿瘤标志物或测试	标本来源	正常范围	目的 / 结果
CA 19-9 （糖类抗原 19-9/ 癌抗原 19-9）	血清	< 37KU/L	• **适应证**：胰腺癌的诊断、术前判断能否切除的标志、胰腺癌的监控和监测；胆管癌的辅助诊断 • **升高提示**：胰腺癌、结直肠癌、胃肠癌、肝胆管癌、肺癌、睾丸癌和胆管癌 • **潜在的假阳性**：良性肺部疾病、胃肠道病变、肾衰竭、卵巢囊肿、肝脏疾病、胰腺炎、胆汁淤积、支气管扩张
CA 125 （糖类抗原 125/ 癌抗原 125）	血清	0～35KU/L	• **适应证**：卵巢癌和乳腺癌的监测，化疗反应的监测，术前、术后和化疗前 3 次治疗监测，遗传性卵巢癌综合征女性的年度检查 • **水平升高提示**：Ⅰ期上皮性卵巢癌（50%的女性）、Ⅱ期上皮性卵巢癌（90%的女性）、Ⅲ期和Ⅳ期卵巢上皮癌（90%的女性）、乳腺癌、子宫颈癌、结肠癌、子宫内膜癌、胃肠道癌、肝癌、肺癌、淋巴瘤、非霍奇金淋巴瘤、卵巢癌、胰腺癌 • **潜在的假阳性**：排卵、月经、慢性阻塞性肺疾病、肺部感染、肾病综合征、子宫内膜异位症、肝衰竭、肾衰竭、妊娠液体潴留
降钙素	血清	男性< 11.8ng/L 女性：< 4.8ng/L	• **适应证**：诊断和监测甲状腺髓样癌、多发性内分泌癌的筛查、肺癌、神经内分泌肿瘤
CEA （癌胚抗原）	血清	< 5μg/L	• **适应证**：术前判断预后，根治性切除术后监测，晚期结直肠癌监测 • **升高提示**：结直肠癌（60%的患者和80%～100%的肝转移），也可能在肺癌、乳腺癌、胰腺癌、肝癌、胃癌、卵巢癌、前列腺癌和直肠癌等晚期腺癌中升高 • **潜在的假阳性**：吸烟者、良性疾病、肝衰竭、肾衰竭、克罗恩病、溃疡性结肠炎
嗜铬粒蛋白 A	血浆（EDTA抗凝）	0～60pmol/L	• **适应证**：监测和检测神经内分泌肿瘤、神经母细胞瘤的复发 • **潜在的假阳性**：高血压、败血症、心力衰竭、心肌病
CYFRA 21-1 （细胞角蛋白片段）	血清	< 3.3ng/ml	• **适应证**：肺癌的鉴别诊断，判断非小细胞肺癌（NSCLC）的预后，NSCLC 的治疗监测，检测鳞状细胞肺癌或判断其复发 • **潜在的假阳性**：浆膜腔积液、银屑病、肝脏疾病、肝硬化、肾衰竭
hCG （人绒毛膜促性腺激素）	血清 尿液 脑脊液	< 5U/L < 25U/L < 2U/L	• **适应证**：生殖细胞肿瘤和妊娠滋养细胞疾病的诊断、预后判断和监测，恶性肿瘤脑转移（通过脑脊液） • **升高提示**：睾丸精原细胞瘤、妊娠滋养细胞疾病、睾丸和卵巢的非精原生殖细胞肿瘤 • **潜在的假阳性**：自身免疫性疾病、吸食大麻、肾衰竭、妊娠

第1章 诊断性检查
Diagnostic investigations

（续　表）

肿瘤标志物或测试	标本来源	正常范围	目的/结果
HER-2/neu （人表皮生长因子受体）	组织	IHC检测：0～1+ FISH检测：阴性	• 适应证：乳腺癌 • 升高提示：前列腺癌、肺癌 • 潜在的假阳性：肾衰竭、肝脏疾病
HE4 （人附睾蛋白4）	血清	<150pmol/L	• 适应证：卵巢癌、子宫内膜癌、肺癌、腺癌 • 潜在的假阳性：肝脏疾病、积液、肾衰竭
NSE （神经元特异性烯醇化酶）	血清	<13ng/ml	• 适应证：肺癌的诊断，小细胞肺癌（SCLC）的支持诊断、不明原因肺癌的鉴别诊断、SCLC的治疗前准备和随访，SCLC和非小细胞肺癌（NSCLC）的预后判断、神经母细胞瘤的治疗和随访、小儿肾母细胞瘤和神经母细胞瘤的鉴别诊断 • 升高提示：肾上腺皮质癌、甲状腺髓样癌、神经母细胞瘤、胰岛细胞瘤 • 潜在的假阳性：肝脏疾病、肺部疾病、肾衰竭、脑出血和缺血、溶血
PLAP （胎盘碱性磷酸酶）	血清	<100mU/L	• 适应证：有助于生殖细胞肿瘤的诊断、监测其进展、睾丸精原细胞瘤、卵巢癌 • 潜在的假阳性：吸烟者
总PSA （前列腺特异性抗原）血清		<4μg/L	• 适应证：前列腺癌的辅助诊断、判断预后、监测和早期发现复发 • 升高提示：前列腺癌
SCCA （鳞状细胞癌抗原）	血清	0～150ng/dl	• 适应证：鳞状细胞癌、宫颈癌、肺癌 • 潜在的假阳性：肝脏或肺部疾病、肾衰竭
S-100	血清	<0.2ng/ml	• 适应证：恶性黑色素瘤 • 潜在的假阳性：肝病、自身免疫性疾病、肾衰竭

CSF. 脑脊液；EDTA. 乙二胺四乙酸；FISH. 荧光原位杂交；IHC. 免疫组化
引自 Chernecky 和 Berger, 2013；Duffy, 2013；EGTM, 2018

志物的检测结果只能结合实验室和临床资料进行解释，尤其是肿瘤标志物的系列检测结果。同时，使用不同方法获得的结果不一定具有可比性（ACB，2013）。

肿瘤标志物应当具有如下特征（Duffy，2013）。
• 具有较很高的阳性预测价值和阴性预测价值。
• 是一种廉价的、标准化和自动化的检测方法。
• 能明确定义正常值的范围。

• 能被接受检测的患者所接受。
• 其临床应用价值已被大型前瞻性试验验证。

（三）循证方法

目前已有200多种癌症，每种癌症都具有不同的特征，但这些特征有时会重叠，因此，各地对疑似癌症患者的转诊和检测存在差异。英国国家优化卫生与保健研究所（NICE，2015b）为疑似癌症患者在儿童、青少年和成人中的识别和转诊提供了循证指南（NG12）。指南的建议是依据不同的癌症部位提供的。NICE（2010）还针对成

013

人原发灶不明的恶性肿瘤（MUO）和原发灶不明的转移性恶性疾病提供了进一步的指南（CG104）。

2013年，英国临床生物化学家协会（ACB）作为国家肿瘤标志物检测服务评估的提供者，对实验室提出了以下建议。

- 对于非专业的实验室应采用当地指南，应告知他们最适合的是英国或国际上制定的肿瘤标志物的循证指南。
- 就肿瘤标志物检测的频率提供指导。
- 定期检查其肿瘤标记物检测服务，以评估申请的模式和应用的情况。
- 检查他们的肿瘤标志物检测申请，特别是那些发送到其他实验室的检测申请。
- 对通过体液检测的肿瘤标志物结果，应注明该结果尚未得到验证。
- 提供检测报告中的相关参考范围，声明检测结果没有确诊的意义，仅用于诊断参考。
- 声明超出参考范围之外的结果，并不意味着肿瘤一定存在或排除肿瘤的存在。
- 声明良性疾病也可能会出现血清检测结果的升高，以避免发生误判。
- 声明药物、医疗干预和生活方式可以对检测结果造成影响。
- 告知患者如患有尿道感染（UTI）、检测血清PSA前行导管插入术和直肠指检后立即进行血清PSA检测等因素，均可能会影响血清PSA的检测结果（ACB，2013）。

基本原理

肿瘤标志物应用于癌症的检测和管理。这些检测可用于癌症的筛查、辅助诊断、判断预后、术后监测、预测药物反应或耐药，以及监测晚期疾病的治疗（ACB，2013；Duffy，2013）。只有在检测结果能影响临床工作，并对患者产生有利结果时，才应申请肿瘤标志物检查（ACB，2013）。

(1) 适应证：血清肿瘤标志物检测的主要指征是对癌症患者进行监测。

- 初级保健——适用于初级保健的检测仅仅包括男性的PSA和女性的CA 125，由全科医师对第二级专科医师负责的患者进行随访。
- 无症状患者——可用于早期恶性肿瘤的筛查。
- 有症状患者——协助良性和恶性疾病的鉴别诊断、对诊断和手术切除以后的癌症患者评估、预后、术后监测、疗效预测和监测全身治疗的反应（ACB，2013；Duffy，2013；EGTM，2018）。
- 成人原发灶不明的转移性恶性疾病的第二阶段诊断——仅在以下情况应用。
  - 甲胎蛋白（AFP）和人绒毛膜促性腺激素（hCG）检测用于生殖细胞肿瘤患者，尤其是患有纵隔和（或）腹膜后肿块的年轻男性。
  - AFP检测用于肝细胞癌的患者。
  - PSA检测用于前列腺癌的男性。
  - CA125用于卵巢癌的患者，包括有腹股沟淋巴结、胸部、胸膜、腹膜或腹膜后表现者（NICE，2010）。

(2) 禁忌证：在某些情况下，不应使用肿瘤标志物检测，包括以下方面。

- 成人原发灶不明的转移性恶性疾病的第二阶段诊断（NICE，2010）。
- 患者症状不典型，癌症的可能性较小（ACB，2013）。
- 申请多种肿瘤标志物检测，试图确定原发性癌症或继发性癌症的存在，这种做法价值极低（ACB，2013）。

（四）操作前的准备

有多种因素在操作前需要考虑，如标本采集的时间，当前的治疗或药物、患者的肾功能情况、标本可能遭受的污染、标本的类型和标本在储存过程中的稳定性（表1-2）。

物品

所需设备应根据所收集标本类型的不同而有所不同，如血清、尿液或脑脊液（CSF）。请参阅Dougherty和Lister（2015年）《Royal Marsden临床护理操作手册》第9版第10章诊断性试验的解

表 1-2 分析 / 操作前的准备

注意事项	肿瘤标志物可能受到的影响
标本采集的时机	• **预处理**：标本适合所有的标志物的检测 • **时间要求**：大多数标志物检测可以随时取样 • **术后**：CA 125 水平可能因为手术引起的腹膜创伤而升高 • **月经**：避免在月经期采样，尤其是高危患者的 CA125 • **泌尿外科**：前列腺活检 / 经尿道前列腺电切术（TURP）、导尿和急性疼痛性急性尿潴留可能会增加血清中的 PSA • **前列腺炎 / 尿道感染（UTI）**：可能会增加血清 PSA，取样应在症状 / 感染消除数周后进行 • **直肠指检（DRE）**：血清 PSA 可短暂升高 • **射精**：射精后检测的数值可能会增加，采集标本时，应标注射精后的时间 • **化疗**：hCG 标本，化疗后的时间需要确认，以避免检测结果增高而产生误导
其他治疗 / 药物的影响	• **免疫测定方法**：易受人抗小鼠抗体（HAMA）的影响 • **单克隆抗体**：以前的治疗需要在申请单上注明 • **放射性同位素**：如果患者在过去 30 天内接受过放射性同位素治疗，则 CA 19-9 的结果无效 • **放射性染料**：如果患者在接受放射性染料 1 周内检测，则 B_2M 结果无效
肾衰竭 / 受损的影响	• **可能升高**：PSA、组织多肽特异性抗原（TPS）和其他细胞角蛋白
胆汁淤积的影响	• **可能显著增加**：糖类抗原 19-9（CA 19-9）
唾液污染	• **可能显著增加**：CA 19-9、鳞状细胞癌抗原（SCCA）、癌胚抗原（CEA）和 TPS
标本类型	• **血清或血浆**：通常是最合适的，适用于大多数市售试剂 • **血清与 EDTA 抗凝血浆**：结果差异可能是由于补体效应所致，但是没有证据表明凝胶管有这种作用
标本储存的稳定性	• **血清**：稳定。从血凝块中分离血清，并储存于 4℃（短期）或 −30℃（长期），储存时间最好在 3h 内 • **加热**：通常不需要，如 PSA，人绒毛膜促性腺激素（hCG） • **PSA**：从血凝块中分离出的血清，储存于 4℃（短期）或 −30℃（长期），最好在 3h 内尽快处理。冷藏标本不超过 24h；如储存时间需超过 24h，标品应至少在 −20℃ 冷冻；标本长期储存应置于 −70℃

$B_2M.β_2$ 微球蛋白；PSA. 前列腺特异性抗原；UTI. 尿道感染
引自 Chernecky 和 Berger，2013；EGTM，2018

读中所需的设备和方法，如血液检查、尿液收集、脑脊液的采集。收集管或容器可能会因不同的机构或实验室而异，因此，必须提前确定所需的收集管或容器。

（五）操作后的注意事项

后续护理

要告知患者关于肿瘤标志物结果在其他临床检查和研究中的意义。请参阅《Royal Marsden 临床护理操作手册》第 9 版第 4 章沟通。

三、宫颈涂片

（一）定义

宫颈涂片是指从宫颈上刮取细胞标本，然后由细胞生物学家在显微镜下检查标本，以辨别早期细胞变化的一项检查（Kumar 和 Clark，2016）。

（二）解剖和生理

宫颈是子宫狭窄的颈部，位于阴道和子宫腔之间。突向阴道的宫颈腔体部分被称为宫颈管。宫颈管的腺体分泌的黏液能阻挡精子进入，只有在月经周期的中期其黏滞度下降才允许精子通过（Marieb 和 Hoehn，2015）（图 1-3）。

（三）相关理论

宫颈涂片检查的目的是从宫颈的转化区（transformation zone）（图 1-3）和大多数宫颈癌发生的宫颈鳞柱交界区收集鳞状上皮细胞和宫颈管细胞。取材时要考虑到鳞柱交界区的部位会随着年龄，避孕措施和生育史的不同而变化（Higgins，2013；WHO，2014）。

（四）循证方法

1. 原理

对于绝经前女性最理想的宫颈涂片取样时间是月经中期，可以避免经血对标本的污染，以保证检测结果的准确性（Higgins，2013；WHO，2014）。在孕期和产后立即行宫颈涂片检查是不合适的，获得的结果可能会产生误导。世界卫生组织建议，目标年龄组女性如果对产后宫颈癌筛查有担心，则分娩后应签署同意书后，才能施行宫颈涂片检查（WHO，2014）。

在英国，80% 的子宫颈涂片是在社区初级保健机构由诊所护士完成的。虽然宫颈癌筛查并不能作为宫颈癌的诊断检查，但英国所有 25—64 岁女性都会被建议做宫颈癌筛查，以确保宫颈的健康，且没有细胞的异常改变（Higgins，2013；NHSCSP，2004）。2011 年 4 月，人乳头状瘤病毒（HPV）检测已经被纳入英国国民医疗服务体系（NHS）的宫颈筛查项目。HPV 检测只需要常规的宫颈涂片即可，不需要任何额外的诊疗操作。在目前临床实践中，剩余的宫颈刮片标本还可用于实验室 HPV 的检测（NHSCSP，2013）。

(1) 适应证：年龄为 25—64 岁的女性。

(2) 禁忌证：孕期和分娩刚结束的患者。

2. 宫颈涂片方法：液基细胞学检测

液基细胞学（LBC）是欧美创立的一种宫颈涂片的方法，其他国家由于人力、设备和经济上的限制，可能仍然使用传统的细胞学方法。用于检测人乳头瘤病毒脱氧核糖核酸（HPV DNA）的标本也可以用来检测性传播疾病，如衣原体和淋病感染（Schuiling 和 Likis，2013）。

（五）法律和专业问题

宫颈涂片的操作者应建议患者身边有陪护人员。陪护人员应由患者来选择。患者对陪护的选择应被记录在案（RCN，2106b）。进行宫颈涂片操作的医疗保健专业人员也应该熟悉这方面的国家指南（NHSCSP，2015）。

1. 管理

宫颈涂片检查的操作通常由医师和护士完成。对宫颈取样者的培训应在有资质的从业者教育和培训机构完成（NHSCSP，2017）。根据目前最新的建议，培训应反映当前的现状、进展和对宫颈筛查过程的理解（RCN，2013）。

2. 风险管理

必须告知受检女性：LBC 检测不完善的可能

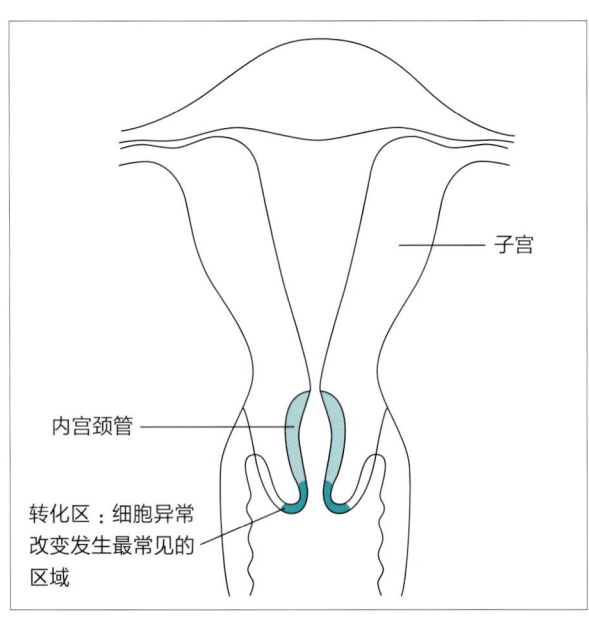

▲ 图 1-3　子宫颈
引自 Dougherty 和 Lister，2015

性为1%～2%，这一点至关重要，而传统的细胞学检查约为9%（NHSCSP，2017）。

（六）操作前的准备

1. 器械

有以下几种器械应用于宫颈取样（图1-4）。

- 阴道扩张器：是妇科检查中观察阴道和子宫颈的常用器具。扩张器由阴道口进入后，因其柱状体部的边缘钝圆，容易通过阴道。当扩阴器插入到位后，张开扩阴器保持阴道的扩张，健康护理专业人员即可触及子宫颈部，并进行宫颈刮片取材。目前应用的扩阴器绝大多数是由塑料制成的一次性使用，取代了以前应用的使用后需消毒的金属扩阴器。有两种类别的扩阴器分别供无性行为史和有性行为史的女性使用。后者有4种尺寸，包括小号、中号、大号、长型。对于有盆腔放射线治疗史和绝经后的女性，对扩阴器的选择须特别慎重（Singh等，2013）。

- 宫颈刮片：用塑料制成的扫帚形状的工具，带有金字塔状排列的柔韧扁平的"牙齿"。较长的"中心"簇可以进入宫颈口，并顺时针旋转5圈，当用于传统的涂片方法时，这种刷子是一种足够有效的取样装置（NHSCSP，2017）。刷子应插入宫颈口，保持下部刷毛可见，并在半圈和整圈之间旋转以减少创伤（Insinga等，2004）。

LBC目前是英国国家医疗服务体系（NHS）中宫颈筛查计划（NHSCSP，2015）的标准筛查方法。2003年，英国国家优化健康与临床研究所（The National Institute for Health and Clinical Excellence）建议，将LBC作为在英格兰和威尔士进行宫颈筛查计划中处理标本的主要手段。它实现了"更清洁"的准备，检查结果更容易被读取。其优点是减少了标本采样不足的情况，从而减少了临界结果数值和提高了检查的灵敏度（NHSCSP，2004）。

无论使用何种设备，很重要的是，一旦取样，必须将收集的细胞转移到载玻片上并立即保存，或放入含有液体防腐药和固定剂的小瓶中。带有标本的载玻片不得放在冰箱冷藏的条件下（Higgins，2013；NHSCSP，2017）。

另外，取样的环境也很重要，需要以下设备。

- 可调节高度的检查床。
- 任意角度定位的光源，能完美地各角度自由调节（RCN，2013）。

2. 针对患者的特殊准备

检查必须在私密的房间进行，检查期间无关人员不得进入。应提供温暖舒适的、有足够私密的更衣间。在可能的情况下，应将检查床远离门，以保护患者的隐私和维护患者的尊严（RCN，2013）。

在检查前，应该让患者排空膀胱，脱下衣物，并向其介绍检查床上所需的体位。最常见的体位是俯卧位或左侧卧位，因为这个体位比较舒适，并有助于对宫颈的观察。一旦患者准备好了，她应该通知操作者。应提供遮挡用的毛巾或覆盖物，使患者能够部分遮盖自己（RCN，2013）。

患者的教育：在检查开始前，应向患者解释该项操作的流程。为患者演示阴道窥器，并介绍将插入阴道的部分，这是一个很好的做法。在开始检查之前，还应与患者讨论可能发生的不良反应，如检查后有出血点（RCN，2013）。

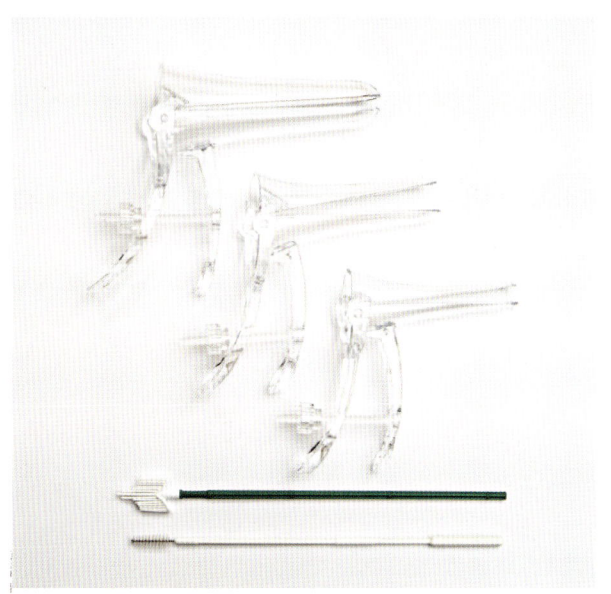

▲ 图1-4 阴道扩张器和宫颈刷

操作指南 1-1　液基细胞学宫颈涂片检查

必备物品

- 乙醇擦手液
- 光源
- 检查床
- 一次性清洁纸质床套
- 各种尺寸的阴道窥器（一次性或可重复使用）
- 一次性清洁手套
- 宫颈刷
- LBC 容器
- 用于标记 LBC 容器的黑色圆珠笔
- 标本申请表格和塑料标本袋
- 温水容器
- 纸巾盒
- 医疗废物容器
- 手推车
- 一次性手术衣
- 润滑剂

可选物品

- 如果使用可重复使用的设备，则应准备临床无菌服务（CSS）的收集容器

操作前

准 备	目 的
1. 与患者讨论宫颈筛查和涂片结果的益处和局限性，解释每个步骤的目的，以及可能发生的情况	确保患者了解该操作需要脱去内衣裤，并将阴道窥器插入阴道，应获得其对该操作的同意（NHSCSP，2017 C；RCN，2017b C）。允许患者有时间提出任何问题 E
2. 记录女性患者的临床和筛查病史，特别是以下内容 • 上次月经的日期 • 有无异常出血 • 有无异常的阴道分泌物 • 避孕情况 • 最后一次宫颈涂片的日期 • 有无异常的宫颈涂片结果 • 对宫颈有无治疗	确保相关的病史被记录（NHSCSP，2017 C）
3. 将操作所需的设备放在手推车上	为了便于有效地进行宫颈涂片 E
4. 关闭房间的门或窗帘，要求患者脱掉内裤	保护患者的隐私和提供舒适的服务 E

操 作

5. 打开光源，放在检查台的末端	提供宫颈的照明，以提高涂片的准确性（NHSCSP 2004 C；NHSCSP，2017 C；RCN，2013 C）

续 表

6. 帮助患者卧在检查床上，抬高膝关节，双腿分开。并尽可能多地覆盖其身体	为了方便阴道窥器的插入和刮取宫颈涂片（NHSCSP，2004 C；NHSCSP，2017 C；WHO，2014 C）
7. 用抗菌清洁剂和流动的热水洗手，用一次性纸巾擦干双手	降低污染和交叉感染的风险（Fraise 和 Bradley 2009，E；RCN，2017a C）
8. 戴手套，穿一次性手术衣	降低污染和交叉感染的风险（Fraise 和 Bradley，2009 E；RCN，2017a C）
9. 选择合适型号的阴道窥器，从极小号、小号、中号、大号。如果阴道很长或宫颈位于后位，则选用长叶片狭窄型阴道窥器。如果使用可重复使用的消毒阴道窥器，使用前需要用干净的自来水加温或冷却	• 提高患者的舒适度，并减少焦虑（NHSCSP，2017 C） • 如果阴道窥器从消毒器中取出，需要冷却。如果阴道窥器表面冰冷，则需要加温，以减少患者的不适。必须向患者解释窥器已经经过消毒，用水加温或冷却，不会造成污染 E
10. 在阴道窥器上涂抹润滑剂。分开阴唇，握紧阴道窥器叶片，将其一起倾斜，滑动阴道窥器进入阴道	在插入阴道窥器的同时减少患者的不适（Fraise 和 Bradley，2009 E；WHO，2014 C；RCN，2013 C）
11. 当阴道窥器进入阴道的一半时，转动手柄使其朝下	提高患者的舒适度，减少子宫颈被润滑剂污染的可能性（NHSCSP，2017 C）
12. 轻轻打开阴道窥器的叶片，寻找宫颈。可能需要向上或向下移动阴道窥器，直到显露整个子宫颈	减少患者的不适，并显露子宫颈（WHO，2014 C）
13. 使用宫颈刷，将中央刷毛插入宫颈管，使较短的外层刷毛完全接触宫颈	确保采样部位的准确性（NHSCSP，2004 C；NHSCSP，2017 C；Singh 等，2013 R5）
14. 以用铅笔写字的力度顺时针方向旋转刷子 5 次，然后取下刷子，注意刷子的塑料叶片是倾斜的，只能顺时针方向旋转	确保与宫颈外的良好接触，并提高细胞的采集量（NHSCSP，2004 C；NHSCSP，2017 C） 需要保证足够的压力，以确保细胞附着在刷子上（NHSCSP，2004 C；NHSCSP，2017 C）
或者： • 将刷子在装有 Thinprep 保存液的标本固定瓶中旋转运动，将刷子推入瓶底按压至少 10 次，迫使刷毛分开 • 检查刷子是否有残留物质，把刷子在固定瓶瓶口边缘刮干净 • 确保所有细胞进入液体中，然后旋紧瓶盖，使盖子上的扭矩线通过标本瓶上的扭矩线，摇匀标本瓶	• 确保收集到足够检测量的细胞物质（NHSCSP，2004 C；NHSCSP，2017 C） • 确保细胞成分进入保存防腐溶液（NHSCSP，2004 C；NHSCSP，2017 C） • 确保细胞不黏附在标本瓶上（NHSCSP，2004 C；NHSCSP，2017 C）
或者： 使用 SurePath 保存液固定，从刷子柄上取下刷头，放入装有固定剂的标本瓶中。然后拧紧盖子，摇动标本瓶。注意：标本必须是立即放入标本瓶中，以实现固定	确保宫颈标本能正确保存（NHSCSP，2004 C；NHSCSP，2017 C）
15. 轻轻拔出阴道窥器，直到叶片离开宫颈，然后关闭叶片并移出。如果是一次性阴道窥器，应放入医疗废物箱中；如果是可重复使用的阴道窥器，应放入 CSS 容器中	防止夹伤宫颈或阴道壁，确保安全处理受污染的器械（NHSCSP，2017 C；WHO，2014 C）

	续表
16. 遮盖住患者的身体，提供纸巾擦拭外阴的分泌物	确保维护患者尊严和保护其隐私，同时提高卫生条件和舒适度 E
操作后	
17. 取下手套，并将医疗废物丢入医疗废物箱内	安全处置医疗废物（DH，2013 C）
18. 协助患者离开检查床，并穿好衣服	确保安全，维护尊严和保护隐私 E
19. 使用黑色圆珠笔标记标本收集瓶，标注患者姓名，诊所编号和出生日期	确保正确记录患者的详细信息 E
20. 将标本瓶放入塑料标本袋中，填写标本信息表格，并发送到实验室	确保安全处理和运输生物危险品（HSE，2003 C；DH，2013 C；WHO，2015 C）
21. 在病历中记录操作过程	确保及时准确地记录和保存（NMC，2010a C）

问题解决表 1-1　预防和解决（操作指南 1-1）

问题	原因	预防	措施
标本取材不足	• 宫颈刮擦力度不足，没有获得足够的上皮细胞（WHO，2014） • 宫颈刷没有立即冲洗，使标本干燥，并导致细胞变形（NHSCSP，2015） • 标本被润滑剂、杀精药或血液污染（Higgins，2013）	确保宫颈刷对宫颈的压力足够，以获取足够的标本 确保在刮擦子宫颈后立即冲洗刷子 教育患者在取材前 24h 不使用润滑剂或杀精药，以确保标本不被污染	再次行宫颈涂片 再次行宫颈涂片 再次行宫颈涂片
看不到子宫颈	患者体位不正确或宫颈的解剖位置有变异	充分调整患者的体位	将患者从俯卧位调整为侧卧位（译者注：原文如此，与我国的习惯有不同）。在臀部下方放一个枕头或转动阴道窥器。如果仍无法看见，考虑请其他操作者帮助或转诊到阴道镜诊所

（七）操作后的注意事项

1. 即时护理

在检查的过程中，应确保患者身体不必要暴露的部位从始至终一直被遮挡。为了保护隐私和维护尊严，护士应该在患者穿/脱衣服时离开房间，并嘱咐她们准备好以后通知护士（RCN，2013）。

2. 后续护理

检查结果应与患者沟通，并进行适当的随访和（或）必要时转诊至二级专科服务。重要的是医疗保健专业人员必须考虑到如果检查结果异常，患者收到后可能会有什么样的反应，并确保给予患者必要的支持（RCN，2013）。

3. 记录

护士应确保申请表格已经完成,并且标本也已准确无误地标注。如果还有其他微生物检查需要进行,确保正确填写好申请单,标记好标本,并记录任何发现和结果(RCN,2013)。

4. 患者教育及其他相关事项

患者在宫颈涂片之后,出现点状出血并不少见,这一点必须向患者解释,以确保患者知道,且不会担心。医疗保健专业人员应进行健康教育,提供宫颈癌预防方面的建议,如关于如何预防宫颈癌的准确资讯和建议,并鼓励符合条件的人进行筛查。向患者提供疾病信息宣传手册,以确保她们掌握相关的信息(RCN,2013)。

四、放射性同位素(核医学)的诊断操作流程

(一)定义

核医学的应用主要是将放射性物质以放射性药物的形式向患者给药,以达到诊断或治疗的目的(DH,2016;HPA,2016)。无论是以诊断还是以治疗为目的,放射性物质都会被人工附着于某种药物上,药物的选择要视药物在所需检查或治疗器官或系统的浓度而定。如放射性标记的磷酸盐容易集中在骨骼中,因此,常用于骨扫描;而放射性碘(以碘化钠的形式给药)容易集中于甲状腺内,因此,用于各种甲状腺疾病的成像和治疗,而成为放射性药物(DH,2016;HPA,2016)。

放射性核素检查包括使用适当的放射性药物、动态成像技术或等待预定时间,以使放射性药物被所需检查的器官吸收,然后再成像的技术(表1-3)。患者通常平躺在成像的检查台上,在扫描的过程中要求患者保持静止的状态,身体移动会产生伪像,从而降低了诊断的准确性。扫描时间通常持续15~60min(DH,2016)。

(二)循证方法

基本原理

放射性药物之所以能应用于诊断,是因为其具有以下重要的特性。

- 物理半衰期。
- 衰减特性。
- 易于掺入核素而成为放射性药物。
- 核素的有效性。

一种理想的核素的半衰期应当足够长,以允许放射性药物的制备、应用和集中在被检查的目的区域;同时,半衰期又应当足够短,以便放射性在检查结束后能够迅速消失(Cherry等,2003)。核医学部门的成像检查通常应包括以下内容。

表1-3 放射性核素检查

	检查/靶器官	放射性药物	操作流程和临床干预
影像学研究	**骨扫描**		
	用于评估骨骼功能,诊断骨恶性肿瘤、骨折和骨骼疾病,如骨软化症和佩吉特病	锝(^{99m}Tc)磷酸盐和膦酸盐化合物,包括亚甲基二膦酸盐(MDP)和羟基亚甲基二膦酸盐(HDP)	在等待扫描时,患者常规要饮用5~6杯液体,并定期排空膀胱。这是为了增加软组织间隙,并让膀胱吸收的辐射剂量最小化
	肾图(肾脏动态显像)		
	通过监测肾脏对放射性药物的清除情况来评估肾功能	^{99m}Tc MAG$_3$(苯甲酰基巯基乙酰基三甘氨酸),^{99m}Tc DTPA(二乙烯三胺五乙酸)	患者在扫描前饮用600ml液体,并排空膀胱,时间需要大约1h。在扫描期间,给患者静脉注射利尿药,以诊断阻塞性尿路病变(Russell 1998)

(续表)

	项目	说明	放射性药物	准备工作
影像学研究	肾脏静态显像	用于评估肾脏的大小、形状、位置和功能。用于诊断儿童肾脏瘢痕	^{99m}Tc DMSA（二巯基丁二酸）	没有特殊的准备工作
	肺灌注扫描	用于评估肺泡支气管树的血液供应。为诊断肺栓塞的肺通气扫描提供补充信息	^{99m}Tc MAA（大颗粒聚合白蛋白）	放射性药物以缓慢静脉推注给药。注射时，患者取仰卧位，并深呼吸，目的是使 MAA 在肺毛细血管床能更加均匀地分布。如果患者妊娠，则需要降低药物的活性或减小给药的剂量
	肺通气扫描	在肺栓塞的诊断中，为肺灌注扫描提供补充信息。用于评估气道开放	^{99m}Tc Technegas（锝气体）、^{99m}Tc 气溶胶、^{81m}Kr 气体、^{133}Xe 气体	在扫描前 24h 内，需要进行胸部 X 线检查，以帮助解释肺部扫描结果。在进行扫描时，患者通过特殊的接口吸入放射性药物
	心脏灌注成像	用于评估存活灌注心肌的区域。这个检测由两部分组成，分别是负荷下监测心肌灌注和随后静息情况下监测。负荷可能由运动试验或药物诱导。通常对疑似冠状动脉疾病、近期发生心肌梗死或经历过冠状动脉搭桥术的患者进行	^{99m}Tc MIBI（甲氧基异丁基异腈）、^{99m}Tc 四磷素（^{99m}Tc tetrafosmin）、^{201}Tl 氯化亚铊（^{201}Tl thallous chloride）	• 在运动试验结束后，需要密切监测患者的生命体征，因为在应激后有诱发心肌梗死的潜在风险 • 该试验通常在具有经过适当培训的人员和设备的心脏监护病房内进行。患者通常被该部门留观，直到临床医师对他们进行评估
	心脏研究：左心室射血分数/门控心肌显像	用于评估患者在应用含有表柔比星等心脏毒性药物化疗前和化疗中的心脏功能	^{99m}Tc 标记的红细胞	计算红细胞标记试剂的剂量，需要患者的当前体重，以确保红细胞被标记为所需要的放射性物质。核素扫描前 20~30min 按计算的剂量静脉给药。患者仰卧 30~40min
	甲状腺扫描	可用于确认甲状腺内存在一个或多个结节，或识别结节的功能性特征	^{99m}Tc 高锝酸盐（^{99m}Tc pertechnetate），^{123}I/^{124}I/^{131}I 碘化钠	患者在试验前避免食用含碘的食物（包括海盐、海鲜、鱼肝油、矿物药片和海藻）3 天。这些食物可减少甲状腺对放射性药物的摄取。遵医嘱，患者应在测试前 3 天~3 周停用甲状腺药物
	甲状旁腺扫描	用于诊断原发性甲状旁腺功能亢进症患者的甲状旁腺腺瘤	^{99m}Tc 高锝酸盐，^{201}Tl 氯化亚铊	包括两部分检查，首先是甲状腺扫描，然后是甲状旁腺扫描。患者应遵循甲状腺检查的要求
	肿瘤成像	用于鉴别代谢活跃的肿瘤和占位性病变，或用于诊断未知的原发性肿瘤	^{18}F 2-氟脱氧葡萄糖（FDG）	患者在注射前须禁食 6h，只可饮水。给药后，患者即刻会在口腔中感受到金属的味道。注射给药 30min 后，使用正电子发射断层成像（PET）相机进行扫描

（续　表）

影像学研究	用于诊断感染性疾病、癌症，如肺癌、霍奇金病、淋巴瘤和神经内分泌肿瘤的诊断和判断分期	^{67}Ga 柠檬酸镓	由于柠檬酸镓通过胃肠道排泄，应给患者服用泻药，或鼓励患者增加食物纤维和液体的摄入，以避免发生便秘
	用于诊断和评估神经外胚层肿瘤患者，包括嗜铬细胞瘤、神经母细胞瘤、类癌、甲状腺髓样癌和副神经节瘤	^{123}I mIBG（间碘苯甲基胍）	患者必须分别在给药前 2 天和给药后 3 天服用卢戈复方碘液或碘化钾。mIBG 可引起高血压，应在 10min 内缓慢给药。患者偶尔可能会在注射部位感到一些不适。可以通过局部热敷和降低输注速度来缓解。对于儿童患者，最好通过中心静脉导管给予 mIBG。一些作用于肾上腺素能系统的药物可能会干扰 mIBG 的摄取
	通常与 mIBG 扫描结合使用，以协助原发性肿瘤和上述疾病（如神经内分泌肿瘤）中转移性扩散部位的定位	^{111}In-DTPA-d-Phe-1-奥曲肽	胰岛素瘤患者应在注射前后监测其血糖水平。在低血糖的情况下，应使用含有葡萄糖的静脉注射液。应鼓励患者增加液体和纤维的摄入量，以避免发生便秘
	感染部位		
	鉴别急性或慢性炎症感染患者淋巴细胞定位的区域	标记的白细胞	用 19G 针头穿刺，从患者体内抽取 50ml 血液。将经过标记的血液在约 2h 后重新输入患者体内，之后在当天晚些时候和（或）第二天进行扫描
	胃肠道		
	确定胃肠道出血的原因，包括 Meckel 憩室	^{99m}Tc 高锝酸盐	患者（通常是儿童）需要在扫描前禁食 4～6h，成年人从午夜开始禁食
非影像学研究	**肾功能**		
	肾小球滤过率（GFR）的测量提供肾功能的评估。常用于肾移植患者，以及由于长期使用某些药物（如环孢素），或患有系统性红斑狼疮而导致肾功能受损的患者。还用于肿瘤患者在化疗前对肾功能的评估，特别是治疗方案包括含有铂类细胞毒性药的患者	^{51}Cr EDTA（乙二胺四乙酸）	从注射后 3h，或注射后第 2h、3h 和 4h，取患者的血液样本检测残余的放射性，以评估患者体内的放射性药物的肾清除率。需要患者的身高和体重才能准确计算 GFR。重要的是，在测试期间不能有液体或血液制品的输入，因为这有可能改变测试结果
	红细胞量/血浆容量		
	常用于诊断心血管疾病患者的真性红细胞增多症	^{125}I 人血白蛋白、^{51}Cr 或 ^{99m}Tc 标记的红细胞	使用 19G 针头穿刺，从患者体内抽取 10ml 血液。约 1.5h 后，将经过标记的血液重新输入患者体内，在随后的 40min 内，每隔 10min 取患者的血液。记录患者的身高和体重

（续　表）

非影像学研究	前哨淋巴结定位。前哨淋巴结接受乳房的引流（Luini 等，2005）。通过对这些淋巴结的活检，外科医师可以预测腋窝区域所有淋巴结的癌症转移情况。这种方法可以准确地诊断患者的癌症状态，避免不必要的腋窝淋巴结清扫（Schrenk 等，2005）	^{99m}Tc 胶体	• 0.1～0.2ml 皮内注射到乳房的指定区域，以定位主要的前哨淋巴结。手术前最少提前 1h（最多 24h）注射 • 在操作流程中，所有工作人员必须佩戴胶片徽章放射剂量计，处理标本的人员必须佩戴手指放射剂量计。手术室门口应标有控制区域警告的标志，并应使用一次性布帘和手术衣。标本应放在有螺旋盖的容器中，该容器上标有放射性符号，并在病历中详细记录。将标本在有温度监测的冰箱中储存 48h，然后，以正常的方式送至组织病理学部门。1 周后，当标本被认为不具有放射性时，放射性标签可以去除。 • 完成手术后，应将使用过的窗帘、手术衣和手套放入符合医院标准的医疗废物袋中，并对环境和废物进行监测，以确保没有放射性污染。任何受污染的物品都应做放射性标记，并存放在安全的储存区中，直至发生充分的放射性衰变。此时物理部才能移除警告标志，并将废物作为临床医疗废物处理

引自 Henkin，2006；Peter 和 Gambhir，2004；Ziessman 等，2006

- 对器官的结构和（或）功能的评估。
- 显示感染区域。
- 呈现肿瘤。

常用的核素非影像学检查包括对红细胞量、血浆容量、胃肠道和肾功能的检测（DH，2016）。

（三）护理原则

辐射防护比 X 线的防护流程更为复杂，除了外部的辐射危害外，还有因接触放射性药物本身或患者体液而引起污染的内部危险。

一旦给患者注射了放射性物质，他们自己也会具有放射性；这种放射剂量的多少和持续时间的长短取决于所用放射性物质的种类和数量。在核医学诊断中，通过以下非常简单的措施可以确保护理这些患者的病房工作人员的安全。关于核医学治疗流程的保护措施更为详细，核医学部门、辐射防护顾问或主管一定要在患者接受核医学治疗前，与病房工作人员讨论操作流程（IRMER，2000）。

（四）法律和专业问题

放射性药物在法律上归类为处方药（POM），这类药物除了要遵循标准的处方药管理法规外，还要受到放射性物质的法规管理。英国成立了放射性物质管理咨询委员会（ARSAC）的法令委员会，其工作主要是向主管卫生官员提供电离辐射的咨询，并管理放射性药物的认证过程。该委员会负责颁发授权个人对患者使用放射性药物的证书。它还列出了可以给予成年患者的最大允许放射性剂量，以及根据儿童体重和体表面积适当减少儿童的放射性药物剂量（HPA，2016）。

（五）操作前的准备

操作前，患者应做好身体和心理上的准备，以保证其理解检查的操作流程，并获得知情同意（O'Dwyer 等，2003）。在操作前，应考虑以下方面。

1. 针对患者的注意事项

- 孕妇一般不宜做核素扫描。如果必须做，患者应签署知情同意书，而且扫描应用的放射性核素的剂量必须减少，以减少对腹部和盆腔区域胚胎或胎儿的不必要的辐射（Ionization Radiation Regulations，1999）。

- 核素扫描时，患者的陪同人不允许是孕妇，也不允许带幼儿或婴儿，以避免其在放射性核素给药后的一段时间内，出现不必要的暴露（DH，2016；HPA，2016）。
- 对于育龄期的女性，必须通过尿检和询问其月经周期是否有延迟，以确保其没有妊娠的可能性。对于接受 ^{131}I 或任何其他长半衰期的放射性物质扫描的患者来说，扫描后至少 3 个月内不应妊娠（Sharp 等，1998），以确保避免对可能妊娠的女性进行不必要的腹部照射（HPA，2016）。
- 如果接受核素扫描的患者是正在哺乳期的母亲，则应寻求放射防护专家的指导意见。由于放射性物质可以通过母乳排出，因此母乳喂养可能需要暂停（HPA，2016），并鼓励母亲在此期间尽量避免对孩子进行不必要的搂抱（DH，2016）。
- 患者如伴随疼痛症状，应在检查前给予有效的疼痛控制药物，以确保他们没有疼痛，从而在扫描期间能保持不动。
- 如患者有大小便失禁，核素检查可能无法进行；但如果已经决定进行核素检查，就需要小心从事。患者需要穿戴失禁用的大小便护垫，同时启动针对感染的全面防护措施，限制污染物的扩散。护理人员需穿戴一次性手套和一次性手术衣，接触患者后应立即洗手，以阻止污染物对密切接触者的感染（DH，2016）。尿袋必须定时清空，以清除患者周围的放射性物质。以上污染物必须在医院按照批准的体液和临床废物规范处理。
- 核素扫描期间，体质衰弱的患者可能需要更长时间的密切接触。护理人员应轮班分担这些患者的护理，以保证护理人员接触尽可能少的放射剂量，避免因长时间对患者的照护，而导致更多的时间暴露在放射性物质下（DH，2016）。
- 应尽可能缩短核素检查患者与孕妇＜1m距离的接触时间（译者注：孕妇应该避免接触这类患者，以免射线的损伤）。
- 缩短核素检查的患者与 5 岁以下儿童＜1m距离的接触时间（译者注：儿童应该避免接触这类患者，以免射线的损伤）。
- 患者应特别注意自己的个人卫生，每次如厕后应彻底清洗双手。
- 尽量多喝水，经常排空膀胱，可以加速放射性示踪剂排出体外（DH，2016；HPA，2016；Sharp 等，1998）。

2. 病房的注意事项

尽管核素检查中应用的放射性物质剂量很低，但是放射性示踪药给药后，患者仍然会在一段时间内发出少量的射线。患者体内的放射性物质以两种方式降低。第一种是放射性同位素自然的物理衰减方式，这种是我们无法控制的。第二种是通过排泄的方式将放射性示踪药排出患者身体，通常是通过尿液排泄，偶尔也通过粪便排泄（HSE，2014；HPA，2016；Vialard-Miguel 等，2005）。

所有应用放射性药物的患者都会在手腕或踝关节上佩戴黄色的识别带，其目的是在视觉上易于识别参与核医学检查的患者。识别带只是在核素扫描当天佩戴，除非患者接收到其他明确的指令，而且已经收到明确的放射防护指令。患者佩戴黄色识别带的同时还会得到一张卡片，上面列出了基本的防护措施和联系的电话号码，以备患者（或病房/科室）有任何疑问时联系。当护理接受过放射性药物患者时，护士和医疗保健人员应当遵循以下指南。

3. 患者护理

- 护理工作需要在医院的适当控制区域进行，旨在管理放射源患者。
- 鼓励患者摄入大量的液体并经常排空膀胱。
- 排空尿袋和清理便盆时要戴手套，但可以按照常规方式倾倒处理尿液和大便。
- 如果患者使用尿袋，应经常清空尿袋，避免尿袋过满。
- 减少与患者近距离接触的时间。
- 所有紧急流程，如心脏骤停或病情恶化，必须提供适当的保障措施，如医疗保健专业人员的监控、急救人员的轮换，以及在重症监护或手术室等其他环境中管理患者的能力（HPA，2016；Resuscitation Council，2015）。

4. 血液标本和进一步的检测

- 在可能的情况下，所有血液检测应当在放射性药物给药前完成。
- 只有对黄色腕带的患者才能进行临床血液急查。
- 如果从黄色识别带的患者身上取样，那么标本和表格都必须贴有放射性标签。病理部门必须联系放射防护部门，以便在进行检测后收集和处理标本。
- 患者可能会有诸如 X 线或 CT 等进一步检查，最好让患者在接受放射性药物给药前告知核医学部门以上这些检查的预约（Larkin 等，2011）。

5. 受污染的利器或敷料

当从佩戴黄色识别带的患者体内取出插入的装置时，应将废物放入橙色袋或利器箱（放射性物质专用）中并送至核医学部门。

- 这些物品随后会被移交给专业人员处理。
- 在移交物品时，请务必向接收工作人员告知患者的详细信息，以便这些物品能被妥善处理（DH，2013；HSE，2003）。

6. 体液和体液溢出的管理

如果患者发生排泄失禁或排泄物从便盆、引流袋中溢出或发生其他体液溢出，则需要注意以下内容。

- 被污染的织物应放在橙色的医疗废物袋中，并清楚地标明"放射性——不要丢弃"。
- 联系核医学部门或放射防护部门，以安排收集这些废弃物或得到进一步的建议。遵循当地医院的指南非常重要，因为各地的规定可能会有所不同（DH，2013；HSE，2003）。

7. 设备

安全地执行该流程需要各种额外的设备。这些设备包括衬铅物品收集器和监测设备。

(1) 衬铅设备：为了保护临床医师、操作人员和环境免受放射源的伤害，要求使用衬铅设备。

- 铅屏蔽。所有含有放射性药物的注射器都应放在铅屏蔽的容器内，以保护操作者的手指。
- 衬铅处理箱。所有医疗废物应在衬铅里的医疗废物和利器箱中处理。处理这些废物必须遵循每家医院各自的规定（DH，2016；HPA，2016）。

(2) 监控设备

- 工作人员的辐射防护。所有管理放射性药物的工作人员都应配备身体热释光辐射剂量计（TLD）的胶片徽章（图 1-5）。
- 污染监测器。用来检查工作人员的手和足（图 1-6）。污染监测器需要在每天工作结束时检查环境，如果发生泄漏，检查频率更高。如果发生放射性药物或受污染的体液溢出，必须遵守当地医院的指南（HPA，2016）。

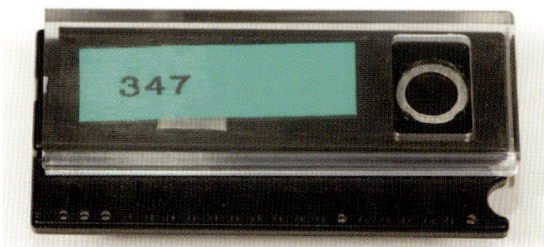

▲ 图 1-5　热释光辐射剂量计（TLD）的徽章

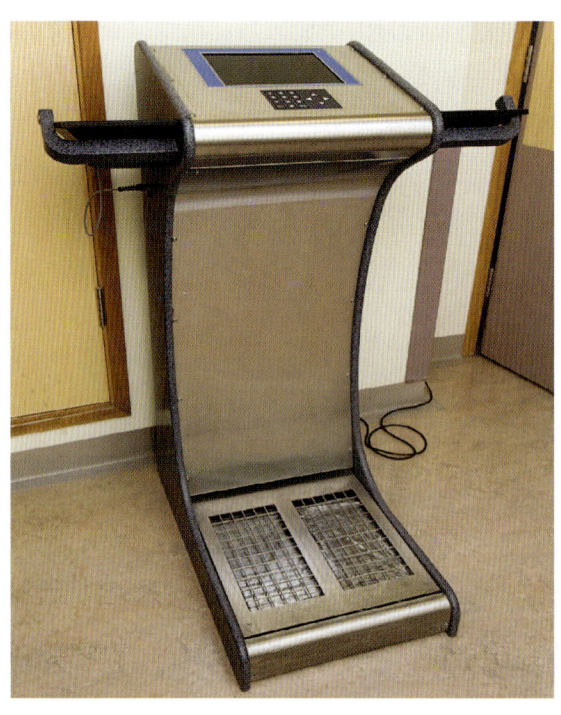

▲ 图 1-6　手足辐射监测器
引自 Dougherty 和 Lister，2011

操作指南 1-2　用于诊断检查的未密封放射源

必备物品

- 针头的选择（安全针头可能不合适，因此，应根据当地指南和具体流程使用针头）和注射器（尺寸取决于所要求的体积）
- 各种规格尺寸的套管
- 乙醇擦拭巾
- 注射器护罩
- 铅屏蔽
- 胶带和纱布
- 有关同位素管理的文件
- 放射性同位素
- 一次性手术衣和非无菌手套
- 热释光辐射剂量（TLD）指针式计量仪
- 胶片徽章
- 利器箱（放射性专用）

操作前

准　备	目　的
1. 与患者及相关的亲属/重要的其他陪伴者解释，并讨论该项检查	确保患者在身体和心理上对检查做好准备，理解该项检查，并得到他们的知情同意（O'Dwyer 等，2003 **E**）
2. 给药前，查看患者的处方或方案，并确认患者的身份	核对患者的姓名，核对放射性药物（NMC，2010b **C**）保护患者免受伤害（NMC，2010b **C**）
3. 应用 TLD 和胶片徽章辐射测试仪	测量工作人员受到的辐射剂量（Ionizing Radiation Regulations，1999 **C**）
4. 用液体肥皂和温水洗手	减少污染风险（DH，2016 **C**）
5. 戴一次性手套和穿一次性塑料围裙	减少污染风险（DH，2016 **C**）

操 作

6. 按照《Royal Marsden 临床护理操作手册》第 9 版操作指南 14.4 中"外周套管针插入"的操作对患者进行静脉插管	确保获得静脉通路 **E**
7. 将空注射器放入铅注射器护罩中并连接针头。放置在铅体护罩后面	减少辐射暴露（DH，2016 **C**；IRMER，2000 **C**）
8. 站在铅体护罩后面，并抽取规定剂量的放射性药物	减少辐射暴露（DH，2016 **C**）
9. 通过带帽的套管针静脉注射放射性核素。没有证据支持中心静脉通路装置（CVAD）的使用。请参考当地指南	管理放射性核素 **E**

	续 表
10. 拔除套管针，局部加压，并用纱布盖住进针部位，用胶布固定	防止皮肤进针部位出血和发生感染 **E**
11. 所有使用过的注射器、针头和静脉套管放置在指定的放射性利器处理箱里，并存放在铅屏蔽内	控制放射性物质并做安全处置（Ionizing **R** adiation Regulations，1999 **C**）
12. 操作结束时，取下一次性手套并洗手	消除任何可能发生的放射性污染（DH，2005 **C**；DH，2000 **C**）
操作后	
13. 所有住院患者手腕上佩戴黄色身份识别带，完成信息卡填写，包括何时可以停止预防措施的详细信息。将完成的信息卡交给患者或随行的护士	黄色腕带能提供视觉警告，告知所有医护人员、患者最近进行过核素诊断检查。信息卡将通知病房工作人员有关的患者放射管理和限制，以及在患者呕吐或失禁情况下必须采取的措施何时可以停止（DH，2000 **C**）。该卡还说明了如果对患者的诊断检查存在疑问时、从什么地方获得有关的帮助和建议 **E**
14. 签字并完成用药的记录	确保及时准确地保存记录（NMC，2010a **C**）
15. 在操作结束时离开房间之前，使用手足辐射监视器监测手部辐射污染	检查可能发生的放射性污染（DH，2000 **C**）
16. 每天工作结束时，监测房间是否有放射性污染或在任何可能发生污染的时候检测	确定污染是否已经发生（DH，2000 **C**）

（六）操作后的注意事项

1. 即时护理

由于患者会排泄出放射性物质，因此，在核素扫描之后的 24h 之内，应避免收集尿液标本、粪便标本和血液标本，以供核医学以外的实验室使用。如果是必须做的检查，应在标本瓶和申请卡贴上辐射的警告标签，并且标本必须在物理部工作人员的监督下转运到实验室，这是为了防止实验室及其工作人员受到辐射污染，因为某些核素扫描后 24h 内收集的标本可能含有放射性（HPA，2016；HSE，2003；Vialard-Miguel 等，2005）。如果门诊或住院患者因病情急剧恶化并需要住院或重症监护，请遵循本章前面讨论过的"病房的注意事项"中的物理部指南（HPA，2016）。

2. 后续护理

在 24h 内，应避免骨髓和干细胞的标本采集。由于细胞可能含有放射性，应咨询物理部（HSE，2003；Vialard-Miguel 等，2005）。如果患者在核素扫描之后 24h 内需要接受手术，应咨询物理部的工作人员，以防止手术室设备受到放射性污染。在某些核素扫描（如骨扫描）后的 24h 内，污染的病床床单等织物必须放入橙色塑料袋（放射性专用）中，并通知物理部工作人员收集（HPA，2016）。其他有关接受放射性核素治疗的患者管理的问题将在第 5 章中讨论。

3. 患者及其他相关人员的教育

在患者和其他相关人员离开核医学部门前，应向其提供相关的知识教育和信息手册。在患者出院或转院之前，还应向转诊医院的医疗保健从业人员提供有关患者护理的注意事项和信息

（HSE，2006；SNMMI，2016）。

五、经直肠超声（TRUS）前列腺活检

（一）定义

经直肠超声检查和前列腺活检（TRUS Bx）是应用超声探头探查前列腺，将其可视化的一项技术。一旦前列腺被超声显示，在超声的引导下，用一根很细的活检针通过探针导管引导，从前列腺中切取少量组织标本。根据当地的规范和诊断的需求，活检的组织标本可以取 2~12 份（Turner 等，2011）。

（二）解剖和生理

前列腺的平均体积为 25cm³，长约 3.5cm，宽约 4.0cm，前后径约 2.5cm，相当于一个核桃大小（Tortora 和 Derrickson，2014）。

前列腺是一个腹膜外脏器，位于直肠前面，约在膀胱颈部的水平，环绕着尿道。前列腺包含了 3 个不同的区域/区带，包括中央带、外周带和移行带，形成锥形或倒金字塔形。前列腺的基底部紧靠膀胱，尖端位于尿生殖膈上。尿生殖膈是一个纤维支持环，同时也包裹着尿道。前列腺的腺体与平滑肌和结缔组织一起被前列腺膜所包绕。前列腺的腺体和直肠之间的间隙被称为 Denonvilliers 筋膜的结构，其实质为腹膜的间隙或腔隙（Turner 和 Pati，2010；Turner 等，2011）（图 1-7）。

（三）相关理论

随着年龄的增长，前列腺移行带的大小因良性前列腺的增大（benign prostate enlargement，BPE）而增大，同时中央带萎缩，而外周带则保持不变。外周带是绝大多数前列腺癌发生的部位，因此，在临床上是前列腺取材活检最重要的目标

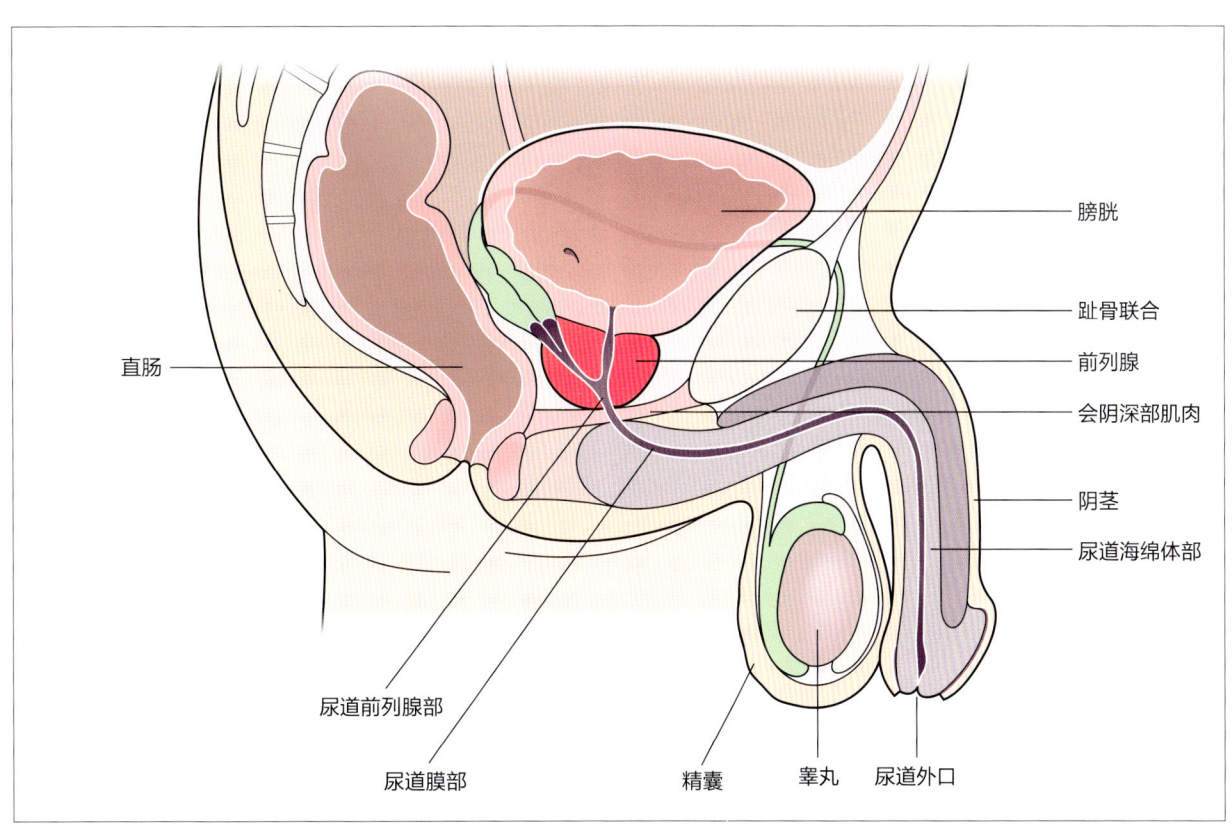

▲ 图 1-7 前列腺及其区域

改编自 Tortora 和 Derrickson，2011. 经 Joohn Wiley &Sons 许可转载

区域。

经直肠前列腺穿刺活检是最常见的门诊手术，在英国每年完成好几千例前列腺活检术。前列腺活检自 1937 年第一次被 Astraldi 描述，至今仍然是前列腺癌诊断的金标准（Turner 等，2011）。

前列腺活检标本

前列腺活检的标本取材数量和部位取决于患者的临床条件。在标本取材时，应考虑以下因素。

- 超声对探查前列腺癌的部位尚缺乏足够的可靠性，因此，如果仅仅依据超声引导而定位的前列腺活检有可能会一无所获。但是，在结合磁共振（MRI）结果所显示的异常区域进行额外的活检，对提高穿刺活检的阳性率会有所帮助（Heidenreich 等，2014；Siddiqui 等，2015）。第一次穿刺活检（称为基础活检）取材的部位，应当选择在外周带尽量靠后外侧的部位。

- 对于疑似前列腺癌患者，应采用 12 针穿刺取材（Heidenreich 等，2014）。但是，如果患者已经被证实或高度怀疑前列腺癌晚期，或者穿刺取材只是临床检查的一部分，应采用更少的穿刺点取材（2～4 针穿刺为佳）。

- 12 针穿刺法取材点如下（图 1-8）。
  — 右外侧尖部，2 针。
  — 右外侧中部，2 针。
  — 右外侧基底部，2 针。
  — 左外侧尖部，2 针。
  — 左外侧中部，2 针。
  — 左外侧基底部，2 针。

（四）循证方法

原理

只有在对患者的治疗有影响的情况下，才应考虑进行前列腺活检。决定是否做前列腺活检应根据前列腺特异性抗原（PSA）水平、直肠指检（DRE）怀疑和（或）前列腺 MRI 怀疑前列腺癌来确定，还应考虑患者年龄和并发症等因素（Batura 和 Gopal Rao，2013）。

(1) 适应证：前列腺活检有很多适应证，包括以下几个方面。

- 在没有尿路感染、急性尿潴留或急性前列腺炎的情况下，PSA 水平升高。
- 通过 DRE 或前列腺 MRI 检查发现异常。
- 患者接受放射治疗失败者（如放疗后 PSA 增加）。
- 患者处于动态监测情况下，需要重复活检的患者。
- 既往组织学检查要求重复活检的患者（如高级别前列腺上皮内瘤变，或疑似癌症但不能确诊者）。
- 参与符合伦理学标准的临床试验患者（NICE，2014；Turner 等，2011）。

(2) 禁忌证：有以下危险因素的患者可能需要特殊准备，这是很重要的。

- 接受抗凝治疗或凝血功能障碍的患者，前列腺活检过程中可能会妨碍止血，并有增加出血风险的可能。低剂量阿司匹林（75～150 mg）不是禁忌证，但应与医疗团队讨论是否有必要停药。
- 患者有明确的尿路感染的情况下，前列腺活检可能会增加败血症的风险。
- 对乳胶、抗生素或局部麻醉药过敏的患者。

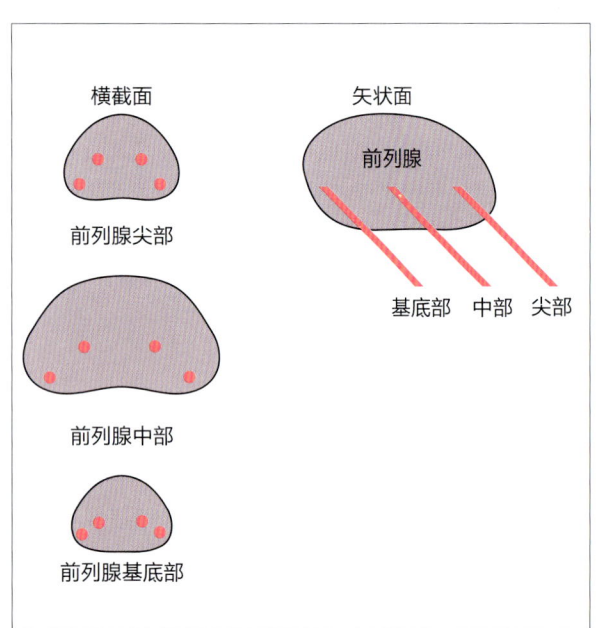

▲ 图 1-8　前列腺组织活检穿刺点示意图

- 糖尿病患者可能有感染风险的增加。
- 使用类固醇药物治疗的患者感染风险有可能增加。
- 对于免疫功能低下的患者，可能有必要向其他医疗专业人员咨询相关复杂疾病的建议。
- 尿路梗阻患者（Giannarini 等，2007；Lange 等，2009；Loeb 等，2013）。

针对前列腺活检是否存在并发症风险的绝对增加，文献中缺乏一致性，因此，实施前列腺活检的操作人员应根据当地的规范和（或）专业判断斟酌是否进行组织活检。然而，有人建议对某些患者仅通过经会阴途径进行前列腺活检（Miller 等，2005）。这包括以下几个方面。

- 植入了人工心脏瓣膜或用人工材料进行心脏瓣膜修复的患者。
- 先天性心脏病（CHD）患者。
- 通过外科手术或导管介入置入人工材料或装置，完全修复先天性心脏缺损术后 6 个月以内的患者。
- 先天性心脏病修复手术后，在人工补片或植入的修复装置或附近有残余缺损（抑制了内皮化）的患者。
- 接受心脏移植后，发生心脏瓣膜疾病的患者。

有一些患者应完全不考虑做组织活检，并只能进行保守治疗，这需要患者本人同意。这些患者包括以下几个方面。

- 既往有感染性心内膜炎。
- 先天性心脏病（取决于临床评估和复查）。
- 未修复的发绀型先天性心脏病，包括姑息性分流和管道。

（五）法律和专业问题

护士必须深入了解男性泌尿系统的解剖学和生理学、影响 PSA 测定的因素，以及泌尿系统的其他状况及其管理。此外，护士必须能胜任直肠指检（DRE），对 TRUS 的作用和可能的超声检查发现有充分的了解，并熟悉 TRUS 及其治疗的可能并发症（Greene 等，2015）。

对于专科护士，应至少在指导下完成 20 例前列腺活检（Greene 等，2015；Turner 等，2011；Turner 和 Pati，2010）。护士可以由任何能胜任的医疗保健专业人员进行培训，但最终该护士能否胜任，应由经验丰富的执业医师进行评估，通常是泌尿科或放射科专家。每位从业者都应定期检查并发症的处理和后果。关于如何达到以上标准的示例和指南已有文献发表（Greene 等，2015；Turner 和 Pati，2010）。

知情同意

在申请进行活组织检查的预约中，应向患者告知有关活检操作的信息，患者还应得到经直肠前列腺活检信息单，如英国泌尿外科医师协会的前列腺活检患者应知信息单（BAUS，2017）。该信息单详细概述了前列腺活检的操作，包括益处、风险、潜在的并发症和紧急联系人。作为知情同意的一部分，应告知患者该操作可能引起的不良反应（表 1-4）。

必须向患者解释该操作流程、潜在的并发症、可能出现的后果和不适感。根据患者的理解能力、文化和背景，最喜欢的沟通方式，以及患者的需求，以最适合患者理解的水平和速度回答患者提出的问题。必须获得患者口头和书面同意（DH，2009）。签署的同意书应扫描并保存至患者的电子病历中，或者复印保存在纸质临床病历中。

经直肠活检需征求的书面同意是一项法律要求，负责实施这一操作的医疗保健人员最终要对这些患者的知情同意负责（DH，2009；Turner 和 Pati，2010）。

应使用专用知情同意书，应与患者讨论下列内容。

- 活检是如何进行的。
- 这一检查的风险和益处。
- 手术的潜在并发症和风险的大小。
- 准备取材的次数。
- 如果需要增加穿刺的针数，则需要行 MRI 检查。

表 1-4　经直肠超声和前列腺活检的可能出现的不良反应

频　率	不良反应
普通（＞1/10）血尿	血精，最长可达 6 周 泌尿系感染（高达 10% 的风险） 损伤导致前列腺不适 出血导致无法排尿（2% 的风险）
偶尔（1/50～1/10）	需要住院的血液感染（败血症）（2% 的风险） 需要住院的出血（1% 的风险） 未能检测到前列腺癌
罕见（＜1/50）	不能排尿（尿潴留）
医院获得性感染	MRSA 种植感染（发生率为 0.9%，每 110 人中发生 1 例） MRSA 菌血症（发生率为 0.02%，每 5000 例患者中发生 1 例） 艰难梭菌肠道感染（发生率为 0.01%，每 10 000 例患者中发生 1 例）

MRSA. 耐甲氧西林金黄色葡萄球菌
引自 BAUS，2017

让患者了解前列腺活检可能出现的结果也很重要，其中可能包括以下内容。
- 假阴性结果。
- 需要再次活检。
- 诊断为癌症。

（六）操作前的准备

1. 综合评价

需要对患者的健康状况进行全面的评估。包括能否接受局麻，既往对局麻药物的过敏史等。确定可能需要采取特别预防措施的任何危险因素。确定是否需要活检，并决定是否继续进行。如果还没有做，需要进行一个全面的健康调查，包括现病史、既往史、药物治疗史、家族史和社会历史。

2. 排尿检测

在活检前，患者应接受尿流量测定和残余尿测量，并记录在患者的操作记录和活检后的报告中。如果排空后残余尿＞150ml，则应考虑使用 α 受体拮抗药（Bozlu 等，2003）。

3. 设备

在开始操作前，要准备好环境；所有所需的设备都可正常使用，并在操作开始前检查是否处于正常工作状态，这是非常重要的。所有工作人员都应熟悉这些设备在操作过程中所担当的角色和应急程序，熟悉任何紧急设备的位置，并在需要时能够与上级医师联系。超声仪和探头必须可用，并按照制造商的指导原则使用（图 1-9）。有各种针头和活检枪可供选择（图 1-10），并应按照制造商的说明书使用。

应急设备：在发生重大并发症的罕见情况下，如直肠或尿道无法控制的出血、尿潴留、过敏反应或者血管迷走性晕厥等，应随时能够获得所需的急救设备。

4. 药理学的支持

当我们做 TRUS Bx 时，可能会引入需氧或厌氧微生物，常见的是大肠杆菌、粪链球菌和拟杆菌。因此，常需使用广谱抗生素，但应考虑到地区抗生素耐药的情况，结合细菌培养的建议来制定指南（Kapoor 等，1998；Sieber 等，1997；Zani 等，2011）。

目前，氟喹诺酮类药物是超声引导下前列腺活检首选的抗生素。具有口服吸收好和前列腺组织分布水平高等优点（Hori 等，2010；Lange 等，2009）。有证据表明，单剂量和多剂量一样有效（Aron 等，2000）。也可以选择合用庆大霉素或甲硝唑（Bootsma 等，2008）。

第 1 章 诊断性检查
Diagnostic investigations

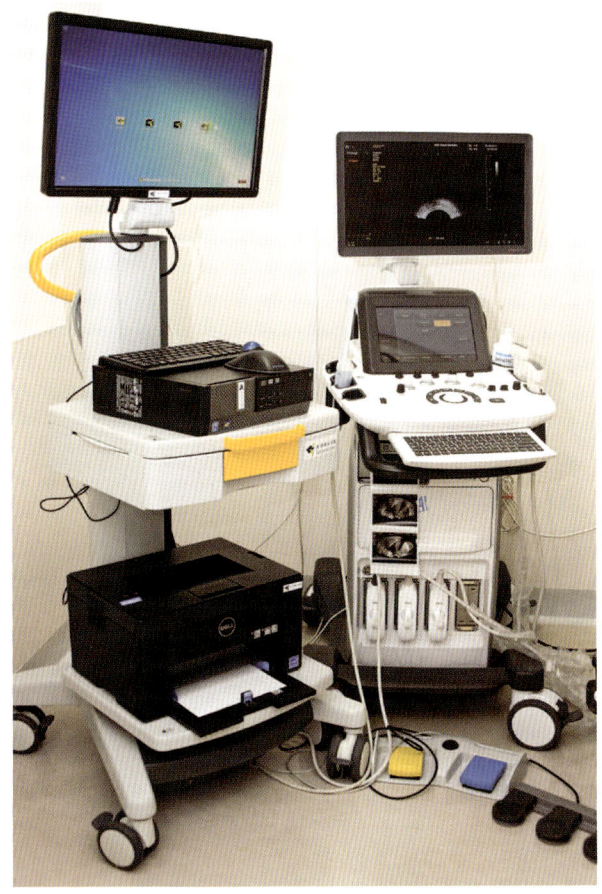

▲ 图 1-9　超声仪和探头

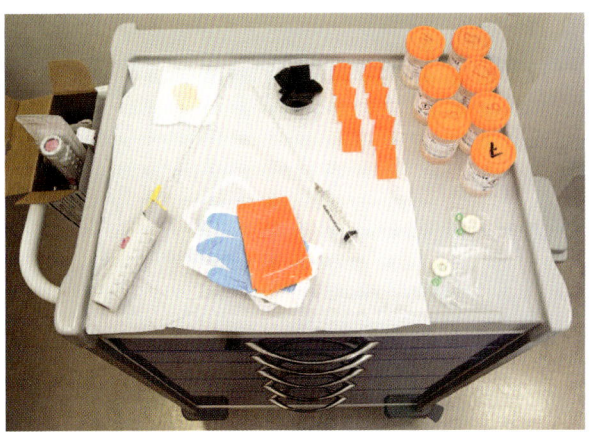

▲ 图 1-10　TRUS 活检设备示例

作为一种标准，所有患者在活检前的中段尿（MSU）培养必须是阴性的。如果活检前 4 周以上有 MSU 培养阴性的结果，在手术当天应进行再次检测。

在过去的数十年中，TRUS 活检后并发感染的发生率有增加的趋势（Loeb 等，2013；Nam 等，2013）。因此，许多作者报道耐药性，特别是喹诺酮类药物的耐药率上升（Feliciano 等，2008；Williamson 等，2013）。因此，活检前考虑喹诺酮类耐药的危险因素是非常重要的（Challacombe 等，2011；Patel 等，2012；Taylor 等，2012）。有以下几个方面。

- 8 周前去过亚洲、非洲和拉丁美洲的旅行者。
- 在 6 周前曾使用过喹诺酮者。
- 慢性免疫抑制性疾病，包括慢性阻塞性肺疾病（COPD）、糖尿病或长期使用类固醇的患者。
- 留置导尿管的患者。
- 反复尿路感染者。

如果患者有上述危险因素之一，应考虑用直肠拭子筛查喹诺酮的耐药性（Liss 等，2015；Taylor 等，2012）。如果没有耐药，可考虑在这一高危组患者手术前 60min，静脉注射庆大霉素 5mg/kg（根据正常体重计算，比正常体重超过 20% 的肥胖者，可酌情考虑增加剂量）（Ho 等，2009）。

1% 的利多卡因是超声引导下前列腺阻滞的标准局麻药。此外，操作者也可在直肠内灌注局麻药物（Raber 等，2008；Yun 等，2007），但不应作为唯一的方法，因为它的效果不如前列腺阻滞（Lee 和 Woo，2014）。

5. 特别建议

在活检前进行清洁灌肠不会带来明显的临床效果，并可能增加患者的成本和不适。因此，不推荐活检前清洁灌肠（Carey 和 Korman，2001）。

操作指南 1-3　经直肠超声（TRUS）前列腺活检	
必备物品	
• 活检枪 • 长脊椎穿刺针（用于麻醉）——20cm	• 病理海绵 • 病理储片盒

	续 表
• 超声探头套（带安全套） • 标本罐 - 预贴标签 • 凝胶润滑剂 • 湿纸巾 / 纱布 • 非无菌手套 • 与活组织枪配套的针形导轨 • 利器盒	• 无菌手套 • 无菌手术衣

医药产品

- 抗生素——患者特有的（如果以前没有服用）
- 局部麻醉药——利多卡因 1%（10ml）

操作前

准 备	目 的
1. 检查环境、设备和药物，包括相关辅助人员和应急设备，以确保所有的操作顺利进行	确保患者按时进行手术，并确保安全得到保障（Turner 等，2011 **E**）
2. 请助手准备装有泌尿外科无菌手术包和无菌设备的推车	维持感染控制标准，尽量减少交叉感染和污染（RCN，2017a **C**）
3. 清洁超声仪，以确保其清洁，将超声耦合剂涂在安全套的末端来准备探头，然后将避孕套卷到探头上，小心地贴上导针，避免划破安全套	确保设备正常运行，并随时可以使用（Turner 等，2011 **E**）
4. 阅读患者的病历、转诊信和相关检查结果，并寻求有帮助的建议	确保正确识别患者，并确定可能需要调整手术的细节（Turner 等，2011 **E**）
5. 问候并准确地识别患者，介绍自己和在场的同事	减少患者的焦虑，并确保正确识别患者（Turner 等，2011 **E**）
6. 使用专用的知情同意书，采取书面同意的方式，应与患者讨论以下内容 • 如何进行活检 • 手术的风险和益处、手术的潜在并发症，以及风险的大小 • 将采集的标本的数量 • 如果需要增加穿刺的针数，则需要行 MRI 检查	负责实施这一操作的医疗保健专业人员最终要对患者的知情同意负责（BAUS，2017 **C**；DH，2009 **C**；Turner 和 Pati，2010 **E**）
7. 让患者脱下腰部以下的衣服，并提供一件长的受检服	为保护患者的隐私，让患者舒适 **E**。尽量减少医院获得性感染的风险（BAUS 和 BAUN，2012b **C**）
8. 确保患者按规定服用抗生素	为确保采取适当的步骤防止感染（Kapoor 等，1998，**Ib**；Sieber 等，1997 **C**；Zani 等，2011，**R1a**）

续 表

9. 让受检者采取正确体位进行手术（译者注：左侧侧卧位，让膝关节向胸部弯曲，应该是膝关节向胸部靠近），确保患者在手术过程中的舒适性，采取适当措施保护患者的隐私和尊严	首选左侧卧位，特别是用探头尖端发射的探头，因为尖端成像探头对于患者来说更容易接受和更舒适（Vassalos 和 Rooney，2013 ⓒ）
10. 用杀菌的肥皂洗手并擦干，戴上非无菌手套	尽量减少感染的风险（Loveday 等，2014 ⓒ）
11. 进行直肠指诊检查，以确定前列腺的对称性、大小、有无结节、质地和疼痛。还应注意排除肛门病变或其他可能影响手术的异常	任何前列腺形状的异常都可能需要对标准活检方案增加额外的活检。然而，如果直肠充满粪便和（或）肛门病变，则禁忌经直肠活检（Greene 等，2015 ⓒ）
12. 摘下手套，并将其妥善处理。洗手擦干	• 尽量减少交叉感染的风险（Loveday 等，2014 ⓒ） • 处理临床医疗废物（DH，2013 ⓒ；HSE，2003 ⓒ）
13. 戴上非无菌手套，检查要使用的局部麻醉药，将所需的量吸入注射器内，连接脊髓穿刺针备用（直肠内利多卡因凝胶是可选的）	尽量减少交叉感染的风险（Loveday 等，2014 ⓒ） 以确保患者舒适 ⓔ

操 作	
14. 在 TRUS 的探头上涂上润滑凝胶，将探头轻轻插入患者的直肠，同时，监测超声图像的变化	提高患者的舒适度和扫描质量（Turner 等，2011 ⓔ）
15. 扫描并识别前列腺精囊和周围结构，在超声图像上定位前列腺的顶端和底部。应在三维图像中测量前列腺的体积。在横向视图中识别以下内容 • 从前到后（宽度） • 在纵向平面上测量高度 • 从膀胱颈到顶点测量长度 最终体积＝高 × 宽 × 长 ×0.52	确定操作人员和活检区域（Greene 等，2015 ⓒ）
16. 进行体积测量，记录超声检测到的异常，打印图像，或者将图像保存在超声仪上，以备将来参考	提供将来与患者讨论治疗方案时可能有用的信息 ⓔ
17. 告知患者将会在检查过程中使用局部麻醉药	减少患者的焦虑（Greene 等，2015 ⓒ）
18. 通过超声探头的活检通道引入局部麻醉针，直到在屏幕上可以显示针尖已经进入前列腺周围组织中	提高患者的舒适度，减轻疼痛（Turner 等，2011 ⓔ）
19. 开始行局部浸润麻醉，观察麻醉药在前列腺周围区域的渗透情况	超声引导前列腺周围阻滞麻醉是标准操作。只要将药物注入 Denonvilliers 筋膜内，不管是在前列腺基底部还是在顶部，效果都没有任何区别。此外，也可以行直肠内灌注局麻药物（Raber 等，2008 Ⓡⓑ；Yun 等，2007 Ⓡⓑ）。然而，它不应作为一种孤立的方法使用，因为它的效果不如前列腺周围阻滞好（Lee 和 Woo，2014 Ⓡⓐ）
20. 拔出针头，丢弃到一个 5 L 的利器盒中	防止利器伤害（DH，2013 ⓒ；HSE，2003 ⓒ）

续表

21. 根据临床需要确定取活检标本的适当位置,如 MRI 检查结果、DRE 检查结果或对癌症诊断有帮助	为了确保在选择在正确的区域进行活检,并用最少的穿刺次数,以确保做出诊断(Greene 等,2015 Ⓒ)
22. 沿着活检通道引入活检针,直到针尖可以在屏幕上接近目标区域的周围前列腺组织中可见	为了确保在正确的区域进行活检,并采取最少数量的穿刺,以确保做出诊断(Greene 等,2015 Ⓒ)
23. 告知患者活检即将进行,并告知他们活检枪的声音(听起来像是射钉枪声),并开始采集组织标本	确保患者舒适和减少焦虑(Greene 等,2015 Ⓒ)
24. • 先发射活检枪,然后取出,以便将每个组织标本放在海绵上(每个海绵上最多放 2 个)。重复这一过程 • 在采集了 2 个标本后,再在第一个海绵上铺上第二个海绵	从不同的部位采集的前列腺活检标本应该用海绵和独立的小盒分别放在不同的罐中送到实验室。这确保了标本在运送到实验室的过程中,不会变得支离破碎(Heidenreich 等,2014 Ⓒ)
25. 通过比较针芯的长度和针槽的长度,确保所采集的标本足够进行组织病理学检查	为了确保正确的长度和取样的一致性(Greene 等,2015 Ⓒ)
26. 只有在发现临床问题的情况下,如在 DRE 上发现异常,或在超声或 MRI 上发现异常,才会取额外的标本	为了确保在正确的区域进行活检,并采取最少数量的穿刺组织,以确保做出诊断(Greene 等,2015 Ⓒ)
27. 评估患者在整个手术过程中的耐受性,并确保他们能够继续坚持下去	确保患者的舒适度 Ⓔ
28. 指导助理护士将每个海绵三明治放入盒子中,然后插入一个准确的预先标记的装有 10% 福尔马林的样品容器中	确保标本贴上的标签准确无误(NMC,2010 a Ⓒ；WHO,2015 Ⓒ)
29. 从患者的直肠内取出 TRUS 探针。如当地规定允许,可预防性使用抗生素	尽量减少感染的风险(Kapoor 等,1998 Ⓡⓑ；Sieber 等,1997 Ⓒ；Zani 等,2011 Ⓡⓑ)
操作后	
30. 擦拭直肠,提供手术垫,以保护患者的内衣,去除和丢弃手套	提高患者的舒适度 Ⓔ
31. 协助患者坐起来	提高患者的舒适度 Ⓔ
32. 评估患者是否有并发症,并采取适当措施	确保患者的安全和舒适(Greene 等,2015 Ⓒ)
33. 认识到需要立即处理与该手术有关的紧急情况,并作出适当的反应	确保患者的安全和舒适(Greene 等,2015 Ⓒ)
34. 按照操作评估患者的需要,并根据需要提供语言安抚	增加患者的舒适感 Ⓔ
35. 确保患者拥有所需的信息和药物。再次告知可能出现的复杂情况,以及应如何处理这些问题	确保患者的安全,减少手术后出现严重不良反应的风险(Greene 等,2015 Ⓒ)
36. 评估患者是否适合出院,确保患者已经排尿,且无其他不良事件	以确保患者的安全(Greene 等,2015 Ⓒ)

37. 确保超声探头的清洁符合当地院感控制的相关政策规定	确保医务人员和患者的安全 E
38. 确保一次性物品和利器已经处理，非一次性器械已经清洁和（或）消毒	将交叉污染和感染风险减少至最低（DH，2013 C；HSE，2003 C）
39. 填写组织病理学申请单，确保与患者的身份相符，并包括所有相关的临床细节，特别是相关的既往治疗、手术和活检	确保正确的结果传递给正确的患者（NMC，2010a C；WHO，2015 C）
40. 在患者的病历中记录手术的细节，包括局部麻醉和药物使用的细节	确保患者的安全，以及为其他相关的医务人员提供准确的记录（NMC，2010a C；WHO，2015 C）
41. 确保将操作和计划告知其他有关从业人员，如全科医师	确保所有相关的医疗人员都了解该操作及其结果 E
42. 对患者进行预约随访，讨论活检的结果（通常为1～2周后）	请确保充分的术后随访（Greene 等，2015 C）
43. 识别何时需要帮助和（或）获得建议的渠道	以确保患者的安全（Greene 等，2015 C）

（七）操作后的注意事项

1. 即时护理

(1) 活检后急性并发症的处理：患者应在明确如何识别活检后并发症的情况。根据适应证不同，在 TRUS 引导下前列腺活检后，对出现严重并发症（发热、尿路感染、急性细菌性前列腺炎）的患者应进行抗生素治疗（即不只是预防手术部位感染）。有些患者可能需要住院，如需要静脉注射抗生素（尿源性脓毒症），或需要插入尿管（血凝块滞留）。应及时发现并应用抗生素和支持治疗措施，以拯救生命（Vassalos 和 Rooney，2013）。

(2) 活检的并发症

① 急性直肠出血（< 2 天，1.3%～45%；> 2 天，0.7%～2.5%）：术后预计直肠会有少量出血。在异常的大量出血情况下，应停止手术，并应经直肠直接用手指指压。下一步是用大口径的 Foley 导尿管的球囊填塞物（气囊中注入 50ml 生理盐水）压迫止血（Challacombe 等，2011）。如持续出血，患者应住院观察，并通知上级医师或泌尿外科医师。

② 急性出血——尿道：自发性尿道出血并不常见，但可发生在 TRUS 活检中。如果出现持续性出血，应将患者收住院，并通知会诊医师或泌尿外科专家。此时应插入一根 18Fr Foley 三腔导尿管，并在膀胱颈部进行轻轻地牵引（Rodriguez 和 Terris，1998）。

③ 血精症（1.1%～93%）：精液中有少量的血液称为血精症。前列腺活检是血精症最常见的原因。对于血供丰富的前列腺，血精症的消除可能需要 6 周的时间，没有有效的治疗方法。

④ 血尿：轻度的血尿是非常常见的。如果患者有严重的血尿和凝血块滞留，应该将患者收住院。应置入 22Fr 三腔硅橡胶的 Foley 导尿管，用生理盐水行持续性膀胱冲洗。严重出血时，需要在手术室进行冲洗（Challacombe 等，2011）。

⑤ 尿潴留（0.2%～1.7%）：所有患者在出院前都必须能够自行排尿。如果患者主诉腹痛无法排尿，或膀胱充盈但没有疼痛（经超声证实），应

插入 18Fr Foley 导尿管。应开具一种 α 受体拮抗药，如坦索罗辛 400μg，并应在 7～10 天后进行无导尿管排尿试验（Batura 和 Gopal Rao，2013；Challacombe 等，2011；Feliciano 等，2008）。

⑥血管迷走性晕厥：如果患者进入晕厥前的状态，应立即停止手术，将探头从直肠内取出，患者取仰卧位，30°Trendelenburg 体位（仰卧，头低位）。记录患者的生命体征。如果完全失去知觉或生命体征持续不稳定，应通知复苏或急救小组（Aydin 等，2010）。

2. 后续护理

（1）前列腺活检后复查的预约：这是一个很好的做法，在患者离开科室之前，最好为他们安排一次回访，讨论活检结果，这将减轻患者因在预约处等待预约而引起的焦虑。通常这种预约的复诊时间是在活检后 7～14 天进行，以确保检查结果出来后能得到及时的处理。

（2）评估：这是至关重要的，操作者应保留所有操作的记录，包括组织学检查的结果。这使得从业人员能够提供良好的实践证据，明确有待改进和完善的地方（Turner 和 Pati，2010）。

六、软性膀胱镜

（一）定义

软性膀胱镜是一种实时显像检查，用于显示下尿路，包括尿道（含尿道前列腺部）、括约肌、膀胱和输尿管口。膀胱镜有助于判断尿路的问题，如膀胱癌的早期征象、膀胱癌的监测、感染、狭窄、梗阻、出血和其他异常。当输尿管支架不再有治疗作用时，以及在某些情况下治疗某些膀胱异常时，这也是一种有效的取出输尿管支架的手段。该手术在局部麻醉下进行的，术中患者保持清醒，并可以在专门的门诊检查室进行（Kumar 和 Clark，2016；Tortora 和 Derrickson，2014）。

（二）解剖学与生理学

膀胱是一种肌肉发达、可扩张的器官，是一个空腔脏器，用作尿液的储存和排空的器官。它收集肾脏排出的尿液，这些尿液从输尿管进入膀胱，通过尿道排出体外（Marieb 和 Hoehn，2015）（图 1-11）。

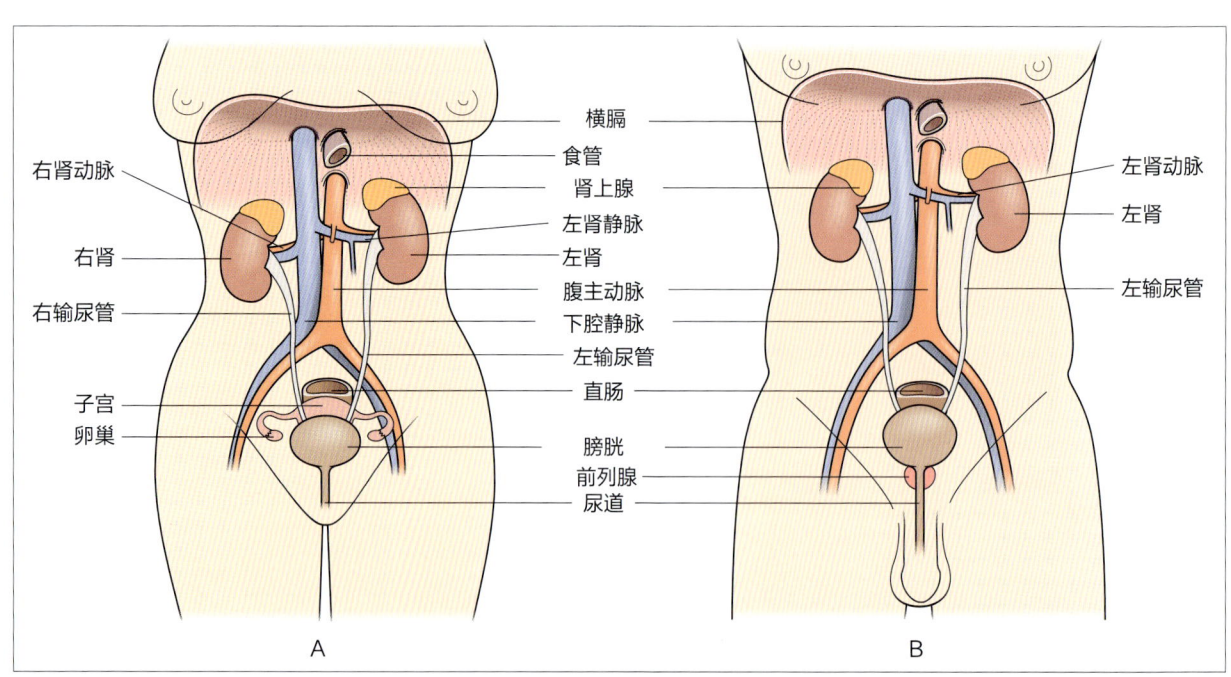

▲ 图 1-11 泌尿系统
A. 女性泌尿系统；B. 男性泌尿系统
引自 Tortora 和 Derrickson，2011。经 John Wiley & Sons 许可转载

（三）相关理论

1. 下尿路异常

下尿路的异常是可以识别的，在某些情况下，可以通过软性膀胱镜进行活检和治疗，包括以下几种情况。

- 膀胱癌。
- 尿路感染。
- 间质性膀胱炎和膀胱疼痛综合征。
- 膀胱颈、尿道狭窄。
- 前列腺增生、梗阻。
- 膀胱结石。

尿道支架也可以用软性膀胱镜取出。

2. 膀胱癌

大多数膀胱癌是移行细胞癌（TCC）。少数膀胱肿瘤是鳞状细胞癌（SCC）。根据肿瘤侵犯膀胱壁的程度不同，大致分为非肌肉浸润性（浅表）、肌肉浸润性和转移性（NICE，2015a）。浅表性肿瘤主要局限于膀胱内层和浅表层，没有穿透膀胱的肌肉层。深层肿瘤穿透膀胱壁，转移性肿瘤存在于原发器官之外（BAUS，2013）。

癌症的分级取决于它们的显微外观。浅表性肿瘤的细胞形态在外观上与正常的膀胱细胞相似，肿瘤生长缓慢（低级别）。高级别的癌症往往表现得很具有攻击性。其他对预后有重要影响的因素，包括肿瘤的数量、大小及其物理特征（EAU，2015）。活检资料有助于膀胱癌的分期和分级。分级（框1-2）符合细胞的外观和生长速度。恶性肿瘤的TNM分期（表1-5）根据实体肿瘤的组织受累程度来描述其分期。T是原发肿瘤，N是附近淋巴结，M是远处转移（Brierley等，2017）。

（四）循证方法

1. 理论基础

软性膀胱镜检查是用来诊断或进行癌症监测的。患者的来源是本地的转诊。通常情况下，是通过家庭医生推荐，或通过诊所转诊。

框1-2　世界卫生组织对膀胱癌的分级

非肌肉层浸润性膀胱尿路上皮癌的分级
低度恶性潜能的乳头状尿路上皮肿瘤（PUNLMP）
低级别（LG）乳头状尿路上皮癌
高级别（HG）乳头状尿路上皮癌
扁平病灶的组织学分类
增生（无异型性或乳头状面的扁平病变）
反应性不典型增生（扁平病变伴异型性）
不明确意义的尿路上皮发育不良
尿路CIS通常是高级别的

CIS. 原位癌
引自 Eble 等，2004

表1-5　膀胱肿瘤 TNM 分期

分 期	类 型
T - 原发肿瘤	T_X 原发肿瘤无法评估
	T_0 无原发肿瘤的证据
	T_a 无浸润性乳头状癌
	T_{is} 原位癌（扁平肿瘤）
	T_1 肿瘤侵犯黏膜下层
	T_2 肿瘤累及固有肌层
	T_{2a} 肿瘤侵犯浅肌层（内半部分）
	T_{2b} 肿瘤侵入深肌层（外半部分）
	T_3 肿瘤侵袭膀胱周围组织
	T_{3a} 显微镜下可见
	T_{3b} 肉眼可见外生性肿块）
	T_4 肿瘤侵犯下列任何一个器官：前列腺、子宫、阴道、骨盆壁、腹壁
	T_{4a} 肿瘤侵犯前列腺、子宫或阴道
	T_{4b} 肿瘤侵犯骨盆壁或腹壁
N - 淋巴结	N_X 区域淋巴结无法评估
	N_0 无局部淋巴结转移
	N_1 真骨盆中单个淋巴结的转移（下腹部、闭孔、髂外或骶前）
	N_2 真骨盆多个淋巴结的转移；（下腹部、闭孔、髂外或骶前）
	N_3 髂总淋巴结转移
M - 远处转移	M_X 不能评估远处转移
	M_0 没有远处转移
	M_1 远处转移

引自 Brierley 等（2017）。经 John Wiley&Sons 许可转载

(1) 适应证
- 由门诊/住院部转诊。
- 根据门诊部的临床评估怀疑膀胱异常。
- 尿液细胞学异常。
- 根据国家和地方指南，对膀胱癌进行常规膀胱监测。
- 诊断转诊途径（如血尿）。
- 全科医师推荐。
- 输尿管支架的取出。

(2) 禁忌证
- 如果可以用非侵入性方法，如成像扫描来替代，以获得信息来确诊或否定既往的诊断。
- 急性尿路感染，治疗感染并重新安排手术时间。
- 华法林或其他抗凝治疗法（如果需要活检或膀胱电灼术），应根据患者的风险/利益状况和当地的指南停止使用这些药物。
- 对局部麻醉药过敏/不耐受，应在全身麻醉下进行检查。
- 对手术高度焦虑/恐惧，在这种情况下，全身麻醉可能更合适（BAUS，2013）。

2. 法律和专业问题

软性膀胱镜检查是最常见的泌尿外科手术。经过专业培训的护士多年来一直担任这一高级角色。2000年，英国泌尿外科医师协会成立了一个工作组，并首次发表了支持膀胱镜护士操作膀胱癌的建议（Ellis等，2000）。20世纪90年代末，护理专家开始接受软性膀胱镜检查的培训。护士做膀胱镜的作用已经发展到包括对浅表性膀胱癌的监测、诊断性膀胱活检、细胞透热治疗和支架取除（BAUS和BAUN，2012a，b；Skills for Health，2010a，b，c，d）。

患者应该认同护士做软性膀胱镜检查，其能力水平应该相当于一位称职的泌尿科医师（COX，2010）。来自英国多项研究表明，护士主导的软性膀胱镜检查，在正确发现异常方面与医师主导的服务是一样有效的（Smith等，2015；Taylor等，2002）。虽然有一些研究表明，护士主导的服务更倾向于过度报告异常，但其他研究表明，医师和护士同样有过度报告异常的情况发生（Smith等，2015）。然而，丰富的经验会改善异常检测和异常的过度报告（Radhakrishnan等，2006）。

3. 护士膀胱镜师

护士进行膀胱镜的操作越来越普遍，在英国有几个培训课程。培训也已扩大到包括诊断操作，如活检、膀胱电灼术和输尿管支架取出，以及监测。护士操作膀胱镜的服务在海外也按照英国模式发展（Osborne，2007）。2012年，英国泌尿外科医师协会和英国泌尿外科护士协会（BAUS和BAUN）联合发布了指导培训和实践的指南。

培训应包括高级管理人员和资深医师商定的所有实践内容，并应始终赞成培训。护士膀胱镜师的持续专业发展应包括定期更新这方面的实践。护士膀胱镜师还应参加定期的临床考核，包括检查结果的准确性、患者的满意度、服务能力与等待时间的比较（BAUS和BAUN，2012a，b），以确保达到临床护理的最高标准。对护士定期进行考核也很重要。考核的数据需要反映护士自身的实践，以及能力是否符合国家和地方政策和规范（BAUS和BAUN，2012a，b；Skills for Health，2010a，b，c，d）。

合格的护士膀胱镜师必须继续获得经验丰富的、指定的泌尿科医师的临床建议和支持，并立即获得医院泌尿外科团队技术或诊断建议（BAUN和BAUS，2012a，b）。

4. 知情同意书

手术前必须获得书面同意（NMC，2013）。必须告知患者手术的过程、风险和潜在的不良反应。应在手术后立即记录准确和清晰的文件，包括在术前、术中和术后所有的观察和处理（NMC，2010a）。

（五）操作前的准备

为了避免不必要的侵入性操作，应确保有明确的适应证进行软性膀胱镜检查，且不能通过诊断性扫描成像获得所需的结果。在大多数情况下，在软性膀胱镜检查之前，应进行适当的影像诊断。同时需要考虑化疗、抗凝或其他药物治疗的作用，还要确认患者是否有药物过敏。为了排除尿路感染，应在软性膀胱镜检查和（或）MSU检查前至少1周进行一次尿液检查。如果患者植入了人工尿道括约肌，则必须在手术前将其停用（BAUN和BAUS，2012a，b）。

1. 设备

（1）软性膀胱镜和堆栈：由于有几种不同类型的软性膀胱镜（图1-12），医师使用前必须熟悉设备。需要一个视频堆栈来启用可视化和录制（图1-13）。

- 熟悉的设备应包括：用于膀胱镜检查所用设备的功能、规格和性能特点，包括如何记录和存储图像。
- 设备控制对视觉图像的影响。
- 膀胱镜检查设备的安全操作。
- 及时识别设备故障和处理这些设备故障能力的重要性。
- 设备的功能、局限性和日常维护。

（2）应急设备：应急设备应在发生重大并发症的罕见情况下易于使用。此外，在发生尿潴留等并发症时，应备有导尿所需的设备。

2. 药物的支持

局部镇痛，如2%利多卡因凝胶，在手术开始前5～10min局部注入尿道，在正常情况下，男性最多可注入11ml，女性最多可注入6ml（Peyronnet等，2016）。在此过程中，如果需要冲洗，则使用0.9%的生理盐水冲洗膀胱，而不是灭菌注射用水，以改善细胞储存和转移到实验室期间的保存状况（BAUN和BAUS，2012a，b）。

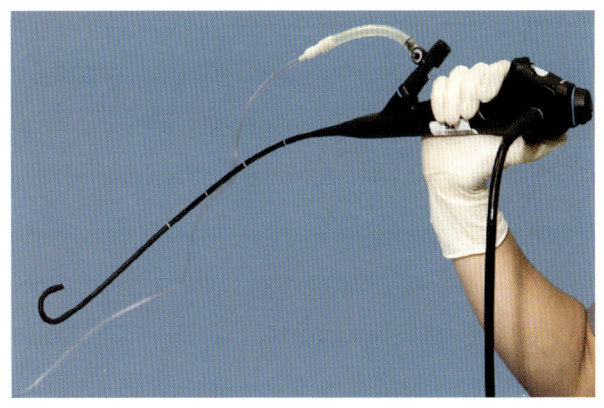

▲ 图1-12 软性膀胱镜

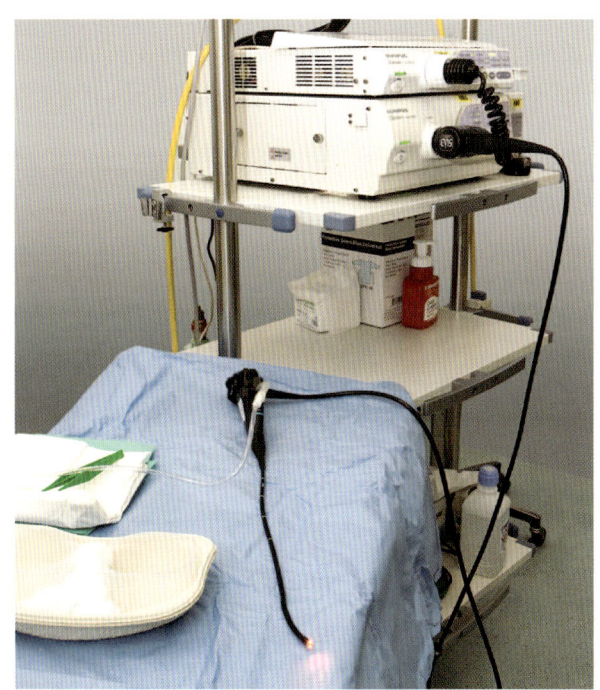

▲ 图1-13 视频堆栈

操作指南1-4　软性膀胱镜检查
必备物品
<ul><li>患者的轮椅</li><li>失禁的床单</li><li>软性膀胱镜（光学/视频）</li><li>按当地习惯确定的泌尿外科无菌包，包括无菌纱布和无菌镊子</li><li>手术推车</li></ul><ul><li>无菌洞巾</li><li>氯己定洗涤剂或类似的溶液，应根据当地的要求</li><li>液体给药装置</li></ul>

	续 表
• 非无菌手套 • 一次性手术衣 • 无菌手套 • 无菌手术衣	

医药产品
• 2%利多卡因凝胶（进入尿道） • 如需冲洗，可在膀胱内灌入灭菌注射用水或生理盐水

操作前	
准　备	目　的
1. 检查环境和设备，以确保为手术做好一切准备，包括冲洗液的连接和运行范围，以及应急设备的位置和可用性	确保患者的手术不延误，并确保患者的安全（BAUS和BAUN，2012a，b **C**；Skills for Health，2010a，b，c，d **C**）
2. 请助手准备带无菌泌尿外科手术包的推车，并准备好检查范围	• 确保患者的安全（BAUS和BAUN，2012 a，b **C**；Skills for Health，2010a，b，c，d **C**） • 保持感染控制标准，尽量减少交叉感染和污染（Fraise和Bradley，2009 **E**；RCN，2017a **C**）
3. 查阅患者的病历、转诊信、病史和相关的检查结果，并在手术前确定需要询问的特殊病情、检查或项目	确保患者的安全（BAUS和BAUN，2012a，b **C**；Skills for Health，2010a，b，c，d **C**）
4. 确保符合手术前的要求如下 • 对尿液标本进行感染检测，并解释结果；如有需要，对送检标本作进一步分析 • 必要时，行尿液细胞学检查 • 手术前，已按要求服用药物，如预防性使用抗生素 • 患者排空膀胱 • 观察在正常范围内 • 检查药物和抗凝药是否已被审查或停用	进行必要的手术前检查，以确保患者的安全（BAUS和BAUN，2012 a，b **C**；Skills for Health 2010 a，b，c，d **C**）和及时的尿液取样 **E**
5. 准确识别患者，并向患者介绍自己和在场的同事	确保患者的安全得到解决（BAUS和BAUN，2012a，b **C**；Skills for Health，2010a，b，c，d **C**）。以确保患者知道手术过程中有谁在场 **E**
6. 评估患者是否适合做该手术，包括转诊后的健康变化、药物治疗或过敏情况，如有必要，应会诊或转诊	确保患者的安全，并做好相关记录（BAUS和BAUN，2012 a，b **C**；Skills for Health，2010a，b，d **C**）
7. 向患者解释手术过程中潜在的并发症，应根据以下内容，并以适当的方式回答患者的问题 • 他们的理解水平 • 他们的文化和背景 • 传达他们需求的首选方式	确保获得患者的知情同意，并在手术过程中，妥善处理患者的需要（DH，2009 **C**）

续 表	
8. 确保患者对手术已经签署了知情同意书；如果没有，则要获得同意	确保获得知情同意，并确保在手术过程中，适当满足患者的需求（DH，2009 **C**；NMC，2015 **C**）
9. 请患者脱掉腰部以下的衣服，为患者提供一件防护服	保护患者的隐私和提供舒适服务 **E**。尽量减少医院获得性感染的风险（BAUS 和 BAUN，2012 b **C**）
10. 协助患者在手术床上正确地躺在防水单（仰卧位）上，维护他们的尊严，确保他们在手术的过程中感到舒适，男性平躺，女性双腿分开	使膀胱镜容易通过（BAUS 和 BAUN，2012a，b **C**；Skills for Health，2010a，b，c，d **C**），并保持患者的舒适和尊严 **E**
11. 用肥皂和清水洗手并擦干，然后用乙醇擦拭，戴无菌手套和穿一次性手术衣	执行感染控制标准，尽量减少交叉感染和污染（Fraise 和 Bradley，2009 **E**；RCN，2017a **C**）
12. 用氯己定溶液等清洁液清洗，检查尿道口及周围区域。女性打开阴唇，男性缩回包皮	对患者进行初步检查和首次发现，采用适当的清洗方法，以尽量减少交叉感染 / 污染（Reynard 等，2013 **E**）
13. 将局部麻醉凝胶注入尿道，静置 5~10min	为了保持患者的舒适 **E** 和允许膀胱镜顺利通过（BAUS 和 BAUN，2012 b **C**）。适当使用利多卡因凝胶可减轻男性在软性膀胱镜检查中的疼痛（Aaronson 等，2009，**R1a**）
14. 脱下手套和一次性手术衣，弃置于医疗废物桶内	确保正确处理医疗废物（DH，2013 **C**；HSE，2003 **C**）
15. 用肥皂和水洗手，然后用乙醇擦拭，戴无菌手套和穿无菌手术衣	执行感染控制标准，尽量减少交叉感染和污染（Fraise 和 Bradley，2009 **E**；RCN，2017a **C**）
16. 在患者的下半身铺上无菌巾	执行感染控制标准，尽量减少交叉感染和污染（Fraise and Bradley，2009 **E**；RCN，2017a **C**）
操 作	
17. 在整个手术过程中，与患者保持沟通，做好监护，并回应患者的任何问题或需要	确保持续的知情同意（DH，2009 **C**；NMC，2015 **C**）；保持患者的舒适、维护患者的安全和尊严 **E**
18. 确保女性的阴唇张开，或男性的包皮回缩，这应该由助手或非优势手来完成	确保检查的彻底和准确（Reynard 等，2008 **E**）
19. 在直视下将膀胱镜轻轻置入尿道，使用偏转（**操作图 1-1A**）和变形（**操作图 1-1B**）（角度变化）的功能推进，避免损伤尿道，并确保正确的冲洗液（多数情况下是灭菌注射用水，如果需要冲洗以保存细胞，则用生理盐水）	保持患者的安全和舒适。以确保检查的彻底和准确（Reynard 等，2008 **E**）
20. 如果插入困难，或出现问题，应请会诊或决定终止手术并记录发现	来维护患者的安全 **E**

	续 表
21. 充分灌洗膀胱，以便于系统检查膀胱的内部结构，并利用膀胱镜的唇偏折、屈曲、仪器的旋转、缓慢推进及牵引等技术，识别膀胱的解剖标志	以确保对膀胱彻底和准确的检查（Smith 等，2012 **E**）（图 1-14）
22. 确认检查过程中观察到的所有异常病变或结构。使用连接到堆栈和范围的视频堆栈、外部打印机或软件记录整个过程中的图像	以确保彻底和准确的检查（Smith 等，2012 **E**）
23. 如有必要，可通过从膀胱中抽吸液体来提高视觉效果	以确保彻底和准确的检查（Smith 等，2012 **E**）
24. 一旦完成，应完全取出膀胱镜，保持冲洗直至膀胱镜拔除接近完成	确保膀胱镜完全取出（BAUS 和 BAUN，2012a，b **C**；Skills for Health，2010a，b，c，d **C**）。保持患者的舒适和安全 **E**
操作后	
25. 向患者说明检查已经完成	保持患者的舒适和安全 **E**
26. 帮助患者保持舒适体位，擦拭多余的润滑剂并擦干	保持患者的舒适和安全 **E**
27. 摘下手套，处理所有使用过的一次性设备。根据当地的指导原则对膀胱镜进行清洗	坚持感染控制标准，尽量减少交叉感染和污染（BAUS 和 BAUN，2012a，b **C**；Fraise 和 Bradley，2009 **E**；RCN，2017a **C**；Skills for Health，2010a，b，c，d **C**）
28. 请患者离开科室前排尿	确保患者能够排尿（BAUS 和 BAUN，2012b **C**）

▲ 操作图 1-1A 膀胱镜偏转

▲ 操作图 1-1B 膀胱镜弯曲

第 1 章 诊断性检查
Diagnostic investigations

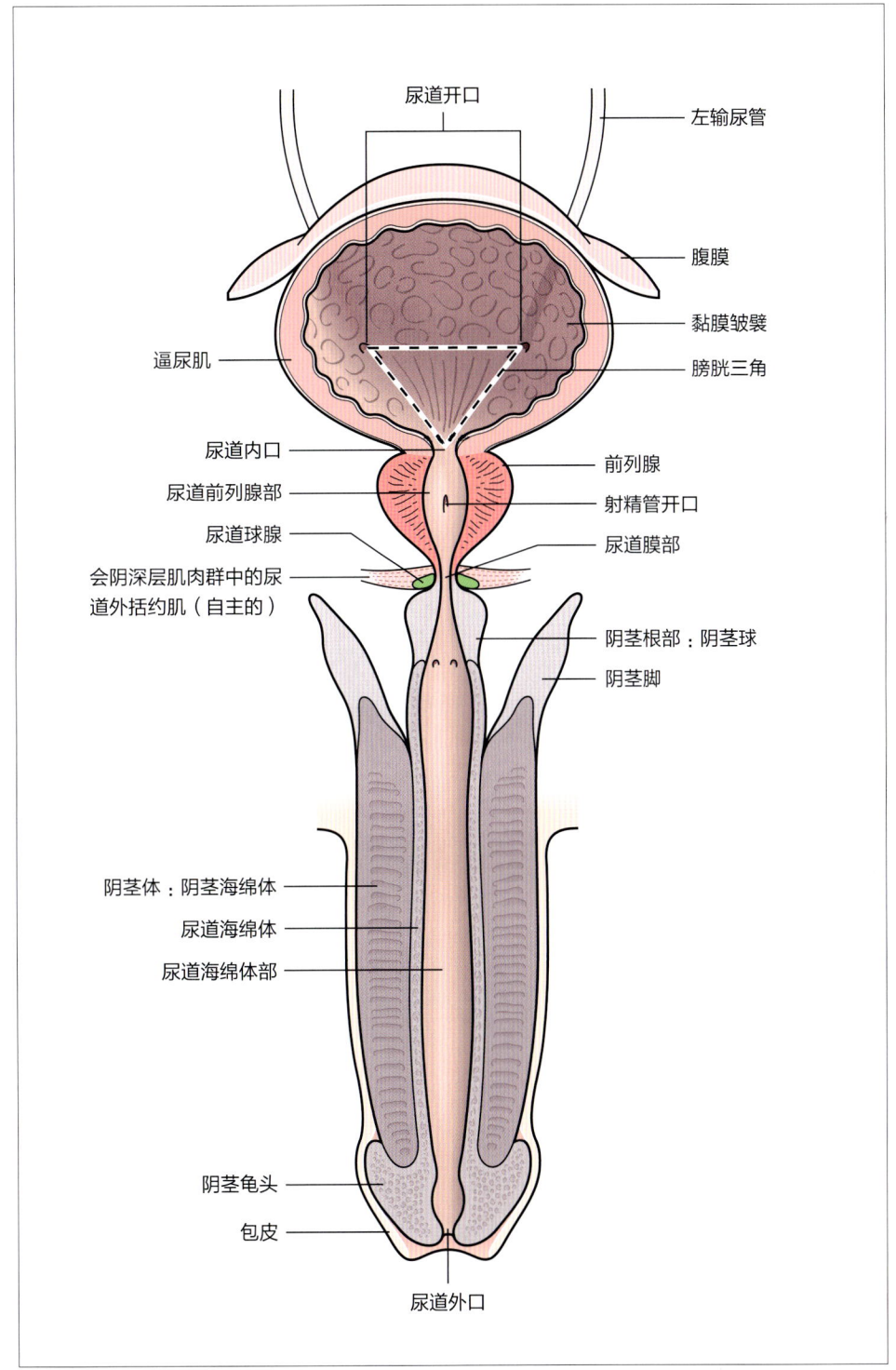

▲ 图 1-14 男性膀胱内部结构

经 John Wiley &Sons 许可引自 Tortora 和 Derrickson，2011，转载

操作指南 1-5　带支架取出的软性膀胱镜检查	
必备物品	
<ul><li>患者推车</li><li>防水床单</li><li>软性膀胱镜（光学/视频）</li><li>按当地惯例准备泌尿外科无菌包，包括无菌纱布和无菌镊子</li><li>手术推车</li><li>非无菌手套</li><li>一次性手术衣</li><li>无菌手套</li><li>无菌手术衣</li><li>无菌洞巾</li><li>按照当地的习惯，准备氯己定洗涤剂或类似的溶液</li></ul>	<ul><li>给液装置</li><li>支架抓取钳</li></ul>
可选物品	
<ul><li>给液装置</li><li>1L 装灭菌注射用水 /1L 装生理盐水（如需清洗）</li></ul>	
医药产品	
<ul><li>2% 利多卡因凝胶（局部进入尿道）</li><li>如需冲洗，在膀胱内灌入灭菌注射用水或生理盐水</li></ul>	
操作前	
准　备	目　的
从操作指南 1-4 软性膀胱镜中重复步骤 1～16	
操　作	
17. 在整个手术过程中与患者保持沟通，监控和回应任何问题或需要	确保持续的知情同意（DH，2009 **C**；NMC，2015 **C**）；保持患者的舒适、安全和尊严 **E**
18. 确保女性的阴唇张开，男性的包皮缩回。应由助手或用术者的左手来完成	确保检查的彻底和准确（Reynard 等，2008 **E**）
19. 将膀胱镜插入尿道，并在直视下用膀胱镜尖端的偏转（操作图 1-1A）和弯曲（操作图 1-1B）（角度变化）将其轻轻推进，以避免尿道的损伤，要确保冲洗液正常流动（大多数情况下为灭菌注射用水，如果需要冲洗以保存细胞，则用生理盐水）	保证患者的安全和舒适。确保检查的彻底和准确（Reynard 等，2008 **E**）
20. 如果插入困难或出现问题，寻求会诊或决定终止手术，并记录您的发现	为了保证患者的安全 **E**

	续表
21. 用冲洗液充分填充膀胱，以便于对膀胱内部结构进行系统的检查，并使用尖端偏转和弯曲、仪器旋转，以及膀胱镜的缓慢进退来识别解剖标志	确保对膀胱进行彻底和准确的检查（Smith 等，2012 **E**）（图 1-14）
22. 确认检查过程中观察到的所有异常病变或结构，使用连接到堆栈的视频、连接到外部打印机或软件记录整个过程中的图像	以确保检查的彻底和准确（Smith 等，2012 **E**）
23. 如有必要，可通过从膀胱中抽吸液体来提高视觉效果	以确保检查的彻底和准确（Smith 等，2012 **E**）
24. 选择抓钳并确保其正常工作	确保选择正确的设备，并避免在手术过程中发生不良事件（BAUS 和 BAUN，2012 b **C**）
25. 观察并定位要取出的输尿管支架	若双侧输尿管支架在原位，则确保正确识别支架，并避免取出错误（BAUS 和 BAUN，2012b **C**）
26. 用主导手将抓钳插入膀胱镜通道，同时将膀胱镜尖端伸直	确保不损坏膀胱镜（BAUS 和 BAUN，2012b **C**）
27. 当抓钳进入膀胱时，用钳子夹住它	确保抓钳在膀胱镜内处于正确位置而不被打开，以避免对这两种设备造成损坏（BAUS 和 BAUN，2012b **C**）
28. 使用膀胱镜控制器，将抓钳定位在输尿管支架上	确保抓钳处于正确位置（BAUS 和 BAUN，2012b **C**）
29. 打开抓钳的钳口，或指导助手操作抓钳	确保抓钳操作正确、安全 **E**
30. 牢牢握住支架，确保没有黏膜或组织被无意中夹住	以便能够取出输尿管支架，避免损伤膀胱（BAUS 和 BAUN，2012b **C**）
31. 在直视下从膀胱和尿道中取出膀胱镜和抓钳	使输尿管支架的取出尽可能减少患者的不适（BAUS 和 BAUN，2012b **C**）
32. 如果支架遇到阻力，应停止手术，并寻求高年资医师的会诊	为避免对输尿管、膀胱和尿道造成损伤（BAUS 和 BAUN，2012b **C**）
33. 检查取出的输尿管支架，以确保其完整性	确保支架被完全拔除和完好无损（BAUS 和 BAUN，2012 b **C**）
操作后	
34. 向患者说明检查已经完成	保持患者的舒适和安全 **E**
35. 协助患者恢复舒适的体位，擦拭多余的润滑剂并保持干燥	保持患者的舒适和安全 **E**

	续 表
36. 取下手套，处理所有使用过的一次性设备。根据当地指南，对将膀胱镜进行清洗	执行感染控制标准，最大限度地减少交叉感染和污染（BAUS 和 BAUN，2012a，b Ⓒ；Fraise 和 Bradley，2009 Ⓔ；RCN，2017a Ⓒ；Skills for Health，2010a，b，c，d Ⓒ）
37. 要求患者出院前排尿	确保患者能够排尿（BAUS 和 BAUN，2012b Ⓒ）

操作指南 1-6　带膀胱活检的软性膀胱镜检查

必备物品

- 患者轮椅
- 防水床单
- 软性膀胱镜（光学 / 视频）
- 按当地惯例准备泌尿外科无菌包，包括无菌纱布和无菌镊子
- 手术推车
- 非无菌手套
- 一次性手术衣
- 无菌手套
- 无菌手术衣
- 无菌洞巾

- 根据当地的习惯，准备氯己定洗涤剂或类似的溶液
- 1L 装灭菌注射用水
- 给液装置
- 活检钳
- 装有福尔马林溶液的容器
- 膀胱电灼备并能正常工作

医药产品

- 2% 利多卡因凝胶（局部注入尿道）
- 膀胱内使用的 0.9% 的氯化钠溶液

操作前

准　备	目　的
1. 检查环境和设备，以确保为该手术做好一切准备，包括液体灌注的连接和运行范围，以及应急设备的位置和可用性	确保患者的手术不会延误，并确保患者的安全（BAUS 和 BAUN，2012a，b Ⓒ；Skills for Health，2010a，b，c，d Ⓒ）
2. 请助手放置带无菌泌尿外科手术包的推车，并检查准备情况	• 确保患者的安全（BAUS 和 BAUN，2012a，b Ⓒ；Skills for Health，2010 a，b，c，d Ⓒ） • 执行感染控制标准，尽量减少交叉感染和污染（Fraise 和 Bradley，2009 Ⓔ；RCN，2017a Ⓒ）
3. 查阅患者的病历、转诊信、病史和相关的检查结果，并在手术前确定需要咨询的特殊病情、检查或项目，包括任何金属假体	确保患者的安全（BAUS 和 BAUN，2012a，b Ⓒ；Skills for Health，2010a，b，c，d Ⓒ）

	续 表
4. 确保符合手术前的要求 • 对尿液标本进行感染检测，并解释结果；如有必要，对送检标本作进一步分析 • 必要时，行尿液细胞学检查 • 手术前，已按要求服用药物，如预防性使用抗生素 • 患者已排空膀胱 • 观察结果在正常范围内 • 检查药物和抗凝血治疗是否已被审查或停用	进行必要的术前检查，以确保患者的安全（BAUS 和 BAUN, 2012a, b ⓒ; Skills for Health, 2010a, b, c, d ⓒ）和尿液的及时取样 Ⓔ
5. 准确识别患者，并向患者介绍自己和在场的同事	• 确保患者的安全（BAUS 和 BAUN, 2012a, b ⓒ; Skills for Health, 2010a, b, c, d ⓒ • 确保患者知道有谁在手术中在场 Ⓔ
6. 评估患者是否适合做该手术，包括转诊后的健康变化、药物治疗或过敏情况，如有必要，应会诊或转介	确保患者的安全，并确保相关病史得到记录（BAUS 和 BAUN, 2012a, b ⓒ; Skills for Health, 2010a, b, c, d ⓒ）
7. 向患者解释手术过程中潜在的并发症，应根据以下内容，并以适当的方式回答患者的问题 • 他们的理解水平 • 他们的文化和背景 • 传达他们需求的首选方式	确保获得患者的知情同意，并在手术过程中妥善处理患者的需要（DH, 2009 ⓒ）
8. 确保患者对手术已经签署了知情同意书；如果没有，则要获得同意	确保获得知情同意，并确保在手术过程中，适当满足患者的需求（DH, 2009 ⓒ; NMC, 2015 ⓒ）
9. 确保膀胱镜是电灼兼容的	确保膀胱电灼术安全进行（BAUS 和 BAUN, 2012 b ⓒ）
10. 确保冲洗液与透热兼容，如 1.5% 甘氨酸或生理盐水	确保膀胱电灼术安全进行（BAUS 和 BAUN, 2012 b ⓒ）
11. 要求患者摘下金属首饰或用非导电胶带覆盖	确保患者的安全（BAUS 和 BAUN, 2012 b ⓒ）
12. 请患者脱掉腰部以下的衣服，为患者提供一件防护服	• 为保护患者的隐私和提供舒适的服务 Ⓔ • 尽量减少医院获得性感染的风险（BAUS 和 BAUN, 2012 b ⓒ）
13. 协助患者在手术床上正确地躺在防水单（仰卧位）上，维护他们的尊严，确保他们在手术的限制范围内感到舒适，男性取平卧位，女性双腿分开	使膀胱镜容易通过（BAUS 和 BAUN, 2012 a, b ⓒ; Skills for Health, 2010 a, b, c, d ⓒ），并保持患者的舒适和尊严 Ⓔ
14. 确保患者没有接触到任何金属表面	为了确保在使用膀胱电灼术时，不会发生烧伤的不良事件（BAUS 和 BAUN, 2012 b ⓒ）
15. 通过剃掉过多的毛发（通常是患者的大腿），为贴负极板做好准备，同时避免贴在骨质突出、湿润的皮肤、瘢痕组织、金属假体或文身处	确保在使用膀胱电灼术时，不会发生烧伤的不良事件（BAUS 和 BAUN, 2012b ⓒ）

续表

16. 用肥皂和清水洗手并擦干，然后用乙醇擦拭，并戴非无菌手套和穿一次性手术衣	执行感染控制标准，尽量减少交叉感染和污染（Fraise 和 Bradley，2009 **E**；RCN，2017a **C**）
17. 用氯己定溶液等清洁液清洗，检查尿道口及周围区域。女性要打开阴唇，男性应缩回包皮	患者的初步检查和首次发现，适当的清洗，以尽量减少交叉感染/污染（Reynard 等，2013 **E**）
18. 将局部麻醉凝胶注入尿道，静置 5~10min	• 保持患者的舒适 **E**，允许膀胱镜顺利通过（BAUS 和 BAUN，2012b **C**） • 适当使用利多卡因凝胶可减轻男性在软性膀胱镜检查中的疼痛（Aaronson 等，2009 **R1a**）
19. 脱下手套和一次性手术衣，丢弃在医疗废物桶内	确保医疗废物的正确处置（DH，2013 **C**；HSE，2003 **C**）
20. 用肥皂和清水洗手并擦干，然后用乙醇擦拭，戴无菌手套，穿无菌手术衣	执行感染控制标准，尽量减少交叉感染和污染（Fraise 和 Bradley，2009 **E**；RCN，2017a **C**）
21. 在患者的下半身上盖上无菌巾	执行感染控制标准，尽量减少交叉感染和污染（Fraise 和 Bradley，2009 **E**；RCN，2017a **C**）
操 作	
22. 在整个手术过程中，与患者保持沟通，做好监护，回应患者的任何问题或需求	确保患者的持续知情同意（DH，2009 **C**；NMC，2015 **C**）；保持患者的舒适、安全，维护患者的尊严 **E**
23. 确保女性阴唇的张开，或男性包皮的回缩，由助手或手术者的非优势手来完成	确保彻底和准确的检查（Reynard 等，2008 **E**）
24. 在直视下，将膀胱镜轻轻插入尿道，利用偏转（操作图 1-1A）和弯曲（操作图 1-1B）（角度变化）的提示推进，以避免损伤尿道壁，并确保使用正确的冲洗液（多数情况下使用灭菌注射用水，如果需要保存细胞，则用生理盐水）	保证患者的安全和舒适，以确保检查的彻底和准确（Reynard 等，2008 **E**）
25. 如果膀胱镜插入困难或出现问题，应寻求建议或决定终止手术，并记录	以维护患者的安全 **E**
26. 用冲洗液充分填充膀胱，以便于对膀胱的内部结构进行系统检查，并利用膀胱镜的尖端偏转、弯曲、设备的旋转功能，以及膀胱镜的缓慢推进和退出技术，来识别膀胱的解剖结构	以确保膀胱检查的彻底和准确（Smith 等，2012 **C**）（图 1-14）
27. 确认检查过程中观察到的所有异常病变或出血区域，使用视频堆栈、连接到外部打印机或软件记录整个过程	以确保对膀胱检查的彻底和准确（Smith 等，2012 **E**）
28. 如有必要，可通过从膀胱中抽吸液体来提高视觉效果	以确保检查的彻底和准确（Smith 等，2012 **E**）

续表

29. 选择电灼兼容的活检钳，并确保它们处于正常的工作状态	为了避免在手术中出现不良事件，如果需要使用膀胱电灼，应确保手术钳和活检钳的功能正常（BAUS 和 BAUN，2012b **C**）
30. 用右手将活检钳插入膀胱镜通道，同时保持膀胱镜尖端在直线位	确保不会损坏膀胱镜（BAUS 和 BAUN，2012b **C**）
31. 当活检钳进入膀胱的视野后，应保持良好的视野	确保活检钳在膀胱镜内处于正确的位置，且未打开，以避免损坏 2 个装置（BAUS 和 BAUN，2012b **C**）
32. 使用膀胱镜控制器将活检钳定位于要取样的组织上	以确保活检钳在膀胱镜内处于正确的位置，且未打开，以避免损坏 2 个装置（BAUS 和 BAUN，2012b **C**）
33. 打开活检钳的钳口，或指示助手操作活检钳	确保抓钳操作的正确和安全 **E**
34. 关闭活检钳的钳口，取得足够的组织标本	为组织病理学分析提供足够的标本，同时尽量减少患者的不适（BAUS 和 BAUN，2012b **C**）
35. 当活检钳关闭时，应从膀胱组织中用力拉出	为组织病理学分析提供足够的标本，同时，尽量减少患者的不适（BAUS 和 BAUN，2012b **C**）
36. 通过膀胱镜通道取出活检钳，同时保持钳口闭合或指示助手这样做	确保标本被取出（BAUS 和 BAUN，2012b **C**）
37. 将所有组织标本放入标本罐中或指示助手做，确保活检钳不接触无菌罐	确保标本被保存进行组织病理学分析（BAUS 和 BAUN，2012b **C**）
38. 用 0.9% 氯化钠溶液清洗每个标本取出后的钳子	确保活检钳是干净的，并为更多的取样做好准备 **E**
39. 观察活检部位是否有活动性出血，必要时，可行膀胱电灼术 [参见操作指南 1-7 膀胱镜检和氩离子凝固术（APC）/膀胱电灼术]	尽量减少尿中血凝块滞留和出血的风险（BAUS 和 BAUN，2012b **C**）
40. 随后重复步骤 32～39	
41. 一旦活检完成，应完全取出膀胱镜，保持冲洗直至膀胱镜完全退出	确保膀胱镜完全取出 **E**
操作后	
42. 告知患者检查已经完成	保持患者的舒适和安全 **E**
43. 协助患者调整体位，擦拭多余的润滑剂，并保持干燥	保持患者的舒适和安全 **E**
44. 脱下手套，并处理所有使用过的一次性物品。根据当地的指导原则，对膀胱镜进行冲洗	执行感染控制标准。并尽量减少交叉感染和污染（BAUS 和 BAUN，2012a, b **C**；Fraise 和 Bradley，2009 **E**；RCN，2017a **C**；Skills for Health，2010a, b, c, d **C**）

	续 表
45. 给标本贴上标签，送到实验室进行组织病理学分析	确保正确的识别和分析（BAUS 和 BAUN，2012b C）
46. 请患者在离开科室前排尿	确保患者能够排尿（BAUS 和 BAUN，2012b C）

操作指南 1-7 氩等离子凝固（APC）的软性膀胱镜检查/膀胱电灼术

必备物品

- 患者的推车
- 不透水的垫单
- 软性膀胱镜（光学/视频）
- 按当地惯例准备泌尿外科无菌包，包括无菌纱布和无菌镊子
- 操作手推车
- 无菌手套
- 一次性手术衣
- 无菌手套
- 无菌手术衣
- 无菌孔巾

- 给液装置
- 氯己定洗涤剂或类似的溶液，应根据当地的指南
- 氩等离子凝固（APC）/膀胱电灼器，包括装有 APC/电灼刀头和设备堆栈加载（stack loaded），装载有正确的设置和完好的电灼隔热绝缘涂层（按当地惯例和制造商的指南确定）

医药产品

- 2% 利多卡因凝胶（局部注入尿道）
- 内灌注的 0.9% 氯化钠溶液

术 前

准 备	目 的
重复操作指南 1-6 软性膀胱镜与膀胱活检步骤 1～21	

手 术

重复操作指南 1-6 软性膀胱镜和膀胱活检步骤 22～28	
29. 要求助手使用负极板（患者的回流电极）	确保在使用膀胱电灼时不会发生烧伤的不良事件（BAUS 和 BAUN，2012b C）
30. 请助手把脚踏板移到合适的位置，以方便使用	确保电灼控制在安全的工作范围内 E
31. 请助手把电线连接到电灼导线上	确保在使用膀胱电灼时不会发生后续烧伤的不良事件（BAUS 和 BAUN，2012b C）
32. 用主导手插入电灼丝穿过膀胱镜的通道，同时保持膀胱镜尖端伸直	确保膀胱镜不发生损坏（BAUS 和 BAUN，2012b C）

续 表

33. 当电灼丝进入膀胱时，在直视下，视野向前移动通过膀胱镜的尖端	确保只向所需区域电灼（BAUS 和 BAUN, 2012b ©）
34. 将电灼丝轻轻放在要治疗的部位	确保只向所需区域电灼（BAUS 和 BAUN, 2012b ©）
35. 短时间踩下脚踏板，直到出血停止或祛除病变	确保停止出血或祛除病变（BAUS 和 BAUN, 2012b ©）
36. 取出电灼丝，在保持无菌的同时，将电灼丝递给助手	确保所有要处理的区域都得到了成功的治疗（BAUS 和 BAUN, 2012b ©）
37. 根据需要重复步骤 34~36	
38. 确保所有部位都已得到治疗；如果治疗完成，则移除膀胱镜	确保所有要处理的区域都得到了成功的治疗（BAUS 和 BAUN, 2012 b ©）
术 后	
39. 向患者告知检查已经完成	保持患者的舒适和安全 Ⓔ
40. 确保电灼器已经移出，并关闭设备	确保患者和工作人员的安全 Ⓔ
41. 取下负极板，并检查相关区域，确保没有烧伤等不良事件发生	确保皮肤的任何损伤都能得到发现、治疗和记录（BAUS 和 BAUN, 2012b ©）
42. 协助患者重新恢复舒适的体位，擦拭多余的润滑剂并保持干燥	保持患者的舒适和安全 Ⓔ
43. 脱下手套，并处理所有使用过的一次性物品。根据当地的要求对膀胱镜进行清洗	执行感染控制标准，并尽量减少交叉感染和污染（BAUS 和 BAUN, 2012 a, b ©; Fraise 和 Bradley, 2009 Ⓔ; RCN, 2017a ©; Skills for Health, 2010 a, b, c, d ©）
44. 给标本贴上标签，送到实验室进行组织病理学分析	为了确保正确的识别和正确的分析（BAUS 和 BAUN, 2012 b ©）
45. 请患者在离开科室前排尿	确保患者能够自行排尿（BAUS 和 BAUN, 2012b ©）

问题解决表 1-2　预防和解决（操作指南 1-4 至 1-7）(BAUS 和 BAUN, 2012a, b; Skills for Health, 2010a, b, c, d)

问题	原因	预防	措施
尿道出血	尿道外伤	术中在直视下仔细推进膀胱镜	• 手术应停止，必须用手指直接加压，以压迫尿道 • 在持续出血的情况下，患者应转移到康复区，并上报给高级临床医师（通常是负责的会诊医师） • 应插入一根 18Fr 三腔硅胶 Foley 导尿管，并在膀胱颈部进行轻轻牵引

续 表

问 题	原 因	预 防	措 施
出血	潜在异常、术中膀胱损伤、膀胱活检	术中在直视下仔细推进膀胱镜	应插入一根22 Fr三腔硅胶Foley导尿管，行膀胱冲洗后，用生理盐水行持续性膀胱冲洗。如果出血严重，可能需要在手术室进行系统冲洗
尿潴留	潜在的异常	所有患者在出院前都必须自行排尿	如果患者主诉腹痛，无法排尿，或没有疼痛，但膀胱充盈（经超声证实），应插入一根12～18 Fr三腔硅胶Foley导尿管，让其自由引流。应预约在7～10天进行无导管排尿试验
血管迷走性晕厥	极度的焦虑/恐惧	在手术前解决患者的焦虑问题，告知患者预期的结果。术前认识急性焦虑	• 应立即停止手术。移除内镜，将患者呈仰卧位30° Trendelenburg（背部，头向下）位置。应记录生命体征 • 如果完全丧失意识或病情持续性不稳定，应上报到应急小组，并通知首席临床医师
尿路感染	污染或交叉感染	执行感染控制指南	根据当地指南或微生物学检查结果识别症状并进行治疗
疼痛	尿道创伤	使用2%的利多卡因凝胶	在急性疼痛的情况下，该操作应该停止，如果麻醉不完善，应在全身麻醉下重新进行。疼痛应在膀胱镜退出后短时间内停止。如果没有停止，应给予全身镇痛，并应要求与首席医师讨论，进一步寻找原因

（六）术后注意事项

1. 即时护理

医师必须认识到与手术有关的任何急性紧急情况的发生，并作出适当的处理。应告知患者术后可能出现的并发症，如感染和预期的泌尿系不适。应鼓励患者多饮水，保持足够的液体。向患者全面解释结果，让他们有时间就初步的诊断提出问题，医师应在适当的时候提供支持，或给患者开处方[译者注：无处方权医疗人员（non-medical prescriber）——英国1992年以后允许护士、放射科医师、健康专家等没有处方权的健康专业人员给患者开处方，以改善医疗服务满意度]，或者在患者团体指导（patient group direction，PGD）下提供抗生素或其他后续治疗（如果需要），并向患者提供用药信息。

提醒患者获取有关生活方式和手术不良反应的信息和建议，以及如果出现问题，应该联系谁。是否需要回答任何问题或要求得到进一步的相关信息。同样重要的是，确定如何向患者传达检查的全部结果，以及今后任何诊疗安排和（或）提供的细节（BAUS和BAUN，2012a，b；Skills for Health，2010a，b，c，d）。

2. 资料记录

记录检查和手术结果，并将所有诊疗措施记录在患者的病历中。确保任何检查标本均附有正确的符合要求的申请表格（NMC，2010a）。

七、乳腺疾病的诊断

（一）定义

可靠的乳腺症状评估和诊断应该是快速的、三模式方法，包括临床（或体检）、放射和组织学检查3种方法。公认的乳腺疾病诊断应该由多学科团队完成。快速地进行三模式评估的目的是，如果确诊为乳腺癌，能确保迅速转诊至肿瘤治疗团队进行治疗，同时，当患者排除癌症时，能够及时安抚她们（ABS，2010；Aebi 等，2011；NICE，2002；NICE，2016）。

（二）解剖学和生理学

乳房是腺体组织和分泌器官，主要的作用是哺乳，它也是女性的第二性征。在青春期前，男性和女性的乳房芽没有区别。从青春期开始，女性的性激素开始分泌，女性的乳腺组织迅速发育（Tortora 和 Derrikson，2014）。

乳腺组织由10%~15%的乳腺上皮构成，这是功能性实质组织。其余的是乳腺的间质，或称为框架组织，用来维持乳房的形状。乳腺癌发生于功能性组织或称上皮细胞内。乳房的大小和形状差异通常是由于间质不同而非实质的差异造成的。

乳腺的实质由15~20个小叶组成，每个小叶可以细分成更小的小叶。小叶由分支的管状腺泡组成。每个小叶都由输乳管与乳头相通（图 1-15）。乳腺导管扩张汇合在乳晕下方的乳窦中，最后开口于乳头上细小的泌乳口。乳汁由乳腺小叶分泌，通过乳腺导管运输至乳头（Pandya 和 Moore，2011）。

在一个正常的月经周期里，雌激素和孕激素共同作用于乳腺实质。在月经周期的第1~2周，雌激素水平上升，引起乳腺导管的增殖。排卵后，孕激素水平增加，与雌激素共同刺激乳腺小叶单位。这些变化引起常见乳房的改变，许多女性在月经周期结束前，乳房改变的表现是相同的。如果没有受孕，激素水平将会下降，导致受刺激的组织发生退变（Ellis 和 Mahadevan，2013）。

随着更年期的开始，卵巢组织停止分泌高水平的周期性雌激素和孕激素，大部分乳腺腺体逐渐退化或停止功能活动。通常在绝经后有更多的脂肪组织在乳房沉积，导致绝经后乳房成像的密度降低。因此，乳房 X 线检查对绝经后的乳房会更敏感和更有特异性。

（三）相关理论

良性乳腺疾病是一个专业术语，用来描述人

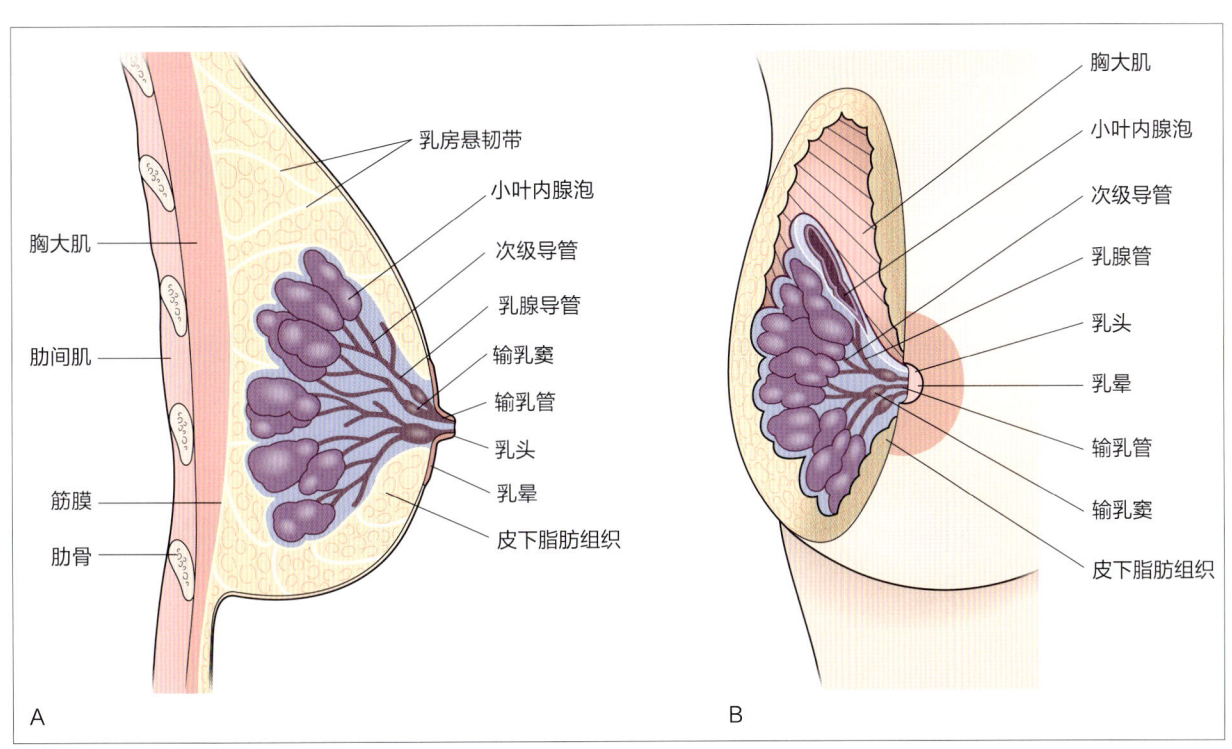

▲ 图 1-15　A. 女性乳房（矢状面）；B. 女性乳房（前面观，部分切面）
引自 Tortora 和 Derrickson，2011，经 John Wiley & Sons 许可转载

群中各种各样的乳腺常见变化。当考虑到自然月经周期对乳腺组织的刺激，这些变化并不为奇。良性乳腺疾病的病变是多种多样的，可以是发育性的、炎症性的、纤维囊性或肿瘤性等。它们常常是增殖性的，但本质上没有异型性的。一旦活检证实，大部分无须处理（Guray 和 Sahin，2006）。表1-6 列出了与年龄相关的最常见良性病变的表现。然而，在英国，乳腺癌是女性中最常见的癌症，每年有 54800 例患者被确诊为乳腺癌（Cancer Research UK，2014），所以，乳腺癌有很高的媒体和社会关注度（Xu 等，2016）。

（四）循证方法

乳房症状的评估要十分合理，同时可以确保发现的某些症状或变化，能满足排除乳腺癌的需要。这一点在地方、国家和国际指南中都有明确规定；在英国，这些指南由乳腺外科协会（ABS，2010）、英国国家卫生研究所、英国国立临床规范研究所（NICE，2013）制定。在其他国家使用的指南，可能在筛查和随访路径的年龄上有一些不同。但是，这些指南高度一致地指出，要加强循证方法。

表1-6 跟年龄相关的乳腺良性变化

\multicolumn{5}{c}{正常发育的变异和退化}
年 龄	正常过程	临床表现	潜在状态	疾 病
15—24 岁	导管和小叶形成	孤立性肿块	纤维腺瘤	巨大或多发性纤维腺瘤
	间质形成	不均匀或过度发育	• 青少年的过度增生 • 不对称性发育	单侧或双侧巨乳症 Poland 综合征（译者注：是一种少见的先天性胸壁畸形综合征）
25—34 岁	周期性激素效应引起的轻度乳房疼痛和乳腺大小的周期性波动	• 过度的激素效应引起的中度乳房疼痛、结节和触痛 • 一般是周期性的	无	• 重度乳房疼痛和触痛，影响正常活动 • 周期性或非周期性 • 连续性结节
		孤立的肿块	纤维腺瘤或大的囊肿	恶性（无家族史的人群不常见）
35 岁以上	周期性激素效应引起的轻度乳房疼痛		• 多发性小囊肿 • 硬化性腺病 • 小叶增生	
	• 小叶退行性变：小囊肿、顶浆分泌改变、纤维化、腺病 • 导管退行性变	• 孤立性肿块 • 乳头溢液 • 乳头内陷	• 孤立性囊肿 • 导管扩张 • 导管增生 • 乳头溢液	• 恶性肿瘤 • 多发性囊肿 • 乳腺导管周围炎 • 非典型性导管增生 • 多发性乳头状瘤
	正常		导管周围纤维化 乳头内陷	需要活检的孤立性肿块

经 OUP 许可引自 Hughes，1991。Clearance Center, Inc 版权所有

基本原理

在诊断过程中，采取什么诊断方法取决于患者的临床表现。这可能需要对患者进行评估和临床乳房检查、空芯针穿刺活检、细针穿刺活检、打孔活检或乳头溢液细胞学检查。

(1) 适应证：乳腺诊断学是指对乳腺变化或疾病的诊断和监测。选取哪种诊断操作类型取决于患者的临床表现。

(2) 禁忌证：禁忌证的类型将取决于不同的诊断操作，如活检后出血。

（五）法律和专业问题

乳腺疾病的诊断越来越多地由乳腺治疗团队中的高级护士承担。他们经常与放射科医师、超声医师和病理医师一起作为临床医师。他们将进行临床乳房检查，选择合适的影像学检查，也可以获取组织或细胞标本。乳腺诊断技术包括以下几个方面。

- 临床乳房检查。
- 空芯针穿刺活检。
- 细针穿刺活检。
- 打孔活检。
- 乳头溢液细胞学检查。

以上任何一项操作如果由执业护士或高年资临床护士承担，该护士应该在执业范围内进行操作（RCN，2012）。其资格应该通过雇佣服务协议或者通过当地的评估获得。这些高级护理权限包括临床评估、乳腺 X 线检查的申请，以及承担组织标本的获取。

（六）临床乳房检查

获得具有特征性的临床表现和患者的背景信息，这需要通过望诊和触诊来评估乳腺和腋窝情况，以决定下一步所需的诊断方法。临床乳房检查适用于所有乳房或腋窝有变化的、由全科医师或其他保健专业人士转诊到乳腺疾病诊所的所有患者。

基本原理

临床乳房检查的目的是获得具有特征性的临床表现和患者的背景信息，从而决定可能进行的诊断方法。

(1) 适应证：乳房症状或变化的表现，包括如下几个方面。

- 肿块。
- 增厚。
- 形状或外观的改变。
- 乳头溢液。
- 乳腺局部的疼痛。

(2) 禁忌证：虽然乳房检查没有禁忌证，但是如果患者不能保持仰卧位，或手臂不能配合动作，将会影响乳房检查的灵敏性，应在检查中注明。

操作指南 1-8　临床乳房检查

必备物品

- 检查床
- 检查服
- 屏风

检查前

准 备	目 的
1. 迎接患者，做自我和工作介绍，获得患者对检查的知情同意	让患者放松，告知患者检查的过程 Ⓔ，并取得知情同意（RCN，2017b Ⓒ）

续表

2. 提供陪检者	对于一些女性来说，乳房检查因涉及隐私问题，可能比较难以接受（RCN，2016b C）
3. 询问患者症状出现的时间、诱发因素、第一次出现症状后的变化、处理的方法	确定症状持续的时间，是否有变化。乳腺癌的症状一般是持续的，但激素引起的症状会有波动变化（ABS，2010 C）
4. 评估月经史 • 初潮的年龄 • 妊娠次数，成功与否 • 第一次妊娠的年龄 • 是否体外受精（IVF） • 母乳喂养的经历 • 使用避孕药的情况 • 周期是否规律 • 绝经的年龄 • 是否使用激素替代疗法（HRT） • 是否做过卵巢切除术和（或）子宫切除术	乳腺组织在一生中和每个月经周期中都受女性激素的调节。雌激素暴露是重要的危险因素，可能跟症状的出现有关（ABS，2010 C）
5. 是否有乳腺癌或卵巢癌的家族史	家族史是乳腺癌的一个重要危险因素，如果有家族史存在，可能会影响当前的评估和以后的筛查建议（NICE，2013 C）
6. 评估以前的病史	相关医疗和手术史，以及服药史可能会有意义（ABS，2010 C）
7. 评估生活方式的影响——体重、吸烟史、饮酒量	确定乳腺癌的高危因素，以及其他可能引起症状的原因（ABS，2010 C）
8. 要求患者在窗帘或屏风后脱去上衣，包括文胸，提供检查服供患者使用	• 便于望诊和触诊 E • 提供检查服，以维护患者的尊严（RCN，2008 C）
9. 用肥皂和温水洗手，擦干，用乙醇消毒双手	整个过程应保持控制感染的标准，以尽量减少交叉感染和污染的风险（Fraise 和 Bradley，2009 E；RCN，2017a C）
检 查	
10. 请患者解开检查服	提供良好的检查视野 E
11. 患者取坐姿，双臂自然放松在体侧，观察双侧乳房的轮廓、对称性、大小、皮肤改变、乳头的位置和方向	恶性肿瘤的变化可能引起内部连接的改变，导致肉眼可见的皮肤或乳房形状变化，如挛缩、凹陷和向内牵拉（Pandya 和 Moore，2011 E）
12. 让患者将手臂一起举过头顶，观察乳房在胸壁上的运动。检查两侧是否对称和轮廓是否规则	主要用来检查乳房的下半部分（Pandya 和 Moore，2011 E）
13. 请患者以祈祷的姿势做双手合十的动作，两只手掌相互用力，或将手放于臀部向下向内推动，以观察乳房外形的变化	乳房组织下面的肌肉收缩，可能会使乳房改变更易于观察（Pandya 和 Moore，2011 E）

第 1 章 诊断性检查
Diagnostic investigations

续 表

14. 请患者仰卧在检查床上	乳房检查应在仰卧位完成 Ⓔ
15. 用中间 3 个手指的指腹，向下用力触摸乳房组织，以评估乳房组织的质地	向下按压的力度应该持续用力，能够感知乳房的表层、中层和深层组织的变化 Ⓔ
16. • 确保整个乳房的各个部位都能得到系统检查，包括腋窝组织 • 检查建议采用垂直条纹式检查（操作图 1-2A），放射状（操作图 1-2B）或同心圆法（操作图 1-2C）。临床医师也应该采用同样的方法	统一的检查方法增加了乳房检查的系统性和全面性（Pandya 和 Moore，2011 Ⓔ）
17. 两侧乳房检查方法相同，先检查"正常"的乳房，再检查有病变的部位	• 确保理解什么是正常乳房，以做对照 • 防止过分注意报告的病变部位，而遗漏其他部位的病变 Ⓔ
18. 请患者穿好衣服	保护患者的隐私和维护尊严 Ⓔ

检查后

措 施	目 的
19. • 使用公认的评分系统，记录检查的发现如下。 – a. 临床正常 = P1 – b. 有异常，但可以观察 P2 – c. 不确定 = P3 – d. 可疑 = P4 – e. 临床恶性 = P5 • 通过钟面和距乳头的距离，记录触诊的发现病变的位置 • 补充临床图片	要求描述检查的发现和需要进行的检查，为临床医师的诊断提供依据，这样可以充分利用临床乳房检查的结果（Goodson 等，2010 Ⓔ；NMC，2010a Ⓒ）
20. 向患者解释检查的发现，如果需要还应进一步行放射检查	确保患者理解检查的内容，以及可能的结果。这样可以减少患者的焦虑，合理地应对实际的预期 Ⓔ
21. 准确填写乳房 X 线检查和（或）乳房超声检查的申请单，内容包括患者的一般资料、病史和检查的结果	• 确保根据病史和体征申请必要的检查（RCR，2008 Ⓒ） • 防止不必要的放射暴露（RCR，2008 Ⓒ）
22. 安排给患者看放射检查的结果，明确以后的随访	确保这些安排能够落实，结果能够通知到患者 Ⓔ

▲ 操作图 1-2 垂直条纹式　　▲ 操作图 1-2B 放射状　　▲ 操作图 1-2C 同心圆形方法

（七）乳腺空芯针穿刺活检

1. 基本原理

空芯针穿刺活检的目的是，为临床或影像学检查所提示的病变部位提供完整的组织学标本。一个完整病变标本的组织学评估可以给出最精确和完整的结果（Chou 和 Corder 2003），是应该首选的检查。对于恶性的结果，它将能提供更详细的信息来帮助制定初始的治疗方案。空芯针穿刺活检应根据临床检查或影像学结果，在乳腺专科评估诊所内完成。临床和影像学评估应该在此操作之前完成，以获取组织标本，因为这项操作本身可能改变影像学和临床评估的结果。

乳腺活检应在影像学（乳腺 X 线、超声或磁共振）检查（译者注：原文为放射学检查，下同）的引导下进行，以减少重复取样，还能增加标本的准确性。因此，操作应该由放射科医师、初级医师或接受过培训的超声科医师实施。如果病变属于局部晚期，或临床可触及病变，但是影像学检查未见异常，穿刺活检也可以不在影像学的引导下进行（Chou 和 Corder，2003）。

(1) 适应证：乳腺或者腋窝，临床或影像学检查发现异常。

(2) 禁忌证：在活检前，必须停用抗凝血药的绝对必要性没有统一的意见（Chetlen 等，2013）。停止抗凝治疗会导致检查的延后，可能会增加患者的风险，这些取决于治疗的原因。最新的指南指出，应该参考最近一次的国际标准化比值（INR）检查结果（过去 5 天内，或如果稳定可以时间更长一点）。

- 尽管证据很少，但行空芯针穿刺活检时，建议 INR 必须＜ 4（BSBR，2012）。
- 如果 INR ＞ 4，应该停用华法林 3 天，在活检当天再开始服用。
- 如果患者服用阿司匹林或氯吡格雷，则不需要停药（BSBR，2012）。

2. 器械

活组织检查装置 / 针：活组织检查针是一个中空中心腔的切割针，该中空中心腔可以与一次性使用的击发装置连成一体，也可以连接到可重复使用的击发装置或"枪"上。穿刺装置在使用前，应将穿刺装置回拉使针头固定在一个向上翘起的位置。穿刺时触动扳机将针头发射到组织中，穿透一定的深度，通常为 22mm 或 15mm。随着针头向前推进，活组织被切割入中空的针管内（图 1-16）。

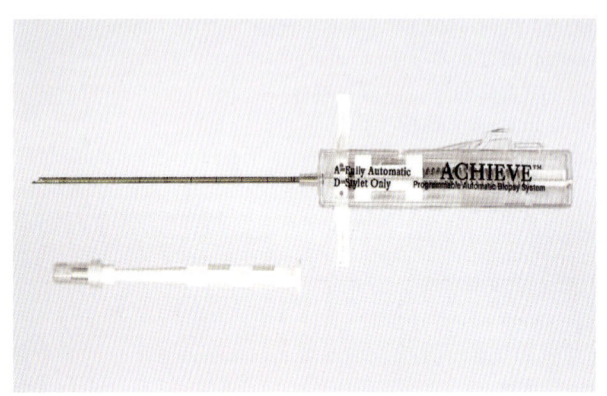

▲ 图 1-16　活检装置和针

操作指南 1-9　乳腺空芯针穿刺活检
必备物品
- 操作车 - 无菌敷料包 - 无菌手套 - 塑料围裙 - 浸有含 70% 乙醇或 70% 异丙醇氯己定拭子 - 无菌注射器（2ml） - 无菌针头（23G/25 G）	- 标本瓶 - 组织学申请单 - 无菌纱布 - 皮肤闭合条（译者注 Steri-Strips ™ 类似于创可贴） - 无菌敷料（如 Mepore 自黏性伤口无菌敷料）

续表

- 14G 活检针和活检枪 / 发射装置
- 手术刀片（11 号）
- 无菌虹膜剪

其他人员

- 操作过程中，需要一个助手，不要尝试独自操作

医药产品

- 1% 利多卡因用于局部麻醉

穿刺前

准 备	目 的
1. 向患者介绍此操作	确保患者了解操作过程，并给予知情同意（RCN，2017b **C**）
2. 核对患者身份与病历记录是否一致	确保组织标本被正确标记（RCN，2017b **C**）
3. 明确患者是否对皮肤清洁剂、胶布或局部麻醉药过敏	防止出现皮肤过敏（NMC，2010b **C**）
4. 核查患者的用药情况，应询问患者是否在口服抗凝药	确保考虑到任何禁忌证，并对抗凝药物进行适当的管理（BSBR，2012 **C**；Chetlen 等，2013 **E**）
5. 让患者穿上检查服，在检查床上摆好体位，以方便取活检	确保患者舒适，并确保在穿刺过程中出现不适时的安全 **E**
6. 用杀菌肥皂和流水洗手，操作前确保手已晾干，或用含有乙醇的洗手液清洁双手	尽量减少感染的风险（RCN，2017a **C**）
7. 检查所用包装是否在有效期内。打开和准备操作车上的材料	保持无菌，确保材料无损坏 **E**
8. 用手指固定可触及的病变	使临床医师能够定位病变，评估病变的深度和位置 **E**
9. 用乙醇消毒双手，并带上无菌手套	无菌手套是无菌技术的组成部分。任何破坏人体的自然防御系统的操作都应遵循无菌技术（Loveday 等，2014 **C**）

穿 刺

10. 用当地认可的清洁液清洁患者麻醉部位的皮肤	减少来自皮肤菌群感染的风险（Gould 2012 **E**；Scales，2009 **E**）
11. 告知患者将行皮内和皮下注射进行局部麻醉，可能有"针刺"的感觉	告知患者，以缓解紧张情绪（Rocha 等，2013 **C**）

	续 表
12. 从病变外 2～3cm 处注射 1% 利多卡因	局部麻醉药应注射到病变区域，边退针边推药，以减少不适（Rocha 等，2013 ⓒ）
13. 操作前，在穿刺部位用无菌针接触皮肤，询问患者是否有痛感，以检查穿刺部位是否麻木	确保患者的局部麻醉起效（Rocha 等，2013 ⓒ）
14. 用优势手拿无菌手术刀	确保优势手能自由操作，操作者是在最恰当的位置进行操作（Rocha 等，2013 ⓒ）
15. 用非优势手的拇指和食指固定病变部位的皮肤，然后用手术刀逐层切开皮肤的真皮层，深度不超过 5mm（操作图 1-3）	以便活检针进入真皮层下的乳腺组织（Rocha 等，2013 ⓒ）
16. 拿开手术刀，松开皮肤	以便活检针进入真皮层下的乳腺组织（Rocha 等，2013 ⓒ）
17. 取 14G 活检针装置，回拉到"扳机"的位置	14 G 活检针优于 16 G 或 18 G，且不增加成本（Rocha 等，2013 ⓒ；Wallis 等，2006 ⓒ）
18. 活检针穿过真皮中的穿刺部位，到达可触及病变的位置，同时用非优势手的拇指和手指固定病变	固定好病变处，可以使操作者更好地估计病变的轮廓，计算穿刺针应该到达的位置（Rocha 等，2013 ⓒ）
19. 穿刺针到达合适的位置，远离病灶 2～3 cm，扣动扳机，推动穿刺针向前进入病变。确保活检针进针路线平行或倾斜进入更深的结构	活检装置允许空芯针在"触动扳机"后进入病变中。如果针头离病变组织太近击发，针芯内容物可能会有来自目标病变以外的组织，因此，医师必须要估计好活检针的发射距离（Rocha 等，2013 ⓒ）。
20. 拔出穿刺针，让助手在伤口处加压直到无活动性出血为止	• 拔针获得标本（Rocha 等，2013 ⓒ） • 加压有助于止血 ⓔ
21. 将活检针内的标本放入含有福尔马林的标本瓶中，一旦活检针取完活检应收回击发装置。使用无菌针头把活检针头上的标本放入标本瓶中	• 福尔马林可以固定组织，并保护细胞结构和成分，以备后续检查（Fox 等，1985 ⓔ） • 避免活检组织出现挤压的假象 ⓔ
22. 重复步骤 19～21，尽可能地获得最少 4 条组织。改变穿刺针通过病变不同层面的角度，以增加标本的代表性	获得的组织条数是随病变的不同而不同的，但是标本条数增多，可以增加结果的准确性（Wallis 等，2006 ⓒ）
23. 一旦获得了足够的标本以后，应将穿刺装置 / 针头丢弃在利器盒中	减少利器损伤的风险（RCN，2013 ⓒ）
24. 嘱助手在穿刺点加压，直至无活动性出血	降低穿刺后血肿的发生率（Rocha 等，2013 ⓒ）
25. 封闭标本瓶，确保瓶盖已经盖好	确保标本保存在标本瓶内不被污染（WHO，2015 ⓒ）

第 1 章 诊断性检查
Diagnostic investigations

续　表

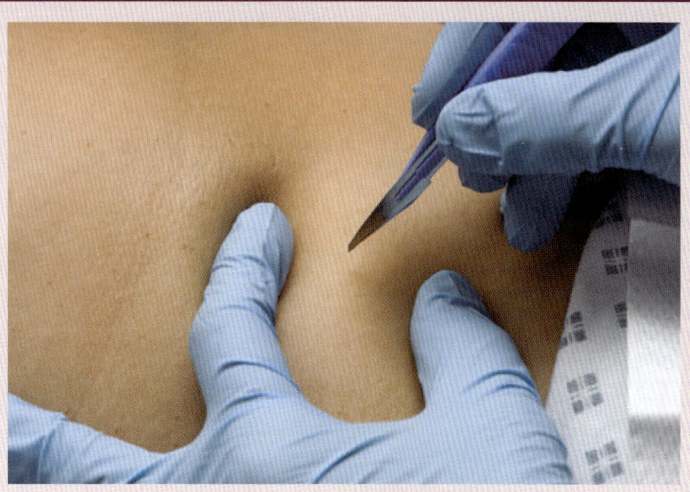

▲ 操作图 1-3　活检部位的皮肤固定

操作后	
26. 确保在标本瓶上正确标记患者的信息	以确保检查结果是患者本人的，应该由医师立即完成（NMC，2010a C）
27. 在盖上敷料之前，查看穿刺部位	确保穿刺点已经封闭，出血已经停止（Rocha 等，2013 C）
28. 用皮肤封闭条（创可贴）来封闭伤口	帮助伤口愈合，并最大地限度降低感染风险（Rocha 等，2013 C）
29. 用无菌敷料盖在创可贴上，并持续加压包扎	帮助伤口愈合，并最大限度地降低感染风险（Rocha 等，2013 C）
30. 摘掉手套，正确处置医疗垃圾，如利器放入指定的容器中	确保安全处理，避免伤害工作人员或其他人员（DH，2013 C；HSE，2003 C）
31. 填写检查申请单，把标本瓶和申请单放在一起	• 确保结果与患者对应 • 确保标记清楚标本是来源于身体的哪个部分，且临床资料是正确的，这可以帮助病理报告的描述（NMC，2010a C；WHO，2015 C）
32. 请患者穿好衣服	确保维护患者的尊严和保护隐私 E
33. 确保患者无不适，观察活检部位有无肿胀、出血，或其他全身症状，如局麻药物注射后 30min 内，有无头晕或恶心等表现	监测局麻后的不良反应，如意识不清、呼吸抑制和过敏等（Rocha 等，2013 C）
34. 30min 后评估活检部位是否有出血的迹象	确保穿刺点闭合，出血停止（Rocha 等，2013 C）

063

（八）乳腺细针穿刺抽吸活检（FNA）

基本原理

乳腺细针穿刺可以得到细胞，进行细胞学的评估，但不能提供组织块。由于细胞学的信息不够详细，所以组织活检被认为是最好的方法。然而，如果在病变部位取组织活检有可能对患者造成很大伤害的情况下，就可以进行 FNA 检查。FNA 也是对淋巴结病变初步评估的标准病理诊断方法。标准的细胞学评估可以鉴别细胞的良、恶性，对于结果良性的患者来说，这是一种令人满意的方法。

(1) 适应证：细针穿刺是获得病理标本的次要选择，只适用于以下情况。
- 病变部位显示在淋巴结，而不在乳腺部位。
- 发现的病变所处部位很难在技术层面进行活检。
- 活检可能带来很大风险。
- 待评估的病变区域面积小于活检针的尺寸。
- 如果患者行抗凝治疗，INR 超出范围（＞4），而且治疗不能中止（BSBR，2012）。患者接受 FNA，不需要检查 INR 或停止治疗。

(2) 禁忌证：FNA 无法达到病变位置和部位。

操作指南 1-10　乳腺细针穿刺抽吸活检（FNA）

必备物品

- 操作车
- 无菌敷料包
- 无菌手套
- 塑料围裙
- 浸有含 70% 乙醇或 70% 异丙醇的氯己定拭子
- 无菌注射器（10ml）
- 无菌针头（23G/25G）
- 4 张载玻片
- 铅笔
- 玻片放置盒
- 固定剂
- 装有生理盐水的通用容器
- 细胞学申请单
- 无菌纱布
- 无菌敷料（如 Mepore 医疗产品）

医药产品

- 10ml 0.9% 氯化钠注射液

操作前

准　备	目　的
1. 向患者介绍此操作	确保患者了解操作过程，并给予知情同意（RCN，2017b C）
2. 核对患者身份与病历记录是否一致	确保组织标本被正确标记（RCN，2017b C）
3. 明确患者是否对皮肤清洁剂、胶布或局部麻醉药物过敏	防止出现皮肤过敏（NMC，2010b C）
4. 核查患者的用药情况。应询问患者是否在口服抗凝药	确保考虑到任何禁忌证，正确处理应用抗凝药的患者（BSBR，2012 C；Chetlen 等，2013 E）

第1章 诊断性检查
Diagnostic investigations

续 表

5. 让患者穿上检查服，在检查床上摆好体位，以方便取活检	确保患者舒适，并确保在操作中患者出现不适时的安全 E
6. 用杀菌肥皂和流水洗手，操作前确保手已晾干，或用含有乙醇的洗手液消毒双手	尽量减少感染风险（RCN，2017a C）
7. 检查所用包装是否在有效期内。打开和准备操作车上的材料	保持无菌，确保材料无损 E
8. 再次用乙醇消毒双手，并戴上无菌手套	无菌手套是无菌技术的一部分。任何破坏人体自然防御系统的操作都应遵循无菌技术（Loveday等，2014 C）
9. 将无菌的14 G针头连接到10ml注射器上，并放到无菌区	注射器使操作者能够创造一个真空的效果 E
操 作	
10. 用当地认可的清洁液清洁患者麻醉部位的皮肤	减少来自皮肤菌群的感染的风险（Gould，2012 E；Scales，2009 E）
11. 用手指触摸并固定临床所见的病变	使操作者能够定位病变和更好地估计穿刺针的位置 E
12. 告知患者即将开始穿刺抽吸	缓解患者的紧张情绪和告知进展 E
13. 进针到病变区域	确保细胞来源于正确部位（Wright，2012 E；Fornage等，2014 E）。
14. 一旦穿刺成功，把注射器回抽3~4ml，创建真空状态	真空确保经穿刺针头从病变部位获取的细胞被吸入针的空芯内（Wright，2012 E；Fornage等，2014 E）
15. 保持真空状态，在病变内前后移动穿刺针，保持穿刺针头没有从乳腺中完全拔出	重复穿过病变中心，确保获得具有代表性的细胞概率更大（Wright，2012 E；Fornage等，2014 C）
16. 让注射器回到正常状态，消除真空	真空状态消除时，应保证针头仍在乳腺内，才能保证获得的细胞不会被拉进注射器内。注射器内的细胞无法被转移到载玻片上（Wright 2012 E；Fornage等，2014 C）
17. 一旦真空完全消除，拔出穿刺针，松开辅助手下固定的皮肤	抽出穿刺针把细胞涂到载玻片上（Wright，2012 E；Fornage等，2014 C）
18. 当操作者完成穿刺离开患者后，应嘱助手用纱布按压穿刺部位	尽量减少出血和瘀斑（Wright，2012 E；Fornage等，2014 C）
19. 为了把针头上得到的细胞转到载玻片上，将针头从注射器上取下，回抽使注射器内吸满空气	空气进入注射器，可以把针头内的细胞从针头上推到载玻片上（Wright，2012 E；Fornage等，2014 C）

065

	续表
20. 重新连接注射器针和针头，同时确保针头方向远离人，把针头平稳固定在注射器的塑料口上	空气进入注射器，可以把细胞从针头内推到载玻片上（Wright，2012 **E**；Fornage 等，2014 **C**）
21. 针头对准载玻片，把空气从注射器内推出	把细胞推到载玻片上（Wright，2012 **E**；Fornage 等，2014 **C**）
22. 重复步骤 19～21，如果获得的细胞足够，要涂在 4 张载玻片上	
操作后	
23. 使用另一张干净的载玻片，在每张载玻片上展开细胞的标本，轻轻向下压使上方的载玻片沿着下方的载玻片滑动，将细胞推开	展开的细胞呈单层细胞，成堆的细胞可能会掩盖结果（Wright，2012 **E**；Fornage 等，2014 **C**）
24. 如果已经获得 4 张满意的载玻片标本，2 张自然风干，2 张用福尔马林固定	以获得用于评估的，具有完整细胞的清晰载玻片 **E**
25. 把患者的身份信息、操作过程的描述、日期和时间用铅笔标记在载玻片上	以确保结果与对应的患者相一致。钢笔在实验室操作过程中会被洗掉，所用铅笔标记（NMC，2010a **C**）
26. 把载玻片放进载玻片的容器里，把患者的 ID 号标签标记在上面	以确保结果属于对应的患者（WHO，2015 **C**）
27. 用针头把 0.9% 氯化钠液体吸入注射器内，然后把氯化钠液体推入到通用的容器内	收集被吸到注射器针管内所有的细胞，清洗针头内的细胞 **E**
28. 将患者信息、穿刺的过程、部位和时间，标记在通用容器上	以确保结果与对应的患者相符（NMC，2010a **C**）
29. 检查皮肤伤口，并贴上小块无菌的创可贴	以确保出血已经停止，可以停止加压（Wright，2012 **E**；Fornage 等，2014 **C**）
30. 摘掉手套，正确的处置医用垃圾，如利器放入指定的容器中	确保安全处理和避免伤害到工作人员或其他人员（DH，2013 **C**；HSE，2003 **C**）
31. 建议患者当天晚些时候或者第二天，揭掉创可贴	处理患者的焦虑情绪和安抚患者 **E**
32. 确保安排好患者，按照当地的指南规定告知其回来取结果	缓解患者的紧张情绪和告知进展 **E**
33. 确保患者已经了解穿刺的结果	确保进行良好的沟通，对穿刺结果进行处理（ABS，2010 **C**）
34. 确保患者经过细针穿刺后，如有问题可以联系到合适的医师	缓解患者的紧张情绪 **E**

（九）乳腺打孔活检

与空芯针穿刺活检相比，打孔活检是一种微创方法。这种方法能使护士仅通过表皮（皮肤）层获取标本。

(1) 适应证
- 病变累及皮肤组织。
- 局部晚期的蕈状病变。

(2) 禁忌证
- 对局部麻醉药物过敏。
- 有活动性感染证据的可能会推迟活检时间，除非是蕈状病变，蕈状病变是一种慢性感染。

操作指南 1-11　乳腺打孔活检

必备物品
- 操作车
- 无菌敷料包
- 非无菌清洁手套
- 塑料围裙
- 含 70% 乙醇或 70% 异丙醇的氯己定的棉签
- 无菌注射器（2ml）
- 无菌针头（23 G / 25 G）
- 打孔活检的工具（3/4 mm）
- 无菌虹膜剪
- 标本瓶
- 组织活检申请表
- 无菌纱布
- 创可贴
- 无菌敷料

医药产品
- 1% 盐酸利多卡因注射液

操作前

准　备	目　的
1. 向患者介绍此操作	确保患者了解操作过程，并给予同意（RCN，2017b **C**）
2. 核对患者身份与病历记录是否一致	确保组织标本的正确标记（RCN，2017b **C**）
3. 明确患者是否对皮肤清洁剂、胶布或局部麻醉药物过敏	防止皮肤过敏（NMC，2010b **C**）
4. 核查患者的用药情况。应询问患者是否在口服抗凝药	确保考虑到任何禁忌证，正确处理应用抗凝剂的患者（BSBR，2012 **C**；Chetlen 等，2013 **E**）
5. 让患者穿上检查服，在检查床上摆好体位，以方便取活检	确保患者感觉舒适，在手术过程中，万一患者感到头晕应确保安全 **E**
6. 用杀菌肥皂和流水洗手，操作前确保手晾干，或用乙醇消毒双手	尽量减少感染的风险（RCN，2017a **C**）
7. 检查所用包装是否在有效期内。打开和准备操作车上的物品	保持无菌，确保材料无破损 **E**
8. 让患者在治疗床上摆好体位，以方便取活检	确保患者感觉舒适，并确保患者在操作中感到不适时的安全 **E**

续表

9. 选择活检部位，一般选择病变最明显的位置，或者选择活动性病变的边缘。活检后瘢痕的位置也应该在考虑范围内	获得具有代表性的组织标本，同时尽量减少瘢痕的不良影响（Zuber，2002 **E**）
10. 选取适当尺寸的打孔活检器械。打孔活检针的直径范围为 2～10mm，3～4mm 通常是比较理想的尺寸	确保获得足够的标本（Zuber，2002 **E**）
11. 洗手并带上非无菌的清洁手套	尽量减少感染风险（RCN，2017a **C**）
操 作	
12. 用当地认可的清洁液清洁患者麻醉部位的皮肤	减少皮肤菌群污染的风险（Gould，2012 **E**；Scales，2009 **E**）
13. 告知患者将实施局部麻醉，可能有"刺痛"的感觉	确保患者完全知情，并知道会发生什么（Rocha 等，2013 **C**）
14. 用 5ml 注射器通过 14 G 针头吸取 1% 利多卡因	确保正确的准备 **E**
15. 将利多卡因缓慢地注入皮下组织	以减少患者乳头或乳腺皮肤病变因打孔活检时造成的疼痛或不适（Zuber，2002 **E**）
16. 用无菌针头轻触皮肤询问患者是否有痛感，以检查操作前活检部位是否麻木	评估切开前局部麻醉是否起效，以确保整个操作过程是无痛的（Rocha 等，2013 **E**）
17. 活检部位麻醉满意后，用非优势手的拇指和食指绷紧活检部位周围的皮肤	打孔活检前要固定好该区域。活检后，松开皮肤，活检处会留下椭圆形状的伤口 **E**
18. 告诫患者将打孔活检器械放在乳腺或乳头皮肤上时，可能会有一种被挤压的感觉	减少患者因不知情而在操作时移动身体的风险，让他们对将会发生的事情有准备 **E**
19. 用优势手持打孔活检针垂直穿过皮肤，然后用拇指和食指旋转向下运动（操作图 1-4）。一旦打孔器穿透真皮到皮下脂肪，或者打孔器到达病变的中央，就可以小心地从患者身上拔出打孔器械。获得的标本不会从活检针上脱落	从适当的部位获得足够的标本（Zuber，2002 **E**）

▲ 操作图 1-4　打孔活检的技巧

续表

20. 确保安全处置活检针头，放入利器盒	确保安全处理和避免伤害到工作人员或其他人员（DH，2013 C；HSE，2003 C）
21. 用非优势手手持刚才用于局麻的针头挑起圆柱形的皮肤活检标本。不建议用镊子，而用虹膜剪刀把需要的标本与皮下组织剪开，分离切口应该在真皮组织以下	获取一个好的、完整的标本，避免用镊子造成挤压的人为痕迹或损坏标本（Zuber，2002 E）
操作后	
22. 用无菌纱布盖在活检部位上，压迫止血	减少渗血的风险，促使穿刺部位闭合（Rocha 等，2013 C）
23. 标本应该放在装有福尔马林固定液的容器内，并标记上患者的详细信息、活检部位、左侧、右侧、日期和时间	• 福尔马林固定组织，并保护细胞结构和成分，为后续检查做准备（Fox 等，1985 E） • 确保标本与患者对应 E
24. 在贴敷料之前，检查穿刺部位	确保穿刺点已经密闭，且出血已停止（Rocha 等，2013 E）
25. 用创可贴封闭伤口	帮助伤口愈合，尽量减少感染的风险（Rocha 等，2013 E）
26. 在创可贴上应用无菌敷料持续加压包扎	帮助伤口愈合，尽量减少感染的风险（Rocha 等，2013 E）
27. 摘掉手套，正确处理医疗垃圾，如合理处理利器	确保安全处置，避免伤害工作人员或其他人员（DH，2013 C；HSE，2003 C）
28. 确保患者舒适，并在注射局部麻醉药后30min内通过敷料观察有没有出血，或头晕、恶心等全身症状	• 观察局麻药物的不良反应，如：意识模糊、呼吸抑制和过敏反应等（Rocha 等，2013 E） • 观察是否有持续性的出血（Rocha 等，2013 E）

（十）乳头溢液涂片

乳头溢液涂片是用来排除乳腺潜在的病理性改变而进行的检查。乳头溢液也可以是生理性的，正常细胞学结果应该显示的是细胞标本。如果出现导管上皮细胞则需要进一步检查。

适应证：如果出现下列一个或多个标准，应送检细胞学涂片。

• 乳头溢液是自发性的、血性的、单侧和（或）单导管的。

• 成像时，没有可触及的或可见的目标病变。

操作指南1-12　乳头溢液涂片

必备物品

- 固定液
- 隔离巾
- 非无菌要求的清洁手套
- 2张载玻片
- 玻片容器
- 铅笔
- 细胞学检查申请单

续表

操作前	
准备	目的
1. 告知患者此检查的目的是取得乳头溢液标本	减少紧张和增强信心 E
2. 让患者在帘幕或屏风后脱去上衣，包括文胸。提供检查服	• 便于望诊和触诊 E • 提供检查服，以维护患者的尊严（RCN，2008 C）
3. 用肥皂和水洗手，擦干手，铺无菌巾，带上无菌手套	将感染或交叉污染的风险降至最低（RCN，2017a C）
操作	
4. 用拇指和食指轻轻挤压乳头，均匀用力	为了挤出乳头后大导管内的乳头溢液（Derbis 和 Scott-Connor，2011 E）
5. 如果挤出液体，应记录颜色，以及是来自一个导管，还是多个导管	为了提供全面的临床信息，协助诊断，并帮助细胞学专家进行评估 E
6. 取一个干净的载玻片，把乳头溢出液涂在载玻片上	把乳头溢液尽量清洁地从乳头转移到载玻片上（Derbis 和 Scott-Connor，2011 E）
7. 用另外一张干净的玻片置于涂抹含有乳头溢液的细胞学载玻片上，轻柔而持续地下压，并沿着载玻片滑动	实现单层细胞的平铺。成团的细胞簇会掩盖结果（Derbis 和 Scott-Connor，2011 E）
操作后	
8. 立即将载玻片置于95%乙醇中固定	保护用于评估的细胞结构（Derbis 和 Scott-Connor，2011 E）
9. 给患者一些纸巾擦拭乳腺	维护患者的尊严 E
10. 在载玻片上贴上正确的患者信息、载玻片的内容物、来自哪一侧的乳头和日期	确保结果与患者对应（Derbis 和 Scott-Connor，2011 E）
11. 拿掉无菌巾，摘去手套	确保安全处置，避免伤害工作人员或其他人员（DH，2013 C；HSE，2003 C）
12. 完成申请单	确保结果与患者对应，为细胞学诊断医师提供临床资料 E
13. 确保患者知道如何拿到结果	缓解患者的紧张情绪和告知进展 E

（十一）操作后的注意事项

1. 即时护理

观察可能出现的并发症，如患者出现出血或感染（Rocha 等，2013）。

2. 对患者及其家属的宣教

应给患者详细的术后指导，包括在术后4～48h对活检部位的护理。提供联系方式，一旦出现并发症，可及时就诊。

八、基因检测

(一) 定义

基因检测能评估特定人群的患者及其家族患癌的风险。癌症风险管理建议可以提供给患有或疑似具有罹患某种癌症高风险的个人和其家族成员，这是由于在他们的 DNA 中存在遗传（种系）突变，其患某种癌症的风险比一般人群高。基因检测目前除了应用于检测乳腺癌、结肠癌、卵巢癌、子宫癌和前列腺癌等风险增加的基因缺陷外，也可用于罕见的基因缺陷检测，这些缺陷可能会增加患肾脏肿瘤、皮肤黑色素瘤、胰腺癌、甲状腺癌和视网膜母细胞瘤的风险。基因检测首先进行血液检测，然后是进行评估、病史采集和咨询（Cancer Research UK，2016；Kirk，2005；Kumar 和 Clark，2016）。

(二) 相关理论

1. 重要遗传学概念和术语

在患者转诊至肿瘤遗传部门后，为了给患者提供准确的信息，了解胚系和体细胞基因检测之间的差异很重要。

(1) 胚系基因检测：这是指可以发现基因中先天性基因突变（有害的突变）的基因检测，这种突变可能会增加患癌的风险。胚系突变存在于人体的每一个细胞中，包括生殖细胞（卵子和精子），意味着这种突变可以从父母遗传给子女（可遗传性）（Balmain 等，2003）。胚系突变的一个例子是对 BRCA1/2 基因突变进行的筛查，对有明显家族史的乳腺癌患者有重要的意义。

(2) 体细胞基因检测：这是指对一个癌症患者的肿瘤标本进行的基因检测。这种检测可以发现肿瘤细胞的基因突变。这些突变是肿瘤细胞特有的，不会在人体的正常（非肿瘤）细胞中发现，也不会从父母遗传给子女（Stratton 等，2009）。在一个肿瘤标本中，这个基因可以存在多位点的突变，这些突变是后天获得性的，而不是遗传来的。体细胞基因检测结果可用于确定治疗方案。

2. 常见的体细胞基因检测的 2 个例子

- 乳腺癌的 HER2 基因检测。HER2 的表达状态是乳腺癌的一个预后因素，也用于制定治疗计划，如 HER2 阳性的患者可从曲妥珠单抗治疗中获益（Wolf 等，2013）。
- 转移性黑色素瘤的 BRAF 基因检测。已研制出的一种靶向治疗药物，专门针对存在 BRAF 基因突变的肿瘤患者有效（Yu 等，2015）。

基因组是指生物体内所有遗传信息的总和，包含所有的基因。每个基因组包含了生物体功能所需的全部信息。人类基因组由 30 亿个 DNA 碱基对组成，包含超过 20 000 个基因。基因只占了基因组的 1%～5%。其余的 DNA 碱基对调节基因和基因组有重要的功能。关于基因组是如何运作的，还有很多研究工作需要进行（Genomics England，2016）。

在肿瘤学领域，癌症基因组指的是肿瘤标本中基因测序。肿瘤内部的突变谱对肿瘤本身是有特异性的，其突变范围和类型可以为肿瘤研究者和临床医师治疗提供信息（Stratton 等，2009）。

3. 理解基因术语

癌症易感基因属于胚系突变基因，可以高度或中度增加患癌的风险（Rahman，2014）。在本章中，所指的是一些罕见的基因突变，导致高等或中等的患癌风险（相对危险度＞2 倍），而且至少 5% 具有此种相关突变的人群最终罹患癌症（Rahman，2014）。突变的定义是 DNA 序列发生永久性的改变（Richards 等，2015），这种改变也称为变异。通俗地说，"突变"通常被用来描述一个特定的基因中致病的变异（如患者有 BRCA1 突变）。然而，任何个人的基因都会含有许多变异，而且大部分变异是无害的（Richards 等，2015）。

变异可以是致病性的，或者是可能致病的，即不确定意义的变异（VUS），可能是良性的或者就是良性的。致病性变异和可能致病性变异，是可以引起致病的 DNA 序列变化。当评估遗传风险和做出医疗决策时，应该考虑这些变异的信息。良性和可能良性的变异是无害的，在评估遗传风险时不会被考虑进来。不确定意义的变异是指DAN编码的变化可能是有害的，也可能是无害的，但没有足够的证据来说明其DNA序列的变化是否会改变基因的功能。VUS的存在不应该改变患者的管理方式（Richards等，2015）。

4. 癌症的遗传比例是多少

所有癌症都是由细胞中致病性DNA突变积累引起的。基因突变可以为后天获得性的（发生在人的一生中），也可能是遗传性的（也称胚系突变）。大多数癌症是后天获得性DNA损伤而发生的，如对吸烟和辐射等环境因素的反应，这些癌症被称为"散发性"癌症。只有2%~3%的癌症与遗传的致病性突变有关——总的来说，它们是非常罕见的癌症的原因（Cancer Research UK，2016；Kluijt等，2012）。只有一小部分特定类型的癌症病例是由遗传突变引起的（表1-7）。

大多数癌症患者不需要基因录入或检测，因为大多数癌症是散发的。然而，重要的是能够识别哪些患者可能从基因检测的转诊中获益，知道如何进行基因检测的转诊，并能够与患者就他们在基因检测就诊过程中的预期进行沟通。这也有助于他们知道在哪里获得关于癌症遗传学的可靠信息（Kirk，2005）。

5. 基本原理

大多数胚系基因检测是在临床肿瘤遗传学机构进行的。通过评估患者个人和家族的癌症史，来确定有无胚系突变的可能性。如果在特定的癌症易感基因或基因组中，发现突变的机会很大（通常至少有10%的可能性），就应当进行基因检测（Jacobs等，2014）。这一信息对于被检测人来说是十分重要的，因为它可能为当前或将来的癌症治疗、预防选择和筛查建议提供信息。

同时，这对大多数家庭也很重要，可以在血亲中进行检测，以识别亲属中的高风险人群，并就风险管理方案提出建议。只要有可能，应首先给癌症患者本人提供基因检测，而不是他们的未患病的亲属。如果确定存在一种癌症易感的胚系突变，就可以建议患者的未患病亲属进行这种"预

表1-7 癌症的遗传比例

癌症类型	人群风险（男性）	人群风险（女性）	由罕见的遗传性突变引起的病例比例
乳腺癌	罕见	1/8	5%~10%（女性）
结肠癌	1/14	1/19	5%~10%
肺癌	1/13	1/17	未知
子宫内膜癌	不适用	1/41	5%~10%
宫颈癌	不适用	1/135（侵袭性）	未知
卵巢癌	不适用	1/52	10%
前列腺癌	1/8	不适用	5%~10%
甲状腺癌	1/480	1/180	
甲状腺髓样癌	在100例甲状腺癌中有5~10例		25%
胰腺癌	1/71		10%
视网膜母细胞瘤	罕见		33%
黑色素瘤	1/54		5%~10%

引自 Cancer Research UK，2016；Eeles等，2014；Leachman等，2009；Lu等，2007

测性"的基因检测（Jacobs等，2014），以提供给他们关于此种癌症风险的遗传学信息。向考虑进行基因检测的人提供基因咨询是很重要的，这样人们就可以了解基因检测所有可能的结果。

(1) 适应证：确定哪些人可能从基因检测服务和遗传信息中获益是很重要的。如果对一个有典型的个人或家族癌症史的人进行基因检测，发现突变的机会是很大的，通常不会少于10%的概率。家族性癌症的具体临床特征和模式表明有必要进行基因检测，具体如下（ACOG，2015；ICR，2016）。

(2) 在癌症患者中

- 早于癌症的平均发病年龄（如50岁以内的前列腺癌）。
- 单个患者患有多种原发性癌（如乳腺癌和卵巢癌，或结肠癌和子宫内膜癌）。
- 双侧或多灶性的疾病（如双侧肾癌）。
- 特定类型的癌症。
  - 甲状腺髓样癌。
  - 三阴性乳腺癌。
  - 卵巢、输卵管或原发性腹膜癌。
  - 具有错配修复基因缺陷的结直肠癌。
  - 伴有错配修复基因缺陷的子宫内膜癌。
  - 视网膜母细胞瘤。
  - 肾上腺皮质癌。
  - 男性乳腺癌。

(3) 在癌症患者的家庭中

- 在同一家庭成员中，有几个近亲（即拥有血缘关系，而不是婚姻关系）被诊断出患有相同的癌症或与之相关的癌症（如乳腺癌、卵巢癌，或者肠癌、子宫内膜癌）。
- 有一个或多个近亲癌症确诊年龄比一般人群年轻。
- 家族中有一例或多例不常见或罕见癌症（如甲状腺髓样）。
- 兄弟姐妹中，有人在儿童时期罹患癌症（Cancer Research UK，2016；Kirk，2005；Kumar和Clark，2016）。

(4) 禁忌证

- 如果发现突变的概率很低，不应进行基因检测。
- 如果一个人还不确定自己是否愿意接受检测。

（三）法律和专业问题

癌症易感基因的检测，只能由经过遗传咨询和检测结果解读方面充分培训的卫生专业人士提出申请。基因检测通常只能由临床遗传学家、遗传学咨询师和遗传学护士开展。在某些情况下，肿瘤专科医师与癌症遗传学部门密切合作，将基因检测作为患者诊断和治疗途径的一部分。

1. 护士的遗传学技能标准

英国卫生部于2003年制定了护士教育指南（Kirk等），并于2011年进行了修订和更新（Kirk等，2011a）。指南规定了护士应该具备的遗传学技能和知识，以使患者受益。指南包括了7项能力标准（框1-3），重要的是，护士要确定哪些人有基因-基因组的问题，而存在患癌或易患癌的风险，以及把基因技术应用于癌症等的诊断和管理（Kirk等，2011b）。

框1-3 护士、助产士和注册的保健随访人员应掌握的基因检测技能

1. 识别可能获益于遗传服务和信息的委托人（Gaff，2005）。
2. 在定制基因信息时，应意识到这些基因在不同的癌症中的敏感性是不同的，并且应根据委托人的文化、知识和语言水平提供相应的基因检测服务（Middleton等，2005）。
3. 保证所有委托人的知情同意权利和自愿性（Haydon，2005）。
4. 通晓基因和其他因素在维护健康中的作用，以及在疾病中的表现、改变和预防作用的知识，并理论联系实际（Kirk，2005）。
5. 通晓基因检测及所得到信息的实用性和局限性（Bradley，2005）。
6. 能够认识到自己的遗传学专业知识的局限性（Benjamin和Gamet，2005）。
7. 获取可靠的最新遗传学信息，并在自己、委托人和同事中交流（Skirton和Barnes，2005）。

2. 同意和保密

关于基因检测结果和癌症家族史的临床信息，不仅与患者本人而且与其他未发病的亲属都密切相关。英国的国家指南规定，确认癌症患者的家族史并共享基因检测结果之前，需获得患者的同意。指南还规定在允许高风险的亲属能受益于基因风险评估和基因检测结果的同时，也必须保护患者的隐秘信息（Royal College of Physicians，Royal College of Pathologists and British Society for Human Genetics，2011）。患者可能对保密性表示担忧。重要的是要告知患者，基因记录与医院的病历是分开保存的，因此，只有基因小组的工作人员才能获得他们和他们亲属的保密基因信息（Skirton 和 Barnes，2005）。

（四）操作前的准备

1. 评估和记录工具

家族史可以通过家族病史问卷，或者绘制"家谱"或"谱系图"（图 1-17）来记录。可以使用纸质记录，也可以使用专门设计的计算机软件收集家族史信息（Bennett 等，1995）。患者的家族史是判断在患者，或他们的家族中有无患遗传性

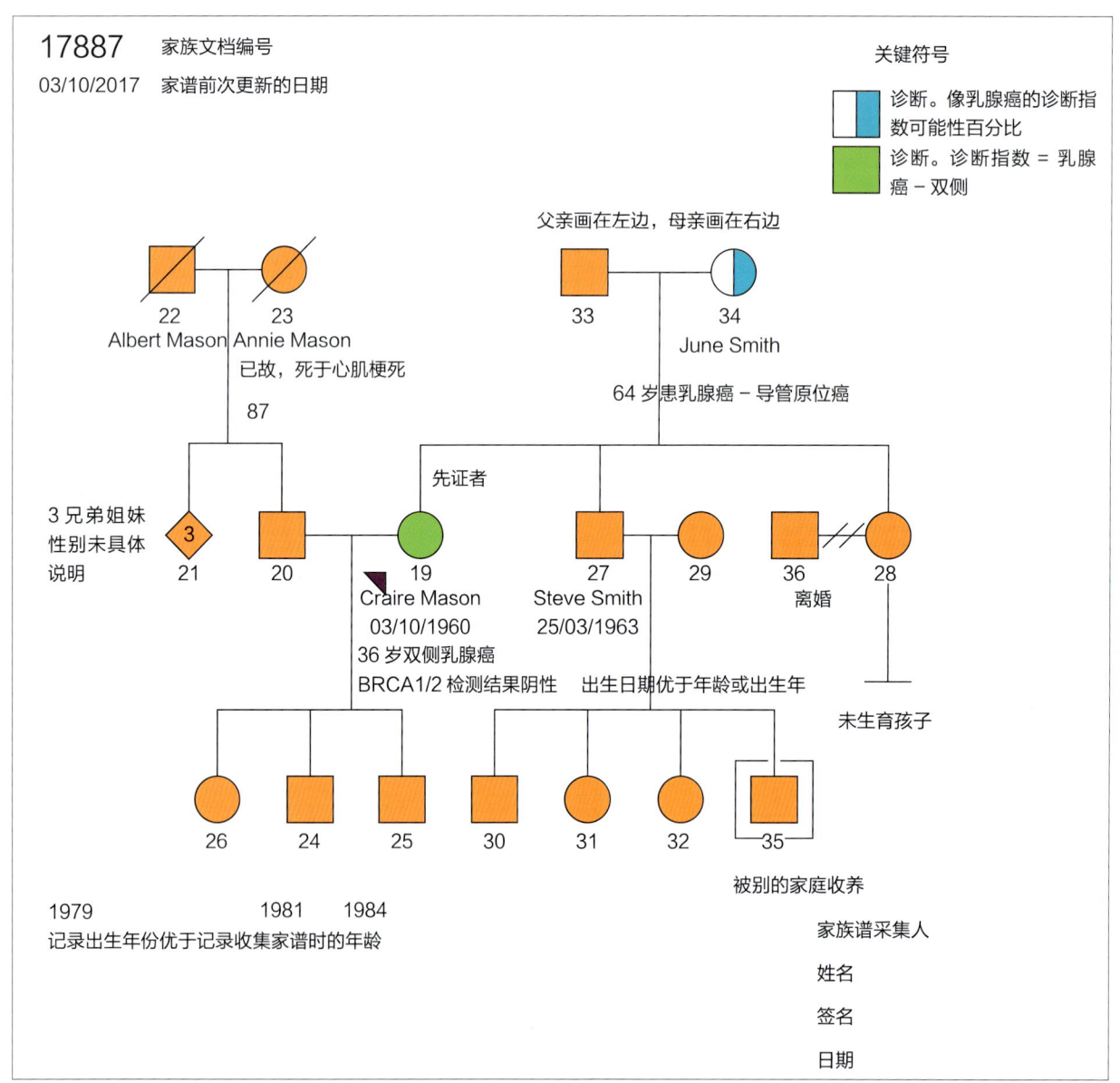

▲ 图 1-17 家谱或谱系图

癌症倾向的重要工具。当怀疑有遗传性癌症倾向时，应被转介到遗传学检测机构。

在患者前往遗传学检测机构就诊时，遗传学检测工作人员应为其发放家族病史问卷。问卷信息的内容应被记录在家谱图中，当患者就诊时，关于家族病史中更多的细节会被补充进去。要求患者提供他们亲属的信息，包括姓名、出生日期、死亡日期、癌症或其他重要的病史，这些信息都被记录在家谱图中。遗传学团队也可能会要求患者提供死亡证明的复印件，或要求其亲属提供书面同意书后，调取他们的医疗记录（Bennett 等，1995）。

2. 非药物性支持

在癌症基因诊所就诊的患者会获得有关癌症风险的信息，并告知患者可选择的基因检测和（或）合适的风险管理策略。遗传学团队与患者一起，帮助他们自主做出适合他们遗传风险的选择。这种沟通的过程持续时间可能会长达数月的几次咨询，也可能会是1~2次咨询。重要的是，通过倾听和了解患者之前的个人经历，并结合患者的种族、文化、宗教和道德观点来定制遗传风险评估，因为这些因素可能会影响他们对提供的信息和服务的利用，使信息适合特定患者的个人情况。沟通的策略需要根据患者个人对遗传问题的理解程度而进行调整（Middleton 等，2005）。

3. 遗传风险评估的潜在好处

当与患者讨论癌症基因转诊时，应解释转诊的原因，并告知转诊所能预期的结果。患者可能不知道转诊的益处，或者不知道基因评估对其亲属的重大影响。在对患者进行基因检测前，应该告知他们的病情、阳性结果的概率，以及阳性结果对他们自己和家人的意义。

(1) 对于癌症患者

● 遗传风险评估为他们的癌症诊断提供了一个遗传学基础的评估。

● 评估遗传风险可为癌症治疗后的长期监控提供建议。

● 可以为胚系突变提供基因检测。

● 根据是否有胚系突变，协助癌症患者进行靶向治疗。

● 提供风险管理选项，可能包括降低患癌风险的手术。

● 弄清楚后代、兄弟姐妹、父母和大家庭的患癌风险。

(2) 对于高危亲属

● 遗传风险评估，可以帮助他们理解其家族史，是如何改变了他们个人的患癌风险。

● 对家族性胚系突变的基因检测，可以使他们知道个人患癌的风险。

● 风险管理的选择可能包括降低患癌风险的手术和（或）长期的癌症监测。

● 如果一个高风险的亲属在未来罹患癌症，对其家族胚系突变的了解可能会影响治疗方案。

● 对后代、兄弟姐妹父母和大家庭的患癌风险进行评估（British Society of Genetic Medicine 2016）。

4. 转诊遗传学检测机构

任何遗传学检测机构的转诊，必须要和患者讨论并征得其同意。通过血液进行的基因检测，可以提供部分的风险评估。但是它的检测结果并不是很准确的。根据基因检测的类型，检查结果可能需要几周的时间来处理。遗传学中心通常会接受专业医疗保健人员的申请，并不一定必须是来自全科医师或会诊医师的转诊。但是，转诊最好应同治疗团队一起讨论，并记录在患者的病历中。申请基因检测转诊时，应提供以下信息。

● 患者的姓名和出生日期。

● 癌症诊断的详细资料，包括诊断时的年龄、详细的病理、治疗和手术记录；如果可能，应包括组织病理学报告的复印件。

● 详细的病史，包括以前的癌症诊断史或重大疾病的病史。

● 简要描述癌症的家族史，包括初次诊断的年龄。

英国区域遗传服务的详细联系方式，可以登录英国遗传医学学会的网站。每个中心的网站都有转诊标准的详细信息和转诊前咨询的联系方式（British Society of Genetic Medicine，2016）。

5. 遗传性癌症综合征的基因检测——未来的展望

像现在的遗传学诊所一样，将来很可能肿瘤诊所能直接提供更多的胚系基因检测。基因检测更有可能在癌症诊断时就进行，因为癌症易感基因突变的信息能帮助规划癌症的治疗方案，包括手术和化疗（George 等，2016）。

可供的基因检测项目在未来可能会发生变化。目前只能给患者提供特定的"高危"基因检测。基因技术已经有了显著的进步，现在已经能够更快速和更容易地同时筛查患者的多个基因突变，而不只是一次检测一个基因。这些基因检测通常被称为"基因检测套餐（Aa Panel Test）"。基因检测套餐可能包括很多可能导致癌症的中、高风险基因（Hall 等，2014；Selkirk 等，2014）。

虽然现在可以通过这些方法生成大量的基因数据，但重要的是基因检测的临床实用性（基因检测是否能为疾病的诊断、治疗、处理或预防提供有用的信息），以及临床有效性（基因变异与特定疾病的发生、缺失或风险明确相关）（Easton 等，2015）。如一个基因检测套餐中所有基因的临床有效性和实用性应该定义清楚，这样才能准确解释基因检测套餐的结果（Hall 等，2014；Selkirk 等，2014）。随着新的检查和治疗技术的进步，胚系和肿瘤遗传信息将成为未来肿瘤患者管理的一个关键特征。

网　站

实验室检测在线
www.labtestonline.org.uk

NHS 生活福利；NHS 癌症筛查
www.nhs.uk/Livewell/preventing-cancer/Pages/cancerscreening.aspx

1999 年电离辐射条例（国际标准 3232）
www.legislation.hmso.gov.uk/si/si1999/19993232.htm

2000 年电离辐射（医疗照射）条例（国际标准 1059）
www.legislation.hmso.gov.uk/si/si2000/20001059.htm

参考文献

[1] Aaronson, D., Walsh, T., Smith, J., Davies, B., Hsieh, M. & Konety, B. (2009) Meta-analysis: does lidocaine gel before flexible cystoscopy provide pain relief? *British Journal of Urology International*, 104(4), 506–510.

[2] Aebi, S., Davidson, T., Gruber, G., & Cardoso, F. (2011) Primary breast cancer: ESMO Clinical Practice Guidelines for diagnosis, treatment and follow-up. *Annals of Oncology*, 22 (Supplement 6), vi12–vi24.

[3] American Congress of Obstetricians and Gynecologists (ACOG) (2015) Hereditary Cancer Syndromes and Risk Assessment, Committee Opinion 634. Available at: http://www.acog.org/Resources-And-Publications/ Committee-Opinions/Committee-on-Genetics/Hereditary-Cancer-Syndromes-and-Risk-Assessment (Accessed: 9/5/2018)

[4] Aron, M., Rajeev, T.P. & Gupta, N.P. (2000) Antibiotic prophylaxis for transrectal needle biopsy of the prostate: a randomized controlled study. *British Journal of Urology International*, 85(6), 682–685.

[5] Association for Clinical Biochemistry and Laboratory Medicine (ACB) (2013) *Recommendations as a Result of the ACB National Audit on Tumour Marker Service Provision*. London: ACB.

[6] Association of Breast Surgery (ABS) (2010) *Best practice diagnostic guidelines for patients presenting with breast symptoms*. Available at:

[7] Aydin, M., Salukhe, T., Wilke, I. & Williams, S. (2010) Management and therapy of vasovagal syncope: a review. *World Journal of Cardiology*, 2(10), 308–315.

[8] Balmain, A., Gray, J. & Ponder, B. (2003) The genetics and genomics of cancer. *Nature Genetics*, 33 Supp l, 238–244.

[9] Batura, D. & Gopal Rao, G. (2013) The national burden of infections after prostate biopsy in England and Wales: a wake-up call for better prevention. *Journal of Antimicrobial Chemotherapy*, 68(2), 247–249.

[10] Benjamin, C.M. & Gamet, K. (2005) Recognising the limitations of your genetics expertise. *Nursing Standard*, 20 (6), 49–54.

[11] Bennett, R.L., Steinhaus, K.A., Uhrich, S.B., et al. (1995) Recommendations for standardized human pedigree nomenclature. Pedigree Standardization Task Force of the National Society of Genetic Counselors. *American Journal of Human Genetics*, 56(3), 745–752.

[12] Bootsma, A.M., Laguna Pes, M.P., Geerlings, S.E. & Goossens, A. (2008) Antibiotic prophylaxis in urologic procedures: a systematic review. *European Urology*, 54(6), 1270–1286.

[13] Bozlu, M., Ulusoy, E., Doruk, E., et al. (2003) Voiding impairment after prostate biopsy: does tamsulosin treatment before biopsy decrease this morbidity? *Urology*, 62, 1050–1053.

[14] Bradley, A.N. (2005) Utility and limitations of genetic testing and information. *Nursing Standard*, 20 (5), 52–55.

[15] Brierley, J.D., Gospodaroxicz, M.K. & Whittekind, C. (2017) UICC *TNM Classification of Malignant Tumours*, 8th edn. Oxford: Wiley Blackwell.

[16] British Association of Urological Surgeons (BAUS) and British Association of Urological Nurses (BAUN) (2012a) *Flexible cystoscopy: training and assessment guideline*. Available at: www.baus.org.uk/_userfiles/ pages/files/Publications/FlexiGuidelines.pdf (Accessed: 9/5/2018)

[17] British Association of Urological Surgeons (BAUS) and British Association of Urological Nurses (BAUN) (2012b) *Flexible cystoscopy: performance criteria, training and logbook*. Available at: www.baus.org. uk/_userfiles/pages/files/Publications/FlexiLogbook.pdf (Accessed: 9/5/2018)

[18] British Association of Urological Surgeons (BAUS) (2013) *Multidisciplinary Team (MDT) Guidance for Managing Bladder Cancer*, 2nd edn. London: BAUS.

[19] British Association of Urological Surgeons (BAUS) (2017) Transrectal ultrasound-guided biopsies of the prostate gland: Information about your procedure from the British Association of Urological Surgeons (BAUS) May 2017 Leaflet 17/108. Available at: www.

第 1 章 诊断性检查
Diagnostic investigations

［20］British Society of Breast Radiology (BSBR) (2012) *Protocol for breast biopsy in patients taking anticoagulant and antiplatelet therapy*. Available at: www.bsbrsociety.org/files/8313/9895/6729/biopsy_guidelines_jul_2012.pdf (Accessed: 9/5/2018)

［21］British Society of Genetic Medicine (2016) Genetics centres. Available at: www.bsgm.org.uk/information-education/genetics-centres/ (Accessed: 9/5/2018)

［22］Cancer Research UK (2014) *Breast Cancer Statistics: Breast Cancer Incidence (Invasive)* Available at: www.cancerresearchuk.org/health-professional/cancer-statistics/statistics-by-cancer-type/breast-cancer# heading-Zero (Accessed: 9/5/2018)

［23］Cancer Research UK (2016) Genetic Testing for Cancer Risk. Available at: www.cancerresearchuk.org/about-cancer/causes-of-cancer/inheritedcancer-genes-and-increased-cancer-risk/genetic-testing-for-cancer-risk (Accessed: 9/5/2018)

［24］Carey, J.M. & Korman, H.J. (2001) Transrectal ultrasound guided biopsy of the prostate. Do enemas decrease clinically significant complications? *Journal of Urology*, 166(1), 82–85.

［25］Challacombe, B., Dasgupta, P., Patel, U., Amoroso, P. & Kirby, R. (2011) Recognizing and managing the complications of prostate biopsy. *British Journal of Urology International*, 108(8), 1233–1234.

［26］Chernecky, C.C. & Berger, B.J. (2013) *Laboratory Tests and Diagnostic Procedures*, 6th edn. St Louis: Elsevier.

［27］Cherry, S.R., Sorenson, J.A. & Phelps, M.E. (2003) *Physics in Nuclear Medicine*, 3rd edn. Oxford: Saunders.

［28］Chetlen, A.L., Kasales, C., Mack, J., Schetter, S. & Zhu, J. (2013) Hematoma formation during needle core biopsy in women taking antithrombotic therapy. American Journal of Roentgenology, *Diagnostic Imaging and Related Sciences*, 201(1), 215–222.

［29］Chou, C.B. & Corder, A.P (2003) Core biopsy versus fine needle aspiration cytology in symptomatic breast clinic. *European Journal of Surgical Oncology*, 29(4), 374–378.

［30］Cox, C. (2010) Legal responsibility and accountability. Nursing Management, 17(3), 18–20.

［31］Derbis, F.M. & Scott-Conner, C.E.H. (2011) *Breast Surgical Techniques and Interdisciplinary Management*. Stanford: Springer.

［32］DH (2000) *Ionising Radiation (Medical Exposure) Regulations No. 1059*. HMSO: London.

［33］DH (2005) *Saving Lives: A Delivery Programme to Reduce Healthcare Associated Infection Including MRSA*. London: Department of Health.

［34］DH (2009) *Reference Guide for Consent to Examination or Treatment*, 2nd edn. Available at: www.gov.uk/government/uploads/system/uploads/attachment_data/file/138296/dh_103653__1_pdf (Accessed: 9/5/2018)

［35］DH (2013) *Environment and sustainability: Health Technical Memorandum 07-01: Safe management of healthcare waste*. London: Department of Health.

［36］DH (2016) *Medical Radiation: Uses, Dose Measurements and Safety Advice*. London: Department of Health. Available at: www.gov.uk/government/ collections/medical-radiation-uses-dose-measurements-and-safetyadvice (Accessed: 9/5/2018)

［37］Dougherty, L. & Lister, S. (2011) *The Royal Marsden Hospital Manual of Clinical Nursing Procedures*, 8th edn. Oxford: Wiley Blackwell.

［38］Dougherty, L. & Lister, S. (2015) *The Royal Marsden Manual of Clinical Nursing Procedures*, 9th edn. Oxford: Wiley Blackwell.

［39］Duffy, M.J. (2013) Tumour markers in clinical practice: a review focusing on common solid cancers. *Medical Principles and Practice*, 22, 4–11.

［40］Easton, D.F., Pharoah, P.D., Antoniou, A.C., et al. (2015) Gene-panel sequencing and the prediction of breast-cancer risk. *New England Journal of Medicine*, 372(23), 2243–2257.

［41］Eble, J., Sauter, G., Epstein, J. & Sesterhenn, I. (2004) *Pathology and Genetics of Tumours of the Urinary System and Male Genital Organs (IARC WHO Classification of Tumours)*, 1st edn. Geneva: WHO.

［42］Eeles, R., Goh, C., Castro, E., et al. (2014) The genetic epidemiology of prostate cancer and its clinical implications. *Nature Reviews Urology*, 11(1), 18–31.

［43］Ellis, B.W., Fawcett, D.P., Fowler, C.G., Gidlow, A. & Sounes, P. (2000) Nurse cystoscopy. Report of a working party of the British Association of Urological Surgeons, March 2000. London: BAUS.

［44］Ellis, H. & Mahadevan, V. (2013) Anatomy and physiology of the breast. *Surgery*, 31(1), 11–14.

［45］European Association of Urology (EAU) (2015) *Guidelines on Non-muscleinvasive Bladder Cancer (Ta, T1 and CIS)*. Available at: https://uroweb.org/ wp-content/uploads/EAU-Guidelines-Non-muscle-invasive-Bladder-Cancer-2015-v1.pdf (Accessed: 9/5/2018)

［46］European Group on Tumour Markers (EGTM) (2018) *Information about Tumour Markers by Professionals*. Available at: https://www.egtm.eu/(Accessed: 9/5/2018)

［47］Feliciano, J., Teper, E., Ferrandino, M., et al. (2008) The incidence of fluoroquinolone resistant infections after prostate biopsy – are fluoroquinolones still effective prophylaxis? *Journal of Urology*, 179(3), 952–925, discussion 955.

［48］Fornage, B.D., Dogan, B.E., Sneige, N. & Staerkel, G.A. (2014) Ultrasoundguided fine-needle aspiration biopsy of internal mammary nodes: technique and preliminary results in breast cancer patients. *Vascular and Interventional Radiology Clinical Perspective*, 203(2), 213–220.

［49］Fox, C.H., Johnson, F.B., Whiting, J. & Roller, P.P. (1985) Formaldehyde fixation. *Journal of Histochemistry and Cytochemistry*, 33(8), 845–853.

［50］Fraise, A.P. & Bradley, T. (2009) *Ayliffe's Control of Healthcare-associated Infection: A Practical Handbook*, 5th edn. London: Hodder Arnold.

［51］Gaff, C.L. (2005) Identifying clients who might benefit from genetic services and information. *Nursing Standard*, 20(1), 49–53.

［52］Genomics England (2016) *Cancer Genomics*. Available at: www.genomicsengland. co.uk/the-100000-genomes-project/understanding-genomics/ cancer-genomics/ (Accessed: 9/5/2018)

［53］George, A., Riddell, D., Seal, S. et al. (2016) Implementing rapid, robust, cost-effective, patient-centred, routine genetic testing in ovarian cancer patients. *Scientific Report*, 13(6), 29506.

［54］Giannarini, G., Mogorovich, A., Valent, F., et al. (2007) Continuing or discontinuing low-dose aspirin before transrectal prostate biopsy: results of a prospective randomized trial. *Urology*, 70(3), 501–505.

［55］Goodson III, W.H., Hunt, T.K., Plotnik, J.N. & Moore II, D.H. (2010) Optimization of clinical breast examination. *The American Journal of Medicine*, 123(4), 329–334.

［56］Gould, D. (2012) Skin flora: implications for nursing. *Nursing Standard*, 26(33), 48–56.

［57］Gould, D. & Brooker, C. (2008) *Infection Prevention and Control: Applied Microbiology for Healthcare*, 2nd edn. Basingstoke: Palgrave Macmillan.

［58］Greene, D., Ali, A., Kinsella, N. & Turner, B. (2015) *Transrectal Ultrasound and Prostatic Biopsy: Guidelines & Recommendations for Training*. BAUS & BAUN. Available at: www.baus.org.uk/_userfiles/pages/files/Publications/ Transrectal 20% Ultrasound 20% 20% Prostatic 20% Biopsy 20% FINAL.pdf (Accessed: 9/5/2018)

［59］Guray, M. & Sahin, A.A. (2006) Benign breast diseases: classification, diagnosis and management. *The Oncologist*, 11, 435–449.

［60］Hall, M.J., Forman, A.D., Pilarski, R., Wiesner, G. & Giri, V.N. (2014) Gene panel testing for inherited cancer risk. *Journal of the National Comprehensive Cancer Network*, 12(9), 1339–1346.

［61］Haydon, J. (2005) Genetics: uphold the rights of all clients to informed decision-making and voluntary action. *Nursing Standard*, 20(3), 48–51.

［62］Health Protection Agency (HPA) (2016) *Notes for Guidance on the Clinical Administration of Radiopharmaceuticals and Use of Sealed Radioactive Sources: Administration of Radioactive Substances Advisory Committee*. London: Public Health England.

［63］Heidenreich, A., Bastian, P.J., Bellmunt, J., et al. (2014) EAU guide-

lines on prostate cancer. Part 1: screening, diagnosis, and local treatment with curative intent-update 2013. *European Urology*, 65(1), 124–137.
[64] Henkin, R.E. (2006) *Nuclear Medicine*, 2nd edn. St Louis: Mosby.
[65] Higgins, C. (2013) *Understanding Laboratory Investigations for Nurses and Health Professionals*, 3rd edn. Oxford: Blackwell Publishing.
[66] Ho, H.S., Ng, L.G., Tan, Y.H., Yeo, M. & Cheng, C.W. (2009) Intramuscular gentamicin improves the efficacy of ciprofloxacin as an antibiotic prophylaxis for transrectal prostate biopsy. *Annals of Academic Medicine of Singapore*, 38(3), 212–216.
[67] Hori, S., Sengupta, A., Joannides, A., Balogun-Ojuri, B., Tilley, R. & McLoughlin, J. (2010) Changing antibiotic prophylaxis for transrectal ultrasound-guided prostate biopsies: are we putting our patients at risk? *British Journal of Urology International*, 106(9), 1298–1302, discussion 1302.
[68] HSE (2003) *Safe Working and the Prevention of Infection in Clinical Laboratories and Similar Facilities*, 2nd edn. Sudbury: HSE Books.
[69] HSE (2005) Biological Agents: *Managing the Risks in Laboratories and Healthcare Premises*. Sudbury: HSE Books.
[70] HSE (2006) *Information to Accompany Patients Undergoing Nuclear Medicine Procedures*. Available at: www.hse.gov.uk/research/rrpdf/rr416.pdf (Accessed: 9/5/2018)
[71] HSE (2014) Risk Assessment: *A Brief Guide to Controlling Risks in the Workplace*. Available at: www.hse.gov.uk/pubns/indg163.pdf (Accessed: 9/5/2018)
[72] Hughes, L.E. (1991) Classification of benign breast disorders: The ANDI classification based on physiological processes within the normal breast. *British Medical Bulletin*, 47(2), 251–297.
[73] Insinga, R.P., Glass, A.G. & Rush, B.B. (2004) Diagnoses and outcomes in cervical cancer screening: a population based study. *American Journal of Obstetrics and Gynecology*, 191, 105–113.
[74] Institute of Cancer Research (ICR) (2016) *Cancer Genetic Clinical Protocols*. Available at: www.icr.ac.uk/our-research/research-divisions/ division-of-genetics-and-epidemiology/genetic-susceptibility/ researchprojects/ cancer-genetic-clinical-protocols (Accessed: 9/5/2018)
[75] Ionising Radiation Regulations (1999) SI 1999/3232. London: Stationery Office. Available at: www.opsi.gov.uk/si/si1999/19993232.htm (Accessed: 9/5/2018)
[76] Ionising Radiation (Medical Exposure) Regulations (IRMER) (2000) SI 2000/1059. London: Stationery Office. Available at: www.opsi.gov.uk/ si/si2000/20001059.htm (Accessed: 9/5/2018)
[77] Jacobs, C., Robinson, L. & Webb, P. (2014) *Genetics for Health Professionals in Cancer Care: From Principles to Practice*. Oxford: Oxford University Press.
[78] Kapoor, D.A., Klimberg, I.W., Malek, G.H., et al. (1998) Single-dose oral ciprofloxacin versus placebo for prophylaxis during transrectal prostate biopsy. *Urology*, 52(4), 552–558.
[79] Kierszenbaum, A.L. & Tres, L.L. (2016) Histology and Cell Biology: *An Introduction to Pathology*, 4th edn. Philadelphia: Elsevier.
[80] Kirk, M. (2005) The role of genetic factors in maintaining health. *Nursing Standard*, 20(4), 50–54.
[81] Kirk, M., McDonald, K., Anstey, S. & Longley, M. (2003) *Fit for Practice in the Genetics Era. A Competence Based Education Framework for Nurses, Midwives and Health Visitors*. Pontypridd: University of Glamorgan.
[82] Kirk, M., Tonkin, E. & Skirton, H. (2011a) *Fit for Practice in the Genetics/ Genomics Era: A Revised Competence Based Framework with Learning Outcomes and Practice Indicators. A Guide for Nurse Education and Training*. Birmingham: NHS National Genetics Education and Training Centre.
[83] Kirk, M., Calzone, K., Arimori, N., Tonkin, E. & Skirton, H. (2011b) Genetics-Genomics Competencies and Nursing Regulation. *Journal of Nursing Scholarship*, 43(2), 107–116.
[84] Kluijt, I., Sijmons, R.H., Hoogerbrugge, N., et al. (2012) Familial gastric cancer: guidelines for diagnosis, treatment and periodic surveillance. *Familial Cancer*, 11, 363.
[85] Korenstein, D., Falk, R., Howell, E.A., Bishop, T. & Keyhani, S. (2012) Overuse of health care services in the United States: an understudied problem. *Archives of Internal Medicine*, 172(2), 171–178.
[86] Kumar, P.J. & Clark, M.L. (2016) *Kumar & Clark's Clinical Medicine*, 9th edn. Edinburgh: Saunders/Elsevier.
[87] Lange, D., Zappavigna, C., Hamidizadeh, R., Goldenberg, S.L., Paterson, R.F. & Chew, B.H. (2009) Bacterial sepsis after prostate biopsy – a new perspective. *Urology*, 74(6), 1200–1205.
[88] Larkin, A., Millan, E., Wagner, S. & Blum, M. (2011) Radioactivity of blood samples taken from thyroidectomised thyroid carcinoma patients after therapy with (131)I. *Thyroid*, 21(9), 1009–1012.
[89] Leachman, S.A., Carucci, J., Kohlmann, W., et al. (2009) Selection criteria for genetic assessment of patients with familial melanoma. *Journal of the American Academy of Dermatology*, 61(4), 677. e1–677.e14.
[90] Lee, C. & Woo, H.H. (2014), Current methods of analgesia for transrectal ultrasonography (TRUS)-guided prostate biopsy – a systematic review. *British Journal of Urology International*, 113 Suppl 2, 48–56.
[91] Liss, M.A., Johnson, J.R., Porter, S.B., et al. (2015) Clinical and microbiological determinants of infection after transrectal prostate biopsy. *Clinical Infectious Diseases*, 60(7), 979–987.
[92] Loeb, S., Vellekoop, A., Ahmed, A.H., et al. (2013) Systematic review of complications of prostate biopsy. *European Urology*, 64(6), 876–892.
[93] Loveday, H.P., Wilson, J.A., Pratt, R.J., et al. (2014) Epic3: National Evidence-based guidelines for preventing healthcare-associated infections in NHS hospitals in England. *Journal of Hospital Infections*, 86(S1), S1–S7.
[94] Lu, K.H., Schorge, J.O., Rodabaugh, K.J., et al. (2007) Prospective determination of prevalence of Lynch syndrome in young women with endometrial cancer. *Journal of Clinical Oncology*, 25, 5158–5164.
[95] Luini, A., Galimberti, V., Gatti, G., et al. (2005) The sentinel node biopsy after previous breast surgery: preliminary results on 543 patients treated at the European Institute of Oncology. *Breast Cancer Research and Treatment*, 89(2), 159–163.
[96] Marieb, E.N. & Hoehn, K. (2015) *Human Anatomy and Physiology*, 10th edn. San Francisco: Pearson.
[97] Mescher, A.L. (2016) *Basic Histology: Text and Atlas*, 14th edn. London: McGraw-Hill Medical.
[98] Middleton, A., Ahmed, M., & Levene, S. (2005). Tailoring genetic information and services to clients' culture, knowledge and language level. *Nursing Standard*, 20(2), 52–56.
[99] Miller, J., Perumalla, C., & Heap, G. (2005) Complications of transrectal versus transperineal prostate biopsy. *ANZ Journal of Surgery*, 75(1-2), 1445–2197.
[100] Nam, R.K., Saskin, R., Lee, Y., et al. (2013) Increasing hospital admission rates for urological complications after transrectal ultrasound guided prostate biopsy. *Journal of Urology*, 189(1 Suppl), S12–17; discussion S17–18.
[101] NHS Pathology (2014) *Samples and Request Forms*. Surrey: NHS Pathology. Available at: www.nhspathology.fph.nhs.uk/Core-Service/ Test-Directory/General_Information_Samples_and_Request_ Forms. aspx (Accessed: 9/5/2018)
[102] NHSCSP (2004) *Guidelines on Failsafe Actions for the Follow-Up of Cervical Cytology Reports*. Sheffield: NHS Cancer Screening Programmes. Available at: www.cancerscreening.nhs.uk/cervical/publications/nhscsp21. pdf (Accessed: 9/5/2018)
[103] NHSCSP (2013) *Achievable Standards, Benchmarks for Reporting, and Criteria for Evaluating Cervical Cytopathology*, 3rd edn. Sheffield: NHS Cancer Screening Programmes.
[104] NHSCSP (2015) NHS Cervical Screening (CSP) Programme. London: Public Health England. Available at: www.gov.uk/topic/populationscreening-programmes/cervical (Accessed: 9/5/2018)
[105] NHSCSP (2017) *Cervical Sample Taker e-Learning Course*. Avail-

able at: https://portal.e-lfh.org.uk/Component/Details/502328. (Accessed 25/06/2018)
[106] NICE (2002) *Improving Outcomes in Breast Cancer*. Available at: www.nice.org.uk/guidance/csg1/resources/improving-outcomes-in-breast-cancer-update-773371117 (Accessed: 9/5/2018)
[107] NICE (2003) *Guidance on the Use of Liquid-Based Cytology for Cervical Screening. Technology Appraisal Guidance 69*. London: NICE.
[108] NICE (2010) *Metastatic Malignant Disease of Unknown Primary Origin in Adults: Diagnosis and Management (CG104)*. London: NICE. Available at: www.nice.org.uk/guidance/cg104/chapter/1-guidance (Accessed: 9/5/2018)
[109] NICE (2013) *Familial Breast Cancer: Classification, Care and Managing Breast Cancer and Related Risks in People with A Family History of Breast Cancer (CG164)*. Available at: www.nice.org.uk/guidance/CG164 (Accessed: 9/5/2018)
[110] NICE (2014) *Prostate Cancer: Diagnosis and Management (CG175)*. London: NICE. Available at: www.nice.org.uk/guidance/cg175?un lid=54952719620161242039 (Accessed: 9/5/2018)
[111] NICE (2015a) *Bladder Cancer: Diagnosis and Management (NG2)*. London: NICE. Available at: www.nice.org.uk/guidance/ng2 (Accessed: 9/5/2018)
[112] NICE (2015b) *Suspected Cancer: Recognition and Referral (NG12)*. London: NICE. Available at: www.nice.org.uk/guidance/ng12 (Accessed: 9/5/2018)
[113] NICE (2016) *Breast Cancer (QS12)*. Available at: www.nice.org.uk/guidance/ qs12 (Accessed: 9/5/2018)
[114] NMC (2010a) *Record Keeping Guidance*. London: Nursing and Midwifery Council. Available at: www.nmc.org.uk/standards/code/record-keeping/ (Accessed: 9/5/2018)
[115] NMC (2010b) *Standards for Medicines Management*. London: Nursing and Midwifery Council. Available at: www.nmc.org.uk/globalassets/ sitedocuments/standards/nmc-standards-for-medicines-management. pdf (Accessed: 9/5/2018)
[116] NMC (2015) *The Code: Professional Standards of Practice and Behaviour for Nurses and Midwives*. London: Nursing and Midwifery Council. Available at: www.nmc.org.uk/globalassets/sitedocuments/nmc-publications/ nmc-code.pdf (Accessed: 9/5/2018)
[117] O'Dwyer, H.M., Lyon, S., Fotheringham, T. & Lee, M. (2003) Informed consent for interventional radiology procedures: a survey detailing current European practice. *Cardiovascular and Interventional Radiology*, 26(5), 428–433.
[118] Osborne, S. (2007) Nurse-led flexible cystoscopy: the UK experience informs a New Zealand nurse specialist's training. *International Journal of Urological Nursing*, 1(2) 58–63.
[119] Pandya, S. & Moore, R.G. (2011) Breast development and anatomy. *Clinical Obstetrics and Gynaecology*, 54(1), 91–95.
[120] Patel, U., Dasgupta, P., Amoroso, P., Challacombe, B., Pilcher, J. & Kirby, R. (2012) Infection after transrectal ultrasonography-guided prostate biopsy: increased relative risks after recent international travel or antibiotic use. *British Journal of Urology International*, 109(12) 1781–1785.
[121] Peter, J.E. & Gambhir, S. (2004) *Nuclear Medicine in Clinical Diagnosis and Treatment*, 3rd edn. Edinburgh: Churchill Livingstone.
[122] Peyronnet, B., Drouin S.J., Gomez, F.D., et al. (2016) Local analgesia during flexible cystoscopy in male patients: a non-inferiority study comparing Xylocaine gel to Instillagel Lido. *Progres en Urologie* 26(11-1), 651–655.
[123] Qaseem, A., Alguire, P., Dallas, P., et al. (2012) Appropriate use of screen ing and diagnostic tests to foster high-value, cost-conscious care. *Annals of Internal Medicine*, 156(2), 147–149.
[124] Raber, M., Scattoni, V., Roscigno, M., et al. (2008) Topical prilocainelidocaine cream combined with peripheral nerve block improves pain control in prostatic biopsy: results from a prospective randomized trial. *European Urology*, 53(5), 967–973.
[125] Radhakrishnan, S., Dorkin, T.J., Johnson, P., Menezes, P. & Greene, D. (2006) Nurse-led flexible cystoscopy: experience from one UK centre. *British Journal of Urology International*, 98(2), 256–258.
[126] Rahman, N. (2014) Realizing the promise of cancer predisposition genes. *Nature*, 505(7483), 302–308.
[127] RCN (2008) *Defending dignity: Challenges and opportunities for nursing*. Available at: www.rcn.org.uk/professional-development/publications/ pub-003257 (Accessed: 9/5/2018)
[128] RCN (2012) *Advanced nurse practitioners, An RCN guide to advanced nursing practice, advanced nurse practitioners and programme accreditation*. Available at: https://www.rcn.org.uk/professional-development/ publications/pub-003207 (Accessed: 9/5/2018)
[129] RCN (2013) *Cervical Screening: RCN Guidance for Good Practice*. London: Royal College of Nursing. Available at: https://www.rcn.org.uk/ professional-development/publications/pub-003105 (Accessed: 9/5/2018)
[130] RCN (2016a) *Consent: Advice Guides*. London: Royal College of Nursing. Available at: www.rcn.org.uk/get-help/rcn-advice/consent (Accessed: 9/5/2018)
[131] RCN (2016b) Chaperoning: *The Role of the Nurse and the Rights of Patients*. London: Royal College of Nursing. Available at: https://www.rcn.org.uk/professional-development/publications/pub-001446 (Accessed:9/5/2018)
[132] RCN (2017a) *Essential Practice for Infection Prevention and Control: Guidance for Nursing Staff*. London: Royal College of Nursing. Available at: https://www.rcn.org.uk/professional-development/publications/pub-005940 (Accessed: 9/5/2018)
[133] RCN (2017b) *Principles of Consent: Guidance for Nursing Staff*. London: Royal College of Nursing. Available at: https://www.rcn.org.uk/ professional-development/publications/pub-006047 (Accessed: 9/5/2018)
[134] RCR (2008) *Guidance on Screening and Symptomatic Imaging*, 3rd edn. London: Royal College of Radiologists. Available at: www.rcr.ac.uk/ system/files/publication/field_publication_files/BFCR(13)5_breast.pdf (Accessed: 9/5/2018)
[135] Resuscitation Council (2015) *Resuscitation Guidelines*. London: Resuscitation Council. Available at: www.resus.org.uk/resuscitation-guidelines (Accessed: 9/5/2018)
[136] Reynard, J., Brewster, S. & Biers, S. (2013) *Oxford Handbook of Urology*, 3rd edn. Oxford: Oxford University Press.
[137] Reynard, J., Mark, S., Turner, K., Armenakas, N., Fenely, M. & Sullivan, M. (2008) *Oxford Handbook of Urological Surgery*. Oxford: Oxford University Press.
[138] Richards, S., Aziz, N., Bale, S., et al.; ACMG Laboratory Quality Assurance Committee (2015) Standards and guidelines for the interpretation of sequence variants: a joint consensus recommendation of the American College of Medical Genetics and Genomics and the Association for Molecular Pathology. *Genetic Medicine*, 17(5), 405–424.
[139] Rocha, R.D., Pinto, R.R., Tavares, D.P.B. & Goncalves, C. (2013) Step-bystep of ultrasound-guided core-needle biopsy of the breast: review and technique. *Radiologia Brasileira*, 46(4), 234–241.
[140] Rodriguez, L.V. & Terris, M.K. (1998) Risks and complications of transrectal ultrasound guided prostate needle biopsy: a prospective study and review of the literature. *Journal of Urology*, 160(6), 2115–2120.
[141] Royal College of Physicians, Royal College of Pathologists and British Society for Human Genetics (2011) *Consent and Confidentiality in Clinical Genetic Practice: Guidance on Genetic Testing and Sharing Genetic Information*, 2nd edn. Report of the Joint Committee on Medical Genetics. London: RCP, Royal College of Pathologists. Available at: www. bsgm.org.uk/media/678746/consent_and_confidentiality_2011.pdf (Accessed: 9/5/2018)
[142] Russell, C. (1998) Measurement and interpretation of renal transit times. In: Murray, I.P.C. and Ell, P.J. (eds) *Nuclear Medicine in Clinical Diagnosis and Treatment*, 2nd edn. Edinburgh: Churchill Livingstone, pp. 257–262.
[143] Scales, K. (2009) Correct use of chlorhexidine in intravenous practice. *Nursing Standard*, 24(8), 41–46.
[144] Schrenk, P., Woelfl, S., Bogner, S., et al. (2005) The use of senti-

[145] Schuiling, K.D. & Likis, F.E. (2013) *Women's Gynecological Health*, 2nd edn. Rochester: Jones & Bartlett Learning.

[146] Selkirk, C.G., Vogel, K.J., Newlin, A.C., et al. (2014) Cancer genetic testing panels for inherited cancer susceptibility: the clinical experience of a large adult genetics practice. *Familial Cancer*, 13(4), 527–536.

[147] Sharp, C., Shrimpton, J.A. & Bury, R.F. (1998) *Diagnostic Medical Exposures: Advice on Exposure to Ionising Radiation during Pregnancy*. Didcot: National Radiological Protection Board.

[148] Siddiqui, M.M., Rais-Bahrami, S., Turkbey, B., et al. (2015) Comparison of MR/ultrasound fusion-guided biopsy with ultrasound-guided biopsy for the diagnosis of prostate cancer. *Journal of the American Medical Association*, 313(4), 390–397.

[149] Sieber, P., Rommel, F., Agusta, V., Breslin, J., Huffnagle, H. & Harpster, L. (1997) Antibiotic prophylaxis in ultrasound guided transrectal prostate biopsy. *The Journal of Urology*, (157)6, 2199–2200.

[150] Singh, S., van Herwijnen, I. & Phillips, C. (2013) The management of lower urogenital changes in the menopause. *Menopause International*, 19(2), 77–81.

[151] Skills for Health (2010a) *CYST1 Undertake Diagnostic and Surveillance Cystoscopy Using a Flexible Cystoscope*. Version 1. Available at: https:// tools.skillsforhealth.org.uk/competence/show/html/code/CYST1/ (Accessed: 9/5/2018)

[152] Skills for Health (2010b) *CYST2 Undertake Biopsy Using a Flexible Cystoscope*. Version 1. Available at: http://tools.skillsforhealth.org.uk/competence/ show/html/code/CYST2/ (Accessed: 9/5/2018)

[153] Skills for Health (2010c) *CYST3 Remove Ureteric Stent Using a Flexible Cystoscope*. Version 1. Available at: https://tools.skillsforhealth.org.uk/ competence/show/html/code/CYST3/ (Accessed: 9/5/2018)

[154] Skills for Health (2010d) *CYST4 Use Cystodiathermy Via Flexible Cystoscope*. Version 1. Available at: https://tools.skillsforhealth.org.uk/ competence/show/html/code/CYST4/ (Accessed: 9/5/2018)

[155] Skirton, H. & Barnes, C. (2005) Obtaining and communicating information about genetics. *Nursing Standard*, 20(7), 50–53.

[156] Smith, A., Badlani, G., Preminger, G. & Kavoussi, L. (2012) *Smith's Textbook of Endourology*, 3rd edn. Oxford: Wiley-Blackwell.

[157] Smith, T., Streeter, E., Choi, W., et al. (2015) Are specialist nurse-led check flexible cystoscopy services as effective as doctor-led sessions? *International Journal of Urological Nursing*, 10(2), 65–67.

[158] Society of Nuclear Medicine and Molecular Imaging (SNMMI) (2016) *Resource Center*. Available at: http://interactive.snm.org/index. cfm?PageID=6309 (Accessed: 9/5/2018)

[159] Stratton, M.R., Campbell, P.J. & Futreal, P.A. (2009) The cancer genome. *Nature*, 458(7239), 719–724.

[160] Taylor, A.K., Zembower, T.R., Nadler, R.B., et al. (2012) Targeted antimicrobial prophylaxis using rectal swab cultures in men undergoing transrectal ultrasound guided prostate biopsy is associated with reduced incidence of postoperative infectious complications and cost of care. *Journal of Urology*, 187(4), 1275–1279.

[161] Taylor, J., Pearce, I. & O'Flynn, K. (2002) Nurse led cystoscopy: the next step. *British Journal of Urology International*, 90(1), 45–46.

[162] Tortora, G.J. & Derrickson, B.H. (2014) *Principles of Anatomy and Physiology*, 14th edn. London: Wiley.

[163] Turner, B. & Pati, J. (2010) Nurse practitioner led prostate biopsy: an audit to determine effectiveness and safety for patients. *International Journal of Urological Nursing*, 4(2), 87–92.

[164] Turner, B., Aslet, Ph., Drudge-Coates, L., et al. (2011) *Evidence-based Guidelines for Best Practice in Health Care: Transrectal Ultrasound Guided Biopsy of the Prostate*. European Association of Urology Nurses. Available at: http://nurses.uroweb.org/wp-content/uploads/EAUN_TRUS_Guidelines_EN_2011_LR.pdf (Accessed: 9/5/2018)

[165] Vassalos, A. & Rooney K. (2013) Surviving sepsis guidelines 2012. *Critical Care Medicine*, 41(12), e485–486.

[166] Vialard-Miguel, J., Mazere, J., Mora, S., et al. (2005) I131 in blood samples: management in the laboratory. *Annales de Biologie Clinique (Paris)*, 63(5), 561–565.

[167] Wallis, M., Tarvidon, A., Helbich, T. & Schreer, I. (2006) Guidelines from the European Society of Breast Imaging for diagnostic interventional breast procedures. *European Radiology*, 17(2), 581–588.

[168] Wegerhoff, F. (2006) It's a bug's life – specimen collection, transport, and viability. *Microbe*, 1, 180–184.

[169] Weston, D. (2008) *Infection Prevention and Control: Theory and Clinical Practice for Healthcare Professionals*. Oxford: John Wiley & Sons.

[170] WHO (2014) *Comprehensive Cervical Cancer Control: A Guide to Essential Practice*. Geneva: World Health Organization.

[171] WHO (2015) *Guidance on Regulations for the Transport of Infectious Substances 2015–2016*. Geneva: World Health Organization.

[172] Williamson, D.A., Barrett, L.K., Rogers, B.A., Freeman, J.T., Hadway, P., & Paterson, D.L. (2013) Infectious complications following transrectal ultrasound-guided prostate biopsy: new challenges in the era of multidrug-resistant Escherichia coli. *Clinical Infectious Diseases*, 57(2), 267–274.

[173] Wolf, A.C., Hammond, E.H., Hicks, D.G., et al (2013) Recommendations for Human Epidermal Growth Factor Receptor 2 Testing in Breast Cancer: American Society of Clinical Oncology/College of American Pathologists Clinical Practice Guideline Update. *Journal of Clinical Oncology*, 31, 3997–4013.

[174] Wright, C.A. (2012) Fine-needle aspiration biopsy of lymph nodes. *Continuing Medical Education*, 30(2), 56–60.

[175] Xu, S., Markson, C., Costello, K.L., Xing, C.Y., Demissie, K. & Llanos, A.A. (2016) Leveraging Social Media to Promote Public Health Knowledge: Example of Cancer Awareness via Twitter. *JMIR Public Health and Surveillance*, 2(1), e17.

[176] Yu, B., O'Toole, S.A. & Trent, R.J. (2015) Somatic DNA mutation analysis in targeted therapy of solid tumours. *Translational Pediatrics*, 4(2), 125–138.

[177] Yun, T.J., Lee, H.J., Kim, S.H., Lee, S.E., Cho, J.Y. & Seong, C.K. (2007) Does the intrarectal instillation of lidocaine gel before periprostatic neurovascular bundle block during transrectal ultrasound guided prostate biopsies improve analgesic efficacy? A prospective, randomized trial. *Journal Urology*, 178(1), 103–106.

[178] Zani, E.L., Clark, O.A. & Rodrigues Netto, N. Jr. (2011) Antibiotic prophylaxis for transrectal prostate biopsy. *Cochrane Database of Systematic Reviews* 11(5), CD006576.

[179] Ziessman, H.A., O'Malley, J.P. & Thrall, J.H. (2006) *Nuclear Medicine*, 3rd edn. St Louis, MO: Mosby.

[180] Zuber, T.J. (2002) Punch biopsy of the skin. *American Family Physician*, 65(6), 1161–1162.

第 2 章 血液学操作
Haematological procedures

王 浩 译 郑 堃 纪光伟 校

操作指南

2-1 骨髓穿刺和骨髓活检
2-2 骨髓采集
2-3 血液单采
2-4 利巴韦林给药
2-5 羟乙磺酸喷他脒给药

【本章概要】

本章对通常由血液专科护士操作的流程进行了回顾和指导。血液学操作包括以下几个方面。
- 骨髓操作。
- 血液单采。
- 利巴韦林给药。
- 喷他脒给药。

【定义】

- 骨髓操作（bone marrow procedures）是指从骨髓腔获取造血组织，通过骨髓穿刺或骨髓活检获得组织（Al-Ibraheemi 等，2013；

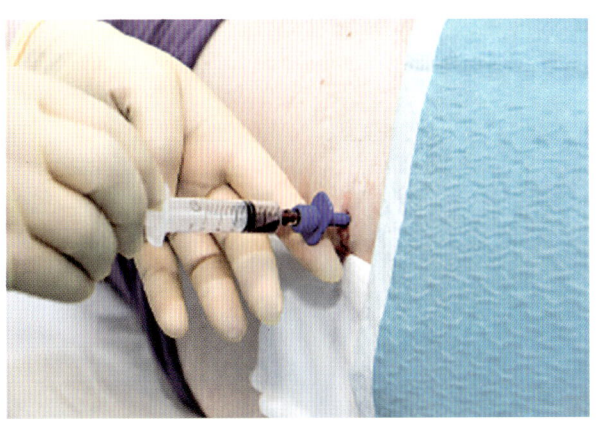

Hoffbrand 和 Moss 2015；Odejide 等，2013）。具体操作包括以下内容。

— 骨髓穿刺和骨髓活检（aspiration and trephine biopsy）。骨髓活组织检查是研究血液病不可或缺的工具，可能是获得正确诊断的唯一方法。骨髓通常通过针吸和经皮环钻骨髓活检获得。如果操作正确，骨髓穿刺抽吸简单安全，可以重复多次和在门诊进行（Hoffbrand 和 Moss 2015；Lewis 等，2011；Moore 等，2016）。骨髓活检稍复杂一些，但在诊断骨髓穿刺"干抽"（如骨髓纤维化，浸润）时更具有价值，或者在骨髓结构变化时，能发现重要的诊断特征（如霍奇金病、淋巴瘤）。这些操作也可在门诊进行（Lewis 等，2011）。

— 骨髓采集（Bone marrow harvest）。传统上骨髓采集是收集干细胞，以进行造血干细胞移植传统的主要方法（Richardson 和 Atkinson，2006）。操作类似于骨髓穿刺，但需要从两侧髂后上棘进行多次抽吸，以获得足够量的干细胞（Yarbro 等，2016）。该操作应在手术室于麻醉下进行，通常需要住院手术（Yarbro 等，2016）。

- 血液单采（apheresis）是血细胞分离过程的通称，可用于供者采集或治疗目的。血细

081

胞分离机从患者或供者取出全血并将其分离成组分，收集所需组分，可同时将所需或剩余部分回输给患者或供者（Corbin 等，2010）。血液成分的分离可以通过过滤、离心或两者组合来完成。过滤是利用颗粒大小的差异分离血浆与细胞成分；离心是以不同重力来分离提取血液成分（Burgstaler，2010）。根据被去除的血液成分不同，具体可分为（Kaushansky 等，2016）如下几个方面。

— 白细胞单采（去白细胞）。
— 血小板单采（去血小板）。
— 红细胞单采（红细胞置换）。
— 治疗性血浆单采（血浆置换）。

● 利巴韦林（Ribavirin）是一种通过干扰病毒蛋白质合成来抑制多种 DNA 和 RNA 病毒的药物（Joint Formulary Committee，2018）。通常通过吸入给药，治疗呼吸道合胞病毒（RSV）和副流感病毒引起的严重细支气管炎（Dignan 等，2016；Molinos-Quintana 等，2013；Raboni 等，2003）。偶尔也在肺部以外部位感染时静脉给药。

● 羟乙磺酸喷他脒（Pentamidine isetionate）是一种合成的脒衍生物，是一种干扰 DNA 复制和功能的抗原虫和抗真菌药。它可有效治疗某些真菌感染，特别是肺孢子菌肺炎（以前称卡氏肺囊虫肺炎）。也可用于治疗锥虫病和利什曼病（Sun 和 Zhang，2008）。

一、骨髓操作

（一）解剖学和生理学

1. 骨髓

血细胞的成熟过程被称为造血（Davē 和 Koury，2016），此过程发生在骨髓中。在胚胎 5～9 个月时，骨髓、肝脏和脾脏制造血细胞。出生时，所有骨骼的骨髓都参与造血功能。在儿童期，部分造血组织（红骨髓）被脂肪组织（黄骨髓）替代。在成人，只有骨盆和胸骨的骨髓可以造血（Yarbro 等，2016）。黄骨髓能够在某些情况下恢复成造血组织，如溶血性贫血（Davē 和 Koury，2016）。

2. 干细胞

所有成熟的血细胞都来自一种称为干细胞的前体细胞。干细胞具有无限自我再生（可以产生更多干细胞）和分化（可以成长为任何成熟血细胞类型）的能力（图 2-1）。

干细胞的自我再生和分化受被称为"造血生长因子"的酸性糖蛋白分子的调节（Traynor，2006）。一些生长因子在血浆中天然存在，但其他生长因子仅在炎症或其他刺激后才能被检测到（Hoffbrand 和 Moss，2015）。生长因子包括粒细胞集落刺激因子（G-CSF）、促红细胞生成素和血小板生成素（Traynor，2006）。

分化过程的第一步是干细胞分为两个主要的细胞谱系，包括髓系和淋巴系。髓系祖细胞分化为红细胞、血小板、粒细胞（嗜中性粒细胞、嗜酸性粒细胞和嗜碱性粒细胞）和单核细胞（巨噬细胞）。淋巴系祖细胞成熟为淋巴细胞（T 细胞和 B 细胞）。淋巴细胞、粒细胞和单核细胞都是白细胞（Bondurant 等，2012）。表 2-1 列出了正常成人血细胞的主要功能和血液学参考值。

3. 血浆

血浆使血液具有液体特性，使其能在血管中流动。如果全血的血细胞在试管中沉淀，则约 54% 的体积将是棕黄稻草色血浆（Traynor 2006）。血浆由水、血浆蛋白（如纤维蛋白原、白蛋白、球蛋白）、电解质（如钠、钾、氯）和代谢产物（如尿素、肌酐、胆固醇）组成。这些成分的功能包括凝血，维持血压，控制血浆黏度，抗体形成和调节细胞内/细胞外压力。

（二）骨髓穿刺和骨髓活检

1. 相关理论

骨髓检查有两种，独立但相互关联。第一种是骨髓穿刺，抽吸和涂片制备细胞学检查（Hoffbrand 和 Moss，2015；Odejide 等，2013）。抽吸标本用于细胞形态学的评估（Longo，2016）。第二种是骨和相关骨髓的活检，以评估整体骨髓结构、骨髓细胞、纤维化、感染或浸润性疾病（Longo，2016）。许多血液病的诊断和治疗依赖于骨髓的检查（Hoffbrand 和 Moss，2015；Odejide 等，2013）。

2. 循证方法

（1）原理：在进行骨髓检查之前，应确定从该操作中获得信息的明确诊断目标。以此决定是否需要进行任何特殊检查，以便收集和正确处理所有必需标本（Hoffbrand 和 Moss，2015）。表 2-2 更详细地概述了这一点。

有几个部位可用于骨髓穿刺和骨髓活检（图 2-2）。通常胸骨因体积小且与重要器官接近，仅穿刺抽吸而不进行骨髓活检。选择部位反映了不同年龄患者骨髓的正常分布。年龄较小的儿童可从胫骨前内侧区采集骨髓，而成人骨髓最好从第 2 肋间旁的胸骨或髂前上棘或髂后上棘采样（Hoffbr and 和 Moss，2015；Koeppen 等，2011）。胸骨不允许进行骨髓活检，如果胸骨在第二肋间区域以外的后壁被钻透，可能会出现几种并发症，包括出血和心脏压塞（Hoffbrand 和 Moss，2015；Koeppen 等，2011）。相比之下，髂嵴抽吸和活检相关并发症率很低，髂后上棘是骨髓检查最常见的部位（图 2-3）。如果因既往放疗、手术或患者不适不能用髂后上棘，可以使用髂前上棘（Hoffbrand 和 Moss，2015；Koeppen 等，2011）。

①适应证：有许多适应证需要进行骨髓检查。包括（Hoffbrand 和 Moss，2015；Koeppen 等，2011）如下几个方面。

- 外周血涂片观察到血液学异常，需进一步检查。
- 评估原发性骨髓肿瘤。
- 转移性肿瘤的骨髓受累分期。
- 评估感染性疾病进程，包括不明原因发热。
- 评估代谢性疾病。

②禁忌证

- 避免进行骨髓检查的唯一绝对禁忌是存在

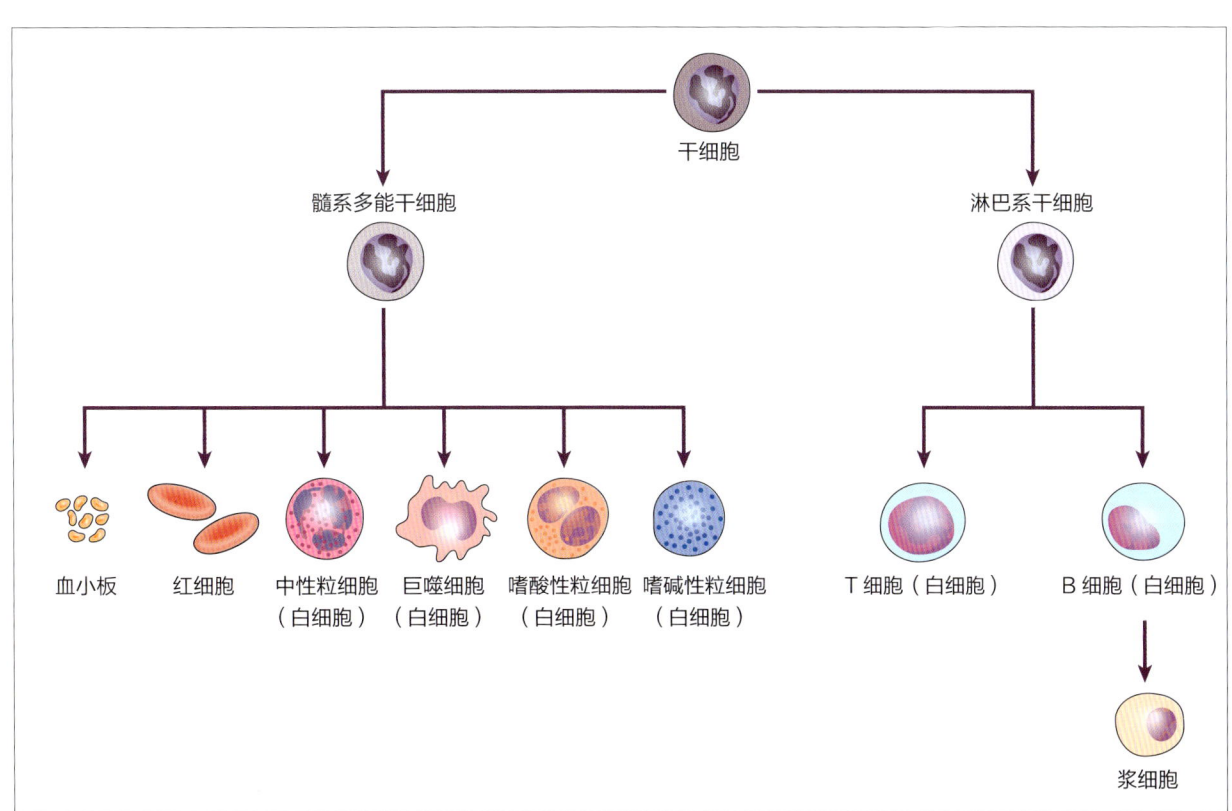

▲ 图 2-1 干细胞和其产生的血细胞
引自 Dougherty 和 Lister，2011

表 2-1 血细胞的主要功能和正常成人的血液学参考值

血细胞类型和功能	血液学参考值	图 例
红血细胞（红细胞） 将氧气从肺部输送到组织，并由组织运回二氧化碳以从肺部排出	男性：15±2 g/dl 女性：14±2 g/dl	
血小板（巨核细胞） 在血管损伤的正常止血反应中形成机械血栓	(130～400)×10^9/L	
白血细胞（白细胞） 是一组不同的细胞，协同工作以提供免疫力保护人体免受疾病侵害	(7.0±3.0)×10^9/L	
白细胞分类 • 中性粒细胞：被吸引至感染灶（趋化性）；摄取微生物（吞噬作用）并破坏它们	(2.0～7.0)×10^9/L	
• 嗜酸性粒细胞：与中性粒细胞功能相同；此外有助于控制寄生虫感染；在过敏反应中起作用	(0.04～0.4)×10^9/L	
• 嗜碱性粒细胞：在变态反应、过敏和炎症反应，以及控制寄生虫感染方面起作用	(0.02～0.1)×10^9/L	
• T淋巴细胞：攻击携带外来抗原和抗体包被的细胞；可以促进或抑制B细胞（细胞介导免疫的一部分） • B淋巴细胞：成熟成为浆细胞，分泌抗体（体液免疫） • 自然杀伤（NK）淋巴细胞：攻击外来细胞和肿瘤细胞（细胞介导免疫的一部分）	(1.0～3.0)×10^9/L	
• 单核细胞（在组织中分化为巨噬细胞）：具有趋化作用，吞噬作用，杀死一些微生物（真菌和分枝杆菌），释放IL-1和TNF，刺激骨髓基质细胞产生GM-CSF、G-CSF、M-CSF和IL-6	(0.2～1.0)×10^9/L	

G-CSF. 粒细胞集落刺激因子；GM-CSF. 粒细胞-巨噬细胞集落刺激因子；IL. 白细胞介素；M-CSF. 巨噬细胞集落刺激因子；TNF. 肿瘤坏死因子

改编自 Bain，2004；Hoffbrand 和 Moss，2015；Hughes-Jones 等，2013；Provan 等，2015；Turgeon，2014

表 2-2 骨髓穿刺和骨髓活检的比较

	骨髓穿刺	骨髓活检
穿刺点	髂前/后上棘或胸骨（儿童选胫骨前区域）	髂前/后上棘
出报告时间	1～2h	1～7天（根据脱钙方法）
主要适应证	低增生性或不明原因性贫血、白细胞减少症或血小板减少症、疑似白血病或骨髓瘤或骨髓衰竭、评估铁储存、一些不明原因发热病例的检查	对全血细胞减少（再生障碍性贫血）除了骨髓穿刺还需骨髓活检、转移性肿瘤、肉芽肿感染（如分枝杆菌病、组织胞浆菌病）、骨髓纤维化、脂质贮积病（如戈谢病，尼曼匹克病）、任何骨穿"干抽"的病例；骨髓细胞学的评估
特殊测试	组织化学染色（白血病）、细胞遗传学研究（白血病、淋巴瘤）、微生物学（细菌、分枝杆菌、真菌培养）、普鲁士蓝（铁）染色（评估铁储备，铁粒幼细胞贫血的诊断）	纤维组织化学染色（如用于转移性前列腺癌的酸性磷酸酶），免疫过氧化物酶染色（如多发性骨髓瘤、白血病或淋巴瘤中的免疫球蛋白或细胞表面标志物检测；单核细胞白血病酯酶检测），网状蛋白染色（骨髓纤维化增加），微生物染色（如分枝杆菌抗酸染色）

引自 Hoffbrand 和 Moss，2015；Longo，2016

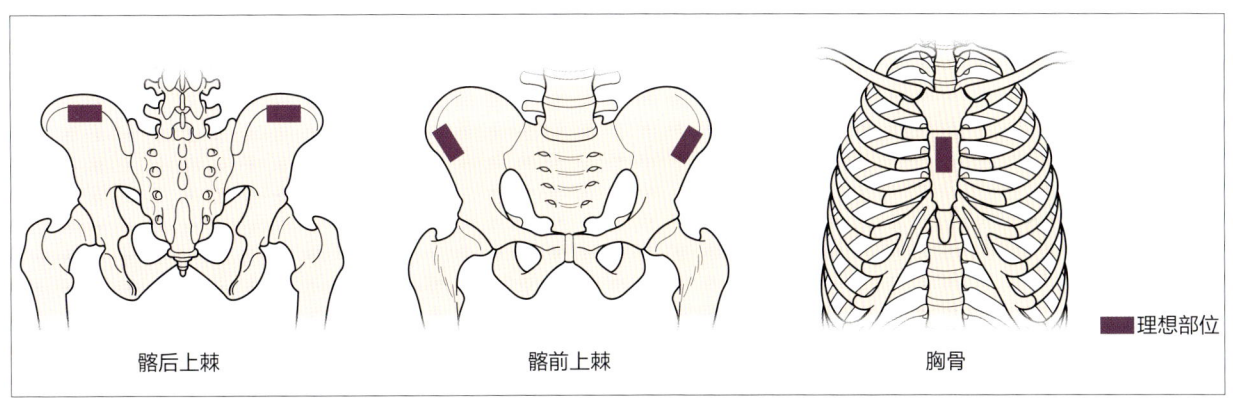

髂后上棘　　　　　髂前上棘　　　　　胸骨　　　■ 理想部位

▲ 图 2-2 常用骨髓检查穿刺点建议顺序

通常在胸骨只做骨髓穿刺不做骨髓活检，因其体积小而且后面有重要器官，引自 Dougherty 和 Lister，2011

凝血功能障碍，如血友病（除非可以纠正），这可能导致手术后严重出血。

● 如果髋部有皮肤或软组织感染，穿刺点应避开感染部位（Goldberg 等，2007）。

(2) 护理原则：该操作应以无菌方式进行，并细致地洗手，以减少感染风险。任何可能导致针刺受伤的器具都必须妥善处理。局部/全身麻醉和禁食的流程必须遵照执行。

骨髓穿刺和骨髓活检的方法

● 骨髓穿刺。将骨髓穿刺吸取针穿过皮肤插入骨髓。一旦针头进入骨髓腔，连接注射器并用其吸出骨髓液（图 2-4）。然后涂到玻片上（Hoffbrand 和 Moss，2015）（图 2-5）。

● 骨髓活检。将环钻针插入并固定在骨皮质中。进针并旋转以获得一块固体骨髓。然后将该块骨髓与针一起拔出。骨髓活检取出包括骨髓在内的骨髓固体核心，并在固定液中固定、脱钙和切片后作为组织学标本进行检查（Hoffbrand 和 Moss，2015）（图 2-6）。

3. 法律和专业问题

骨髓活检传统上是由医师操作，但近年来，也有很多经过专门培训的护士操作（Lewis 等，

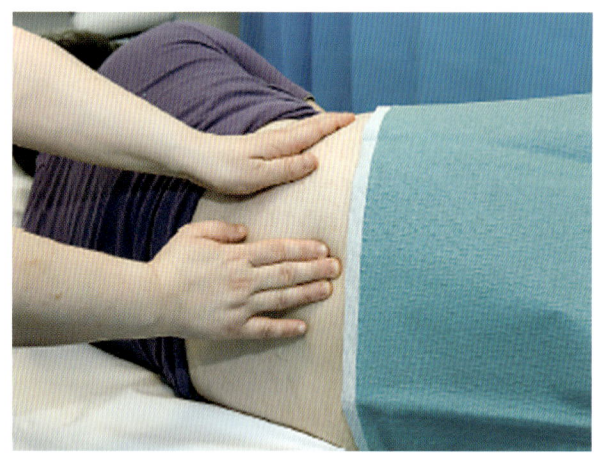

▲ 图 2-3　患者左侧卧位，头偏左侧，暴露下背和臀部，触到右侧髂后上棘
引自 Dougherty 和 Lister，2011

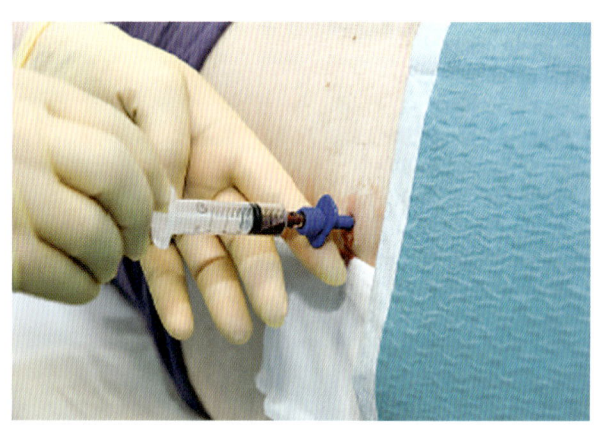

▲ 图 2-4　从骨髓腔穿刺抽吸骨髓
引自 Dougherty 和 Lister，2011

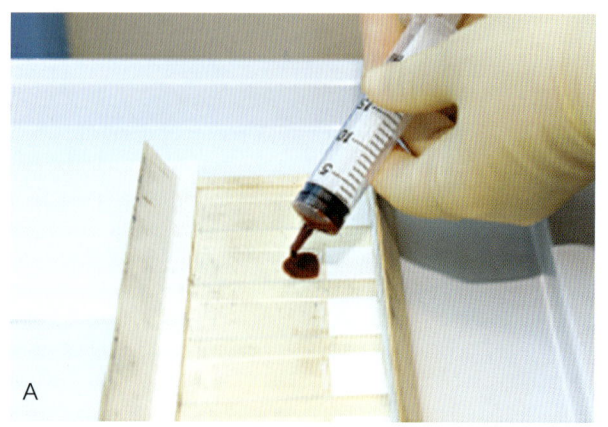

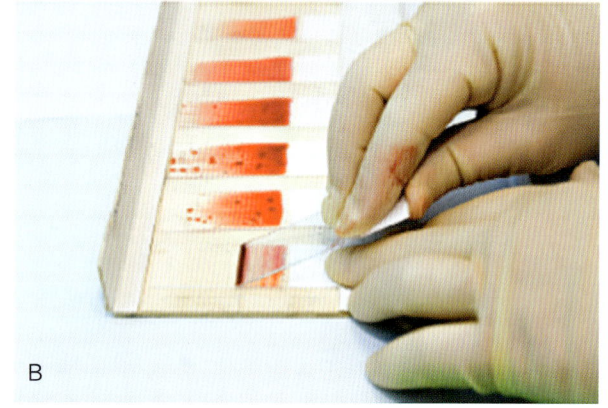

▲ 图 2-5　A. 准备骨髓穿刺涂片；B. 完成骨髓穿刺涂片
引自 Dougherty 和 Lister，2011

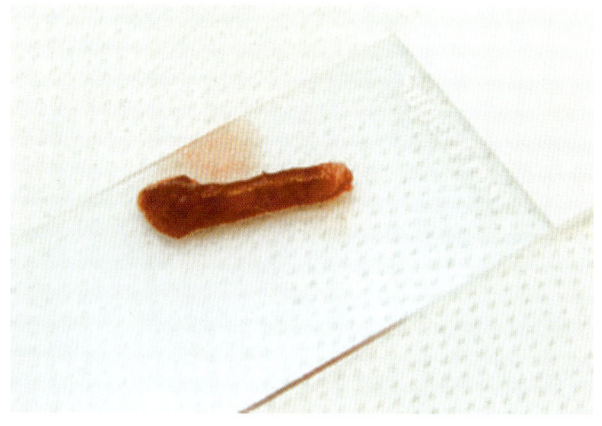

▲ 图 2-6　骨髓活检标本
引自 Dougherty 和 Lister，2011

2016；Ruegg 等，2009）。长期以来，人们认识到，有了积极的工作人员和有组织的培训计划，执业护士也可以进行骨髓活检操作，并可取到质量满意的标本（Lawson 等，1999）。还有人提出，这可以提高血液机构的效率，并提高患者的护理质量（Lawson 等，1999；McNamara，2011）。

骨髓标本通常要求用于研究目的。应根据良好的临床实践指南（MHRA，2012）收集这些标本。制定标准的其他法规包括人体组织管理规范（2017c）Ⓔ 研究。

局麻药的给药应符合患者组指导（Patient Group Direction）（译者注：英国对某类确诊患者可直接给药的用药说明，类似于处方）或书面处方。

(1) 能力：应为新执业者提供合理的培训计划。所有执业者都应由合格的执业辅导员评估后才能操作。护士必须始终按照专业规定的范围进行操作（NMC，2015）。学习工具可包括护理技能工作手册。

(2) 知情同意：执行操作的从业者应在骨髓活

检之前，向患者提供信息，并获得书面同意。对儿科患者，除非孩子超过 16 岁，否则，需父母同意（NMC，2015）。

4. 操作前的准备

（1）器械：可能使用各种规格的针。大多有活动的导引针芯（防止抽吸前针堵塞），和可用于取骨髓活检标本的空心针。一些主要用于胸骨骨髓穿刺手术的针有可调节的防护装置，可以限制针头的穿刺深度，目前没有其他用于此操作的安全装置（Smock 和 Perkins，2014）。图 2-7 显示了进行骨髓活检所需的专业设备。操作指南 2-1 提供了必要设备的完整清单。

（2）药理学支持：在大多数成人病例中，只要进行了充分的局部麻醉，骨髓活检可以在患者不舒服、风险很小的情况下进行。最常使用 2% 利多卡因，最大剂量为 200mg（Joint Formulary Committee，2018）。即使穿刺点已麻醉失去感觉，患者可能会在实际抽吸过程中有"拖曳感"。局部麻醉作用的持续时间约为 90min（Joint Formulary Committee，2018）。

对于恐惧和焦虑的患者，在穿刺前可能要口服镇静药，吸入 Entonox®（译者注：50% 氧化亚氮和 50% 氧气混合气体），或给予静脉清醒镇静，但是这通常不是必需的（Hjortholm 等，2013；McGrath，2013）。当使用静脉镇静时，应该有第二位医师进行清醒镇静并监测患者。应该制定当地的标准操作规范来帮助实践中的从业人员，如确保有心脏监测、脉搏血氧监测、氧气管理、急救药物和复苏设备可用，以便符合 Royal 医学院的指南（Academy of Royal Medical Colleges 2013；Provan 等，2015）。

儿科患者进行骨髓活检可能更困难，减少痛苦的措施包括以下几个方面。

- 使用全身麻醉。

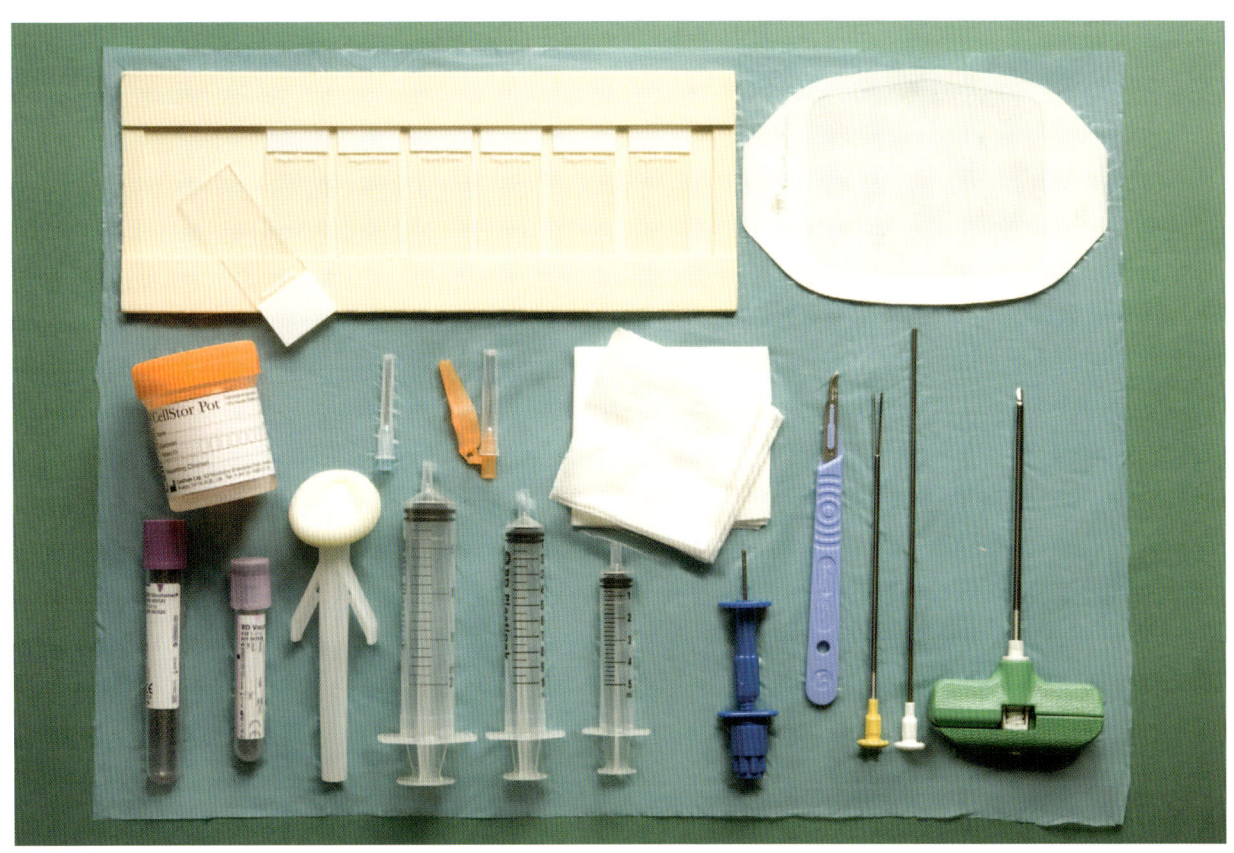

▲ 图 2-7　骨髓活检器械

包括使用海绵涂抹器的皮肤清洁消毒剂、用于骨髓取样和局部麻醉药给药的注射器、用于局部麻醉药、骨髓穿刺针和带护罩的针头、骨髓活检针、细胞学载玻片和盖玻片、标本瓶、无菌敷料和 11 号手术刀

- 在操作前 1~5h，在封闭敷料下，将 2.5% 利多卡因/2.5% 丙胺卡因（普鲁卡因）乳膏在穿刺部位厚涂一层。注意对于不足 37 周的早产儿禁用（Paediatric Formulary Committee，2018）。
- 利多卡因应局部浸润到骨髓活检部位，以控制术后疼痛。新生儿和 12 岁以下儿童的推荐剂量最高为 3mg/kg 1% 利多卡因（0.3ml/kg）（Paediatric Formulary Committee，2018）。如有疑问，应寻求专家意见。

(3) 非药物支持：对于极度焦虑的患者可能需要特别照顾。措施包括确保患者有家人或朋友在场，以及放松、按摩和音乐等辅助疗法（Bufalini，2009）。

(4) 特殊患者的准备：血小板减少症不是骨髓检查的禁忌证，即使有血小板减少性紫癜，骨髓检查也是安全的（Lewis 等，2011）。但是，护士必须根据病史评估出血的风险（BCSH，2008）。这应包括家族史、既往创伤后或手术后大出血史、肝脏疾病和使用抗血栓药物的详细情况。如果没有出血史，则不需要进行凝血检查。如果有出血史或有明确的临床指征（如肝病），应咨询血液科医师，以确定需要进行哪些检查，以及应采取哪些措施。其中，一些内容在药理学支持部分中有概述。如果在骨髓活检后发生出血，主要原因按出现频率排序如下（Bain，2005）。
- 骨髓增殖性疾病（译者注：现称为骨髓增殖性肿瘤）。
- 阿司匹林治疗。
- 其他血小板功能障碍。

确定患者的髂后上棘是否接受过放疗或手术，是否发生过软组织损伤或感染，将有助于避免不合适的穿刺部位。

进一步评估应确定患者是否对药物、消毒剂、敷料或器械过敏。

在穿刺前是否需要停服抗血栓的药物，应该与相关医疗团队讨论。通常的做法是在穿刺前 24h 停用低分子量肝素，3 天前停服华法林。如果患者正在服用华法林，应进行血液检查以了解国际标准化比率（INR）。在执行骨髓穿刺之前，检查结果应 ≤ 1.5。

一些患者，如多发性骨髓瘤的患者，由于疾病在骨骼中浸润，需要仔细定位。这些患者做骨髓穿刺的不适感更强，因为穿刺时保持正确的体位可能很困难。有利于保护患者隐私和尊严的操作环境，对骨髓活检操作是非常重要的（NMC，2015）。

(5) 教育：患者的配合对于确保操作安全至关重要。应以患者能理解的方式向患者提供信息和支持（DH，2005a；NMC，2015）。应提供书面资料，患者常可通过互联网 www.macmillan.org.uk 等网站访问。但必须考虑那些有学习困难、语言障碍或感觉缺陷的患者（DH，2009）。

操作指南 2-1　骨髓穿刺和骨髓活检

必备物品	医药产品
• 皮肤清洁消毒剂（如 2% 葡萄糖酸氯己定和 70% 乙醇） • 无菌敷料包 • 无菌手套 • 塑料围裙 • 眼部保护装置 • 骨髓取样和局麻给药注射器的选择（2ml、5ml 和 10ml）	• 局部麻醉药，如 2% 利多卡因 • 选择用于局部麻醉药的针头（25G、23G 和 21G） • 骨髓穿刺针和保护装置 • 骨髓活检针 • 细胞学载玻片和盖玻片 • 标本瓶（如普通瓶、福尔马林瓶、EDTA 瓶和肝素瓶） • 无菌敷料 • 11 号手术刀

第 2 章 血液学操作
Haematological procedures

续 表

准 备	目 的
操作前	
1. 解释并提供有关骨髓检查的书面文件	确保患者已被正确告知检查流程（DH，2005a **C**；NMC，2015 **C**）
2. 获得书面的知情同意书	使患者能够积极参与并配合治疗（NMC，2015 **C**）
3. 检查血液化验是否在安全范围内	降低出血的风险，这是与骨髓检查相关的最常见和严重的不良事件（Bain，2006 **E**）
4. 对非常紧张的患者可考虑口服劳拉西泮，或静脉注射咪达唑仑（Giannoutsos 等，2004）	确保该检查能安全进行，且患者的痛苦最小 **E**
5. 准备操作小车，并确保所有必要设备和标本容器准备就绪	以确保操作有效地执行，并且正确收集和处理所有标本（Smock 和 Perkins，2014 **E**）
6. 拉上窗帘，并使用床单或被子，以保护患者的隐私	有利于保护患者的隐私和维护尊严的环境对于骨髓活检操作至关重要（NMC，2015 **C**）
7. 帮助患者摆好体位，通常是左侧卧位或右侧卧位，膝关节抬向胸部	选择髂后上棘，这是最常见的成人活检部位 **E**
操作	
8. 打开包装，然后打开所有器械放到无菌区	在整个过程中保持无菌，以尽量减少感染风险（Fraise 和 Bradley，2009 **E**）
9. 洗手并戴上无菌手套	在整个过程中保持无菌，以尽量减少感染风险（Fraise 和 Bradley，2009 **E**）
10. 在整个操作过程中，安慰并观察患者	消除患者的紧张情绪，并取得患者的配合 **P**
11. 在活检部位用消毒剂消毒皮肤（Perkins，2003），如 0.5% 氯己定和乙醇溶液，并让其干燥	在整个操作过程中，应保持无菌，以减少感染风险（Fraise 和 Bradley，2009 **E**）
12. 在活检部位的皮内和皮下注射局部麻醉药（如 2% 利多卡因），告知患者注射时可能会导致"刺痛"感	减少操作过程中的疼痛（Ruegg 等，2009 **R1**）
13. 用手术刀在活检部位的皮肤上做一个小切口	以便活检针易于穿透皮肤和避免被皮肤"堵塞" **E**
14. 将抽吸针穿透皮肤及皮下组织。以轻微旋转运动穿透骨皮质 3~10mm（Provan 等，2015）。针进入骨髓腔时会感到有轻微的落空感	进入骨髓进行抽吸 **E**
15. 取下导引针芯，将 5 ml 注射器连接到针头上，并吸取 0.2~2ml 骨髓（血性液体）（Smock 等，2014）。抽吸可能会有非常短暂的、突然的拖曳感	吸取骨髓液，以制备标本进行进一步研究（Hoffbrand 和 Moss，2015 **C**）

089

续表

16. 取下注射器，并快速将骨髓涂到细胞学载玻片上	以避免凝血 E
17. 必要时，再抽取更多骨髓	根据需要为流式细胞学、细胞遗传学、培养或其他特殊研究提供材料（Provan等，2015 C）
18. 如果在髂嵴区域进行了骨髓穿刺，使用相同的皮肤切口进行骨髓活检。使用单独的活检针，略大于骨穿针（Smock等，2014）	以减少皮肤穿刺点的数量 E
19. 推进环钻活检针穿透骨皮质（Provan等，2015）。由于钻孔尺寸较大，活检针可能需要更大的压力才能进入骨骼	获取骨骼进行活检 E
20. 将环钻活检针避开骨髓穿刺的区域	要避免收集到在骨髓穿刺抽吸中，人为因素干扰的标本（Smock等，2014 E）
21. 取下导引针，持续用力将针头向前推进2cm	获取坚硬的骨质（Provan等，2015 E）
22. 将针芯插入针头后部	得出针内骨质的近似长度（Smock等，2014 E）
23. 确保环钻活检取样在1.6~2cm的范围内（Bain 2001；Bishop等，1992；Campbell等，2003）	有关活检取材长度与肿瘤检出阳性率关系分析提出，标本处理前的最小长度为1.6cm（Bishop等，1992 C）
24. 将活检针从骨骼上取下，使用针芯把检查标本推入适当容器中（Smock等，2014）	收集硬质的骨和骨髓，在福尔马林中固定、脱钙和切片后，行组织学标本检查（Hoffbrand和Moss 2015 C）
25. 在穿刺点人工加压几分钟，直至出血停止	达到止血的目的（Smock等，2014 E）
26. 使用无菌压力敷料	达到止血的目的，并降低感染风险（Provan等，2015 E）
操作后	
27. 如果患者患有血小板减少症，应使用弹力绷带，并检查穿刺部位是否有出血（Smock等，2014）	为了减少瘀伤，预防血肿并减少出血风险（Bain，2006 C）
28. 根据当地的规定处理利器	确保针头和其他利器能安全处理，保护工作人员、患者和探视者免受血源性病原体的危害（Loveday等，2016 C）
29. 按规定标记标本，并将其送至实验室	防止标本标记错误导致错误诊断和治疗（BCSH，2012 C）
30. 按规定在病历中做好记录	保持准确的记录（NMC，2015 C）
31. 确保患者离院前已恢复到术前功能状态	确保接受镇静治疗的患者已经恢复和安全管理 E
32. 为患者提供离院指导（参见"患者及相关人员的教育"）	确保患者的安全管理，让他们积极参与并遵守治疗（NMC，2015 C）

问题解决表 2-1　预防和解决（操作指南 2-1）

问　题	原　因	预　防	措　施
焦虑	• 对疼痛的恐惧，或因以前的不良体验引起的预期性焦虑（Lidén 等，2009） • 以前存在疼痛（Lidén 等，2009） • 对诊断结果的焦虑（Lidén 等，2009）	提供保证和支持	• 回答所有问题，并考虑非药物支持，如放松疗法 • 考虑抗焦虑药，如口服或静脉注射苯二氮䓬类药物（Smock 等，2014）
难以定位髂后上棘	• 缺乏经验的操作者难以触摸到髂后上棘，如肥胖患者 • 解剖结构的变异，如经历过椎骨塌陷和身高下降的多发性骨髓瘤患者，或曾做过背部手术的患者 • 无法保持正确体位的患者，如既往存在的疼痛	• 基于能力的学习 • 有经验的从业者的指导支持 • 可选放射引导下操作 • 充分的疼痛控制	• 重找体表标志 • 寻求更有经验医师的帮助 • 考虑放射引导下操作，特别是对于肥胖患者
不可控制的疼痛	• 给予的局部麻醉药不足 • 既往经历相关的预期焦虑可以加剧疼痛（Lidén 等，2009） • 疾病过程或并发症相关的预先存在的疼痛	• 给足够的局部麻醉药，并等待起效 • 确保充分的安慰和支持，因为焦虑可能会增强疼痛感 • 确保正确的定位并直接注射回顾疼痛控制，考虑向疼痛控制团队的同事征求建议	• 重新评估定位。如果穿刺点选择正确而且有足够局麻，一般不会出现难以忍受的疼痛 • 如果疼痛持续，需中止操作并寻求协助 • 考虑在以后的操作中使用镇静药
患者没有拖曳感，也没有获取骨髓	技术问题、骨髓纤维化、骨髓过度增殖或增生低下（Humphries，2006）	• 确保正确定位 • 确保给新手操作者的指导和支持	转动针头，再次抽吸，如果没有抽到骨髓，可能需要换一个穿刺点（Smock 等，2014）
没有骨髓抽出（干抽）	技术问题、骨髓纤维化、骨髓过度增殖或增生低下（Humphries，2006）	• 确保正确定位 • 确保对新手操作者的指导和支持	准备骨髓活组织检查（骨髓环钻活检）（Smock 等，2014）

5. 术后注意事项

(1) 即时护理：骨髓活检后应建议患者仰卧，这样可以压迫活检部位，以帮助止血（Bain，2006）。在患者离开科室之前，应检查活检部位，以确保没有出血。由于局部麻醉药的持续作用，患者骨髓活检部位在手术后不应立即有任何不适（Joint Formulary Committee，2018）。如果没有使用镇静药，患者应在穿刺后立即恢复到穿刺前的功能状态。如果患者有任何意外疼痛或行动不便，应进行医学检查。

(2) 后续护理：包括伤口护理、疼痛控制和感染监测。因为骨髓检查通常是门诊手术（Lewis 等，2011），所以将在"患者及相关者的教育"中进一步讨论。

(3) 记录：操作者负责记录操作的详细信息，以确保准确的记录（NMC，2015）。这些应包括以下几个方面。

- 穿刺点位置和数量。
- 局部麻醉药物的用量和浓度。
- 使用的其他治疗。

- 取材的标本清单。
- 意外事件或不良事件。
- 敷料和伤口护理。
- 术后建议和提供的信息。

(4) 患者及相关者教育：如果患者对穿刺后的护理有任何疑问，应鼓励患者联系医院。应向患者提供联系电话和以下建议。

- 伤口护理。应指导患者经常检查穿刺部位，如果活检部位出现渗出时，应重新加压。间歇性使用冰袋也有助于止血。通常的做法是建议患者保持敷料干燥24h，然后可以去掉敷料正常洗澡。还建议患者监测活检部位是否有感染的迹象，如发红、疼痛、肿胀、无法愈合或出现渗出（Radhakrishnan，2017）。
- 疼痛。一旦局部麻醉药药效消失，骨髓检查后常有持续12～24h的轻度不适（Radhakrishnan，2017）。应建议患者可以服用对乙酰氨基酚等普通镇痛药来处理（Provan等，2015）。

6. 并发症

虽然骨髓活检和骨髓穿刺后的不良事件很少见，但它们对个别患者有严重影响（Bain，2005）。

- 心脏压塞。胸骨骨髓穿刺的实际风险非常小，但由于成年人的胸骨仅约1cm厚，因此，穿透骨骼并损伤下面的组织是可能的（Smock等，2014）。使用防护套针有助于防止进针太深。出现心脏压塞时，应紧急呼叫心脏骤停团队来干预。
- 骨折。可能是穿刺时施压太大引起的，特别容易发生在幼儿身上。可给予止痛、拍片检查，必要时转到骨科团队治疗。

（三）骨髓采集

1. 相关理论

在移植机构，通过骨髓采集或血液单采来采集造血干细胞的技术已经成熟。最近，从脐带获得干细胞的技术也在进步。脐带血移植仍然在某些情况下，是更适合的移植手段（Richardson和Atkinson，2006）。采集脐血来获得干细胞的方案已经超出了本章的范围。

2. 循证方法

原理：在英国，每年约有38760人被诊断患有血液系统的恶性肿瘤，如白血病、淋巴瘤或骨髓瘤（Haematological Malignancy Research Network，2016）。干细胞移植是这些疾病的一种可能的治疗选择（Atkinson，2005）。干细胞移植旨在用健康的干细胞替代患者自己的患病骨髓。在患者接受干细胞之前，先接受化疗和放疗的组合来破坏自己的骨髓。健康的干细胞在缓解期从患者（自体）身上采集，或者从供者（异基因）身上采集（Richardson和Atkinson，2006）。然后，将干细胞以与输血相似的方式输入患者的血循环中。从捐献的干细胞"植入"，就可开始制造正常的血细胞（Atkinson，2005）。采集骨髓的原则和过程应用于自体供者，也用于同种异基因供者。

①适应证：尽管在许多移植中心，机器血液单采术采集干细胞在自体和异基因移植都在取代骨髓采集。（Richardson和Atkinson，2006），骨髓采集仍有适应证，包括以下几个方面。

- 16岁以下的同种异基因供者。
- 异基因供者为非恶性疾病的受体提供干细胞，如再生障碍性贫血。
- 供者的偏好。

②禁忌证：通过骨髓捐献干细胞的禁忌证包括以下方面。

- 背部疾病病史。
- 供者无法接受全身麻醉。

3. 护理原则

骨髓供者的护理受护理义务的指导，包括身体、情感、心理、社会和精神等方面的健康（Be the Match Registry，2010）。伦理考虑应符合当地法规，并提供指南，包括无关供者（Hurley和Raffoux，2004；World Marrow Donor Association，2017）和亲缘供者（van Walraven等，2010）的预期护理标准。该操作应在全身麻醉下作为无菌手术进行，所有围术期原则均适用。骨髓采集在全身麻醉下进行，原因如下。

- 该操作需要持续约1h，而骨髓穿刺和骨髓活检则为 15～30min；需要多个穿刺部位。

- 操作可能会引起疼痛。

4. 骨髓采集方法

该操作由以下人员进行。

- 2 名训练有素的操作者进行采集（2 名医师，或者一名医师和一名护士）。
- 一名护士管理设备、无菌小车和将骨髓注入无菌保存袋中。
- 工作人员。
- 一名麻醉师。

用骨髓穿刺针和注射器直接从骨髓中吸出骨髓液。从髂后上棘吸出 800～1000ml 的骨髓（使受者每千克体重获取足够的细胞）（Outhwaite，2008）。将骨髓冷冻保存，或直接输注给供者（Richardson 和 Atkinson，2006）。

5. 预期的患者 / 供者结果

该操作的预期结果是收集足够数量的干细胞，以进行造血干细胞移植。供者的预期结果如下。

- 无感染。
- 没有神经、组织或骨损伤。
- 采集后 1 个月内恢复到捐献前的体力水平。
- 充分控制由骨髓采集引起的疼痛或不适。

6. 法律和专业问题

规范骨髓捐献的标准，包括人体组织管理局（2017b）规范 G：《同种异基因骨髓和外周血干细胞移植》，以及 FACT-JACIE（2015）《细胞治疗产品的采集标准、加工和管理的国际标准》。

(1) 技能：执行这项操作的从业者必须具备骨髓采集的经验和培训经历（FACT-JACIE，2015）。能力必须有证明，并记录在案。

(2) 知情同意：在获得同意之前，应以能理解的方式，仔细告知供者捐献流程的风险和益处。虽然移植中心通常对干细胞的采集有自己的习惯，但应让供者选择是捐献骨髓，还是捐献机采的干细胞。知情同意是一个持续的过程，供者有权拒绝进行（FACT-JACIE，2015）。但是，如果他们在移植预处理方案开始后拒绝，应该告知他们对患者导致的后果。

儿童供者需要进一步考虑。各国关于未成年人为患病的兄弟姐妹捐献器官的法律法规各不相同。在很少的情况下，患有严重的发育或心理问题，导致他们的心智无法获得知情同意的成年供者，被视为亲属的干细胞供者。这些人可以是一直患有智力障碍（如唐氏综合征）的供者，也可以是患有精神疾病的供者。建议在进行组织配型测试之前，首先确定有意向的供者是否能够耐受捐献过程（身体上和精神上）（van Walraven 等，2010）。

在英国，必须记录相关证据，证明符合人体组织管理局（2017a）规范 A：《知情同意的指导原则和基本原则》已得到应用。所有信息都应在严格的保密框架内进行管理（FACT-JACIE，2015）。

7. 操作前的准备

(1) 器械：骨髓采集针通常为 11 G，带有可拆卸导引器。采集的骨髓必须过滤去除颗粒物质，在最终加工、包装或移植（FACT-JACIE，2015）。该操作必须在无菌手术室内采集，或在合规的无菌实验室加工（FACT-JACIE，2015）。

在采集设备中可使用无菌管路过滤器商业成品。过滤器尺寸可以从粗（500μm）到中（300μm）到细（200μm）。所有采集的骨髓最终都应通过精细过滤器回输，其他尺寸的过滤器仅在骨髓含有大量颗粒物质时才可能需要（FACT-JACIE，2015）。

(2) 药理学支持：骨髓采集是在全身麻醉下进行的，应遵循围术期护理的有关规范。通常将局部麻醉药（如 2% 利多卡因）滴注到骨髓的采集部位，以用于术后疼痛的缓解。应监测术后疼痛，通常用非阿片类药物和轻度阿片类药物治疗。可以用铁剂，以促进采集后的血红蛋白恢复。

(3) 具体的患者 / 供者准备：应该建立供者评估流程来保护供者和受者的安全。所有干细胞的供者（自体或异基因）都应接受医学检查，以确认他们在身体上和精神上都适合接受麻醉和骨髓采集（Be the Match Registry，2010）。供者的病史、体格检查和实验室检查必须依据《细胞治疗产品采集标准、加工和管理的国际标准》（FACT-JACIE，2015）进行记录。应评估从供者到受者传播疾病的可能，以及采集流程对供者的风险（FACT-JACIE，2015）。在受者的高剂量治疗开始之前，必须先记录同种异基因供者的适合性。

应评估供者的心理社会需求（Scott 和 Sandmaier，2016）。支持的主要领域包括儿童照顾安排、交通、过去和目前的毒品和乙醇使用、独特的文化、宗教、读写和语言需求，以及就业问题（Scott 和 Sandmaier，2016）。应该有适当培训的医疗保健专业人员为供者提供咨询、安慰和支持。

(4) 教育

人们普遍认为，供者需要高质量的信息来减少他们的焦虑，使他们能够给予知情同意，并积极参与捐献过程（Chapman 和 Rush，2003，NMC，2015）。越来越多的人从互联网上获取信息，根据获得信息质量的高低，他们可能会得到充分了解（或被误导）。移植机构和供者登记处应制定自己中心的特定信息，这些信息可以在首次门诊就诊之前就发布在网站上或邮寄给供者，以满足部分教育需求（Scott 和 Sandmaier，2016）。

操作指南 2-2　骨髓采集

必备物品

- 皮肤清洁剂，如 2%氯己定溶液
- 成套无菌采集袋，带有转移袋和管内置滤网（如 500μm 和 200μm），含有特定抗凝药，如枸橼酸葡萄糖抗凝药（ACDA）溶液
- 250ml 0.9%氯化钠溶液和 50ml 肝素（每毫升 1000 单位无防腐药型）
- 用肝素化盐水冲洗 2 个 11G 骨髓采集针
- 6 支含有 1ml 肝素化盐水的 20ml 注射器
- 选择的注射器和针头用于局部麻醉给药
- 敷料
- 无菌纱布
- 无菌巾

- 2 个容器盘
- 面罩
- 无菌衣
- 无菌手套
- 无菌包装，包含水壶、药罐、纱布拭子、镊子、毛巾夹
- 符合认证和规范要求的文件

医药产品

- 全身麻醉（根据规范）
- 2%利多卡因

操作前

准　备	目　的
1. 解释并提供有关骨髓采集的书面信息	确保供者知道操作流程（DH，2009 **C**；NMC，2015 **C**）
2. 获得书面的知情同意书	使供者能够积极参与，并配合他们的治疗（FACT-JACIE，2015 **C**；Human Tissue Authority，2017a **C**；NMC，2015 **C**）
3. 确保在采集当天备有 2 个单位的同种异体红细胞可用。仅在特殊情况下使用，如大量出血	降低与同种异体输血的风险（Confer 等，2016 **E**）

	续 表
4. 准备无菌手术推车，并确保所有物品都可用	确保有效执行操作，并正确采集和处理细胞 Ⓔ
5. 麻醉后将供者推入手术室，在手术台上正确摆位。成人通常是俯卧位，双手放在头部上方	允许 2 名医师同时从左髂后上棘和右髂后上棘采集骨髓（Confer 等，2016 Ⓔ）
6. 确保采集过程是无菌的 • 戴面罩 • 仔细洗手 • 穿无菌衣 • 戴无菌手套	在整个操作中保持无菌，以尽量减少感染的风险（Fraise 和 Bradley，2009 Ⓔ）

操 作

7. 用消毒液彻底清洁髂后上棘的皮肤，并让其干燥	在整个操作过程中保持无菌，以尽量减少感染风险（Fraise 和 Bradley，2009 Ⓔ）
8. 在患者身上放置 4 个无菌巾，保持无菌区域 • 一个无菌巾放置在髂后上棘上方，并向供者的头部展开 • 一个无菌巾放置在髂后上棘下方，并向供者的腿部展开 • 两个无菌巾分别向采集部位的左右两侧展开	在采集部位周围建立一个无菌区域，并在整个操作过程中保持无菌，以尽量减少感染的风险（Fraise 和 Bradley，2009 Ⓔ）
9. 将 2 个容器盘放在无菌巾上 • 一个应包含 2 个 11G 采集针（用肝素化盐水冲洗） • 一个应包含 6 个 20ml 注射器（用肝素化盐水冲洗，并吸取肝素化盐水 1ml）	确保采集工具易于获取。肝素化盐水可防止骨髓在注射器中凝结 Ⓔ
10. 通过触诊定位髂后上棘（Confer 等，2016）	确保定位首选的采集部位 Ⓔ
11. 将采集针穿过皮肤和皮下组织，并以轻微的旋转运动穿透 3～10mm 的骨髓皮质。针进入骨髓腔会有轻微的落空感	进入骨皮质内的骨髓（Confer 等，2016 Ⓔ）
12. 取下导引针芯，将采集针连接到 20ml 的注射器上。用力抽吸出 10～20ml 骨髓（血性液体）	从供者身上抽吸骨髓。一般认为，相对于外周血而言，短暂而用力的抽吸会得到更高浓度的骨髓细胞（Confer 等，2016 Ⓔ）
13. 将吸满的注射器放入容器盘中	让护士负责将骨髓转移到无菌采集装置中，以便使用 Ⓔ
14. 如果使用 ACDA，护士应每采集 420 ml 前向主采集袋中先加入 70ml ACDA	防止发生凝结 Ⓔ
15. 从容器盘中取出吸满骨髓的注射器，并排出注射器中的空气	确保取出骨髓量的准确 Ⓔ
16. 骨髓量由手术室工作人员记录	不断记录增量，以确保取出骨髓总量的准确 Ⓔ

		续 表
17. 护士应将骨髓轻轻地加入采集袋中,轻轻晃动采集袋,使骨髓与抗凝药混合	防止发生凝结 Ⓔ	
18. 用肝素化盐水冲洗注射器(在注射器中留 1ml)	防止发生凝结 Ⓔ	
19. 将其放回容器盘中,为随后的抽吸做好准备	为确保采集者有足够准备好的注射器来抽吸 Ⓔ	
20. 将采集针推进几毫米,并重复该过程	针头反复前进,以允许在单个骨穿刺中进行多次抽吸(Confer 等,2016 Ⓔ)	
21. 在同一部位的多次抽吸之后,应更换导引针,并将采集针的位置移动到骨骼中距第一个穿刺点大约 2cm 的另一个位置	允许从单个皮肤穿刺点多次进入,典型的骨髓采集往往只有几个皮肤穿刺点,就可抽取 70 次骨髓 Ⓔ	
22. • 一旦采集到总共 420ml 的骨髓,打开夹子让骨髓通过管内过滤器(500μm 滤器,然后 200μm 过滤器)从采集袋到达第一个转运袋。然后先关闭 2 个夹子,将第二份 70ml ACDA 添加到采集袋中,并开始采集骨髓给第二个转运袋 • 每个袋中的总体积约为 420ml 骨髓和 70ml ACDA。如果后续转运袋中的骨髓少于 420ml,则应相应减少 ACDA,以保持 ACDA 与骨髓的比例(1∶7)	确保转移袋没有过量灌装,并添加正确数量的抗凝药以防止凝结(Ⓔ)和去除颗粒物质(FACT-JACIE 2015 Ⓒ) 防止发生凝结 Ⓔ	
23. 第一个转运袋充满后,从中吸取少量标本	通过有核细胞计数来确定采集的骨髓是否合格(Confer 等,2016 Ⓔ)	
24. 将标本放入 EDTA(译者注:乙二胺四乙酸)标本瓶中	这是有核细胞计数分析的首选保存方式(Confer 等,2016 Ⓔ)	
25. 给标本瓶贴上标签	确保标本的安全和正确处理(BCSH,2012 Ⓒ)	
26. 将标本送到实验室进行白细胞计数	通过有核细胞计数确定采集的骨髓是否合格(Confer 等,2016 Ⓔ)	
27. 应对每个灌装的转运袋重复此过程	通过有核细胞计数确定整个采集的骨髓是否合格(Confer 等,2016 Ⓔ)	
28. 在医院的文件中,记录穿刺孔的数量	为了便于术后伤口护理,并保持准确记录(NMC,2015 Ⓒ)	
29. 护士应根据规范使用经认证的热封机密封转运袋	为了保持无菌,尽量降低感染风险,并促进细胞的安全运输(Fraise 和 Bradley,2009 Ⓔ)	
30. 护士应使用 FACT-JACIE 批准的标签,在转运袋外以毫升为单位记录骨髓容积	确定每个袋子中骨髓的总量 Ⓔ	
31. 从髂后上棘抽出采集针,分别在左、右侧采集部位覆盖无菌纱布,并持续指压直至出血停止	实现止血,尽量减少渗漏,防止血肿的形成 Ⓔ	

	续表
32. 将 2% 的利多卡因从皮内注入采集部位，直至最大的推荐剂量	为了帮助术后控制疼痛 **E**
操作后	
33. 根据规范处理利器	确保针头和其他利器的安全处置和废弃，保护工作人员、患者和探视者免于接触血源性病原体（DH，2005b **C**；Loveday 等，2016 **C**）
34. 检查穿刺部位是否有出血。可以在无菌纱布上加 Mepore 自黏式敷料和压力敷料	在采集部位止血，并降低感染风险 **E**
35. 将供者送至恢复室	确保合适的术后护理 **E**
36. 根据每项部门标准以符合 FACT-JACIE 标准的规范标记每个转运袋	确保产品能正确管理（FACT-JACIE，2015 **C**）
37. 在转移到合适的处理场所之前，将转运袋放在另一个容器（如拉链型可重复密封的袋子）中	为了防止部分采集品损失，尽量减少内容物采集后污染的可能性，并防止生物危害物质在员工、探视者或患者可能有暴露的危险区域内泄漏（FACT-JACIE，2015 **C**）
38. 将骨髓以必要形式运输到合适的处理场所，并在符合 FACT-JACIE 标准的容器中运输	允许对骨髓细胞进行计数、储存和（或）分发 **E**
39. 根据规范在文件中记录必要信息	保持记录的准确性（NMC，2015 **C**）
40. 确保合理的管理捐献后护理（参见"操作后的注意事项"）	确保患者的安全管理，使他们能够积极参与，并配合他们的治疗（NMC，2015 **C**）

解决问题表 2-2　预防和对策（操作指南 2-2）

问题	原因	预防	处理
麻醉的反应和相关发病率（Rosenmayr 等，2003）	变态反应、过敏反应或特异性反应（Confer 等，2016）	仔细预评估	必要时进行紧急治疗和机械通气（Confer 等，2016）
出血，可导致危及生命的失血，也可因软组织的压迫引起严重的疼痛（Confer 等，2016）	• 技术不良 • 抗血小板药物 • 抗凝药物 • 凝血疾病	• 仔细的预先评估 • 经验丰富的操作者	• 压力敷料 • 血小板输注 • 纠正凝血功能障碍 • 镇痛
髂后上棘抽吸采集未达到目标细胞量	这可能发生于髂后上棘的骨髓腔受损，如创伤或辐射（Confer 等，2016），特别是自体供者	• 仔细的预先评估 • 经验丰富的操作者	骨髓也可能从髂前上棘或胸骨采集（Confer 等，2016）

8. 操作后的注意事项

(1) 即时护理：捐献后立即进行的护理包括以下几个方面。
- 所有常规的术后护理措施。
- 术后全血细胞计数。
- 充分镇痛和止吐措施。
- 出院前伤口和敷料检查。

(2) 文件：骨髓采集应在质量管理体系内严格监管，并制定明确的标准操作流程和文件。归档文件应包括政府、监管或机构的政策，即使文档冗长（FACT-JACIE，2015）。由于骨髓采集需要严格监管，必须建立记录保存系统，以确保所有文件的真实性、完整性和保密性（FACT-JACIE，2015）。所有护理记录必须清楚地保存，以确保数据的准确（NMC，2015）。

(3) 患者及相关人员的教育：应告知所有供者，在采集后的第1周内，出现疼痛、发绀和僵硬，感到比平时更疲倦，且发生低热都是正常的。采集部位的不适通常在1周左右缓解（Be the Match Registry，2010）。关于供者采集后的进一步指导，详述于框2-1。

此外，所有供者都应收到书面的通知，如果遇到以下症状时，请与医院联系（Be Match Registration，2010）。
- 体温38℃以上。
- 采集部位出现红肿、出血、肿胀、流脓或疼痛。
- 捐献2周内肌肉无力或剧烈的头痛。
- 捐献14天之后，仍有疼痛。

9. 并发症

骨髓采集的并发症很少，但它仍然是一个重大的事件，并非没有身体风险或精神心理后果（Scott 和 Sandmaier，2016）。穿刺抽吸部位可能存在骨、神经或其他组织损伤（Rosenmayr 等，2003）。有报道，一位亲缘供者出现了持续长达18个月的坐骨神经痛（Confer 等，2016），其他并发症包括以下几种。

- **感染** 穿刺抽吸点可能会发生潜在的感染（Rosenmayr 等，2003），这可能是由于操作者技术不足或伤口护理不当造成的。应遵循手部消毒、感染控制和伤口护理策略作为必要的预防措施（Fraise 和 Bradley，2009）。如果必要，应使用抗生素治疗感染（Confer 等，2016）。

- **贫血** 由于大量骨髓采集所导致（Rosenmayr 等，2003）。进行异体输血可能引起输血反应或导致病毒感染，但很少会发生细菌感染（Confer 等，2016）。对骨髓供者的输血实践因采集医师而异（框2-2）。出院带药应包括硫酸亚铁。

框2-1 骨髓供者的穿刺后指导

- 采集穿刺点的不适会在1周内减轻
- 应按照医嘱服用镇痛药
- 供者在穿刺后的1周内应避免服用阿司匹林，除非有医疗团队医嘱
- 应每天检查采集部位是否有出血或红斑扩大
- 采集部位应在采集后当晚保持干燥
- 穿刺后24h应取下绷带，并且用黏性敷料更换
- 预计会有一些伤口渗液
- 前2～3天应该使用淋浴，而不是缸浴，以降低感染风险
- 应每天在淋浴后更换黏性敷料，直到伤口愈合
- 如果出现出血，应用力按压5min，然后用冰袋包裹。如果持续压迫10min后，出血没有停止，应该建议患者联系医院
- 在采集针穿刺部位经常会有"硬结"，这些可能需要几周时间才能恢复

引自 Be the Match Registry，2010

框2-2 骨髓采集的回输实践

- 可在采集前几周收集供者的自体血液，术后回输。现在这种做法已少用
- 可以从采集的骨髓中回收自体红细胞，这种方法已成功应用于儿童供者，且不影响捐献骨髓的质量
- 使用促红细胞生成素（EPO）也可降低异体输血的可能性。但从理论上讲，担心用EPO预治疗供者会使采集骨髓的质量降低

引自 Confer 等，2016

● **疲劳** 与穿刺引起的贫血有关。贫血的严重程度完全取决于供者术前的血红蛋白水平和净失血量。前面已经叙述了输血治疗，其他措施包括以下几种。

— 逐渐恢复工作（通常在1周后）。
— 确保在工作期间的休息。
— 3～4周内避免剧烈活动。
— 1个月后随访预约检查，复查全血细胞计数。

如果供者出现并发症，必要时，应转介至医疗团队、物理治疗师和更全面的多学科团队。

二、血液单采

（一）相关理论

血液单采于20世纪60年代后期开始进行，其创新之处在于它可以迅速去除主要的血细胞成分或血浆，同时有效处理大量血液（Kaushansky等，2016）。最早的操作是对慢性粒细胞白血病患者进行的。在这些情况下，该方法用于减少患者的白细胞计数（Kaushansky等，2016）。

随着科学的进步，血液单采不再仅用于患者治疗去除或置换血液成分，现在还可用于采集供者的血液成分，如干细胞。在用细胞毒性化疗和（或）给予造血生长因子G-CSF，加或不加普乐沙福（Plerixafor，免疫刺激药）治疗后，可以将干细胞"动员"到外周血中。在许多移植中心，利用血液单采术采集造血干细胞，已经取代了骨髓采集（Richardson和Atkinson，2006）。具体方案应根据所患疾病、治疗方案、当地的规范和干细胞供者的类型而有所不同；如细胞毒性化学疗法和普乐沙福不用于健康供者的干细胞动员。

另一种更新的血液单采术在血液肿瘤学中的应用是体外光分离置换法（extracorporeal photopheresis，ECP）（Knobler等，2014），这是一种专门的细胞分离机，它还包括一个灯箱，在服用光敏药物后，将采集的患者淋巴细胞暴露于紫外线下，而达到治疗目的。其使用的适应证是皮肤T细胞淋巴瘤，以及异基因干细胞移植后的慢性移植物抗宿主病（Howell等，2015）。

（二）循证方法

1. 原理

血液单采用于多种供者和治疗目的。治疗流程是从去除部分血液成分，以减少缺陷细胞的数量或去除血液中致病成分（Schwartz等，2013）。供者流程是指收集血液成分（如干细胞、淋巴细胞、血小板），用于治疗目的（如外周血干细胞移植、供者淋巴细胞输注和血小板输注）。

(1) 适应证：美国单采治疗协会（ASFA）每隔7年对血液单采的适应证进行回顾和分类。旨在促进治疗性血液单采的统一，尽可能按照循证证据，提供可与患者和临床机构共享的综合信息（Schwartz等，2013）。表2-3列出了一些血液单采的应用和适应证。

(2) 禁忌证：禁忌证取决于进行血液单采的原因，即供者或治疗目的。

● **供者**。有严格的流程来规范个人是否可以出于治疗目的而捐献血液成分。这些包括FACT-JACIE（2015）的干细胞和淋巴细胞供者的《细胞治疗产品采集标准、加工和使用的国际标准》，以及英国国家血液服务中心为血小板和粒细胞供者制定的规范。禁忌证应在细胞分离机的标准操作手册中说明。如异基因供者感染人类免疫缺陷病毒（HIV）为禁忌证。

● **患者**。患者是否适合治疗性细胞分离是个医学决策。如果被认为是一种挽救生命的干预措施，那么在危重患者中进行细胞分离可能是合适的。如一些患有急性髓系白血病的患者存在白细胞增高，并且有白细胞淤滞的危险，因此，建议分离去除白细胞。所有决定都必须记录在患者的病历中。

2. 护理原则

细胞分离机的临床应用越来越多，用于治疗多种临床病症，并采集多种的治疗产品。因此，在准备应用细胞分离时，必须仔细考虑要治疗患

表 2-3 血液单采的应用和适应证

应 用	适应证
治疗性单采置换 血浆置换 取出患者自身血浆，用合适液体置换（如白蛋白、新鲜冰冻血浆） 这是为了去除疾病介质，这些介质如下 • 同种抗体 • 自身免疫抗体 • 抗原-抗体复合物 • 血浆蛋白异常或增加 • 极高的胆固醇水平 • 高水平的血浆代谢废物 • 与血浆结合的毒物或药物	• 血栓性血小板减少性紫癜（TTP） • 格林-巴利综合征 • 重症肌无力
红血细胞置换 去除大量患者的红细胞，并用正常供者的红细胞替代	• 镰状细胞病 • 疟疾 • 巴贝西虫病
细胞去除 从血管内快速去除大量增加的细胞。降低与血管淤滞相关的风险 • 白细胞去除 • 血小板去除	• 有症状的白细胞淤滞，如新诊断为急性髓系白血病 • 有血栓形成的血小板增多症患者
光照治疗 使用单采技术、光敏药物和紫外线来调节淋巴细胞的活性	• 皮肤 T 细胞淋巴瘤 • 寻常型天疱疮 • 慢性移植物抗宿主病 • 急性和慢性移植排斥
免疫吸附 从患者的血浆中去除疾病介质，随后将处理后的血浆输回给患者	• 免疫性血小板减少症（ITP） • 类风湿关节炎 • 难治性血小板减少 • 溶血性尿毒综合征
树突状细胞采集 采集树突状细胞，以便通过向它们提供肿瘤抗原在体外操纵它们，使它们能够激活 T 淋巴细胞来对抗恶性肿瘤	• 前列腺癌 • 黑色素瘤 • 多发性骨髓瘤 • 小细胞肺癌 • 肾细胞癌 • 乳腺癌

（续　表）

应　用	适应证
LDL 单采 通过二次处理，从患者血浆中选择性地去除 LDL 胆固醇	• 药物治疗无效的家族性高胆固醇血症
供者血液单采术 外周血干细胞采集 　用白细胞流程采集造血干细胞，采集的干细胞可以直接使用或冷冻保存，用于恶性和非恶性疾病	• 自体干细胞采集：患者自身的干细胞 • 异基因干细胞采集：从 HLA（人类白细胞抗原）相合的亲缘或无关供者采集 • 同基因干细胞采集：从患者的同卵双胞胎中采集 • 单倍体干细胞采集：从患者的父亲或母亲采集（译者注：患者的子女，及兄弟姐妹等也有可能作为单倍体供者）
粒细胞采集 　用白细胞流程从合适供者身上采集粒细胞（中性粒细胞）	• 输给粒细胞缺乏患者，提供足够数量的有功能中性粒细胞，以对抗细菌、真菌或酵母菌感染
淋巴细胞采集 　在异基因干细胞移植后，用白细胞流程采集亲缘或无关供者的淋巴细胞（移植供体也是淋巴细胞供体）	• 恶性肿瘤患者的异基因造血干细胞移植后复发 • 非清髓异基因干细胞移植 • 产生靶向细胞毒性的 T 淋巴细胞
血小板采集 　从健康献血者采集血小板。主要用于输血服务	• 用于因多种原因需要血小板输注的患者

LDL. 低密度脂蛋白
引自 Choi 和 Foss，2010；Schwartz 等，2013；Strauss，2010.

者的临床状况，要采集的血液产品，最适用的设备类型，以及对细胞分离机操作人员进行适当的培训（Howel 等，2015）。

是否将细胞分离机用于供者或治疗应由医疗专家顾问决定。鉴于与使用细胞分离机相关的已知风险和并发症，必须有经过培训的医疗和护理人员在场协助（Howell 等，2015）。

（三）血液单采的方法

血液单采的操作很复杂，根据系统和应用而不同。单采的基本步骤如下。
● 将患者或供者的全血移出到细胞分离机中。
● 向血液中添加抗凝药，以防止体外循环中的凝血。
● 离心和（或）过滤从而分离血液成分。
● 去除 / 采集所需的血液成分。

● 无论是否置换，将剩余血液成分回输给患者。

各种技术和设备执行上述基本步骤的能力，决定了采集效率和产品纯度（Burgstaler，2010）。更多的信息可以从各自的血液单采操作手册中获得。

（四）预期的患者 / 捐赠者的结果

预期的患者 / 捐赠者的结果取决于执行该操作的适应证。预计细胞分离操作不会对患者或供者造成伤害。应遵循标准的操作流程，以确保达到预期的效果，并且无论操作者如何，采集的效率都在预期范围内。

（五）法律和专业问题

如果在干细胞移植领域使用单采，要遵守

单采血液成分的其他法规,包括人体组织管理局(2013)《实践准则6:捐献异基因骨髓和外周血干细胞用于移植》和 FACT-JACIE（2015）《细胞治疗产品收集、处理和管理国际标准》。细胞分离流程只能在医疗团队开具并签署书面医嘱后执行。使用的任何药物和液体,用药应依据病患群体指导（Patient Group Direction，PGD）患者组指示或书面处方。

1. 能力

血液单采术只能由经过专门培训的高水平操作者执行。护士必须始终在其执业范围内操作（NMC，2015）。培训计划应有单采护士工作所需的理论基础和临床技能,并且应该按照当地的标准操作流程进行。细胞分离机的制造商通常会提供培训,并提供培训材料,如工作手册。通常在导师或带教者支持下,在工作中学习。一些国家提供大学水平的教学项目。培训除了血液单采技术本身,也应包括对患者和供者（如果需要,可包括儿科）进行血液单采的评估和管理。其他培训需求,取决于特定的中心,可能包括以下几种。

- 基础血液学、凝血和免疫学原理。
- 干细胞动员流程和干细胞移植原理。
- 了解需要血液单采的疾病知识。
- 通过血液单采采集特定血液成分。
- 常见并发症的识别和处理。
- 在质量管理体系内,确认流程和操作。
- 监管、法律和专业问题。

必须进行适当的评估,以确定能力水平,并且必须有知识和技能的持续认证记录（FACT-JACIE 2015；Howell 等,2015）。单采护士还必须确保接受了最新的心肺复苏训练（FACT-JACIE，2015）。

2. 知情同意

常规去征求单采患者和供者的同意是一种良好的临床实践（MHRA，2012）,应提供明确的书面解释性文献或其他形式的信息,以帮助获得知情同意。这应包括可能使用的任何药物或替代液体（Howell 等,2015）。

如果血液单采是干细胞移植流程的一部分,则所有有关知情同意的法规和原则均适用,如前骨髓采集部分所述。

（六）操作前的准备

1. 设备

现在虽然有许多类型的细胞分离机可用,但所有都采用连续或间断流动原理,均可以快速返回抗凝血（图 2-8）。这些系统由一个可进行全血分离的装置组成,通常使用无菌、功能封闭系统、一次性单采套件（Howell 等,2015）,用枸橼酸或肝素抗凝。所有设备必须符合相关的安全要求。应根据制造商的指南定期进行维修,并保留服务记录（Howell 等,2015）。建议签订服务合同,以确保可以联系工程师在规定的时间内修理机器。必须使用合适的去污剂定期清洁细胞分离机,并且必须使用标准流程处理血液溢出（Howell 等,2015）。建议对细胞分离设备进行风险评估,并制定业务连续性计划以管理不良事件（FACT-JACIE，2015）。

2. 血管通路

单采血液成分需要高血流速率,因此,必须特别注意患者和供者的外周静脉评估和静脉选择。将 1 根 16/17G 钢针,同规格的套管针或等效物放置在肘前窝作为通路（图 2-9）,并将 1 根 20G 的套管或等效物放置于外周静脉中,以便回输。外周静脉通路通常不在一侧手臂上。穿刺的不良反应可能包括疼痛、出血和血肿。此外,患者和供者可能产生针头恐惧症,而导致紧张和血管迷走反应（Association of Anaesthetists of Great Britain and Ireland，2016；Dougherty 和 Lister，2015）。

当静脉通路较差时,需要放置中心静脉导管（NHS Blood 和 Transplant，2010）。这被认为是患者和供者面临的最大风险（Stroncek 等,2000）。外周通路的标准替代方案包括硬质经皮聚氨酯管或隧道式硅胶导管（Pertine 等,2002）。

中心导管放置后发生出血、气胸或感染的发

第 2 章 血液学操作
Haematological procedures

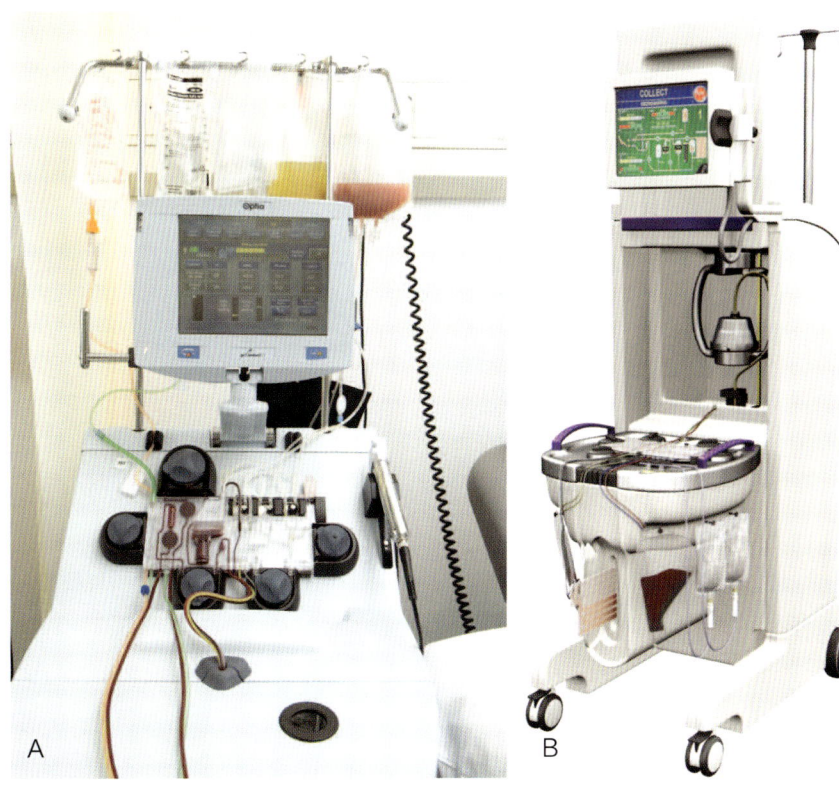

▲ 图 2-8　A.Optia™ 干细胞采集过程中的细胞分离机；B. Therakos Celex™ 光照治疗机

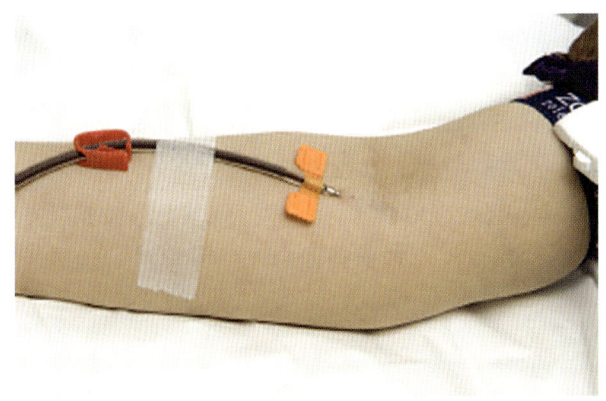

▲ 图 2-9　细胞分离的外周静脉通路
引自 Dougherty 和 Lister，2011

生率约为 1%（Stroncek 等，2000）。有经验的人员在超声辅助下插入导管，可以降低这些风险。此外，将导管置于股静脉中可消除气胸的风险，并且这些类型的导管在短时间内具有良好的耐受性（Stroncek 等，2000）。关于静脉通路装置一般管理的更多信息可以在 Dougherty 和 Lister（2015）的《Royal Marsden 临床护理操作手册》第 9 版：第 14 章血管通路装置：插入和管理中找到。

3. 评估和记录工具

标准做法是使用预先准备好的血液单采工作单，这应该成为更广泛的质量管理和文件控制系统的一部分。详细信息通常至少包含框 2-3 中的信息。

框 2-3　血液单采工作表中包含的信息

- 日期、患者 / 供者的详细信息、单采血液成分的指征和需求申请
- 确认已获得同意，并在操作前重新确认
- 确认在启动操作之前，已根据标准操作流程清洁了细胞分离机
- 要求的血常规检测和相关结果（操作前后）
- 根据患者 / 供者的状况和适应证，在操作开始和操作中监测血压、脉搏、体温和血氧饱和度
- 记录使用的机器、试剂、替换液和耗材，以及批号和有效期的详细信息，以确保可追溯性
- 患者 / 供者的身高、体重和性别，以计算总血容量
- 该操作的目标值和预期结果
- 使用的静脉通路装置的记录，以及它们所在的位置
- 了解曾经的治疗、既往的并发症和采取的措施
- 最终采集结果，和患者 / 供者的液体平衡
- 操作者签名，注明日期和时间

103

4. 药理学支持

在外周静脉穿刺部位，涂抹麻醉膏是一种好的做法，可以最大限度地减少套管针插入时的疼痛和不适。可以给患者口服镇静药缓解焦虑。

用于防止体外循环中血液凝固的抗凝药通常是枸橼酸盐类的，而肝素也用于某些操作中。如果使用枸橼酸盐类的抗凝药，护理人员必须注意，如果患者/供者表现有任何枸橼酸盐中毒的迹象，则应在操作过程中补充电解质，如与低钙血症有关的手足抽搐，应该计算枸橼酸盐药物的毒性，来指导工作人员。

在置换过程中可能使用的置换液包括0.9%氯化钠溶液、人血白蛋白溶液、新鲜冷冻血浆（FFP）、去冷沉淀FFP、溶剂/去污剂病原灭活的血浆和人红细胞浓缩物。

有时会预先给供者用皮质类固醇和粒细胞集落刺激因子（G-CSF）来提高粒细胞的采集量。必须保留每个供者的累积药物剂量记录（Howell等，2015）。

G-CSF通常用于患者和供者，以刺激造血干细胞的释放，并提高干细胞采集，即单采时的采集效率。普乐沙福是一种较新的药物干预措施，可用于增强淋巴瘤和多发性骨髓瘤患者的干细胞动员，以进行采集和随后的自体移植，这些患者通过一线动员，即化疗加G-CSF或单用G-CSF（Chen等，2012），未能达到足够采集量。普乐沙福是一种拮抗药，可阻断基质细胞衍生因子（SDF）-1-α及其受体CXCR4，从而导致干细胞从骨髓中释放（National Cancer Institute，2010）。将普乐沙福应用于标准G-CSF动员方案中，可以导致干细胞释放的显著增加（Chen等，2012）。G-CSF和普乐沙福的使用应按照制造商的建议和当地指南。

在细胞分离室负责患者/供者护理的护士，必须知道所用液体和药物的不良反应，以及患者已经服用的可能影响单采血液成分的药物，如血管紧张素转换酶（ACE）抑制药（Howell等，2015）。

5. 非药物支持

紧张的患者会出现交感神经系统反应，而导致血管收缩。这将减少流向细胞分离机的血液，从而导致采集效率降低。应采取一切措施使患者安心和平静，并为他们提供支持。

(1) 特定患者/供者的准备：细胞分离的操作时间可能需要长达5h，确保患者和供者尽可能舒适是非常重要的，以下情况应该考虑。

- 供者/患者在床或血液分离椅上的体位。必要时应使用枕头作为支撑。
- 要鼓励患者和供者正常进食和饮水；但如果需要使用卫生间就必须小心，因为通常不能中断细胞分离机的操作，这是因为需要维持封闭的管路系统才能保持无菌。
- 分散注意力，如看电视、DVD、听收音机、音乐和阅读材料。
- 在静脉采集或回输部位使用加热毯，以缓解由于血管收缩可能发生的不适。
- 询问患者和供者是否希望在采集过程中有朋友或家人陪伴，空间限制通常会限制额外的访客。

在进行细胞分离的房间应有足够的空间，以便员工操作所有设备不会对自己、供者/患者或访客造成危险。该区域也应足以让心脏骤停抢救团队进行操作，并且必须有可用的复苏设备（FACT-JACIE，2015）。

(2) 教育：所有患者和供者都应以他们能理解的方式获得信息和支持（DH，2005a；NMC，2015）。必须考虑到有学习困难、语言障碍或感觉缺陷的患者。

第 2 章 血液学操作
Haematological procedures

操作指南 2-3　血液单采

这是一份通用指南，因为详细说明每项操作超出了本章的范围

必备物品

- 细胞分离机
- 与细胞分离机相兼容的一次性管道套件，如干细胞、白细胞、治疗性血浆置换、红细胞置换套件或 ECP（体外光分离置换）套件
- 无菌手套
- 用于建立外周静脉通路：16/17G 钢针、套管和插管器械（参见《Royal Marsden 临床护理操作手册》第 9 版：第 14 章血管通路装置：插入和管理）
- 用于外周静脉通路：20G 装置，如套管和插管器械（参见《Royal Marsden 临床护理操作手册》第 9 版：第 14 章血管通路装置：插入和管理）
- 用于中心静脉通路和回路：穿刺设备（参见《Royal Marsden 临床护理操作手册》第 9 版：第 14 章血管通路装置：插入和管理）
- 根据当地政策和采集类型的编制文件
- 采集系统操作手册
- 获取患者/供者的医疗记录和处方

医药产品

- 抗凝药，如 500ml ACDA 抗凝药（所需袋数通常由操作的时长决定）
- 1000ml 0.9% 氯化钠注射液
- 如有需要，可在静脉内使用局麻药
- 要求置换的液体取决于单采类型，如 0.9% 氯化钠注射液、白蛋白溶液、新鲜冰冻血浆、去冷沉淀 FFP、病毒灭活血浆和人红细胞浓缩物
- 如果进行 ECP，则需要使用甲氧基补骨脂素和肝素
- 根据当地枸橼酸盐的毒性管理政策，充钙离子等电解质

操作前

准　备	目　的
1. 解释并提供有关采集操作的书面信息	确保患者或供者正确了解流程（DH，2005a **C**；NMC，2015 **C**）
2. 检查患者是否签署知情同意书，以及患者或供者是否对该操作已经充分理解	使患者积极参与并接受治疗（FACT-JACIE，2015 **C**；Human Tissue Authority，2017a **C**；NMC，2015 **C**）
3. 检查所有文件是否完整，这些文件可能因当地的政策和操作类型而异	保持准确记录并接受监管（FACT-JACIE，2015 **C**；Human Tissue Authority，2017a **C**；NMC，2015 **C**）
4. 确保患者或供者佩戴的腕带，正确标记姓名、医院编号和出生日期	以防止因腕带丢失或不正确而发生患者安全事件和未遂事件（FACT-JACIE，2015 **C**）
5. 检查是否已在当地和（或）监管部门规定的时间范围内进行了相关的血清学检测	以防止血源性交叉感染（FACT-JACIE，2015 **C**；Human Tissue Authority，2017a **C**）

	续表
6. 考虑给非常焦虑的患者口服镇静药（如劳拉西泮）	确保操作安全进行，患者承受的痛苦最小 **E**
7. 记录正在使用的机器单采	确保操作的可追溯性，并协助审核采集效率（FACT-JACIE，2015 **C**）
8. 获取并记录患者或供者的生物参数，如身高、体重和性别，用于计算总血容量。	确保准确的数据输入和机器的设置 **E**
9. 获取并记录患者或供者的基线数据，如体温、脉搏、血压	如果患者或供者在操作过程中出现病情变化时，可以将随后的观察结果与基线结果进行比较，以便能准确告知干预的需要 **E**
10. 检查并记录相关的血液检查结果（如血红蛋白、红细胞压积、血小板计数、白细胞分类、血型、电解质、血液黏度、血红蛋白S、外周血中CD34阳性计数和凝血功能）。所需的血液检验将根据采集类型而有所不同，应遵循当地政策	确保准确的数据输入、机器设置、疾病监测和患者/供者的安全（Human Tissue Authority，2017a **C**；JACIE，2015 **C**）
11. 确保该操作所需的液体和药物已开出	确保良好的药物管理（NMC，2010 **C**）
12. 如果中心静脉导管尖端已放入上腔静脉，在使用前请查阅导管尖端位置的文件，应在胸部X线检查后，记录在的医疗文件中	单采需要高流速，因此，良好静脉通路至关重要（FACT-JACIE，2015 **C**）
13. 检查单采机是否已按照当地政策进行了清洁维护，这必须记录在案	必须控制表面污染物的环境条件，尽量减少污染或交叉污染的风险（FACT-JACIE，2015 **C**）
14. 准备治疗车，并确保所有必要的设备和标本容器随时可用	确保流程的有效执行，并且正确收集和处理所有标本（Smock 和 Perkins，2014 **E**）
15. 在使用前，目测检查所有试剂是否有损坏或污染，记录所有试剂的批号和有效期。如有任何试剂不适合使用，确保使用当地事件报告系统	确保建立和维护有效的质量管理计划，将风险降至最低（FACT-JACIE，2015 **C**）
16. 选择并装入一次性管道套件和试剂。根据不同的采集程序和细胞分离机的型号，套件会有所不同	连接患者之前，准备好分离机，并确保其处于良好的工作状态（Choi 和 Foss，2010 **E**；Strauss，2010 **E**；Terumo BCT，2011 **C**）
17. 用0.9%氯化钠溶液和抗凝药灌注一次性管道套件	将空气从一次性管道套件中排出 **E**
18. 执行警报测试和检查	连接患者之前，准备好单采机，并确保其处于良好的工作状态（Choi 和 Foss，2010 **E**；Strauss，2010 **E**；Terumo BCT，2011 **C**）
19. 如果单采机在操作中报警，请参阅操作手册的故障排除部分，按照相关说明操作	连接患者之前，准备好单采机，并确保其处于良好的工作状态（Choi 和 Foss，2010 **E**；Strauss，2010 **E**；Terumo BCT，2011 **C**）

续表

20. 根据提示，将患者或供者的生物学参数和相关血液结果输入分离机，根据当地规范要求修改设置	定制和优化流程（Choi 和 Foss，2010 Ⓔ；Strauss，2010 Ⓔ；Terumo BCT，2011 Ⓒ）	
21. 记录运行结果和当地政策要求的相关信息	为了保持准确的记录（NMC，2015 Ⓒ）	
22. 按照患者喜好拉上窗帘，以保护患者的隐私。如果经股、经皮或隧道式中心静脉导管进入血管，可能需要毯子或床单	有利于保护患者隐私和尊严的环境至关重要（NMC，2015 Ⓒ）	
23. 帮助患者摆放正确的体位，通常是仰卧位，双手臂舒适地放置于身体的两侧。床背或单采椅子的背部通常略微抬高，但这是由患者的偏好决定的	为了保持患者的舒适，使用外周或中心静脉接入装置 Ⓔ	
24. 洗手并戴上手套。非无菌手套只在处理生物标本时使用（JACIE，2015）	为了保护护士免受污染（European Commission，2011 Ⓒ）	
操 作		
25. 将无菌区放置在患者的静脉通路下方，清洁无针连接器末端血管通路装置	在整个过程中保持无菌状态，以最大限度地减少感染风险（Fraise 和 Bradley，2009 Ⓔ）	
26. 通过预选的静脉通路将患者或供者连接到血液单采机，必须有一个管路用于进入机器，一个用于血液回流。通过抽取血液并用 10ml 0.9% 氯化钠溶液冲洗，检查所有静脉通路装置是否通畅，不应该感到有阻力	进行血液单采术需要高流速，因此，良好的静脉通路是必不可少的（NHS Blood and Transplant，2010 Ⓒ）	
27. 根据采集的类型，按照操作指南执行	实现治疗或捐献目标（Kaushansky 等，2016 Ⓔ）	
28. 监测患者或供者的状况，以及操作进展，并根据需要进行干预（故障排除参见问题解决表 2-3）	确保操作的顺利进行，患者或供者得到安全管理 Ⓔ	
29. 根据采集的类型，在已达采集目标时进行回洗。回洗指用 0.9% 氯化钠冲洗分离机，确保机器中剩余的血液能输回给患者（Burgstaler，2010）	要确保精确的液体平衡和血流动力学稳定性（Howell 等，2015 Ⓒ），因此，在儿科病例（已经使用了血液预充）中，或在镰状细胞病患者的红细胞置换后，进行冲洗是不常见的（Burgstaler，2010 Ⓔ）	
操作后		
30. 如果进行捐献流程，永久密封产品袋，为了最好使用热封机，作为应急可以使用 3 个由夹子封闭的密封夹	确保安全处理并保护产品以免暴露于病原体（DH，2005b Ⓒ；Loveday 等，2016 Ⓒ）	
31. 获取采集后的血液采样，如全血细胞计数，在拔管前从通路装置取样	监测血液分离过程中的细胞损失（Crookston 和 Novak，2010 Ⓔ），并根据需要进行纠正或提出建议	
32. 卸下泵和从血液细胞分离机中取出一次性耗材的管路装置前，将供者/患者与机器的连接断开	确保患者/供者的安全 Ⓔ	

续表

33. 根据当地的规定处理利器和废物	确保针头和其他利器的安全处置，并保护工作人员、患者和探视者免受血源性病原体的侵害（DH，2005b ⓒ；HSE，2013 ⓒ；Loveday 等，2016 ⓒ；European Commission，2011 ⓒ）
34. 检查插管部位是否有出血，用无菌纱布加压敷料包扎	实现止血并降低感染风险 Ⓔ
35. 对于捐献的产品，在采集袋上贴上标签并提供完整的文件，以记录采集设备分离的产品，必须使用符合 JACIE（2015）标准的标签和文件	以确保正确管理应用产品（JACIE，2015 ⓒ）
36. 在转移到适合的处理设施（用于捐献流程）前，先将收集袋放入另一个容器（如拉链式可再密封袋）中	防止部分采集物损失，尽量减少采集后组件污染的可能，防止生物危害物质在可能对员工、访客或患者有风险的区域内溢出（JACIE，2015 ⓒ）
37. 对于捐献流程，带所需表格，用符合 JACIE，2015 标准的容器，将采集袋运送到适合的处理设施	允许捐献的产品进行细胞数量的检测、储存和（或）发放 Ⓔ
38. 根据当地规定在相应的文件中记录必要的信息	保持准确的记录（NMC，2015 ⓒ）
39. 确保合理安排捐献后护理（参见"操作后的注意事项"）	确保患者的安全管理，并使他们能够积极参与并遵守他们的治疗（NMC，2015 ⓒ）
40. 按照操作手册从血细胞分离机上去除一次性管路装置，并将其丢弃在危险废物容器中	确保安全处理和丢弃医疗废物，以保护员工、患者和访客免于接触血源性病原体（DH，2005b ⓒ；Loveday 等，2016 ⓒ）
41 根据当地的规定，使用合适的清洗剂清洁血细胞分离机（Howell 等，2015）	保护员工、患者和访客免于接触血源性病原体（JACIE，2015 ⓒ）

问题解决表 2-3 预防和解决（操作指南 2-3）

问题	原因	预防	措施
血管通路，如高回流压力或低通路压力	• 血肿 • 管路扭结 • 阀门在闭合位置 • 血管不合适 • 针头恐惧症 • 血管迷走性发作	• 仔细静脉预评估 • 中心静脉导管插入 • 经验丰富的从业者	• 安慰 • 检查管路是否打结 • 检查阀门的位置 • 减少进入流量 • 调整或重置接入或返回设备 • 中心静脉插管
枸橼酸盐毒性	如果用枸橼酸盐制药作抗凝药，可能会发生电解质紊乱	• 考虑口服或静脉补充电解质，如补钙 • 确保正确的抗凝率设置	• 降低流速 • 考虑给予钙补充药（静脉注射或口服） • 暂停/停止采集

续表

问题	原因	预防	措施
表现为凝血或分离机操纵界面不稳定的抗凝不足	• 生物测量数据不正确 • 数据输入错误 • 错误的设置低于所需的AC：进样比	确保正确的抗凝率设置	• 检查管道扭结 • 增加 AC：进样比 • 停止采集
液体过量	• 心脏损伤 • 肾脏损害 • 儿科患者	• 仔细的预评估 • 在儿科，如果已预充血，不要进行管路回洗 • 仔细输入数据	• 在液体负平衡模式操作 • 请求医学核查 • 停止采集
低血压	• 低血容量 • 儿科患者 • 血管迷走性发作	• 预充血 • 仔细的预评估 • 仔细的数据输入 • 再次确认	• 在液体正平衡模式操作 • 增加胶体：晶体比
寒冷	• 环境冷 • 置换液冷	• 使用血液加温器 • 确保充分的温度调节	• 增加室温 • 提供额外的毯子 • 使用血液加温器
不良反应	• 对置换液或抗凝药过敏 • 血型不合的输血 • 败血症 • 过敏反应	• 仔细的预评估 • 仔细监测 • 遵守血液制品管理规定	• 请求紧急医疗检查 • 按照指示进行治疗，如给予抗生素、抗组胺药物、氢化可的松和其他紧急治疗 • 停止采集

引自 Dougherty 和 Lister，2015；Freshwater 和 Maslin-Prothero，2005；Howell 等，2015；Stroncek 等，2000

（七）操作后的注意事项

1. 即时护理

在采集过程中，用枸橼酸类的抗凝药可以防止血液在体外循环中凝结，这是通过结合血液中的钙离子，并将其从凝血级联反应中除去来实现抗凝。供者可能会出现低钙血症的症状，如肌肉震颤、手足抽搐、四肢麻木、"针刺感"、头晕、恶心和呕吐（Freshwater 和 Maslin-Prothero，2005）。这种不良反应称为枸橼酸中毒，通过给予供者补钙，或通过降低血流速度来减少枸橼酸盐的剂量来控制（Stroncek 等，2000）。

不同的操作可能产生不同的血流动力学效应。对于患有心脏或肾脏损害的患者，液体超负荷可能是一个问题，而低血容量应在儿科受到关注（Crookston 和 Novak，2010）。尤其应该监测血压，因为可能会出现低血压。

进行红细胞和血浆置换的患者，可能会出现输血反应，如发热、寒战和过敏反应（参见《Royal Marsden 临床护理操作手册》，第 9 版：第 7 章营养、液体平衡和输血）。

由于供者或患者的血液要大量地通过血细胞分离机循环，血细胞被有治疗目的或无意地去除，因此可能会损失血细胞，特别是血小板的损失。研究表明，单独的单采血液成分术只能使循环血细胞计数稍减少，不会立即有不良反应（Crookston 和 Novak，2010）。病情不稳的患者或反复采集的患者可能需要成分输血来支持。这些由提供一对一患者护理的采集护士密切监控。在整个过程中反复监测血细胞计数是必要的。

任何不良反应必须及时处理，并且必须记录在案。患者/供者离开采集科室前，必须尽可能完全恢复（Howell等，2015）。

2. 后续护理

在离开血细胞分离机之前，应鼓励患者和供者休息和吃东西。应在采集结束时，进行全血细胞计数，并根据结果给出建议。如通过单采方式采集干细胞的过程中，可能会出现血小板的丢失，应建议患者和供者减少乙醇的摄入，避免可能导致出血或瘀伤风险的剧烈活动和运动。血小板计数通常会在几天内恢复（Crookston和Novak，2010）。

3. 文件

应采用明确的标准操作流程和文件，在质量管理体系中严格监管。归档文件应根据政府、监管或机构的规定进行维护，即使内容冗长（FACT-JACIE，2015）。由于血液分离的严格监管性质，必须建立记录保存系统，以确保所有文件的真实性、完整性和机密性（MHRA，2009）。所有护理记录必须清楚地保存，以确保数据的准确（NMC，2015）。

4. 患者/供者和相关人员的教育

如果供者或患者感到疲劳，那么，最好有人陪他们回家。需要根据所采取的特定流程定制建议。

（八）并发症

在过去的20年中，不良反应的总体发生率是显著下降的。对血液单采生理学的深入了解指导了技术的持续改进，并且使不良反应发生的可能性已降至最低，使得大多数操作没有不良事件发生。捐献流程尤其如此，这已变得很平常（Crookston和Novak，2010）。如果细胞或血浆去除超过了当前的指南，或者患者有潜在病情不稳，使其易于发生不良事件，则需要谨慎（Crookston和Novak，2010）。

中心静脉导管的使用可能与前已详述的并发症有关，这些并发症导致与单采血液成分相关的大多数死亡（Stroncek等，2000）。锁骨下和上腔静脉导管可与穿孔、血胸、气胸、感染和血栓形成相关。股动脉导管的使用可能与出血、血栓形成和感染的发生有关（Howell等，2015）。通过经验丰富的人员在超声辅助下插入导管，可以降低这些风险（Stroncek等，2000）。

三、利巴韦林给药

（一）相关理论

呼吸道合胞病毒（RSV）是已知的下呼吸道感染的常见原因，这在血液肿瘤患者中可能是严重的和致命的（Dignan等，2016）。根据其他造血祖细胞抑制的并发症、移植时机和免疫抑制程度，死亡率可能高达80%。如果这些感染得不到控制，则预后不良，因此，早期诊断和及时治疗非常重要（Dignan等，2016，另见第1章）。

在接受高剂量化疗患者中，出现任何感冒都应怀疑RSV，并进行常规检测。RSV和其他流感病原体最好通过鼻咽抽吸物（NPA）标本检测（Dignan等，2016）。应在呼吸道症状出现后，尽早进行NPA（参见《Royal Marsden临床护理操作手册》，第9版：第10章解读诊断性检查）。病毒抗原检测使用间接免疫荧光法，带有针对RSV、腺病毒、甲型、乙型流感病毒和副流感病毒群（1型、2型和3型）的特异性单克隆抗体。该方法具有敏感度高、特异性强、快速性和低成本（Blaschke等，2011；Raboni等，2003；Tunsjo等，2015）等特点。

根据《健康有害物质控制条例》（COSHH，2002）和随附经批准的《致癌物质操作规范》的法定要求，利巴韦林被归类为对健康有害的物质。根据规定，在无法避免使用的情况下，利巴韦林的暴露风险必须降低到"合理可行的最低水平"。

（二）循证方法

原理

Dignan 等推荐（2016）将雾化的利巴韦林给予患有 RSV 的下呼吸道感染的异基因移植患者。

(1) 适应证

● 异基因移植患者的下呼吸道 RSV 感染（Shah 等，2013）。

● 异基因移植患者的上呼吸道 RSV 感染，和有可能发展成为下呼吸道感染的多种危险因素（Dignan 等，2016）。

● 此外

— 如果不能雾化利巴韦林，口服利巴韦林可作为下呼吸道 RSV 感染的异基因移植患者的替代方案。

— 还建议对患有 RSV 感染的异基因移植患者静脉使用人免疫球蛋白（DH，2011）。

(2) 禁忌证

● 妊娠、哺乳或接受生殖治疗的患者，不应服用利巴韦林。

● 对于患有副流感或人偏肺病毒的上呼吸道感染的患者，不建议使用利巴韦林治疗。

● 患有未控制的腹泻、呕吐或出血性膀胱炎的患者（Donovan 等，2012）。

● 依赖于高流量或高浓度氧气的患者。

(3) 风险和安全管理

①妊娠：妊娠是利巴韦林给药的禁忌证，因为小动物，如兔和小鼠的动物繁殖研究表明，妊娠会诱导胚胎的死亡和致畸（Kilham 和 Ferm，1977）。涉及较大动物和人类的小型研究并没有显示出不良的影响，但由于孕期服用利巴韦林的经验有限，对人类，特别是发育中的胎儿的潜在影响存有担忧（Gladu 和 Ecobichon，1989；Harrison 等，1988；Linn 等，1995；MHRA，2014；Munzenberger 和 Walker，1994）。

如前所述，暴露于利巴韦林可能会产生致畸作用，对怀疑或知道自己妊娠、正在哺乳或正在接受生殖治疗的医护人员，不应进行利巴韦林配药、给药，或护理正在接受利巴韦林雾化治疗的患者。此外，在患者接受利巴韦林雾化吸入时，他们不应进入患者的房间。

直接护理利巴韦林治疗患者的所有工作人员，必须将其姓名记录在给药记录表上（图 2-10），并且保留此记录并将其交还到职工健康信托基金会。

②防护眼镜：有一项关于利巴韦林在隐形眼镜上残留的个案报道。如果配药溶解利巴韦林，工作人员应该戴上眼镜。

本表格应在每次利巴韦林（Virazole®）给药时填写。在治疗期结束时，应将一份表格副本送交医院职业健康科。

填写本表格将构成对利巴韦林（Virazole®）给药的医护人员、患者和探视者的健康和安全风险的书面评估，以进行利巴韦林的管理，并确定降低这些风险的控制措施。

人们认识到，决定使用利巴韦林（Virazole®）需要对患者的需求进行临床判断，并认识到对医护人员相关的健康和安全风险的影响。如：临床医师需要决定如果一个房间不能立即使用，是否应进行治疗。临床医师最终有责任决定是否应该进行治疗。如有疑问，应向值班的高级护士长咨询。

A 部分 - 治疗细节

患者姓名	
医院代码	
病房	

B 部分 - 参与上述患者应用利巴韦林（Virazole®）的工作人员名单

治疗日期	护理患者的工作人员名单
Day 1：	
Day 2：	
Day 3：	
Day 4：	
Day 5：	

▲ 图 2-10 利巴韦林（Virazole®）的安全使用 - 给药记录表

③哮喘：在利巴韦林雾化时和雾化后15min内，建议哮喘患者不要进入该房间（Donovan等，2012）。

为确保符合COSHH（2002）并提供使用利巴韦林期间应用控制措施的书面记录，应为每位接受治疗的患者填写用药记录表（图2-10）。每次新患者接受利巴韦林治疗时，病房管理者和值班护士有责任确保完成用药记录表。所有工作人员都应记录他们给患者使用利巴韦林的时间，以便记录接触的情况，这是因为利巴韦林应被视为对健康有害的物质，暴露的风险应按指示降到合理可行的最低水平。暴露记录保存在职业健康记录中（COSHH，2002）。

（三）法律和专业问题

能力

应为新护士提供合适的培训计划。在使用设备之前，护士应由合格的执业辅导者先进行评估，以提高他们的操作能力。护士必须始终按照其专业规定的范围进行操作（NMC，2015）。

（四）操作前的准备

在通过雾化给予利巴韦林时，只使用负压室或正压但通风的房间（均足够让雾化药物消散）。在雾化给药期间，应尽可能地限制进入房间。在Aiolos雾化器运行期间，必须在患者门上贴有警告标识："呼吸道隔离，不要进入：正在使用利巴韦林"，以确保工作人员和探视者不会在不知道的情况下进入房间。感染控制团队应该有标识。如果没有合适的房间，应考虑延迟使用雾化利巴韦林，并可考虑静脉或口服给药。

1. 设备

利巴韦林通过雾化器，如ICN小颗粒雾化器（SPAG）模型给药。在使用之前，阅读操作手册以获取说明非常重要（Valeant，2014）。

气雾可以从雾化器输送到婴儿氧气罩。如果不能使用头罩，可能需要通过氧气面罩或氧气罩给药。然而，氧气罩的体积和冷凝面积较大，仅在少数患者中评估了这种给药方法的效果。利巴韦林不应与其他雾化药物或雾化装置一起使用，也不应与其他雾化药物一起储存（Valeant，2014）。

按照雾化器制造商的建议使用推荐的药物浓度非常重要。

用利巴韦林雾化给药需要做好个人防护。需要过滤面罩2（FFP2）、一次性手术衣、手套和护目镜（图2-11）。

2. 评估和记录工具

评估患者是否适合接受利巴韦林治疗，并确保其具有良好的体能状态至关重要。这是为了确保他们可以安全地在给药后2h独处。

3. 药理学支持

建议药房在具有通风设施的可控环境中溶解利巴韦林（COSHH，2002），但如果需要在非工

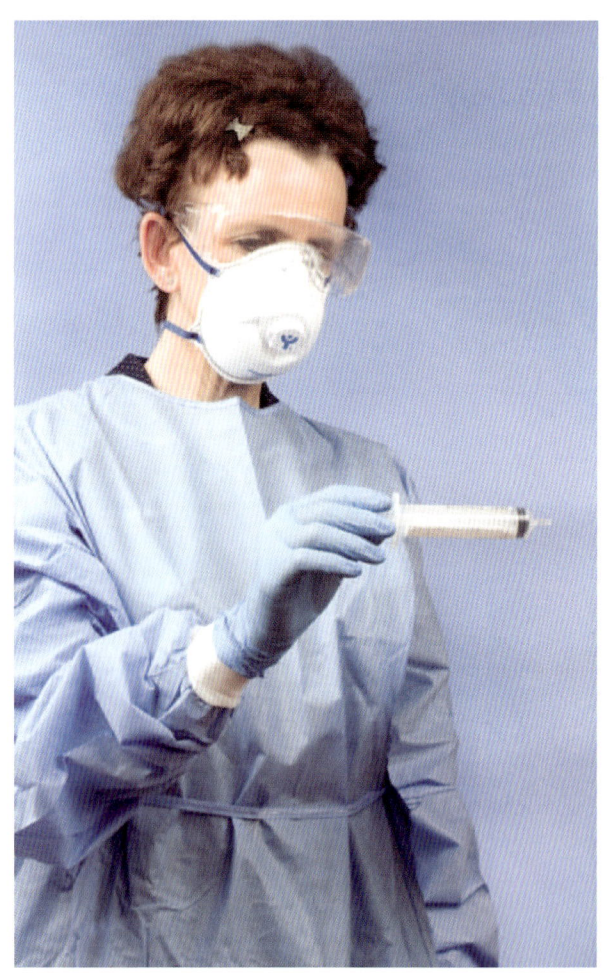

▲ 图2-11 护士穿戴个人防护装备（PPE）进行利巴韦林给药

作时间使用，可以在患者的房间内带上个人防护装备（PPE）配置药物。

4. 非药物支持

应告知患者及其亲属在给药期间需要隔离，应建议亲属在给药期间不要进入房间。这常会使患者感到孤立和易受伤害；同时应提醒亲属何时可以安全进入房间，这样他们就可以为患者提供支持（Ghosh 等，2000）。

操作指南 2-4　利巴韦林给药

必备物品

- 雾化器
- 雾化器设备可能因品牌和型号而异。可能需要增加的设备，护士应检查制造商的说明
- 压缩空气/氧气源。使用符合医疗呼吸规范的空气或氧气（选择取决于患者的病情）
- 面罩（FFP2 或 FFP3）
- 非无菌手套
- 眼睛防护 - 护目镜
- 清洁的塑料围裙
- 无菌一次性手术衣
- 额外另备床单
- 药物/化疗利器盒
- 红色袋/藻酸盐袋

医药产品

- 利巴韦林（Virazole®）

操作前

准 备	目 的
1. 说明并提供有关雾化操作的书面资料	确保患者被告知正确的操作流程（DH，2005a ⓒ；NMC，2015 ⓒ）
2. 确保患者处于负压房间	遵守 COSHH 指南（2002 ⓒ）
3. 确保处方可用，且利巴韦林药量正确，并且已说明是否需要氧气或加压空气进行雾化	遵守药品管理规定（NMC，2010 ⓒ）
4. 按照当地的指导方案，应用安全设备（面罩、手套、护目镜和清洁围裙），并在需要治疗时，在房间内溶解利巴韦林	• 利巴韦林通常在药房中配置，但由于其保质期短，可能需要由护士配药 • 遵守 COSHH 指南（2002 ⓒ）
5. 按照制造商的说明准备设备	遵守制造商的使用说明 ⓒ
6. 要求所有探视者在用药期间离开房间，以减少不必要的继发暴露风险	尽量减少不必要的暴露（COSHH，2002 ⓒ）
7. 确保患者在治疗期间能够被观察到，并且在紧急情况下可以方便地寻求帮助	对患者的病情恶化做出快速反应（NPSA，2007 ⓒ）
8. 指导并确保患者了解雾化用药流程	确保患者理解和员工的安全（COSHH，2002 ⓒ）

续 表	
操 作	
9. 按当地的指导方案，应用安全设备（面罩、手套、护目镜和清洁围裙）	遵守 COSHH 指南（2002 ⓒ）
10. 准备利巴韦林	遵守制造商的使用说明 ⓒ
11. 确保面罩完全贴合患者，并用床单覆盖患者，以减少利巴韦林颗粒向环境的扩散。如果使用氧气头罩或氧气罩，请确保设置正确	• 遵守 COSHH 指南（2002 ⓒ） • 遵守制造商的使用说明 ⓒ
12. 按照制造商的说明开始给予利巴韦林	遵守制造商的使用说明 ⓒ
13. 按照制造商的指南检查系统组件，因为药物溶液可能在设备的内表面形成晶体沉积物，这会影响气流	符合制造商的使用说明 ⓒ
操作后	
14. 在治疗结束时，工作人员应进入房间检查机器是否已关闭。工作人员应立即离开房间，并等待 5~10min 后再重新进入，以尽量减少接触药物的粉尘颗粒，这些颗粒在给药后在空气中仍有残留	确保患者和工作人员的安全（NPSA，2007 ⓒ）
15. 将利巴韦林药瓶丢弃在细胞毒性药物垃圾箱中	遵守医疗废物的安全管理（DH，2013 ⓒ）
16. 将设备放在房间一侧，准备清洁	防止细菌污染和交叉污染（NHS Professionals，2013 ⓒ）
17. 戴上手套，按照制造商的建议清洁设备	防止细菌污染和交叉污染（NHS Professionals，2013 ⓒ）
18. 按照当地的规定处理剩余的利巴韦林。根据当地泄漏的管理办法处理溢出／泄漏	遵守医疗废物的安全管理（DH，2013 ⓒ）
19. 处理床单织物，外层枕套必须弃于红色医疗废物袋中	遵守医疗废物的安全管理（DH，2013 ⓒ）
20. 清洁所有物品表面，每次治疗后，必须用肥皂和水清洗床面	防止细菌污染和交叉污染（NHS Professionals，2013 ⓒ）
21. 当房间被潮湿的灰尘覆盖时，应继续穿戴完整的个人防护装备。由于该患者确诊为呼吸道病毒感染，应继续实施呼吸道预防措施；如果此时不需要护目镜，可以省略或去除	防止细菌污染和交叉污染（NHS Professionals，2013 ⓒ）
22. 确保房间空置 2h 后，清洁人员才能进入房间，然后用肥皂和水清洁地板	遵守医疗废物的安全管理（DH，2013 ⓒ）
23. 根据当地废物管理规定处理清洁的垃圾	遵守医疗废物的安全管理（DH，2013 ⓒ）
24. 用药记录在护理记录中完成。在处方单和用药记录表上签署用药者姓名	遵守药品管理的法规（NMC，2010 ⓒ）

第 2 章 血液学操作
Haematological procedures

问题解决表 2-4　预防和解决（操作指南 2-4）

问题	原因	预防	操作
药品晶体形成	利巴韦林晶体	确保设备是否每次用药后清洁，并按制造商的说明正确安装	如果晶体沉积物超过 1mm，应使用灭菌注射用水冲洗或安装新的管道
几乎没有或太少的气雾	• 设备未正确组装 • 设备脏污或堵塞 • 流量计关闭或没有调整好 • 设备损坏	• 使用前检查设备 • 按制造商的建议维护设备	• 重新组装设备 • 调整流量计到合适的气流 • 更换有故障的部件

（五）操作后的注意事项

1. 即时护理

患者及其亲属的护理非常重要，因为患者在治疗期间，每天被隔离数小时。对一些患者可能会造成特别的创伤，因此，在进行治疗时考虑心理问题至关重要。

护理中必须注意尽量减少医护人员暴露，以遵从 COSHH 指南（2002）规定。

2. 后续护理

Dignan 等（2016）建议对呼吸道病毒感染的患者，应监测呼吸衰竭的征象。必要时，请重症监护小组会诊。他们还建议口服利巴韦林可用于不能耐受雾化利巴韦林的患者。Dignan 等（2016）主张对 RSV 感染的异基因移植患者给予静脉注射免疫球蛋白。

3. 患者及相关人员的教育

应向患者提供信息表，告知他们治疗的风险和益处，并建议在治疗期间尽量减少与他人的接触。

（六）并发症

与利巴韦利雾化给药相关的毒性包括支气管痉挛、咳嗽、幽闭恐惧症、恶心、皮疹、肺功能减退、黏液堵塞和结膜刺激（Shah 和 Chemaly，2011）。

利巴韦林存在致畸和致突变的潜在风险，因此，患者和工作人员应意识到这种风险（Donovan 等，2012）。

静脉注射利巴韦林会出现溶血、白细胞减少和高胆红素血症，口服利巴韦林会有贫血和恶心（Shah 和 Chemaly，2011）。

四、羟乙磺酸喷他脒给药

（一）相关理论

肺孢子菌肺炎是肺部的真菌感染。该疾病也被称为卡氏肺囊虫肺炎（Pneumocystis Carinii Pneumonia，PCP）（Anevlavis 等，2012）。这种真菌在环境中很常见，但很少在健康人中引起疾病。然而，在免疫力低下和接受干细胞移植的患者中，可能会导致致命的肺部感染（Anevlavis 等，2012）。

所有造血干细胞移植和严重免疫功能低下的患者都需要预防肺孢子菌肺炎（Joint Formulary Committee，2018）。口服复方磺胺甲噁唑是推荐用于预防肺孢子菌肺炎的一线药物（Joint Formulary Committee，2018）。如果这是禁忌的，或者患者不能耐受复方磺胺甲噁唑，则需要雾化吸入喷他脒（Brown 和 Cutler，2012；Joint Formulary Committee，2018）。每 4 周吸入一次 300mg 羟乙磺酸喷他脒雾化溶液（Joint Formulary Committee，2018），羟乙磺酸喷他脒是一种有害健康的物质。根据"COSHH 法规"（2002）规定，在不能禁用的情况下，喷他脒的暴露必须减少到

115

"合理、可行的最低水平"。

（二）循证方法

1. 基本原理

(1) 适应证：在血液肿瘤科更常见的是如下几种。

- 卡氏肺孢子菌导致的肺炎。
- 严重免疫缺陷患者预防肺孢子菌肺炎。

其他

- 预防曾经患过 PCP 的 HIV 感染患者发生肺孢子菌肺炎（EMC，2015；Joint Formulary Committee，2018）。
- 皮肤利什曼病。
- 冈比亚布锥虫引起的非洲昏睡病早期。

(2) 禁忌证

- 妊娠、哺乳或正在接受生殖治疗的患者不应使用喷他脒。虽然没有证据表明喷他脒在人类妊娠时使用是安全的，但有报道，一例妊娠3个月的孕妇在雾化预防性给药后流产（EMC，2015）。
- 对于低血压或肝功能不全患者应该慎用，肾功能不全的患者需要减量（Joint Formulary Committee，2018）。

（三）法律和专业问题

能力

羟乙磺酸喷他脒应由经过培训的医疗专业人员进行给药，并在其执业范围内操作（NMC 2015）。应进行培训和评估，以确定给药者的能力。在设置设备之前，应由合格的实践指导者对护士进行评估，以提高她们的操作能力。

（四）操作前的准备

在接受药物治疗前，患者应接受经过培训的医疗专家关于不良反应和用药流程的咨询。应由医疗专家建议患者用雾化器自行给药。在雾化治疗期间，医疗保健专业人员应留在室外，除非出现严重的反应需要干预。医疗保健专业人员应确保将暴露水平降至最低。

羟乙磺酸喷他脒应在负压室中用药，以减少暴露，除非出现医疗紧急情况，否则在给药期间不应有人进入房间。

1. 设备

给药的卫生专业人员必须佩戴个人防护设备（FFP3 面罩、护目镜、手套和一次性手术衣）（European Commission，2011）。

执行该操作所需的设备是一个标准雾化器，由腔室和面罩组成，以在吸入喷他脒之前，给予患者沙丁胺醇。喷他脒雾化器套件用于喷他脒给药，由具紫色腔室的 Filta-Guard™ 和口腔吸入管组成。

2. 评估和记录工具

评估患者是否接受喷他脒治疗，以及他们是否具有良好的体力状态是至关重要的。这是为了确保他们根据 COSHH 指南（2002）能自行给药喷他脒 1h，并能安全地离开。

已知喷他脒可导致一些患者出现低血压（Joint Formulary Committee，2018）。在用药前后应进行一整套观察；这些记录应记载在护理记录中。

3. 药理学支持

建议药房在具有通风设施的受控环境中配制喷他脒（COSHH，2002）。

有报道在使用雾化喷他脒时，可发生支气管痉挛，尤其是有吸烟或哮喘病史的患者。这应该通过事先使用支气管扩张药来控制（Joint Formulary Committee，2018）。

4. 非药物支持

患者可能会在治疗中感到焦虑。应在用药前由训练有素的专业人员来安抚患者，并为他们提供相关知识。应给患者呼叫器，以便他们在需要时，可以呼叫护理人员。应建议亲属在用药期间不要进入房间。由于给药可能会出现并发症，建议患者应有人陪同到医院，并陪伴回家。

操作指南 2-5　羟乙磺酸喷他脒给药

必备物品

- 沙丁胺醇雾化器套件（Side Stream 雾化器带蓝色腔和面罩）
- 喷他脒雾化器套件（Filta-Guard 雾化器带紫色腔和口腔管）
- 非无菌手套、护目镜（如果戴隐形眼镜则密封）和一次性手术衣
- FFP3 面罩（微粒过滤式呼吸器和手术口罩）
- 为患者舒适而设计的直靠背椅子
- 完成处方单
- 药物/化疗废物处理箱
- 红色袋/藻酸盐袋

医药产品

- 喷他脒溶液 300mg（在药房预先配制到注射器中）
- 沙丁胺醇溶液 2.5mg
- 带流量计的医用压缩空气或氧气出口。使用符合医疗呼吸规范的空气或氧气（选择取决于患者的病情）

操作前

准　备	目　的
1. 确保在处方单上开具喷他脒	遵守药品管理调控和信赖的政策（NMC，2010 C）
2. 向患者解释并讨论该项治疗，这必须包括以下内容 • 药物和设备的详细信息 • 为什么该治疗是必要的 • 可能出现的不良反应	• 确保患者理解治疗，并给予有效同意（DH，2009 C；NMC，2015 E） • 常规从接受喷他脒给药的患者获得口头同意，是良好的临床实践（MHRA，2009 C）
3. 获得同意并评估患者的当前状况	确保患者没有潜在的医疗问题，并且适合接受治疗 E
4. 确保患者佩戴的腕带正确标注姓名、医院编号和出生日期	正确识别患者，防止与丢失或不正确的腕带有关的患者安全事故和未遂事件发生（NPSA，2005 C）
5. 测量基础血压，并记录在观察表上	监测喷他脒给药对血压的影响，因为已知喷他脒会引起某些患者出现低血压（Joint Formulary Committee，2018 C）
6. 查阅患者的处方，以确定以下内容 • 药物 • 剂量 • 给药日期和时间 • 给药的途径和方法 • 适当稀释 • 处方有效性 • 医师签名	确保使用适当的稀释剂，通过正确的途径，给予患者处方剂量的药物（NMC，2010 C）

续 表

操 作	
7. 将准备好的药物带到患者旁，并要求他们口头说明自己身份（如果可能），以检查患者的身份，并检查患者的识别腕带。询问并检查过敏状态	为了防止错误并确认患者的身份（NMC，2015 Ⓒ；NPSA，2005 Ⓒ；2007 Ⓒ）
8. 评估患者，确保他们有能力自己从沙丁胺醇转换为喷他脒	确保患者理解和医务人员的安全（COSHH，2002 Ⓒ）
9. 治疗接受喷他脒治疗的患者，都要在专门为喷他脒而设的负压室中接受治疗	由于喷他脒被归类为对健康有害的物质，暴露需要降至合理可行的最低水平（COSHH，2002 Ⓒ）
10. 门必须始终保持关闭，并且可以在门上看到醒目的标记："请勿进入：喷他脒治疗进行中"	尽量减少不必要的暴露（COSHH，2002 Ⓒ）
11. 由于药物有致畸作用，要求所有工作人员和患者家属在喷他脒给药之前，和正在给药时离开房间，除非有临床需要	尽量减少不必要的暴露（COSHH，2002 Ⓒ）
12. 使用杀菌洗手液洗手	尽量减少感染风险（Loveday 等，2016 Ⓒ）
13. 戴上护目镜、手套和塑料围裙进行喷他脒给药	喷他脒被归类为对健康有害的物质，暴露需要降至合理可行的最低水平（COSHH，2002 Ⓒ）
14. 让患者坐在负压室的直背椅上，从外面就能观察到的位置	尽量减少呼吸困难，并允许最大的肺扩张，以确保药物到达细支气管。这有助于药物的重力沉降（沉积）和扩散（Gardenhire 等，2013 Ⓔ）
15. 确保患者能够被观察到，并且在患者寻求帮助时，可以方便使用护士呼叫铃。在整个过程中不间断地观察患者	对患者的病情变化做出快速反应（NPSA，2007 Ⓒ）
16. 应尽可能指导患者自行打开雾化器	• 这样就能允许护士离开房间 • 确保患者理解和医务人员的安全（COSHH，2002 Ⓒ）
17. 指导患者使用护士呼叫系统，确保铃在触手可及的范围内	对患者的病情变化做出快速反应（NPSA，2007 Ⓒ）
18. 首先使用沙丁胺醇 • 将沙丁胺醇放入沙丁胺醇雾化器的储液器中并固定 • 将氧气管连接到一端，将另一端连接到氧气/医用空气出口 • 将面罩安全可靠地固定在患者面部，并调整绑带合适，以确保无泄漏	扩张支气管，并最大限度地减少喷他脒引起支气管痉挛的风险（Joint Formulary Committee，2018 Ⓒ）
19. 打开氧气/医用空气到 6L/min 的流量。指导患者正常呼吸，直到吸入所有沙丁胺醇溶液（大约需要 10min）	确保至少 65% 的液滴大小合适，能够使药物渗透到远端气道中（Downie 等，2007 Ⓔ）

第 2 章 血液学操作
Haematological procedures

续 表

20. 完成后，在医疗垃圾箱中处理雾化器	遵守医疗废物的安全管理（DH，2013）C	
21. 为了将沙丁胺醇改为吸入喷他脒，护士应确保他们戴上 PPE（面罩、护目镜和手套）	喷他脒被归类为对健康有害的物质。暴露需要降低到合理可行的最低水平（COSHH，2002）C	
22. 按规定将装过喷他脒溶液的注射器放入容器中并固定	确保正确给药（制造商的说明）C	
23. 将带有口腔吸入管的储液罐安装在透明塑料末端的 Filta-Guard 呼吸过滤器上	确保正确给药（制造商的说明）C	
24. 将管道的一端连接到储液器，另一端连接到氧气/医用空气出口	• 由于喷他脒被归类为对健康有害的物质，暴露需要降至合理可行的最低水平（COSHH，2002）C • 确保正确给药（制造商的说明）C	
25. 指导患者用嘴唇紧紧包绕口腔吸入器	确保正确给药（制造商的说明）C	
26. 将氧气/医用空气打开至 10L/min	确保正确给药（制造商的说明）C	
27. • 指导患者缓慢呼吸 • 吸气后，患者应在呼气前暂停一下	促进药物在气道中更好地分布（Perry，2016）E	
28. 离开房间，将围裙和手套丢入橙色医疗垃圾箱中	确保医务人员的安全（COSHH，2002）C	
29. 持续进行到雾化治疗给药完成（大约需要 10min）	确保正确给药（制造商的说明）C	
30. 治疗完成后，指导患者留在室内 30min	这样可以实现充分的通风，从而在再次使用房间前最大限度地降低工作人员/亲属吸入喷他脒的风险（COSHH，2002）C	
操作后		
31. 确保所有设备都废弃在细胞毒性/细胞抑制（紫色顶盖）的废物箱中	遵守医疗废物的安全管理（DH，2013）C	
32. 患者完成治疗后 30min，应行检查并记录血压	监测喷他脒给药对血压的影响，因为已知某些患者会引起低血压（Joint Formulary Committee，2018）C	
33. 处方和相关护理记录中，已完成记录和用药签名	• 遵守药品管理法规（NMC，2010）C • 必须有清楚、准确和及时的记录，关于所有用药，患者无故意隐瞒或拒绝，并确保签名清晰可辨（NMC，2010）C	

（五）操作后的注意事项

喷他脒和沙丁胺醇雾化器面罩仅供一次性使用，每次使用后必须根据 COSHH（2002）指南进行丢弃。用完喷他脒 30min 内，工作人员应避免进入房间，以使药物沉淀或通过通风系统清除。

这些房间内的所有床单应作为感染物品处理，放入红色塑料袋内的水溶性袋中。

房间内应该是潮湿的，包括雾化器或患者椅

119

子周围的所有家具。然后将擦拭物丢弃到紫色盖子的细胞毒/细胞抑制性废物桶流转。

1. 即时护理

在操作中，由于低血压，患者可能会出现严重的反应，有时甚至是致命的。他们还可能出现恶心和呕吐、头晕、晕厥、潮红、高血糖、皮疹、味觉障碍、支气管收缩、咳嗽和呼吸短促（Joint Formulary Committee，2018）。应在用药前告知患者，如果有任何反应，使用呼叫器呼叫医疗保健专业人员。此时医疗保健专业人员需要立即停止雾化，监测并稳定患者，并对患者进行医学检查。必须根据NMC（2015）记录任何不良反应。在被允许离开医院之前，患者必须尽可能恢复。

2. 后续护理

从远期看，已知喷他脒可引起一些患者出现低血糖、胰腺炎、心律失常、白细胞减少、血小板减少、急性肾衰竭和低钙血症。应定期监测患者的全血细胞计数、尿素氮和电解质，以监测长期使用喷他脒后，出现的任何早期病情恶化的征象。

（六）并发症

如果在喷他脒治疗期间或之后，发生支气管痉挛，请确保使用支气管扩张药，并要求医疗团队或重症监护外联团队协助。

患者可能会抱怨喉咙后部有烧灼感，通常发生在治疗的后半时段。常通过暂停治疗，并允许患者喝一些饮料液体来解决。其他罕见的并发症包括胸痛、心悸、晕厥、精神错乱、癫痫发作或明显的氧饱和度降低（Joint Formulary Committee，2018）。如果发生这些问题，需要医疗和重症监护外联团队立即处理（NPSA，2007）。

网　站

英国血液癌症协会（译者注：2020年改名）
https://bloodwise.org.uk/all-blood-cancers/understanding-blood-cancers

英国血液学会
www.b-s-h.org.uk

欧洲血液和骨髓移植学会
www.ebmt.org

美国食品和药物管理局：药物
www.fda.gov/Drugs

英国健康安全局：控制危害健康的物质
www.hse.gov.uk/coshh

英国国家监管局
www.mhra.gov.uk

英国政府
https：//www.gov.uk/

美国国家医学图书馆：MedlinePlus®
www.nlm.nih.gov/medlineplus

赛诺菲：Pentacarinat（羟乙磺酸喷他脒）300mg
https：//www.medicines.org.uk/emc/medicine/948

参考文献

[1] Academy of Royal Medical Colleges (2013) *Safe Sedation Practice for Healthcare Procedures, Standards and Guidance*. London: Academy of Royal Medical Colleges. Available at: https://www.rcoa.ac.uk/system/ files/PUB-SafeSedPrac2013.pdf (Accessed: 18/4/2018)

[2] Al-Ibraheemi, A., Pham, T., Chen, L., et al. (2013) Comparison between 1-needle technique versus 2-needle technique for bone marrow aspiration and biopsy procedures. *Archive of Pathology and Laboratory Medicine*, 137, 974–978.

[3] Anevlavis, S., Kaltsas, K. & Bouros, D. (2012) Prophylaxis for Pneumocystis pneumonia (PCP) in non-HIV infected patients. *Pneumon*, 4(25), 348–350.

[4] Association of Anaesthetists of Great Britain and Ireland (2016) Safe vascular access. *Anaesthesia*, 71(5), 573–585. Available at: http://onlinelibrary. wiley.com/doi/10.1111/anae.13360/full (Accessed: 18/4/2018)

[5] Atkinson, M. (2005) Communicating news of patients' deaths to unrelated stem cell donors. *Nursing Standard*, 19(32), 41–47.

[6] Bain, B. (2001) Bone marrow trephine biopsy. *Journal of Clinical Pathology*, 54, 737–742.

[7] Bain, B. (2004) *A Beginner's Guide to Blood Cells*, 2nd edn. Boston, MA: Blackwell Publishing.

[8] Bain, B. (2005) Bone marrow biopsy morbidity: review of 2003. *Journal of Clinical Pathology*, 58(4), 406–408.

[9] Bain, B. (2006) Morbidity associated with bone marrow aspiration and trephine biopsy – a review of 2004. *Haematologica*, 91, 1293–1294.

[10] BCSH (2008) Guidelines on the assessment of bleeding risk prior to surgery or invasive procedures. Available at: https://onlinelibrary. wiley. com/doi/epdf/10.1111/j.1365-2141.2007.06968.x (Accessed: 18/4/2018)

[11] BCSH (2012) Guidelines for pre-transfusion compatibility proce-

［12］Be the Match Registry (2010) *Understanding your commitment*. Available at: https://bethematch.org/support-the-cause/donate-bone-marrow/ join-the-marrow-registry/before-you-join/ (Accessed: 18/4/2018)

［13］Bishop, B., McNally, K. & Harris, M. (1992) Audit of bone marrow trephines. *Journal of Clinical Pathology*, 45, 1105–1108.

［14］Blaschke, A.J., Allison, M.A., Meyers, L., et al. (2011) Non-invasive sample collection for respiratory virus testing by multiplex PCR. *Journal of Clinical Virology*, 52, 210–214.

［15］Bondurant, M., Mahmud, N. & Rhodes, N. (2012) Origin and development of blood cells. In: Greer, J. et al. (eds) *Wintrobe's Clinical Hematology*, 13th edn. Philadelphia: Lippincott, Williams and Wilkins, pp. 79–89.

［16］Brown, M. & Cutler, T. (2012) *Haematology Nursing*. Oxford: Wiley-Blackwell.

［17］Bufalini, A. (2009) Role of interactive music in oncological pediatric patients undergoing painful procedures. *Minerva Pediatric*, 61(4), 379–389.

［18］Burgstaler, E. (2010) Current instrumentation for apheresis. In: McLeod, B., Szczepiorkowski, Z.M., Weinstein, R. & Winters, J.L. (eds) *Apheresis: Principles and Practice*, 3rd edn. Bethesda, MD: AABB Press, pp. 71–110.

［19］Campbell, J., Matthews, J. & Seymour, M. (2003) Optimum trephine length in the assessment of bone marrow involvement in patients with diffuse large cell lymphoma. *Annals of Oncology*, 14, 273–276.

［20］Chapman, K. & Rush, K. (2003) Patient and family satisfaction with cancer-related information: a review of the literature. *Canadian Oncology Nursing Journal*, 13(2), 107–116.

［21］Chen, A., Bains, T., Murray, S., et al. (2012) Clinical experience with a simple algorithm for plerixafor utilization in autologous stem cell mobilization. *Bone Marrow Transplantation*, 47,1526–1529.

［22］Choi, J. & Foss, F.M. (2010) Photopheresis. In: McLeod, B., Szczepiorkowski, Z.M., Weinstein, R. & Winters, J.L. (eds) *Apheresis: Principles and Practice*, 3rd edn. Bethesda, MD: AABB Press, pp. 615–634.

［23］Confer, D.L., Miller, J.P. & Chell, J.W. (2016) Bone marrow and peripheral blood cell donors and donor registries. In: Forman, S.J., Negrin, R.S., Antin, J.H. & Appelbaum, F.R. (eds) *Thomas' Hematopoietic Cell Transplantation*, 5th edn. Boston, MA: Blackwell Publishing, pp. 423–432.

［24］Control of Substances Hazardous to Health (COSHH) (2002) Available at: www.hse.gov.uk/coshh/index.htm (Accessed: 18/4/2018)

［25］Corbin, F., Cullis, H.M., Freireich, E.J., et al. (2010) Development of apheresis instrumentation. In: McLeod, B., Szczepiorkowski, Z.M., Weinstein, R. & Winters, J.L. (eds) *Apheresis: Principles and Practice*, 3rd edn. Bethesda, MD: AABB Press, pp. 1–26.

［26］Crookston, K.P. & Novak, D.J. (2010) Physiology of apheresis. In: McLeod, B., Szczepiorkowski, Z.M., Weinstein, R. & Winters, J.L. (eds) *Apheresis: Principles and Practice*, 3rd edn. Bethesda, MD: AABB Press, pp. 45–70.

［27］Davē, U.P. & Koury, M.J. (2016) Structure of the marrow and the hematopoietic microenvironment. In: Kaushansky, K. et al. (eds) *Williams Hematology*, 9th edn. London: McGraw-Hill, pp. 53–84.

［28］DH (2005a) *Creating a Patient-Led NHS – Delivering the NHS Improvement Plan*. London: Department of Health.

［29］DH (2005b) *Hazardous Waste (England) Regulations*. London: Department of Health.

［30］DH (2009) *Reference Guide to Consent for Examination or Treatment*, 2nd edn. London: Department of Health.

［31］DH (2011) *Clinical Guidelines for Immunoglobulin Use: Update to Second Edition*. London: Department of Health. Available at: https:// assets.publishing.service.gov.uk/government/uploads/system/uploads/ attachment_data/file/216671/dh_131107.pdf (Accessed: 18/4/2018)

［32］DH (2013) *Environment and Sustainability. Health Technical Memorandum 07-01: Safe Management of Healthcare Waste*. London: Department of Health. Available at: https://www.gov.uk/ government/uploads/ system/uploads/attachment_data/file/167976/ HTM_07-01_Final.pdf (Accessed: 18/4/2018)

［33］Dignan, F.L., Clark, A., Aitken, C., et al.; Haemato-oncology Task Force of the British Committee for Standards in Haematology; British Society for Blood and Marrow Transplantation and the UK Clinical Virology Network (2016) BCSH/BSBMT/UK clinical virology network guideline: diagnosis and management of common respiratory viral infections in patients undergoing treatment for haematological malignancies or stem cell transplantation. *British Journal of Haematology*, 173(3), 380–393. Available at: https://onlinelibrary. wiley.com/doi/full/10.1111/bjh.14027 (Accessed: 18/4/2018)

［34］Donovan, L., Fairest, M., Graves, L., et al. (2012) *Ribavirin Nebulisation Guidance Document*. Guidance for the preparation, administration and safety considerations of nebulised ribavirin using the Aiolos nebuliser. EBMT-NAP Group UK. Available at: http:// ebmt.co.uk/wp-content/ uploads/2012/03/Revised-Guidance-Document-September-2012.pdf (Accessed: 18/4/2018)

［35］Dougherty, L. & Lister, S. (eds) (2011) *The Royal Marsden Manual of Clinical Nursing Procedures: Professional Edition*, 8th edn. Oxford: Wiley-Blackwell.

［36］Dougherty, L. & Lister, S. (eds) (2015) *The Royal Marsden Manual of Clinical Nursing Procedures: Professional Edition*, 9th edn. Oxford: Wiley-Blackwell.

［37］Downie, G., MacKenzie, J. & Williams, A. (2007) Medicine management. In: Downie, G., Mackenzie, J. & Williams, A. (eds) *Pharmacology and Medicines Management for Nurses*, 3rd edn. London: Churchill Livingstone, pp. 44–91.

［38］EMC (2015) Summary of Product Characteristics, Pentacarinat 300 mg. www.medicines.org.uk/emc/medicine/948

［39］European Commission (2011) *Occupational Health and Safety Risks in the Healthcare Sector*, Luxembourg: Publications Office of the European Union. Available at: http://ec.europa.eu/social/BlobServlet?docId=7167 &langId=en (Accessed: 18/4/2018)

［40］FACT-JACIE (2015) *International Standards for Cellular Therapy Product Collection, Processing and Administration*. Available at: www.jacie.org/ standards/6th-edition-2015 (Accessed: 18/4/2018)

［41］Fraise, A.P. & Bradley, T. (eds) (2009) *Ayliffe's Control of Healthcare-associated Infection: A Practical Handbook*, 5th edn. London: Hodder Arnold.

［42］Freshwater, D. & Maslin-Prothero, S. (eds) (2005) *Blackwell's Nursing Dictionary*. Oxford: Blackwell Publishing.

［43］Gardenhire, D., Ari, A., Hess, D. & Myers, T.R. (2013) *A Guide to Aerosol Delivery Devices for Respiratory Therapists*, 3rd edn. American Association for Respiratory Care. Available at: http:// www.irccouncil.org/newsite/members/aerosol_guide_rt.pdf (Accessed: 18/4/2018)

［44］Ghosh, S., Champlin, R.E., Englund, J., et al. (2000) Respiratory syncytial virus upper respiratory tract illnesses in adult blood and marrow transplant recipients: combination therapy with aerosolized ribavirin and intravenous immunoglobulin. *Bone Marrow Transplantation*, 25(7), 751–755.

［45］Giannoutsos, I., Grech, H., Maboreke, T. & Morgenstern, G. (2004) Performing bone marrow biopsies with or without sedation: a comparison. *Clinical and Laboratory Haematology*, 26(3), 201–204.

［46］Gladu, J-M. & Ecobichon, D.J. (1989) Evaluation of exposure of health care personnel to Ribavirin. *Journal of Toxicology and Environmental Health*, 28, 1–12.

［47］Goldberg, C., Vergidis, D. & Sacher, R. (2007) *Bone Aspiration and Biopsy*. Medscape, New York. emedicine.medscape.com/article/207575-overview#section-author_information.

［48］Haematological Malignancy Research Network (2016) Quickstats. Available at: www.hmrn.org/Statistics/quick (Accessed: 18/4/2018)

［49］Harrison, R., Bellows, J. & Rempel, D. (1988) Accessing exposures of health-care personnel to aerosols of Ribavirin. *Morbidity and Mortality Weekly Report*, 37(36), 560–563.

［50］Hjortholm, N., Jannidi, E., Halaburda, K., et al. (2013) Strategies of pain reduction during the bone marrow biopsy. *Annals of Hematology*, 92(2), 145–149.

［51］Hoffbrand, A.V. & Moss, P.A.H. (2015) *Hoffbrand's Essential Haematology*, 7th edn. Oxford: Wiley-Blackwell.

［52］Howell, C., Douglas, K., Cho, G., et al. (2015) Guideline on the clinical use of apheresis procedures for the treatment of patients and collection of cellular therapy products. British Committee for Standards in Haematology. *Transfusion Medicine*, 25, 57–78. [This

[53] HSE (2013) Health and Safety (Sharp Instruments in Healthcare) Regulations 2013. Guidance for employers and employees. Available at: www .hse.gov.uk/pubns/hsis7.pdf (Accessed: 18/4/2018)

[54] Hughes-Jones, N., Wickramasinghe, S. & Hatton, C. (2013) *Lecture Notes on Haematology*, 9th edn. Oxford: Blackwell Publishing.

[55] Human Tissue Authority (2013) *Code of Practice G: Donation of Allogeneic Bone Marrow and Peripheral Blood Stem Cells for Transplantation*. Available at: https://www.hta.gov.uk/sites/default/files/Code20%G20%-20% Bone20%Marrow20%Final.pdf (Accessed 8/7/2018)

[56] Human Tissue Authority (2017a) Code A: *Guiding Principles and the Fundamental Principle of Consent*. Available at: www.hta.gov.uk (Accessed: 18/4/2018)

[57] Human Tissue Authority (2017b) *Code G: Donation of Allogeneic Bone Marrow and Peripheral Blood Stem Cells for Transplantation*. Available at: www.hta.gov.uk (Accessed: 18/4/2018)

[58] Human Tissue Authority (2017c) *Code E: Research*. Available at: www.hta. gov.uk (Accessed: 18/4/2018)

[59] Humphries, J. (2006) Dry tap bone marrow aspiration: clinical significance. *American Journal of Hematology*, 35(4), 247–250.

[60] Hurley, C. & Raffoux, C. (2004) Special report: World Marrow Donor Association: International Standards for unrelated hematopoietic stem cell registries. *Bone Marrow Transplantation*, 34, 97–101.

[61] JACIE (2015) *JACIE Standards*, 6th edn. Available at: www.jacie.org/document-centre (Accessed: 18/4/2018)

[62] Joint Formulary Committee (2018) *British National Formulary*. London: BMJ Group, Pharmaceutical Press and RCPCH Publications. Available at: http://www.medicinescomplete.com (Accessed: 18/4/2018)

[63] Kaushansky, K., Lichtman, M., Prchal, J.T., et al. (2016) *Williams' Hematology*, 9th edn. London: McGraw-Hill.

[64] Kilham, L. & Ferm, V.H. (1977) Congenital anomalies induced in hamster embryos with Ribavirin. *Science*, 195, 413–414.

[65] Knobler, R., Berlin, G., Calzavara-Pinton, P., et al. (2014) Guidelines on the use of extracorporeal photopheresis. *Journal of the European Academy of Dermatology and Venereology*, 28(1), 1–37.

[66] Koeppen H, Bueso-Ramos, C. & Konoplev, S.N. (2011) Traditional diagnostic approaches. In: Faderl, S. & Kantarjian, H. (eds) *Leukaemias, Principles and Practices of Therapy*. Oxford: Wiley-Blackwell.

[67] Lawson, S., Aston, S., Baker, L. et al. (1999) Trained nurses can obtain satisfactory bone marrow aspirates and trephine biopsies. *Journal of Clinical Pathology*, 52(2), 154–156.

[68] Lewis, S.L., Bucher, L., Heitkemper, M.M., Harding, M.M., Kwong, J. & Roberts, D. (2016) *Medical-Surgical Nursing: Assessment and Management of Clinical Problems*, 10th edn. St Louis, MO: Mosby.

[69] Lewis, S.M., Bain, B.J. & Bates, I. (2011) *Dacie and Lewis Practical Haematology*, 11th edn. London: Churchill Livingstone.

[70] Lidén, Y., Landgren, O., Arnér, S., et al. (2009) Procedure related pain among adult patients with hematologic malignancies. *Acta Anaesthesiologica Scandinavica*, 53(3), 354–363.

[71] Linn, W.S., Gong, H., Anderson, K.R., Clark, K.W. & Shamoo, D.A. (1995) Exposure of health care workers to Ribavirin aerosol; a pharmacokinetic study. *Archives of Environmental Health*, 50(6), 445–451.

[72] Longo, D. (2016) Examination of blood smears and bone marrow. In: Kasper, D., Braunwald, E. & Fauci, A. (eds) *Harrison's Manual of Medicine*, 19th edn. New York: McGraw-Hill, pp. 265–267.

[73] Loveday, H.P., Wilson, J.A., Prieto, J. & Wilcox, M.H. (2016) epic3: revised recommendation for intravenous catheter and catheter site care. *Journal of Hospital Infection* 92(4), 346–348.

[74] McGrath, P. (2013) Procedural care for adult bone marrow aspiration and biopsy: qualitative research findings from Australia. *Cancer Nursing*, 36(4), 309–316.

[75] McNamara, L. (2011) Bone marrow biopsy training for nurses. *Cancer Nursing Practice*, 10, 9, 14–19.

[76] MHRA (2009) Drug Safety Update: Volume 2, Issue 9. London: Medicines and Healthcare products Regulatory Agency.

[77] MHRA (2012) *Good Clinical Practice Guide*. London: Medicines and Healthcare products Regulatory Agency.

[78] MHRA (2014) Summary of product characteristics, *Virazole (Ribavirin) Aerosol*. London: Medicines and Healthcare products Regulatory Agency. Available at: http://www.mhra.gov.uk/home/groups/spcpil/documents/ spcpil/con1493963375390.pdf (Accessed: 18/4/2018)

[79] Molinos-Quintana, A., Pérez-de Soto, C., Gómez-Rosa, M., Pérez-Simón, J.A. & Pérez-Hurtado, J.M. (2013) Intravenous ribavirin for respiratory syncytial viral infections in pediatric hematopoietic SCT recipients. *Bone Marrow Transplantation*, 48, 265–268.

[80] Moore, G., Knight, G. & Blann, A. (2016) *Haematology*, 2nd edn. Oxford: Oxford University Press.

[81] Munzenberger, P.J. & Walker, P.C. (1994) Protecting hospital employees and visitors from aerolised Ribavirin. *American Journal of Hospital Pharmacy*, 51, 823–826.

[82] National Cancer Institute (2010) NCI drug dictionary. Bethesda, MD: National Cancer Institute. Available at: https://www.cancer.gov/publications/ dictionaries/cancer-drug (Accessed: 18/4/2018)

[83] NHS Blood and Transplant (2010) Haematopoietic stem cell transplant services. Available at: https://www.nhsbt.nhs.uk/what-we-do/transplantation-services/stem-cells/ (Accessed: 18/4/2018)

[84] NHS Professionals (2013) *Standard Infection Prevention and Control Guidelines Clinical Governance Version 4*. NHS Professionals, UK. Available at: https://www.nhsprofessionals.nhs.uk/en/members/elibrary/ publications/cg1 20% stanard 20% infection 20% prevention 20% and 20% control 20% guidelines (Accessed: 18/4/2018)

[85] NMC (2010) *Standards for Medicine Management*. London: Nursing & Midwifery Council.

[86] NMC (2015) *The Code: Professional Standards of Practice and Behaviour for Nurses and Midwives*. London: Nursing & Midwifery Council.

[87] NPSA (2005) *Safer Patient Identification*. London: National Patient Safety Agency. Available at: www.nrls.npsa.nhs.uk/resources/patientsafety-topics/patient-admission-transfer-discharge/?entryid45=59799 (Accessed: 18/4/2018)

[88] NPSA (2007) Recognising and responding appropriately to early signs of deterioration in hospitalised patients. London: National Patient Safety Agency. Available at: www.npsa.nhs.uk/EasySiteWeb/GatewayLink. aspx?alId=6240 (Accessed: 18/4/2018)

[89] Odejide, O., Cronin, A. & DeAngelo, D. (2013) Improving the quality of bone marrow assessment: Impact of operator techniques and use of a specimen preparation checklist. *Cancer*, 119(19), 3472–3478.

[90] Outhwaite, H. (2008) Blood and marrow transplantation. In: Grundy M. (ed.) *Nursing in Haematological Oncology*, 2nd edn. Edinburgh: Baillière Tindall, pp. 140–155.

[91] Paediatric Formulary Committee (2018) *BNF for Children*. London: BMJ Group, Pharmaceutical Press and RCPCH Publications. Available at: http://www.medicinescomplete.com (Accessed: 18/4/2018)

[92] Perkins, S. (2003) Bone marrow examination. In: Greer, J. et al. (eds) *Wintrobe's Clinical Hematology*, 11th edn. Lippincott, Williams and Wilkins, Philadelphia, pp. 3–22.

[93] Perry, A.G. (2016) Administration of nonparenteral medications. In: Perry, A.G., Potter, P. A. & Ostendorf, W.R. (eds) *Nursing Interventions and Clinical Skills*, 6th edn. St Louis, MO: Elsevier, pp.555–596.

[94] Pertine, B., Razvi, S. & Weinstein, R. (2002) Prospective investigation of a subcutaneous, implantable central venous access device for therapeutic plasma exchange in adults with neurological disorders. *Journal of Clinical Apheresis*, 17(1), 1–6.

[95] Provan, D., Baglin, T., Dokal, I. & de Vos, J. (2015) *Oxford Handbook of Clinical Haematology*, 4th edn. Oxford: Oxford University Press.

[96] Raboni, S.M., Nogueira, M.B., Tsuchiya, L.R., et al. (2003) Respiratory tract viral infections in bone marrow transplant patients. *Transplantation*, 76, 142–146.

[97] Radhakrishnan, N. (2017) Bone Marrow Aspiration and Biopsy. Available at: http://emedicine.medscape.com/article/207575-overview (Accessed: 18/4/2018)

[98] Richardson, C. & Atkinson, J. (2006) Blood and marrow transplantation. In: Grundy M. (ed.) *Nursing in Haematological Oncology*. Edinburgh: Baillière Tindall, pp. 265–291.

[99] Rosenmayr, A., Hartwell, L. & Egeland, T. (2003) Informed consent suggested procedures for informed consent for unrelated haematopoietic stem cell donors at various stages of recruitment, donor evaluation, and donor workup. *Bone Marrow Transplantation*, 31, 539–545.

[100] Ruegg, T., Curran, C. & Lamb, T. (2009) Use of buffered lidocaine in bone marrow biopsies: a randomized, controlled trial. *Oncology Nursing Forum*, 36(1), 52–60.

[101] Schwartz, J., Winters, J.L., Padmanabhan, A., et al. (2013) Guidelines on the use of therapeutic apheresis in clinical practice – evidence based approach from the writing committee of the American Society for Apheresis: the sixth special issue. *Journal of Clinical Apheresis*, 28, 145–284.

[102] Scott, B.L. & Sandmaier, B.M. (2016) The evaluation and counseling of candidates for hematopoietic cell transplantation. In: Forman, S.J., Negrin, R.S., Antin, J.H. & Appelbaum, F.R. (eds) *Thomas' Hematopoietic Cell Transplantation*, 5th edn. Boston, MA: Blackwell Publishing, pp. 349–365.

[103] Shah, D.P., Ghantoji, S.S., Shah, J.N., et al. (2013) Impact of aerosolized ribavirin on mortality in 280 allogeneic haematopoietic stem cell transplant recipients with respiratory syncytial virus infections. *Journal of Antimicrobial Chemotherapy*, 68, 1872–1880.

[104] Shah, J.N. & Chemaly, R.F. (2011) Management of RSV infections in adult recipients of hematopoietic stem cell transplantation. *Blood*, 117, 2755–2763.

[105] Smock, K.J. & Perkins, S.L. (2014) Examination of the blood and bone marrow. In: Greer, J., Arber, D.A., Glader, B.E., et al. (eds) *Wintrobe's Clinical Hematology*, 13th edn. Philadelphia: Lippincott, Williams and Wilkins, pp. 3–22.

[106] Strauss, R. (2010) Granulocyte (neutrophil) transfusion. In: McLeod, B., Szczepiorkowski, Z.M., Weinstein, R. & Winters, J.L. (eds) *Apheresis: Principles and Practice*, 3rd edn. Bethesda, MD: AABB Press, pp. 215–228.

[107] Stroncek, D., Confer, D. & Leitman, S. (2000) Peripheral blood progenitor cells for HPC transplants involving unrelated donors. *Transfusion*, 40, 731–741.

[108] Sun, T. & Zhang, Y. (2008) Pentamidine binds to tRNA through non-specific hydrophobic interactions and inhibits aminoacylation and translation. *Nucleic Acids Research*, 36(5), 1654–1664.

[109] Terumo BCT (2011) Operational manual for Optia ™ : Mononuclear cell collection, Plasma Exchange, and White blood cell collection. Available at: www.terumobct.com (Accessed: 18/4/2018)

[110] Traynor, B. (2006) Haematopoiesis. In: Grundy M. (ed.) *Nursing in Haematological Oncology*, 2nd edn. Edinburgh: Elsevier, pp. 3–20.

[111] Tunsjo, H.S., Berg, A.S., Inchley, C.S., Roberg, I.K. & Leegaard, T.M. (2015) Comparison of nasopharyngeal aspirate with flocked swab for PCR-detection of respiratory viruses in children. *APMIS*, 123(6), 473–477.

[112] Turgeon, M.L. (2014) *Clinical Haematology, Theory and Procedures*, 5th edn. Philadelphia: Lippincott, Williams and Wilkins.

[113] Valeant Canada LP (2014) *Product monograph. PrVIRAZOLE (Ribavirin for Inhalation Solution, USP)*. Quebec: Valeant.

[114] Van Walraven, A., Nicoloso-de Faveri, G., Axdorph-Nygell, U., et al. for the WMDA Ethics and Working Groups (2010) Family donor care management: principles and recommendations. *Bone Marrow Transplantation*, 45(8), 1269–1273.

[115] World Marrow Donor Association (2017) *International Standards for Unrelated Hematopoietic Progenitor Cell Donor Registries*. Available at: www .wmda.info/wp-content/uploads/2018/02/20170101-STDC-WMDA standards-cleared-version.pdf (Accessed: 18/4/2018)

[116] Yarbro, C.H., Wujcik, D.L. & Gobel, B.H. (2016) *Cancer Nursing: Principles and Practice*, 8th edn. Sudbury, MA: Jones and Bartlett.

第 3 章 癌痛的评估和管理
Cancer pain assessment and management

吴励歌 王 丽 杨瑜莹 译 纪光伟 许 平 陈慧平 校

操作指南

3-1 针灸（准备和操作）
3-2 硬膜外、鞘内神经阻滞：评估
3-3 硬膜外、鞘内神经阻滞：换药
3-4 硬膜外、鞘内导管的拔除
3-5 安桃乐（Entonox、氧化亚氮）的给药管理

【本章概要】

本章旨在展示癌性疼痛，及其评估和管理的概况。

癌痛可以说是癌症患者最常见的症状之一（Lang 和 Patt，2004），在癌症根治性治疗后，癌痛的发病率约为 39.3%，在抗癌治疗期间为 55.0%，在晚期、转移性肿瘤，或终末期患者中，癌痛的发病率为 66.4%（van den Beuken 等，2016）。尽管治疗手段有所进展，但仍有高达 50% 的患者未得到充分的治疗（Deandrea 等，2008），67% 的患者诉说其疼痛经历令人痛苦（Breivik 等，2009），这些未处理疼痛的高发生率会导致患者的生活质量下降，并影响其日常生活的正常活动（Portenoy，2011）。

【定义】

疼痛是一种影响患者生理、心理及社会因素等个人体验的复杂现象。因为疼痛感受的主观性，患者的感受很重要。疼痛既包括有躯体感觉的部分，也有情感感受的成分，为反映这一点，国际疼痛研究协会（International Association for the Study of Pain，IASP）将疼痛定义为"一种与现存的或潜在的组织损伤（或用这种损伤来描述）相关的令人不愉快的主观感觉和情感体验"（IASP 1994）。由于疼痛是主观的，在临床实践中另一个受欢迎的定义，最初由 McCaffrey 于 1986 年首次提出，并在 2000 年再次引用（McCaffrey，2000）："疼痛是体验者所说的，无论体验者何时说，疼痛都是存在的。"

癌症患者的疼痛通常不是纯粹的躯体感受，

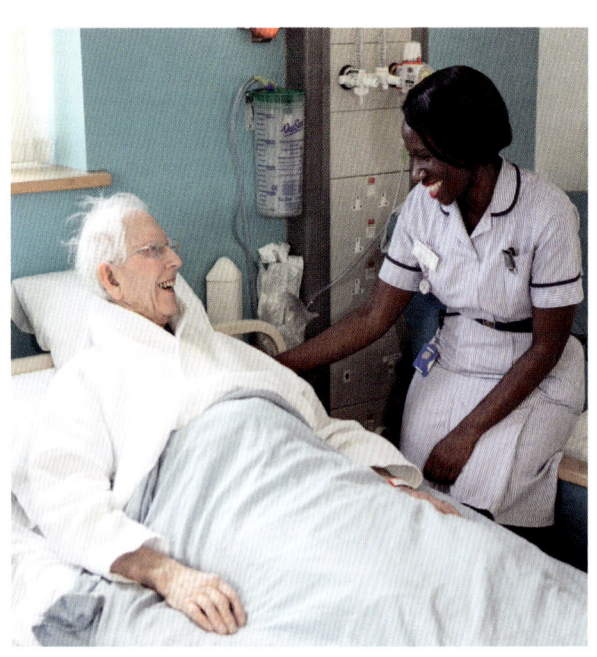

还涉及许多其他因素。疼痛可能包括诸如心理、生理、社会和精神方面的因素。

【解剖学与生理学】

在解剖学和生理学上，疼痛产生机制通常用伤害感受性疼痛（nociceptive pain）和神经病理性疼痛（neuropathic pain）来描述。如同急性和慢性疼痛一样，通常同时存在着伤害感受性疼痛和神经病理性疼痛，极少是由单一机制引起的，常称为混合型疼痛（mixed pain）。

1. 伤害感受性疼痛

伤害感受性疼痛是在组织受到损伤或伤害时，经正常神经通路传导所产生的感觉（图3-1）。该神经传导通路包括了转导、传递、感受和调制等4个部分。伤害感受器（nociceptors）是在痛觉神经元末端的游离神经末梢，广泛分布于皮肤和皮下组织、肌肉、内脏器官、肌腱、筋膜、关节囊和动脉壁中（Godfrey，2005）。伤害感受器对有害的温度刺激（冷和热）、机械刺激（拉伸、压缩和渗透），以及组织损伤产生的炎症反应所释放的化学介质（前列腺素、缓激肽、P物质、血清素和腺苷）做出反应。这些刺激导致神经产生动作电位，即转导（transducction）。

疼痛信号沿周围神经（Aδ和C纤维）传递到中枢神经系统，到达脊髓背角。周围神经的末端释放神经递质，允许疼痛信号传递至脊髓背角的伤害感受器，再传递至大脑对应的感受区，此

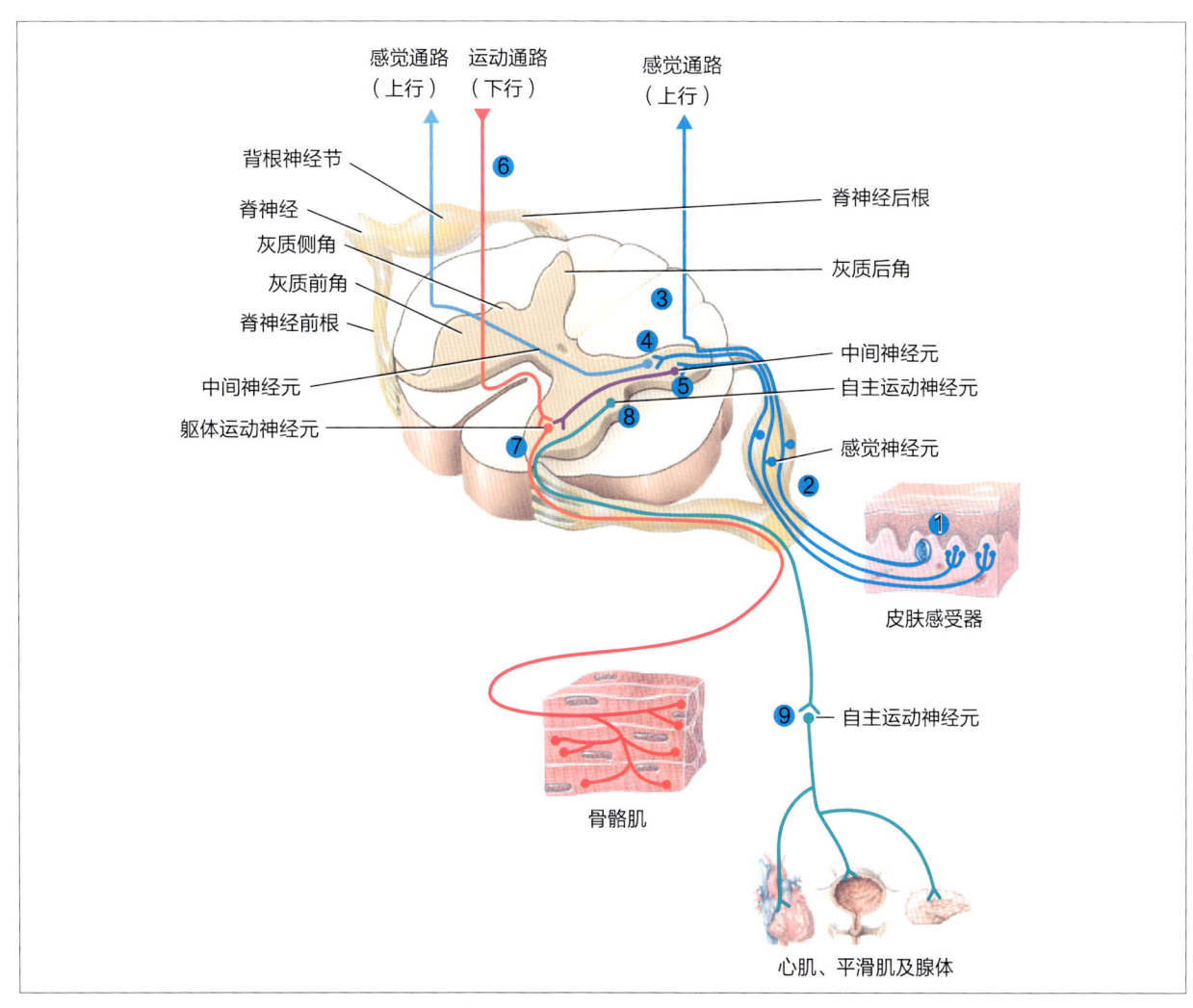

▲ 图3-1 脊髓处理传感器传入和运动神经元输出过程
引自 Tortora 和 Derrickson，2011，经 JohnWiley&Sons 许可转载

过程即传递（transmission）。疼痛信号通过神经元活动传递，最终在大脑产生疼痛的感觉，称为感知（perception）。对疼痛的感知包括行为、心理和情感成分，以及生理过程。

疼痛的冲动信号在脊髓中传递时发生改变或抑制的过程称为调节（modulation）。调节对疼痛感知的影响是复杂的，涉及一个与下行调节通路相连接的门控系统。调节可能由抑制性化学神经递质自然释放，从而抑制疼痛冲动的传导，而产生镇痛效果。其他干预措施，如分心、放松、幸福感、冷/热疗法、按摩和经皮神经电刺激（TENS），也可以帮助调节疼痛的感知。镇痛药物通过抑制一些与疼痛转导和传递有关的化学物质，从而调节疼痛的感知（图3-2）。疼痛信号也会被某些因素放大，如焦虑、恐惧、情绪低落、抑郁。

2. 神经病理性疼痛

经正常通路以外的途径产生的疼痛，称为神经病理性疼痛。它被描述为与神经系统内的异常处理有关的疼痛（Mann，2008）。神经损伤或功能障碍可由一系列疾病引起，如感染、创伤、代谢紊乱、化疗、外科手术、辐射、神经毒素、神经压迫、关节退化、肿瘤浸润和营养不良等（Mann，2008）。

目前认为，产生和维持神经病理性疼痛的机制有以下几个因素（Baron等，2010；Mann 2008；Nickel等，2012）。

- 神经损伤或异常，导致神经之间的相互交流方式发生了改变。
- 在周围和中枢神经系统的疼痛受体只需要较少的刺激即产生疼痛信号，通常被称为中枢神经敏化。
- 疼痛的传递过程发生了改变。
- 化学神经递质的释放增加。
- 神经异常放电的增加。
- 受损的神经在没有任何刺激的情况下，自发产生冲动。
- 起下调抑制作用的神经元减少或失能。

神经系统根据人体一生中收到的信号，而改变神经系统的结构和功能，以适应这些环境变化的能力，称为神经可塑性（neuroplasticity），也称为大脑可塑性（brain plasticity）或神经元可塑性（neural plasticity）。神经可塑性在从伤害感受器到大脑（皮质）的各个层面都很明显。遭受持续疼痛的患者可能在既往受过伤，但目前是正常的部位感受到持续性疼痛，这个现象与神经可塑性有关，是对外周和中枢神经系统重组的不适应。尽管来自周围神经系统的信号较少，但上述机制导致疼痛信号的活动增加或传递增加，甚至对无害的刺激也产生反应。疼痛可以是自发的，可能是非疼痛刺激，如触摸引发的（异常疼痛，allodynia），也可能是一种夸张的疼痛反应（痛觉过敏，hyperalgesia）；患者也可能会有不同的感觉，如发麻或刺痛（感觉异常）。

【相关理论】

疼痛的表达受许多因素影响，并可能与患者、护士或临床环境（组织层面）有关（Briggs 2010，Carr和Mann 2000）。疼痛可以有许多维度，包括身体、心理、精神和社会文化。

癌症患者的疼痛主要分为3种类型。
- 急性疼痛。
- 持续性或慢性疼痛。
- 爆发性疼痛。

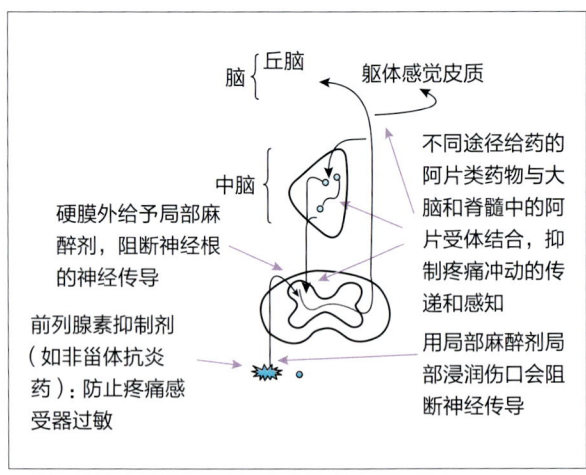

▲ 图3-2　疼痛路径显示了特定镇痛干预的关键部位
引自 Dougherty 和 Lister，2015

疼痛类型的分类有许多种方法，如上文分为伤害感受性疼痛（躯体或内脏）和神经性疼痛。人们越来越认识到，急性和慢性疼痛可能是一个连续的范畴，而不是截然不同性质的实体（Macintyre 等，2010），可能它们发生疼痛的机制不同，持续的时间也不同。

1. 急性疼痛

IASP 将急性疼痛定义为："新近产生的并持续时间较短的疼痛。它通常与损伤或疾病有明确的时间和因果关系"（Ready 和 Edwards 1992）。急性疼痛是由广泛的生理过程产生的，包括炎症、神经病理性疼痛、交感神经维持性、内脏痛和癌症疼痛（Walker 等，2006）。急性疼痛作为现存的或潜在组织损伤的警告，其目的是提醒患者注意这些问题。疼痛可能是促使患者寻求治疗的主要症状，并进一步诊断为癌症。如果不治疗，急性疼痛可能会导致严重后果；如急性腹痛不进行处理，可能会导致肠梗阻等急症。任何类型的损伤导致的急性疼痛，在损伤痊愈时，可以得到缓解。

癌症患者导致急性疼痛的常见原因包括以下几种。

- 诊断性干预：活检、腰椎穿刺、重复静脉穿刺、伤口护理和内镜检查等。
- 治疗性干预：外科手术、肿瘤栓塞治疗和导管置入等。
- 抗肿瘤治疗：化疗、放疗和手术等。
- 感染和（或）血管事件：静脉血栓栓塞和蜂窝织炎等。
- 急症肿瘤相关性疼痛：病理性骨折、椎体塌陷、输尿管梗阻和肠梗阻等。

2. 持续性或慢性疼痛

慢性疼痛持续的时间较长，其定义为持续时间超过 3 个月的疼痛，超过急性疾病的病程或预期愈合的时间（IASP，1996）。慢性疼痛的患者通常会伴随有明显的性格、生活方式或生理功能的改变（Orenius 等，2013）。癌症患者的慢性疼痛也可能会随着时间的推移而加重、恶化，这取决于基础疾病的状态。慢性或持续性癌痛综合征可能与癌症的直接浸润或抗肿瘤治疗有关（Chapman，2012）。

癌症的慢性疼痛或癌症治疗相关性疼痛的类型包括以下几种。

- 肿瘤相关性疼痛：直接浸润、压迫、扩张或牵扯（如胰腺癌或肝包膜受刺激所致的疼痛）。
- 骨转移或骨骼肌肿瘤。
- 肿瘤浸润外周神经、神经丛和脊髓引起的神经性疼痛。
- 化疗所致的周围神经病。
- 手术后慢性疼痛综合征：如开胸手术后的疼痛、乳房切除术后疼痛综合征、幻肢痛。
- 残留癌症病灶所致的疼痛。

3. 癌性爆发痛

癌性爆发痛（breakthrough cancer pain，BTCP）是因为许多癌症患者没有得到充分的治疗和通常未缓解的一种沉重的、带来心理痛苦的症状。欧洲肿瘤学护理协会（EONS）在制定的范围指南中，将 BTCP 描述和解释为具有明显临床症状的独立现象，并为 BTCP 的评估、识别和管理提供指导（EONS，2013）。尽管对 BTCP 有几种定义，但至今还没有得到普遍接受的定义，也没有统一的术语来描述 BTCP。缓和医疗专家组将 BTCP 定义为"在基础疼痛得到相对稳定和充分的控制的前提下，发生的一种短暂疼痛加重，这种疼痛可以是自发的，也可以与特定可预测或不可预测的触发因素有关"（Davies 等，2009）。BTCP 和基础疼痛的不同在于，前者是短暂的或偶发的，并且突破了稳定的、受控的慢性疼痛。因此，对 BTCP 的处理需要用与慢性疼痛不同的管理策略来进行处理。临床实践中通常使用"癌性爆发痛"一词，有时也会使用"偶发性（episodic）""一过性（transient）"或"突然爆发（flare up）"来描述这种疼痛。

癌性爆发痛的特征：癌性爆发痛大致可分为自发性疼痛和偶发性疼痛，其定义如下。

- 自发性疼痛或"特发性疼痛"（Davies 等，

2009），发作时并没有相关事件触发，因而不可预知。

- 偶发性疼痛或"诱发性疼痛"，疼痛的发生与一个可识别的诱因相关，并且可以预测。这种疼痛又可分为3类。
  - 步行等随意运动所致的自主性疼痛。
  - 由咳嗽等非随意运动引起的非自主性疼痛。
  - 与治疗措施相关的操作性疼痛，如更换伤口敷料引起的疼痛。

癌性爆发痛的管理要点在于，爆发痛不应与患者基础疼痛未控制的情况下发作的疼痛相混淆。典型的例子是，在使用阿片类镇痛药物对基础疼痛进行初始滴定的过程中发作的疼痛，这种疼痛应该称为"基础疼痛发作"，或简称为"基础疼痛加剧"。另一个值得注意的例子是，在给药间期末发作的疼痛，部分专家认为这种疼痛属于是爆发痛的一种亚型（Davies等，2009）。

4. 疼痛管理中的难点示例

(1) 癌症相关性骨痛：许多常见的癌症，如乳腺癌、肺癌、前列腺癌和肾癌，经常与骨转移相关。骨转移与疼痛、高钙血症、骨折的风险增加、脊髓压迫、脊柱不稳定和活动能力下降有关。

癌症相关骨痛是由以下原因引起的。
- 局部骨质破坏。
- 发生病理性骨折。
- 周围组织的浸润。
- 继发性肌肉痉挛。
- 神经结构受压。

①相关理论：癌症相关性骨痛具有炎症和神经性疼痛的重叠特征，但又有区别。其最重要变化是骨骼的稳态发生了改变，这些改变又与周围和中枢神经系统的事件相对应。

在健康的骨组织中，破骨细胞和成骨细胞分别受到调控，从而维持骨质的再吸收和形成的平衡（Kane和Bennett, 2015）。在发生骨转移的时候，这种调控的平衡被打破，导致破骨细胞活性增加和骨质破坏。

癌细胞还能刺激局部炎症介质的释放，形成了一个酸性的环境，从而使骨髓和骨基质内的外周神经末梢致敏（Mantyh, 2014）。癌症侵袭破坏神经末梢，产生的疼痛与上述炎症和神经病理性过程混合，最终导致脊髓中央致敏化（Mantyh, 2014）。

对于患者来说，癌性骨痛是持续的，对患者的运动功能影响很大，因为肿瘤转移通常并不是局限于某一个部位，因此骨痛仍然是最难以控制的疼痛之一。这令预期寿命有限的患者更加衰弱。

②骨痛的管理：骨痛的管理需要进行一次全面的评估，以明确导致疼痛的原因。

一旦确诊，可以采用以下方法处理骨痛。
- 放射治疗：直接治疗癌症病灶。
- 外科手术：稳定病理性骨折（如长骨、关节和脊椎）。
- 镇痛治疗。
- 双膦酸盐：它抑制破骨细胞介导的骨再吸收，缓解疼痛和高钙血症，并减少相关的骨事件。
- 介入疼痛管理技术：神经阻滞、硬膜外麻醉等。

(2) 腹部和盆腔疼痛：癌症患者的腹部和盆腔疼痛性质可以是内脏痛、混合疼痛，亦可能含有神经病理性疼痛的成分。胃、胰腺和肝脏的肿瘤由于器官内肿瘤病灶的压迫、牵拉，导管梗阻、血管阻塞而引起内脏痛。

胰腺或胃肿瘤如果侵犯了腹腔神经丛，可导致非常严重的疼痛。患者描述的上腹部疼痛，可能同时放射到肩胛骨之间的背部，向左和向右蔓延（Bennett, 2014）。

盆腔疼痛可由结直肠肿瘤、妇科或泌尿系统癌症引起。这些肿瘤可压迫器官、浸润周围神经、肌肉组织，或导致肠梗阻而产生疼痛。

结肠或直肠手术切除后，患者还可能出现疼痛和里急后重，严重者可能无法坐下（Peat和Hester, 2012）。

①腹部疼痛的管理方案：治疗原发性肿瘤、镇痛、手术或介入放射治疗，以缓解梗阻的管道、血管或器官。在仔细评估肿瘤的位置和适宜性后，

可考虑进行腹腔神经丛阻滞镇痛。

②盆腔疼痛的管理方案：原发性肿瘤治疗、镇痛、手术或介入放射治疗，以缓解梗阻的管道、血管或器官，或进行介入镇痛治疗（骶神经阻滞、鞍区阻滞、硬膜外或鞘内镇痛）。

（3）胸部疼痛：癌症患者的胸痛可由肺癌和间皮瘤引起。疼痛通常定位不准确，患者往往描述为胸壁的一片区域的疼痛。严重的顽固疼痛，特别是间皮瘤，是由肿瘤压缩剩余的肺、胸腔积液，以及肿瘤浸润胸壁和神经结构所致（Sharma和 Gupta，2014）。

曾接受过胸部癌症手术的患者也可能出现术后持续的胸部疼痛。

胸痛的管理：肿瘤引起胸痛的治疗方案包括以下几种。

- 原发肿瘤的管理。
- 镇痛。
- 肋间和椎旁神经阻滞。
- 硬膜外或鞘内镇痛。
- 颈椎侧索截断术。

(4) 神经丛侵犯：肿瘤侵袭可发生在多种类型的神经丛中，而引起剧烈的疼痛。疼痛在性质上通常是神经病理性的，疼痛范围与受影响神经分布一致（Peat 和 Hester，2012）。

包括以下几种情况。

- 盆腔肿瘤侵犯腰丛，如晚期宫颈癌或前列腺癌或者任何转移至 L_2、L_3、L_4 腰椎间隙或椎旁间隙的肿瘤（Peat 和 Hester，2012）。
- 晚期乳腺癌或肺 Pancoast 癌（译者注：肺尖部肺癌又称肺上沟瘤）侵犯臂丛神经（Peat 和 Hester，2012）。

包括镇痛药物治疗、肿瘤治疗和介入技术。阿片类药物联合加巴喷丁、阿米替林或类固醇激素等辅助药物可增加镇痛效果（Raphael 等，2010）。

(5) 化疗引起的周围神经病变

①背景：化疗引起的周围神经病变（chemotherapy-induced peripheral neuropathy，CIPN）可以说是癌症治疗后最常见的不良反应，是导致患者虚弱的主要原因（Majithia 等，2016）。随着化疗药物越来越多地被用作一线治疗方法，CIPN 正在成为影响癌症患者存活率的一个主要问题（Majithia 等，2016）。

CIPN 的确切发病率很难确定，这是因为癌症的治疗方案多种多样，加上一些患者被漏报，漏报往往是因为担心后续药物治疗剂量减少，或因此而停止治疗。CIPN 通常与铂类和紫杉醇类化疗药物治疗有关（Brewer 等，2016；Kuroi 和 Shimozuma，2004）。Hershman 等估计，接受多种药物治疗的患者中，CIPN 的发病率为 38%（Hershman 等，2014），Brown 等估计 CIPN 发病率为 30%（Brown 等，2014）。

Ventzel 等发现，在 174 例患者中，63.6% 的患者在治疗结束 1 年后发生了 CIPN（Ventzel 等，2016）。Majithia 等发现，患者在治疗结束后数年时间中亦会出现症状（Majithia 等，2016）。在报道症状持续 6 个月以上的患者中，这种情况几乎是不可逆转的。据估计，约 60% 的患者属于这一群体（Beijers 等，2014）。

②病理生理学：由于 CIPN 的发生高度依赖于正在使用的化疗药物，其确切的病理生理学改变是复杂的，我们对其认识不够（Brown 等，2014）。

有诸多理论可以解释 CIPN 的成因，包括细胞中线粒体结构的变化（Flatters 和 Bennett，2006）；外周和中枢神经系统的疼痛介质改变（Cavaletti 等，2002）；在长春新碱、紫杉醇和奥沙利铂治疗中，疼痛脉冲通过 Aδ、Aβ 和 C 纤维异常传递（Xiao 和 Bennett，2008）。疼痛介质的改变还包括导致神经损伤的神经生长因子的减少（Cavaletti 等，2002）。

化疗药物的不良反应是有据可查并众所周知的。然而，它们对患者的神经毒性可能会因人而异，这给预测 CIPN 的发生带来了困难（Tzatha 和 DeAngelis，2016）。以下相关的危险因素和基础疾病，会使神经系统容易受损（Tzatha 和

DeAngelis，2016）。
- 既往使用过神经毒性药物治疗。
- 糖尿病。
- 维生素缺乏。
- 甲状腺功能障碍。
- HIV 感染。
- 肌酐清除率降低。

③症状：CIPN 最初出现的症状通常包括感觉异常和（或）感觉丧失，通常从指尖和脚趾开始，并可根据严重程度放射到上肢和下肢（Tofthagen 等，2013）。Brown 等（2014），Kuroi 和 Shimozuma（2004）认为 CIPN 最常见的症状有以下几种。
- 感觉异常。
- 麻木。
- 温度改变。
- 本体感觉的丧失。
- 感觉迟钝。
- 神经性疼痛。
- 失去平衡。

④精细运动功能受损：CIPN 会对患者的生活质量产生负面影响，许多患者反映，他们难以或无法完成日常工作，如系扣子、拿住物品、打开瓶盖、站立、行走和上楼时失去平衡，并伴有疼痛（Beijers 等，2014；Driessen 等，2012）。

2014 年的一项研究，对 43 名患者进行了调查，其中 48% 的人认为 CIPN 的症状导致了生活质量直线下降（Beijers 等，2014）。研究还发现，CIPN 对情绪健康有着深远影响，患者的日常生活对他人的依赖越来越明显。

⑤CIPN 的评估：尽管导致 CIPN 的治疗方法应用广泛，而且不良反应严重，但如何更好地评估严重程度和监测症状变化，这两点在临床上并没有一致意见（Cavaletti 等，2002）。Tofthagen 等（2013）建议在患者每次就诊时，对其进行简单而直接询问（例如是否有任何新的感觉改变，如麻木、针刺感等），这样可以简单地识别 CIPN 患者（Tofthagen，2010）。然而，患者往往因为担心治疗停止，或者根本不想打扰医护人员而没有主动报告 CIPN 相关的症状（Tofthagen，2010）。由于 CIPN 并不总是伴有疼痛，当患者被问及是否有疼痛时，他们可能并不会提到这一点，由于 CIPN 疼痛的性质不典型，患者可能不会将 CIPN 与疼痛联系起来（Tofthagen 等，2013）。

Ellen 等对 408 名肿瘤科护士进行了调查，以了解他们对 CIPN 的知识和评估情况，其中 86% 的受访者收集了患者主诉的感官症状数据，但只有 41% 的受访者进行了体检，使用评估工具的受访者极少（Ellen 等，2014）。

有多种评估工具有助于确诊 CIPN，然而这些评估工具很大程度上依赖于一些主观问题（Brown 等，2014）。最常用的是世界卫生组织的 CIPN 分级量表（WHO CIPN grading scale）、东方肿瘤合作组神经病变量表（ECOG neuropathy scale）和美国国家癌症研究所常见毒性分级标准的神经病变评分（NCI-CTC neuropathy score）（Cavaletti 等，2010）。

鉴于症状的主观性，患者的主诉是最准确的评估工具（Postma 等，2005）。欧洲癌症研究和治疗组织（EORTC）就 CIPN 问题进行了文献综述和对医疗保健专业人员的调查，由此制定了一份 20 项问题的问卷（EORTC CIPN20），以识别 CIPN 的症状（Postma 等，2005），该问卷已经证明是一个有效和准确的工具，可用以衡量症状的严重程度和对患者生活质量的影响。针对 CIPN20 问卷的局限性，该研究的作者进一步开发了 Rasch 整体残疾量表（Rasch-built overall disability scale，R-ODS）。他们建议在今后的研究中使用该量表，以确定有效性（Binda 等，2013）。

一、癌痛的评估和管理

（一）疼痛的评估

1. 循证方法

疼痛是癌症患者的一种常见症状（Chapman，

2012）。癌痛的原因可以是多因素的，部分与治疗癌症的效果有关，如手术、放疗或化疗。癌痛也可由癌症本身引起，如骨转移或癌症所致的神经损伤。癌痛可分为急性和慢性的疼痛，都需要进行仔细而详尽的评估，包括患者既往服用药物的详细病史，以及对这些药物干预的反应。总之，综合评估、制订诊疗计划和回顾分析是癌痛管理的关键。

(1) 疼痛的评估方法：癌痛是多维和复杂的，因此，在制订有效的管理方案时，全面和整体的评估必不可少（Burton 等，2014）。癌痛可因疾病的进展和对治疗的反应而变化；正如前述，癌痛是复杂的，它可以是疾病相关的慢性疼痛伴随治疗带来的急性疼痛的综合体现。因为疼痛是动态的和变化的，所以，疼痛评估不是一次性的，而应该是动态进行的，以确保适宜的管理策略应用到位。

(2) 整体性疼痛："整体性疼痛"（total pain）一词最初是由 Dame Cicely Saunders 使用的，是为了确定疼痛对个人的整体影响（Dame Cicely Saunders，1978）。Dame Cicely 认为，疼痛受心理、社会、情感和精神因素的共同影响，构成个人的全部疼痛体验。在生理上，治疗的不良反应或癌症本身可引起疼痛；在心理上，焦虑、抑郁和疼痛控制不佳的经历，都会增加患者对疼痛的感知；从社会层面上看，疼痛可因健康状况不佳和经济萧条导致的收入减少引起；从精神层面上看，可能在于信仰的丧失、对未知的恐惧，以及生活意义和目的的丧失（IASP 2009）。基于以上的原因，疼痛的评估必须是多维和全面的，以满足患者的需求。

2. 评估工具

各种评估工具已经通过认证，可用于临床实践。

● 一维工具可有效地监测疼痛的强度（Hjermstad 等，2011）。它们最常用于急性疼痛，因为它们是一种快速方便的床边疼痛评估方法，并允许我们量化基线疼痛评分，可用于评估治疗的反应（Chapman，2012）。

● 多维工具用于测量患者的整体性疼痛体验。鉴于癌性疼痛是复杂和多维的，这些工具可以更有效地进行全面的疼痛评估。

(1) 一维工具：最简单的疼痛测量技术包括言语评定量表、数值评定量表或视觉模拟量表，并要求患者将疼痛强度与量表相匹配。运用这些量表的 3 个原则如下。

● 患者必须参与评估自身的疼痛强度评分。这为患者提供了表达疼痛强度的机会，以及对他/她们的意义及生活的影响，这一点很重要，因为医疗保健专业人员经常低估患者疼痛的强度和疼痛缓解的有效性（Alemdar 和 Aktas，2014；Drayer 等，1999；Idvall 等，2002；Loveman 和 Gale，2000）。

● 疼痛强度的评估应包含不同的疼痛构成。它应该包括评估静态疼痛（休息时）和动态疼痛（坐着、咳嗽或移动受影响的部位）。例如，在术后患者中，这对于预防延迟恢复的并发症，如胸部感染和栓塞（深静脉血栓形成、肺栓塞），以及明确镇痛是否足以恢复正常功能，都非常重要（Hobbs 和 Hodgkinson，2003；Macintyre 和 Schug，2015）。

● 重要的是，患者疼痛的整体评估不能仅仅依据疼痛量表得出（Burton 等，2014）。需要与患者进行持续的交流，以发现和管理可能影响患者疼痛体验的任何社会心理因素。

Lim 等调查了 551 名患者对疼痛评估量表的满意度，发现 79％ 的患者赞成使用该量表，并认为这有助于他们控制疼痛的症状（Lim 等，2015）。

(2) 多维工具：可用各种多维评估工具来评估癌痛的其他方面。

● McGill 简易疼痛问卷（1987）列出了 15 个疼痛描述项，患者可将每项评为无、轻度、中度或重度。这些术语包括跳痛、刺痛、锐痛、痉挛痛。此量表的多维性质以 4 种最终描述项的形式，包括疲惫耗竭感（tiring–exhausting）、病怏样（sickening）、恐惧感（fearful）、受惩罚感

（punishing-cruel），来评估疼痛经历对整个患者的影响。这是一种快速简便的工具，可用于临床（Ngamkham 等，2012）。

- 简明疼痛评估量表（Brief Pain Inventory，BPI）（Cleeland 和 Ryan，1994），由 3 个主要部分构成。

— 一张正面和背面的身体图，让患者标记疼痛部位。

— 疼痛的严重程度。要求患者使用 0~10 的评分标准对疼痛进行评分，其中 0 表示无疼痛，10 表示最严重的疼痛。

— 疼痛对日常功能的影响。要求患者对所经受疼痛对日常生活的影响程度进行评分，0 表示无影响，10 表示完全影响。

在癌症患者和慢性疼痛人群中，简易疼痛评估量表是一种广泛应用，并经过验证的疼痛评估方法（Furler，2013）。

- MD Anderson 症状评估量表（MD Anderson symptom inventory，MDASI）（Cleeland 等，2000）基于 BPI，并已扩展至除疼痛外影响癌症人群的各种症状。MDASI 工具已用于识别疼痛、乏力、恶心、睡眠紊乱、情绪困扰、呼吸短促、食欲不振、嗜睡、口干、悲伤、呕吐、记忆困难，以及麻木和刺痛等症状（Burton 等，2014）。根据与 BPI 相同的原则，要求患者基于 0~10 的标准给自己的症状评分，0 表示无症状，10 表示最严重。这种综合评估工具协助临床医师充分评估患者当时病情的影响，并对多种因素进行评估分析，而不仅仅局限于疼痛。

鉴于可用的评估工具种类繁多，要找到一种患者和临床医师都能理解、使用并参与的评估工具非常重要。重要的一点是要理解患者的自我报告和症状的分类，比临床医师对患者疼痛的感知更加准确（Brunelli 等，2014）。

疼痛评估可能难以实现。研究和临床实践表明，患者倾向于不报告或不充分、不准确地报告疼痛，并最小化疼痛经历（Bell 和 Duffy，2009，McCaffery 和 Beebe，1989）。在评估患者的疼痛时，护士会受到很多可变因素的影响（Kitson，1994）。Pargeon 和 Hailey 证实，医疗保健人员通常会高估或低估患者的疼痛（Pargeon 和 Hailey，1999）。McCaffery 和 Ferrell 发现，如果患者表现出明显的痛苦迹象，相比于没有痛苦表现的患者，护士更易于接受他们的疼痛报告（McCaffery 和 Ferrell，1997）。另有证据表明，护士没有足够的知识来照顾疼痛患者（Drayer 等，1999；McCaffery 和 Ferrell，1997）。一项针对 3000 多名护士的调查表明，护士的教育虽然提高了对疼痛评估的信心，但仍需在以下方面进行继续教育，包括止痛药物的药理学研究和消除护士对阿片类药物成瘾性和呼吸抑制的恐惧，以避免疼痛治疗的不足（McCaffery 和 Robinson，2002）。

有多种疼痛评估工具可以帮助护士评估疼痛并规划护理。它们可以成功评估和监测疼痛（McCaffery 和 Beebe，1989；Twycross 等，1996；Walker 等，1987），并改善工作人员和患者之间的沟通（Raiman，1986）。Higginson（1998）提出："直接从患者获取的自我评估是收集他们生活质量信息最有效的方式"。通过使用疼痛工具鼓励患者在疼痛评估中发挥积极的作用，有助于增强他们的信心，并让他们感到自己是疼痛管理过程的一部分。重要的是，要记住疼痛是患者当时报告时的症状。然而 McCaffery 和 Ferrell 发现，接受调查的护士中，只有不到一半的人认为患者对疼痛的自我报告是可靠的（McCaffery 和 Ferrell，1997）。

然而，在使用疼痛评估工具时，必须保持谨慎。护士必须小心选择最适合某一特定类型的疼痛评估工具，如使用慢性疼痛的评估工具去评估术后疼痛是不合适的。此外，不应滥用疼痛工具。（Walker 等，1987）发现疼痛工具似乎对不能缓解或难治性疼痛的意义不大。

准确的疼痛评估和再评估对于疼痛的理解和基线测量至关重要。护士的角色对于评估和管理患者的疼痛非常重要，因为他们与患者相处的时间最多。关键是还需要提出恰当的问题，这些问题应该涵盖以下几个方面。SOCRATES 疼痛评估框架是医疗保健专业人员常用的一种助记方法。

S：严重程度（severity）：无、轻度、中度、重度。

O：发病（onset）：何时发生？如何发生的？

C：性质（characteristic）：是刺痛、灼痛、酸痛吗？让患者描述。

R：放射（radiation）：疼痛有放射到身体的其他部位吗？

A：其他因素（additional factors）：什么会减轻疼痛？

T：时间（time）：是否一直存在？一天中何时感觉最差？

E：加剧因素（exacerbating factors）：什么情况会让它更糟？

S：部位（site）：疼痛部位在哪里？

除此之外，还应了解下列社会心理因素相关的问题（Mackintosh 和 Elson，2008）。

- 疼痛对情绪的影响。
- 人际关系是否受到疼痛的影响？
- 疼痛限制了身体的活动。
- 社会影响：疼痛是否导致工作或角色缺失？
- 患者的其他类型疼痛。
- 既往疼痛的治疗及其影响。
- 其他并发症。
- 憎恶。

神经性疼痛可能需要特定的评估工具。患者可以描述为自发性疼痛（无明显刺激引起）和诱发性疼痛（对刺激的异常反应）（Bennett，2001）。Leeds 神经性症状和体征疼痛评估量表（LANSS 疼痛量表）（leeds assessment of neuropathic symptoms and signs，LANSS pain scale）（Bennett，2001）是为了更准确地评估这种类型的疼痛而设计的。

2018 年，新的英国国家指南发布，以帮助医疗保健专业人员识别和评估老年人的疼痛。该指南是由英国老年医学会、英国疼痛学会和英国皇家护理学院与研究人员合作制定的。在没有或轻至中度认知障碍的成人中，数值评分量表（0~10）和语言描述量表（无疼痛、轻度、中度或重度疼痛），对患者疼痛强度的自我报告都是可靠和有效的。新的英国指南认识到患者的自我报告是最可靠和最准确的度量方法。评估可能需要使用相关的术语，如"肌肉酸痛、疼痛或不适"，并建议对问题重新措辞，来引出疼痛的提问，如"您哪里受伤了？"来确定疼痛是否存在（Schofield，2018）。对于患有中度至重度认知和沟通障碍的老年人或弱势成人，推荐使用晚期老年性痴呆症疼痛评估量表（pain in advanced dementia，PAINAD）和 Doloplus-2 量表（Schofield，2018）。Doloplus-2 和 PAINAD 量表在可靠性和有效性方面仍显示出积极的结果。近期没有对 Abbey 疼痛量表的评估（Abbey 等，2004），但由于其易用性，该量表在英国仍被广泛使用（Schofield，2018）。同样，对于有学习障碍的患者，他们无法用言语表达疼痛，使用图片或非语言的评估工具也许是恰当的，并且对熟知患者的人提问，会对评估他们的疼痛有重要作用。

为了灵活起见，量表没有强调检查疼痛的固定时间。建议护士起初每 4h 检查一次患者的疼痛情况。当患者的疼痛程度稳定后，记录的次数可以减少，如每 12h 或每天记录一次。如果患者的疼痛完全得到控制，就应该停止使用该图表。

（二）疼痛的管理

1. 循证方法

疼痛的管理应用多学科团队合作的方法，以个体化治疗每位患者。在某些情况下，单纯的镇痛就足以控制疼痛。一般或非阿片类镇痛药有对乙酰氨基酚（扑热息痛）和非甾体抗炎药（NSAID），可以单独或联合使用。

(1) 多模式镇痛：多模式或平衡镇痛涉及使用一种以上的镇痛药物或疼痛控制方法，以实现叠加（或协同）缓解疼痛的效果，同时尽量减少不良反应（Schug 和 Chong，2009）。这样可以减少单个药物的剂量。它结合了不同的镇痛药，这些镇痛药物通过不同的机制作用于神经系统的不同部位，其目的是实现比使用单药更大的镇痛效果。

阿片类药物，非阿片类药物［如对乙酰氨基酚、非甾体抗炎药、环氧化酶-2 选择性抑制药（COX-2）］、局部麻醉药和抗惊厥药都是可用于多模式镇痛的药物。一个多模式镇痛的实例是控制急性术后疼痛，连续硬膜外输注阿片类药物和局部麻醉药，并与对乙酰氨基酚和非甾体抗炎药联用（若无禁忌）。另一个例子是持续周围神经阻滞联合服用对乙酰氨基酚和非甾体类抗炎药。这两种方法都结合了不同的镇痛药物和镇痛方法（口服途径、硬膜外途径和周围神经阻滞）。

多模式方法还包括非药物治疗，如放松疗法、意象疗法、经皮神经电刺激疗法和热疗法。

(2) 持续性慢性疼痛和癌痛的管理：世界卫生组织于 1996 年提出"阶梯镇痛"，作为管理持续性癌痛的指南，用于指导疼痛的控制（图 3-3）。它也经常被用于指导慢性持续性疼痛的管理。其中涉及镇痛药物的阶梯使用，包括非阿片类药物（一阶梯），用于轻至中度疼痛的阿片类药物（二阶梯），和用于中至重度疼痛的阿片类药物（三阶梯）。辅助药物是有助于缓解疼痛，但主要不是用于控制疼痛的药物。它们可以用于治疗的任何阶段，如抗抑郁药和抗惊厥药、皮质类固醇、苯二氮䓬类药物、抗痉挛药和双膦酸盐。

世卫组织的治疗指南建议，正确使用镇痛药应遵循以下 5 个原则。

- 如果合适，应口服给药。
- 按规定间隔时间规律性给药。
- 应用疼痛强度量表，根据疼痛强度的评估给药。
- 镇痛药物的剂量应个体化，治疗某些类型的疼痛无标准用药剂量。
- 应持续评估、监测镇痛的有效性和不良反应（WHO，1996）。

因此，一些有严重疼痛的患者需要从第三阶梯开始给药，在这种情况下，按阶梯逐步镇痛是不合适的。慢性疼痛或癌痛的治疗不是必须按从第一阶梯开始、到第二阶梯再到第三阶梯的顺序逐步进行的（Eisenberg 等，2005）。

患者会因不同的病因和生理改变而产生不同类型的疼痛，这点应牢记。不同疼痛的管理模式不同，单一的镇痛干预或途径往往是不够的，因此，每一次疼痛都应该单独评估。通常最好是联合不同种类的镇痛方式，以实现疼痛的最优化控制（表 3-1）。在治疗计划的任一阶段，使用非药物干预也很重要。尽管疼痛阶梯受到质疑，由于现有的形式应不断优化，考虑有的患者从第一阶梯升级到第三阶梯镇痛，越过第二阶梯的情况（Reid 和 Davies 2004），但是，它目前仍是管理癌痛最常用的工具之一。

准确地对疼痛进行持续性评估，对有效控制疼痛至关重要。

(3) 疼痛管理的方法

①应用 WHO 阶梯镇痛疗法：镇痛阶梯被设计作为管理癌痛的框架（图 3-3）。有一些可用于治疗癌痛的药物，而阶梯镇痛允许根据患者的需求和耐受力从药物中灵活选择（Hanks 等，2004）。对于急性疼痛的管理，可以降阶梯进行，如管理术后的急性疼痛，随着疼痛的缓解，从第三阶梯起始降至第二阶梯，再降至第一阶梯。

- 第一阶梯：非阿片类药物

非阿片类药物，如对乙酰氨基酚、阿司匹林和非甾体类抗炎药，它们对轻至中度疼痛有效。

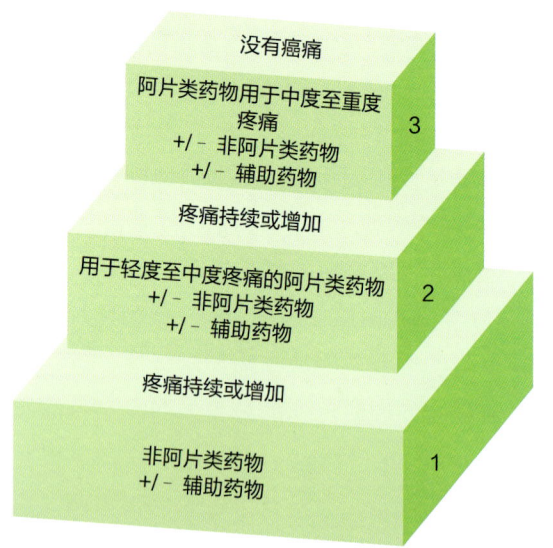

▲ 图 3-3　WHO 止痛阶梯

引自世界卫生组织（1996）。经 WHO 许可

表 3-1 辅助镇痛药物的应用

类　　型	主　　治	举　　例
非甾体类抗炎药	骨痛 肌肉痛 炎症 内脏痛	双氯芬酸 萘普生 布洛芬 奈丁美酮
类固醇激素	压迫 骨痛 炎症 颅内压升高	地塞米松 泼尼松龙
三环类抗抑郁药	神经病理性疼痛	阿米替林 去甲替林
抗惊厥药		丙戊酸钠 卡马西平 加巴喷丁 普瑞巴林
抗生素	感染	氟氯西林 甲氧苄啶
苯二氮䓬类	焦虑	地西泮 氯硝西泮
解痉药	痉挛	巴氯芬
双膦酸盐	骨痛	唑来膦酸

这些药物对肌肉、骨骼和内脏的疼痛特别有效（Twycross 等，2014）。

● 第二阶梯：用于轻至中度疼痛的弱阿片类药物

用于轻至中度疼痛的阿片类药物，如可卡因、二氢可待因、曲马多和低剂量的羟考酮（二阶梯和三阶梯）。当非阿片类药物不能有效地控制疼痛时，通常联合使用这类药物。如果正在使用的药物不能有效地控制疼痛，则不建议继续使用同一阶梯的其他镇痛药。对于无法控制的疼痛，需要升阶梯滴定阿片类药物来进行评估和管理。如果患者不能耐受弱阿片类药物的不良反应，那么，改用同类替代药物可能是有益的。

● 第三阶梯：用于中至重度疼痛的强阿片类药物

用于中至重度疼痛的阿片类药物，如吗啡、羟考酮、芬太尼、二醋吗啡、美沙酮、丁丙诺啡、氢吗啡酮和阿芬太尼。

(4) 给药途径

① 口服镇痛：口服途径始终是给药的首选方式，主要是基于患者的易操作性。这显然取决于患者通过是否能耐受经口服途径并有效地吸收药物。这种途径会受到多种因素的限制，主要有恶心和（或）呕吐。

② 皮下注射镇痛：通常皮下注射阿片类药物以控制慢性癌痛。这通常受患者经口服途径用药能力的影响，以及是否存在肠梗阻等影响药物吸收的问题。患者同意接受该给药方式是达到药物施用的关键。

③ 肌内注射镇痛：20 世纪 90 年代初以前，术后通常每隔 3~4h 肌内注射阿片类药物（如哌替啶和吗啡）进行镇痛。由于现在可以使用如患者自控镇痛（patient-controlled analgesia，PCA）和硬膜外镇痛等替代技术，因此，肌内注射给药的镇痛已经较少应用。已经开发了一些有用的算法来指导滴定肌内镇痛（Harmer 和 Davies，1998；Macintyre 和 Schug，2015）。在灌注不良的情况下（如低血容量、休克、体温过低或体温不升），药物通过该途径给药可能会发生吸收不全，而导致早期镇痛不足（药物不能被正确吸收并到达体循环，因而形成药物潴留）和药物潴留的后期吸收（药物一直留在肌肉组织中，只有在灌注恢复后才被吸收）（Macintyre 等，2010）。

④ 透皮贴剂镇痛：透皮镇痛是一种简单方便，易被患者接受的镇痛方法，尤其是那些不喜欢服用药物或需要服用大剂量药物的患者。市面上已有许多贴剂配方以透皮给药（如芬太尼、丁丙诺啡或局部麻醉药）。这种给药途径的不足之处在于不够灵活（患者通常必须服用稳定剂量的阿片类药物，且血药浓度逐渐升高达到镇痛的时间较长），以及必须通过其他途径给药处理爆发痛（口服、颊贴或舌下）。

⑤ 颊贴或舌下含服镇痛：颊贴给药指将镇痛药物置于上唇和上牙龈之间。舌下含服指将

药物放置于舌下。经此途径给予的药物直接进入体循环并绕过首过效应。此途径起效通常很快（Stannard 和 Booth，2004）。

⑥鼻腔内给药：鼻腔内给药是一种非侵入性的给药方法，药物可以经鼻腔黏膜吸收进入体循环。此途径有操作容易，起效快和避免首过效应等优势，可作为皮下、口腔黏膜、口服或直肠给药的替代方法。含芬太尼的制剂已被批准上市用于治疗爆发痛（Grassin-Delyle 等，2012）。

2.操作前的准备

(1) 药理学支持

①非阿片类镇痛药

● 对乙酰氨基酚和对乙酰氨基酚的复方制剂

小手术后的轻度疼痛，或大手术疼痛减轻后的镇痛，建议使用非阿片类镇痛药，如对乙酰氨基酚，或与弱阿片类药物联合使用（如可卡因）（McQuay 等，1997）。它还用于癌症患者，与癌症本身、手术或治疗相关的疼痛。如果口服给药有禁忌，也可以经直肠给予对乙酰氨基酚。现在可以静脉内注射对乙酰氨基酚，并且可以在手术后提供有效的镇痛（Romsing 等，2002），它比肠内给予相同剂量的药物更有效且起效更快。静脉注射应限于不能使用肠内给药的患者。关于肠外给予对乙酰氨基酚的剂量，体重在 50kg 或以下的患者，应减少给药的剂量。如体重在 33～50kg 的患者，每日最大剂量不应超过 60mg/kg，且不应超过 3g。对于体重超过 50kg，但有肝毒性附加危险因素的患者，24h 内最大剂量为 3g，对于那些超过 50kg 且无危险因素的患者，最大日剂量可达 4g（Bristol-Myers Squibb，2012）。

每天服用不超过 4g 的对乙酰氨基酚，是相对没有不良反应的。当与可待因制剂联用时，最常见的不良反应是便秘。

● 非甾体类抗炎药

非甾体抗炎药（NSAID）较对乙酰氨基酚联合治疗急性疼痛有更好的镇痛效果（McQuay 等，1997）。这些药物可单独使用或与阿片类/非阿片类镇痛药联合使用。常用的非甾体抗炎药有两种，一是双氯芬酸，可经口服、胃肠外、肠内或直肠途径给药；另一种是布洛芬，仅能经口服或肠内给药。这两种药物因其不良反应导致应用受到限制，如凝血问题、肾功能损害和胃肠功能紊乱等。较新的 COX-2 特异性的非甾体抗炎药具有类似的镇痛和抗炎作用（Reicin 等，2001），但对血小板或胃黏膜没有影响（Rowbotham，2000），因此，凝血问题和胃肠道刺激可能会显著减少。然而，由于长期的心血管不良反应，这些药物中有一些已经退出市场，具有安全性更好的新产品需要一段时间才能在实践中重新确立自己的地位（Macintyre 等，2010）。

一项 Meta 分析表明，几乎没有证据表明这些药物在心血管方面是安全的。与安慰剂相比，罗非昔布与心肌梗死风险的相关性最高，布洛芬与脑卒中风险的相关性最高，其次是双氯芬酸。双氯芬酸、罗美昔布和心血管疾病死亡风险的相关性最高。萘普生被认为是对心血管安全性的危害最小的药物，但这一优点应与其胃肠道毒性相权衡（Trelle 等，2011）。开具非甾体抗炎药的决定应基于对个人风险因素的评估，包括心血管和胃肠道病史（NICE，2015）。在所有非甾体类抗炎药中，萘普生（每天 1000mg 或更少）和低剂量布洛芬（每天 1200mg 或更少）被认为是有最利于血栓性心血管安全性的药物。最低有效剂量的使用应在最短的时间控制症状。患者治疗后，症状缓解和对治疗的反应需要定期重新评估。

②用于轻度、中度疼痛的阿片类药物

● 曲马多：在研究中，曲马多被认为是治疗中度慢性癌痛的有效药物（Davis 等，2005）。

目前尚不确定曲马多对于轻度、中度神经性疼痛是否比其他阿片类药物更有效。一份报道表明，曲马多可使异常性疼痛（通常不痛的刺激引起的疼痛）减少（Sindrup 和 Jensen，1999；Twycross 和 Wilcock，2001）。曲马多与癫痫的发作有关，尤其是当每日总剂量超过 400mg 时，或曲马多与可能降低癫痫发作阈值的药物，如三环类抗抑郁药和选择性 5-羟色胺再摄取抑制药

(SSRI), 同时使用时（Twycross 等，2014）。它有即时和缓释制剂。美国食品药品管理局（FDA）关于曲马多的警告，对于情绪不稳定的患者，尤其是那些已经服用抗抑郁药和镇静药的患者，曲马多会增加自杀的风险。

- 磷酸可待因：可待因被肝细胞色素 CYP2D6 代谢为吗啡。7% 的白种人和 1%~3% 的亚洲人是 CYP2D6 代谢不良者，因此，这些人不能通过可待因有效地镇痛。

可待因有片剂和糖浆两种剂型。通常每日口服 30~60mg，最大剂量不超过 240mg/d。也可与非阿片类药物联合使用，如可卡因和对乙酰氨基酚的联合制药（Co-Codamol），包括 8mg/500mg、15mg/500mg 和 30mg/500mg 的规格。

- 吗啡：大量关于吗啡的信息和研究表明，它往往是首选的一线阿片类药物，可用于口服、直肠内、肠外及椎管内给药。

所有强阿片类药物都需要专业医师的仔细滴定。在可能的情况下，应按规定间隔规律性使用缓释制剂治疗持续性疼痛 [British Pain Society（BPS），2010]。对于需要应用超过 120~180mg 吗啡或等效药的患者，应咨询疼痛专家。应告知患者潜在的不良反应，如便秘、恶心和嗜睡，以减轻心理恐惧。还应告知患者恶心和嗜睡是短暂的，通常会在 48h 内改善，但便秘可能是一个持续存在的问题，建议在阿片类药物开始使用时，同时配合使用泻药。

患者常常对开始使用吗啡等强效药物有很多顾虑。他们的顾虑经常以成瘾和滥用为中心（Cherny 等，2003）。我们应该花时间安抚患者及其家人，并予以口头和书面告知（NICE，2016）。

虽然吗啡仍被认为是中度、重度疼痛首选的阿片类药物（Hanks 等，2004），转换阿片类药物需要医师个体化和仔细地评估患者，选择最合适的药物来使用。从缓和医疗的角度来看，NICE 提供的指南支持安全开具阿片类药物处方（NICE，2016）。

- 多瑞吉（芬太尼）：芬太尼是一种强阿片类药物，可制成贴剂，推荐用于稳定疼痛的患者。透皮贴剂的剂量为每小时 12µg、25µg、50µg、75µg 或 100µg。据报道，与吗啡相比，尽管有些患者会出现恶心和轻度困倦，但便秘的不良反应有所改善（Urban 等，2010）。贴剂的使用增多了，因为它使患者不用服用药片。

建议每 3 天更换一次贴剂，但在某些情况下，患者可能 2 天就需要更换一次（Urban 等，2010）。贴剂应贴在无多余毛发、无炎症或没有接受放射的皮肤上。建议更换身体不同的部位使用贴剂，以避免不良的皮肤反应。偶尔会出现与贴剂滴定有关的困难，因为每个贴剂等效于某一剂量范围的吗啡（表 3-2）。

表 3-2 口服吗啡与 72h 芬太尼贴剂推荐转换系数

24h 吗啡剂量（mg）	芬太尼透皮贴剂（µg/h）
30	12
60	25
120	50
180	75
240	100

- 美沙酮：美沙酮是一种合成阿片类药物，开发于 40 多年以前（Riley，2006）。它可用于口服、直肠内和胃肠外给药，由于其半衰期长（15h），可能会导致药物积蓄，而在滴定药物时遇到困难，尤其多见于老年人，因此，专业人员不太愿意使用美沙酮（Gannon，1997）。有不同的方法可以实现有效的滴定（Gannon，1997）；如一种方案是计算每日吗啡总剂量的 1/10（最大起始剂量不得超过 30mg）。按需要给患者服用美沙酮，但是不能在最后固定剂量后的 3h 内给药。24h 内所需的总剂量在 5~6 天后计算，分为每日 2~3 次给药，这样可避免美沙酮在体内蓄积（Morley 和 Makin，1998）。建议在医院使用滴定法，以确保准确给药。这对于患者来说可能会很困难，因为在滴定期间，他们在达到适宜剂量的美沙酮之前

必须经历疼痛。

如果滴定是由专业的疼痛或缓和医疗小组监管,美沙酮是一种廉价、有效的吗啡替代品(Gardner-Nix,1996)。

它对肾衰竭患者特别有用。吗啡通过肾脏排泄,如果发生肾衰竭,可能会导致患者因吗啡代谢物的积累而出现严重的嗜睡(Gannon,1997)。美沙酮是脂溶性的,主要在肝脏中代谢。大约一半的药物及其代谢产物由肠道排出,另一半由肾脏排出。美沙酮应在疼痛/缓和医疗专家的建议下使用。

- 羟考酮:羟考酮可作为即释或缓释剂,滴定过程与吗啡相同。羟考酮是吗啡的有效替代品(Riley,2006)。它具有相似的作用,可以口服、直肠内和胃肠外给药,通常给药间隔4~6h。它的镇痛效力是吗啡的1.5~2.0倍。它与吗啡具有相似的不良反应,已知羟考酮引起恶心(Heiskanen和Kalso,1997)和瘙痒(Mucci-LoRusso等,1998)的发生率明显小于吗啡。

Riley一项研究发现,在人群水平上,吗啡和羟考酮在镇痛效果和耐受性方面没有差异(Riley,2012)。

- 复方羟考酮/纳洛酮:该药物是羟考酮和纳洛酮的复方缓释制剂,以防止阿片类药物对肠功能的潜在负面影响。有人提出,大约97%的纳洛酮通过首过消除效应(药物通过门静脉吸收进入胃肠道进入肝脏,这意味着只有一部分药物到达循环)在健康的肝脏中被消除,防止影响镇痛效果(Vondrackova等,2008)。

- 他喷他多:他喷他多(Tapentadol)是一种作用于中枢的阿片类镇痛药,有依据支持用于管理急性和严重的慢性疼痛的治疗(Schwartz等,2011;Wild等,2010)。他喷他多有即释和缓释的口服制剂。口服吗啡对他喷他多的转化率为2.5∶1,即10mg口服吗啡相当于25mg他喷他多。他喷他多相关的不良反应与其他阿片类药物相似,包括头晕、头痛、嗜睡、恶心和便秘。

- 二醋吗啡:当患者无法口服吗啡时,可由注射泵经肠外途径给予二醋吗啡来控制中、重度疼痛。等效剂量为24h口服吗啡的1/3。爆发痛使用剂量为24h二醋吗啡剂量的1/6,并按需管理(Fallon等,2010)。

- 丁丙诺啡:丁丙诺非是一种贴剂形式的替代强阿片类药物。该贴剂与芬太尼贴剂有点类似,但不含药物储库系统,药物是以基质形式储存,24h内达到有效药物浓度。建议先使用其他阿片类药物进行滴定,然后在疼痛达到稳定控制后再转换为此贴剂。低剂量贴片(butrans)的剂量为5μg/h、10μg/h和20μg/h,可持续使用7天。为方便患者,35μg/h、52.5μg/h和70μg/h的高剂量贴剂(transtec)可使用96h,或每周2次。转换是基于制药公司提供的等效剂量换算表。丁丙诺非也有舌下含片,剂量为200~800μg,持续时间6h。等效每日吗啡总剂量等于丁丙诺非的每日总剂量乘以100(即200μg丁丙诺非/8h=600μg、丁丙诺非/24h=60mg吗啡)(Budd,2002)。

经黏膜阿片类药物,如枸橼酸芬太尼口腔黏膜含片(Actiq)、芬太尼舌下含片(Abstral)、芬太尼口含剂(Effentora)和芬太尼鼻腔喷剂(PecFent)被批准用于治疗爆发痛。在某些情况下,这些制剂是在许可证之外使用的,但始终应该在专家的指导下使用。

- 芬太尼透黏膜口含剂(Actiq):经口腔黏膜吸收的枸橼酸芬太尼(Oral Transmucosal Fentanyl Citrate,OTFC)是一种锭剂,用于治疗阿片类药物治疗镇痛过程之中的爆发痛,使用时与颊侧口腔黏膜摩擦,使药物被唾液溶解吸收。OTFC的优点是通过口腔黏膜吸收可快速起效(5~15min),持续时间短(最长2h)。药物有多种剂量(200~1600μg),但治疗爆发痛的剂量与患者极限镇痛药剂量没有直接关系。滴定过程可能较困难,且持续时间长,建议的滴定起始剂量为200μg,并逐渐加量(Portenoy等,1999)。如果在药物完全溶解之前疼痛得到了很好控制,建议将含片从口腔中取出。含片不应再次使用,应在流动的热水下溶解处理。

●芬太尼口腔黏膜含片：芬太尼口腔黏膜含片已经批准用于治疗成年癌症患者的爆发痛，他们已经在接受慢性癌症的维持阿片类药物治疗。这些药物的商品名是芬太尼颊泡腾片（Effentora）和芬太尼透黏膜片剂（Abstral）。接受维持阿片类药物治疗的患者是指每天至少口服 60mg 以上的吗啡，或每小时至少 25μg 芬太尼透皮制剂，或每天至少 30mg 羟考酮，或每天至少 8mg 氢吗啡酮，或等效剂量的其他阿片类药物，持续 1 周或更长的时间。

芬太尼颊泡腾片有 100μg、200μg、400μg、600μg 和 800μg 的剂量。使用时将其放在第三磨牙上方的口腔黏膜上，通过唾液溶解片剂。通常 15~25min 就可完全溶解。如果 30min 没有完全溶解，建议将剩余部分就水吞下，因为片剂很可能只包括非活性物质，而非芬太尼活性成分（Darwish 等，2007）。

芬太尼透黏膜片剂用于治疗慢性癌痛患者在使用阿片类药物镇痛过程中的爆发痛（Rauch 等，2009）。药片经舌下含服给药，药物能够迅速崩解，确保芬太尼迅速溶解。Abstral 规格有 6 种浓度，包括 100μg、200μg、300μg、400μg、600μg 和 800μg（以枸橼酸芬太尼计）。

③辅助镇痛药物：大多数慢性疼痛包含神经病理性疼痛的成分。伤害感受性疼痛的患者可能会从非甾体抗炎药等常规药物中获益，但这些药物有很强的不良反应。神经病理性疼痛的患者可能会从三环类抗抑郁药（如阿米替林和去甲替林）和抗惊厥药物（如加巴喷丁和普瑞巴林）等辅助镇痛药物中得到一定的缓解（Mackintosh 和 Elson，2008）。

WHO 镇痛阶梯建议将这些药物与非阿片类药物，用于轻度、中度疼痛的阿片类药物和用于中、重度疼痛的阿片类药物结合使用（图 3-3）。

●大麻制品：目前有研究在探讨应用大麻制品在多发性硬化症和肿瘤等慢性病管理中的潜在益处。有一些证据表明可以缓解痉挛性和神经病理性疼痛，从而改善睡眠（Lynch 和 Campbell，2011）。对于那些可能希望使用大麻油等药物的患者，应征求当地的政策意见。

(2) 患者教育

①阿片类药物与驾驶：在英国，使用阿片类药物的患者开车是被允许的。BPS 建议，以下情况服用了阿片类药物的患者不应开车。

●他们正在接受治疗的情况会对身体产生影响，可能会损害他们的驾驶能力。

●他们本人觉得不适合开车。

●刚刚开始阿片类药物治疗。

●近期调整过阿片类药物的剂量（因为阿片类药物的停用也会对驾驶产生影响）。

●同时饮酒或服用其他药物，可能产生附加效果。

驾驶执照及车辆牌照管理局（Driving and Vehicle Licensing Agency，DVLA）是唯一能够给予患者持有驾照权建议的法律机构。建议开始服用阿片类药物的患者应告知 DVLA，目前正在服用阿片类药物，开处方者应书面证明已给予这一建议（BPS，2010）。最近为专业人员发布了指南，以指导实践和帮助患者（Department of Transport，2014）。

(3) 并发症

①阿片类药物在肾衰竭中的应用：由于药物的积累，肾衰竭会导致严重和危险的不良反应。一项对癌症疼痛患者的系统性评价指出，关于芬太尼、阿芬太尼和美沙酮的注意事项，如果使用得当，这些药物对肾功能造成伤害的可能性极小（King 等，2011）。对于肾衰竭患者管理疼痛的基本指南包括以下方面。

●减少镇痛剂量和（或）频率（每 6h 替代每 4h）。

●选择更合适的药物（不经肾脏排出的药物）。

●避免缓释制剂。

●向疼痛专家、缓和医疗团队和（或）药剂医师寻求建议（Farrell 和 Rich，2000）。

②阿片类药物在肝衰竭中的应用：由于肝脏是大多数药物代谢的主要器官，肝损伤可能导致

药物动力学的改变，包括以下几个方面。

- 药物或其代谢产物的积累。
- 延长了半衰期。
- 提高了生物利用度。

其严重程度取决于肝损伤的程度（Twycross等，2014）。建议避免使用肝毒性药物，或者在专家指导下谨慎使用。

③爆发性癌痛（BTCP）的管理：癌症相关的爆发性疼痛的管理涉及多模式的照顾。其中包括生活方式的改变、非药物干预、药理学原理、优化昼夜用药、抢救药物，以及必要的介入技术（EONS，2013）。已经开发出专门用于治疗BTCP的快速起效的阿片类药物，芬太尼是开发BTCP治疗的阿片类药物的首选，这些药物采用经口腔黏膜和鼻内途径给药。近年来，亲脂性物质经黏膜给药越来越受到欢迎，这是因为给药10～15min后即可产生快速的临床效果。口腔和鼻黏膜是容易和方便给药的部位，相比于静脉或肌肉注射等，它们是一种非侵入性的、比其他给药途径风险更小的方法（Zepettella，2011）。市场上有许多用于治疗BTCP的快速起效的芬太尼产品，每种产品都有不同的特点。最常用的如框3-1所示。可以从爆发性癌痛指南中获取更多信息（EONS，2013）。

(4)化疗引起的周围神经病变（CIPN）的治疗：几乎没有证据支持在CIPN的治疗中使用药物。由于患者缺乏药物治疗，在多模式治疗计划中也应考虑非药物治疗（Taverner，2015）。

框3-1 快速起效的芬太尼制剂的实例

- 口服枸橼酸芬太尼
- 芬太尼口颊片
- 芬太尼舌下含片
- 芬太尼颊口腔黏膜吸收膜
- 芬太尼鼻内喷雾剂
- 芬太尼果胶喷鼻剂

①药理学：NICE（2017）神经病理性疼痛指南建议，使用阿米替林、度洛西汀、加巴喷丁或普瑞巴林作为一线治疗用药。然而，这并不只是针对CIPN，而是针对所有神经病理性疼痛。Chu等系统性回顾了影响中枢神经系统药物的使用情况，发现在CIPN管理中使用这些药物的证据支持是有限的（Chu等，2014）。

一项随机对照试验（RCT）发现，与安慰剂相比，在降低疼痛评分和改善生活质量方面，使用度洛西汀具有积极影响（Ellen等，2013）。在接受奥沙利铂治疗患者的小型试验中，使用羟考酮也已被证明是有益的。与未接受羟考酮治疗的患者相比，接受羟考酮治疗的患者更有可能完成整个疗程（Nagashima等，2014）。

Rao等对加巴喷丁与安慰剂的效果进行了双盲RCT研究（Rao等，2007）。鉴于加巴喷丁用于治疗其他神经病理性疼痛，其在治疗CIPN中的作用可能对患者有积极的结果。Rao等发现，在6周的试验过程中，无论采用哪种治疗方法，疼痛评分都提高了20%～30%。他们发现安慰剂组和加巴喷丁组之间没有差异（Rao等，2007）。

②局部治疗：局部治疗也用于治疗CIPN，但通常是未经许可的。0.025%辣椒素乳膏、8%辣椒素贴剂和利多卡因膏药/贴剂在其他神经病理性疼痛中均有疗效。尽管它们在CIPN中使用的证据很少，薄荷醇乳膏在CIPN中也有一定的疗效（Farquhr-Smith和Brown，2016）。

在Cochrane回顾系统评价数据库中（Derry等，2009，2013）有2篇文章显示，局部使用辣椒素可以减少与CIPN相关的疼痛，NICE也推荐使用辣椒素（NICE，2017）。辣椒素是从辣椒中提取的，具有消耗和抑制周围P物质的作用。P物质负责将疼痛冲动从外周传递到中枢神经系统（Tofthagen等，2013）。最常见的不良反应是局部红斑和皮肤刺激，但长期的不良反应尚不清楚（Dworkin等，2010）。

局部使用利多卡因可以非常有效地减轻CIPN的疼痛（Fallon，2013）。这是通过局部的麻醉效果，来防止正常的神经脉冲传导到特定的区域。

贴片的使用时间为 12h（Tofthagen 等，2013）。这些贴片可以对该区域起到降温和舒缓的作用，这对出现典型灼痛的神经症状患者是非常有益的。这种治疗最常见的不良反应是局部的皮肤刺激（Dworkin 等，2010）。

Proudfoot 等（2006）发现，感觉神经中 TRPM8 通过冷却被激活，在神经病理性和慢性疼痛通路中产生镇痛作用（Proudfoot 等，2006）。他们局部使用薄荷脑乳膏以达到这种冷却效果。

Fallon 等对 51 名患有 CIPN 的患者进行了 4~6 周的 1% 薄荷醇乳膏试验，发现 82% 的患者在进行简易疼痛量表评估时，疼痛评分显著下降。他们还表现出精细运动技能的提高，以及步行能力和情绪的改善（Fallon 等，2015）。

③非药物治疗：Taverner 建议使用职业疗法和心理支持，使患者能够通过其他方法控制自己的疼痛（Taverner，2015）。使用职业和物理疗法可以改善因 CIPN 症状而受到影响的整体功能和精细运动技能（Brewer 等，2016）。

Wong 和 Sagar 在对 5 名患者的病例回顾中，报道了针灸治疗后疼痛评分下降和生活质量提高的情况（Wong 和 Sagar，2006）。Schroeder 等（2012）研究表明，接受针灸治疗的 CIPN 患者疼痛评分降低，神经传导增强。针灸的作用机制被认为是释放了神经生长因子（NGF）、γ-氨基丁酸（GABA）和腺苷（Filshie 等，2016）。

(5) 控制疼痛的非药物疗法：通过将非药物和药物技术相结合，更有可能实现最佳的疼痛控制。尽管许多非药物技术缺乏研究证据支持其有效性，但不应低估它们对患者和家属的益处。

①心理干预：心理干预可以通过减轻压力和缓解肌肉紧张来帮助患者应对疼痛（Chapman，2012）。鼓励患者进行一些活动，如阅读、听音乐；如果可能，与家人和朋友互动，都能改善患者对疼痛的感知。

可以通过一些简单的心理干预措施，改善患者疼痛控制的情况。

● 减少焦虑，减轻压力和肌肉紧张。

● 分散注意力：通过将疼痛的意识从中心认知中驱逐出去。

● 增加控制和止痛机制。

● 提高幸福指数。

一些简单的干预措施包括以下这些：

● 建立信任的治疗关系：通过与患者建立信任关系，护士在减轻焦虑和帮助患者应对疼痛方面发挥了重要作用。护士可能低估了自己陪伴疼痛患者所带来的益处和安慰（Mann 和 Carr，2006）。护士可以通过以下方式帮助建立信任关系。

— 倾听患者的心声。
— 相信患者的痛苦体验。
— 充当患者的代言人。
— 为患者提供适当的身体和心理支持。

● 信息 / 教育：患者的信息 / 教育可以区分有效和无效的疼痛缓解。信息 / 教育有助于减少焦虑（Chapman，2012），使患者能够对他们的护理做出明智的决定。应向患者提供具体信息，说明为什么疼痛控制很重要，在疼痛缓解方面的预期，如何参与疼痛的管理，以及如果疼痛得不到控制应该怎么办。然而，需要注意的是，并非所有患者对同一水平的信息都有积极的反应。对于焦虑程度高的患者而言，详细的信息会增加他们的焦虑，并影响他们的疼痛控制。NICE 关于阿片类药物安全处方的指南建议，所有开始服用阿片类药物的患者，都应获得书面信息来支持他们（NICE，2016）。

● 放松 / 引导想象：这可以帮助患者控制疼痛和焦虑，可以帮助患者参与更愉快的活动，以分散患者对疼痛的注意力，或改变患者对痛苦体验的感知，如静脉穿刺 / 插管（Chapman，2012）。放松技巧将在第 8 章 "癌症相关疲劳（CRF）和睡眠" 一节中进一步讨论。

● 音乐：在医疗环境中使用音乐也可以让患者从疼痛中放松和分散注意力（Heiser 等，1997）。建立一个音乐库（如轻音乐、古典音乐），并配备个人听歌设备供患者使用，是一种为患者提供舒缓音乐的简单方法。Vaajoki 等的一项对比研究发现，腹部择期手术后卧床休息的第2天听音乐者，与对照组相比，音乐组的疼痛强度和痛苦显著降低（Vaajoki等，2012）。

- 艺术：一篇文献综述强调，艺术疗法可用于缓解一些患者的身体症状。治疗性艺术创作被证明有助于提高患者的生活质量。艺术疗法应提供患者情感保障，并帮助他们解决导致疼痛的内心煎熬（Angheluta和Lee，2011）。

②物理干预：除了心理干预，一些物理干预也有助于减轻疼痛。

- 舒适措施：简单的舒适措施，如定位枕头和床单（支撑疼痛的肢体）（Mann和Carr 2006）可以帮助患者感到更放松，并改善患者的舒适度和控制疼痛。其他舒适措施包括确保干扰和噪音最小化，以改善患者的睡眠，以及确保适宜的环境温度。

- 锻炼：物理治疗和职业治疗有帮助于减轻疼痛，改善患者的功能和提高生活质量（BPS，2010）。对此，可以采用多种方法，包括治疗性运动、日常活动的节律和生活方式的调整（BPS，2010）。

- 经皮神经电刺激：经皮神经电刺激（transcutaneous electrical nerve stimulation，TENS）（图3-4）的机制是通过向皮肤发送微弱的电流来刺激感觉神经末梢而起作用。根据所使用的刺激参数，TENS被认为是通过刺激大脑和脊髓内释放的天然止痛的化学物质，关闭脊髓内疼痛传递闸门，以调节疼痛冲动（King，1999）。

使用经皮神经电刺激的证据是不确定的。Johnson和Martinson在对38项针对TENS和周围神经刺激治疗慢性肌肉骨骼疼痛的Meta分析中，报道了静息痛和运动时疼痛的显著减轻（Johnson和Martinson 2007）。TENS对术后疼痛的证据通常是负面的，但这可能取决于进行研究的方式。

- 热疗：几十年来，体表热疗一直被用于缓解各种肌肉和关节疼痛，包括关节炎、背痛和经期疼痛。有许多轶事和一些科学证据支持热辐射作为其他疼痛治疗辅助手段的有效性（French等，2006）。

热疗的工作原理如下。

— 刺激皮肤和深层组织中的热感受器，从而通过关闭脊髓中的闸门来降低对疼痛的敏感性。

— 缓解肌肉痉挛。

— 降低滑膜液的黏度，从而减轻运动过程中疼痛僵硬，增加关节的活动度（Car和Mann，2000）。

在家庭环境中，人们使用各种不同的方法来应用热疗，如温水浴、热水瓶、小麦热敷包和电加热垫。在医院环境中，这种设备需要谨慎使用，因为它没有达到健康和安全的标准（没有均匀和规则的温度分布），并且有严重烫伤事件发生的可能（Barillo等，2000）。Carr和Mann（2000）指出，热疗不应在组织损伤后立即使用，因为它会增加组织的肿胀。英国药品和保健产品监管局（MHRA，2005）已经记录了使用热贴或热敷包导致烫伤的证据，因此，在使用时要谨慎，并建议在整个治疗过程中定期检查皮肤。

- 冷敷疗法：冷敷疗法也可以用来刺激神经和调节疼痛（Carr和Mann，2000）。在急性瘀伤后，冷敷疗法可能特别有价值，因为它可以帮助减少炎症和控制发生进一步的损伤。冷敷疗法可以用碎冰或凝胶填充的冰敷袋的形式使用，冷敷应该用毛巾包裹，以保护皮肤免被冻伤。

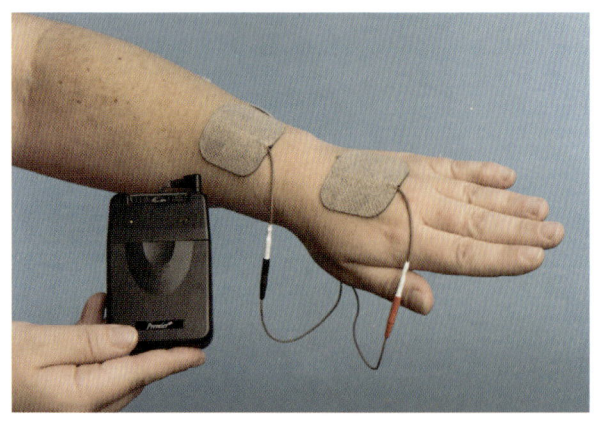

▲ 图3-4　TENS机制
引自Dougherty和Lister，2015

（三）针灸

1. 背景和定义

针灸是一种治疗技术，它将细针插入皮肤和皮下组织的特定点，达到治疗或预防的目的（White 等，2008）。针灸的使用越来越受欢迎，在癌症和缓和医疗的环境中，它通常与疼痛和症状控制的常规治疗一起使用（Filshie 和 Thompson，2009）。Leng 对全英国的安宁疗护和缓和医疗机构使用针灸情况进行了调查，发现 59% 的医疗中心积极使用针灸来控制症状（Leng，2013）。

疼痛和恶心的管理随着常规药物的使用而得到了显著改善。然而，对疲劳、焦虑和抑郁等其他常见症状仍缺乏管理。由于癌症患者通常会出现许多症状，因此，最好一次尽可能多地解决这些症状，以确保患者获得积极的治疗效果。Sagar 和 Capsulet 讨论了使用补充疗法来管理癌症患者的广泛症状可能是有益的（Sagar 和 Capsulet，2005）。Lim 等比较了应用针灸与专科护士的支持性护理在管理患者症状方面的情况（Lim 等，2011）。在接受调查的 42 名患者中，他们发现针灸治疗后症状减轻了 22%，而支持治疗后症状减轻了 14%。Hu 等（2015）对 20 篇文章进行了系统性回顾，发现针灸结合常规的镇痛治疗，延长了无痛状态的时间，延长疼痛缓解的时间，延长镇痛持续的时间，提高了生活质量，减少了因镇痛药物使用导致的不良反应。

2. 解剖学与生理学

针灸在中国已有 2000 多年的历史；西方医学针灸的历史始于 20 世纪 70 年代，当时有一位医师采用科学、合理的方法来探索针灸及其益处（White 等，2008）。我们仍然不清楚针灸的作用机制，但由于大量的科学研究，有证据表明针灸是对神经系统和肌肉起作用。

目前已经确定了 5 种机制，这些机制是可以重叠的（White 等，2008）。

（1）局部作用：针灸针刺激活皮肤和肌肉中的神经纤维的动作电位，进而各种物质被释放出来，导致局部的血流量增加。在治疗过程中，这常常可被看作是针灸针周围的红色印记。这种局部效应还会导致深层组织的血液供应增加，从而有助于伤口愈合。它也可用于分泌不足的唾液腺附近，来治疗口腔干燥症（White 等，2008），这种症状是放疗后常见的不良反应。

（2）节段效应：由局部效应激活的动作电位继续沿神经上行至脊髓，并通过减少脊髓背角的活动来减少疼痛的刺激，这是针灸缓解疼痛的主要机制。

（3）节段外效应：这是一种反应，在这种反应中，针灸的效果并不局限于一个单一的区域，动作电位持续向脑干传递，会影响到脊髓的每一部分（White 等，2008）。可以治疗多种症状，这对癌症患者非常有用，因为他们经常会出现各种不同的症状（Sagar 和 Capsulet，2005）。

（4）中心效应：针灸可以影响大脑的其他结构，如下丘脑和边缘系统，在这些区域，针灸可以起到调节作用，这可以用来治疗恶心、激素失衡和药物成瘾。这些作用效应已在磁共振扫描中显示。这可以非常有效地控制激素治疗后的潮热，已经证明可将潮热发生率降低 50%（Hervik 和 Mjaland，2009）。

（5）肌筋膜触发点效应：人们会因为肌肉上的"紧束"或"压力/触发点"而感到疼痛。针灸治疗这种疼痛很有效，将针直接插入疼痛的区域，患者通常会立即感到疼痛减轻。人们认为针灸最初是针对这种类型的疼痛而发展起来的。关于癌症患者肌筋膜触发点的发生率，目前证据有限，但应仔细检查和触诊疼痛的部位，以确定其可能性（Hasuo 等，2016）。

3. 循证方法

针灸现在被广泛用于治疗癌症的多种症状和支持性护理。已有研究表明，通过改善与癌症或其治疗相关的一种或多种症状，可以提高患者的生活质量（Dean-Clower 等，2010）。Towler 等对针灸用于癌症患者症状控制的有效性进行了 17 项系统性回顾，他们发现针灸对多种症状的控制是有益的，并推荐在其他治疗失败时使用针灸控制症状（Towler 等，2013）。

(1) 适应证：Filshie 等列举了针灸控制症状的适应证如下（Filshie 等，2016）。

- 急、慢性疼痛（如乳房术后的持续疼痛）。
- 放疗并发症/不良反应。
- 化疗所致的周围神经病变。
- 芳香化酶抑制药引起的关节疼痛。
- 呼吸困难。
- 恶心和呕吐。
- 潮红。
- 口干。
- 焦虑。
- 疲劳。

图 3-5 至图 3-7 为临床实践中常用的针灸穴位。

(2) 禁忌证：对于以下患者禁用针灸。

- 拒绝，如极端的针头恐惧症。

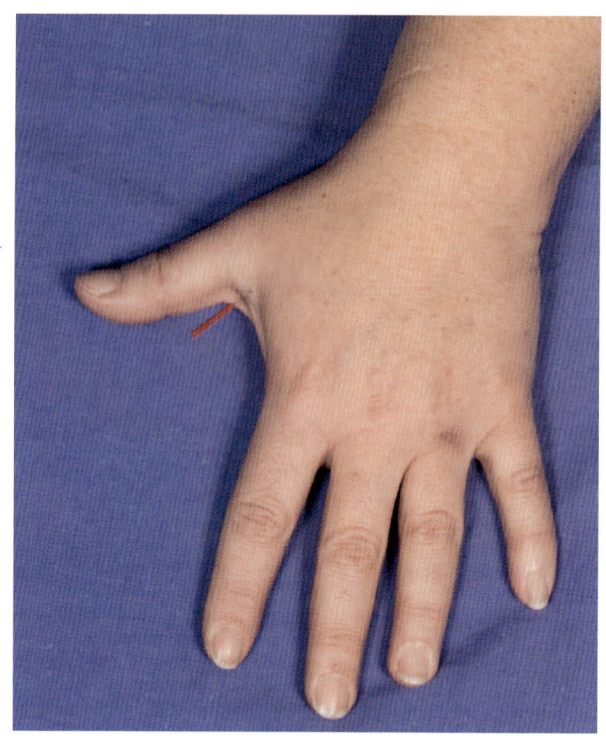

▲ 图 3-6　用于缓解疼痛的穴位
引自 Dougherty 和 Lister，2015

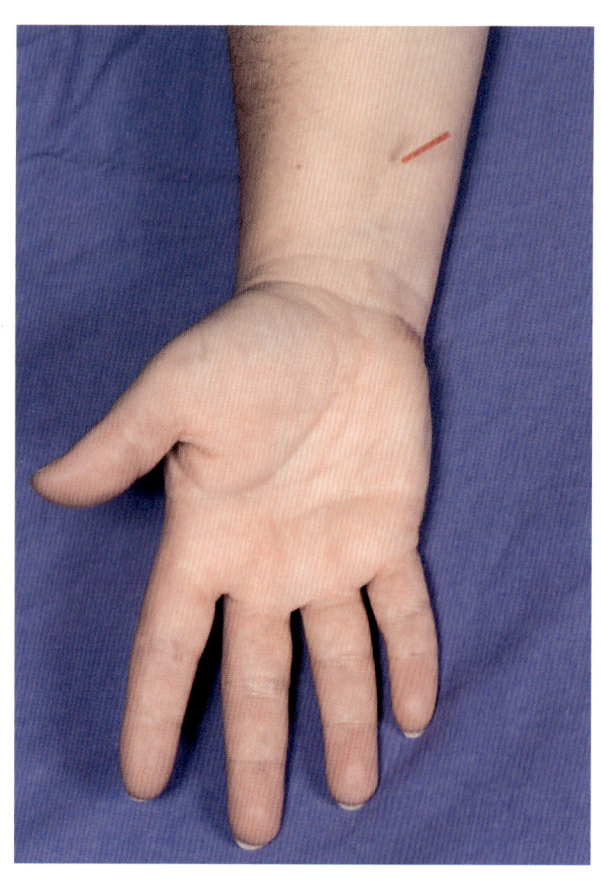

▲ 图 3-5　针刺穴位
引自 Dougherty 和 Lister，2015

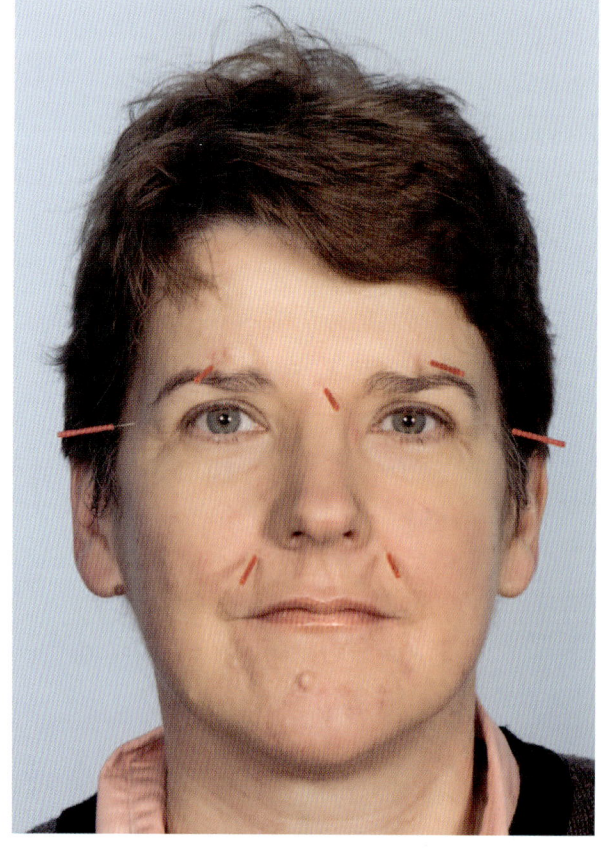

▲ 图 3-7　用于治疗偏头痛/头痛的穴位
引自 Dougherty 和 Lister，2015

- 未知原因引起的疼痛。
- 无法给予知情同意或配合治疗。
- 有严重的凝血功能障碍或自发性瘀青。

此外，应避免针刺的情况如下。
- 直接刺入肿瘤结节或溃疡区域。
- 在淋巴水肿的肢体或易发生淋巴水肿的肢体上穿刺。
- 腋窝淋巴结清扫术后患者的同侧手臂上穿刺，有发生肿胀和淋巴水肿的风险。
- 由于针灸有放松肌肉的特性，有潜在的脊髓压迫风险，在脊柱不稳的区域穿刺。
- 穿刺进入假体内，可能导致生理盐水/硅胶渗漏。
- 神经外科手术后的颅骨缺损。

以下患者应慎用。
- 体重不足的患者：不要在胸壁上刺得过深。
- 困惑的患者。
- 情绪激动的患者。
- 金属过敏的患者。
- 接受抗凝治疗的患者。
- 免疫功能低下的患者。
- 患有外周血管疾病的患者。
- 血源性感染的患者，如艾滋病。
- 孕妇。
- 容易形成瘢痕疙瘩的患者（瘢痕体质）。
- 癌症患者可能对针灸非常敏感，因此，建议密切监护，尤其是在第一次治疗期间。

4. 法律和专业问题

所有针灸从业者必须在其专业实践范围内完成公认的、经过验证的、正式的培训课程［如英国医学针灸协会（BMAS）提供的针灸基础课程］。任何从事针灸治疗的护士都应该与工会核实，以确保有适当的赔偿保障。

5. 操作前的准备

(1) 设备：针灸针由一个轴和手柄组成，手柄由塑料或金属制成，针是一次性使用的，属于一次性用品，并有一个安全引导管覆盖。

有以下不同尺寸的针供选择。
- 标准针头直径为 0.25mm 或 0.30mm
- 标准长度 25mm 或 40mm。

(2) 评估和记录工具：在医院病历/医院计算机系统中记录患者的治疗情况（如病情、针刺的穴位、结果）（图 3-8）。

(3) 患者准备：无论是躺着还是坐着，患者应在沙发上选择舒适且有良好支撑位置接受治疗，若在操作中或操作后患者感到晕眩，应有设备能够尽快协助患者躺下。由于患者对针灸的反应尚不明确，所以在第一次治疗期间，医护人员应始终陪伴患者。

(4) 知情同意：所有患者在治疗前必须签署知情同意书，可以在 BMAS 网站上找到知情同意书的范本。（www.medical-acupuncture.co.uk）

首次来访日期	参考	年龄	性别	诊断或主诉	症状持续时间（月）	处方编号	治疗效果

改编自 BMAS，2013

▲ 图 3-8 针灸治疗记录表

操作指南 3-1　针灸（准备和操作）

必备物品

- 洗手设施
- 沙发、枕头：用来支撑患者
- 棉签
- 利器盒
- 装针盘
- 针灸针
- 记录保存设施

操作

步　骤	目　的
1. 了解患者的详细病史	确保不是针灸的禁忌证，并确定需要使用的穴位
2. 向患者解释治疗过程，并给予告知书	
3. 征得患者同意	患者需要同意治疗（NMC，2015）
4. 请患者躺下	减少患者发生晕厥的风险（White 等，2008 **E**）
5. 洗手	最大限度地降低感染风险（Preston，2005 **C**）
6. 治疗	
7. 计算、清点使用的针灸针的数量（利用托盘上的空导管作为提醒）	确保针灸针没有丢失 / 数错（White 等，2008 **E**）
8. 针灸针在体内留置 20min，如果患者无法耐受就取出，应始终陪伴患者	确保安全治疗
9. 取针并清点计数，然后将使用过的针灸针置于利器盒内	• 确保针灸针没有丢失 / 数错（White 等，2008 **E**） • 将感染和针刺损伤的风险降至最低
10. 确保患者感觉良好，如果感到头晕，让患者躺在沙发上休息等	减少患者晕厥的风险（White 等，2008 **E**）
11. 在患者病历上记录针刺穴位	确保在下一次预约时，治疗可以根据患者反应重复或调整（White 等，2008 **E**）

6. 操作后的注意事项

如果患者在门诊接受治疗，可以在治疗后立即回家。如果患者感到头晕 / 晕眩，应该让患者休息并喝水，直到症状消失。

7. 并发症

针灸应由合格的医师操作，是一种非常安全的治疗方法。Macpherson 等（2001）发现，在一项 34 407 项治疗的研究中，有 43 项报道称针灸导致轻度不良反应，未发生严重事件（Macpherson 等，2001）。并发症可分为轻微、重大和严重 3 类（White 等，2008）。

(1) 轻微事件
- 出血（超过 1 小滴）：3%。
- 症状加重：1%～2%。
- 针刺疼痛：1%。
- 困倦：1%。
- 晕厥：< 0.5%。

(2) 重大事件：这些事件极为罕见，包括针灸针插入部位的皮肤感染、周围神经损伤、哮喘恶化和癫痫发作（通常在患者直立治疗后晕倒时发生）。

(3) 严重事件
- 气胸：报道了 54 例，由解剖学知识较差的医师引起（Park 等，2010）。
- 心脏压塞：报道 9 例。
- 血管损伤：即假性动脉瘤，报道 10 例。
- 脑/脊髓损伤：报道 12 例。
- 感染：针头重复使用引起的 HIV（4 例报道）、乙肝（148 例报道）。

二、治疗复杂癌症相关疼痛的介入技术

应用药物镇痛，如阿片类、非阿片类和辅助镇痛药，可以使约 90% 的患者获得有效的疼痛控制（Jain，2014）。然而，对于某些患者，尽管进行了全面的评估和治疗，仍然难以达到和维持满意的疼痛控制，这部分患者可能会受益于介入技术（EONS，2013）。

可以考虑应用介入技术的复杂疼痛包括（Bennett，2014；Peat 和 Hester，2012）以下几种。
- 神经丛受侵犯：臂丛神经病变或腰骶神经病变。
- 上腹部内脏痛：肝癌、胰腺癌或胃癌引起的。
- 骨折：肋骨、骨盆、脊柱或四肢的骨折。
- 胸壁疼痛：胸壁浸润和间皮瘤引起的。
- 直肠疼痛：肿瘤或手术后持续疼痛。
- 围术期依赖大剂量阿片类药物的患者。
- 阿片类药物的毒性作用阻止了镇痛药物的滴定。

肿瘤浸润软组织、神经或器官导致的顽固性癌痛，可以通过各种不同类型的阻滞来实现。介入干预的目的是阻断疼痛传导的神经通路。

可以应用以下几种。
- 单一神经阻滞和注射，如痛点注射和关节注射。
- 区域性的外周阻滞或神经丛阻滞，针对单个神经、神经丛或神经节，如肋间神经丛阻滞、腰神经丛阻滞。
- 神经轴（脊髓）阻滞，如硬膜外和鞘内阻滞。

这些干预措施可能是有用的，但必须进行仔细考虑和评估，以确保与患者充分讨论所有潜在的不良反应（介入技术可能会严重限制患者的活动），并与患者和家属一起制定未来的计划，因为一些干预措施可能会影响临终患者的出院选择。

Simpson（2011）描述了在考虑神经阻滞时，应遵循的基本原则如下。
- 必须仔细评估和深入了解患者的疼痛状况。
- 必须给患者做详尽的解释和获得患者的知情同意。
- 必须给予患者和照顾者充分的时间考虑干预措施。
- 参与患者照护的人员必须了解该项操作，可能达到的效果，后续的护理，以及获益和不良反应。
- 神经阻滞不得导致功能受损。
- 神经毁损性操作必须对感觉或自主神经有选择性的破坏，并且保持运动通路和括约肌的功能完好无损。
- 神经阻滞不应被视为孤立的治疗，必须成为镇痛策略的一部分。
- 当患者病情太严重，而不能耐受这个操作，或无法到医院进行复杂操作时，不得将神经阻滞作为最后的手段。

（一）单次神经阻滞和注射

单次周围神经阻滞和注射，如触发点注射和联合注射可以很好地缓解症状。可以应用在一个或多个周围神经区域发生疼痛时（Ripamonti等，2012）。如用于病理性肋骨骨折的肋间神经阻滞、严重肌痉挛或强直状态的触发点注射。这些是作为单次注射进行的，可以每3~6个月重复一次。由于单独应用这些技术很难达到满意的疼痛缓解，通常与其他疼痛治疗措施相结合。

（二）局部周围神经和神经丛的阻滞和输注

1. 定义

术语"局部麻醉"是指将麻醉药物应用于身体的某个区域的所有神经，而导致该区域的感觉丧失。局部镇痛包括手臂、下肢或头部的周围神经阻滞。

当口服镇痛途径失败，或由于严重的不良反应，而无法进一步上调药物剂量时，局部镇痛可用于与癌症相关疼痛的患者。可以是单次注射或连续输注，如连续外周神经阻滞（CPNB）。CPNB可以作为一种门诊服务，患者可以带着输液回家。

2. 解剖学、生理学及相关理论

局部镇痛通过在神经附近应用镇痛药（通常是有或没有阿片类药物的局麻药），从而切断局部区域的感觉神经支配，来阻止疼痛冲动通过神经或神经丛传递。疼痛的冲动受到了抑制，但一些触觉和肌肉功能是完好的。局部镇痛还可以缓解运动时的疼痛。

特定区域的神经阻滞镇痛：特殊类型的区域神经阻滞镇痛可用于不同类型的癌痛。表3-3列出了不同区域神经阻滞的实例及其使用方法。

3. 循证方法

基本理论：局部镇痛方法可用于几种情况。能够以最小的不良反应提供选择性镇痛可能是有益的，尤其是对共病状态的老年患者（Macintyre

表3-3 区域神经阻滞镇痛实例

阻滞类型	用 途
臂丛神经阻滞	臂丛是支配肩部和上肢的主要神经束。这种阻滞可用于治疗侵犯臂丛的肿瘤引起的难治性癌痛，如乳房和胸壁的肿瘤
腹腔神经丛阻滞	用于胰腺癌引起的严重疼痛。这是一种用无水乙醇或苯酚注入腹腔神经丛的神经阻滞——破坏引起疼痛的神经通路。它可以通过两种方法实现，包括经皮和在内镜下操作
腹下神经丛阻滞	用于晚期宫颈癌、膀胱癌、直肠癌和前列腺癌引起的内脏痛
鞍区阻滞	用于会阴部、阴囊、阴茎或肛门的难治性疼痛

和Schug，2015；Parizk-ova和George，2009a，b）。通过使用神经阻滞或连续输注局部麻醉药，疼痛缓解可能优于单独使用阿片类药物，并且可以在术后最大限度地减少阿片类药物的使用，从而减少恶心、呕吐、镇静和瘙痒等不良反应（D'Arcy，2011；Le Wendling和Enneking，2008；Richman等，2006）。可以使疼痛得到缓解，功能也可能得到改善。

区域神经阻滞镇痛的禁忌证：使用区域神经阻滞的禁忌证很少，但必须考虑出血和感染的风险，特别是当患者正在接受抗凝治疗时。应仔细解释发生出血和感染的风险，以及与手术相关的其他风险。在癌症患者，因为传统的用以指导穿刺针或导管的放置位置的标志不清楚，这些技术可能更具挑战性。由于水肿（可能很难或不可能触及脉搏和骨骼隆突）很难找到这些标志，并且由于肿瘤浸润或神经附近瘢痕形成等原因可导致神经解剖结构异常（Peat等，2012）。

4. 局部镇痛药物的种类和作用机制

在外周神经阻滞中，最常用的药物是局部麻醉药。

常用的局部麻醉药包括丁哌卡因、左旋丁哌卡因和罗哌卡因。局部麻醉药直接结合电压门控性钠通道的细胞内部分，阻断钠的内流。局部麻醉药产生阻滞的程度取决于神经受到刺激的方式，以及静息膜电位。局部麻醉药只有在钠通道开放时，才能以带电形式与钠通道结合。它们可以导致麻木和感觉丧失，可能还会有一些肌肉功能丧失，这取决于阻滞的目的。

局部麻醉药的剂量也将决定哪些神经被阻滞。低浓度的丁哌卡因（0.100%～0.125%）优先阻断最小直径神经纤维中的神经冲动，包括疼痛和温度感觉纤维。由于较大直径的运动神经纤维不太可能被浓度为0.100%～0.125%的丁哌卡因阻断，因此，运动无力的发生率降低，患者可以活动。

在一些阻滞中，类固醇可以与局部麻醉药联用，以减轻炎症与疼痛；使用类固醇的例子就是甲泼尼龙。

5. 法律和专业问题

应该为负责监管CPNB患者的医师、护士、手术室和康复工作人员提供培训课程，并定期更新。

专业人员能力：负责管理CPNB患者的护士，应掌握以下方面的知识。
- 脊髓和脊柱，以及神经系统的解剖学和生理学。
- 用于疼痛管理的局部神经阻滞的目的。
- 药物的不良反应和并发症的处理。

护理职责包括如下内容。
- 仔细观察。
- 必要的操作，如加固敷料。
- 护理记录。

6. 操作前的准备

在实施CPNB操作之前，需要考虑以下问题。
- 患者是否确有能力做出明智的选择？
- 在操作实施过程中，患者能否维持合适的体位？
- 患者是否患有不可纠正的凝血功能障碍？
- 对操作后的护理还有什么要考虑的吗？

7. 操作后的注意事项

即时和后续护理

① 监测患者：护理接受局部镇痛患者时，监测以下情况很重要。
- 药物相关的不良反应。
- 疼痛的强度。
- 局部镇痛操作引起的并发症迹象。

② 并发症：并发症可能有以下几种。
- 与药物相关的。
- 由穿刺针或导管置入引起的。
- 由留置导管引起的。

（三）椎管内（脊髓）阻滞：硬膜外和鞘内镇痛

1. 定义

术语"脊髓镇痛"是指硬膜外和鞘内两种途径（Day，2001；Sloan，2004）。脊髓位于脑脊液（CSF）介质中，该介质包含在硬脑膜的保护膜中。硬脑膜外使用的镇痛药称为"硬膜外镇痛"，脑脊液中使用药物称为"鞘内镇痛"（Sloan，2004）。

2. 解剖学和生理学

脊髓（图3-9和图3-10）被脑膜覆盖，软脑膜与脊髓紧密贴合，蛛网膜与硬脑膜的外部坚硬覆盖层紧密贴合（Behar等，2007）。硬膜外腔位于3层被膜外，包裹脊髓于硬脊膜和黄韧带之间。硬膜外腔的内容物包括丰富的静脉丛、脊髓小动脉、淋巴管和硬膜外脂肪。

鞘内空间，也称为蛛网膜下腔，位于蛛网膜和软脑膜之间，内含脑脊液（Chapman和Day，2001）。

有31对不同大小的脊神经穿过每个椎骨之间的椎间孔（Chapman和Day，2001）。神经纤维主要分为2组。
- 有髓鞘纤维：髓鞘是一种薄的脂肪鞘，可保护和隔离神经纤维，防止冲动传递到相邻的纤维。
- 无髓鞘纤维：纤细的纤维，比有髓纤维对缺氧和毒素的耐受性更差。

脊神经由后根和前根组成，后根和前根连接

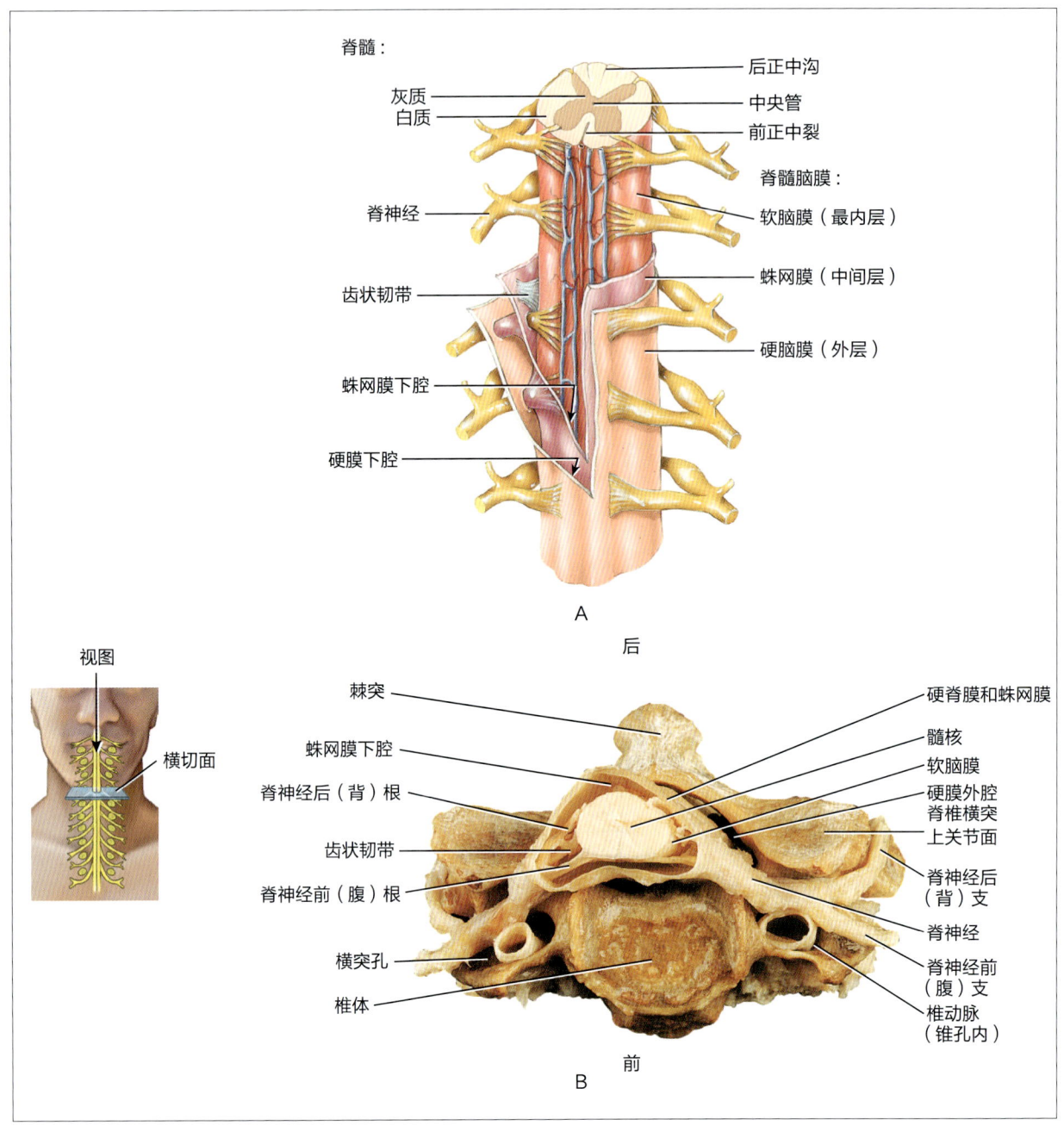

▲ 图 3-9 脊髓的大体解剖结构。A. 通过脊髓的后视图和横切面。B. 颈椎内脊髓的横切面
引自 Tortora 和 Derrickson，2011，经 John Wiley & Sons 许可转载

形成了神经。
- 后根：从外周传向脊髓传递上行感觉冲动。
- 前根：通过其相应的脊神经将下行的运动冲动从脊髓传递到外周（Chapman 和 Day，2001；Day，2001；Gelinas 和 Arbor，2014）。

每个脊神经支配特定的体表皮肤区域，这些皮肤区域称为皮区（图 3-11）。

3. 循证方法

硬膜外镇痛是通过留置导管将镇痛药（局部麻醉药和阿片类药物，有或没有辅助药物，如皮质类固醇和可乐定）注入硬膜外腔（Macintyre 等，2010）。该技术使镇痛药能够注射到脊髓和脊神经附近，从而发挥强大的镇痛作用。它是用于治疗急性疼痛的最有效技术之一（Macacintyre 和

第3章 癌痛的评估和管理
Cancer pain assessment and management

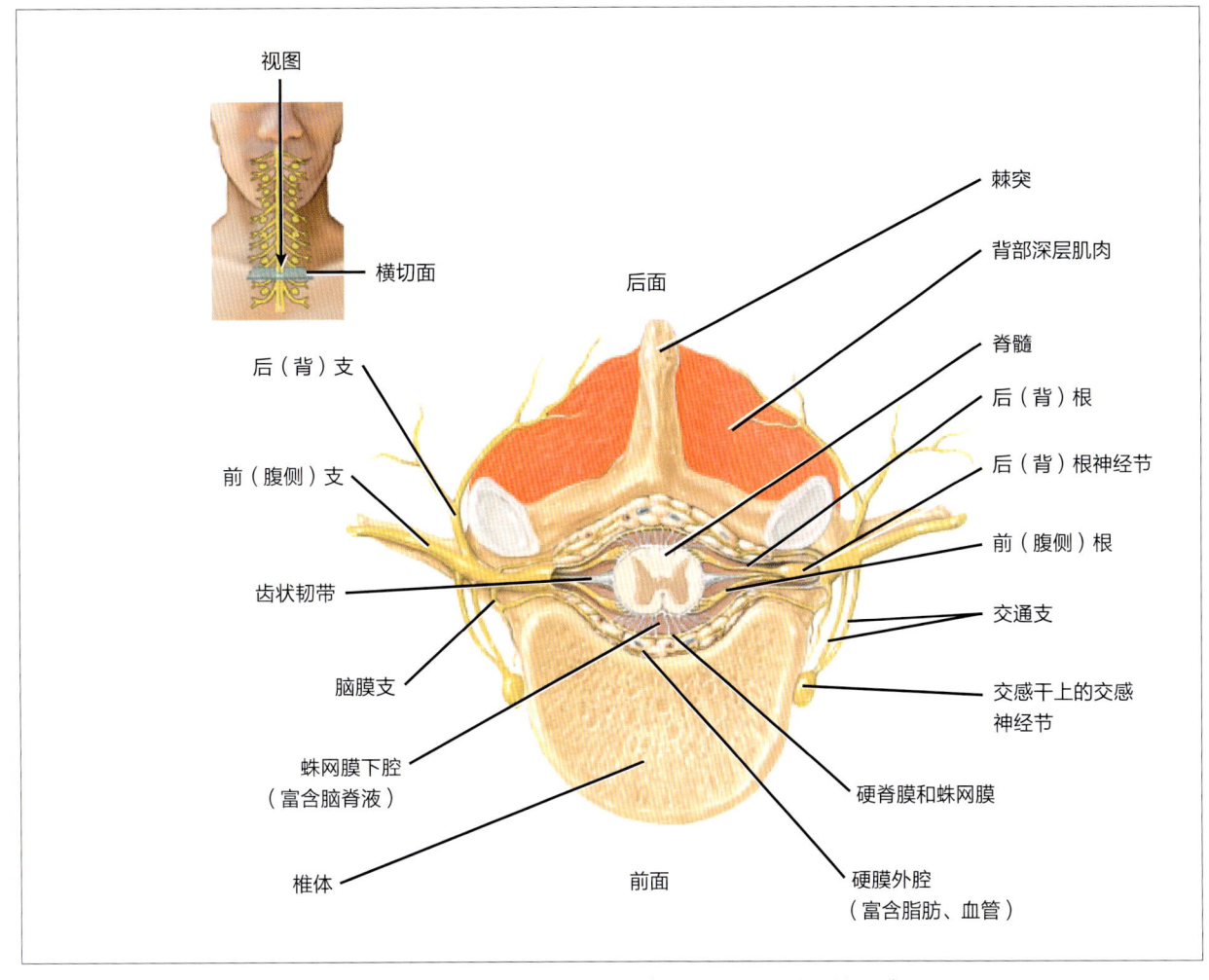

▲ 图 3-10 典型的脊神经分支（经过脊髓胸段的横切面）
引自 Tortora 和 Derrickson，2011，经 John Wiley & Sons 许可转载

schug，2015；Wheatley 等，2001）。

鞘内（脊髓）镇痛是将镇痛药直接注入鞘内空间的脑脊液中（Gelinas 和 Arbor，2014）。鞘内空间也称为蛛网膜下腔。通过这种途径给予的镇痛药物的效力是硬膜外腔给药的 10 倍，因此，给予的剂量要小得多。

脊髓阻滞是麻醉的一种形式，通过将局部麻醉药物注射到包含脊髓、脊髓神经和脑脊液的椎管中，暂时中断胸部、腹部和下肢的感觉。通常以单次给药的形式进行，可以持续 2~6h，持续时间取决于给予的局部麻醉药的种类和用量。如果给予阿片类药物（如吗啡），可以产生持续 12h 的镇痛作用（Macintyre 等，2010）。

在慢性疼痛中，这种方法（鞘内给药——ITDD）可用于以下患者的持续输注镇痛。

- 慢性非癌性疼痛对其他镇痛药无效，或镇痛导致无法忍受的不良反应。
- 适当的全身性使用阿片类药物仍不能控制的癌痛，或镇痛导致无法忍受的不良反应。
- 痉挛性。

有几种不同类型的给药系统可供选择。

- 易于放置的与外部泵连接的经皮导管（隧道式或非隧道式），如果患者的预期寿命有限，则可能是合适的。
- 完全可植入的 ITDD 系统，带有注射端口，可以补充镇痛药物，并具有可编程功能，可通过外部设备调整剂量和设置速率。

Royal Marsden 癌症护理精要
The Royal Marsden Manual of Cancer Nursing Procedures

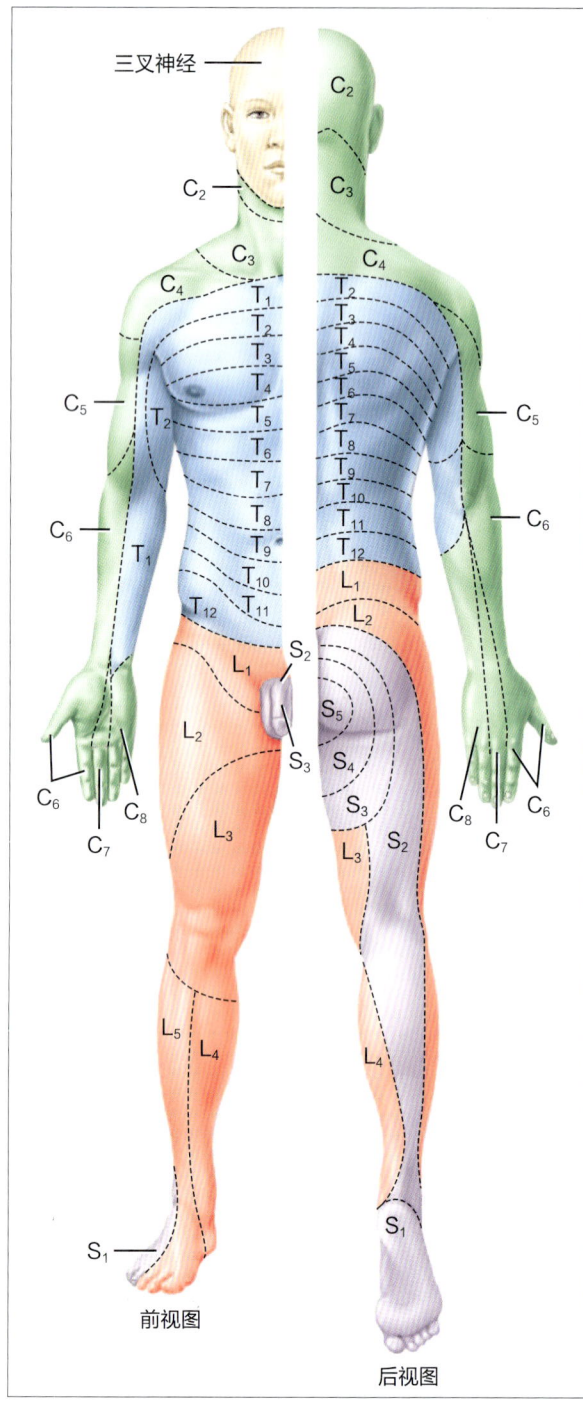

▲ 图 3-11　皮区的分布

引自 Tortora 和 Derrickson，2011，经 John Wiley & Sons 许可转载

局部麻醉药、阿片类药物和其他药物，如可乐定可以通过这种途径给药。

通过硬膜外或鞘内途径使用药物可导致感觉缺失（麻醉）和疼痛消失（镇痛）。

基本理论：使用硬膜外或鞘内镇痛有 2 个主要优点。

- 它能为大多数患者有效地缓解疼痛（D'Arcy，2011）。
- 局部麻醉药与阿片类药物的联合使用具有协同作用，可以降低每种药物的浓度，从而减少了每种药物的不良反应（Hurley 等，2010）。

①适应证
- 为接受癌症姑息性手术的患者提供术后镇痛。自 20 世纪 40 年代末以来，硬膜外镇痛就被作为控制术后疼痛的方法使用（Chapman 和 Day，2001）。
- 为癌症侵入局部结构，如病理性骨折，引起的疼痛提供镇痛。
- 管理具有以下情况的癌症患者引起的难治性疼痛。
- 全身性使用阿片类药物出现不可耐受的不良反应。
- 尽管不断增加剂量，但通过其他途径使用阿片类药物治疗失败。
- 由于肿瘤浸润或神经受压引起的严重神经性疼痛（Day，2001；Mercadante，1999；Smitt 等，1998）
- 缓解因椎间盘突出，或者局部水肿和炎症，导致腰椎压力增加，而引起的肌肉痉挛和疼痛。

对于口服、直肠、注射或连续输注阿片类药物仍无法缓解疼痛的癌痛患者，有证据表明硬膜外和鞘内镇痛均有效（Ballantyne 和 Carwood，2005）。鞘内镇痛可以通过外部的注射泵进行，也可以是完全植入式药物输注系统的一部分（Dickson，2004）。

②禁忌证：可以是绝对的或者是相对的。
- 绝对禁忌证。
- 凝血功能障碍患者，可能导致血肿形成和脊髓受压。如医源性（抗凝患者）或先天性（血友病），或由于疾病或抗癌治疗导致的血小板减少症（Horlocker 等，2010）。
- 拟行硬膜外或鞘内注射部位的局部脓毒症，可能导致脑膜炎或硬膜外脓肿的形成。

- 证明对预期的药物过敏。
- 不稳定的脊柱骨折。
- 患者拒绝该项操作。
- 相对禁忌证。
- 心血管系统不稳定。
- 脊柱畸形。
- 颅内压升高，如果出现硬脑膜破裂，有发生脑疝的危险。
- 某些神经系统的疾病，如多发性硬化症、硬膜外麻醉可能导致疾病的恶化（Hall，2000）。
- 没有受过硬膜外或鞘内镇痛管理培训的工作人员（Macintyre 和 Schug，2015）。Hall（2000）指出，管理硬膜外或鞘内镇痛患者的工作人员应该进行一段时间的正规培训，从而安全和有效地照顾患者。

4. 给药方法

(1) 持续输注：持续鞘内输注镇痛药物已被证明可以有效治疗慢性顽固性癌痛（Ballantyne 和 Carwood，2005）。

可以通过注射泵或指定的输液泵系统进行连续输注。这种给药方法的有效性取决于许多因素，包括所用药物的组合、导管位置处在疼痛部位的适当水平（Weetman 和 Allison，2006）和注入局部麻醉药的用量（Chapman 和 Day，2001；Hall，2000）。

(2) 患者自控硬膜外镇痛：近年来，患者自控硬膜外镇痛（PCEA）的使用越来越受欢迎，因为它使患者能够控制他们的镇痛。对于持续性疼痛的患者，PCEA 可以更有效地与低剂量背景输注结合使用（Wheatley 等，2001）。这确保了基线水平的镇痛，然后可以在需要时，由患者补充。

(3) 冲击剂量注射：局部麻醉药和（或）阿片类药物的大剂量注射不经常使用，但如果疼痛无法控制，可以给予最大量并重新建立镇痛方案。根据当地政策，该操作通常由医师实施，或由护理人员作为高级实践职责的一部分，给予低剂量浓度的冲击注射量。这一操作应该在规定的教育培训和监督实践期后进行，并必须记录在案。

这是一个无菌的操作过程。大多数硬膜外/鞘内输注泵允许冲击剂量编程，并且从泵内输出。这样可以避免进入给药管线和细菌过滤器，从而最大限度地降低了感染的风险。鞘内冲击剂量通常只能由医师给予。

5. 硬膜外和鞘内镇痛药物的种类和作用机制

通常使用3类药物来提供硬膜外或鞘内镇痛，包括阿片类药物、局部麻醉药和辅助药物，如皮质类固醇和可乐定。

(1) 阿片类药物：许多不同的阿片类药物已被用于硬膜外和鞘内镇痛；最常用的两种是二醋吗啡（海洛因）和芬太尼（Bannon 等，2001；Cook 等，1997；Romer 和 Russell，1998）。

当将这些阿片类药物中的任何一种注入硬膜外腔时，阿片类药物的部分剂量。

- 穿过硬脑膜和蛛网膜进入脑脊液。在脑脊液中，一部分药物被吸收，并到达脊髓中的阿片受体。一旦与阿片受体结合，就会导致疼痛冲动被阻断。
- 进入全身循环，并产生镇痛作用。
- 与硬膜外脂肪结合，不产生镇痛作用。

当阿片类药物直接进入鞘内空间的脑脊液中，它们直接结合在阿片类药物的脊髓受体部位（Urdan 等，2006）。

芬太尼与二醋吗啡的不同之处在于其脂溶性更高。这意味着它更容易进入脑脊液，更快地与阿片受体结合，并且起效更快。与二醋吗啡（6～12h）相比，芬太尼的作用持续时间更短（1～4h）（Macintyre 和 Schug，2015）。

(2) 局部麻醉药：常用的局部麻醉药包括丁哌卡因、左旋丁哌卡因和罗哌卡因。它们通过阻断沿脊神经传播电脉冲有关的钠离子通道，来抑制疼痛的传递。在硬膜外镇痛中，这些药物通过硬膜和蛛网膜到达神经根和脊髓（Macintyre 和 Schug，2015）。

局部麻醉药的剂量也将决定哪些神经被阻断。低浓度的丁哌卡因（0.100%～0.125%）优先阻断直径最小的神经纤维中的神经冲动，包括痛觉和温度感觉纤维。由于较大直径的运动纤维不太可能被浓度为 0.100%～0.125% 的丁哌卡因阻断，因此，下肢无力的发生率降低，并且患者能够活动。

(3) 辅助药物

①皮质类固醇：皮质类固醇"单次注射"通常用于缓解由椎间盘退行性病变引起的背部疼痛，以及因"被困神经"或者椎间盘突出导致神经根炎性刺激引起的根性疼痛（Farquhar—Smith，2012）。

②可乐定：α$_2$ 受体存在于脊髓中，并且被认为通过下行抑制途径被激活，并释放内源性激动药。可乐定是一种混合的肾上腺素能 α$_2$ 受体激动药，被认为在脊髓水平有活性（Farquhar—Smith，2012）。

③法律和专业问题：应该为负责监管接受连续硬膜外镇痛患者的医师、护士、手术室和康复工作人员提供正式的入门课程，并定期更新（Royal College of Anesthetists，2010）。急性疼痛服务或麻醉科明确指定的顾问麻醉师负责对接受局部麻醉药输注的患者进行即时监管。英国国家患者安全局（NPSA，2007）建议，除了常规培训和定期更新外，当协议、药品或医疗设备发生变化时，还应进行额外的培训。常规培训内容应包括一项帮助医护人员获得能力的计划，使用输注装置进行硬膜外/鞘内镇痛的信心，对药物作用机制的理解，以及监测药物的不良反应和操作相关的并发症（表 3-4）。

据报道，硬膜外药物通过静脉途径给药，静脉药物通过脊髓途径给药，均有致死的病例。针对这一情况，英国国家患者安全局（NPSA，

表 3-4　硬膜外镇痛的能力角色发展概况的示例。预期的学习成果和从业者的能力要素

专业知识	技　能
您应该掌握下列专业知识 • 脊髓的正常解剖 • 疼痛的生理学和疼痛管理的评估 • 患者/家属/照顾者对硬膜外麻醉影响的教育和信息需求，以确保给予有效的知情同意 • 硬膜外镇痛的禁忌证 • 硬膜外置管前、中、后的感染控制的注意事项 • 硬膜外镇痛的护理和管理原则，包括硬膜外置管和硬膜外镇痛的不良反应和并发症 • 硬膜外镇痛给药期间需要观察的内容和合理的频率 − 呼吸频率、镇静水平 − 心血管状况 − 体温 − 硬膜外导管的位置 − 皮区阻滞 − 疼痛评估 • 用于急性疼痛处理的硬膜外镇痛的标准处方 • 与可获得的标准处方和使用情况的偏差 • 硬膜外使用局部麻醉药和阿片类药物的药理学及药物不良反应 • 最佳输注速度 • 何时停止并拔除硬膜外导管 • 拔除硬膜外导管前抗凝治疗的意义 • 硬膜外镇痛停止后的镇痛考虑	您需要具备以下技能 • 在硬膜外导管置入前、中、后照顾患者的能力 • 检查硬膜外导管位置、检查频率和发现问题的能力 • 如何调整硬膜外导管的位置和硬膜外导管敷料更换的频率 • 如何评估疼痛和疼痛评估频率 • 如何进行皮区阻滞的评估，以及在哪儿记录 • 改变硬膜外输注速率的能力 • 更换硬膜外输液袋，了解输液袋更换频率的能力 • 更换并填充输注管理套件，并了解更换频率的能力 • 处理设备问题的能力 − 近端阻塞报警 − 远端阻塞报警 − 卡带未安装 − 低电量 • 处理应用问题的能力 − 导管与细菌过滤器断开连接 − 导管阻塞 − 导管漏液 − 患者疼痛未缓解 − 镇痛的不良反应 − 硬膜外导管插入的并发症 • 拔除硬膜外导管的操作 • 中止治疗后安全处置未使用的硬膜外输液袋

2009）发布了《患者安全警示》，建议所有硬膜外、脊髓（鞘内）和局部麻醉输注和推注剂量均应使用带有连接器的装置，这些连接器也不能与静脉装置连接，即所谓的"更安全的连接器"。现在已经引入用于硬膜外、脊髓（鞘内）穿刺和区域阻滞装置的非鲁尔连接器，以避免静脉输注或注射引起的偶然但可能致命的连接。现在这些连接器的新国际标准（ISO 80369，2010）已经推出，包括用于这些设备的专用连接器，称为 NRFit™（ISO 80369-6，2016），它们与鲁尔连接器不兼容。

6. 操作前的准备

（1）器械：使用以下方法插入硬膜外或鞘内导管。

- 硬膜外穿刺针（Tuohy 针）：尖端为斜切弯曲的穿刺针，以减少硬脑膜穿刺的风险，16G 或 18G，都有 1cm 的长度标记。
- 硬膜外 / 鞘内导管：由聚酰胺制成的相对较硬的导管，长度为 1000mm，导管材料中嵌入了清晰的蓝色标记。
- 细菌过滤器：过滤器提供了附加的安全和控制装置，以防止细菌感染。在最小的密闭腔内，可实现精确的剂量控制。高达 7bar 的耐高压性，可提高手动注射时的安全性。
- 连接器：确保导管的安全固定。
- 负压装置：有助于清晰识别硬膜外腔。

该器械通常采用准备好的一次性无菌硬膜外托盘或包装（Parizkova 和 George，2009a，b）。

敷料：硬膜外 / 鞘内穿刺部位的敷料需要具备以下 3 个功能。

- 帮助固定硬膜外 / 鞘内导管。
- 将感染的风险降至最低。
- 不需要去除敷料，就可以观察局部的情况。

透明的水分敏感型封闭敷料可实现这些功能。敷料需要防水、有黏性和透气，以便在保护皮肤免受外界污染的同时，能够交换氧气和水分。每天应检查硬膜外 / 鞘内导管的位置，至少每周更换一次敷料。如果渗出较多，则增加敷料更换频率（参见操作指南 3-3：硬膜外 / 鞘内导管敷料的更换）。

（2）药理学支持

组合用药：在英国，硬膜外或鞘内注入局部麻醉药和阿片类药物组合是常用的方法（Baker 等，2004；Wheatley 等，2001）。它们联合使用的基本原理是每种药物应用较低剂量就可以获得更好的镇痛效果，从而最大限度地减少了由于大剂量产生的药物相关不良反应（Curatolo 等，1998；Fotiadis 等，2004）。尽管使用的溶液随临床情况而变化，但经常使用芬太尼和局部麻醉药，如左丁哌卡因的组合。建议使用预混袋，以减少硬膜外 / 鞘内途径给药的错误（NPSA，2007）。

（3）特殊患者的准备：接受硬膜外 / 鞘内镇痛治疗的患者在穿刺前应预留静脉通路装置。这是因为，尽管罕见，但对阿片类药物或局部麻醉溶液出现的反应，如呼吸抑制或交感神经阻滞，可能需要立即进入静脉系统。该操作应在具有完整复苏设备的临床区域进行。

① 采用硬膜外 / 鞘内镇痛治疗难治性慢性或癌性疼痛之前的患者知情同意。在应用硬膜外 / 鞘内镇痛治疗难治性慢性疼痛，或癌性疼痛之前，应与患者、家属和初级医疗保健团队一起解决以下问题。

- 药物相关的不良反应。为慢性癌痛患者提供满意镇痛效果所需的镇痛药浓度通常高于术后使用的浓度，因此，可能会出现与药物相关的不良反应，如运动无力和尿潴留。一些患者对于这些不良反应是无法接受的，所以不愿意采纳硬膜外 / 鞘内镇痛。因此，必须与患者和家属进行讨论，以确保他们认识到这些潜在的不良反应，并愿意继续进行硬膜外 / 鞘内镇痛的治疗（Wallace，2002）。
- 增加住院时间。还应告知患者，他们需要在插入导管后在医院中度过一段时间，以调整药物剂量，并确保在不良反应最小化的同时实现最佳疼痛管理。

② 硬膜外或鞘内导管的位置：局部麻醉药

物阻断了给药部位附近的脊髓节段的神经纤维。为了确保局部麻醉药扩散到疼痛区域的皮区或神经，如手术部位或由肿瘤引起的疼痛部位，应将导管的尖端置于疼痛区域的中央（表3-5）。这可以保证用最少的药物实现最佳的镇痛效果。如果将导管放置在疼痛部位的皮区周围，那么镇痛效果可能是不充分的（Macintyre 和 Schug，2015）。

表3-5 不同解剖部位的最佳导管位置

解剖部位	导管位置
胸椎	$T_6 \sim T_9$
上腹部	$T_7 \sim T_{10}$
下腹部	$T_9 \sim L_1$
髋部/膝部	$L_1 \sim L_4$

操作指南 3-2　硬膜外、鞘内神经阻滞：评估

必备物品

- 冰块或一次性专用冷敷袋。这些可以在每次测试后丢弃，以降低交叉感染的风险
- 乙醇喷雾剂
- 皮区分布图表的复印件（图3-11）

操作前

准 备	目 的
1. 向患者解释，并讨论该操作。获得患者的口头同意	确保患者理解操作和给予有效的知情同意，并确保患者有时间评估信息和提出问题（NMC，2015 C）

操 作

2. 使用窗帘或屏风，确保在整个操作过程中，患者的隐私和尊严得到维护	保护隐私和维护尊严
3. 向患者说明他们需要报告的情况 • 如果他们可以感受到冰或冷的温度改变，或暖和的感觉 • 如果他们完全感受不到冰或冷的感觉	提示硬膜外/鞘内镇痛起作用的皮区水平
4. 脱掉可能影响评估的所有衣物	需要将冰或喷雾直接用在皮肤上，以进行评估 E
5. 在不应受硬膜外/鞘内注射影响的身体部位（面部或手背），用冰块、冷敷袋或喷雾测试	确保患者能感受到冷的感觉 P
6. 从上胸部（乳头水平面上方）开始，将冰块、冷敷袋或乙醇喷雾剂放（喷）在切口或疼痛的水平之上，并询问患者是否感觉像放在测试区域一样冷。如果硬膜外/鞘内镇痛水平和身体左右两侧是合适的，请继续沿躯干和腿部向下进行此操作	检查感觉阻滞水平，并评估硬膜外阻滞的有效性和安全性
7. 协助患者更衣	保护隐私和维护尊严

	续 表
操作后	
8.根据皮区图,记录患者可以检测到的变化水平(图3-11)	保证准确的患者记录

操作指南 3-3　硬膜外、鞘内神经阻滞换药

必备物品

- 无菌敷料,包括手套
- 个人防护围裙
- 灭菌洗手液
- 皮肤消毒剂,如含 70% 乙醇的氯己定
- 透明的封闭敷料

操作前	
准 备	目 的
1. 向患者解释,并讨论该操作	确保患者理解操作,并给予有效的知情同意(NMC,2015 C)
2. 用肥皂和水洗手。根据当地政策清洁手推车或其他相应的物体表面	• 尽量减少交叉感染(Preston, 2005 C) • 提供清洁的工作区域(Parker, 2004 E)
3. 将患者摆放于舒适体位,侧卧或向前坐姿,以便在不过度暴露患者的情况下,容易接近操作部位	维护患者的尊严和舒适。当照顾者出现在患者看不见的区域时(Chapman 和 Day, 2001 E),这一点尤其重要
4. 准备带有无菌区域和配备清洁溶液的手推车或托盘	尽量减少感染风险,并确保设备可用(Preston, 2005 C)
操 作	
5. 揭去旧敷料,并放入一次性袋中	防止交叉感染(Loveday 等, 2014 E)
6. 用灭菌洗手液洗手。戴上手套和个人防护围裙	尽量减少微生物污染的风险(Fraise 和 Bradley, 2009 E)
7. 观察操作部位是否有感染迹象,如发红、肿胀或脓性分泌物。如果存在其中任何一项,请联系医院麻醉/疼痛团队获取建议	确保操作部位的仔细检查,以尽量减少任何感染的机会(Royal College of Anaesthetists, 2010 C)
8. 使用皮肤消毒剂(含 70% 乙醇的氯己定)消毒操作部位	将感染风险降至最低(Hebl, 2006 R5;Kinirons 等, 2001 Rlb;Mimoz 等, 1999 Rlb)。
9. 在整个区域使用透明的封闭敷料	固定硬膜外、鞘内导管,尽量减少感染风险,并确保能观察硬膜外、鞘内导管的位置(Burns 等, 2001 Rlb;Royse 等, 2006 E)
10. 确保患者舒适	

续表

操作后	
11. 取下手套和个人防护围裙，将所有物品丢弃在医疗废物袋中	防止环境污染（Preston，2005 **C**）
12. 用肥皂和水洗手	降低交叉感染的风险（Preston，2005 **C**）

操作指南 3-4　硬膜外、鞘内导管的拔除

必备物品

- 无菌敷料包，包括手套
- 皮肤消毒剂，如含有 70% 乙醇的 0.5% 氯己定
- 标本容器：如果硬膜外导管需要送细菌培养
- 封闭敷料
- 乙醇洗手液

操作前	
准 备	目 的
1. 向患者解释，并讨论该操作	确保患者理解操作并给予有效同意（NMC，2015 **C**）
2. 用灭菌肥皂和水或灭菌乙醇洗手液洗手 使用含有 70% 乙醇的氯己定和纸巾消毒手推车（或社区中的塑料托盘）	尽量减少交叉感染（Preston，2005 **C**） 提供清洁的工作区域（Parker，2004 **E**）
3. 打开敷料包	

操 作	
4. 洗手并从导管置入部位取下胶布和敷料	尽量减少交叉感染的风险（Preston，2005 **C**）
5. • 用灭菌洗手液洗手。戴好手套和穿个人防护围裙 • 轻柔、迅速地拔出导管 • 检查导管是否完好无损。这可以通过观察导管尖端标记的蓝色，并沿着导管长度的 1cm 标记全部完整来实现	• 最大限度地降低微生物污染的风险（Loveday 等，2014 **E**） • 确保导管被完整拔除，同时，尽量减少患者的不适 **E**
6. 使用皮肤清洁剂清洁导管出口的周围	尽量减少置入部位的微生物污染 **E**
7. 使用封闭敷料，覆盖置入部位 24h	防止微生物沿着穿刺通道进入 **E**

操作后	
8. 如果怀疑有感染或根据当地政策，可以将硬膜外、鞘内导管尖端送去做细菌培养和药敏试验	

第3章 癌痛的评估和管理
Cancer pain assessment and management

续 表

9. 取下手套和围裙，并将它们丢弃在医疗废物袋中。用肥皂和水洗手	避免环境污染（Preston，2005 Ⓒ）
10. 在护理记录中，记录导管已经完整取出	保证准确的记录

问题解决表 3-1　预防和解决（操作指南 3-2 至 3-4）

问　题	原　因	预　防	建　议
头痛	硬脑膜穿刺	硬膜外穿刺操作者的专业知识和技术	• 卧床休息：如果患者平卧，头痛会轻一些。通过静脉或口服补液，促进脑脊液的形成 • 应用针对头痛的镇痛药。如果头痛没有缓解，请联系麻醉小组，他们可能会考虑使用硬膜外"血补丁"来封堵穿刺的部位（Gaiser，2006）
• 镇静和呼吸抑制（阿片类药物的毒性） • 口周刺痛和麻木、抽搐、惊厥和呼吸暂停（局部麻醉药的毒性）	• 如果导管移位进入静脉血管中，可能会出现阿片类药物或局部麻醉药的毒性表现	• 硬膜外穿刺操作者的专业知识和技术 • 对患者仔细地观察，以发现早期征象	• 停止硬膜外输注 • 寻求紧急援助 • 联系疼痛、麻醉团队或治疗阿片类药物或局部麻醉药过量的并发症（Chapman 和 Day，2001）
呼吸暂停、严重的低血压和意识丧失	如果硬膜外导管从硬膜外腔进入鞘内空间到达脑脊液，镇痛的溶液可达到颅底蛛网膜下腔的高度。如果发生这种情况，呼吸肌会与颅神经一起被麻痹，导致呼吸暂停、严重的低血压和意识丧失。这是因为鞘内剂量应为硬膜外剂量的1/10，从硬膜外腔到鞘内空间的迁移导致药物的过量	• 硬膜外穿刺操作者的专业知识和技术 • 对患者仔细地观察，以发现早期征象	• 停止硬膜外输注 • 寻求紧急援助 • 准备急救设备，以支持呼吸和维持肺部通气 • 准备急救药物和静脉输液，并遵医嘱使用 • 上述措施将与医疗团队讨论，如果症状被认为是急性的，且由硬膜外/鞘内输注引起的，而不是由潜在疾病导致的病情恶化，则应采取上述实施
背部疼痛、压痛和伴有感觉和运动无力的神经根疼痛	硬膜外血肿	硬膜外、鞘内置入和取出导管前，评估凝血状态	• 做紧急的神经评估。如果有神经或脊髓压迫的表现，可以做计算机断层扫描术（CT）或磁共振成像（MRI）扫描来诊断。如果诊断为血肿，那么患者可以转诊进行急诊手术（Chapman 和 Day，2001） • 为了避免在使用预防性抗凝治疗的患者中，因拔除硬膜外导管所致的血肿，请参阅导管拔除时间的指南

续表

问 题	原 因	预 防	建 议
• 背部疼痛和压痛 • 导管置入部位可能有红肿和脓性分泌物也可能出现伴有神经病理性疼痛和感觉、运动无力的神经根体征	硬膜外脓肿	• 在置入硬膜外、鞘内镇痛系统时，应保持无菌操作 • 定期观察体温变化，并检查穿刺部位是否有感染的迹象	• 使用抗生素治疗 • 可以进行 CT 或 MRI 扫描，以及转诊患者进行急诊神经外科手术，以防止发生截瘫，这取决于患者当前的预后 • 与所有的团队成员、患者和家属讨论终止和拔除硬膜外、鞘内导管的风险/获益感染并不总是需要拔除导管（O'Neill，2012）
头痛、发热、颈部僵硬和畏光	脑膜炎	• 在置入硬膜外、鞘内镇痛系统时，应保持无菌操作 • 定期监测体温	• 协助麻醉师/医师获得脑脊液标本进行微生物学分析。根据每个医院的政策规定使用抗生素治疗 • 症状控制的非药物措施，如调暗灯光 • 如果抗感染治疗无效，可能需要拔除导管，并转回到全身镇痛，直到脑膜炎得到控制（Mercadante，1999）
疼痛、感觉异常、下肢麻木，可能进展为轻瘫	鞘内导管肉芽肿：在导管尖端周围形成的炎性团块	在长期治疗中，鞘内注射可能优于硬膜外注射，这是因为有脑脊液的存在，减少了发生肉芽肿的风险	• MRI 扫描以诊断这个问题 • 停止输注：一旦输注停止，肉芽肿可以自行消退（Du Pen，2005）

7. 操作后的注意事项

(1) 即时护理

①输液量：硬膜外腔内的药物"扩散"取决于硬膜外导管的位置、患者年龄和输注药物的容积（Rockford 和 DeRuyter，2009）。因此，重要的是将每小时输注速率维持在一定的量，保持适当的神经阻滞容积。

②阻滞的有效性：脊神经支配的特定皮肤区域称为皮区（图 3-11）。沿着感觉皮区对温度变化（如冰冷）的敏感性，可用于评估硬膜外/鞘内阻滞的水平（见操作指南 3-2：硬膜外/鞘内感觉阻滞：评估）。

这一水平应该被检查，以确保硬膜外/鞘内阻滞通过覆盖疼痛部位来缓解疼痛，但也需要保证硬膜外/鞘内输注给药期间的安全性。如果感觉传导阻滞的平面过高（高于 T_4），则是由于对该水平神经的局部麻醉作用，造成出现呼吸和心脏异常的风险增加，如果药物的浓度过大，则会导致不必要的运动阻滞。

(2) 后续护理：在护理接受硬膜外或鞘内镇痛的患者时，监测患者的以下情况是重要的。

- 药物相关的不良反应。
- 疼痛的程度。
- 由操作引起的并发症，见问题解决表 3-1。
- 与设备有关的问题，如导管或输液泵（参见问题解决表 3-1）。

①药物相关的不良反应：有许多与硬膜外/鞘内阿片类药物和局部麻醉药有关的药物不良反应。

- 阿片类药物

呼吸抑制：这是由于阿片类药物对呼吸中枢

的作用。潜在的呼吸抑制可能在两个不同的时间段发生。

— 早期：通常在阿片类药物注射后 2h 内。这种情况可能发生在从硬膜外腔吸收进入体循环后，阿片类药物的高血液浓度水平所致（Macintyre 和 Schug，2015）。

— 后期：在给予阿片类药物 6~12h 后出现。这是由于脑脊液中的药物向头部迁移到脑干和呼吸中枢所致（Macintyre 和 Schug，2015）。这种情况在脂溶性阿片类药物，如芬太尼是不太可能发生的。

— 被转诊接受硬膜外 / 鞘内注射治疗的顽固性疼痛患者，不是没有用过阿片类药物，他们经常服用包括镇静药在内的辅助药物。

镇静：虽然可能有许多不同的镇静原因，但硬膜外 / 鞘内阿片类药物由于其对中枢神经系统的影响，可引起镇静。阿片类药物诱导的镇静通常是呼吸抑制的早期预警信号。

恶心和呕吐：恶心和呕吐是由阿片类药物作用于脑干呕吐中枢和刺激大脑第四脑室化学感受器的触发区所致。

瘙痒：尽管瘙痒的确切机制尚不清楚，但推测是通过延髓的瘙痒中枢介导，以及脊髓背角中的瘙痒神经元的去抑制作用的结果（Macintyre 和 Schug，2015）。

尿潴留：这是由于阿片类药物对排尿反射的抑制，而排尿反射是膀胱容量的增大引起的。

● 局部麻醉药

低血压：这可能是由两种机制引起的。首先，局部麻醉药可以扩散到硬膜外 / 鞘内空间以外，阻断交感神经。这会导致外周血管舒张和低血压。最有可能发生的情况是，为了控制疼痛症状，而给予大剂量的局部麻醉药（如 10ml 的 0.25% 丁哌卡因）（Macintyre 和 Schug，2015）。其次，如果局部麻醉药扩散到 T_4 皮区（乳头线）水平以上，心跳加速的神经可能会被阻滞，导致心动过缓和低血压（Macintyre 和 Schug，2015）。

运动阻滞：这取决于所用局部麻醉药的浓度和总剂量，以及硬膜外 / 鞘内导管的位置（Hall，2000）。当局部麻醉药阻滞较粗的运动神经时，就会发生运动阻滞。如果支配下肢的运动神经被阻滞，则会出现腿部无力。

尿潴留：与硬膜外 / 鞘内阿片类药物一样，支配膀胱括约肌的神经被阻滞可导致尿潴留。

必须对患者常规监测这些药物的不良反应，以便早期处理。根据当地政策和患者的病情，定期记录患者的脉搏、血压、呼吸频率、外周血氧饱和度和体温（O'Neill，2012）。

有关管理与硬膜外 / 鞘内阿片类药物和局部麻醉药相关不良反应的指南，请参阅表 3-6。

② 硬膜外镇痛患者的疼痛评估：在对患者进行常规观察的同时，应进行疼痛评估（在静息和运动时）。可以使用简单的数字评分法（如 0~10 分，其中 0 分表示无疼痛，10 分表示可想象到的最严重疼痛），或口述分级评分法（无、轻度、中度、重度或极重度）。

当用于难治性癌痛管理时，硬膜外 / 鞘内镇痛的目的是改善患者的整体生活质量。尽管使用简单的疼痛评估量表是可以接受的，但也可以使用更深入的疼痛评估量表，如 BPI（brief pain inventory，译者注：简明疼痛评估量表）（Tan 等，2004）。

③ 设备和处方的安全检查：当患者接受硬膜外 / 鞘内持续输注镇痛时，建议每班至少进行一次表 3-7 中给出的安全检查。

④ 硬膜外 / 鞘内导管的拔除：在拔除硬膜外 / 鞘内导管之前，必须考虑患者血液的凝血状态。如果患者完全抗凝，则必须进行凝血功能检查，并向麻醉 / 疼痛管理人员 / 医师咨询何时可以安全拔除导管。如果患者正在接受预防性抗凝治疗，则推荐以下指南（Gogarten 等，2010；Harrop-Griffiths 等，2013；Horlocker 等，2010；Horlocker，2011）。

● 低剂量低分子肝素：如果每天给药 1 次，硬膜外 / 鞘内导管应在最后一次注射后至少 12h，和下一次注射前几小时拔除。具体时间遵照手册推荐的指南，但建议拔除硬膜外或鞘内导管后，至少 4h 不要给予下一次注射剂量。

表 3-6　局部麻醉药和阿片类药物的硬膜外 / 鞘内输注：不良反应的管理

问　题	原　因	建　议
呼吸抑制	• 年龄增长 • 由于年龄相关的药物分布、代谢和排泄的变化，老年患者更容易受到阿片类药物不良反应的影响	如果呼吸频率降至每分钟 8 次或以下。 • 停止硬膜外 / 鞘内输注 • 进行紧急抢救 • 面罩给氧，并鼓励患者深呼吸 • 检查目前的镇痛药处方，并考虑在恢复输注前，减少阿片类药物和局部麻醉药的剂量（Macintyre 和 Schug，2015）
	• 同时全身使用阿片类或镇静药 • 通过硬膜外 / 鞘内输注阿片类药物时，不应再通过其他途径给予阿片类药物，除非是在缓和医疗中，控制爆发痛	• 停止硬膜外 / 鞘内注射 • 留在患者身边，持续监测呼吸频率、进行镇静评分和外周组织氧饱和度（使用指脉氧装置）监测 • 开始氧疗 • 如果麻醉师已经开了处方，或者患者不能唤醒，以及在急性疼痛管理时，已经开了纳洛酮，应考虑使用纳洛酮 • 再次评估镇痛：停止任何其他处方的阿片类药物，并考虑改变硬膜外 / 鞘内输注的参数（McCaffery 和 Pasero，1999）
镇静 • 轻度：嗜睡但易于唤醒 • 重度：患者难以唤醒	参见呼吸抑制	• 如果患者有轻度镇静，考虑减慢输注速度，或减少阿片类药物的剂量，或停止输注阿片类药物 • 如果患者难以唤醒，并且怀疑为阿片类药物中毒或用药过量，请参见呼吸抑制的处理
低血压	• 低血容量患者 • 高胸段硬膜外镇痛患者，其局部麻醉药物的浓度和输注量，导致心跳加速的神经被阻滞	如果血压迅速下降 • 停止硬膜外、鞘内输注 • 进行紧急抢救 • 通过面罩或鼻导管给氧 • 留在患者身边，每 5min 监测一次血压 • 确保有静脉替代治疗可用，遵照麻醉师的要求应用 • 如果低血压对静脉输液没有反应，麻醉团队可能需要给予麻黄碱或间羟胺等血管收缩药治疗（Macintyre 和 Schug，2015）
运动阻滞	• 运动阻滞容易发生在连续输注较高浓度的局部麻醉药物时 • 如果高浓度局部麻醉药物是通过低位腰段硬膜外、鞘内导管输注，腰部运动神经很可能被阻滞，而出现腿部无力	• 如果腿部无力症状明显，不要试图让患者运动 • 联系疼痛或麻醉团队寻求建议，降低局部麻醉药物的给药浓度，或硬膜外、鞘内给药速度可能会解决这个问题（Pasero 和 McCaffrey，2011）
恶心、呕吐	• 以前发生过阿片类药物引起的恶心和呕吐 • 低血压加重了病情	• 常规服用止吐药 • 治疗其他原因，如低血压 • 考虑使用非药物方法 [如刺激 P_6 穴位（译者注：内关穴）]
瘙痒（通常是面部、胸部和腹部更明显）	以前发生过阿片类药物引起的瘙痒	• 给予抗组胺药，如氯苯那敏（在镇静增加的患者中，可能是禁忌）或小剂量的纳洛酮（谨慎使用，因为很容易逆转镇痛作用） • 如果瘙痒无法缓解，可考虑换用另一种阿片类药物或从输液中去除阿片类药物（Macintyre 和 Schug，2015）
尿潴留	如果阿片类药物和局部麻醉药物联合输注，则更容易发生	导尿

表 3-7 硬膜外 / 鞘内镇痛：安全检查表

检查清单	目的
核对硬膜外 / 鞘内输注处方和速度	确保硬膜外 / 鞘内药物被正确使用
检查硬膜外 / 鞘内输注 / 注射泵的延长装置是否连接至硬膜外导管，而不是连接在其他接入装置	确保药物经过正确的途径使用
检查细菌过滤器是否牢固地附着在硬膜外 / 鞘内导管上	防止导管意外从过滤器上断开
检查硬膜外 / 鞘内导管出口部位的敷料是否牢固	防止导管移位，并将导管处的污染风险降至最低

- 普通肝素：应遵循当地的指南和麻醉 / 疼痛管理团队的建议去除硬膜外 / 鞘内导管。

⑤出院计划：如果预计患者会携带连续硬膜外 / 鞘内输注装置回家，应在一开始就咨询患者的全科医师和社区护理团队，确定他们是否愿意参与和（或）接受硬膜外 / 鞘内镇痛护理的管理培训。

还应与初级医疗保健团队进行安排、提供合适的硬膜外 / 鞘内泵，和重新建立的注射器 / 输液袋。初级保健团队、患者及其家属需要接受培训，并配备适当的设备、药物、导管过滤器，获得输液泵的相关信息，了解如何识别导管相关的或全身性感染，以及如果出现疼痛或并发症该怎么办。对于植入式 ITDD 设备，必须向患者提供在家中管理系统的所有信息，以及何时需要返回以便重新填充泵和在紧急情况下联系谁。

如果需要专家建议，必须提供联系电话。

8. 并发症

（1）疼痛：如果疼痛未得到控制，且已根据医院指南进行了输注的滴定，则应在检查以下情况后，联系疼痛 / 麻醉团队寻求建议。

- 导管仍在原位，没有移位。
- 导管仍然连接在细菌过滤器上。
- 系统内没有渗漏。
- 硬膜外 / 鞘内阻滞的高度。这将表明阻滞是否降到切口或疼痛部位的上限以下。为检查阻滞高度，使用冰块或冷溶液（乙醇）。从患者切口或疼痛部位上方的胸部顶端开始。轻轻地将冰块（或用冷溶液）依次向下接触患者身体的两侧（一侧，然后另一侧）。使用皮区图来评估感觉变化的上限和下限（图 3-11）。

如果阻滞的高度低于切口或疼痛部位的上限，则疼痛 / 麻醉团队可以采取以下措施，给予患者局部麻醉药物的一次临时的冲击剂量，以重建阻滞，并重新定位硬膜外导管。如果失败，则需要考虑其他镇痛方法。

（2）血肿：硬膜外血肿可能是导管置入或拔除期间硬膜外血管的损伤引起。尽管血肿的发生率极低，但接受预防血栓治疗的患者必须特别小心。最初的症状包括背痛和压痛。当血肿扩大到压迫神经根或脊髓时，就会发展为感觉运动无力（Chapman 和 Day，2001）。

（3）脓肿形成：硬膜外 / 鞘内空间的感染可能来自外源性途径，如在置入和维持导管期间（包括连接断开），受污染的设备或药物，或违反无菌技术；或者来自内源性途径，在菌血症发作期间或通过置入导管部位的细菌迁移而来（Macintyre 和 Schug，2015）。或者导管作为一个芯，通过它将皮肤上的细菌从置入导管部位进入到硬膜外 / 鞘内空间（Wheatley 等，2001）。恶性肿瘤、糖尿病、免疫功能低下或静脉注射吸毒的患者，感染的风险增加。脓肿形成的症状包括持续的背痛和压痛，伴有感染征象（导管置入部位发红或有脓性分泌物）（Day，2001；Macintyre 和 Schug，2015）。

（4）硬膜外镇痛特有的并发症

①硬脊膜损伤：这发生在硬膜外导管置入时无意中损伤了硬脊膜。主要症状是头痛，这是由于脑脊液通过硬脊膜渗漏引起的。

②导管移位：导管移位的发生率极低，约不到 0.2%（Wheatley 等，2001）。导管可以移位到血管或脑脊液中。如果它移位到血管中，会发生阿片类药物或局部麻醉药物的毒性反应。阿片类药物的毒性会导致镇静和呼吸抑制。局部麻醉药

物的毒性导致口周刺痛、麻木感、抽搐、惊厥和呼吸暂停（D'Arcy，2011）。如果导管移位到脑脊液中，硬膜外阿片类药物和局部麻醉药物可能达到颅底蛛网膜下腔的高度。这时会发生呼吸肌和颅神经同时麻痹，导致呼吸暂停、严重的低血压和意识丧失（Macintyre 和 Schug，2015）。

(5) 鞘内镇痛特有的并发症

脑膜炎：脑膜炎是鞘内镇痛的罕见并发症。硬膜外途径通常被认为是安全的，因为完整的硬脑膜是阻止感染扩散到蛛网膜下腔的有效屏障。事实上，鞘内和硬膜外给药途径报道的感染率相似（Mercadante，1999）。但文献中对于使用外部泵系统的硬膜外和鞘内治疗报道的感染率差异很大，Ballantyne 和 Carwood（2005）报道为 0，而 Sloan（2004）报道为 5%。如果患者出现头痛、发热、颈部僵硬或畏光，必须由医疗/麻醉团队作为紧急事项进行复查。如果怀疑有脑膜炎，应留取脑脊液标本并送检，进行微生物学分析，同时立即开始抗生素治疗（Baker 等，2004；Day，2001）。

三、安桃乐/氧化亚氮的应用

1. 定义

氧化亚氮是 50% 的氧化亚氮（N_2O）和 50% 氧气（O_2）组成的气体混合物。它是一种由患者控制的吸入性镇痛药，用于急性疼痛的短期缓解（BOC，2000）。氧化亚氮是一种无色、气味芳香的气体，具有强大的镇痛作用，装在预混的气瓶中供应（Bruce 和 Franck，2000）。该气体由患者使用附在面罩或咬嘴上的需求阀门系统吸入和自我管理。气体中的氧化亚氮成分具有镇痛作用，产生与阿片类药物类似的生理效应（Emmanouil 和 Quock，2007），而氧气成分具有抗缺氧作用（Faddy 和 Garlick，2005），确保良好的脑灌注和促进恢复（Peate 和 Lancaster，2000）。

2. 相关理论

氧化亚氮应用于临床实践已有 150 多年。氧化亚氮的确切作用机制尚不完全清楚（Emmanouil 和 Quock，2007）。研究表明，其作用方式是由于内源性阿片肽的释放，然后激活阿片受体和下行的 GABA（译者注：γ氨基丁酸）和去甲肾上腺素能通路；然后调节了脊髓的疼痛反应（Emmanouil 和 Quock，2007）。

N-甲基-D-天冬氨酸（NMDA）受体被氧化亚氮抑制，众所周知，这些受体与许多中枢神经系统的通路有关（Jevtovic-Todorovic 等，2003）。这些神经递质的释放被认为激活了下行的疼痛传导通路，从而调节了脊髓中的疼痛传递（Maze 和 Fujinaga，2000）。氧化亚氮在肺部的传递很快，数秒起效，1～2min 完全止痛。当停止吸入时，它也可以通过肺从血液中迅速清除（Trojan 等，1997）。

3. 循证方法

(1) 基础理论：使用氧化亚氮有以下几个优点。

- 作为吸入性气体，与全身给药的镇痛方法（如注射）相比是无痛的。
- 快速起效。
- 不良反应少，并且由于气体是自行使用的，因此，是自限性的。
- 在指导下使用，是不会抑制呼吸或心血管功能的。
- 作用通常在 5min 内迅速消失。
- 由患者本人完全控制，这可以确保他们立即进行自我调节镇痛，这也提供了对操作的关注和分散了注意力，这两者都有助于减轻焦虑。氧化亚氮还有抗焦虑的作用（BOC，2016）。

由于这些特性，氧化亚氮是在损伤、创伤后，以及治疗和检查过程中理想的短期镇痛药。虽然它主要用于急救照护（O'Sullivan 和 Benger，2003）、产科（Rosen，2002）、儿科（Bruce 和 Franck，2000；Pickup 和 Pagdin，2000）和内镜/组织活检操作（Forbes 和 Collins，2000；Manikandan 等，2003），但在肿瘤学领域仍有一席之地。Parlow 等（2005）做了一个在癌性爆发痛处理中使用氧化亚氮的病例回顾。尽管标本较小，但他们注意到，与安慰剂相比，7 名患者中有 5 名实现了疼痛控制。

①适应证
- 更换敷料，伤口清创。
- 更换或拔除引流管和固定物。
- 敏感区域的拆线，如会阴部。
- 侵入性操作，如导管置入或乙状结肠镜检查。
- 拆除放射性腔内妇科施源器。
- 改变经历了突发性疼痛患者的体位。
- 严重便秘患者需手动排便。
- 物理治疗，特别是术后的患者。

②禁忌证：氧化亚氮不能用于下述任何情况。
- 颌面部损伤（BOC，2000）。这可能是手术或局部病变改变了解剖结构的结果。患者可能无法将面罩紧紧地贴在脸上或充分使用咬嘴。如果手术部位有开放性伤口或病情恶化，则存在引起进一步损伤的风险，并且还可能存在吸收入血液的重大风险。
- 服用大量镇静药的患者，因为他们无法根据需要吸入氧化亚氮，而且进一步加强镇静是很危险的。
- 中毒的患者、与疾病状态或联合用药相关意识障碍的患者。如果发生呕吐，吸入气体是危险的。
- 身体内夹带气体，以及扩散的任何情况可能都是危险的。
  - 气胸：人造的、创伤性或自发性气胸。
  - 空气栓塞。
  - 严重的大疱性肺气肿。
  - 腹胀或肠梗阻。
  - 减压病或近期潜水后。
  - 气脑造影术后。
  - 鼓膜成形术期间。
  - 最近接受眼内气体注射的患者（BOC，2016）。

氧化亚氮中的一氧化二氮进入体内任何充满气体空腔的速度都比氮气快。随着气体的膨胀，可能会导致压力增加，这将会加重患者的症状。

- 喉切除术患者，因为他们无法使用该装置。
- 气温低于 –6℃，因为气体分离（BOC，1995）。如果发生这种情况，气瓶最初会输送高浓度的氧气，但最终会输送几乎纯净的一氧化二氮。

(2) 在妊娠和哺乳期的使用：虽然这在癌症治疗中可能很少见，但重要的是，要考虑您的患者是否正在备孕，长期接触高浓度的一氧化二氮可能会影响受孕（Axelsson 等，1996）。然而，没有公开的资料表明，一氧化二氮对胎儿有毒性，在妊娠的前 16 周内，没有绝对的使用禁忌证。

在母乳喂养期间，使用氧化亚氮没有已知的不良影响（BOC，2016）。

4. 护理原则

(1) 注意事项：在使用氧化亚氮之前，应考虑以下因素。
- 氧化亚氮中高浓度的氧气（50%）可能会抑制慢性阻塞性肺疾病患者的呼吸，并且导致二氧化碳（CO_2）的潴留。
- 在需要增加医疗干预水平的操作中，不应将氧化亚氮用作静脉镇痛或全身麻醉的替代品。
- 如果使用氧化亚氮作为唯一的镇痛/镇静药，英国氧气公司（BOC）2016 年的数据表推荐，在下列情况之前不建议驾驶或操作复杂机械。
  - 医务人员判断患者已恢复正常精神状态（氧化亚氮会对精神造成影响）。
  - 操作结束后，患者认为自己有驾驶能力。
  - 氧化亚氮停止使用至少 30min。
- 在使用氧化亚氮的同时，使用了其他药物的患者，应更为注意。

5. 法律和专业问题

参与接受氧化亚氮治疗患者的评估、管理和持续护理的医务人员应接受培训。为了保证患者的安全，医务人员需要了解所有相关医疗产品的特性、应用和处方规范，包括所有医用气体（BOC，2016）。他们应该能够证明知道气体的特性、采取的预防措施、紧急情况下的处理，以及设备的正确操作步骤。培训应包括以下几种。
- 医用气体氧化亚氮的物理特性。

- 使用说明。
- 安全管理的协议或政策。
- 已知的不良反应和禁忌证。
- 其他的安全预防措施。
- 气体安全使用的方法。

培训可由英国氧气公司医疗部（BOC Healthcare）或指定培训师提供，并通过认证。

氧化亚氮的处方：在许多医疗机构中，护士、物理治疗师和放射技师可以在没有医师书面处方的情况下使用氧化亚氮，前提是当地《病患群体指导（Patient Group Direction）》允许这样做。在这种情况下，氧化亚氮更易于使用，而且不用浪费时间等待医师的处方。完成相关培训的非医疗处方者，可独立开处方，如果这是在他们的权限范围内，也可以处方氧化亚氮。

6. 操作前的准备

(1) 设备

① 气瓶：可以从英国氧气公司获得各种尺寸的氧化亚氮气瓶。所有气瓶的肩部都有蓝色和白色标记（图 3-12）。轻型的小型气瓶具有以下优点。

- 容易携带。
- 有容量显示。
- 更换空的气瓶操作简单，因为不需要安装调节器或使用气瓶钥匙。

② 需求装置：有许多不同的公司提供自行使用的氧化亚氮需求装置。如包括 Ease 呼吸阀（Sabre 医疗）和 Carnet 单次使用的呼吸阀（图 3-13）。

③ 细菌过滤器和咬嘴 / 面罩：由于氧化亚氮设备是交叉感染的潜在来源，如果按需阀不是一次性使用的，应在面罩或咬嘴和按需阀之间安装细菌过滤器（仅限一次性使用）（Chilvers 和 Weisz，2000）。咬嘴和面罩也必须是一次性使用，一旦治疗停止就应处理掉。对于患者之间非一次性设备的清洁 / 消毒，也必须遵守当地政策。

(2) 评估：必须在使用前评估患者安全有效地应用氧化亚氮的能力（特别是非常年轻或年老的患者）。

患者应能够了解以下情况。

- 氧化亚氮设备使用说明。

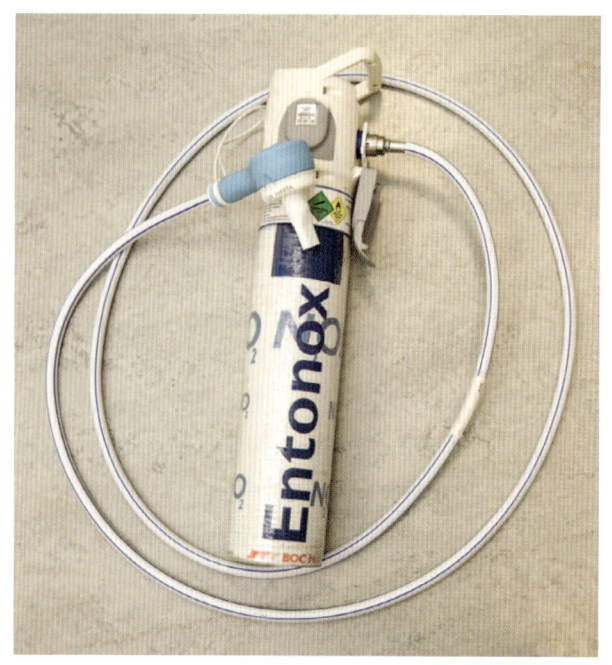

▲ 图 3-12 氧化亚氮气瓶和软管
引自 Dougherty 和 Lister，2015

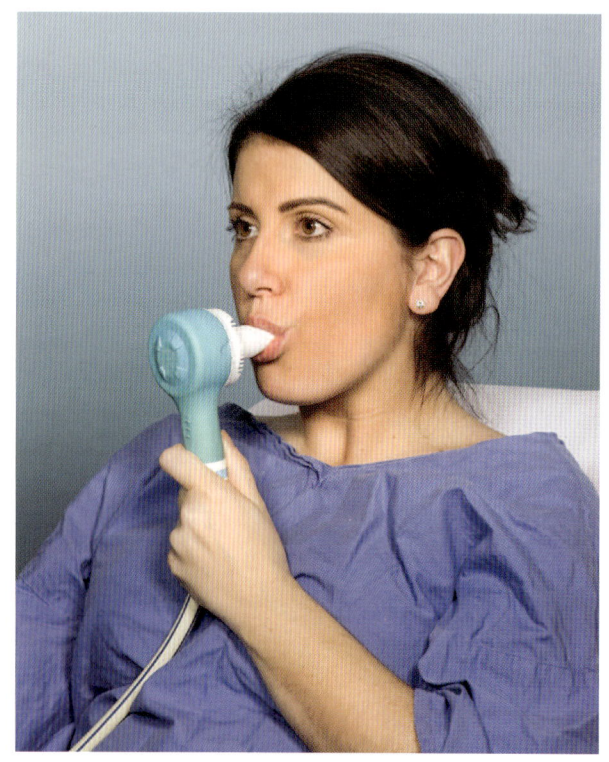

▲ 图 3-13 患者使用氧化亚氮按需阀
引自 Royal Marsden

- 保持按需阀以自我管理气体。
- 正常呼吸时通过面罩或咬嘴吸入气体（肺功能受损的患者可能无法充分吸入气体，以提供足够的镇痛)。

(3) 药理学支持：Entonox 设计用于患者自我管理。这种给药方法利用了一个需求单元来保护患者不过量吸入氧化亚氮。需求单元确保仅通过患者从咬嘴或面罩吸入并产生负压才能获得气体。当患者停止吸入并从脸上取下咬嘴或面罩时，气流停止。因此，患者能够自我调节氧化亚氮的剂量（一种患者控制镇痛的方法）。因此，患者必须将面罩牢牢地戴在脸上或包紧咬嘴嘴唇上，以产生气密配合，并在气体流动之前吸气。呼出的气体通过机头上的呼气阀逸出。必须坚持这种自我给药的方法，因为这样患者就不可能自己过量给药，如果他们昏昏欲睡，他们会放松对装置的抓握，并且当没有施加负压时，气流就会停止。然而，如果继续吸入，轻麻醉会接踵而至，当患者放松时，面罩就会脱落。Entonox 可以自我调节，但也可以由经过使用培训的医护人员进行管理，如在产科 / 事故现场和急诊室及救护车内。

Entonox 的含氧量是空气的 2.5 倍，因此是提供额外氧气和镇痛的好方法。

给药持续时间和频率：使用氧化亚氮的持续时间和频率应始终根据患者个体需求量身定制。因为长时间暴露于氧化亚氮中，会导致维生素 B_{12} 的失活、叶酸代谢受损和恶性贫血（BOC，2016），因此建议如下。

- 氧化亚氮应短期使用，而不是长期使用。
- 使用不超过 24h，或者频率不高于每 4 天 1 次（BOC，2016）。
- 如果需要每天使用超过 4 天，则应进行密切观察，并行血液学监测（血液检验），应检查红细胞和白细胞的变化（BOC，2016）。还应考虑补充维生素 B_{12} 和叶酸。

操作指南 3-5　安桃乐（Entonox、氧化亚氮）的给药管理

必备物品
• 氧化亚氮气瓶和接头 • 无菌的细菌过滤器 • 面罩和（或）咬嘴 ×2 • 记录方法

操作前	
准　备	目　的
1. 向患者解释并讨论操作过程，床边按照手卫生要求洗手	• 确保患者理解这一操作，并有效的知情同意（NMC，2015 C） • 减少患者的焦虑（Royal College of Anaesthetists，2006 C） • 确保患者没有禁忌使用氧化亚氮的潜在医疗问题（BOC，2016 C）
操　作	
2. 确保患者处在尽可能舒适的体位	提高患者舒适度（BOC，2015 C）
3. 打开气瓶上的氧化亚氮装置开关	查明气瓶中是否有氧化亚氮（BOC，2015 C）
4. 检查压力表，以确定气瓶中有多少气体	通过这一步骤确保有充足的气体供给（BOC，2015 C）

续表

5. 向患者说明如何使用本设备（确保此时关闭氧化亚氮装置），将面罩紧贴在脸上，更换患者使用过的面罩/咬嘴。向患者解释当他们规律地深呼吸时，会听到"嘶嘶"的声音，表明气体已被吸入	在做任何可能引起不适的操作之前，确保患者了解要做什么和期望达到什么目标（BOC，2015 Ⓒ）
6. 让患者练习使用该装置	让患者能够正确使用该技术，并让护士在操作开始前观察气体的镇痛作用（BOC，2015 Ⓒ）
7. 鼓励患者在开始有不适时，至少吸入和呼出气体 2min	留出充裕的时间使氧化亚氮达到足够的循环浓度水平，以提供镇痛作用。患者吸气时，气体首先进入肺部然后进入肺循环和体循环。在大脑中达到理想的氧化亚氮浓度需要 1～2min（BOC，2015 Ⓒ）
8. 在操作过程中，鼓励患者有规律地深呼吸	保持足够的循环浓度水平，从而达到充分的镇痛（BOC，2015 Ⓒ）
9. 通过询问和鼓励患者自我评估镇痛效果，来评估氧化亚氮在整个操作过程中和之后的镇痛效果	确定氧化亚氮是否是有效的镇痛措施。应该记录下来，以协助后面的操作，如换药（BOC，2015 Ⓒ）
10. 操作结束时，每隔 5～10min 观察一次患者，直到氧化亚氮气体的效果消失。最长观察 30min	有些患者可能会感到短暂的嗜睡或眩晕，此时，不应鼓励他们起床，直到这些作用消失。患者很少出现短暂性遗忘（BOC，2015 Ⓒ）
操作后	
11. 关闭气瓶上的氧化亚氮装置开关	防止气体从设备中渗漏（BOC，2015 Ⓒ）
12. 按压按需阀下方的隔膜	从管道中去除残余的气体（BOC，2015 Ⓒ）
13. 按照当地规定，对按需阀和管道，以及面罩进行清洁和消毒（如果是一次性使用，则丢弃）。过滤器和咬嘴应在使用后丢弃	降低交叉感染的风险（BOC，2015 Ⓒ）
14. 做好文字记录	为促进护理的连续性，保持准确的记录，并提供任何查询时的参考点（BOC，2015 Ⓒ；NMC，2010 Ⓒ）

问题解决表 3-2 预防和解决（操作指南 3-5）

问题	原因	预防	建议
患者没有体验到充分的镇痛效果	氧化亚氮气瓶是空的。装置未正确连接	操作开始前检查	更换充满气体的气瓶
	患者吸气深度不够（BOC，2000）	开始操作前对患者进行培训	鼓励患者吸气直到听到来自气瓶的嘶嘶声。重新评估患者是否适合使用氧化亚氮装置。患者可能不够强壮而导致吸气不够或者肺活量降低

续表

问 题	原 因	预 防	建 议
	患者吸入纯氧，也就是气瓶储存在-6℃以下，此时氧化亚氮液化存留在气缸底部	所有气瓶使用前应水平储存在10℃或以上环境中24h（BOC，1995）	开始是安全的，但后面患者可能吸入纯的氧化亚氮而发生窒息。中止操作。确保气瓶充分回暖，并来回翻转气瓶，使气体重新充分混合
	没有充分的时间让氧化亚氮发挥镇痛作用	在开始操作前，至少预留2min使用氧化亚氮	中止操作。允许使用氧化亚氮2min。重新开始操作
患者感到全身肌肉僵硬	吸气时，过度通气（BOC，2000）	开始操作前培训患者	暂停氧化亚氮使用，使患者恢复正常。再次向患者详细解释操作，强调规律地深吸气。用咬嘴替代面罩
患者不能耐受面罩	橡胶的气味、幽闭恐惧的感觉	用氧化亚氮装置前评估患者，愿意用面罩还是咬嘴	使用咬嘴代替面罩
患者感到恶心、嗜睡或头晕	一氧化二氮的累积效应（BOC，2000）	无	• 暂停使用氧化亚氮：这一症状会迅速消失。 • 重新开始使用氧化亚氮，如果症状再次出现，停止应用氧化亚氮，用替代的镇痛方法
患者害怕使用氧化亚氮	将气体与之前在医院使用过的气体联系起来，如手术前麻醉（BOC，2000）	评估患者是否适合使用氧化亚氮装置。在开始使用前解除患者的焦虑和恐惧	让患者放心，再次重申使用说明和短期作用

7. 并发症

通常描述为欣快感、定向障碍、镇静、恶心、呕吐、头晕和全身刺痛等表现。这些症状一般轻微，并且可以快速逆转（BOC，2016）。

不恰当地吸入氧化亚氮会出现头晕和毒性增加，最终导致昏迷。治疗为将患者移到通风处，实施人工呼吸，必要时应用氧气复苏器（BOC，1995）。

参考文献

[1] Abbey, J., Piller, N., De Bellis, A., et al. (2004) The Abbey pain scale: a 1-minute numerical indicator for people with end-stage dementia. *International Journal of Palliative Nursing*, 10(1), 6–13.

[2] Alemdar, D. & Aktas, Y. (2014) Comparison of nurses and patients assessments of postoperative pain. *International Journal of Caring Sciences*, 7(3), 882–888.

[3] Angheluta, A.M. & Lee, B.K. (2011) Art therapy for chronic pain: applications and future directions. *Canadian Journal of Counselling and Psychotherapy*, 45(2), 112–131.

[4] Axelsson, G., Ahlborg, G. Jr. & Bodin, L. (1996) Shift work, nitrous oxide exposure, and spontaneous abortion among Swedish midwives. *Occupational and Environmental Medicine*, 53(6), 374–378.

[5] Baker, L., Lee, M., Regnard, C., Crack, L. & Callin, S. (2004) Evolving spinal analgesia practice in palliative care. *Palliative Medicine*, 18(6), 507–515.

[6] Ballantyne, J.C. & Carwood, C.M. (2005) Comparative efficacy of epidural, subarachnoid, and intracerebroventricular opioids in patients with pain due to cancer. *Cochrane Database of Systematic Reviews*, 1, CD005178.

[7] Bannon, L., Alexander-Williams, M. & Lutman, D. (2001) A national survey of epidural practice. *Anaesthesia*, 56(10), 1021.

[8] Barillo, D.J., Coffey, E.C., Shirani, K.Z. & Goodwin, C.W. (2000) Burns caused by medical therapy. *Journal of Burn Care & Rehabilitation*, 21(3), 269–273.

[9] Baron, R., Binder, A. & Wasner, G. (2010) Neuropathic pain: diagnosis, pathophysiological mechanisms and treatment. *Lancet Neurology*, 9(8), 807–819.

[10] Behar, J.M., Gogalniceanu, P. & Bromley, L. (2007) Anaesthesia: regional anaesthesia. *Student BMJ*, 15, 186–189.

[11] Beijers, A., Mold, F., Dercksen, W., Driessen, C. & Vreucigdenhil, G.

[12] Bell, L. & Duffy, A. (2009) Pain assessment and management in surgical nursing: a literature review. *British Journal of Nursing*, 18(3), 153–156.
[13] Bennett, M. (2001) The LANSS Pain Scale: the Leeds assessment of neuropathic symptoms and signs. *Pain*, 92(1–2), 147–157.
[14] Bennett, M.I. (2014) Chapter 1. Definition and pathophysiology of complex cancer pain. In: Sharma, M., Simpson, K.H., Bennett, M.I. & Gupta, S. (eds) *Practical Management of Complex Cancer Pain*. Oxford: Oxford University Press.
[15] Binda, D., Vanhoutte, E.K. & Cavaletti, G. (2013) Rasch-built Overall Disability Scale for patients with chemotherapy induced peripheral neuropathy (CIPN-R-ODS). *European Journal of Cancer*, 49(13), 2910–2918.
[16] BOC (1995) *BOC Gases Data Sheet: Entonox*. Manchester: BOC Group.
[17] BOC (2000) *Entonox: Controlled Pain Relief Reference Guide*. Manchester: BOC Medical.
[18] BOC (2015) *Entonox: The Essential Guide*. Manchester: BOC Healthcare Ltd.
[19] BOC (2016) *Entonox: Essential safety information. Summary of Product Characteristics*. Manchester: BOC Healthcare Ltd.
[20] Breivik, H., Cherny, N., Collett, B., et al. (2009) Cancer related pain: a pan-European survey of prevalence, treatment and patient attitudes. *Annals of Oncology*, 20, 1420–1433.
[21] Brewer, J.R., Morrison, G., Dolan, M.E. & Fleming, G.F. (2016) Chemotherapy-induced peripheral neuropathy: current status and progress. *Gynecologic Oncology*, 140(1), 176–183.
[22] Briggs, E. (2010) Assessment and expression of pain. *Nursing Standard*, 25(2), 35–38.
[23] Bristol-Myers Squibb (2012) *Perfalgan, Dosing Tool*. Uxbridge: Bristol-Myers Squibb Pharmaceuticals.
[24] British Medical Acupuncture Society (BMAS) (2013) Treatment Record Chart. London: BMAS. Available at: http://www.medical-acupuncture.co.uk/Default.aspx?tabid=64 (Accessed: 17/4/2018)
[25] British Pain Society (BPS) (2010) *Cancer Pain Management*. London: BPS. Available at: https://www.britishpainsociety.org/static/uploads/resources/files/book_cancer_pain.pdf (Accessed: 17/4/2018)
[26] Brown, M., Ramirez, J. & Farquhar-Smith, P. (2014) Pain in cancer survivors. *British Journal of Pain*, 8(4), 139–155.
[27] Bruce, E. & Franck, L. (2000) Self-administered nitrous oxide (ENTONOX) for the management of procedural pain. *Paediatric Nursing*, 12(7), 15–20.
[28] Brunelli, C., Kaasa, S. & Knudsen, A.K. (2014) Comparisons of patients and physician assessment of pain related domains in cancer pain classification: results from a large international multicentre study. *Journal of Pain*, 15, 59–67.
[29] Budd, K. (2002) *Evidence-based Medicine in Practice. Buprenorphine: A Review*. Newmarket: Haywood Medical.
[30] Burns, S.M., Cowa, C.M., Barclay, P.M. & Wilkes, R.G. (2001) Intrapartum epidural catheter migration: a comparative study of three dressing applications. *British Journal of Anaesthesia*, 86(4), 565–567.
[31] Burton A., Chai T. & Smith L. (2014) Cancer Pain Assessment. *Supportive and Palliative Care*, 8(2), 112–116.
[32] Carr, E. & Mann, E.M. (2000) Recognising the barriers to effective pain relief. In: *Pain: Creative Approaches to Effective Management*. Basingstoke: Palgrave Macmillan, pp. 109–129.
[33] Cavaletti, G., Pezzoni, G., Pisano, C., et al. (2002) Cisplatin-induced peripheral neurotoxicity in rats reduces the circulating levels of nerve growth factor. *Neuroscience Letters*, 322, 103–106.
[34] Cavaletti, G., Frigeni, B., Lanzani, F., et al. (2010) Chemotherapy-induced peripheral neurotoxicity assessment: a critical revision of the currently available tools. *European Journal of Cancer*, 46(3), 479–494.
[35] Chapman, S. (2012) Cancer pain part 2: assessment and management. *Nursing Standard*, 26(48), 44–49.
[36] Chapman, S. & Day, R. (2001) Spinal anatomy and the use of epidurals. *Professional Nurse*, 16(6), 1174–1177.
[37] Cherny, N.I., Catane, R. & European Society of Medical Oncology Taskforce on Palliative and Supportive Care (2003) Attitudes of medical oncologists toward palliative care for patients with advanced and incurable cancer: report on a survey by the European Society of Medical Oncology Taskforce on Palliative and Supportive Care. *Cancer*, 98(11), 2502–2510.
[38] Chilvers, R.J. & Weisz, M. (2000) Entonox equipment as a potential source of cross-infection. *Anaesthesia*, 55(2), 176–179.
[39] Chu S.H, Lee Y.J, Lee E.S, Geng, Y., Wang, X.S. & Cleeland, C.S. (2014) Current use of drugs affecting the central nervous system for chemotherapy-induced peripheral neuropathy in cancer patients: a systematic review. *Support Cancer Care*, 25, 513–524.
[40] Cleeland, C.S. & Ryan, K.M. (1994) Pain assessment: global use of the Brief Pain Inventory. *Annual Academic Medicine Singapore*, 23, 129–138.
[41] Cleeland, C.S., Mendoza, T.R. & Wang, X.S. (2000) Assessing symptom distress in cancer patients: the M.D Anderson Symptoms Inventory. *Cancer*, 89, 1634–1646.
[42] Cook, T.M., Eaton, J.M. & Goodwin, A.P. (1997) Epidural analgesia following upper abdominal surgery: United Kingdom practice. *Acta Anaesthesiologica Scandinavica*, 41(1 Pt 1), 18–24.
[43] Curatolo, M., Petersen-Felix, S., Scaramozzino, P. & Zbinden, A.M. (1998) Epidural fentanyl, adrenaline and clonidine as adjuvants to local anaesthetics for surgical analgesia: meta-analyses of analgesia and sideeffects. *Acta Anaesthesiologica Scandinavica*, 42(8), 910–920.
[44] D'Arcy, Y. (2011) Regional techniques for postoperative pain relief. In: D'Arcy, Y (ed.) *Acute Pain Management*. New York: Springer Publishing Company.
[45] Darwish, M., Kirby, M. & Giang, J.D. (2007) Effect of buccal dwell time on the pharmacokinetic profile of fentanyl buccal tablet. *Expert Opinion in Pharmacotherapy*, 8, 2011–2016.
[46] Davies, A.N., Dickman, A., Reid, C., Stevens, A.M. & Zeppetella G; Science Committee of the Association for Palliative Medicine of Great Britain and Ireland (2009) The management of cancer-related breakthrough pain: recommendations of a task group of the Science Committee of the Association for Palliative Medicine of Great Britain and Ireland. *European Journal of Pain*, 2009, 13(4), 331–338.
[47] Davis, M.P., Glare, P. & Hardy, J. (2005) *Opioids in Cancer Pain*. Oxford: Oxford University Press.
[48] Day, R. (2001) The use of epidural and intrathecal analgesia in palliative care. *International Journal of Palliative Care*, 7(8), 369–374.
[49] Dean-Clower, E., Doherty-Gilman, A.M., Keshaviah, A., et al. (2010) Acupuncture as palliative therapy for physical symptoms and quality of life for advanced cancer patients. *Integrated Cancer Therapy*, 9(2), 158–167.
[50] Deandrea, S., Montanari, M., Moja, L. & Apolone, G. (2008) Prevalence of undertreatment in cancer pain. A review of published literature. *Annals of Oncology*, 19(12),1985–1991.
[51] Department of Transport (2014) *Guidance for Healthcare Professionals on Drug Driving*. London: Department of Transport.
[52] Derry, S., Lloyd, R. & Moore, R.A. (2009) Topical capsaicin for chronic neuropathic pain in adults. *Cochrane Database of Systematic Reviews*, 4, CD007393.
[53] Derry, S., Sven-Rice, A., Cole, P., Tan, T., & Moore, R.A. (2013). Topical capsaicin (high concentration) for chronic neuropathic pain in adults. *Cochrane Database of Systematic Reviews*, 2, CD007393.
[54] Dickson, D. (2004) Risks and benefits of long-term intrathecal analgesia. *Anaesthesia*, 59(7), 633–635.
[55] Dougherty, L. & Lister, S. (Eds) (2015) *The Royal Marsden Manual of Clinical Nursing Procedures*, 9th edn. Oxford: Wiley-Blackwell.
[56] Drayer, R.A., Henderson, J. & Reidenberg, M. (1999) Barriers to better pain control in hospitalized patients. *Journal of Pain and Symptom Management*, 17(6), 434–440.
[57] Driessen, C.M.L., de Kleine-Bolt, K.M.E., Vingerhoets, A.J.J.M., Mols, F. & Vreugdenhil, G. (2012). Assessing the impact of chemotherapy-induced peripheral neurotoxicity on the quality of life of cancer patients: the introduction of a new measure. *Supportive Care*

[58] Duhmke R.M., Cornblath D.D. & Hollingshead J.R.F. (2004) Tramadol for neuropathic pain. *Cochrane Database of Systematic Reviews*, 2, CD003726.

[59] Du Pen, A. (2005) Care and management of intrathecal and epidural catheters. *Journal of Infusion Nursing*, 28(6), 377–381.

[60] Dworkin, R.H., O'Connor, A.B, Audette, J., et al. (2010) Recommendations for the pharmacological management of neuropathic pain: an overview and literature update. *Mayo Clinic Proceedings*, 85(3 suppl), S3–14.

[61] Eisenberg, E., Marinangeli, F., Birkhahn, J., Paladini, A. & Varrassi, G. (2005) Time to modify the WHO analgesic ladder? *Pain Clinical Updates*, 13, 1–4.

[62] Ellen, M., Smith, L., Pang, H., et al. (2013) Effect of duloxetine on pain, function, and quality of life among patients with chemotherapy-induced painful peripheral neuropathy. *Journal of the American Medical Association*, 309(13), 1359–1367.

[63] Ellen, M., Campbell, G., Tofthgen, C., et al. (2014) Nursing knowledge, practice patterns and learning preferences regarding chemotherapy induced peripheral neuropathy. *Oncology Nursing Forum*, 41(6), 669–679.

[64] Emmanouil, D. & Quock, R. (2007) Advances in understanding the actions of nitrous oxide. *Anesthesia Progress* 54(1), 9–18.

[65] European Oncology Nursing Society (EONS) (2013) Breakthrough cancer pain guidelines 2013. EONS. Available at: https://www.cancernurse.eu/documents/EONSBreakthroughCancerPainGuidelines.pdf (Accessed: 17/4/2018)

[66] Faddy, S.C. & Garlick, S.R. (2005) A systematic review of the safety of an algesia with 50% nitrous oxide: can lay responders use analgesicgases in the prehospital setting? *Emergency Medicine Journal*, 22(12), 901–906.

[67] Fallon, M., Cherny, N.I. & Hanks, G. (2010) Opioid analgesia therapy. In: Doyle, D., Cherny, N.I., Christakis, N.A., Fallon, M., Kasasa, S. & Portenoy, R.K. (eds) *Oxford Textbook of Palliative Medicine*, 4th edn. Oxford: Oxford University Press, pp. 599–625.

[68] Fallon, M.T. (2013). Neuropathic pain in cancer. *British Journal of Anaesthesia*, 111(1), 105–111.

[69] Fallon M.T., Storey D.J., Krishan, A., et al. (2015) Cancer treatment-related neuropathic pain: proof of concept study with menthol – a TRPM8 agonist. *Supportive Care in Cancer*, 23(9), 2769–2777.

[70] Farquhar-Smith, P. & Brown, M. (2016) Persistent Pain in Cancer Survivors: Pathogenesis and Treatment Options. International Association for the Study of Pain. *Pain Clinical Updates*, XXIV(4), 1–8. Available at: https://www.iasp-pain.org/PublicationsNews/NewsletterIssueWIP.aspx?ItemNumber=5705 (Accessed: 17/4/2018)

[71] Farquhar-Smith, P. (2012) Chapter 5. Neuraxial (epidural and intrathecal) infusions I: Anatomy and commonly used drugs: mode of action, pharmacokinetics, side effects and evidence base for effectiveness. In: Hester, J., Sykes, N. & Peat, S. (eds) *Interventional Pain Control in Cancer Pain Management*. Oxford: Oxford University Press.

[72] Farrell, A. & Rich, A. (2000) Analgesic use in patients with renal failure. *European Journal of Palliative Care*, 7(6), 201–205.

[73] Filshie, J., & Thompson, J.W. (2009) Acupuncture. In: Hanks, G., Cherny, N.I., Christakis, N.A., Fallon, M., Kaasa, S. & Portenoy, R. (eds) *Oxford Textbook of Palliative Medicine*, 4th edn. New York: Oxford University Press.

[74] Filshie, J., White A., & Cummings, M. (2016) *Medical Acupuncture: A Western Scientific Approach*. Edinburgh: Elsevier.

[75] Flatters, S.J. & Bennett, G.J. (2006) Studies of peripheral sensory nerves in paclitaxel induced painful peripheral neuropathy: evidence for mitochondrial dysfunction. *Pain*, 122, 245–257.

[76] Forbes, G.M. & Collins, B.J. (2000) Nitrous oxide for colonoscopy: a randomized controlled study. *Gastrointestinal Endoscopy*, 51(3), 271–278.

[77] Fotiadis, R.J., Badvie, S., Weston, M.D. & Allen-Mersh, T.G. (2004) Epidural analgesia in gastrointestinal surgery. *British Journal of Surgery*, 91(7), 828–841.

[78] Fraise, A.P. & Bradley, T. (eds) (2009) *Ayliffe's Control of Healthcareassociated Infection: A Practical Handbook*, 5th edn. London: Hodder Arnold.

[79] French, S.D., Cameron, M., Walker, B.F., Reggars, J.W. & Esterman, A.J. (2006) Superficial heat or cold for low back pain. *Cochrane Database of Systematic Reviews*, 1, CD004750.

[80] Furler, L. (2013) Validity and reliability of the pain questionnaire "Brief Pain Inventory". A literature research. *Pflege Zeitschrift* 66(9), 546–550.

[81] Gaiser, R. (2006) Postdural puncture headache. *Current Opinion in Anaesthesiology*, 19(3), 249–253.

[82] Gannon, C. (1997) Clinical management. The use of methadone in the care of the dying. *European Journal of Palliative Care*, 4(5), 152–159.

[83] Gardner-Nix, J.S. (1996) Oral methadone for managing chronic nonmalignant pain. *Journal of Pain and Symptom Management*, 11(5), 321–328.

[84] Gelinas, C. & Arbour, C. (2014) Pain and pain management. In: Urden, L.D., Stacy, K.M. & Lough, M.E. (eds) *Critical Care Nursing: Diagnosis and Management*, 7th edn. St Louis, MO: Mosby Elsevier, pp. 143–169.

[85] Godfrey, H. (2005) Understanding pain, part 1: physiology of pain. *British Journal of Nursing*, 14(16), 846–852.

[86] Gogarten, W., Vandermeulen, E., Van Aken, H., et al. (2010) Regional anaesthesia and antithrombotic agents: recommendations of the European Society of Anaesthesiology. *Anaesthesiology*, 24(5), 573–580.

[87] Grassin-Delyle, S., Naline, E., Faisy, C., et al. (2012) Intranasal drug delivery: an efficient and non-invasive route for systemic administration: focus on opioids. *Pharmacology and Therapeutics*, 134(3), 366–379.

[88] Hall, J. (2000) Epidural analgesia management. *Nursing Times*, 96(28), 38–40.

[89] Hanks, G., Cherny, N. & Fallon, M. (2004) Opioid analgesic therapy. In: Doyle, D. (ed.) *Oxford Textbook of Palliative Medicine*, 3rd edn. Oxford: Oxford University Press, pp. 316–342.

[90] Harmer, M. & Davies, K.A. (1998) The effect of education, assessment and a standardised prescription on postoperative pain management. The value of clinical audit in the establishment of acute pain services. *Anaesthesia*, 53(5), 424–430.

[91] Harrop-Griffiths, W., Cook, T., Gill, H., et al. (2013) Regional anaesthesia and patients with abnormalities of coagulation. The Association of Anaesthetists of Great Britain & Ireland The Obstetric Anaesthetists Association Regional Anaesthesia UK. *Anaesthesia*, 68(9), 966–972.

[92] Hasuo, H., Ishihara, T., Kanbara, K. & Fukunaga, M. (2016) Myofacial trigger points in advanced cancer patients. *Indian Journal of Palliative Care*, 22(1), 80–84.

[93] Hebl, J.R. (2006) The importance and implications of aseptic techniques during regional anesthesia. *Regional Anesthesia and Pain Medicine*, 31(4), 311–323.

[94] Heiser, R.M., Chiles, K., Fudge, M. & Gray, S.E. (1997) The use of music during the immediate postoperative recovery period. *AORN Journal*, 65(4), 777–778, 781–785.

[95] Heiskanen, T. & Kalso, E. (1997) Controlled-release oxycodone and morphine in cancer related pain. *Pain*, 73(1), 37–45.

[96] Hershman, L., Lacchetti, C., Dworkin, R., et al. (2014) Prevention and Management of Chemotherapy-Induced Peripheral Neuropathy in Survivors of Adult Cancers: American Society of Clinical Oncology Clinical Practice Guideline. *Journal of Clinical Oncology*, 32, 1941–1967.

[97] Hervik, J. & Mjaland, O. (2009) Acupuncture for the treatment of hot flushes in breast cancer patients. A randomized controlled trial. *Breast Cancer Research and Treatment*, 116(2), 311–316.

[98] Higginson, I.J. (1998) Can professionals improve their assessments? *Journal of Pain and Symptom Management*, 15(3), 149–150.

[99] Hjermstad, M.J., Fayers, P.M. & Haugen, D.F. (2011) Studies compare Numerical Rating Scales, Verbal Rating Scales and Visual Analogue Scales for assessment of pain intensity in adults: a systematic literature review. *Journal of Pain and Symptom Management*, 41, 1073–1093.

[100] Hobbs, G.J. & Hodgkinson, V. (2003) Assessment, measurement, history and examination. In: Rowbotham, D.J. & Macintyre, P.E. (eds) *Acute Pain*. London: Arnold, pp. 93–112.

[101] Horlocker, T.T. (2011) Regional anaesthesia in the patient receiving antithrombotic or thrombolytic therapy. *British Journal of Anaesthesia*, 107(Suppl 1), 196–106.

[102] Horlocker, T.T., Wedel, D.J., Rowlingson, J.C. & Enneking, F.K. (2010) Regional anesthesia in the patient receiving antithrombotic or thrombolytic therapy: American Society of Regional Anesthesia and Pain Medicine Evidence-Based Guidelines (Third Edition). *Regional Anesthesia and Pain Medicine*, 35(1), 64–101.

[103] Hu, C., Zhang, H., Wu, W., et al. (2015) Acupuncture for pain management in cancer: a systematic review and meta-analysis. *Evidence-Based Complementary and Alternative Medicine* 2016, 1720239.

[104] Hurley, R., Cohen, S. & Wu, C. (2010) Acute pain in adults. In: Fishman, S., Ballantyne, J. & Rathmell, J. (eds) *Bonica's Management of Pain*, 4th edn. Philadelphia: Lippincott Williams & Wilkins.

[105] Idvall, E., Hamrin, E., Sjostrom, B. & Unosson, M. (2002) Patient and nurse assessment of quality of care in postoperative pain management. *Quality and Safety in Health Care*, 11(4), 327–334.

[106] International Association for the Study of Pain (IASP) (1994) *IASP Pain Terminology*. Available at: www.iasp-pain.org/taxonomy (Accessed: 17/4/2018)

[107] International Association for the Study of Pain (IASP) (1996) Classification of chronic pain. *Pain*, 3(Suppl), 51–226.

[108] International Association for the Study of Pain (IASP) (2009) Total Cancer Pain Factsheet- Global Year Against Cancer Pain. *International Association for the Study of Pain* (IASP). Available at: www.iasp-pain.org/ GlobalYear (Accessed: 17/4/2018)

[109] ISO 80369-1:2010 (2010) Small-bore connectors for liquids and gases in healthcare applications – Part 1: General requirements. Available at: https://www.iso.org/standard/45976.html (Accessed: 17/4/2018)

[110] ISO 80369-6:2016 (2016) Small-bore connectors for liquids and gases in healthcare applications – Part 6: Connectors for neuraxial applications. Available at: https://www.iso.org/standard/50734.html (Accessed: 17/4/2018)

[111] Jain, S. (2014) Chapter 3. Neurolytic blocking agents. In: Sharma, M., Simpson, K.H., Bennett, M.I. & Gupta, S. (eds) *Practical Management of Complex Cancer Pain*. Oxford: Oxford University Press.

[112] Jevtovic-Todorovic, V., Beals, J., Benshoff, N. & Olney, J.W. (2003) Prolonged exposure to inhalational anesthetic nitrous oxide kills neurons in adult rat brain. *Neuroscience*, 122, 609–616.

[113] Johnson, M. & Martinson, M. (2007) Efficacy of electrical nerve stimulation for chronic musculoskeletal pain: a meta-analysis of randomized controlled trials. *Pain*, 130(1), 157–165.

[114] Kane, C.M. & Bennett, M.I. (2015) Cancer induced bone pain. *BMJ*, 350, h315.

[115] King, A. (1999) King's Guide to TENS for Health Professionals: *A Health Professionals' Guide to Transcutaneous Electrical Nerve Stimulation for the Treatment of Pain*. London: King's Medical.

[116] King, S., Forbes, K., Hanks, G.W., Ferro, C.J. & Chambers, E.J. (2011) A systematic review of the use of opioid medication for those with moderate to severe cancer pain and renal impairment: a European Palliative Care Research Collaborative opioid guidelines project. *Palliative Medicine*, 25(5), 525–552.

[117] Kinirons, B., Mimoz, O., Lafendi, L., Naas, T., Meunier, J. & Nordmann, P. (2001) Chlorhexidine versus povidone iodine in preventing colonization of continuous epidural catheters in children: a randomized, controlled trial. *Anesthesiology*, 94(2), 239–244.

[118] Kitson, A. (1994) Post-operative pain management: a literature review. *Journal of Clinical Nursing*, 3(1), 7–18.

[119] Kuroi, K. & Shimozuma, K. (2004) Neurotoxicity of taxanes: symptoms and quality of life assessment. *Breast Cancer Journal*, 11(1), 92–99.

[120] Lang, S. & Patt, R. (2004) *The Complete Guide to Relieving Cancer Pain and Suffering*. New York: Oxford University Press, pp. 3–26.

[121] Leng, G. (2013) Use of acupuncture in hospices and palliative care services in the UK. *Acupuncture in Medicine*, 31, 16–22.

[122] Le Wendling, L. & Enneking, F.K. (2008) Continuous peripheral nerve blockade for postoperative analgesia. *Current Opinion in Anaesthesiology*, 2008, 21(5), 602–609.

[123] Lim, J.T.N., Wong, E.T. & Aing, S.K.H. (2011) Is there a role for acupuncture in the symptoms management of patients receiving palliative care for cancer? A pilot study of 20 patients comparing acupuncture with nurse led supportive care. *Acupuncture in Medicine*, 29, 173–179.

[124] Lim, S.N., Han, H.S., Lee, K.I., et al. (2015) A satisfaction survey on cancer pain management using a self-reporting pain assessment tool. *Journal of Palliative Medicine*, 18(3), 225–231.

[125] Loveday, H.P., Wilson, J.A., Pratt, R.J., et al. (2014) epic3: National Evidence-Based Guidelines for Preventing Healthcare-Associated Infections in NHS Hospitals in England. *Journal of Hospital Infection*, 86S1, S1–S70.

[126] Loveman, E. & Gale, A. (2000) Factors influencing nurses' inferences about patient pain. *British Journal of Nursing*, 9(6), 334–337.

[127] Lynch, M.E. & Campbell, F. (2011) Cannabinoids for treatment of chronic non-cancer pain; a systematic review of randomized trials. *British Journal of Clinical Pharmacology*, 72(5), 735–744.

[128] Macintyre, P.E. & Schug, S.A. (2015) *Acute Pain Management: A Practical Guide*, 4th edn. Boca Raton, FL: CRC Press.

[129] Macintyre, P.E., Scott, D.A, Schug, S.A., Visser, E.J. & Walker, S.M. (eds) (2010) *Acute Pain Management: Scientific Evidence*, 3rd edn. Melbourne: ANZCA and FPM.

[130] Mackintosh, C. & Elson, S. (2008) Chronic pain: clinical features, assessment and treatment. *Nursing Standard*, 23(95), 48–56.

[131] Macpherson, H., Thomas, K., Wakters, S. & Fitter, M. (2001) The York acupuncture safety study: prospective survey of 34,000 treatments by traditional acupuncturist. *BMJ*, 323(7311), 486–487.

[132] Majithia, N., Temkin, S., Ruddy, K.J., et al. (2016) National Cancer Institute-supported chemotherapy-induced peripheral neuropathy trials: outcomes and lesson. *Supportive Cancer in Care*, 24(3), 1439–1447.

[133] Manikandan, R., Srirangam, S.J., Brown, S.C., O'Reilly, P.H. & Collins, G.N. (2003) Nitrous oxide vs periprostatic nerve block with 1% lidocaine during transrectal ultrasound guided biopsy of the prostate: a prospective, randomized, controlled trial. *Journal of Urology*, 170(5), 1881–1883.

[134] Mann, E. (2008) Neuropathic pain: could nurses become more involved? *British Journal of Nursing*, 17(19), 1208–1213.

[135] Mann, E. & Carr, E. (2006) *Pain Management*. Oxford: Blackwell Publishing.

[136] Mantyh, P.W. (2014) Bone cancer pain: from mechanism to therapy. *Current Opinion in Supportive and Palliative Care*, 8(2), 83–90.

[137] Maze, M. & Fujinaga, M. (2000) Recent advances in understanding the actions and toxicity of nitrous oxide. *Anaesthesia*, 55(4), 311–314.

[138] McCaffery, M. & Beebe, A. (1989) Perspectives on pain. In: McCaffery, M. & Beebe, A. (eds) Pain: *Clinical Manual for Nursing Practice*. St Louis, MO: Mosby, pp. 1–5.

[139] McCaffery, M. & Ferrell, B.R. (1997) Nurses' knowledge of pain assessment and management: how much progress have we made? *Journal of Pain and Symptom Management*, 14(3), 175–188.

[140] McCaffery, M. & Pasero, C. (1999) *Pain Clinical Manual*, 2nd edn. St Louis, MO: Mosby.

[141] McCaffery, M. & Robinson, E.S. (2002) Your patient is in pain – here's how you respond. *Nursing*, 32(10), 36–45.

[142] McCaffrey, R. (1968) *Nursing Practice Theories Relating to Cognition, Bodily Pain and Man Environment*. Los Angeles, CA: University of California Los Angeles.

[143] McCaffrey, R. (2000) *Nursing Management of the Patient with Pain*, 3rd edn. Philadelphia, PA: Lippincott Williams & Wilkins.

[144] McQuay, H.J., Moore, A. & Justins, D. (1997) Treating acute pain in hospital. *BMJ*, 314(7093), 1531–1535.

[145] Medicines and Healthcare Products Regulatory Agency (MHRA) (2005) Medical Device Alert Ref. MDA/2005/027. Heat patches or heat packs intended for pain relief. London: MHRA.

[146] Mercadante, S. (1999) Problems of long-term spinal opioid treatment in advanced cancer patients. *Pain*, 79(1), 1–13.

[147] Mimoz, O., Karim, A., Mercat, A., et al. (1999) Chlorhexidine compared with povidone-iodine as skin preparation before blood culture. A randomized, controlled trial. *Annals of Internal Medicine*, 131(11), 834–837.

[148] Morley, J.S. & Makin, M.K. (1998) The use of methadone in cancer pain poorly responsive to other opioids. *Pain Reviews*, 5(1), 51–59.

[149] Mucci-LoRusso, P., Berman, B.S., Silberstein, P.T., et al. (1998) Controlled-release oxycodone compared with controlled-release morphine in the treatment of cancer pain: a randomized, double-blind, parallelgroup study. *European Journal of Pain*, 2(3), 239–249.

[150] Nagashima, M., Ooshiro, M., Moriyama, A., et al. (2014) Efficacy and tolerability of controlled-release oxycodone for oxaliplatin-induced peripheral neuropathy and the extension of FOLFOX therapy in advanced colorectal cancer patients. *Supportive Care in Care*, 22(6), 1579–1584.

[151] National Patient Safety Agency (NPSA) (2007) *The Fifth Report from the Patient Safety Observatory: Safer Care for the Acutely Ill Patient: Learning from Serious Incident*. London: NPSA. Available at: www.nrls.npsa.nhs. uk/resources/?entryid45=59828

[152] National Patient Safety Agency (NPSA) (2009) *Safer Spinal (Intrathecal), Epidural and Regional Devices – Part B*. London: NPSA. Available at: www.nrls.npsa.nhs.uk/alerts/?entryid45=94529

[153] Ngamkham, S., Vincent, C. & Funnegan, L., et al. (2012) The McGill Pain Questionnaire as a multidimensional measure in people with cancer: an integrative review. *Pain Management Nurse*, 13, 27–51.

[154] NICE (2015) *Non-Steroidal Anti-Inflammatory Drugs*. London: NICE. Available at: https://www.nice.org.uk/advice/ktt13 (Accessed: 17/4/2018)

[155] NICE (2016). Palliative Care for Adults: *Strong Opioids for Pain Relief*. May 2012, updated August 2016. London: NICE. Available at: https://www. nice.org.uk/guidance/cg140 (Accessed: 17/4/2018)

[156] NICE (2017) *Neuropathic Pain in Adults: Pharmacological Management in Non-Specialist Settings*. CG173. London: NICE. Available at: https:// www.nice.org.uk/guidance/cg173 (Accessed: 17/4/2018)

[157] Nickel, F.T., Seifert, F., Lanz, S. & Maihofner, C. (2012) Mechanisms of neuropathic pain. European *Neuropsychopharmacology*, 22, 81–91.

[158] Nursing & Midwifery Council (NMC) (2010) *Record Keeping: Guidance for Nurses and Midwives*. London: NMC. Available at: https://www.nmc. org.uk/standards/code/record-keeping (Accessed: 17/4/2018)

[159] Nursing & Midwifery Council (NMC) (2015) *The Code: Professional Standards of Practice and Behaviour for Nurses and Midwives*. London: NMC. Available at: https://www.nmc.org.uk/globalassets/sitedocuments/ nmc-publications/nmc-code.pdf (Accessed: 17/4/2018)

[160] O'Neill, J. (2012) Chapter 7. Practical nursing management of epidural and intrathecal infusions. In: Hester, J., Sykes, N. & Peat, S. (eds) *Interventional Pain Control in Cancer Pain Management*. Oxford: Oxford University Press.

[161] Orenius, T., Koskela, T., Koho, P., et al. (2013) Anxiety and depression are independent predictors of quality of life of patients with chronic musculoskeletal pain. *Journal of Health Psychology*, 18(2), 167–175.

[162] O'Sullivan, I. & Benger, J. (2003) Nitrous oxide in emergency medicine. *Emergency Medicine Journal*, 20(3), 214–217.

[163] Pargeon, K.L. & Hailey, B.J. (1999) Barriers to effective cancer pain management: a review of the literature. *Journal of Pain and Symptom Management*, 18(5), 358–368.

[164] Parizkova, B. & George, S. (2009a) Regional anaesthesia and analgesia, Part 1: peripheral nerve blockade. In: Cox, F. (ed.) *Perioperative Pain Management*. Oxford: John Wiley & Sons.

[165] Parizkova, B. & George, S. (2009b) Regional anaesthesia and analgesia, Part 2: central neural blockade. In: Cox, F. (ed.) *Perioperative Pain Management*. Oxford: John Wiley & Sons.

[166] Park, J.E., Lee, M.S., Choi, J.Y., et al. (2010) Adverse events associated with acupuncture: a prospective survey. *Journal of Alternative and Complementary Medicine*, 16 (9), 959–963.

[167] Parker, L. (2004) Infection control: maintaining the personal hygiene of patients and staff. *British Journal of Nursing*, 13(4), 474–478.

[168] Parlow, J.L., Milne, B., Tod, D.A., Stewart, G.I., Griffiths, J.M. & Dudgeon, D.J. (2005) Self-administered nitrous oxide for the management of incident pain in terminally ill patients: a blinded case series. *Palliative Medicine*, 19(1), 3–8.

[169] Pasero, C. & McCaffery, M. (2011) Intraspinal analgesia (epidural and intrathecal). In: *Pain Assessment and Pharmacologic Management*. St Louis, MO: Elsevier Mosby.

[170] Peat, S. & Hester, J. (2012) Chapter 2. Difficult pain problems. In: Hester, J., Sykes, N. & Peat, S. (eds). *Interventional Pain Control in Cancer Pain Management*. Oxford: Oxford University Press.

[171] Peat, S., Fai, K. & Hester, J. (2012) Chapter 8. Peripheral blocks, plexus blocks and intrathecal neurolysis. In: Hester, J., Sykes, N. & Peat, S (eds). *Interventional Pain Control in Cancer Pain Management*. Oxford: Oxford University Press.

[172] Peate, I. & Lancaster, J. (2000) Safe use of medical gases in the clinical setting: practical tips. *British Journal of Nursing*, 9(4), 231–237.

[173] Pickup, S. & Pagdin, J. (2000) Procedural pain: Entonox can help. *Paediatric Nursing*, 12(10), 33–37.

[174] Portenoy, R.K. (2011) Treatment of cancer pain. *Lancet*, 377, 2236–2247.

[175] Portenoy, R.K., Payne, R., Coluzzi, P., et al. (1999) Oral transmucosal fentanyl citrate (OTFC) for the treatment of breakthrough pain in cancer patients: a controlled dose titration study. *Pain*, 79(2–3), 303–312.

[176] Postma, T.J, Aaronson, N.K., Heimans J.J., et al. (2005) The development of an EORTC quality of life questionnaire to assess chemotherapyinduced peripheral neuropathy: the QLQ-CIPN20. *European Journal of Cancer*, 41(8), 1135–1139.

[177] Preston, R.M. (2005) Aseptic technique: evidence-based approach for patient safety. *British Journal of Nursing*, 14(10), 540–542, 544–546.

[178] Proudfoot, C., Garry, E., Cottrell, D., Rosie, R., Fleetwood-Walker, S.M. & Mitchell, R. (2006) Analgesia mediated by the TRPM8 cold receptor in chronic neuropathic pain. *Current Biology*, 16, 1591–1650.

[179] Raiman, J. (1986) Coping with pain. Pain relief – a two-way process. *Nursing Times*, 82(15), 24–28.

[180] Rao, R.D., Michalak, J.C., Sloan, J.A., et al. (2007) Efficacy of gabapentin in the management of chemotherapy-induced peripheral neuropathy: a phase 3 randomized, double-blind, placebo-controlled, crossover trial (N00C3). *Cancer*, 110, 2110–2118.

[181] Raphael, J., Ahmedzai, S., Hester, J. et al. (2010) Cancer pain: part 1: Pathophysiology; oncological, pharmacological, and psychological treatments: a perspective from the British Pain Society endorsed by the UK Association of Palliative Medicine and the Royal College of General Practitioners. *Pain Medicine*, 11(5), 742–764.

[182] Rauch, R.L., Tark, M., Reyes, E., et al. (2009) Efficacy and long term tolerability of sublingual fentanyl oral disintegrating tablet in the treatment of breakthrough cancer pain. *Current Medical Research and Opinion*, 25(12), 2877–2885.

[183] Ready, L. & Edwards, W. (1992) *Management of Acute Pain: A Practical Guide*. Seattle, WA: IASP Publications.

[184] Reicin, A., Brown, J., Jove, M., et al. (2001) Efficacy of single-dose and multidose rofecoxib in the treatment of post-orthopedic surgery pain. *American Journal of Orthopedics*, 30(1), 40–48.

[185] Reid, C. & Davies, A. (2004) The World Health Organization three-step analgesic ladder comes of age. *Palliative Medicine*, 18,

175–176.

[186] Richman, J.M., Liu, S.S., Courpas, G., et al (2006) Does continuous peripheral nerve block provide superior pain control to opioids? A meta analysis. *Anesthesia and Analgesia*, 28(4), 279–288.

[187] Riley, J. (2006) An overview of opioids in palliative care. *European Journal of Palliative Care*, 13(6), 230–233.

[188] Riley, J. (2012) Conference Paper presentation. Morphine or oxycodone for cancer pain? A randomized controlled trial comparing response to first-line opioid and clinical efficacy of opioid switching. Norway: European Association of Palliative Care Research.

[189] Ripamonti, C.I., Santini, E., Maranzano, E., et al. (2012) Management of cancer pain: ESMO Clinical Practice Guidelines. *Annals of Oncology 23*(Supplement 7), vii139–vii154.

[190] Rockford, M. & DeRuyter, M. (2009) Perioperative epidural analgesia. In: Smith, H. (ed.) *Current Therapies in Pain*. Philadelphia, PA: Elsevier.

[191] Romer, H.C. & Russell, G.N. (1998) A survey of the practice of thoracic epidural analgesia in the United Kingdom. *Anaesthesia*, 53(10), 1016–1022.

[192] Romsing, J., Moiniche, S. & Dahl, J.B. (2002) Rectal and parenteral paracetamol, and paracetamol in combination with NSAIDs, for postoperative analgesia. *British Journal of Anaesthesia*, 88(2), 215–226.

[193] Rosen, M.A. (2002) Nitrous oxide for relief of labor pain: a systematic review. *American Journal of Obstetrics and Gynecology*, 186(5 suppl), S110–S126.

[194] Rowbotham, D.J. (2000) Non-steroidal anti-inflammatory drugs and paracetamol. In: Rowbotham, D.J. (ed.) *Chronic Pain*. London: Martin Dunitz, pp. 19–26.

[195] Royal College of Anaesthetists (2006) Section 1. Key issues in developing new materials. In: Lack, J.A., Rollin, A.M., Thoms, G., White, L. & Williamson, C. (eds) *Raising the Standard: Information for Patients*, 2nd edn. London: Royal College of Anaesthetists, pp. 14–29.

[196] Royal College of Anaesthetists (2010) *Best Practice in the Management of Epidural Analgesia in the Hospital Setting*. London: Royal College of Anaesthetists and Faculty of Pain Medicine.

[197] Royse, C.F., Hall, J. & Royse, A.G. (2006) The 'mesentery' dressing for epidural catheter fixation. *Anaesthesia*, 61(7), 713.

[198] Sagar S.M. & Capsulet, B.R. (2005) Integrative oncology for comprehensive cancer centers: definitions, scope and policy. *Current Oncology*, 12, 103–117.

[199] Saunders, C.M. (1978) *The Management of Terminal Malignant Disease*. London: Edward Arnold.

[200] Schofield, P. (2018) The assessment of pain in older people: UK National Guidelines. *Age and Ageing*, 47, (1)1, il–i22. https://doi.org/10.1093/ageing/afx192

[201] Schroeder, S., Mayer-Hamme, G. & Epplee, S. (2012) Acupuncture for chemotherapy-induced peripheral neuropathy (CIPN): A pilot study using neurography. *Acupuncture in Medicine*, 30 (1), 4–7.

[202] Schug, S.A. & Chong, C. (2009) Pain management after ambulatory surgery. *Current Opinion in Anaesthesiology*, 22(6), 738–743.

[203] Schwartz, S., Etropolski, M., Shapiro, D.Y., et al. (2011) Safety and efficacy of tapentadol ER in patients with painful diabetic peripheral neuropathy: results of a randomized-withdrawal, placebo-controlled trial. *Current Medical Research Opinion*, 27(91), 151–162.

[204] Sharma, M. & Gupta, S. (2014) Chapter 7. Mesothelioma and chest wall pain. In: Sharma, M.L., Simpson, K.H., Bennett, M.I., Gupta, S. (eds) *Practical Management of Complex Cancer Pain*. Oxford: Oxford University Press.

[205] Simpson, K.H. (2011) Interventional techniques for pain management in palliative care. *Medicine*, 39(11), 645–647.

[206] Sindrup, S.H. & Jensen, T.S. (1999) Efficacy of pharmacological treatments of neuropathic pain: an update and effect related to mechanism of drug action. *Pain*, 83(3), 389–400.

[207] Sloan, P.A. (2004) The evolving role of interventional pain management in oncology. *Journal of Supportive Oncology*, 2(6), 491–500, 503.

[208] Smitt, P.S., Tsafka, A., teng-van de Zande, F., et al. (1998) Outcome and complications of epidural analgesia in patients with chronic cancer pain. *Cancer*, 83(9), 2015–2022.

[209] Stannard, C.F. & Booth, S. (2004) Clinical pharmacology. In: Stannard, C.F. & Booth, S. (eds) *Churchill's Pocket Book of Pain*, 2nd edn. London: Elsevier Churchill Livingstone.

[210] Tan, G., Jensen, M.P., Thornby, J.I. & Shanti, B.F. (2004) Validation of the Brief Pain Inventory for chronic nonmalignant pain. *Journal of Pain*, 5(2), 1331–1337.

[211] Taverner, T. (2015) Neuropathic pain in people with cancer (part 2): pharmacological and non-pharmacological management. *International Journal of Palliative Care Nursing*, 21(8), 380–384.

[212] Tofthagen, C. (2010) Patient perceptions associated with chemotherapy induced peripheral neuropathy (online exclusive). *Clinical Journal of Oncology Nursing*, 14, E22–E28.

[213] Tofthagen, C., Visovsky, C.M. & Hopgood, R. (2013) Chemotherapy induced peripheral neuropathy: an algorithm to guide nursing management. *Clinical Journal of Oncology Nursing*, 17(2), 138–144.

[214] Tortora, G.J. & Derrickson, B.H. (2011) *Principles of Anatomy and Physiology*, 13th edn. Hoboken, NJ: John Wiley & Sons.

[215] Towler, P., Molassiotis, A. & Brearley, S.G. (2013) What is the evidence for the use of acupuncture as an intervention for symptom management in cancer supportive and palliative care: an integrative overview of reviews. *Supportive Care Cancer*, 21(10), 2913–2923.

[216] Trelle, S., Reichenbach S., Wandel S., et al. (2011) Cardiovascular safety of non-steroidal anti-inflammatory drugs: network meta-analysis. *BMJ*, 342, c7086.

[217] Trojan, J., Saunders, B.P., Woloshynowych, M., Debinsky, H.S. & Williams, C.B. (1997) Immediate recovery of psychomotor function after patient-administered nitrous oxide/oxygen inhalation for colonoscopy. *Endoscopy*, 29(1), 17–22.

[218] Twycross, R. & Wilcock, A. (2001) Chapter 2. Pain relief. In: *Symptom Management in Advanced Cancer*. Abingdon: Radcliffe Medical Press.

[219] Twycross, R., Harcourt, J. & Bergl, S. (1996) A survey of pain in patients with advanced cancer. *Journal of Pain and Symptom Management*, 12(5), 273–282.

[220] Twycross R., Wilcock A. & Howard P. (2014) *Palliative Care Formulary*. palliativedrugs.com.

[221] Tzatha, E. & DeAngelis, L.M. (2016) Chemotherapy-induced peripheral neuropathy. *Oncology*, 30(3), 240–244.

[222] Urban, D., Cherny, N. & Catane, R. (2010) The management of cancer pain in the elderly. *Oncology Hematology*, 73(2), 176–183.

[223] Urdan, L.D., Stacy, K.M. & Lough, M.E. (2006) Pain and pain management. In: Urdan, L.D., Stacy, K.M. & Lough, M.E. (eds) *Thelan's Critical Care Nursing Diagnosis and Management*, 5th edn. St Louis, MO: Mosby Elsevier.

[224] Vaajoki, A., Pietila, A.M., Kankkunen, P. & Vehvilainen-Julkunen, K. (2012) Effects of listening to music on pain intensity and pain distress after surgery: an intervention. *Journal of Clinical Nursing*, 21(5–6), 708–717.

[225] van den Beuken-van Everdingen, M.H., Hochstenbach, L.M., Joosten, E.A., Tjan-Heijnen, V.C. & Janssen, D.J. (2016) Update on prevalence of pain in patients with cancer: systematic review and meta-analysis. *Journal of Pain and Symptom Management*, 51(6), 1070–1090.e9.

[226] Ventzel, L., Jensen, A.B., Jensen, A.R., Jensen, T.S. & Finnerup, N.B. (2016) Chemotherapy-induced pain and neuropathy: a prospective study in patients treated with adjuvant oxaliplatin or docetaxel. *Pain*, 157(3), 560–568.

[227] Vondrackova, D., Leyendecker, P., Meissner, W., et al. (2008) Analgesic efficacy and safety of oxycodone in combination with naloxone as prolonged release tablets in patients with moderate to severe chronic pain. *Journal of Pain*, 9(12), 1144–1154.

[228] Walker, S.M., Macintyre, P.E., Visser, E. & Scott, D. (2006) Acute pain management: current best evidence provides guide for improved practice. *Pain Medicine*, 7(1), 3–5.

[229] Walker, V., Dicks, B. & Webb, P. (1987) Pain assessment charts in

the management of chronic cancer pain. *Palliative Medicine*, 1(2), 111–116.

[230] Wallace, M.S. (2002) Treatment options for refractory pain: the role of intrathecal therapy. *Neurology*, 59 (5 Suppl 2), S18–S24.

[231] Weetman, C. & Allison, W. (2006) Use of epidural analgesia in post-operative pain management. *Nursing Standard*, 20(44), 54–64.

[232] Wheatley, R.G., Schug, S.A. & Watson, D. (2001) Safety and efficacy of postoperative epidural analgesia. *British Journal of Anaesthesia*, 87(1), 47–61.

[233] White, A., Cummings, M. & Filshie, J. (2008) *An Introduction to Western Medical Acupuncture*. Edinburgh: Churchill Livingstone Elsevier.

[234] Wild, J.E., Grond, S., Kuperwasser, B., et al. (2010) Long-term safety and tolerability of tapentadol extended release for the management of chronic low back pain or osteoarthritis pain. *Pain Practice*, 10(5), 416–427.

[235] Wong, R. & Sagar, S. (2006) Acupuncture treatment for chemotherapy induced peripheral neuropathy – case series. *Acupuncture in Medicine*, 24(2), 87–91.

[236] World Health Organization (WHO) (1996) *Cancer Pain Relief*, 2nd edn (with a guide to opioid availability). Geneva: WHO.

[237] Xiao, W.H. & Bennett, G.J. (2008) Chemotherapy-evoked neuropathic pain: abnormal spontaneous discharge in A-fiber and C-fiber primary afferent neurons and its suppression by acetyl-L-carnitine. *Pain*, 135, 262–270.

[238] Zeppetella, G. (2011) Breakthrough pain in cancer patients. *Clinical Oncology (The Royal College of Radiologists)*, 23, 393–398.

第 4 章 全身性抗癌治疗的管理
Administration of systemic anticancer therapies

张长春　薛玉兰　译　胡建莉　纪光伟　校

操作指南

- 4-1　细胞毒性药物的渗漏管理
- 4-2　细胞毒性药物治疗：静脉注射
- 4-3　外渗的处理：外周导管
- 4-4　外渗：进行冲洗
- 4-5　细胞毒性药物治疗：口服药物的患者教育
- 4-6　细胞毒性药物治疗：肌内注射（Z-路径）
- 4-7　细胞毒性药物治疗：局部应用
- 4-8　细胞毒性药物治疗：通过 Ommaya 储液囊脑室内给药
- 4-9　细胞毒性药物治疗：胸腔灌注
- 4-10　细胞毒性药物治疗：膀胱灌注
- 4-11　细胞毒性药物治疗：腹腔灌注
- 4-12　细胞毒性药物的动脉内给药
- 4-13　头皮冷却

【本章概要】

本章重点介绍实施化疗的理论和实践，操作指南将以文字和图表的形式呈现。全身性抗癌治疗（SACT）和化疗这两个术语的使用在本章中是可互换的，SACT 对治疗的定义是具有直接抗癌活性的药物，包括细胞毒性化疗，如卡铂、单克隆抗体和免疫疗法。SACT 不涉及激素药物或鞘内化疗（UKONS，2018）。

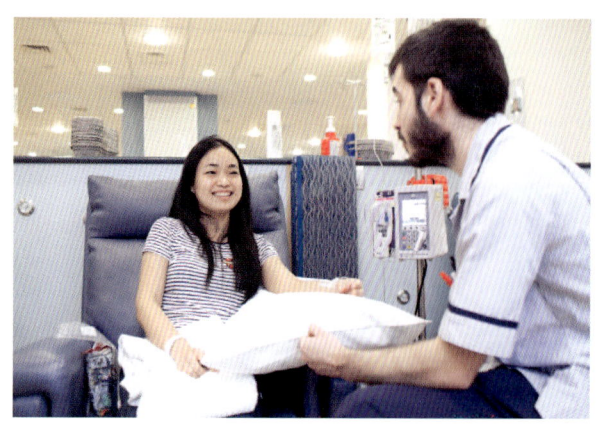

一、全身性抗癌治疗

（一）定义

因为癌细胞功能的诸多进展，人们对癌细胞增殖、浸润的信号通路和分子机制有了更深的了解（Eggert，2018）。全身性抗癌治疗（SACT）包括生物治疗和细胞毒性化学治疗。生物治疗是利用人体免疫系统对抗癌症或减轻某些癌症治疗可能引起不良反应的疗法，而细胞毒性化学治疗是对细胞有直接毒性化学物质的药物，阻止细胞复制或生长（Scottish Government，2012）。

（二）相关理论

1. 细胞毒性药物

细胞毒性药物即"对细胞有毒"的药物。因此，细胞毒性药物是杀死细胞（恶性或非恶性）的药物。化学疗法通过破坏细胞生长并对 DNA、RNA 和蛋白质造成损害而起作用（Dougherty 和

Bailey，2008；Skeel，2016）。化疗的目的是阻止癌细胞增殖、侵入或转移，并改善生存率（Skeel，2016）。

所有增殖细胞（正常细胞和癌症细胞）都经历相同的细胞分裂周期（图 4-1）。细胞周期是细胞在复制过程中，必须经过的一系列阶段（Dougherty 和 Bailey，2008）。母细胞中的 DNA 复制并分裂，产生 2 个子细胞。

- 细胞分裂或有丝分裂（M）（1h 内发生）后，细胞进入 G_1 期（第一个间期），在此阶段细胞合成 RNA 和蛋白质，为合成 DNA 做好准备。
- 下一阶段称为 S 期或合成期（发生在 10~20h 内），导致细胞 DNA 含量加倍。许多细胞毒性药物的工作原理是在 DNA 合成过程中破坏遗传密码。
- 第二个间期或 G_2 期（可以持续 2~10h）是细胞分裂的准备期。DNA 合成停止，而 RNA 和蛋白质合成继续进行，为有丝分裂做准备（Yarbro 等，2016）。
- 有丝分裂发生在细胞周期的最后阶段，M 期，可持续 30~90min。在此阶段结束时，细胞要么在 G 处重新加入细胞周期，要么进入休眠子阶段 G_0。

癌症的化疗药物往往是联合用药，其原理就是这些药物作用于癌症细胞周期的不同阶段，从而产生最大的细胞毒性效应。大多数化疗药物（除治疗乳腺癌和前列腺癌的抗激素药物外）用于治疗癌症，是通过对 DNA 的影响或作用于有丝分裂期，杀死快速分裂期的细胞（Kelland，2005）。对正常细胞和癌细胞的分子生物学研究的深入，使癌症生长、侵袭和转移的靶向机制得以快速发展。

2. 癌症的免疫

癌症的免疫涉及免疫系统和癌症细胞之间的相互作用。免疫系统的功能对癌症的发生、发展有着重要影响（Yarbro 等，2016）。免疫系统的功

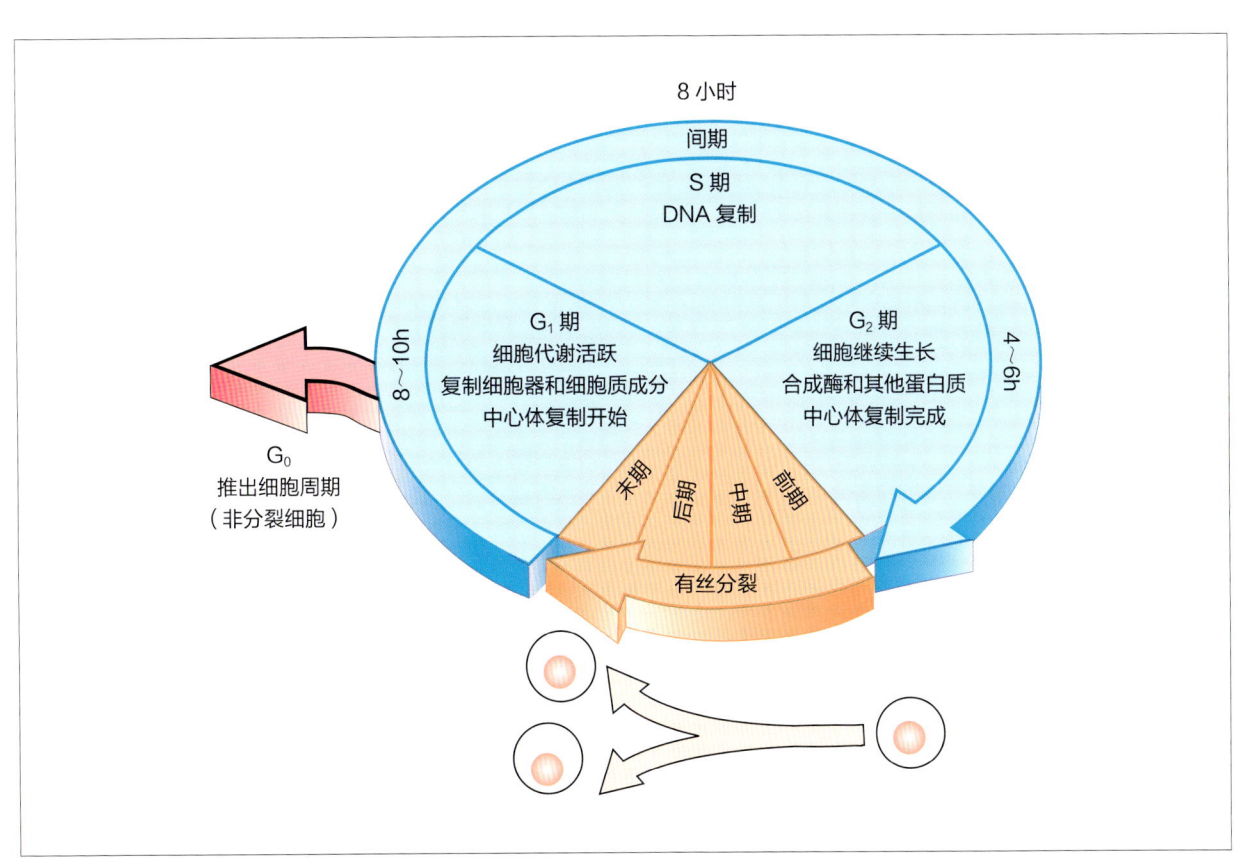

▲ 图 4-1 细胞周期
引自 Tortora 和 Derrickson，2009，经 John Wiley & Sons 许可转载

能是由不同的器官和组织（骨髓、脾脏、胸腺、循环和淋巴系统）共同完成，来防止感染。根据对抗原反应方式的不同，免疫反应可分为两种类型，包括先天性免疫和获得性免疫（Polovich等，2014）。先天性免疫不产生免疫记忆，其功能细胞包括中性粒细胞、单核细胞、巨噬细胞和NK细胞。而获得性免疫具有记忆反应，其功能细胞包括淋巴细胞、B细胞和T细胞。免疫细胞会在细胞膜表面表达特定的蛋白质作为分子标记，如CD 4/CD 20，其在细胞免疫治疗中具有重要作用（Yarbro等，2016）。

3. 生物分子靶向治疗

分子靶向治疗（MTT）是癌症治疗的一个新方法，这是由于过去几十年中大量的分子和生物学研究在癌症的病因学方面取得了重要进展（Skeel，2016），这些药物被开发出来，专门针对癌细胞内独特或异常表达，而正常细胞缺乏的分子。一旦靶分子被阻断，癌细胞就不能抵抗治疗药物的作用。基于每种分子的靶向策略，MMT有两种不同的分类，包括针对特定细胞通路的功能导向疗法和针对癌细胞独特表型依靠非特异性机制杀死癌细胞的表型导向疗法（Skeel，2016）。表皮生长因子受体（EGFR）是属于酪氨酸激酶大家族的蛋白质。在健康细胞中，表皮生长因子受体促进细胞生长和分裂，但在癌细胞中，由于突变或癌症引起的受体过多，使得癌细胞无限制的生长和分裂。酪氨酸激酶抑制药可以阻止EGFR发挥作用，因此，可以减缓或阻止肿瘤生长。抑制表皮生长因子受体的药物有西妥昔单抗、帕尼单抗、曲妥珠单抗、帕妥珠单抗和贝伐珠单抗［译者注：贝伐珠单抗属于血管内皮生长因子（VEGF）抑制药］。

4. 内分泌药物

用于治疗癌症的激素类药物包括类固醇、雌激素、孕激素、雄激素、皮质激素及其合成衍生物，具有类固醇或类固醇拮抗药活性的非甾体化合物、芳香化酶抑制药、下丘脑-垂体类似物和甲状腺激素（Toumeh和Skeel，2016）。

二、危险药物的安全处理

（一）循证方法

许多药物都有危险，但与细胞毒性药物相关的风险最高，因为这些化学物质会对医护人员构成危害。护士、药师和其他医疗专业人员处理细胞毒性药物是一种职业危害（Weinstein和Hagle，2014）。当以治疗水平给动物和人类使用细胞毒性药物来破坏恶性细胞时，已证明细胞毒性药物具有致突变性、致畸性和致癌性（Weinstein和Hagle，2014）。

患者在数月内接受细胞毒性药物治疗，而医护人员则在数年内暴露于低水平的药物中，因此，需要尽可能降低暴露风险（Polovich等，2014）。对患者进行治疗的潜在益处大于对他们的风险；而暴露对医护人员毫无益处，只有受到伤害的风险。

美国国家职业安全与健康研究所（NIOSH，2014）描述了危险药物的如下5个特征。

- 致癌性。
- 致畸性/发育毒性。
- 生殖毒性。
- 低剂量下的器官毒性。
- 遗传毒性。

根据这些标准，具有与现有药物相似结构和毒性特征的新药被认为是有害的（NIOSH，2014）。

2015年，国际癌症研究机构（IARC）和世界卫生组织（WHO）重新评估了1000多种化学药物，以检验它们对人类的致癌潜力，细胞毒性药物被重新确认为有害药物（BJN，2016）。

医护人员的常见接触途径有如下几种。

- 与皮肤或黏膜接触（如通过意外泄漏或飞溅）。
- 吸入气溶胶、蒸气和颗粒。
- 摄入。手在临床区域或其他污染区域接触药物后，再接触食物导致有害药物被摄入。
- 经皮损伤，针刺损伤（较少见）。

与暴露有关的健康风险是通过暴露的时间、剂量和途径来衡量的。由于缺乏可靠的监测方法来测量风险，而无法确定接触有害物质的安全水平，因此，个人防护设备（PPE）对于保护医护人员至关重要（Polovich等，2014）。许多研究表明，医疗工作者通过接触受污染的工作台、药物包装瓶表面和给药装置表面的药物残留物，而接触细胞毒性药物（Polovich等，2014）。细胞毒性药物可以通过皮肤吸收（除脂溶性药物外，大多数化合物很少或不能通过完整的皮肤吸收）（Weinstein和Hagle，2014）。皮肤暴露可通过接触用于配置或施用药物的受污染设备或在搬运和处置废物过程中发生。有超过60项研究已证明，经常参与细胞毒性药物处理的护士和药房人员的尿液中存在细胞毒性药物（Polovich等，2014）。一些研究报道认为，未报告处理药物的人员体内可测量的药物量，这可能表明暴露是由于工作场所表面受到污染造成的（Friese等，2015）。

因此，必须将接触风险保持在最低水平，并且工作场所必须完成有害健康物质控制（COSHH）的风险评估，以评估风险水平，并确保控制措施到位（HSE，2017）。

2016年，欧洲议会发布了"防止职业接触细胞毒性和其他有害药物"公告，其中列出了11项关于保护医护人员和减少接触的建议（European Policy Recommendations，2016）。公告还建议，应按照国际肿瘤学会药学从业者（ISOPP）2007（BJN，2016）规定的预防等级顺序采取行动。

- 工程控制方面应用生物安全柜、无菌隔离器和封闭系统传输装置。
- 行政控制包括与细胞毒性药物处理、溢出物处理和管理、医务人员的能力评估，以及处理细胞毒性物质时应始终穿戴的个人防护设备相关的教育培训（BJN，2016）。
- 工作场所控制包括确保所有操作和实践的组织方式，使工作流程的每个阶段（包括废物处理）的暴露和环境污染的最小化。
- 参与细胞毒性药物配置和施用的人员的风险分为3类，包括急性效应、慢性效应与生殖风险和全身效应。

1. 急性效应

通常由皮肤、眼睛和黏膜直接接触药物引起，如皮炎、黏膜炎症、泪液过多、色素沉着、恶心、头痛、起水疱（与氮芥相关）和其他各种过敏反应（Dranitsaris等，2005；European Policy Recommendations，2016；Weinstein和Hagle，2014）。

2. 慢性影响和生殖风险

慢性影响可能持续多年，包括骨髓和肾脏的损害，以及对生殖的影响（European Policy Recommendations，2016）。尽管难以量化，但癌症风险与使用细胞毒性药物之间是存在关联的（Polovich等，2014）。

生殖风险包括接触细胞毒性药物后的月经功能障碍和不孕（European Policy Recommendations，2016；Polovich等，2014）。研究表明，妊娠期间接触细胞毒性药物可能会造成严重的长期影响。影响包括流产和死产（Valanis等，1999）、染色体异常（Polovich等，2014）、低出生体重和先天性畸形。然而，在分析数据时，需要考虑到大多数研究是在20世纪80年代进行的，或是基于当时的工作人员暴露数据。在此期间，个人防护设备和安全工作没有得到很好的落实，因此，这些数据不能反映当前的工作状况。

这一问题对于医疗工作人员来说非常重要，应制定组织方案，以尽量减少在所有工作人员在任何时候对细胞毒性药物的接触风险。Gilani和Giridharan（2014）的文献回顾表明，如果工作人员遵守标准的安全预防措施（BJN，2016），处理细胞毒性药物的风险会相应降低。有人建议护士"在妊娠前84天内避免在高危区域工作"，并应遵守包括PPE在内的标准安全预防措施（Gilani和Giridharan，2014）。英国安全与健康执行局已经为新的准妈妈发布了指导意见，由于不能确定这些药物的安全暴露水平，人们应该避免接触或将其降低到最低水平（HSE，2017）。

3. 全身效应

研究表明，尽管细胞结构的改变已经被检测出来，但它们似乎是暂时的，并且处于一个较低的水平。同时，研究表明职业性接触细胞毒性药物会导致工作人员体内DNA会发生变化，如对于接受药物暴露的护士而言，其DNA链断裂率高于未接受药物暴露的护士（Polovich等，2014）。Yoshida等（2006）使用彗星分析法分析发现，由于遗传物质的分解，在经常处理细胞毒性药物的护士中出现了更长的DNA尾部长度（Yoshida等，2006）。此外，在处理烷化剂的护士和药剂师中，发现了外周血中淋巴细胞的染色体异常（McDiarmid等，2010）。

医院没有法律义务对接触细胞毒性药物的医护人员进行筛查；但是，英国安全与健康执行局提出了有关"健康监督周期"的建议，该建议主张医院应根据需要对工作人员的健康状况进行评估。由于细胞毒性药物的职业危害对医疗保健人员构成健康风险，因此，严格遵守组织政策将接触风险降至最低至关重要，重点应放在明确的指导方针上，以尽量减少对所有工作人员的职业接触（BJN，2016；European Policy Recommendations，2016；Polovich等，2014）。

如果在制备或处理过程中吸入或摄入细胞毒性药物，也可能有有害的短期或长期全身效应。这些影响包括轻度的眩晕、头晕、恶心、头痛、皮疹和皮肤色素改变，通常与处理过程中药物意外溢出或表面污染有关（Polovich等，2014）。

（二）法律和专业问题

处理细胞毒性药物的危害已得到充分认识，并要求遵守建议的安全措施，以保护所有制备、施用和处理细胞毒性药物或废物的工作人员。英国《有害健康物质管制条例》（HM Government，2002）已于2017年更新。英国健康与安全执行局（HSE，2017）提供了有关细胞毒性药物安全处理的文件。相关的国家循证指南已经实施，用于减少药物接触，提供足够的防护设备，确保定期对工作人员进行体检，并提供有效书面程序，以准备、管理、处置和处理药物泄漏和意外事故。为了限制接触，细胞毒性药物只能由熟练、知识渊博和经验丰富的医疗专业人员配制（Polovich等，2014；RCN，2016）。所有处理、准备或施用细胞毒性药物的部门和科室（HSE 2017），都必须根据COSHH条例进行全面的风险评估。评估应确定工作人员安全的所有适当程序。

健康监督

有人建议，各组织应为接触危险药物的工作人员提供健康监督方案，并应作为工作场所健康和安全的一个组成部分（European Policy Recommendations，2016；Nixon和Schulmeister，2009）。一些组织定期为直接参与细胞毒性处理的工作人员提供年度健康体检，如药房中负责配药的工作人员。体检通常包括体格检查、血样检测和药物暴露评估（HSE，2017）。如果没有提供体检，则应启动以暴露为重点的风险评估（框4-1）。

框4-1　医院关于细胞毒性药物安全处理的义务（HSE，2017）

- 识别对工作人员和其他可能接触的人员有危害的物质。
- 管理药品的处理方式，以及发生泄漏或事故时，应采取的措施。
- 确保医护人员能够接触到理想的环境、防护服、政策和流程。
- 监控和记录效果的系统，以及任何必要的设备，如防泄漏工具包。

（三）操作前的准备

1. 设备

医护人员在处理细胞毒性药物时，使用个人防护设备至关重要，同时，应考虑环境因素。

将危害降到最低的最有效方法是安排所有细胞毒性药物，由经过培训的药房工作人员在指定的专门配备区域进行配置。如果在病房内配置药物，化疗应在垂直的Ⅱ或Ⅲ级生物安全柜内进行，该安全柜应具有层流或隔离装置（Ferguson

和 Wright，2002；Weinstein 和 Hagle，2014；Wilkes，2018）。安全柜应位于专用区域内，仅限受过培训者或监管人员进入。

毫无疑问，医院对于处理细胞毒性药物的规范政策对个人防护设备的使用有积极的影响。只有严格遵守有关细胞毒性药物安全处理的政策和流程，才能最大限度地减少职业接触有害药物，从而降低人员的健康风险（Polovich 等，2014）。在所有类型的细胞毒性药物处理过程中，应始终穿戴防护服（HSE，2017）。根据可能的暴露和环境类型，对防护服的类型和程度有相应要求。然而，尽管众所周知细胞毒性暴露是有害的，许多医护人员并不遵守个人防护设备预防措施。研究表明，并非所有的药物暴露风险人员均会使用个人防护设备，约 95% 的医护人员报告说，在进行化疗时戴着手套，但不到 50% 的人穿着隔离衣（Polovich 和 Clark，2012）。Polovich 和 Clark 在2012 年进行的一项研究表明，工作场所的情况，如每天大量的患者，是护士不穿戴个人防护设备的原因。此外，管理人员还指出，缺乏时间也是护士不使用个人防护设备的原因（Polovich 和 Clark，2012）。

(1) 手套：应始终佩戴一次性手套，这似乎是大多数医护人员在处理细胞毒性药物时始终穿戴的唯一一种防护用品。Polovich 和 Clark（2012）指出，95% 的护士在处理危险物品时通常戴手套。没有哪种手套能完全防止所有种类细胞毒性药物的渗透，对于哪种手套材料能提供最好的保护也没有共识（Weinstein 和 Hagle，2014）。选择手套时应考虑的要点是影响渗透速率的主要因素，包括手套厚度、亲脂性、溶解细胞毒性药物的溶剂性质和手套材料成分（Ferguson 和 Wright，2002；Polovich 等，2014）。使用劣质低成本的手套既不安全也不划算。近年来，对乳胶和粉末医用手套过敏的风险已被充分报道。英国安全与健康执行局（HSE，2018）已就此类手套的使用发布了建议。处理细胞毒性药物时，应使用无粉末手套，使用前应检查有无破损。每工作 30min 后或工作结束时，应更换手套，如果被细胞毒性药物污染或刺破，应立即更换手套（Polovich，2016）。在处理细胞毒性药物泄漏时，使用其他材料，如丁腈制成的手套有助于提供合适的防护。当处理重组类细胞毒性药物时，建议使用双层手套（Polovich 等，2014；Polovich，2016；Weinstein 和 Hagle，2014）。

(2) 隔离衣：相关研究支持使用一次性隔离衣减少药物暴露，如使用由低绒、低渗透性材料（如 tyvek）制成的长袖、无吸收性隔离衣（Ferguson 和 Wright，2002；Weinstein 和 Hagle，2014）。聚乙烯或乙烯基涂层的隔离衣可提供最佳保护（Polovich，2016）。隔离衣应该有一个结实的正面和封闭的背面，以及长袖和紧袖口（Polovich 等，2014；Weinstein 和 Hagle，2014）。隔离衣设计仅为一次性使用，脱下后不应挂起来或再次使用（Polovich，2016）。这将防止环境和工作人员的衣服受到药物污染。在给药时，可以使用袖套和塑料围裙代替长袖隔离衣（HSE，2017）。

(3) 护目镜：护目镜用于保护眼睛不受飞溅物和颗粒物的影响，且应完全覆盖处理人员的眼睛。护目镜应符合 BS EN 166 的英国 - 欧盟标准，在配置化疗药物时，如可能出现溅洒或处理药物渗漏的情况下，无论何时都应佩戴护目镜（Ferguson 和 Wright，2002；LCA，2014a；Polovich，2016）。

(4) 口罩：无论何时，只要有吸入的可能，或在不受控制的环境中配置药物，都应佩戴口罩。口罩应符合英国 - 欧盟（BS EN）标准。呼吸防护设备的关键因素是它适合佩戴者的面部，并适当密封。应向医疗工作者提供一系列不同尺寸的一次性口罩（Ferguson 和 Wright，2002）。应使用合适的防尘口罩，或带 FFP2，或 FFP3 过滤器的口罩（LCA，2014a）。

2. 废物处理

利器应放置在符合废物管理规定的利器盒中，以防止在焚烧过程中，以及在运输和处置过程中，发生割伤和（或）污染（DH，2013）。医疗废物安全管理指南中对细胞毒性和细胞抑制药垃圾的处理规定，应体现在当地的医疗政策中（DH，2005）。将细胞毒性废物分放至紫色盖垃圾桶（DH，2013）。应将干燥废物、静脉注射给药装置和其他受污染的材料放在适当的废物处置袋中。医师在处理受污染的废物时，应戴手套和穿围裙（DH，2012；Polovich 等，2014）。

3. 渗漏

渗漏是指细胞毒性药物意外溅洒、溢出或泄漏到包装表面、设备或人的皮肤、黏膜上。管理溢出物时，应遵循操作指南（表 4-1）。预防措施包括使用 Luer-Lok 接头小心连接输液，以降低脱管的风险，并将输液袋平放在塑料托盘中（切勿将悬挂袋钉入）。

不受控制的暴露可能导致一些症状，这些症状可能归因于细胞毒性药物的有害水平，如头痛、头晕、眼睛或皮肤刺激。

操作指南 4-1　细胞毒性药物的渗漏管理

必备物品

- 一双塑料套鞋
- 一双一次性袖套
- 2 个医疗废物袋
- 2 对一次性非无菌乙烯基或丁腈手套
- 护目镜（非一次性）：EN 166-8（护目镜欧盟 CE 认证须符合 EN 166 标准——欧洲眼睛保护标准）
- （防）微粒面罩
- 塑料防护服
- 长袖罩衣
- 纸巾
- 塑料水桶
- 泄漏处理流程副本

操作前

准　备	目　的
1. 立即行动。评估每个人的暴露水平，并将其与渗漏隔离	任何泄漏都可能危害健康（Polovich 等，2014）C
2. 收集渗漏物	它包含所有必要的设备（Polovich 等，2014）C
3. 戴上手套、护目镜，穿上罩衣，然后在罩衣上套上一次性塑料围裙（操作图 4-1） - 如果有可见的粉末溢出，请戴上质量良好的（防）微粒口罩 - 如果溅到地板上，请穿上套鞋	- 提供个人防护 E - 防止吸入粉末 E - 保护和减少污染扩散 E

操　作

4. 用浸湿的纸巾快速擦掉喷溅的粉末，从喷溅区域的外缘开始，向中心环形运动，以控制喷溅（Weinstein 和 Hagle，2014），并将这些纸巾作为"高危"废物处理	防止粉末扩散。防止污染扩散到更大的区域。保护他人，并确保焚烧的安全处置（DH，2012 C；Weinstein 和 Hagle，2014 E）
5. 用纸巾擦净溢出在坚硬表面上的液体，从溢出区域的外缘开始，向中心环形运动以控制溢出（Ferguson 和 Wright，2002），并将这些纸巾作为"高危"废物处理	防止污染扩散到更大的区域。保护他人，确保焚烧安全处置（DH，2012 C）

续 表

准 备	目 的
6. 用大量的冷肥皂水清洗受污染表面至少2次，并用纸巾擦干。然后，应尽快对地板进行例行的清洁。如地毯上发生渗漏，则需要尽快清洁	清除残留污染 E
• 如果溅到衣服上，请尽快将其清除，并按"污染的织品"处理	对衣物进行去污，不会对洗衣人员造成危害 E
• 如果溢出物渗入衣服，用肥皂和冷水充分清洗受污染的皮肤	净化皮肤，防止药物吸收 E
• 如果溅到床单上，请戴上手套和围裙，立即更换，并按"污染的床单"处理	保护患者和洗衣人员 E
• 如果发生涉及直接皮肤接触的事故或溢出物，应尽快用肥皂水彻底清洗该区域。如果细胞毒性药物溅到眼睛上，应用0.9%氯化钠溶液或自来水彻底冲洗至少15min	净化该区域，并将药物吸收和危害的风险降至最低（Weinstein 和 Hagle，2014 E）

| 操作后 ||
| 7. 护理人员发生的任何与细胞毒性药物直接接触的事故或泄漏，必须在进行急救处理，并完成相关记录后，必须尽快向职业卫生部门和管理者报告（框4-2） | 确保意外接触的详细信息记录在护士的健康记录中，并进行随访（Polovich 等，2014 C） |

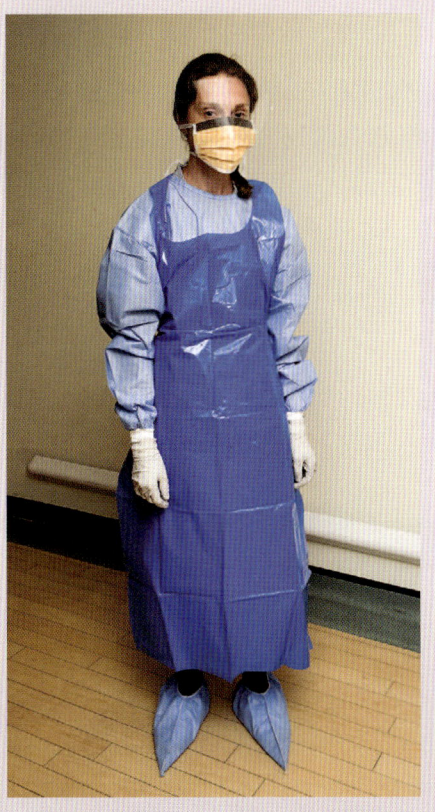

▲ 操作图 4-1　渗漏套装之防护服

引自 Dougherty 和 Lister，2011

> **框 4-2　细胞毒性健康监测**
>
> 英国安全与健康执行局（2016）推荐。
> - 详细记录个人的病史。
> - 维护暴露记录。
> - 确保个人防护设备的使用。
> - 确保控制措施到位。

如果发生了这种情况，可能需要执行以下操作。

a. 每 6 个月进行一次血液检查，包括全血计数、尿素、电解质和肝功能检查。

b. 每 6 个月进行一次尿液分析，以发现有无升高的尿蛋白、尿糖、潜血和胆红素的存在，以及任何异常的细胞。

如果出现异常，将会被转介给职业健康医师（Polovich，2016）。

三、护士对细胞毒性药物的管理

（一）法律和专业问题

护士对公众、患者、医院和专业负责。英国皇家护理协会（NMC）要求其注册人员保持和发展他们的知识和技能，并在知识缺乏的情况下寻求帮助。护士了解化疗的法律责任是很重要的。细胞毒性药物可以通过多种途径给药，但是，无论采用何种途径，护士都应遵循一定的给药原则。护士应记住，药品管理是一个由护士、医师和药剂师共同参与的协作过程。药品管理不仅仅是一项机械性的任务；它需要思考和运用专业知识。此外，护士必须在其能力范围内操作。因此，细胞毒性药物应始终由知识渊博和熟练有素的从业者管理。

1. 能力素质

实施化疗需要广泛的知识和技能，以及实践经验（Wickham 等，2006）。为了能够始终如一提供安全、适当和高质量的患者护理，必须评估护士是否有能力进行化疗。英国国家化疗咨询小组（NCAG）已经认识到，需要由经过专业化疗培训的护士管理和实施化疗，以确保质量和安全（NCAG，2009）。医院和相关组织在化疗管理方面应提供教育投入和实践培训。NCAG 强调需要高质量持续的专业发展，以最大限度地提供安全有效的护理。它还建议国家同行评审小组对癌症服务进行审计，随后应每年对护士化疗能力等领域进行自我评估（NCAG，2009）。

美国临床肿瘤学会和美国肿瘤护理学会（ONS）制定了国家化疗安全管理标准，旨在提高患者的安全性（Neuss 等，2016）。皇家护理学院制定了输注治疗标准，并指出管理化疗的护士应具备与细胞毒性药物相关的管理，具体干预方面的知识和技术专长，并接受过教育和培训（RCN，2016）。规范化疗安全管理的教育和实用指南可降低出错的风险。拥有全面的化疗知识和技能基础，有助于确保护士适合进行化疗操作（NMC，2010）。

英国护理学会全身抗癌治疗（SACT）资格认证机构已经提供了评估标准，以确保护士具备安全实施化疗所需的知识和技能。经过一段时间的培训后，护士的理论和实践能力需要由从业人员进行评估，并由技术顾问记录，且每年进行资格再认证。大多数组织都采用了这种专业能力评估工具。

非医师开具的化疗处方已在近年来逐渐发展起来，许多组织将护士主导的化疗处方诊所作为正常实践的一部分。《肿瘤改革战略》（2007）提倡为肿瘤患者提供护士主导的化疗服务，以改善患者的体验，并减少等待时间。英国国家化疗咨询委员会（DH，2009B）的报告也反映了提高患者服务效率的做法，该报告确定了通过确保质量和安全来改善患者护理体验的必要性。护士主导的干预措施，如护士化疗处方和评估，被认为是加强患者化疗护理的途径。

2. 知情同意

患者有基本的和道德的权利来决定他们的身体发生了什么，同意是医疗服务所有方面的核心。在获得有效同意时，护士必须确保签字的患者具有完全的民事行为能力，并在充分了解其同意的内容后自愿给予同意（NMC，2015）。在开始化疗之前，以及每次患者从一种计划/方案更改为另一种计划/方案时，必须获得书面同意。英国国家化疗委员会发布了关于使用国家特定药物化疗同意书的指导意见，其中包括提供信息和获得同意过程的指导意见（NCB，2016）。文件中还提供了审计同意遵守情况的相关信息。许多组织提倡并使用将同意书电子扫描到患者病历中。但是，如果组织不是无纸化的，一份同意书副本应保存在医疗记录中，另一份则提供给患者（NMC，2015）。

（二）操作前的准备

1. 特定患者准备

(1) 告知条款：向患者提供信息是护理工作的一个组成部分。患者应充分了解化疗可能产生的所有不良反应，如何在家中处理化疗的不良反应，可能接受的支持疗法类型，在何处及如何接受药物（NCAG，2009；NMC，2010）。然后，患者应收到书面信息，这些信息可用于加强口头解释，并使患者能够花时间阅读和制订关于治疗的任何方案（INS，2016；Scaramuzzo，2017）。患者应收到解释药物使用原理和不良反应的说明书。卫生部提供了基于欧盟和英国国家法律关于患者信息最佳实践要求的指南，在制定患者信息活页时使用（MHRA，2014）。

提供信息的主要目的是帮助患者及其家人获得疾病管理、减少焦虑、提高依从性、制定现实的期望、促进自我保健、提高参与度并产生安全感（Scaramuzzo，2017；Van der Molen，2005）。护士应考虑有效沟通的障碍，如听力障碍、视力障碍、文化和语言障碍，并针对这些障碍制定切实可行的解决办法。应提供治疗不良反应的书面信息，以及医疗专业联系电话（DH，2007；NCAG，2009）。患者授权对于帮助患者识别和报告不良反应至关重要，这种不良反应通常在患者家中发生。使用红绿灯症状报告工具可以帮助患者确定何时需要寻求医疗协助（Oakley等，

2016）。应包括24h联系电话，以及如何处理紧急情况的建议。医疗机构应向患者提供可在非工作时间查询、询问信息途径的化疗警示卡（NCB，2016）。这些警示卡应包含需要医疗干预的体征和症状信息，以便患者知道何时寻求建议。许多机构提倡使用患者持有的日记，其中包含与症状有关的信息，并向患者指出哪些症状需要电话咨询，哪些需要紧急医疗援助。在患者接受化疗的过程中，使患者主动管理自己的健康状况，对于保证患者的化疗安全至关重要。在初次化疗咨询之前，由护士领导的整体需求评估组可以帮助患者和护理者确定自我管理要求，并鼓励症状报告（NCB，2016）。许多基于网络的信息咨询和支持小组，如 Macmillan 癌症支持中心，向患者和家属提供全面的化疗治疗过程和不良反应相关信息。

(2) 确定患者是否适合治疗：有一些标准必须在化疗前确认。如全血细胞计数、电解质和肾功能的血液检查结果，对于以下情况是必不可少的。

- 确保患者适合接受治疗：如果血象偏低，则可采用支持性治疗。
- 计算药物的剂量，如铂类药物、乙二胺四乙酸（EDTA），或需要收集24h尿液检查肌酐（Polovich等，2014）。

应该记录东部肿瘤协作组（ECOG）的体力状态评分，该状态显示化疗对患者日常活动的影响，因此，被用来决定是否减少剂量或延迟治疗的决定（Oken等，1982）。

(3) 体表面积：体表面积是通过使用患者的身高和体重来计算的，而且应该在每个化疗周期确定化疗剂量时进行。患者的身高和体重应记录在处方上，最好由专人记录，以避免转录错误。对患者身高和体重的电子记录应具有内在的检查机制，在患者体重变化超过10%时，可对处方剂量进行纠正，调整药物剂量。患者的体表面积将用于计算化疗药物的剂量（Wilkes，2018）。

2. 了解化疗方案

护士具有检查和实施化疗处方的相关知识，以保证患者安全并防止错误的发生（NMC，2010；

Wickham 等，2006）。在医院进行化疗之前，应遵守 NPSA 安全实践指南，包括使用包含核心患者识别码的标准化患者腕带，所有这些都应以电子方式生成（NPSA，2009）。每次药物干预（NMC，2010）前，患者的过敏状态应由处方医师检查，护士再次检查。处方应由医师签字，并由药剂师验证。电子处方和使用计算机生成的处方可能会降低发生药物错误的风险（BOPA，2015）。

建议由两名注册护士在给药前对化疗药物进行核查。独立的"核对"包括以下几种。

① 由一名护士对处方和药物进行第一次检查，并签署"第一检查人"的图表，这项工作可在临床室进行。

② 第二次检查由即将进行化疗的护士进行，在患者旁边给药前立即进行，并在给药完成后签字（LCA，2015a；Wilkes，2018）。

框 4-3 列出了 5 项正确信息。

框 4-3　5 项正确信息

护士应该确保他们检查了这 5 项信息。
1. 正确的患者。
2. 正确的药物化疗方案（化疗处方应电脑生成，以降低出错的风险）。
3. 正确的剂量。
4. 正确的时间。
5. 正确的给药途径。

引自 Findlay 等，2008；ISMP，2007；NICE，2015；NMC，2010

四、全身性抗癌治疗的静脉给药

（一）定义

这是通过外周静脉或中央静脉给药的全身性抗癌治疗，是最常用的途径（Polovich 等，2014）。

（二）循证方法

相关理论

静脉注射的好处如下。

- 快速可靠地向肿瘤部位输送细胞毒性药物。
- 快速稀释药物，减少局部刺激和组织损伤的风险。
- 准确滴定药物，达到预期的效果。

给药方法：细胞毒性药物可以直接推注（图 4-2），通过 0.9% 氯化钠溶液进行侧壁的快速输注或连续输注。其选择取决于（Wilkes，2018）以下几方面内容。

- 细胞毒性药物的类型，如依托泊苷，仅作为输液使用。
- 药理学考虑，如稳定性和稀释需求。
- 静脉的刺激程度，如长春瑞滨是一种高度刺激性药物。
- 该药物是否为发疱剂。
- 药物装置的类型。

静脉推注的优点是静脉的完整性和任何早期外渗迹象都比静脉滴注更容易观察到。然而，由于药物与静脉内膜的持续接触，静脉推注会增加静脉刺激的风险，而导致疼痛，这使得很难区分静脉痉挛和外渗（Gabriel，2008），这也可能导致了不适当的快速用药（Weinstein 和 Hagle，2014）。

通常使用侧臂的大血管作为快速输液通道来进行快速静脉注射，这样确保最大限度地稀释了刺激性药物带来的潜在伤害，并使药物快速从给药部位和小血管中清除。缺点是较细的静脉可能无法承载药物快速输注，而导致药物倒流到输液管内，使得医师在检查血液回流和输液流速时，

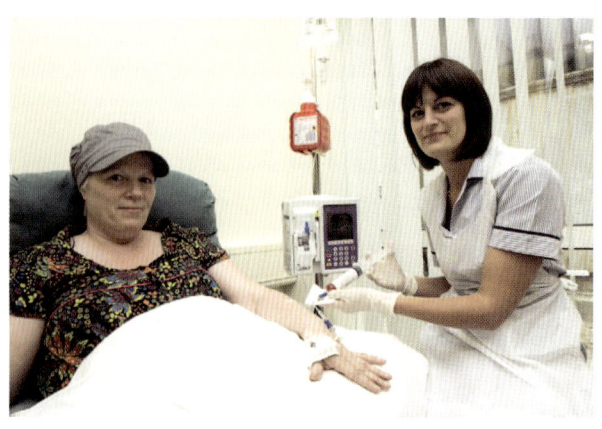

▲ 图 4-2　正在给药的化疗推注
引自 Dougherty 和 Lister，2011

需要夹闭输液管,从而中断了对输液过程的持续观察(Gabriel,2008)。

将该药物添加到输液袋中,可以进行更大程度的稀释药物,以减少化学刺激的可能性。考虑到与之相关的不良反应,一些药物只适合普通的输液(如依托泊苷引起的低血压),而长时间持续输注,对氟尿嘧啶(5-Fu)这类药物也是必需的,因为持续输注有助于减少其不良反应(如腹泻)。在长时间持续输注的过程中,输液装置的位置和通畅性不易评估,输液时间越长,装置移位、药物外渗等与输液装置相关的不良反应发生的可能性越大。

(三)操作前的准备

装置

SACT可通过外周导管或中心静脉通路装置(CVAD)给药。外周导管用于大剂量注射、短期或间歇性注射发疱剂和非发疱剂(框4-4)。然而,该装置与静脉炎和外渗风险增加有关(Gabriel,2008;INS,2006;Scales,2005)。中心静脉导管可用于静脉通路不良的患者、外渗风险高的患者,以及长期、高剂量或持续输注化疗的患者(Gabriel,2008;Weinstein和Hagle,2014;Wilkes,2018)。这些装置会增加患者感染和发生血栓的风险(Dougherty,2006a)。

对于外周血管,可使用静脉插管。选择的插入部位应为前臂的大静脉(头静脉或基底静脉)(译者注:原文如此,基底静脉应为贵要静脉),因为这些静脉更容易进入,降低了化学性静脉炎的风险。如果发生外渗,则会导致较少的问题(Weinstein和Hagle,2014)。下一个选择是手背,然后是手腕。肘前窝只能用作最后的选择,因为它会限制运动,且容易发生渗漏(Gabriel,2008;Weinstein和Hagle,2014)。一般原则是从远端静脉开始,在可能的情况下向近端静脉转换,并交替使用手臂(Weinstein和Hagle,2014),以确保某一静脉不会被反复的化学和机械性刺激损坏(Dougherty,2008a;RCN,2016)。

使用外周静脉途径时,应遵循以下原则。

框4-4 使用大尺寸或小尺寸外周血管通路装置的理由

大尺寸

- 使刺激性药物快速到达全身循环,不刺激外周静脉。
- 给药时间减少,因此,患者不需要在压力环境中花费太多时间。

小尺寸

- 刺穿后静脉壁损伤的可能性较小。
- 造成创伤和瘢痕形成的可能性较小。
- 针头置入时疼痛较轻。
- 小针周围的血流量增加会增加药物稀释,降低化学性静脉炎的风险。

- 开始给药时应首先检查通畅性,方法是检查血液回流,然后用10ml 0.9%的氯化钠溶液冲管,以确保没有阻力、肿胀或疼痛。然后,在给予2~4ml药物后,应重复检查血液回流(Gabriel,2008;Weinstein和Hagle,2014)。

- 应评估现场是否有静脉炎迹象。

- 当进行静脉注射(尤其是发疱剂)时,应观察该部位是否有浸润或渗出的迹象。

- 对于某些发疱剂,由于其通过外周静脉输注发生外渗和损伤的风险大于通过中心静脉的途径,因此,不得将这些药物通过外周静脉输注(Weinstein和Hagle,2014)。

此外,在可能的情况下,应为发疱剂的使用准备一个新的注射部位,以确保静脉是健康和明显的,尽管这不一定总是可能的。关于外周静脉注射细胞毒性药物给药存在一些争议(框4-5)。

中心静脉通路装置具有提供更可靠的血管通路的优势(表4-1)。这是因为中心静脉通路能够快速稀释和循环药物,并可避免与周围静脉输注相关的问题(如静脉炎、静脉刺激和疼痛)。然而,由于导管尖端的位置不正、导管故障、导管损坏、端口针移位或沿导管长度形成纤维蛋白鞘、装置故障、人为错误和系统问题,仍可能发生外渗(Dougherty,2006a;Mayo,1998)。

框 4-5　争议性问题：使用肘窝
支　持
• 较大的静脉允许快速输注药物。 • 与小静脉相比，大静脉能使刺激性药物更快地到达全身循环，刺激性也更小。 • 更容易触及，因此，增加穿刺成功率。
反　对
• 活动受限。 • 如果患者喜欢活动，则外渗的风险增加。 • 由于是深静脉，很难早期识别出渗出物。这意味着很难注意到不能被察觉的肿胀。患者也可能对疼痛反应延迟。 • 损伤可导致组织结构和功能丧失、溃疡和纤维化。

在通常情况下，护士在建立静脉通道时，没有评估相关静脉对患者预期治疗的适用性，这可能导致需要重复的静脉插管，以及治疗的过程中，出现静脉装置的故障（Moureau 等，2012）。与静脉装置和静脉适用性选择不当相关的并发症，如闭塞、化学性静脉炎和感染，可导致患者治疗延迟，并导致患者出现不必要的不适和疼痛。血管健康保护（VHP）框架是从英国在美国版本的基础上开发的（Jackson 等，2013）；重点是静脉评估、药物评估、最佳血管通路装置评估、定期评估需要的静脉装置和治疗（Hallam 等，2016）（图4-3）。护士对该框架工具的使用进行了积极评价，她们表示该工具有助于在临床实践中进行静脉评估（Hallam 等，2016）。该工具已证明改善了静脉置管的成功率和患者结局，并提高了工作效率（Moureau 和 Carr，2018）。

表 4-1　中心静脉通路装置（CVAD）类型

CVAD	优　点	缺　点	建　议
PICC	• 易于插入 • 易于拆卸 • 方便使用 • 小导管规格	• 感染和血栓形成的风险 • 不能自己护理	短期（＜6 个周期）间歇静脉注射治疗和慢速持续输注，如 FEC 或连续 5-Fu
植入式输液港	• 感染风险低 • 低维护 • 改善身体意象 • 不影响日常生活活动	• 外科手术植入 • 需要专业设备及技能 • 外科手术拔除	长期间歇性静脉治疗（＞6 个月），如曲妥珠单抗
皮肤隧道式导管	• 感染风险低 • 可以自己护理 • 高流速	• 血栓形成风险 • 大导管规格 • 外科手术拔除	水化和清髓治疗，如白血病诱导缓解治疗

FEC. 氟尿嘧啶、表柔比星、环磷酰胺；PICC. 经外周静脉置入中心静脉导管

操作指南 4-2　细胞毒性药物治疗：静脉注射	
必备物品	**医药产品**
• 患者的处方记录 • 患者的信息资料 • 个人防护设备 • 静脉注射（Ⅳ）包	• 塑料托盘中的药物

续　表

操作前	
准　备	目　的
1. • 向患者解释并讨论操作过程 • 评估患者的细胞毒性治疗知识。如果患者这方面的知识不足，应解释所涉及药物的使用、作用、剂量和潜在不良反应	确保患者了解操作流程，并给予有效的知情同意。患者有知情权（NMC，2010 Ⓒ；van der Molen，2005 Ⓔ）
2. 核对患者是否同意，并适合接受治疗	确保患者提供有法律效力的知情同意书，并适合治疗（NMC，2015 Ⓒ）
3. 开始操作前，戴上手套、穿上围裙	保护护士免受皮肤或衣物的局部污染（Polovich 等，2014 Ⓒ）。注意在使用谨慎的处理技术情况下，这种风险很小，但更换注射器或输液容器时，可能会发生飞溅
4. 为安全和无菌的给药流程准备必要的设备。这包括在治疗室的一个深塑料托盘上，准备初始的化疗输液袋	尽量减少局部和（或）全身感染的风险（Fraise 和 Bradley，2009 Ⓔ）。患者往往免疫力低下，有更大的医院感染风险（Weinstein 和 Hagle，2014 Ⓔ）。防止飞溅 Ⓔ
5. 在打开无菌包装之前，先核对另一名化疗主管护士检查过的处方和药物，然后，核对注射器或输液容器上的所有细节是否与患者的处方一致	确保给予患者的是已经分配给他的正确药物，防止浪费（NMC，2010 Ⓒ）
6. 注意药物的直接作用	在给药期间观察患者是否有任何已知的不良反应。准备处理发生的任何不良反应（NMC，2010 Ⓒ）
7. 把药物和处方带给患者	防止错误，并遵守专业指南（NMC，2010 Ⓒ）
8. 检查患者的身份、药物、剂量、给药途径和给药时间	确保药物给予正确的患者（NMC，2015 Ⓒ）
操　作	
9. 确保插入了适当的装置。检查装置位置，并向患者询问该位置周围的感觉	检查任何可能导致装置无法使用的问题，如静脉炎（Dougherty，2006a Ⓔ；Lavery 和 Ingram，2010 Ⓔ）
10. 检查静脉的通畅性，是否有血液回流，然后，用 0.9% 的氯化钠溶液冲管	确定静脉是否能适应额外的液体流量和刺激性药物，并保持通畅（Weinstein 和 Hagle，2014 Ⓔ）
11. 确保注射器小心地连接到给药装置、延长装置或注射帽的无针注射部位	防止断开连接和可能的污染（European Policy Recommendations，2016 Ⓒ）
12. 始终使用 Luer-Lok（螺口）注射器，确保良好连接	防止在给药的过程中，由于压力而产生的泄漏或分离，会造成喷洒和污染（European Policy Recommendations，2016 Ⓒ）

	续 表
13. 在更换输液袋时，小心取下遮光套、更换注射器和插入给药装置（必须将袋子平放在一个深塑料托盘上）	以避免泄漏或溅洒而污染护士或患者。防止误插和刺破袋子（European Policy Recommendations，2016 Ⓒ）
14. 操作结束时，检查注入部位或注入帽	确保无泄漏（European Policy Recommendations，2016 Ⓒ）
15. 如果发现任何人受到污染，立即用肥皂和水清洗该区域	防止局部皮肤反应（皮肤发痒、发红或发炎）。防止通过皮肤、黏膜等吸收（Polovich 等，2014 Ⓒ）
16. 按正确的顺序给药，先给止吐药，然后是发疱性细胞毒性药物，最后是所有其他药物	确保在静脉完整性最好的情况下，即在给药过程开始时，给予可能导致组织损伤的药物（Gabriel，2008 Ⓔ）
17. 确保正确的给药速度	防止"速度冲击"。防止静脉内出现额外的压力和刺激（Weinstein 和 Hagle，2014 Ⓔ）
18. 全程观察静脉是否有浸润或渗出的迹象，如注射部位的肿胀或渗漏。注意患者对该部位感觉的评述，如疼痛	尽早发现问题。以防止对软组织造成任何损伤，并使药物的剩余部分能够在另一个部位正确使用。以便能够及时治疗，从而最大限度地减少局部损伤，并尽可能为将来的治疗保留静脉通路（Polovich 等，2014 Ⓒ）（有关更多的信息，请参阅防止外渗的方法。）
19. 在给药之前和给药后用 5～10ml 0.9% 的氯化钠溶液冲洗装置	防止药物的相互作用。为了防止在拔除装置时，药物从穿刺部位泄漏（Dougherty，2008a Ⓔ）
20. 在整个操作过程中，注意患者的舒适性	尽量减少对患者的创伤。使患者参与治疗，并发现在下一次治疗中可能避免的任何不良反应和（或）问题 Ⓔ
操作后	
21. 记录给药细节，包括开始和停止的时间、输液部位和速度的检查，以及给药过程中出现的问题	避免重复治疗，并在出现疑问时提供参考，并遵守专业指南（NMC，2015 Ⓒ）

（四）并发症

外渗

(1) 定义：外渗是指药物渗入到组织中，当发疱剂渗入组织时，需要立即采取行动，以防止局部组织的损伤。而发疱剂是指任何渗入组织后，可致组织坏死形成水疱的溶液或药物，包括与 DNA 结合及非 DNA 结合的类型（INS，2016；Polovich 等，2014）。

(2) 相关理论：重要的是要识别和区分外渗、渗出或耀斑反应。

渗出是指非发疱剂溶液/药物泄漏到周围组织中（INS，2016）。这些药物通常不会导致组织的坏死，但会因局部的炎症反应或周围组织压迫（如果大量渗出）而导致长期的损伤，这被称为间隔综合征（Dougherty 和 Lister，2015；RCN，2016）。耀斑反应是对某种药物的局部炎症反应，表现为沿着静脉走向的红色痕迹或红色斑点，但没有疼痛（尽管该区域可能会感到瘙痒）（Polovich 等，2014；Wilkes，2018）。它发生在 3%～6% 的患者中（How 和 Brown，1998）。耀斑反应是由组胺释放导致的静脉炎症反应引起的，以红色和斑点为特征，并可能导致小风团形成，具有类似于

第 4 章 全身性抗癌治疗的管理
Administration of systemic anticancer therapies

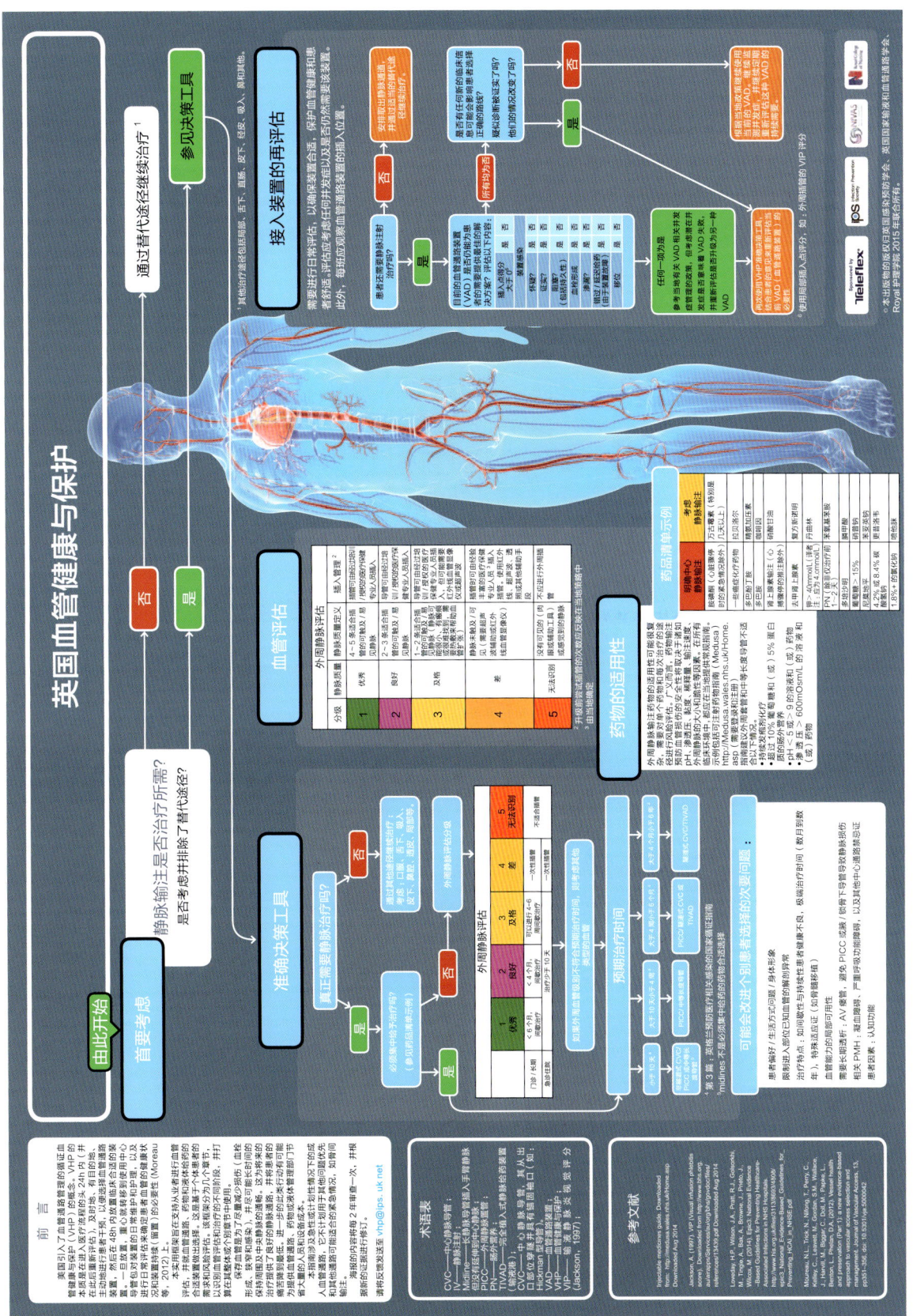

▲ 图 4-3 血管健康海报

引自 Hallam 等，2016，Sage 出版社授权许可

荨麻疹的外观。它通常在 30～60min 消退，其中 86% 在 45min 内消退（How 和 Brown，1998）。减缓输注速度可能会有所帮助，但局部类固醇药物的应用可在几分钟内缓解症状（Schulmeister，2009；Weinstein 和 Hagle，2014）。

发疱剂外渗后的组织损伤有许多原因（Polovich 等，2014；Schulmeister，2009）。

- 药物是否与 DNA 结合。

— DNA 结合发疱剂（如阿霉素、表柔比星）与健康细胞 DNA 结合，导致细胞死亡。然后存活的细胞继续吸收细胞外物质，随着 DNA 结合发疱剂被保留，并在组织中循环，这就形成了一个持续的组织损伤循环，有时会持续很长一段时间（Goolsby 和 Lombardo，2006；Polovich 等，2014；Schulmeister，2009）。

— 非 DNA 结合发疱剂（如紫杉醇、长春花碱）对细胞有间接而非直接作用。最终在组织中代谢，然后失效（比 DNA 结合发疱剂更容易）（Polovich 等，2014）。

- 组织中发疱剂药物的浓度和数量。
- 外渗的位置，如手、手臂。
- 患者的因素，如年龄较大、合并有其他疾病。

(3) 循证方法：外渗是静脉化疗的常见并发症，但一般来说，这是一种诊断不足、治疗不足和报道不足的情况（Stanley，2002）。外渗的发生率估计在所有细胞毒性药物治疗中占 0.5%～6.0%（Goolsby 和 Lombardo，2006；Kassner，2000；Khan 和 Holmes，2002；Lawson，2003；Masoorli，2003），一些外渗的估计在 23%～25%（Roth，2003）。中心静脉装置降低了外渗的发生率，但仍有可能发生外渗，据估计，使用静脉港的外渗发生率高达 6%（Masoorli，2003）。然而，外渗虽然发病率较低，但由于发现延迟，因此，损伤的严重程度要大得多（Kassner，2000；Polovich 等，2014；Stanley，2002）。即使从业者有多年的经验，发疱剂的外渗也可能发生，并且是一个极度紧张的事件，但本身并不是疏忽行为（Weinstein 和 Hagle，2014）。如果要避免未经治疗或管理不善的外渗后果，早期发现和治疗至关重要（框 4-6 和图 4-4）。这些表现如下（Polovich 等，2014）。

- 起疱（通常发生在外渗后 1～2 周）。
- 皮肤脱皮和脱落（外渗后约 2 周）。
- 组织坏死（外渗后 2～3 周），伴有疼痛。
- 肌腱、神经和关节受损。
- 受影响区域的功能和感官损伤，如肢体畸形。
- 四肢或胸壁的严重损伤。

这些因素都可能导致住院和做整容手术、疾病治疗延迟和患者心理痛苦。

在使用任何发疱剂药物之前，护士应该知道哪些药物能够引起组织坏死。损伤通常与药物与 DNA 的结合能力、pH、药物渗透压或血管的收缩性有关（框 4-7）。配制药物时，不应超过其推荐的浓度高限，并应核对药物说明

框 4-6　防止外渗需考虑的事项

- 监控输液过程。
- 输液装置的位置。
- 高风险患者。
- 药物种类。
- 设备类型。
- 给药方法。
- 从业人员的技能。
- 告知患者。

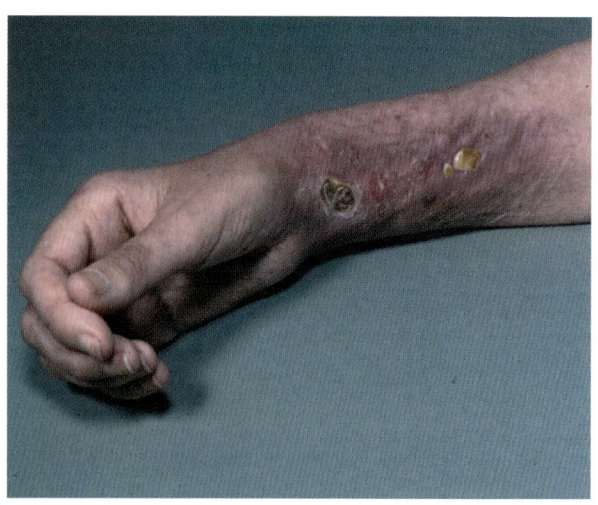

▲ 图 4-4　外渗

引自 Dougherty 和 Lister，2011

框 4-7　常用的发疱性细胞毒性药物举例
A 类药物
• 长春花生物碱类 　- 长春花碱 　- 长春地辛 　- 长春瑞滨 　- 长春新碱 　- 长春氟宁 • 紫杉醇
B 类药物
• 氨吖啶 • 卡莫司汀（浓溶液） • 达卡巴嗪（浓缩溶液） • 更生霉素 • 柔红霉素 • 阿霉素 • 表柔比星 • 去甲氧基柔红霉素 • 氨柔比星 • 放线菌素 D • 丝裂霉素 C • 氮芥 • 链佐星

框 4-8　外渗的可能原因
外周装置
• 静脉壁刺穿或损伤 • 套管移位脱出静脉 • 在最近静脉穿刺或导管部位远端静脉注射发疱剂（＜24h）
中心静脉通路装置
• 静脉穿破 • 导管渗漏、破裂或断裂 • 导管与植入端口分离 • 针未完全插入植入的端口 • 针从植入口移位 • 纤维蛋白鞘——导致药物从插入部位沿导管回流

引自 Mayo，1998；Polovich 等，2009；Schulmeister，1998

框 4-9　有外渗风险的患者
• 婴幼儿 • 老年患者 • 无法沟通的人，如镇静、无意识、理解障碍、语言问题 • 慢性疾病患者，如癌症、周围血管疾病、上腔静脉综合征、淋巴水肿 • 服用抗凝药、类固醇 • 反复静脉插管/静脉穿刺的患者 • 静脉脆弱或血小板减少的患者

引自 Boulanger 等，2015；INS，2016；Polovich 等，2014；Sauerland 等，2006 年

书推荐的给药方式，如滴注，还是推注。如果对药物输注有任何疑问，应参考说明书或者向药师寻求帮助。应考虑混合发疱药物外渗的治疗方法，即先给予哪种解毒药。例如：如果药物 A 和药物 B 在同一输液中，并且它们需要不同的解毒药，但是如果药物 A 比药物 B 造成更大的损害，正确的做法是对药物 A 使用解毒药（How 和 Brown，1998）。

外渗的可能原因见框 4-8。

①防止外渗的方法：护士的重点应放在安全的静脉技术和实施降低风险的策略上（Weinstein 和 Hagle，2014），其中包括以下策略。

● 患者风险：对高风险的患者，应更密切地观察外渗情况（框 4-9）。

● 装置的类型：使用钢制针头与更大的外渗风险相关，因此，不应鼓励使用；应使用塑料套管代替（INS，2016；Polovich 等，2014；Rodrigues 等，2012；Sauerland 等，2006）。应尽可能通过新建立的插管给予发疱剂（Dougherty，2008a；Goolsby 和 Lombardo，2006），并考虑 24h 后更换插管位置（Wilkes，2018）。

但是，如果液体自由流动，血液回流良好，且现场没有红斑、疼痛或肿胀迹象，没有理由对患者进行第二次插管（Weinstein 和 Hagle，

2014)。如果外周静脉装置建立困难，则可考虑行中心静脉置管，图4-3[血管健康与保护（VHP）]中的工具可对这种决策提供参考（Hallam等，2016）。

● 装置的位置：最适合放置外周血管置管的位置是前臂（INS，2016；Schrijvers，2003；Weinstein和Hagle，2014）。然而，相对于前臂较小的静脉，手背上较大的直静脉更可取（Weinstein和Hagle，2014）。应避免将套管放置在关节上方，因为该区域的组织损伤可能会限制未来关节的运动。此外，由于神经和肌腱等局部结构有损坏的风险，因此，不应将前肘窝用于注射发疱剂（Gabriel，2008；Weinstein和Hagle，2014）。应避免在循环受损、硬化、血栓形成或瘢痕形成的肢体部位进行静脉穿刺，也要避免在最近的穿刺点远端进行插管（Goolsby和Lombardo，2006）。

● 药物顺序：在输注完止吐药后，开始进行细胞毒性药物输注时，应首先给予发疱剂（Goolsby和Lombardo，2006；Wilkes，2018）。框4-10概述了原因（Weinstein和Hagle，2014）。

②给药方法：许多发疱剂必须以缓慢推注的形式给予，通常是通过输注相容液体的快速静脉通道的侧通道进行输注，例如，将阿霉素或表阿霉素从输注生理盐水的静脉通道侧管注入。如果要反复输注，则CVAD可能更合适（Stanley，2002；Weinstein和Hagle，2014）。

框4-10 药物测序：首先或最后给予发疱剂的原理

先用发疱剂
- 血管完整性随时间的推移而降低
- 开始治疗时，静脉最稳定，刺激最少
- 静脉通畅性的初步评估是最准确的
- 患者对变化的认识更加敏锐

持续使用发疱剂
- 发疱剂具有刺激性，增加静脉脆弱性
- 可能发生静脉痉挛并掩盖外渗迹象

改编自 Weinstein 和 Hagle，2014；Wilkes，2018

监测部位并早期识别外渗：在注射发疱剂之前，用5～10ml 0.9%氯化钠溶液冲洗，以确认静脉通畅性，并在注射后经常监测（Goolsby和Lombardo，2006；Weinstein和Hagle，2014）。建议每推2～5ml检查一次血液回流，但不能作为给推注时的关键标志；每5～10min监测一次该部位是否有肿胀（Weinstein和Hagle，2014）。如果在30min内注射发疱剂，则应持续观察该部位（Wilkes，2018）。

重要的是，护士不能依赖输注泵因下游阻塞而报警来提醒她/他发生了渗透或渗出（Huber和Augustine，2009；INS，2016；Marders，2005）（表4-2和框4-11）。

表4-2 外渗的护理评价

评估参数	潮红反应	静脉刺激	即刻表现 即给药期间	迟发性表现，即外渗24h后
疼痛	无	沿着静脉和四肢的疼痛、跳动感	严重刺痛或灼痛（不总是存在）。这可能会持续几分钟到几小时，最终会消退。在给药期间发生在给药装置处和周围区域	可以在外渗后继续或48h内开始。随着时间的推移，疼痛可能会加剧
发红	立即出现斑点或沿着静脉走行，无论是否治疗（通常是用类固醇霜），这种表现通常会在30～45min消退	静脉可能变红或发黑	并非总是立即出现，更容易看到的是皮肤变白。当局部发炎时，装置处周围会出现发红	延迟发生

（续　表）

评估参数	潮红反应	静脉刺激	即刻表现 即给药期间	迟发性表现，即外渗 24h 后
肿胀	不太可能出现	不太可能出现	可能立即发生，但并不总是容易立即识别	通常在 48h 内
回血	通常存在	通常存在，但可能需要热敷，以改善血液回流	无法获得回血（外周血或中心静脉），但回血可能贯穿整个过程	
溃疡	不太可能出现	不太可能出现	不太可能出现	可能在 48～96h 发生，但形成溃疡可能需要 3～4 周的时间
其他	不太可能出现	无	输注质量或注射器压力的变化	局部刺痛和感觉缺陷

框 4-11　外渗的征象

- 患者抱怨注射部位出现烧灼、刺痛或任何其他急性变化，尽管这种情况并不总是存在（Wilkes，2018）。这应与寒冷或某些药物可能的刺激，引起的静脉痉挛相鉴别，药物引起的通常被描述为持续性或紧绷样的疼痛（Wilkes，2018），任何感觉的变化都需要进一步调查（Goolsby 和 Lombardo，2006）。
- 肿胀是一种常见症状（Polovich 等，2014）。注射部位也可能出现硬化或渗漏。如果患者的导管位于皮下深层脂肪区域、深静脉或通过后静脉壁（Dougherty，2008a）发生泄漏，则肿胀不一定能马上被发现。
- 皮肤发烫（Comerford 等，2002）。注射部位周围可能出现红斑，但通常不会立即出现（Wilkes，2018）。重要的是要将其与潮红反应区分开来（Polovich 等，2014）。
- 回血是所有迹象中最具误导性的表现，尤其是与外周装置相关的。在外周装置中，如果回血缓慢或没有回血，可能表明装置不畅通或位置不正确。但是，如果没有其他明显征象，则不应将其视为导管不在静脉内，因为静脉有多种原因不回血。即使在血液回流良好的情况下也可能发生渗漏，因为装置可能仍在静脉中，但外渗可能发生在后静脉壁（Wilkes，2018）。应调查血流量的任何变化（Weinstein 和 Hagle，2014；Wilkes，2018）。在中心静脉通路装置（CVAD）中，应该总是有回血。如果没有回血，应按照步骤验证针和针头的位置是否正确，或分解纤维蛋白鞘（图 4-5）。
- 如果使用推注（Stanley，2002）给药，注射器的推杆会感觉到阻力。
- 输注药物时，液体停止自由流动，并排除了装置位移等其他原因（Polovich 等，2014；Stanley，2002）。
- 静脉导管或植入端口针头周围渗漏（Polovich 等，2014）。

可能存在上述一种或多种情况。如果怀疑或确认有外渗，必须立即停止注射或输液，并采取措施（INS，2016；Polovich 等，2014；Weinstein 和 Hagle，2014）

(4) 法律和专业问题

① 职业要求：如今，护士被指控失职的原因中，渗透和外渗损伤是一个值得关注的领域（Dougherty，2003；Masoorli，2003；Roth，2003；Weinstein 和 Hagle，2014）。因此，护士必须具备正确的知识和技能来完成以下工作是至关重要的（Dougherty 2008b；Goolsby 和 Lombardo，2006；Sauerland 等，2006；Schrijvers，2003）。

- 正确选择设备和位置。
- 能够使用最合适的血管扩张技术。
- 早期认识到渗透和外渗，并能迅速采取行动。

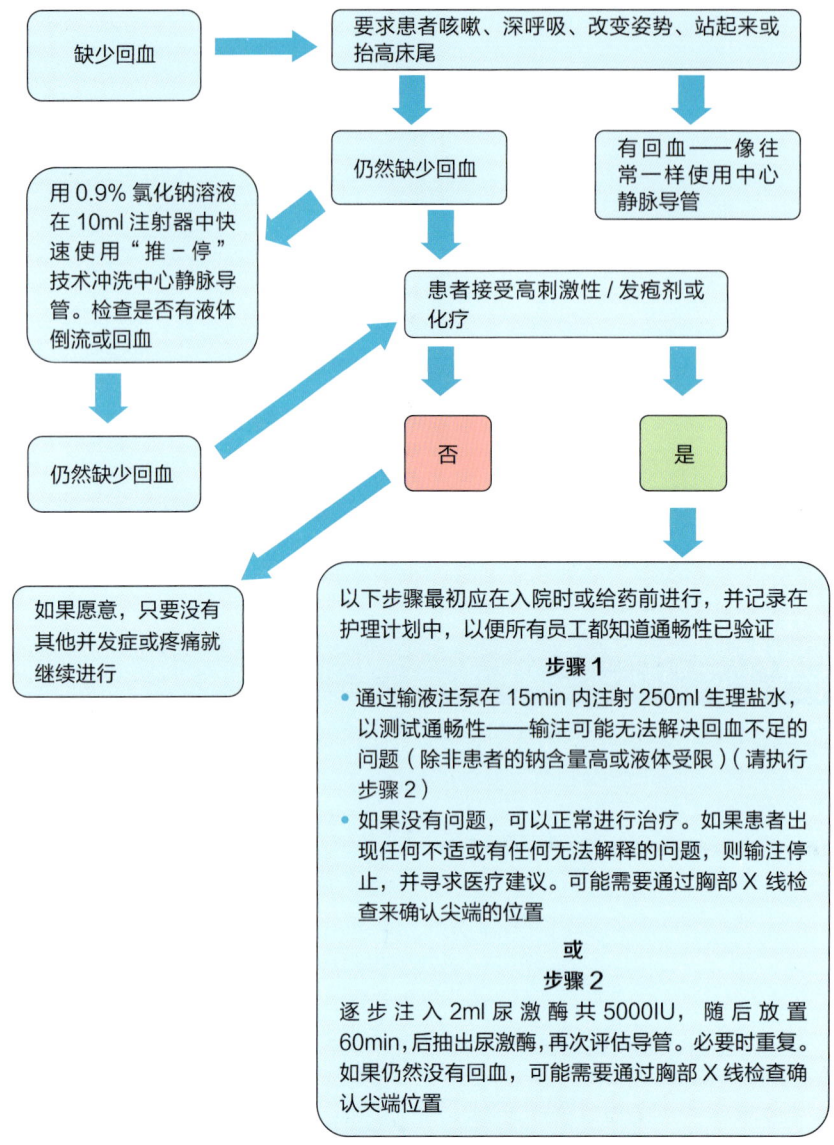

▲ 图 4-5 持续性回抽困难的处理流程图
引自 Dougherty 和 Lister，2011

第一次插管成功是最理想的，因为已知发疱剂会渗入以前插管的静脉入口部位的组织（Gault 和 Challands，1997）。这也包括进入一个端口，因此，选择合适的穿刺针，并充分固定装置至关重要（Camp-Sorrell，2005）。

②知情同意：应告知患者使用发疱剂的潜在问题，以及外渗的可能后果（Polovich 等，2014；Sauerland 等，2006；Stanley，2002；Weinstein 和 Hagle，2014）。向患者提供足够的信息，确保患者能早期认识和配合，因为患者是第一个注意到疼痛的人。应嘱咐患者及时报告任何感觉变化，如灼伤或刺痛（Goolsby 和 Lombardo，2006）。

(5) 操作前的准备
①设备
● 外渗套件：推荐使用外渗处理工作包，以提供即刻处理（Khan 和 Holmes，2002）。工作包应根据各个机构的需要进行组装。应将其保存在所有工作人员定期使用发疱剂药物的区域，以便工作人员能够立即使用设备（Gabriel，2008）。该工作包应简单，避免混淆，但足够全面，以满足所有合理的需求（Wilkes，2018）（操作指南 4-3）。说明书应清晰易懂，程序图的使用使员工能够轻

松地遵循管理流程（图 4-6）。

英国国家（图 4-3）和地方（图 4-7）都开发了决策工具，以解决与选择正确的血管通路装置（Vessel Health Preservation；Hallam 等，2016），以及外渗的分级（表 4-3）（INS，2016）。

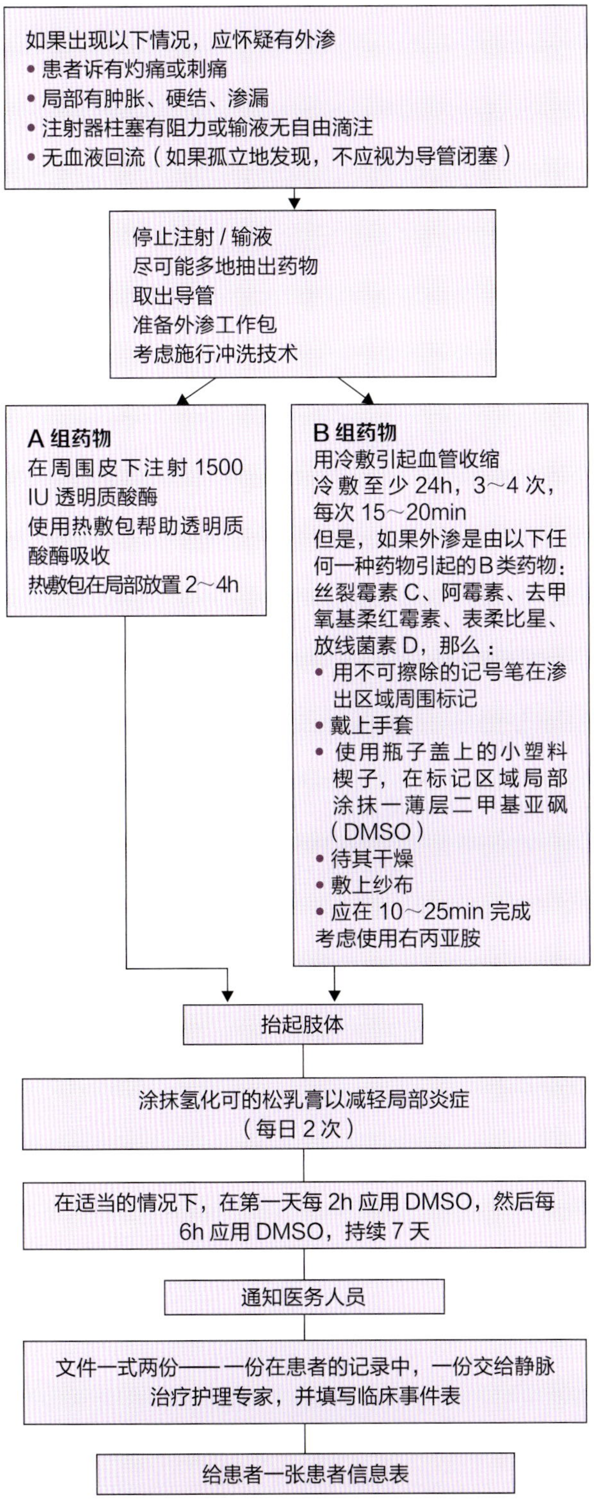

②药理学支持：许多"解毒药"是可用的，但缺乏科学证据来证明其价值，因此，解毒药的作用仍然不明确（Polovich 等，2014）。主要有两种方法：a. 局部中和，使用透明质酸酶（CP Pharm-aceuticals，1999）；b. 扩散和稀释，使用解毒药（Stanley，2002）。如果不是通过导管注射解毒药，则使用小规格（25 号）针头向渗出面中心在受影响区域周围和上方注射少量的解毒药。此操作会给患者带来相当大的不适，如果要处理大面积的问题，应考虑镇痛（Stanley，2002）。

● 透明质酸酶：这是一种分解透明质酸的酶，透明质酸是组织"水泥"的正常成分，通过允许外渗液体快速（10min 内）扩散，并在 24～48h 恢复组织的通透性，有助于减少或防止组织的损伤（Doellman 等，2009；Few，1987；INS，2016）。通常剂量为 1500IU（Bertelli，1995）。应在外渗后 1h 内注射，最好是通过原位静脉注入输液装置，将酶输送到同一组织（Perez Fidalgo 等，2012；Weinstein 和 Hagle，2014）。

注：透明质酸酶增加局部麻醉药的吸收。因此，如果在外渗后 6h 内对该区域进行了局部麻醉，如在置管前使用了丁卡因凝胶，则应监测患者全身麻醉的症状和体征，如出现脉率增加和呼吸减慢，应立即通知医师（Joint Formulary Committee，2018）。

● 皮质类固醇激素：尽管炎症不是组织坏死的一个显著特征（Camp-Sorrell，1998），而且似乎没有什么益处，但长期以来，人们一直主张处理蒽环类药物外渗时，将其作为减少炎症成分的治疗方法。现在的数据不鼓励使用局部注射的皮质类固醇，因为几乎没有证据支持它们的使用（Bertelli，1995；Gault 和 Challands，1997；Perez Fidalgo 等，2012；Wickham 等，2006）。然而，类固醇激素乳霜可以帮助减少局部损伤和刺激（Stanley，2002）。

▲ 图 4-6 外渗管理流程图
DMSO. 二甲亚砜
引自 Dougherty 和 Lister，2011

Royal Marsden 癌症护理精要
The Royal Marsden Manual of Cancer Nursing Procedures

> 任何通过连续动态药物输送系统或 TPN 输送的药物必须通过中心静脉通路进行

患者识别标签		日期	
	治疗方案		
	计划治疗时间		

静脉评估	是	否	
缺乏较大的可见静脉			患者是否有足够质量的外周静脉，以提供所需水平的静脉通路？您的团队是否具备必要的技能水平，以便在每次就诊时为患者建立外周静脉通路？
前臂广泛水肿/脂肪组织			
目标静脉充盈不足			
静脉壁明显僵硬			
前臂和（或）上臂呈明显的蜂窝组织			

静脉可用性	是	否	
腋窝淋巴结清除			在建议的治疗期内，患者是否有可用的外周静脉（治疗静脉的轮换和退化）
上肢/腋窝/SVC 静脉血栓形成			
前臂广泛的皮肤损伤			
曾经 CVA 置管			
出现血栓性静脉炎			

VAD 插入和通畅因素	是	否	
脆弱的皮肤质量			对于有外周静脉通路的患者，是否会增加导管脱出、血肿形成或血栓性静脉炎的风险？
血小板减少 $< 50 \times 10^9$/L			
抗凝治疗，如华法林、阿司匹林、低分子肝素			患者是否有感染的风险增加，如长期类固醇治疗。
焦虑/针状物恐惧症			

影响长期静脉通路通畅的因素	是	否	
发疱剂和（或）刺激性治疗大于 > 6 周期			如果需要强化液体管理（如浓缩电解质），患者会接受治疗吗？
预期的强化静脉治疗 如血制品、电解质支持、液体支持、多重抗菌疗法			患者静脉退化和血栓性静脉炎的风险是否增加？ 皮肤隧道导管或植入端口会降低患者感染部位的风险吗？
预期持续中性粒细胞减少期（$< 0.5 \times 10^9$/L，持续时间 > 7 天）			

可能影响外周静脉通路的并发症	是	否	
糖尿病			在进行静脉通路评估时，必须考虑并发症对患者个体的影响。
周围血管疾病			
Raynaud 现象			患者是否能够应对 CVAD 的出现，并向有关团队报告不良事件？
低血压			
其他（请注明）：			
其他（请注明）：			

医生推荐的静脉通路装置：	
说明	

医生和患者同意的静脉通路装置：	
说明	

第 4 章　全身性抗癌治疗的管理
Administration of systemic anticancer therapies

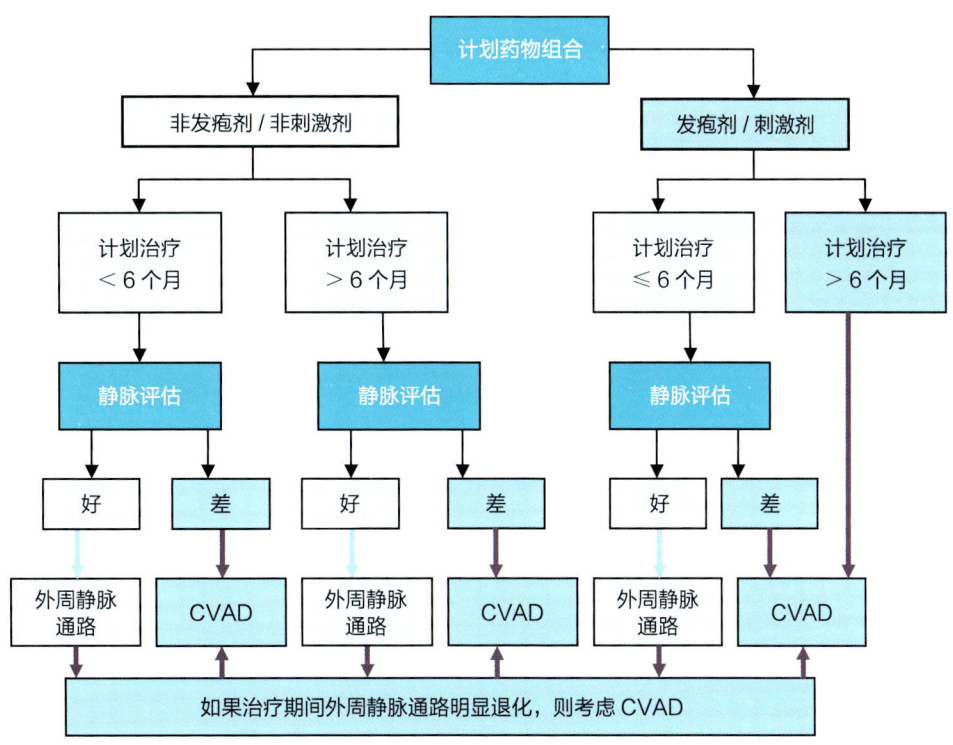

▲ 图 4-7　血管通路装置的决策工具
CVAD. 中心静脉通路装置
引自 Dougherty 和 Lister，2015

● 二甲基亚砜（DMSO）：这是一种局部应用的溶剂，可以改善发疱剂的吸收。它是一种有效的自由基清除剂，能迅速渗透组织，并防止损伤 DNA（Bertelli，1995；Doellman 等，2009）。关于局部 DMSO 临床应用的报告显示，它对外渗有效且耐受性良好（Bertelli，1995）。但是，这是基于高剂量（99%）的溶液，该溶液并不总是可用（Pérez Fidalgo 等，2012）。二甲基亚砜的不良反应包括瘙痒、红斑、轻度灼烧和特有的呼吸气味（Bertelli，1995）。

● 右丙亚胺（Savene）：右丙亚胺是一种临床上用于减少阿霉素心脏毒性的拓扑异构酶Ⅱ催化抑制药，它首先通过了动物实验（Langer 等，2006），随后少量用于外渗的患者（Doroshow，2012）。外渗后应尽快静脉注射，似乎可以减少蒽环类药物对组织损伤的范围和持续时间。3 倍剂量看起来比单次剂量更有效（El-Saghir 等，2004；Langer 等，2000）。在两项多中心的研究中，使用右丙亚胺减少了手术干预的必要性，晚期的后遗

症，如疼痛、纤维化、萎缩和感觉障碍被认为是轻微的（Doroshow，2012；Mouridsen 等，2007）。

一个共识小组（Jackson，2006）提出了使用右丙亚胺的建议，欧洲肿瘤护理协会（2007）对这些建议作了进一步的修改，建议在外周给药引起的蒽环类药物外渗中，应咨询现场专家或小组以确定是否使用右丙亚胺。绝对适应证是如果周围的外渗体积超过 3～5ml，并且在中央静脉通路装置外渗的情况下（Langer，2008）。目前，在许多治疗蒽环类药物外渗的流程中推荐使用右丙亚胺（Gonzalez，2013；INS，2016；Pérez Fidalgo 等，2012；Roe，2011；Vidall 等，2013）。请参阅图 4-8。

● 粒细胞 - 巨噬细胞集落刺激因子：粒细胞 - 巨噬细胞集落刺激因子（GM-CSF）是一种生长因子，对促进伤口愈合和诱导肉芽组织形成有效（El-Saghir 等，2004；Ulutin 等，2000）。

③非药理学证据

● 停止输液 / 注射并吸出药物：似乎大多数作者都同意，一旦怀疑药物外渗，尽可能多地吸

199

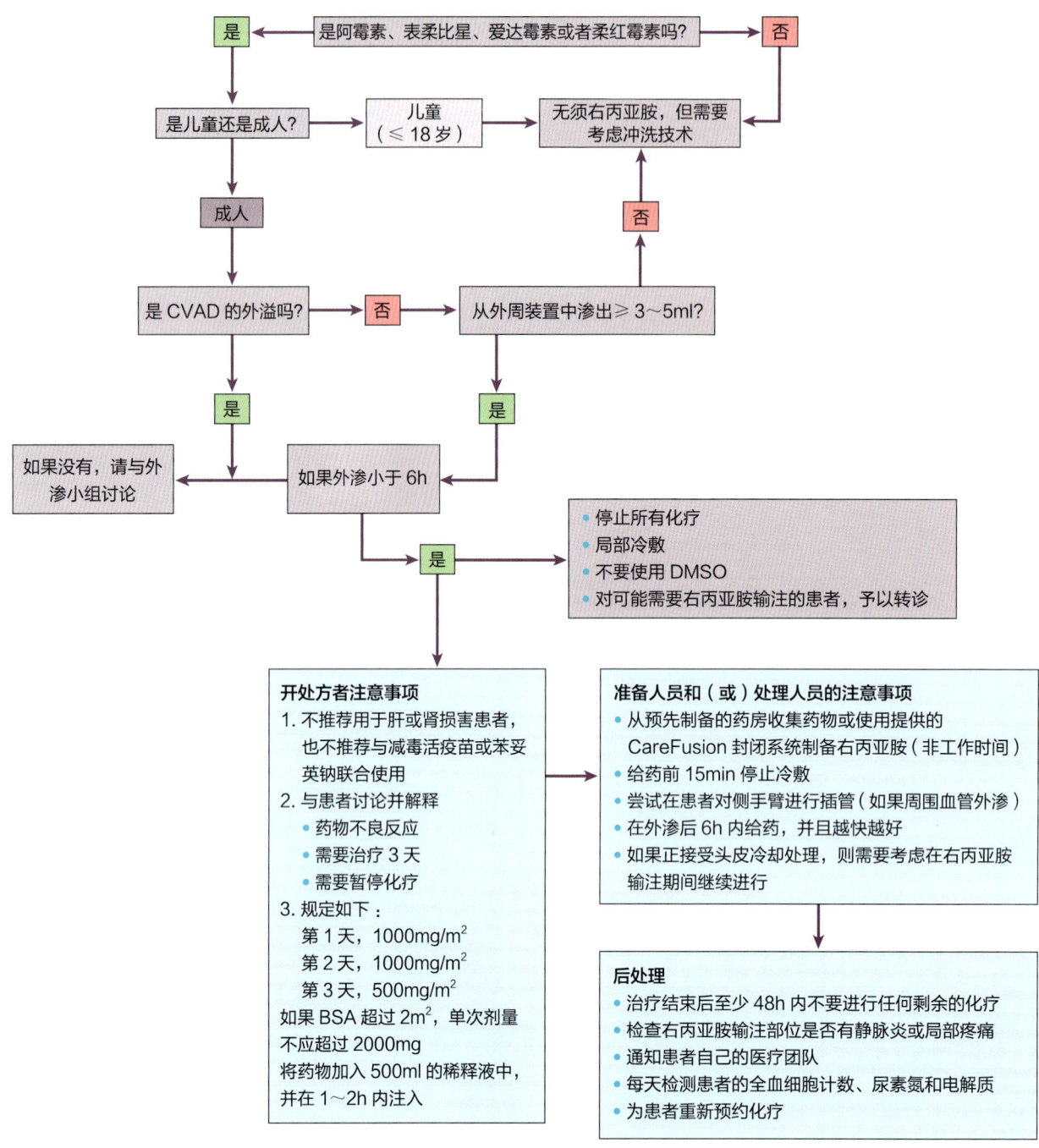

▲ 图 4-8 发生外渗后右丙亚胺使用流程图

出药物是有益的（Polovich 等，2014；Rudolph 和 Larson 1987；Weinstein 和 Hagle，2014），可以帮助降低该区域的药物浓度（Goolsby 和 Lombardo，2006）。然而，只有在推注时才可能立即停药，因为如果药物是通过输液输注的，则需要停止输液，并连接注射器以尝试抽吸。如果外渗表现为凸起的水疱，则抽吸可能成功，但如果组织湿软，则抽吸可能失败（CP Pharmaceuticals，1999；Stanley，2002）。抽吸可能有助于减少损伤的范围。在实践中，它可能收效甚微，而且经常给患者增加痛苦（Gault 和 Challands，1997）。抽出含药物血液的可能性很小[如 Ignoffo 和 Friedman（1980）所建议的那样]，医师可能会浪费宝贵的时间尝试抽血，这可能导致管理流程的其余部分延迟。

• 拔除装置：一些临床医师主张将外周血

管通路装置留在原位，通过装置将解毒药注入受影响的组织（Kassner，2000；Stanley，2002；Weinstein 和 Hagle，2014）。但是，其他人建议拔除静脉装置，以防止注射溶液增加受影响区域的大小（CP Pharmaceuticals，1999；Rudolphand Larson，1987）。似乎没有研究证据支持这两种做法。

- 冷敷或热敷的应用：除了长春花生物碱类和一些非细胞毒性药物之外，冷敷似乎是比热敷更好的选择（Bertelli，1995，CP Pharmaceuticals，1999）。冷敷会导致血管收缩，使药物在组织中定位，并减少炎症，可能会让局部血管和淋巴系统有时间容纳药物（INS 2016）。应用时间为 15~20min，每天 3~4 次，最多 3 天（Polovich 等，2014；Wilkes 2018）。热敷促进血液流动，并通过组织分散药物（Polovich 等，2014；Weinstein 和 Hagle，2014）。增加血流量也会降低局部药物的浓度，从而提高疼痛的缓解和局部肿胀的再吸收。

- 肢体抬高：建议这样做，因为它可以最大限度地减少肿胀（Rudolph 和 Larson，1987）。这可以通过使用布拉德福德吊带来实现，但通常建议外渗发生在手部时使用。应鼓励轻轻移动，以防止受损区域与下层组织发生粘连（Gabriel，2008；INS，2016）。

- 外科技术：现在人们已经认识到，整形外科会诊应作为去除含有药物的组织管理流程的一部分进行。建议进行手术干预，尤其是当病变＞2cm，外渗后 1~2 周仍有明显的残余疼痛，或尽管采取了局部治疗措施，但损伤后 2~3 周仍未愈合（Goolsby 和 Lombardo，2006；Pérez Fidalgo 等，2012）。吸脂套管可用于抽吸外渗的物质和皮下脂肪，或冲洗技术可去除外渗药物而无须切除和行皮肤移植术。

- 冲洗技术：如果皮下脂肪很少，建议使用生理盐水冲洗技术，尤其是在最初 24h 内冲洗（Dionyssiou 等，2011；Gault，1993）。有人认为它比手术的创伤小、成本低。只有经过适当培训的医师或护士才能对没有明显皮肤损伤或大面积肿胀的情况下，对浅表的外周血管外渗进行冲洗（Dougherty 和 Oakley，2011）。作一些小的切口，并使用大量的 0.9% 的氯化钠溶液冲洗外渗药物（Dougherty 和 Oakley，2011；Gault 和 Challands，1997）；如果在外渗 24h 内进行，则更为有效（Dionyssiou 等，2011）（操作指南 4-4）。

操作指南 4-3　外渗的处理：外周导管

在药剂师和医务人员的协助下，制定外周导管药物外渗处理的详细流程

必备物品

- 凝胶包 ×2：一个放在冰箱里，一个用于加热（加热包使用电热毯）
- 2ml 注射器 ×1
- 25G 针头 ×2
- 乙醇棉签
- 记录表
- 外渗处理流程资料
- 患者信息

医药产品

- 透明质酸酶每 2ml 灭菌注射用水 1500U
- 1% 氢化可的松乳膏 15g×1
- 右丙亚胺（Savene）（可选）

续 表

处 理

操 作	说 明
1. 立即停止注射或输液，将导管留在原位	尽量减少局部伤害，允许尝试吸出药物（Polovich 等，2014 **C**；RCN，2016 **C**）
2. 如果是输液，请洗手并戴上手套。然后断开输液，消毒无针连接器并连接注射器	从导管抽吸药物 **E**
3. 从装置和可疑外渗部位吸出任何残留的药物	尽可能减少局部损伤，但仅在适当情况下尝试。除其他因素外，随后的损伤还与渗出量有关（INS，2016 **C**；Polovich 等，2014 **C**；RCN，2016 **C**）
4. 拔除导管	防止该装置被用于解毒药的使用（INS，2016 **C**；Rudolph 和 Larson，1987 **E**）
5. 考虑联系外渗团队，确定冲洗技术是否合适（图 4-6）	如果怀疑有外渗，立即冲洗最有效（Gault，1993 **E**）
6. 领取外渗处置包，并带到患者那里	它包含处理外渗所需的所有物品（Dougherty，2008a **E**；Stanley，2002 **E**）
7. 选择 A 组药物 • 将 1500U 的透明质酸酶加注射用水稀释到 1ml，然后在导管周围的外渗区域皮下注射 0.1～0.2ml • 使用热敷包 或者 B 组药物（以下所列除外） • 立即使用冰袋或冰块 或者 如果 B 组药物（丝裂霉素 C、阿霉素、去甲氧基柔红霉素、表柔比星、放线菌素 D）有外渗 • 用不可擦除的记号笔在渗出区域周围画出 • 戴上手套 • 使用瓶子盖上的塑料涂药器，在标记区域局部涂抹一薄层二甲基亚砜（DMSO），使之干燥 • 敷上纱布 • 应在 10～25min 完成 或者 如果多柔比星、表柔比星、去甲氧基柔红霉素或柔红霉素外渗（外周静脉外渗 5ml 或以上，或者中心静脉导管出现任何容积的外渗），则应停止冷敷，不要使用 DMSO，并联系外渗团队成员，建议使用右丙亚胺	这是 A 组药物的推荐药剂。热敷包能加速药物被组织的吸收（Bertelli，1995 **E**） 定位渗出区，减缓细胞代谢，减少组织破坏面积，减轻局部疼痛（Polovich 等，2014 **C**） DMSO 是这些蒽环类药物的推荐药剂，有助于减少局部组织损伤（Bertelli，1995 **E**） 冷敷和二甲基亚砜会干扰右丙亚胺的疗效，应在外渗后尽快给药（El Saghir 等，2004；Langer 等，2000）

	续 表
8. 尽可能抬高患肢和（或）鼓励运动	减少肿胀，防止受损区域黏附在下层组织上，这可能导致运动受限或神经病变（Wilkes，2018 Ⓔ）
处理后	
9. 尽早通知医务人员，并服用任何其他处方的解毒药，如右丙亚胺	如果考虑到患者的最佳获益，应能采取与既定策略不同的方法。通知医师开解毒药物 Ⓔ
10. 每日 2 次使用 1% 氢化可的松乳膏外擦，并指导患者如何使用。只要红斑持续存在，就要继续使用	减少局部炎症，提高患者的舒适度（Stanley，2002 Ⓔ）
11. 在适当的情况下，在第 1 天每 2h 应用 DMSO 一次，然后每 6h 应用 DMSO 一次，最多 7 天［患者需要将此处方作为外带药（TTO），必要时在家继续治疗］	帮助减少局部组织损伤（Bertelli，1995 Ⓔ）
12. 热敷包（A 组药物）应在初始治疗 2~4h 后重复使用。冰袋（B 组药物）应使用 15~20min，每天 3~4 次，最多 3 天	使类固醇的效应局限于外渗区域。为了减轻局部疼痛，提高患者的舒适度（Bertelli，1995 Ⓔ；Wilkes，2018 Ⓔ）
13. 根据需要止痛	提高患者的舒适度。按照建议鼓励患者进行肢体运动 Ⓔ
14. 安排拍摄外渗区域的照片	获得外渗区域的基线照片，以便以后进行比较 Ⓔ
15. 在提供的表格上记录以下详细信息，一式两份 • 患者的姓名 / 编号 • 病房 / 床号 • 日期、时间 • 体征和症状 • 插管部位（如图所示） • 药物顺序 • 给药技术，即"推注"或输注 • 药物外渗的大致剂量 • 渗出区的直径、长度和宽度 • 区域的外观 • 分步管理，包括执行每个步骤的日期和时间，以及通知医务人员的记录 • 患者的投诉、意见、陈述 • 患者的信息表已提供给患者的记录 • 跟进部分 • 是否拍照 • 如果需要，当患者转介给整形外科医师时的记录 • 护士签名	立即提供事件所有细节的完整记录，必要时可参考。为今后观察和监测患者病情提供基线。遵守英国护士和助产士协会（NMC）的指南（INS，2016 Ⓒ；NMC，2015 Ⓒ；RCN，2016 Ⓒ；Schulmeister，2009 Ⓔ；Weinstein 和 Hagle，2014 Ⓔ）
16. 向患者解释该部位可能会持续疼痛数天	减少焦虑，确保持续性配合 Ⓟ，Ⓔ

	续 表
17. 定期观察该区域有无红斑、硬结、起泡或坏死。住院患者：每日监护。在适当的情况下，进一步拍照	尽早发现任何变化（RCN，2016 **C**）
18. 如果出现起泡或组织破裂，开始予以包扎技术，并寻求有关伤口处理的建议	减少多重感染风险，同时无菌环境可以增进愈合（Naylor，2005 **E**）
19. 根据病变大小、疼痛程度、药物类型，请咨询整形外科医师	为了防止进一步的疼痛或其他并发症，因为化学诱导的溃疡很少能自愈（Dougherty，2005 **E**；Polovich 等，2014 **C**）
20. 作为随访的一部分，所有患者应收到书面信息，解释发生了什么，进行了什么处理，需要在现场发现什么，以及何时报告任何变化，如皮肤的不适感、脱皮或起泡应立即报告	尽早发现任何变化，并对以后的处理进行评估，这可能包括向整形外科医师转诊（Gault and Challands，1997 **E**；Polovich 等，2014 **C**；RCN，2016 **C**）

操作指南 4-4 外渗：进行冲洗

一旦实施了即时处理外渗，该操作启动：即停止输注/注射，尽可能吸出任何药物，应用适当的外敷袋，并抬高肢体

必备物品	医药产品
• 眼部保护 • 一次性罩衣 • 20ml Luer-Lok 注射器 ×1 • 10ml Luer-Lok 注射器 ×1 • 5ml Luer-Lok 注射器 ×1 • 25G 针头 ×1 • 23G 针头 ×3 • 一次性手术刀（11 号） • 绷带 • 无菌包（包括纱布、敷料/孔巾和药盘） • 无菌透明敷料 • 无菌手套 • 清洗液（2% 氯己定 3 ml） • 钝针/18G 或 20G 套管 ×4 • 带延长装置的三通 • 注射器空白标签 • 输液套 • 无菌标记笔 • 塑料背巾（如尿失禁垫）	• 1% 利多卡因 10ml（室温保存） • 透明质酸酶 1500U 和 2ml 注射用水 • 美皮贴敷料 • 0.9% 氯化钠注射液 500ml • 杀菌乙醇手消 • 杀菌肥皂

续 表

冲洗前	
准 备	说 明
1. 向患者解释实施的操作和原因，并使用预先准备好的知情同意书，获得患者的书面同意	确保患者了解操作的流程，并给予有效的同意（NMC，2015 C）
2. 确定进行了哪些紧急治疗，如是否使用了透明质酸酶	为了确保只进行所需的治疗，如：如果使用透明质酸酶，则不应再给药，因为这可能导致过敏反应 E
3. 组合操作所需的所有物品	确保时间不浪费，操作顺利进行，无任何不必要的中断 E
4. 打开和准备要使用的物品前，检查所有包装	在整个过程中保持无菌，并检查设备是否损坏或过期（Fraise 和 Bradley，2009 E）
5. 操作前，用杀菌肥皂和水，或杀菌乙醇手消仔细洗手并擦干	尽量减少感染风险（DH，2007 C）
6. 将患者的手臂放在塑料背巾上	防止冲洗液泄漏，并防止局部被细胞毒性药物污染的可能 E
7. 使用一次性手术衣和眼部保护装置	避免操作者被细胞毒性药物污染的可能 E
8. 打开无菌包，将所有物品倒在无菌包内，并在患者手臂下方放置无菌单	创建无菌工作区 E
9. 用杀菌肥皂和流水洗手	尽量减少感染的风险（DH，2007 C；Fraise 和 Bradley，2009 E）
10. 戴上无菌手套	尽量降低感染风险（DH，2007 C；Fraise 和 Bradley，2009 E），防止护士受到污染
11. 用 2% 氯己定清洁皮肤，让皮肤干燥	保持无菌和去除皮肤菌群（DH，2007 C；Fraise 和 Bradley，2009 E）
操 作	
12. 用 10 ml 注射器中抽取 1% 利多卡因，并贴上标签	准备进行局部浸润麻醉 E
13. 将透明质酸酶与无菌注射用水在单独的 5ml 注射器中混合	确保药物正确配置（Joint Formulary Committee，2018 C）
14. 用无菌记号笔标记外渗区域，并指出切口的位置（操作图 4-2）	以确保正确的区域得到处理 E

	续 表
15. 用一个 25G 的针头，将针头插入皮内，在标记区域的最低点上形成一个皮丘，并向等分的 4 个点缓慢地注射 0.1~2ml 的利多卡因，等待药物生效（**操作图 4-3**）	减轻患者的不适 **E**
16. 然后，用 23G 的针头，将利多卡因皮下注射到等分的 4 个点上。在继续治疗之前，先检查患者能感觉到什么样的感觉，如锐痛或迟钝	确保对该区域进行麻醉，并确保麻醉已生效 **E**
17. 将一根 23G 的针头连接到透明质酸酶注射器上，并注射到 4 个点麻醉区域的边缘	这将有助于通过使组织松弛进行冲洗 **E**
18. 将透明敷料剪成一个与浸润区域大小相匹配的样式，然后敷盖在患者皮肤上	保护皮肤不受排出的细胞毒性药物的伤害 **E**
19. 将给药装置、三通管和延长装置连接到 0.9% 氯化钠溶液袋上，通过三通管抽取 20 ml 液体	准备注射器，并在无须打开系统的情况下继续使用 **E**
20. 用 11 号手术刀在等分的 4 个点上至少切 4 个口，方法是将刀片垂直向下插入不超过 0.5cm 的深度，并用一个小切口插入 20 号套管（**操作图 4-4**）	准备冲洗区域。切口的数量将取决于待治疗区域的大小。减少肌腱或其他解剖结构受损的风险（Gault，1993）**E**
21. 轻轻按压该区域	仅此一项就可能使液体流出（Gault，1993）**E**
22. 将套管插入其中一个切口，并沿标记区域内的组织推送（**操作图 4-5**）	开放皮下组织，帮助插管和冲洗（Gault，1993）**E**

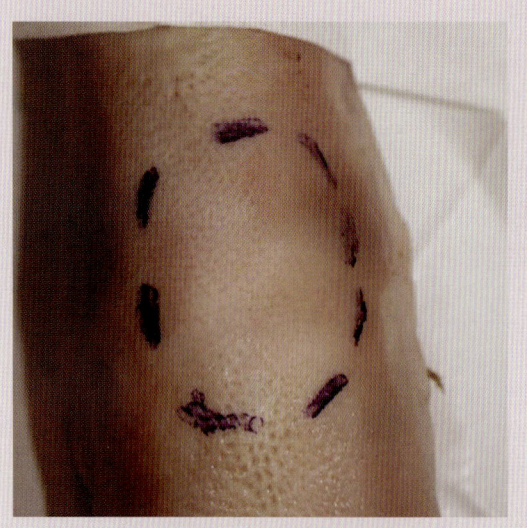

▲ 操作图 4-2　标记渗出区域　　　　　　　　　▲ 操作图 4-3　注射利多卡因

23. 取出探针，放入利器盒中，将延长装置连接到套管上	为了便于冲洗 **E**

续 表

24. 用 0.9% 氯化钠溶液冲洗，使其从其他切口孔排出。用无菌纱布擦拭，同时按摩和挤压组织，这个区域会变得肿胀——这是正常的（操作图 4-6）	开始冲洗操作。为了帮助清除外渗的药物（Gault, 1993 Ⓔ）

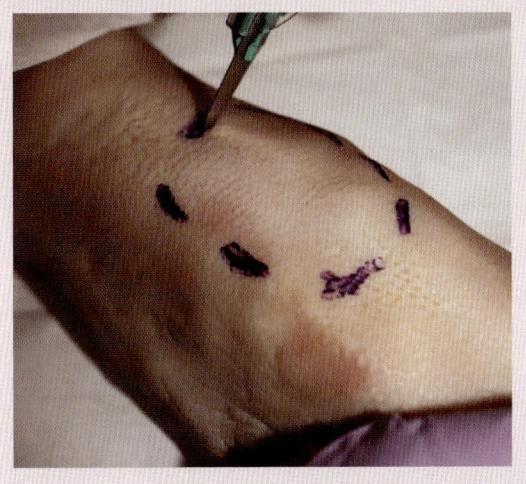

▲ 操作图 4-4　在等分的 4 个点上做一个小切口，从小切口中插入套管

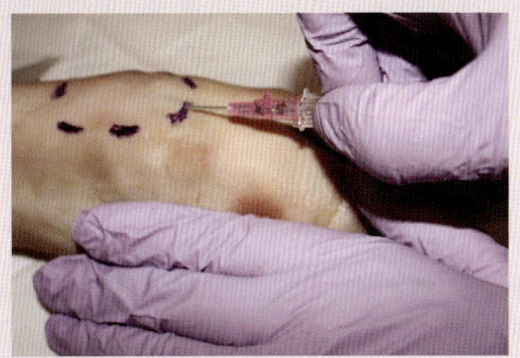

▲ 操作图 4-5　插入套管

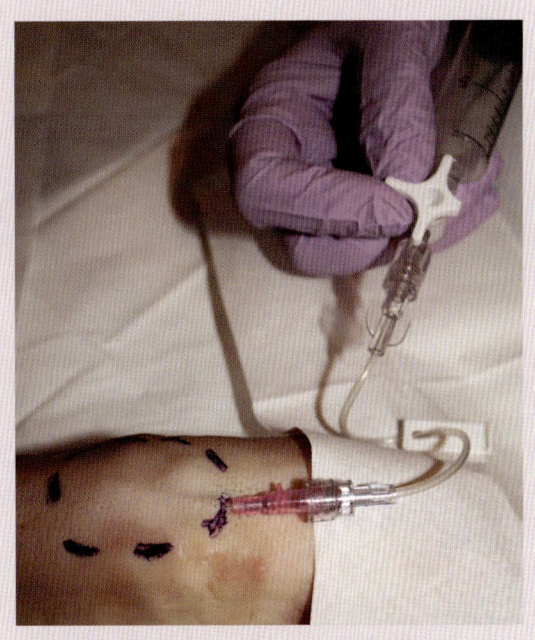

▲ 操作图 4-6　用 0.9% 氯化钠溶液冲洗

25. 抽取更多的 0.9% 氯化钠溶液，并使用至少 100ml（最多 500ml）的 0.9% 氯化钠溶液重复该操作	以便于从该区域冲洗药物（Gault, 1993 Ⓔ）
26. 如果 0.9% 氯化钠溶液不能从一个切口流出，可能需要从原来的切口中取出套管，并将新套管插入另一个切口	确保冲洗所有区域 Ⓔ

续表

操作后	
27. 清洁并干燥该区域，尽管它将继续泄漏	帮助患者舒适 E
28. 敷上美皮贴敷料和宽松的绷带（不要包扎得太紧）	减少感染风险，防止皮肤压迫 E
29. 抬高四肢，使手与头部平齐，直到肿胀减轻	帮助减少水肿 E
30. 将废物弃置在适当的容器中	确保在正确的容器中安全处理，避免其他工作人员受伤 E
31. 记录在患者的医疗护理记录和冲洗技术表上	确保有足够的记录，并能继续照顾患者（NMC，2015 C）
32. 与同事讨论口服抗生素的处方（建议使用氟氯西林来减少皮肤的病菌），以及必要时的镇痛治疗	如果患者是中性粒细胞减少症，他们可能更容易感染。减少疼痛和不适 E
33. 如果操作过程中出现任何问题或出现皮肤问题，应请整形外科医师会诊	以确保尽快会诊，以便及时处理 E
34. 如果有可能，应拍张照片	观察并记录任何皮肤变化 E
35. 在最初的24h内监控和检查	观察和记录任何皮肤变化或感染，并提供立即治疗 E
36. 每48h更换一次敷料，局部持续1周。皮肤切口将在1~2周愈合	以防止感染风险 E
37. 如果他们在家里有任何问题，确保患者知道什么时候和如何联系。组织患者返回医院或与在当地护士那里换药。如果出现以下情况，应告知患者联系医院 • 肿胀没有减轻 • 出现疼痛 • 手指或手臂有刺痛或麻木	如果操作后出现任何问题，确保患者能够立即得到治疗 E

(6) 操作后的注意事项

①后续护理：患者的随访将取决于患者的需求和损伤程度。应使用标准化工具（INS，2016）进行评估，包括检查和处理渗出区域、皮肤完整性、疼痛和其他症状，如肢体运动和感觉（表4-3）。如果发生损伤，将根据位置、药物量、药物浓度，以及是否与DNA结合来确定随访（Polovich等，2014）。出血可能在24h内发生，如使用长春瑞滨，溃疡可能在数天到数周内发生，如使用表柔比星，外渗伤口可能因与内皮损伤相关的组织缺血而变得复杂（Naylor，2005）。伤口的类型将决定敷料的类型。伤口的评估应包括伤口的位置和大小、存在的组织的数量和类型、渗出物的数量和类型、红斑的程度和蔓延（Naylor，2005）。如果采用了冲洗技术，则应使用能够使液体持续从局部切口流出的敷料（如美皮贴-Mepitel）对切口进行敷盖。认识到可能降低患者生活质量的心理和情境动力学对患者的影响也很重要（Gonzalez，2013）。

②记录：必须报告外渗并作完整的记录，因为这是一次意外的事故，患者可能需要持续护理（NMC，2010；RCN，2016）。肿瘤护理学会列出了发疱剂外渗文献的关键要素（Polovich等，2014）（框4-12）。应监测和分析发生率、程度、原因和纠正措施的统计数据（Gonzalez，

表 4-3 外渗监测分级

级别	1	2	3	4	5
皮肤的颜色	正常	浅红	红	被红色包围的苍白区域	变黑
皮肤的完整性	完整	起疱	浅表皮肤溃疡	组织缺损,且皮下组织暴露	组织缺损,且暴露的骨骼/肌肉坏死/凹陷
皮肤温度	正常	温热	发烫		
水肿	无	非凹陷性	凹陷性		
活动性	不受限	轻微受限	明显受限	不能活动的	
疼痛		使用 0~10 分评分分级,0 分 = 无痛和 10 分 = 最痛			
体温	正常	升高(标示实际温度)			

2013;INS,2016;Pérez Fidalgo 等,2012)。最后,目前相关的诉讼正在增加,而这可能需要相关文件(Doellman 等,2009;Dougherty,2003;Masoorli,2003)。

③患者及相关人员的教育:当发生外渗时,应及时通知患者,并解释发生了什么,以及进行了什么处理(INS,2016;McCaffrey Boyle 和 Engelking,1995)。应向患者提供一份告知书,说明在随访期间应注意哪些症状,以及何时联系医院(Gabriel,2008)。

框 4-12　发疱剂外渗文件的关键内容

- 外渗发生的日期和时间。
- 血管通路装置的类型和尺寸。
- 针的长度和规格(仅端口)。
- 装置的位置。
- 用药前和用药期间如何建立通畅性的详细信息(描述说明以及回血的质量)。
- 所有置管尝试的次数和部位。
- 发疱剂给药方法,如推注或输注。
- 估计的外渗药物量。
- 患者报告的症状。
- 装置位置的描述,如肿胀、发红等。
- 评估肢体(如适用)的移动范围。
- 即时护理干预。
- 后续干预。
- 患者的信息。

五、口服全身抗癌治疗

(一)定义

术语"口服抗肿瘤药物"是指通过口服途径给肿瘤患者服用的具有直接抗肿瘤活性的药物,包括传统的细胞毒性化学疗法(如卡培他滨、长春瑞滨)、小分子药物(如伊马替尼、厄洛替尼)和致畸剂(如沙利度胺)。它不包括激素治疗,如他莫昔芬或阿那曲唑(BOPA,2004;NPSA,2008a)。见表 4-4。

(二)循证方法

理论基础

口服化疗药虽然不是新发现的,但是近些年来,口服抗癌药物的比例在持续增加。目前大约有 25% 的抗癌药物都是口服制剂(Bedell,2003;Szetela 和 Gibson,2007)。化疗药物向口服抗癌药物的转变对护士是有一定的影响的,护士对化疗药物的关注度变小,但更多地关注患者的教育和监测(Kav 等,2008;Szetela 和 Gibson,2007)。

口服抗癌药物具有相当大的优势。大多数患者喜欢口服药物。只要没有降低疗效,90% 的患者会选择口服抗癌药物(Aisner,2007;Barefoot,2009;Sharma 和 Saltz,2000)。因为口服化疗药物既简单又方便,允许患者在家中服用,

209

表 4-4 口服抗癌药物示例

药物分类	药物	适用病种
烷化剂	白消安	白血病
	苯丁酸氮芥	白血病、淋巴瘤
	环磷酰胺	白血病、淋巴瘤
	洛莫司汀（CCNU）	淋巴瘤
	美法仑	多发性骨髓瘤
	替莫唑胺	胶质瘤（脑肿瘤）
抗代谢药	卡培他滨	乳腺、结直肠和上消化道肿瘤
	氟达拉滨	白血病
	巯基嘌呤	白血病
	甲氨蝶呤	白血病、实体瘤
	替加氟-尿嘧啶	结直肠癌
	硫鸟嘌呤	白血病
鬼臼毒素类	依托泊苷	白血病、实体瘤
酪氨酸激酶抑制药	阿法替尼	肺癌
	色瑞替尼	肺癌
	克唑替尼	肺癌
	达帕菲尼	多发性骨髓瘤
	达沙替尼	慢性粒细胞白血病
	厄洛替尼	肺癌
	吉非替尼	肺癌
	伊马替尼	慢性粒细胞白血病
	拉帕替尼	乳腺癌
	尼洛替尼	慢性粒细胞白血病
	索拉非尼	肾和肝癌
	舒尼替尼	肾癌，胃肠道肿瘤
抗肿瘤抗生素类	依达比星（去甲柔红霉素）	白血病
植物生物碱类	长春瑞滨	肺和乳腺癌
其他	羟基脲	白血病
	来那度胺	多发性骨髓瘤
	维 A 酸	白血病
	沙利度胺	多发性骨髓瘤

引自 Williamson，2008

并且可以更少或更短的时间待在医院（Barefoot 等，2009；Bedell，2003；Winkeljohn，2007）。另外，口服抗癌治疗是无创的，无须静脉注射（Sharma 和 Saltz，2000；Wilkes，2018）。

有证据表明，口服抗癌药物的治疗更具成本效益。虽然口服化疗药物的成本可能很高，但静脉注射的人员和设备成本可能更高。因此，口服抗癌治疗的总成本可能较低（Holmberg 和 Zanni，2005）。口服途径通常也被认为比其他给药途径毒性更小（Holmberg 和 Zanni，2005；Wilkes，2018）。然而，这种观点并没有被普遍接受（Birner 等，2006；Sharma 和 Saltz，2000）。需要缓慢暴露药物时，如细胞周期特异性药物（Scurr，2005），口服途径是有益的。

口服抗癌药物有几个缺点。不是所有患者都适合口服抗癌药物。尽管大多数口服抗癌药物在胃肠道功能正常的情况下吸收良好，但许多影响癌症患者吸收的因素（如原发肿瘤的位置、胃肠道手术、伴随药物等）会改变药物的吸收，使口服途径不可靠（Findlay 等，2008；O'Neilland Twelves，2002）。抗癌治疗的不良反应，如腹泻、恶心和呕吐也会影响吸收（Goodin，2007；Scurr，2005；Sharma 和 Saltz，2000；Wilkes，2018）。

有吞咽困难的患者会导致口服药物有困难，而粉碎或溶解口服抗癌药物可能导致药物的配置和效果发生变化，这个时候应向肿瘤药剂师寻求建议。通常患者在家进行自我管理，也会导致医疗专业人员的监督和支持减少（Kav 等，2008）。这可能导致不良的依从性和不良反应报告不足（Barefoot 等，2009）。患者坚持抗癌治疗对于最大限度地实现治疗目标很重要。然而，患者不依从于口服抗癌药物的可能性，比不依从于在医疗保健环境中，接受直接监督的非肠道治疗的可能性更大。担心不良反应会导致患者停用或减少口服抗癌药物的剂量。

而患者的想法是觉得口服化疗药物效力不够，反而去增加剂量（Findlay 等，2008；Ruddy 等，2009）。尽管有毒性，他们不希望停止治疗，所以会继续服用口服抗癌药物（Szetela 和 Gibson，2007）。影响依从性的其他因素，包括治疗方案的复杂性、伴随药物的数量和类型、认知障碍、无症状疾病的治疗、对疾病严重性缺乏洞察、对治疗缺乏信心，以及患者与亲属之间的关系不佳（Barefoot 等，2009；Hartigan，2003；Holmberg 和 Zanni，2005；Viele，2007；Wilkes，2018；Winkeljohn，2007）。

（三）操作前的准备

1. 具体患者的注意事项

（1）宣教：缺乏个体对自我用药的依从性是一个常见的临床问题，当患者正在接受口服化疗时，这一点更为严重。围绕这些药物存在重大的安全问题，患者的宣教至关重要。对患者的宣教必须通俗易懂，便于他们理解。

- 他们服药的原因。
- 每天服用剂量、次数和服用多久。
- 治疗的潜在不良反应。
- 如何识别毒性反应。
- 当他们感到不适时，应该怎么办。

为了使居家的治疗取得成功，患者积极参与护理是至关重要的。

患者有责任识别和报告任何不良反应。因此，患者教育必须强调对早期体征和症状的识别，以及何时报告的问题。药剂师和护理人员在对患者进行宣教方面的作用至关重要，确保安全处理和协调，使患者从口服化疗治疗中最大获益。伦敦癌症联盟口服全身性抗癌治疗（SACT）咨询检查表构成了口服化疗咨询的基础，在第 1 周期口服化疗前，每个患者均需填写该表格（表 4-5）。应告知患者如何处理口服化疗的所有安全问题，参见操作指南 4-5。

在所有后续化疗周期之前，应注意以下情况。

- 检查患者是否理解表 4-5 中的咨询检查表，必要时重复。
- 检查是否与患者的医疗团队讨论了前一周期中出现的任何不良反应。

- 如果已经进行了剂量调整，检查患者是否知道为什么他们的剂量发生了变化，以及他们现在应该服用多少片/胶囊的药物。
- 检查患者在使用前一个周期时，是否没有问题。
- 通过要求患者重复医师的医嘱，检查患者是否理解如何接受治疗。

(2) 吞咽困难的患者：在建议患者溶解/打开胶囊。或通过胃管准备给药之前，必须评估患者是否适合用口服化疗药作为全身性抗癌治疗的方案。需要对吞咽困难或无法口服化疗药物的患者进行判断，来决定是否适合通过口服途径进行抗癌治疗。有些患者不能吞咽固体或液体，但他们可能带有一个进食管。进食管包括以下几个方面。

- 短期：鼻胃管（NG）、鼻十二指肠管（ND）和鼻空肠管（NJ）。
- 长期：胃和空肠造口术（手术置管）、经皮内镜胃造瘘术（PEG）- 与经皮内镜空肠造口术（内镜下置管）［引自 Dougherty 和 Lister（2015）《Royal Marsden 临床护理操作手册》第 9 版：第 8 章患者舒适和临终关怀］。

表 4-6 详细地说明了可溶解或打开的药物，以及可用于掩盖味道的液体/食品。所有吞咽困难的患者应在药剂师、药房技术人员或护士与患者讨论完整个过程后，获得相关的患者服药说明书（如适用于该药物）和口服抗癌药包。在患者的服药说明上有一个空格，用于填写指定合适的液体/调味品或食物，可以在 www.rmpartners.cancervanguard.nhs.uk. 上的口服全身性抗癌治疗咨询手册中找到情况介绍。

表 4-5 咨询检查表

口服抗癌治疗患者和护理人员教育检查表	
第一个周期前	
在将药物交给患者时，必须与患者/护理人员一起完成该检查表，同时或在进行预处理咨询后完成	如果与患者/护理者讨论，请勾选
服用说明	
解释如何服药和何时服药，包括任何间期	
如果患者不能吞咽药片或胶囊，或有进食管，请参考当地化疗/全身性抗癌治疗的规范，了解如何溶解或打开胶囊（如果适合口服抗癌药物治疗）	
如果接近预定时间，可以服用漏服的剂量。否则，不要试图补上或加倍服用下一剂量，应等到下一次剂量到期	
服药后，如果出现呕吐，请不要重复服药。应在下一次正常时间服用。如果再次出现这种情况，请联系化疗小组/拨打 24h 咨询热线	
检查患者是否知道不良反应，并收到书面确认。任何不良反应都应该报告给他们的化疗护士或医师	
如果患者服用任何处方药/非处方药/营养品，患者应通知其医疗团队	
将任何未使用的口服抗癌药物退回医院药房。不要冲洗或扔掉（对于高成本的药物，请参阅咨询手册）	
存储和转运	
口服抗癌药物不应由任何妊娠或计划妊娠的女性处理（除非接受医疗团队的建议）	

（续　表）

口服抗癌治疗患者和护理人员教育检查表	
如果护理人员正在发药，他们不应直接接触抗癌药物，而应戴手套或直接将药物从泡罩包装（如果适用）中推出到药杯中	
将药片/胶囊储存在提供的容器中	
将药片/胶囊存放在安全的地方，应远离儿童	
接触/给予口服抗癌药物后，应彻底洗手	
通过要求患者重复他们的药物用法，检查患者是否理解如何接受治疗	
提供书面信息	
服用口服抗癌药物的患者信息表	
口服抗癌药物日记（如适用）	
仅适用于吞咽困难——如果适用于口服抗癌药物，请提供服药说明，并提供带有一次性用品的口服抗癌包（如口服/肠内注射器）	
安全地溶解口服抗癌药片	
安全地开启口服抗癌胶囊	
通过鼻饲管给予口服抗癌药物	
用注射器经口注入抗癌药物	
患者姓名	咨询师
医院编号	药剂师/药房技师/护士/解释者
签名和日期	签名和日期

引自 LCA（2015a）。经伦敦癌症联盟许可转载

表 4-6　吞咽困难患者口服抗癌药物对照表

药物名称 片剂（T）/ 胶囊（C）	是否可以			途径 口服/ 饲管	说　明
	溶解	打开	混合		
阿法替尼（T）	是		非碳酸水。不得使用其他液体	口服/肠内管	融入约 100ml 的非碳酸饮用水中。药片应在不压碎的情况下投入水中，搅拌约 15min，直到碎成非常小的微粒。应立即饮用分散液。用大约 100ml 的水冲洗玻璃杯，也应饮用。分散液也可以通过胃管给药
阿昔替尼（T）	是		蒸馏水/纯净水	口服/肠内管	不要使用自来水/瓶装水。肠内途径应使用 15ml 蒸馏水/纯净水。使用琥珀色注射器/容器来崩解药片——光敏。确保混悬液不受光照
博舒替尼（T）	否		见说明	口服	薄膜包衣，即释片。不要压碎。辉瑞公司没有评估过粉碎、掰开、溶解或鼻饲管的使用情况

（续 表）

药物名称 片剂（T）/ 胶囊（C）	是否可以 溶解	打开	混合	途径 口服/饲管	说 明
白消安（T）	是		水	口服/肠内管	在18min内分散。提供液体制剂
卡博替尼（C）		否	见说明	口服	这类药物——酪氨酸激酶抑制药——特别是卡博替尼，与胃肠道出血和瘘管形成的可能性增加有关。因此，不建议打开胶囊
卡培他滨（T）	是		树莓或黑醋栗汁（不是柠檬汁）	口服/肠内管	15min后在200ml温水中崩解（不加热）
苯丁酸氮芥（T）	是		水	口服/肠内管	在18min内分散。药片不应被掰开
克唑替尼（T）	是		水	口服/肠内管	让胶囊在30ml（2汤匙）沸水中分解，加入15ml（1汤匙）室温水——立即饮用，但确保饮用时不烫。吃药前后吃薄荷糖有助于掩盖味道
环磷酰胺（T）	是		水	口服/肠内管	在25min内分散。提供液体制剂
达拉菲尼（C）		否	见说明	口服	不得打开或压碎胶囊，也不得与食品或液体混合，因为达帕菲尼的化学性质不稳定。
达沙替尼（T）	是		100%苹果汁或100%橙汁（不是水）	口服/肠内管	在20min内以30ml的容积分散，并用15ml冲洗。混悬液静置会增加苦味——在分散后立即消失
厄洛替尼（T）	是		水、甜果汁（不是葡萄柚汁）或糖水	口服/肠内管	在5~8min内分散
依托泊苷（C）	否	否	口服注射剂可与橙汁/苹果汁/柠檬水（非牛奶、葡萄柚或蔓越莓汁）混合使用。	口服/肠内管	使用70%口服剂量的注射剂口服。由无菌单位制备（需要药剂师提供橙色订单）。提供液体制剂
依维莫司（T）	是		水（不是牛奶或果汁）	口服/肠内管	在30ml溶液中5~10min内分散
氟达拉滨（T）	否		见说明	口服	备选静脉途径，请咨询药剂师/临床医师
吉非替尼（T）	是		水	口服/肠内管	20min后分散
羟基脲（C）	是		水	口服	Siklos® 片剂立即分散在5ml水中，或打开胶囊。提供液体制剂

第4章 全身性抗癌治疗的管理
Administration of systemic anticancer therapies

（续　表）

药物名称 片剂（T）/ 胶囊（C）	是否可以溶解	是否可以打开	混合	途径 口服/ 饲管	说　明
伊布替尼（C）		否	见说明	口服	胶囊很硬，不应打开、破碎或咀嚼
伊达比星（C）	否	否	见说明	口服	伊达比星胶囊的内容物对组织刺激性极强。备选静脉输注途径
伊马替尼（T）	是		水、苹果汁	口服	无肠内使用的信息
异维A酸（C）	是		微温牛奶或软性食物，如干酪、酸奶、巧克力慕斯或燕麦片	口服/肠内管	参见患者服药说明。肠内喂养——如果通过这种途径——（低峰值水平），可能需要调整剂量
拉帕替尼（T）	是		水（不是葡萄柚汁）	口服/肠内管	在15min内分散
来那度胺（C）	否	否	见说明	口服	无可用信息，请咨询药剂师/临床医师
洛莫司汀（C）		是	牛奶、酸奶、乳酪、冰淇淋、熟食	口服	无肠内给药的资料。不要与水或果汁混合，否则，会引起胃的刺激
美法仑（T）	是		水	口服	无肠内给药的资料。由于生物利用度降低，最好不要与食物一起服用
巯基嘌呤（T）	是		水	口服/肠内管	分散在注射器中（口服/肠内）。提供液体制剂
甲氨蝶呤（T）	是		水	口服/肠内管	药片溶解。提供液体制剂
米托坦（T）	否		高脂肪食品/乳制品，如酸奶、慕斯	口服/肠内管	将含有碎药片的稀乳制品放在水中，通过肠内给药管给药。提供液体制剂
尼洛替尼（C）		是	苹果酱（苹果泥）	口服	只用苹果酱。一茶匙苹果酱中一粒胶囊的含量。无肠内给药的资料
培唑帕尼（T）	否		见说明	口服	压碎的药片显著地提高了生物利用度和吸收率（压碎的药片给药最常见的不良事件包括红斑、呕吐和疲劳）。请咨询药剂师/临床医师
泊马度胺（C）		否	见说明	口服	硬凝胶胶囊不应打开或压碎。如果泊马度胺的粉末与皮肤接触，应立即用肥皂和水彻底清洗皮肤。如果泊马度胺与黏膜接触，应用水彻底冲洗
普纳替尼（T）	否		见说明	口服	薄膜包衣片不应溶解或压碎。无粉碎或破碎药片，或者鼻胃管给药的安全性和有效性信息

（续 表）

药物名称 片剂（T）/胶囊（C）	是否可以 溶解	是否可以 打开	混合	途径 口服/饲管	说 明
丙卡巴肼（C）		是	水	口服/肠内管	粉末很有刺激性。一旦分散就立刻变为不稳定。提供液体制剂
芦可替尼（T）	否		见说明	口服	药片无包衣，可立即释放，不应压碎。此外，如果压坏药片，可能会有因粉尘/粉末/药片碎片而导致药物暴露的风险。联系药物信息
索拉非尼（T）	是		水	口服	在 10min 内分散。无肠内给药的资料
舒尼替尼（C）		是	苹果酱、酸奶（用于肠内喂养的生理盐水）	口服/肠内管	将药物混合在一茶匙苹果酱/酸奶中。对于肠内给药，将药物溶解在 5ml 生理盐水中，并用 5ml 冲洗。由于舒尼替尼呈深橙色，可能会导致试管变色
替莫唑胺（C）		是	果汁（非葡萄柚）、苹果酱	口服/肠内管	经肠内途经用 30ml 果汁。提供液体制剂
替吉奥（C）		否	水	口服/肠内管	尝试在市面上可以买到的商用果冻，以帮助吞咽药片（如 Pill Glide，译者注：一种药物润滑剂）。胶囊溶于 50℃水中
沙利度胺（C）		是	半固体食物，如苹果酱、冰淇淋。（鼻饲用水）	口服/肠内管	分散在水中，但水溶性不强，因此给药后必须冲洗肠内管，以免堵塞
硫鸟嘌呤（T）	是		水（简单的糖浆、野樱桃糖浆作为调味品）	口服	不要搅拌药片或摇晃容器；让药片自然分散。提供液体制剂。无肠内给药的资料。使用专用的片剂切割器可以将片剂剖成 2 半
拓扑替康（C）	否	否	见说明	口服	没有打开胶囊的资料信息
维 A 酸（C）		是	豆油或微温牛奶	口服/肠内管	见患者的服药说明
凡德他尼（T）	是		水（无其他液体）	口服/肠内管	搅拌药片直至分散（约 10min）
维莫非尼（T）	否		见说明	口服	片剂的溶解度和渗透性都很低。由于药片硬度大，很难破碎。请咨询药剂师/临床医师
长春瑞滨（C）		否	见说明	口服	不能打开长春瑞滨胶囊，因为它们是致癌物质，而且液体对食管有刺激性。备选静脉途径
维莫德吉（C）		否	见说明	口服	不得打开胶囊。维莫德吉在水介质中的溶解度很低

引自 LCA，2015，经伦敦癌症联盟许可转载

第4章 全身性抗癌治疗的管理
Administration of systemic anticancer therapies

操作指南 4-5　细胞毒性药物治疗：口服药物的患者宣教

必备物品	医疗产品
• 患者的处方 • 患者的资料	• 提供给患者的药物

宣教前

准　备	目　的
1. 在第一个治疗周期之前，检查是否完成了适当的同意程序	确保患者对治疗给予有效的知情同意（NMC，2015 **C**）
2. 评估患者对口服抗癌药物的了解。向患者和（或）护理者解释治疗计划。宣教内容应包括口头和最新书面信息，说明口服抗癌药物的使用、作用、剂量和潜在的不良反应	确保患者完全了解治疗目的和潜在的不良反应（DH，2009a **C**；NMC，2010 **C**；NPSA，2008a **C**；van der Molen，2005 **E**；Viele，2007 **E**）

宣　教

操　作	说　明
3. 使用咨询检查表，对患者和（或）护理人员进行口服抗癌治疗药物的教育 • 如何服药 • 服用多大剂量 • 何时服药，以及治疗的中断 • 漏服时应采取的措施 • 如果吐出药物，如何处理 • 何时就不良反应寻求建议 • 紧急情况下的联络时间和联络人 • 个人防护设备的使用、安全搬运和储存 • 处理未使用的口服抗癌药物	确保患者理解他们需要服用的正确剂量，以达到最大的治疗效果。确保患者和（或）护理人员的安全。符合国家和地方的规定（BOPA，2004 **C**；NECN，2017 **C**）
4. 在向患者提供口服抗癌药物之前，请查阅处方，并确认以下内容正确 • 用药 • 剂量 • 给药的途径 • 治疗日期和时间 • 处方正确易读 • 处方人签名	确保患者在正确的时间通过正确的途径获得正确的药物和剂量（NMC，2010 **C**）。保护患者不受伤害（NMC，2015 **C**）
5. 通过要求患者说明其全名和出生日期来核对患者的身份。如果无法口头确认细节，则根据处方检查患者的身份腕带	确保向正确的患者提供药物（NMC，2015 **C**）

	续表
6. 从患者处获取完整的用药历史记录，并检查与口服抗癌药物的潜在过敏和药物的相互作用	保护患者不受伤害（NMC，2015 **C**；Szetela 和 Gibson，2007 **E**）。防止不必要的毒性和治疗失败（Goodin，2007 **C**）
7. 评估患者按照提供的剂量和剂型服用口服抗癌药物的能力。如果发现以规定形式服药有任何问题，请提供有关粉碎或溶解口服抗癌药物的宣教和书面信息，以及必要的设备	确保患者能接受规定的治疗（BOPA，2004 **C**）
宣教后	
8. 在口服化疗处方的相应部分记录，并签署已提供药物	提供已向患者提供药物的书面记录（NECN，2017 **C**；NMC，2015 **C**；NMC，2010 **C**）

2. 宣教后的注意事项

口服抗肿瘤药物患者的监测和随访至关重要（Oakley 等，2010a）。所有患者应在每个周期前，由具有专业知识的医疗专业人员进行全面评估。应评估并记录以下内容。

- 坚持处方治疗，以及患者在家中管理治疗的持续能力（BOPA，2004；Oakley 等，2010a）。
- 毒性评估，包括等级、持续时间和处理（BOPA，2004；NECN，2017；Oakley 等，2010a）。
- 患者的状态（Oakley 等，2010a）。
- 剂量调整和（或）周期延迟。患者和护理人员需要充分了解口服抗癌药物的剂量或治疗计划的变化，以及变化的原因。确保有关服用药物的书面说明得到更新（BOPA，2004；NECN，2017；Oakley 等，2010b）。

使用口服抗癌药物日记卡，可以帮助患者记录服用的药物剂量和不良反应（Hartigan，2003；Winkeljohn，2007）。

六、肌肉和皮下注射细胞毒性药物

（一）定义

- 皮下注射。就是向皮下组织注射细胞毒性药物。皮下注射将药物输送到真皮下疏松的脂肪和结缔组织中。皮下途径用于缓慢、持续地吸收药物（Downie 等，2003）。
- 肌内注射。通过注射到皮下组织下的深部肌肉来给予细胞毒性药物。由于肌肉内有血管，它有助于吸收的药物（Ostendorf，2012）。

（二）循证方法

基本原理

(1) 适应证：肌内注射和皮下注射是临床常用的方法如下。

- 在社区就可以进行治疗。
- 方便患者。
- 如果需要定期给药，患者不方便去医院时，如年轻或老年患者进行维持治疗。

有时候静脉通路受到限制，皮下或肌内注射就派上了用场。但是只有小体积药物（最多2ml）注射时，建议使用该路径（Downie 等，2003；Polovich 等，2014；Sewell 等，2002）。能够使用皮下或者肌内注射的细胞毒性和生物制剂包括以下几种（Stanley，2002；Weinstein 和 Hagle，2014；Wilkes，2018）。

- 肌内注射。
- 甲氨蝶呤
- 博莱霉素
- 阿糖胞苷
- 左旋天冬酰胺酶

- 异环磷酰胺
- 干扰素
- 非细胞毒性药物
● 皮下注射。
- 集落刺激因子
- 曲妥珠单抗
- 利妥昔单抗
- 地诺单抗
- 戈舍瑞林
- 氟维司群

(2) 禁忌证：非肌肉或皮下途径使用细胞毒性药物的原因包括以下因素（Polovich 等，2014）。
● 药物对组织的刺激或损伤。
● 可能吸收不完全。
● 血小板减少导致的出血。
● 定期注射引起的不适。

尽管皮下或肌内注射药物和稀释剂的体积小于静脉途径，但制剂的制备和重组应与安全处理部分列出的信息相称。推荐遵循欧盟关于安全处理利器的规定，使用安全针头来给药（EU，2010）。给药时，护士应穿戴防护衣和手套。器皿和溢出物的处置应与处理其他细胞毒性药物的方法相同。患者应向负责注射的社区护士提供出院时的足量信息，社区护士应安排收集细胞毒性废物。

应仔细遵循有关给药的建议，如使用 Z-track 技术（译者注：Z-路径注射法）进行深部肌内注射，以防止皮肤渗漏（Wilkes，2018），并轮换注射部位以防止局部的刺激。注射前应使用消毒剂清洁皮肤（Sansivero 和 Barton-Burke，2001），并使用最小的针头，以最大限度地减少不适和瘢痕（Weinstein 和 Hagle，2014）。

操作指南 4-6　细胞毒性药物治疗：肌内注射（Z—路径）

必备物品	医药产品
● 乙醇棉签 ● 针 ● 含有准备好的肌内注射（IM）药物的注射器 ● 非无菌手套 ● 塑料防护服	● 提供给患者的药物

操作前

准　备	目　的
1. 向患者解释并讨论操作过程	确保患者了解操作流程并同意（Griffith 等，2003 E；NMC，2015 C）
2. 查阅患者的处方，并确定以下内容 ● 药物。 ● 剂量。 ● 给药日期和时间。 ● 给药途径和方法。 ● 适当的稀释剂。 ● 处方的有效性。 ● 医师签名。 ● 过敏状态。	确保使用适当的稀释剂和正确的途径，在规定的剂量内给患者使用正确的药物（DH，2003 C；NMC，2010 C；NPSA，2008a C）

续表

操作	
步骤	目的
3. 帮助患者摆好体位	确认好注射的部位,并确保选定的肌肉放松(Workman, 1999 **E**)
4. 穿上防护服,戴上手套	确保工作人员免受可能发生的意外接触(Polovich, 2016 **C**)
5. 脱下适当的衣服,暴露出注射部位	获得正确的注射途径(Workman, 1999 **E**)
6. 评估注射部位是否有炎症、水肿、感染和皮肤损伤的迹象	提高治疗效率,降低感染风险(Workman, 1999 **E**)。避免皮肤损伤和避免对患者可能造成的创伤(Elkin 等, 2007 **E**;Workman, 1999 **E**)
7. 用含 70% 异丙醇棉签清洁注射部位 30s,并让其干燥 30s	减少注射时由针进入皮肤而带入的病原体的数量。防止针刺时乙醇进入组织而产生的刺痛感觉(Hunter, 2008 **E**;Workman, 1999 **E**)
8. 用非支配手从注射部位向侧面或向下拉动皮肤 2~3cm	移动皮下组织,使其在肌肉组织上滑动 1~2cm(Antipuesto, 2010 **E**;Hunter, 2008 **E**)
9. 将注射器像飞镖一样握在主导手上,通知患者并迅速将针头以 90°的角度插入皮肤,直到留下大约 1cm 的针头	确保针头穿透肌肉(Hunter, 2008 **E**;Workman, 1999 **E**)
10. 回抽注射器柱塞。如果没有回吸到血,则每 10s 压下约 1ml 的活塞速度缓慢注射药物。如果出现血迹,应完全抽出针头,更换并重新开始,向患者解释原因	确认针头的位置正确,避免刺入静脉内(Antipuesto, 2010 **E**)。让肌肉纤维有扩张和吸收溶液的时间(Hunter, 2008 **E**;Workman, 1999 **E**)。防止疼痛,确保药物均匀分布(Ostendorf, 2012 **E**)
11. 拔出针前等待 10s	让药物扩散到组织中(Antipuesto, 2010 **E**)
12. 快速抽出针头,释放皮肤张力,但不要按摩注射部位	让组织回到原来的位置,使原通路脱节、不连贯,并密封注射入口点,以防止药物渗入皮下组织或通过注射部位泄漏出来(Antipuesto, 2010 **E**)
13. 轻轻按压出血点,然后在穿刺部位贴上一小块敷贴	防止组织损伤和血肿形成(Ostendorf, 2012 **E**)
操作后	
14. 确保所有利器和非利器废物按照当地批准的程序安全处理,如将锋利物放入利器盒内,注射器放入细胞毒性临床废物袋中	确保安全处理,避免刺伤或引起人员伤害(DH, 2009b **C**)
15. 在适当的图表上记录给药	确保准确的记录,在有任何疑问时提供参考,并防止重复治疗(NMC, 2015 **C**;NPSA, 2008a **C**)

七、细胞毒性药物的局部应用

（一）定义

局部应用是指应用含有细胞毒性剂的乳膏或软膏来达到局部的效果（Potter，2011）。

（二）循证方法

基本原理

适应证：局部应用仅适用于表面病变，已被发现可用于治疗皮肤恶性病变，如皮肤 T 细胞淋巴瘤、基底细胞癌、鳞状细胞癌和卡波西肉瘤等（Wilkes，2018）。

（三）护理原则

外用制剂包括氮芥和 5-Fu（Wilkes，2018）。最广泛使用的是 5% 的 5-Fu 乳膏，用于治疗基底细胞癌和鳞状细胞癌。通常每天使用 1~2 次，让受损或患病的皮肤能够渗透药物，并观察局部反应。当局部出现红斑、水疱和溃疡可能需要 1~3 周的时间愈合。一旦治疗部位皮肤开始脱落时，就预示着正常组织的再生将开始（Wilkes，2018）。

考虑因素包括戴手套和使用低起毛棉签或非金属涂抹器涂抹软膏的安全处理（Weinstein 和 Hagle，2014；Wilkes，2018）。重要的是保护正常皮肤，避免污染眼睛和其他黏膜。

操作指南 4-7　细胞毒性药物治疗：局部应用	
必备物品	
• 清洁的非无菌手套 • 塑料防护服 • 涂抹器 • 无菌外用棉签	
涂药前准备	**说　明**
1. 向患者解释并讨论操作过程	确保患者了解操作流程并予同意（Griffith 等，2003 **E**；NMC，2010 **C**）
2. 对照化疗药物核对患者的处方	确保给患者正确的药物和剂量（NMC，2015 **C**；NMC，2010 **C**）
涂药过程	
3. 尽量关闭房间门或窗帘	确保护患者的隐私和维护尊严 **E**
4. 穿上防护服和手套	确保工作人员不受意外泄漏的影响（Polovich，2016 **E**）
5. 协助患者摆正所需的体位	暴露需要治疗的皮肤区域 **E**
6. 评估皮肤状况，如果皮肤有破损，应使用无菌技术	防止局部或全身感染（DH，2007 **C**；Fraise 和 Bradley，2009 **E**）
7. 应用无菌外用棉签将药物涂抹到皮肤上	减少交叉感染的风险。保护护士（DH，2007 **C**；Fraise 和 Bradley，2009 **E**）

	续　表
8. 如果药物会导致染色，应告知患者	确保事先采取足够的预防措施，防止不必要的污渍（NMC，2010 **C**）
9. 必要时使用无菌敷料	确保药膏保持在原位（Chernecky 等，2002 **E**）
涂药后	
10. 确保根据规范弃置所有废物	尽量减少接触危险废物的风险（HSE，2017 **C**）
11. 在适当的图表上记录给药	确保准确的记录，在有任何疑问时可提供参考依据，并防止重复治疗（NMC，2015 **C**）

（四）涂抹后的注意事项

后续护理

治疗期间不应过度清洗涂药区域（Wilkes，2018）。应观察该区域是否有任何不良反应，如疼痛、瘙痒和色素沉着，这可能导致停药和随后的剂量减少。

八、鞘内注射细胞毒性药物

（一）定义

鞘内给药是通过脑脊液向中枢神经系统（CNS）注射细胞毒性药物。通常是通过腰椎穿刺实现的（Polovich 等，2014；Stanley，2002；Wilkes，2018）。

（二）相关理论

鞘内给药仅适用于以下药物（Scurr，2005）。
- 噻替派。
- 阿糖胞苷。
- 氨甲蝶呤。

这种途径的优势在于让药物直接进入中枢神经系统，从而确保该中枢神经系统的药物浓度稳定，但在常规情况下，该药物正常注射时难以穿过血脑屏障达到足够的剂量。主要的缺点是，需要每天或者每周用标准的腰椎穿刺的方式来进行（Stanley，2002；Wilkes，2018）。虽然这种操作是快速和容易执行的，但它可能会导致患者痛苦，甚至可能导致中枢神经系统损伤和感染。它也可能只到达硬膜外或硬膜下腔，因此，脑室中的浓度可能无法达到治疗量（Wilkes，2018）。不过，药物的中枢注入可以通过一个 OMMAYA 储液囊实现（图 4-9），该贮存器是通过经颅骨手术植入的（Sewell 等，2002；Weinstein 和 Hagle，2014；Wilkes，2018），虽然风险更大，但提供了永久性通路，可以在局部或全身麻醉下完成（Sansivero 和 Barton-Burke，2001；Wilkes，2018）。但脑室内药物的剂量往往低于鞘内给药的剂量。

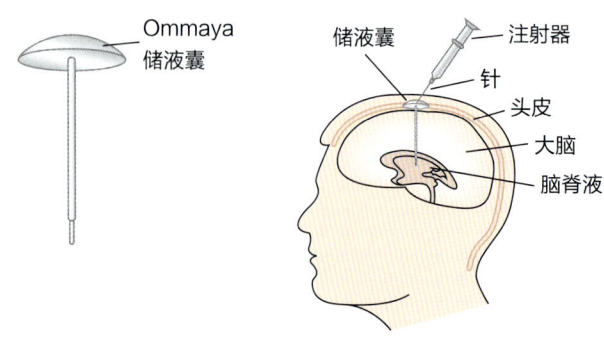

▲ 图 4-9　Ommaya 储液囊
引自 Dougherty 和 Lister，2011

第4章 全身性抗癌治疗的管理
Administration of systemic anticancer therapies

（三）循证方法

基本原理

适应证：经证明，鞘内给药对白血病和一些淋巴瘤的预防治疗是有益的。由于全身化疗难以到达中枢神经系统，所以中枢神经系统是这些肿瘤细胞的避难所（Wilkes，2018）。鞘内注射药物还可用于治疗实体瘤、淋巴瘤和白血病的大脑或软脑膜转移（Aiello-Laws 和 Rutlidge，2014）。

（四）护理原则

必须使用无菌技术配置药物，以降低感染的风险。该药物应不含防腐剂，以减少神经毒性。脑脊液清除和药物用量不应超过 2ml/min。

（五）法律和专业问题

使用鞘内注射进行化疗有可能造成巨大伤害（Sewell 等，2002），自 1985 年以来，至少有 13 名患者死亡。鞘内化疗的风险已经在 An Organization with a Memory（DH，2000）中有完整的记录，英国政府制定了一个目标，在 2001 年底之前消除因鞘内注射药物不当，而导致患者死亡或瘫痪的事件（DH，2000）。两份关于鞘内注射错误的报告（Toft，2001）引起了政府的高度重视，促成了英国国家《鞘内化疗安全管理指南》的出版。

在该指南发布后，所有承诺实施鞘内细胞毒性化学疗法（ITC）的英国信托医院必须确保执行安全实践指南，并且完全符合最新的《鞘内化学疗法安全管理指南》（DH，2008）。指南的关键要求见框 4-13。

首席执行官必须确定一名"指定负责人"，该负责人必须确保被对授权实施鞘内化疗的指定人员，接受适当的上岗培训和关注专业的持续发展。这些人员的登记册必须与某些与能力相关的资料一起保存，如处方、配药、发放、检查和管理。重要的是要及时了解有关鞘内化疗的相关安全警报，这些警报由卫生机构发布，如英国药品和健康产品管理局（MHRA）或英国国家患者安全局（NPSA）。

保持与鞘内化疗相关安全警报的最新状态非常重要，这些警报可能由卫生管理机构发布，如英国药品和健康产品管理局（MHRA）或英国国家患者安全局（NPSA）。

这些报告强调了对鞘内治疗（MHRA，2008）用可植入药物泵和长春花碱微型袋（NPSA，2008b）储存，导致神经损伤的风险的关注。

框 4-13　总结——鞘内指南的要求

- 只有经过培训的指定人员，并且是鞘内化疗登记的在册人员，方可进行处方、配药、检查或实施鞘内化疗。
- 所有注册的鞘内化疗人员，必须进行正式的上岗培训，必须为所有专业人员提供年度培训。
- 参与鞘内化疗的工作人员必须结合国家指导方针 HSC 2008/001，和与静脉注射长春花碱类有关的快速反应报告 NPSA/2008/RRR004 使用本指南。
- 工作人员在完成培训后，应获得一份年度有效期的证书。
- 鞘内化疗必须由注册的主任医师、副主任医师、专科主治医师、住院医师或 ST3 级医师（Specialty trainee，third year，译者注：第三年的专业实习生）开具。
- 鞘内化疗药物只能由指定人员发放和接收。任何未使用的此类产品必须在鞘内化疗疗程结束时回收到药房。
- 对于成人，静脉药物必须在鞘内注射药物前完成（如果是静脉连续输注也要先进行）。
- 在全麻下接受鞘内治疗的儿童将首先在手术室接受鞘内治疗。静脉注射药物（不包括长春花碱类）可以在日后护理或病房中使用，但不能在手术室使用。
- 鞘内化疗应始终在正常工作时间内，在指定的区域进行；非工作时间的化疗只能在特殊情况下进行。
- 在整个处方、制备和管理过程中，医疗、护理和药房工作人员必须在相关阶段进行检查。
- 本指南主要涉及通过腰椎穿刺（译者注：即通过脊髓注射，原文如此，应该脊髓腔注射）进行的鞘内治疗，但也适用于脑室内化疗（即通过注射进入脑室）。

223

Royal Marsden 癌症护理精要
The Royal Marsden Manual of Cancer Nursing Procedures

操作指南 4-8　细胞毒性药物治疗：通过 Ommaya 储液囊脑室内给药

必备物品

- 25G 带翼输液器或小型非取芯针
- 无菌敷料包
- 清洗液
- 预先准备的化疗
- 三通接头

治疗前

准　备	目　的
1. 向患者解释并讨论操作过程	确保患者了解操作流程并给予有效的同意（Griffith 等，2003 **E**；NMC，2010 **C**）
2. 查阅患者的处方，确定以下内容 • 药物 • 剂量 • 给药日期和时间 • 给药的途径和方法 • 适当的稀释剂 • 处方的有效性 • 医师签名 • 过敏状态	确保使用适当的稀释剂和正确的途径，在规定的剂量内给患者服用正确的药物（NPSA，2008a **C**）
3. 让患者处于舒适的位置	进入操作区域 **E**
4. 使用防护服和必要的个人防护设备，如手套、护目镜	保护从业人员免受飞溅和溢出的危害（HSE，2017 **C**；Polovich，2016 **E**；RCN，2016 **C**）
5. 用抗菌肥皂洗手	防止污染（Fraise 和 Bradley，2009 **E**）
6. 打开无菌包，将消毒液倒入无菌碗中	准备区域 **E**
7. 剖开塑料包装，打开鞘内化疗药物，放置在无菌区域	接受化疗 **E**
8. 打开非取芯翼式输液器，将三通接头连接到导管上	准备设备 **E**
9. 用乙醇凝胶清洁双手	防止污染（Fraise 和 Bradley，2009 **E**）

治　疗

10. 通过轻轻按压圆顶几次来定位储液囊。脑室应该有脑脊液自由流入囊顶	确定储液囊的位置和功能（RCN，2016 **C**）
11. 用抗菌洗手液洗手，戴上无菌手套	防止污染（Fraise 和 Bradley，2009 **E**）

续表

12. 清洁局部皮肤	降低感染风险（Fraise 和 Bradley，2009 **E**）
13. 使用 25 G 针，穿刺进入蛛网膜下腔，抽出少量的 CSF，其量等于要注入的药物量	检查 CSF 流速和储液囊的通畅性（RCN，2016 **C**）
14. 将含化疗药物的注射器连接到三通接头上并缓慢注射。注射时，不应感觉到有阻力	维持一个封闭的系统并用药（RCN，2016 **C**）
15. 给药后，按压并释放囊顶	方便用药和配药（RCN，2016 **C**）
16. 现在可以用操作开始时抽出的脑脊液冲洗储液囊。不要用 0.9% 氯化钠溶液或肝素冲洗	无须冲洗，因为 CSF 可自由流过装置（RCN，2016 **C**，**E**）
17. 取下针头，用纱布按压	防止脑脊液或化疗药物渗漏 **E**
18. 将利器和注射器放在带紫色盖子的利器盒中	保持安全的环境 **E**
19. 一旦脑脊液停止泄漏，外敷小纱布，并用胶布固定	降低感染风险（Fraise 和 Bradley，2009 **E**）
治疗后	
20. 如果需要，协助患者重新调整姿势	保持舒适 **E**
21. 用合适的垃圾袋处理物品	保持安全的环境 **E**
22. 洗手并擦干双手	将污染风险降至最低（Fraise 和 Bradley，2009 **E**）
23. 在处方上记录化疗给药	保持记录并保持护理的连续性（NMC，2015 **C**）
24. 监测药物的任何不良反应，检查储液囊部位是否有泄漏	及早发现并发症，并向医务人员报告（RCN，2016 **C**）

（六）治疗后的注意事项

护士监测患者是否有不适的表现，并给予所需的止痛药。应定期记录生命体征，最初至少每 1~2h 记录一次，以后每 4h 记录一次。观察内容包括感染、头痛和颅内压升高的症状（Scurr 等，2005；Wilkes，2018）。更多详情，请参考 Dougherty 和 Lister（2015）《Royal Marsden 临床护理操作手册》，第 9 版：第 11 章观察。

九、细胞毒性药物的胸腔灌注

（一）定义

胸腔灌注是将细胞毒性药物或其他物质注射到胸膜腔内。

（二）相关理论

胸腔积液是恶性肿瘤的常见并发症，可能会造成相当大的管理难题。引流积液后应进行灌注治疗，以防止或延迟恶性细胞引起的复发。如果只是抽液，60% 患者会出现胸腔积液反复（Wilkes，2018）。

与恶性胸腔积液形成相关的最常见肿瘤有以下几种（Wilkes，2018）。
- 乳腺癌。
- 肺癌。
- 胃肠道肿瘤。
- 前列腺癌。
- 卵巢癌。

胸腔积液会使患者非常痛苦，导致渐进性的不适、呼吸困难和呼吸功能不全而导致死亡。

图 4-10 说明了由于积液压力引起的正常解剖结构的变化。在健康情况下，脏层和壁层胸膜之间的渗出液< 5ml。这种液体起到润滑剂和液体密封的作用。感染和恶性肿瘤打破了这一平衡，并恶性反复。患者可能存活数月或数年，因此，有效地缓解胸腔积液对于维持或改善他们的生活质量很重要。通过胸腔灌注进行化疗可以缓解症状，也有可能将药物输送到全身渗透不良的部位（Sewell 等，2002）。使用胸膜内低渗顺铂治疗恶性胸腔积液的研究结果令人鼓舞。共观察 80 例患者，其中 27 例（34%）和 39 例（49%）分别达到完全缓解和部分缓解（Seto 等，2006）。

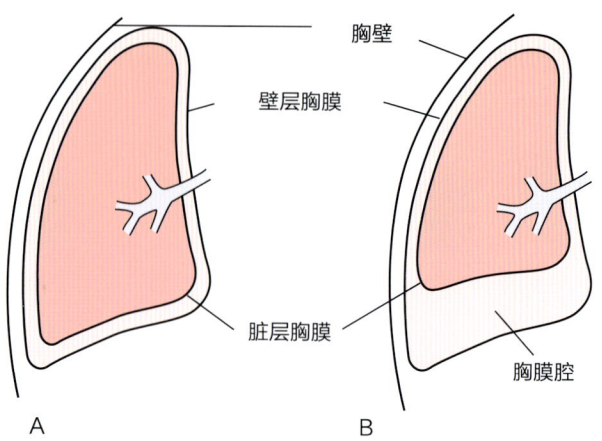

▲ 图 4-10　肺解剖。A. 正常肺解剖显示胸膜。B. 肺部显示有胸腔积液

引自 Dougherty 和 Lister，2011

（Sewell 等，2002）以灌注细胞毒性药物。

此外，据报道，将硬化剂注入胸膜腔的成功率的变化很大，为 20%～88%（Sewell 等，2002）。细胞学检查可显示渗出液中有肿瘤细胞，但即使不存在肿瘤细胞，灌注的药物因炎性反应而导致胸膜间隙的消失，来有效阻止复发。所使用的药物包括滑石粉、放射性磷、卡介苗（BCG）、四环素，以及近些年来使用的细胞毒性药物。最常灌注的药物是博来霉素，还有米托蒽醌、阿霉素、氮芥和噻替派（Sewell 等，2002；Wilkes，2018）。

（三）循证方法

护理原则

有以下几种方法可用于治疗胸腔积液。
- 外科技术，如胸膜腔消融术。
- 放射治疗。
- 全身化疗。
- 插入小口径导管并安装胸腔引流装置

（四）操作前的准备

装置

所用设备装置的改进，如具有柔韧性的套管或导管，以及延长最初的引流期和注射药物后的引流期，都有助于提高患者的舒适性和提高疗效（Wilkes，2018）。经皮穿刺置入小口径导管或引流管，以及胸腔 – 腹腔转流术（Wilkes，2018），已被发现对复发性胸腔积液有用。

操作指南 4-9　细胞毒性药物治疗：胸腔灌注

必备物品	医疗产品
• 无菌胸腔引流包，包括消毒碗、一次性毛巾、镊子、一次性手术刀和无菌低棉纱布	• 局部麻醉：1% 利多卡因 • 灭菌注射用水：1L

第 4 章　全身性抗癌治疗的管理
Administration of systemic anticancer therapies

续　表

• 缝合材料：丝线 • 清洗液：0.5% 葡萄糖酸氯己定，70% 乙醇 • 无菌手套和隔离衣 • 注射器：2×10 ml	• 针头：1×21 G，1×23 G • 胸腔引流管：选择合适大小的管子 • 无菌敷料 • 胶布 • 胸腔引流管 • 胸腔引流瓶 • 胸腔引流夹 ×2 • 低真空抽吸泵（如需要）

灌注前	
准　备	目　的
1. 向患者解释并讨论操作过程	确保患者了解操作流程，并给予有效同意（NMC，2015 **C**）
2. 如有规定，应给患者进行术前用药	使患者放松 **E**
3. 准备所需的设备和细胞毒性药物。穿防护服	确保操作顺利进行，无中断。保护操作者免受暴露（HSE，2017 **C**）

灌　注	
4. 协助医师进行灌注，为患者提供支持。患者处于坐位姿势，向前倾靠在坚固的物体上或固定在桌子上	提高操作效率，减少患者的不适（Shuey 和 Payne，2005 **E**）
5. 在灌注结束时，夹闭引流管并留置所需时间	防止药物回流（Weinstein 和 Hagle，2014 **E**）
6. 定期观察患者的舒适度。根据需要服用止痛药	使患者保持舒适和无痛 **E**
7. 记录患者的呼吸和皮肤颜色，至少每 15min 记录一次，持续 1h，然后每 1h 记录一次，直到稳定后，改为每 4h 记录一次，或根据患者的情况决定。至少每 4h 记录一次体温	• 确保操作后呼吸功能无变化 **E** • 观察发热，发热是常见的不良反应，可能表明正在发生的感染或对化疗的反应 **E** • 必要时服用抗组胺药 **E**

灌注后	
8. 准备好引流时，确保患者处于舒适的位置，并主动限制任何移动	以防止引流管不适或移位 **E**
9. 松开胸部引流管夹子	允许灌注的药物排出 **E**
10. 记录排放液体的颜色和量	监测治疗的即时有效性（NMC，2015 **C**）

（五）灌注后的注意事项

1. 即时护理

文献建议，患者在注射药物后应定时翻身，以促进药物在胸膜表面的完全均匀分布。这种翻身的基本原理是基于临床观察，目前尚缺乏对翻身患者与未翻身患者进行比较的研究。

2. 后续护理

灌注后局部胸膜疼痛和炎症可持续24～48h。良好的症状管理应注重呕吐的控制、适当的镇痛和情绪支持，以及胸管的安全，以确保患者的舒适性（Wilkes，2018）。

十、细胞毒性药物的膀胱灌注

（一）定义

膀胱灌注是将细胞毒性药物通过导尿管直接注入膀胱（Dougherty 和 Bailey，2008）。

（二）相关理论

经导尿管向膀胱灌注细胞毒性药物和免疫治疗已在部分膀胱癌病例中应用多年，是控制和治疗浅表性膀胱癌的一种有效而简单的方法（Washburn，2007）。在可测量的疾病中，平均应答率为60%，约30%的患者可出现完全缓解。发现有效的细胞毒性药物包括以下几种（Washburn，2007）。

- 噻替派。
- 丝裂霉素 C。
- 阿霉素。
- 表柔比星。
- 米托蒽醌。
- 卡介苗（BCG，无细胞毒性）。

膀胱灌注允许高浓度的药物浸泡内皮细胞，从而能够对肿瘤进行局部治疗并限制全身吸收，从而降低毒性。全身毒性是噻替派的一个问题，除此之外，还有局部炎症、疼痛、排尿灼痛、频繁和偶发的血尿。必须在整个手术过程中保持无菌技术，以最大限度地降低尿路感染的风险（Polovich，2016）。

（三）循证方法

基本原理

适应证：①膀胱灌注已被证明在治疗小的、多发性的、浅表的、分化良好的、非侵袭性乳头状瘤癌中是有效的，因为使用这种途径可以获得高药物浓度，而药物对正常和恶性组织的渗透有限；②这种方法仅在治疗小的浅表疾病时有效（Scurr，2005）；③它最大限度地减少了有多种肿瘤病史患者的复发，已知这些肿瘤容易在局部播散（Stanley，2002）；④它还减少了患者及其护理人员在细胞毒性药物面前的暴露，因为药物的排泄比全身给药更快（Washburn，2007）。

（四）操作前的准备

患者在膀胱灌注前，先插入导尿管、行膀胱引流，然后灌注药物。这通常需要 50～60min。药物要保留 1～2h，让患者频繁变换体位，以使药物通过膀胱扩散（Sewell 等，2002；Wilkes，2018）（译者注：目前也有观点不主张这样做）。治疗可以每隔1天做1次，一共做3次，或者每周进行1次，每次时间长短不一（4～12 周）。

操作指南 4-10　细胞毒性药物治疗：膀胱灌注

必备物品

- 治疗盘内装有处方药物的膀胱灌注袋（静配中心提供）
- 无菌手套
- 一次性防护服和护目镜
- 导管夹
- 引流袋，如果需要留置导尿管
- 10ml 或 20ml 无菌注射器
- 小包装无菌敷料包

第4章 全身性抗癌治疗的管理
Administration of systemic anticancer therapies

续 表

灌注前	
准 备	目 的
1. 向患者解释并讨论该操作	确保患者理解操作，并给予有效同意（NMC，2015 C）
2. 遵医嘱检查患者的全血细胞计数，并在给药前告知患者检查结果	通过膀胱壁吸收药物可能会引起骨髓抑制。但是，对于是否需要定期检查存在不同意见 E
3. 对照患者的处方，检查细胞毒性药物容器上的所有细节	最大限度地降低出错风险，并符合法律要求（NMC，2010 C）
4. 检查所有必要的设备，包括细胞毒性药物的容器，然后注入患者体内	确保滴注顺利进行，不会中断 E
5. 拉上隔帘或使用屏风遮挡病床或沙发	在操作过程中注意保护隐私 E
6. 检查患者的身份是否与处方上的患者详细信息相符	确保正确的患者。降低出错风险（NMC，2010 E）

灌 注	
7. 如果患者原来没有留置导尿管，则应插入导尿管（参见 Dougherty 和 Lister，2015《Royal Marsden 临床护理操作手册》第9版：第5章清除）	能够正确给药 E
8. 排空膀胱	防止药物稀释（Washburn，2007 E）
9. 戴上手套，穿上防护服、戴好护目镜	保护护士不接触细胞毒性药物。使用正确的技术，尽管污染的风险很小，但仍可能会出现飞溅（Wilkes，2018 E）
10. 使用无菌技术戴无菌手套。在导尿管的末端放置一个接尿器，来收集尿液再分离引流袋	保护患者免受感染，保护护士免受药物溢出的危害，这样既可以进行尿管操作，又可防止尿液弄脏床 E
11. 取下灌注袋上的盖子，连接导尿管，并松开灌注袋上的夹子	促进药物的滴注 E
12. 利用重力作用，将细胞毒性药物注入膀胱。必要时，可轻柔挤压协助注入	快速滴注对于患者来说可能会感到不适，特别是膀胱容积很小，或因先前的治疗，或因疾病使得膀胱功能有障碍的患者 E
13. 灌注正确的剂量后，将尿液钳夹在灌装口上	防止药物从膀胱内流出（Weinstein 和 Hagle，2014 E）
14. 当药物进入膀胱 1h 后，让患者进行排尿或打开导管夹，并将接尿器置于接头下方。断开尿管连接器，并连接新的引流袋	膀胱内药物的保留时间是 1h，以确保最大的治疗效果和最小的毒性。防止床上用品的污染（Nixon 和 Schulmeister，2009 E）

续表	
灌注后	
15. 如果要拔除导尿管，使用无菌注射器从导尿管球囊中抽出水（某些导尿管没有球囊），并轻轻拔除导尿管。将所有用物一起丢入医疗废物袋中并密封	导尿管可能不需要继续留置，特别是在门诊部，插管是为了方便给药，如果继续留置尿管，感染的风险会增加（Weinstein 和 Hagle, 2014 E）
16. 告知患者，他们的尿液可能是混浊的。指导患者报告任何不适，或者无法立即将尿液异常情况告知给病房工作人员或全科医师/地区护士，或者如果出现焦虑，请致电医院	尽早发现并解决任何问题。减少患者的焦虑 E
17. 记录患者的用药情况	确保记录药物和干预措施（NMC，2010 E）

问题解决表 4-1 预防和解决（操作指南 4-10）

问题	原因	预防	处理
插入尿管时无尿液排出	膀胱是空虚的，或尿管位于错误的位置，如在尿道或假道中。在反复膀胱镜检查或膀胱手术后可能会出现假道	确保有经验的护士为患者置管，并检查以前是否有插入困难或插入假轨道记录	不要给气囊充气，应将尿管固定在皮肤上以使其保持在适当的位置。检查患者最后一次排尿时间。鼓励患者喝几杯水。在看到尿液流出或确定尿管的正确定位之前，不要给予药物。如果在接下来的 30min 内没有尿液排出，请通知医师
尿管未夹紧时无尿液排出	被堵塞或碎片堵塞	可能无法阻止	检查尿管的位置，必要时进行膀胱灌洗
患者在滴注药物期间疼痛	黏膜切除后，膀胱对刺激物会变得非常敏感，从而引起的痉挛性疼痛，可能导致细胞毒性药物排出	在灌注前使用止痛药。帮助患者使其尽可能保持平静和舒适	如果疼痛严重，就应让药物排出和（或）停止注入并通知医师。必要时，可吸入安桃乐（见第3章），随后可开出止痛药
患者不能在所需的时间内保持膀胱内所需的药量	膀胱容量小、括约肌无力或逼尿肌不稳定，导致膀胱收缩失控	可能无法预防	护士应记录实际持续时间。如果患者不能将药物保留在膀胱内，请通知医师
患者拔管后无法排尿	焦虑、膀胱张力不良或前列腺炎	拔管前消除患者的疑虑，鼓励患者在灌注前补充水分	护士应让患者舒适和安慰患者，并鼓励患者多饮水

（五）灌注后处理

患者及家属健康教育

应告知患者如何运动，如果是门诊患者，居家的休息足以使膀胱黏膜修复。增加饮水量，可稀释药物的浓度，确保膀胱有足够的冲洗量，减少因肿瘤碎片引起的局部刺激或排尿困难的可能性（Wilkes，2018）。

应告知患者保持良好的个人卫生习惯，排尿后应彻底洗手和清洗生殖器。排尿后应冲洗马桶，如果是低量冲水马桶，则应冲洗 2 次（Wilkes，2018）。对于使用卡介苗灌注者，应告知患者使用漂白剂清洁厕所，漂白剂在放下马桶盖在马桶内放置 15min 后冲洗，（Wilkes，2018）。

（六）并发症

1. 血尿

一般在 24～48h 发生，多因导管插入造成的损伤，或膀胱镜检查后通过向膀胱注入液体，导致血凝块冲开所致。需监测患者有无血凝块的残留、休克、出血或液体潴留的迹象，并向医师报告所有并发症。鼓励患者多喝水，以减少血凝块的形成。

2. 渗漏

另一种并发症是给药后导尿管周围的渗漏。多因导尿管滑出膀胱或因用药造成的膀胱痉挛引起。因此，护士须定期检查导尿管的位置，如渗漏持续发生应通知医师。任何渗漏都应做好个人防护用品的使用。导管用无菌纱布包裹，同时加强个人卫生，以保护患者皮肤（Wilkes，2018）。

十一、细胞毒性药物的腹腔灌注

（一）定义

腹膜内给药是将细胞毒性药物引入腹膜腔，以预防或延迟肿瘤的复发（Wilkes，2018）。

（二）相关理论

腹膜间隙是半透明性的，允许在整个腹膜间隙的肿瘤部位获得高浓度的药物，但进入血液中的浓度较低，从而降低了药物的毒性（Sewell 等，2002）。

这样，可以向肿瘤部位输送比全身输送更大剂量的药物。含有化疗药物的大量液体应间歇给药。使用的化学药物包括以下几种（Sewell 等，2002）。

- 顺铂。
- 卡铂。
- 博莱霉素。
- 紫杉醇。
- 米托蒽醌。
- 丝裂霉素 C。
- 5-Fu。

（三）循证方法

1. 基本原理

适应证：结直肠癌，以及卵巢原发性恶性肿瘤的治疗失败最容易发生区域性转移。转移性肿瘤可能已经出现在腹腔内，而身体其他部位并无疾病表现。鉴于此，腹膜内给药的化学治疗已被证明对局部复发性卵巢癌和结肠癌是有效的（Sewell 等，2002；Wilkes，2018）。

2. 进入腹膜间隙的方法

进入腹膜腔有 3 种方法。

①将临时留置导管放置到腹膜腔中。这种方法用于短期治疗，如缓解或减轻症状。

②放置外部导管，如：坦基霍夫（Tenckhoff）导管（腹膜透析用）。通过外科手术穿过前腹壁放置，导管从腹部皮肤引出，这是使用最广泛的方法。坦基霍夫导管具有高流速（10～15min 内 2L），并有去除纤维蛋白沉积物的优点（Wilkes，2018），管理难点包括导管堵塞、感染、导管周围渗漏和个人形象问题。

③植入式腹膜端口放置。该端口是内置的，不使用时不需要进行管理，因此，感染率较低，患者更易接受，但是，端口的滴注速度比导管更慢（Wilkes，2018）。

操作指南 4-11　细胞毒性药物治疗：腹腔灌注

必备物品	医药产品
• 无菌手套 • 一次性防护服和护目镜 • Y 型管灌注套装	• 治疗盘：含有处方药的注射器或输液袋（药房提供） • 导管夹 • 引流袋（如导管需要留置） • 小的无菌敷料包

灌注前

准　备	目　的
1. 向患者做好解释，告知操作流程，取得配合	确保患者理解操作流程，并取得其同意（NMC，2015 **C**）
2. 遵医嘱给予术前用药	确保患者在灌注过程中放松 **E**
3. 对照患者的处方，检查细胞毒性药物容器上的所有细节	最大限度地降低出错风险并符合法律要求（NMC，2010 **C**）
4. 组装所有必要的设备，包括细胞毒性药物容器，然后注入患者体内	确保灌注顺利进行，不会中断 **E**

灌注

5. 灌注前，将输液袋预热至体温的温度	防止发生抽搐（Wilkes，2018 **E**）
6. 使用 Y 型管灌注装置。导管通过该 Y 形管连接到透析液瓶和引流袋	确保在灌注入腹腔时尽量少干预 **E**
7. 以规定的速率灌注液体，通常 10～15min 灌注 1～2L，可延长至 30～60min	确保以正确的速度正确灌注（NMC，2010 **C**；Wilkes，2018 **E**）
8. 在处方单上记录给药	记录给药（NMC，2010 **C**）
9. 给药后需要保留药物 1～3h，再排出多余的液体	确保液体充满腹腔的所有部位 **E**
10. 定期观察患者的舒适度，并进行适当的调整。如患者出现任何不适或疼痛，请及时给予镇痛处理	保持患者舒适和无痛 **E**
11. 每小时记录一次体温，共 4 次	观察有无发热，发热是常见的不良反应，表明可能发生感染或产生了化疗不良反应 **E**
12. 松开排水管，必要时使用适当的冲洗液冲洗端口或泵。排水完成后可以取出导管	允许排出药物 **E**

灌注后

13. 准确记录液体出入量	保持准确的记录（NMC，2015 **C**）

问题解决表 4-2　预防和解决（操作指南 4-11）

问 题	原 因	预 防	处 理
腹痛或不适	放置导管后，腹膜刺激，透析液排出不完全		观察反应，并对症处理
	未能将透析液加热至人体体温的温度	加热透析液	确保已加热，并遵循流程
	由化疗药引起的化学性腹膜炎		观察任何不适的迹象，并对症治疗
给药后，导管周围渗漏	腹膜不完整或导管不完全在腹膜腔内	在给药前检查导管是否在正确的位置	需要严格的无菌技术，敷料及时更换。当导管周围的皮肤愈合后，不应再有渗漏

（四）灌注后的处理

确保安全处理废物，如果穿刺引流处，或引流袋周围有渗漏，护士必须记住，渗漏的液体中可能仍含有细胞毒性药物，应采取与操作时相同的预保护措施，按照细胞毒性废物处理。

（五）并发症

腹腔化疗的一般并发症包括呼吸窘迫、腹痛腹胀、不适和腹泻（所有这些都会引起腹压增加）（Wilkes，2018）。其他问题包括导管的机械故障（流入和流出受阻）、电解质失衡和由腹膜间隙的化学刺激、感染，或两者同时引起的腹膜炎。患者通常能耐受腹膜内化疗，且它是一种较安全有效的腹膜疾病治疗方法（Weinstein 和 Hagle，2014）。

十二、细胞毒性药物的动脉内注射

（一）定义

动脉内给药是通过动脉导管插管术向肿瘤部位输注细胞毒性药物，该动脉是肿瘤供血动脉。这样可以使药物高浓度地到达肿瘤部位（Weinstein 和 Hagle，2014）。

（二）相关理论

动脉内途径的优点是有利于将高浓度药物输送至原发性肿瘤或继发性肿瘤的部位（Sewell 等，2002）。已经证明，在许多情况下，此法可以减少药物的全身循环，从而导致不良反应也会相应减少（Wilkes，2018）。细胞毒性药物的使用随组织学和肿瘤部位的变化而变化。以下药物均可通过动脉内途径给予（Weinstein 和 Hagle，2014）。

- 放线菌素 D。
- BCNU（卡莫司汀）。
- 博莱霉素。
- 顺铂。
- 阿霉素。
- 5-FU。
- 5-FUDR。
- 甲氨蝶呤。
- 美法仑。
- 丝裂霉素 C。
- 长春新碱。

该途径的主要缺点是给器官灌注高剂量的药物，可能会导致过度的组织损伤（Sewell 等，2002）。

（三）循证方法

1. 基本原理

使用哪条动脉进行化疗由肿瘤的部位决定，它也是给肿瘤供血的动脉。最常见的途径是肝动脉（Weinstein 和 Hagle，2014）。

适应证：动脉内化疗已被用于治疗许多不同

部位的各种恶性肿瘤。包括以下几方面。
- 头颈部病变。
- 结直肠癌的肝转移。
- 上肢和下肢肉瘤/黑色素瘤（包括肢体隔离灌注治疗）。
- 胃癌。
- 乳腺癌。
- 子宫颈癌。

2. 输液方法

动脉输注化疗有两种主要方式，包括外部和内部。

(1) 外部方法：在影像学下，从动脉插入导管并接上输液泵装置（Wilkes，2018）。放置临时导管用于短期治疗，即从数小时到5天。可以间歇性地进行几个疗程的治疗。该方法不适合长期使用（6个月或更长时间），尽管皮下植入端口增加了患者的舒适度和自由度（Wilkes，2018），但仍会不舒适，不方便且价格昂贵。

一旦导管置入到位并安全固定后，细胞毒性药物可通过以下方式给药。
- 注射，使用注射器。
- 使用注射泵进行小体积输液。
- 大容量输液，使用容量泵。

(2) 内植入化疗泵法：通过手术放置完全植入式泵，这种方法比外置方法的并发症发生率更低。将导管插入合适的血管并装上植入泵，再进行化疗。该方法更常用于结直肠癌肝转移。

如果肿瘤部位可见，则可通过滴注黄色荧光染料来确定肿瘤的区域，如果是肝脏肿瘤则可以通过造影剂来确定靶向区域。

所有输送系统必须提供足够的压力来控制动脉压，即300mmHg（Wilkes，2018）。大多数输液泵符合此要求。患者教育非常重要，因为患者可能需要自己维护植入式泵，并需要学会识别并发症或故障。

（四）护理原则

在手术室插管并在放射科进行X线定位。然后固定导管，并使用敷料封闭。操作的基本要求是保证导管不会移位。将三通管连接到导管，至此所有操作才完成。在插管或返回病房时，应将延长装置与此连接，以防止导管处皮肤出现异常状况。整套系统包括导管、三通管、延长装置、给药装置和输液装置。

（五）法律和专业问题

知情同意

插管是一种手术操作，必须获得患者同意。特别是患者回到病房后，对患者进行充分的解释是必不可少的。

操作指南 4-12　细胞毒性药物的动脉内给药

必备物品	
• 无菌敷料包 • 治疗盘中含有处方药的输液泵（由药房配制中心提供）	• 一次性隔离衣和手套 • 带导管夹的延长管 • 三通管

给药前	
准　备	目　的
1. 向患者解释并讨论该操作	确保患者理解操作，并取得知情同意（Griffith 等，2003 **E**；NMC，2010 **C**）

续表

2. 核查患者的处方	确保给予患者正确的药物和剂量（NMC，2010b）Ⓒ
给药	
3. 关闭房门或窗帘	保护患者的隐私和维护尊严 Ⓔ
4. 协助患者采取合适的体位	利于药物进入动脉装置 Ⓔ
5. 必要时，与医疗和放射团队一起确认导管是否通畅	确保通畅并确保导管处于正确位置（Wilkes，2018 Ⓔ）
6. 在所有操作中使用无菌技术	尽量减少交叉感染的风险（Wilkes，2018 Ⓔ）
7. 将药物连接到延长管，确保设备连接牢固	尽量减少空气进入装置或动脉（Wilkes，2018 Ⓔ）
8. 化疗给药	确保患者按规定接受治疗 Ⓔ
9. 确保敷料固定妥当	为了防止导管移位（Wilkes，2018 Ⓔ）
给药后	
10. 做好用药记录	保持准确的记录，作为核查的依据，并可防止重复治疗（NMC，2015 Ⓒ；NPSA，2008a Ⓒ）
11. 观察出血迹象	预防出血（Wilkes，2018 Ⓔ）

问题解决表 4-3　预防和解决（操作指南 4-12）

问题	原因	预防	处理
导管移位	敷料松动	敷料固定妥当，确保敷料和装置连接牢固并定期观察	如有出血，立即加压止血，并联系医务人员处理
	活动过度	指导患者适度活动，每天检查导管位置	

（六）操作后的处理

1. 即时护理

不得触碰敷料，但应定期观察是否有出血迹象。应检查所有接口连接，以防止在压力下发生大出血、空气栓塞或接口断开。任何出血都应立即报告给医务人员，包括放射科医师（Allwood 等，2002）。

2. 后续护理

导管必须夹闭，在更换任何设备之前都应关闭三通接头。必须始终保持高于动脉压的正压。如果没有输注化疗药，必须使用冲洗液来保持通畅。患者在病房及各部门间转运时，需要使用注射器或注射泵，如果需要护士护送时，可以使用病房里的注射泵或输液泵来抵抗动脉的压力和维持导管的通畅，通常使用最低的输注速度，每小时 3～5ml 或每分钟 10 滴，具体的输注速度取决于所使用的泵。应遵循所用的专业输注泵的使用说明书。

在病房，每天可通过 X 线检查导管的位置。荧光检查和染料滴注等方法也可确认位置。在治疗结束时，应使用适当的冲洗溶液维持动脉导管的通畅，直到拔除导管。应提前开好相关操作及肝素用量的医嘱，使护士能够适时执行医嘱。拔管前，先关闭三通管。应由医师取出导管并加压至少 5min，直至出血停止，并贴上敷料。如果出血已经停止，则不应使用加压敷料，因为此种敷料会掩盖血肿的形成。

3. 患者及相关人员的宣教

指导患者如何活动及活动频度，还应根据导管的位置而变化。需要协助其保持个人卫生及适当的减压，以防止在导管与皮肤的接触点上发生压疮。

（七）并发症

1. 动脉闭塞和血栓形成

文献表明，导管插入超过 48h 发生血栓的概率 > 40%。但是，血栓是否发生更多取决于所使用的血管。大多数用于化疗的导管不会有任何问题，并且在治疗期间会保持通畅。然而，血栓可能会导管栓塞，而引起血管功能不全、远端或中央动脉栓塞（Weinstein 和 Hagle，2014）。当因血栓形成或痉挛而发生血管闭塞时，通常由侧支循环维持血流，直至血管恢复。应每天检查动脉搏动是否存在和局部区域皮肤的颜色，或者可以使用多普勒流量计进行监测（Yarbro 等，2018）。任何异常都应报告给医务人员和放射科医师。医师应使用持续的、稳定的力量拔除导管，以防止移动任何存在的血栓。在测量生命体征时，应仔细观察患者和肢体 / 局部的状况。

2. 动脉损伤、动静脉漏、动脉瘤的形成

这些并发症的发生率很低，并且可以通过轻柔地处理导管和尽快固定肢体，就可以将出现问题的可能性降至最低（Weinstein 和 Hagle，2014）。

3. 化学性肝炎和胆管硬化

这些均可出现转氨酶升高，因此，监测肝功能很重要。这些肝功能异常增高通常都是短暂的（Weinstein 和 Hale，2014）。

4. 失血 / 空气栓塞

空气栓塞的严重程度取决于动脉导管的位置，以及它是否直接通往颈动脉，进而通向大脑。在整个通路中必须使用 Luer-Lok 连接。应定期检查，并保持持续性的液体流动，更换设备时必须小心，以防止发生失血，或空气进入导管，如有必要，应关闭三通接头，并夹紧导管夹。

5. 由于无菌技术不到位导致的感染

对于动脉导管的所有手术和操作，必须保持严格的无菌技术要求（Weinstein 和 Hagle，2014）。

6. 药物外渗和药物未能达到肿瘤部位

尽管这些都很罕见，但如果导管的位置不正确，就可能会发生这种情况。如果对导管的位置有任何疑问，应通知医师和放射科医师，因为药物的外渗可能导致组织的溃疡和坏死（Weinstein 和 Hagle，2014）。

十三、化疗的不良反应

化疗的全身不良反应因人而异，并受所用药物或联合用药的影响（Yarbro 等，2018）。化疗前应对患者进行全面的医学或护理评估，以确定是否适合治疗。还应评估化疗的效果（即检查肿瘤标志物），根据药物的毒性，及时调整剂量（Dougherty 和 Bailey，2008）。患者化疗后会产生一些不良反应，使用化疗症状评估量表（CSAS）可以准确地评估症状，这对正确实施护理和医疗干预会产生积极的影响。评估结果基本上是患者化疗后产生症状的记录，反映了症状对患者日常生活的影响程度。患者在每个化疗周期中均要有记录，记录信息可用于制订个体化的干预计划。应告知患者化疗相关的信息，有可能产生的不良反应，以及如何应对这些不良反应（Roe 和 Lennan，2014）。

第4章 全身性抗癌治疗的管理
Administration of systemic anticancer therapies

（一）血液系统不良反应

1. 骨髓抑制

骨髓抑制是化疗中最常见的剂量限制性不良反应之一（Schulmeister，2009），所有化疗都对骨髓有影响，可出现白细胞、红细胞和血小板减少。严重的骨髓抑制会导致出血或感染，并可能危及生命。集落刺激因子（CSF）可增强粒细胞的产生，并缩短最低点的时间（化疗后血细胞计数达到低点）（Schulmeister，2009）。

2. 白细胞减少症

白细胞减少症是指血液中白细胞数量低于正常水平。白细胞通常被分类为粒细胞和无颗粒白细胞。粒细胞包括嗜中性粒细胞，其寿命为6h至几天；嗜酸性粒细胞的寿命为8~12天；嗜碱性粒细胞的寿命为几小时至几天。诸如非格司亭（Filgrastim）和培非司亭（Pegfilgrastim）等集落刺激因子可用于控制中性粒细胞减少症。如果血液中的中性粒细胞数量减少，将降低身体抵抗感染的能力（Campbel，2005）。

3. 贫血

红细胞的寿命为120天。如果血红蛋白水平＜8g/dL，则被认定为贫血（Weinstein和Hagle，2014）。贫血患者可能无症状，也可出现头痛、头晕、气短、疲劳、皮肤和甲床苍白等症状。输血有助于提高血红蛋白的水平。一个单位的红细胞可使血红蛋白升高1g/dL（Schulmeister，2009），促红细胞生成素可用于刺激红细胞生成（Weinstein和Hagle，2014）。

4. 血小板减少症

血小板减少症是指血液中血小板数量低于正常的数量，血小板计数的正常范围是（150~400）×10^9/L，如果血小板计数降至100×10^9/L，则出血的风险增加（Schulmeister，2009）。血小板减少症的体征和症状包括瘀伤、瘀点、牙龈和鼻出血，以及中枢神经系统或胃肠道出血（Dougherty和Bailey，2008）。当血小板计数降至20×10^9/L时，则会出现严重的出血风险。应避免进行高风险的活动，如接触性运动，因为它们可能导致损伤和随后的出血，应鼓励患者主动报告自发性瘀伤、流鼻血、牙龈出血和血便等出血迹象（Weinstein和Hagle，2014）。血小板计数的降低会导致化疗的延迟，治疗可输注血小板，以控制血小板减少症。

（二）疲乏

疲乏是指一种无法承受的疲惫感，无法进行体力和脑力工作，且不能通过休息来缓解（Weinstein和Hagle，2014）。这是化疗的常见不良反应（有60%的患者发生），并且通常无法识别、报告或治疗（Schwartz，2007），乏力也可能是贫血、感染、脱水、电解质失衡和营养状况不良的结果（见第8章，"癌症患者的后续护理及社会支持"），干预措施的重点是保存体力、休息或小睡，休息与活动交替进行，以维持机体的功能状况（Dougherty和Bailey，2008）。

（三）胃肠道不良反应

1. 恶心和呕吐

恶心和呕吐是化疗中最常见的，且令人痛苦的两种不良反应（Schulmeister，2009）。接受化疗的所有癌症患者中有70%~80%经历过呕吐（Weinstein和Hagle，2014），化疗引起的恶心和呕吐可分为急性的（发生在2h内，并持续长达24h），迟发性的（化疗24h后发生）和预期性呕吐（在化疗前和化疗期间发生，通常与化疗过程或环境刺激有关）（Dougherty和Bailey，2008）。导致恶心和呕吐的因素包括年龄和性别，年轻患者比年长患者更容易出现恶心和呕吐，女性多于男性。

化疗药物的致吐能力可分为低度、中度或高度（MASCO，2011；NCCN，2018）。根据指南，为控制化疗引起的恶心，应该使用止吐药物来预防、治疗和控制患者的症状（London Cancer New Drugs Group，2016）。在选择止吐药时，需要考虑化疗方案中各种药物的致吐能力；可以使用皮质类固醇和 5- 羟色胺（5-HT3）抑制药治疗。

将药理学干预与非药物策略相结合可成功控制恶心和呕吐。大多数治疗中心都提供止吐指南，止吐药应在治疗前开始使用，直到化疗药致吐活性消失（Weinstein 和 Hagle，2014）。据报道，非药物干预，如指压按摩法可缓解恶心，其原理是通过指压 P_6 压力点（译者注：内关穴，心包经的第六穴）起作用。内关穴位于手腕的内侧，位于两个肌腱之间的手腕折痕的 3 个手指宽度处（图 4-11）。尽管有人提出在化疗后的最初 24h 内内关穴可以缓解恶心，但似乎对呕吐没有任何作用（Dougherty 和 Bailey，2008）。

2. 味觉变化 / 厌食症

接受化疗的患者可能会出现味觉变化和食欲不振。患者习惯吃的食物在化疗后会有不同的味道变化（Weinstein 和 Hagle，2014），因此，重要的是确保营养评估成为患者护理计划的一部分，并采取策略以最大限度地提高营养健康。许多化疗的患者抱怨其口腔中有苦味或金属味，可以建议尝试不同的口味和香料，其目的是刺激味蕾，使口感更舒适（Schulmeister，2009），塑料餐具可以帮助减少金属味道。一般来说，患者发现冷食比热食更可口，用玻璃餐具比塑料餐具喂食更有助于减少异味（Bernhardson 等，2009）。烹饪中的气味会对食欲产生负面影响；建议患者远离准备食物的地方。如果需要，可以开出食欲兴奋剂以保持健康的饮食。必要时给予营养补充剂，如蛋白质饮料、蛋白质粉和易消化食物（Schulmeister，2009）。

3. 便秘

便秘是坚硬、干燥的大便，导致排便困难（Weinstein 和 Hagle，2014），问题的严重程度可以从轻度不适到麻痹性肠梗阻不等（Schulmeister，2009）。便秘的原因有很多，包括药物的不良反应、高钙血症、脱水、缺乏活动和饮食过少等。化疗药物，如长春花碱类（长春新碱、长春碱）通常会导致继发于自主神经功能障碍的便秘（Dougherty 和 Bailey，2008）。

预防便秘应该是患者的医疗和护理评估的一部分，应使用预防性泻药、润滑剂或兴奋剂。关于预防性干预的教育很重要，应指导患者增加新鲜水果、蔬菜和纤维膳食的摄入量。应鼓励患者每天饮用 2~3L 液体，避免吃奶酪、鸡蛋和淀粉（Weinstein 和 Hagle，2014）。身体活动可以刺激肠蠕动，因此可以鼓励患者尽可能地活动。鼓励患者在感受到排便冲动时立即排便，而不要等待（Weinstein 和 Hagle，2014）。见第 7 章"急症肿瘤学"。

4. 腹泻

结肠的功能是吸收液体，如果此功能出现异常，就会出现腹泻。腹泻是 24h 内排出 3 次或以上不成形或水样便，通常伴有腹部痉挛（Schulmeister，2009）。腹泻的原因很多，包括肠切除术后、艰难梭状芽孢杆菌和其他肠道感染。化疗药物，如 5-FU、卡培他滨、多西紫杉醇、阿霉素和甲氨蝶呤等均可引起腹泻（Dougherty 和 Bailey，2008）。

护理干预措施应侧重于早期发现问题，鼓励患者及时报告症状。应评估正常的肠道活动，以及腹泻的频率和患者 24h 内的摄入量。因为腹泻导致电解质丢失，故患者在 24h 内需要至少 2 L 液体（Schulmeister，2009）。钾是最重要的电解质丢失，应该鼓励患者吃富含钾的食物（Weinstein 和 Hagle，2014）。在严重的情况下，可以使用静

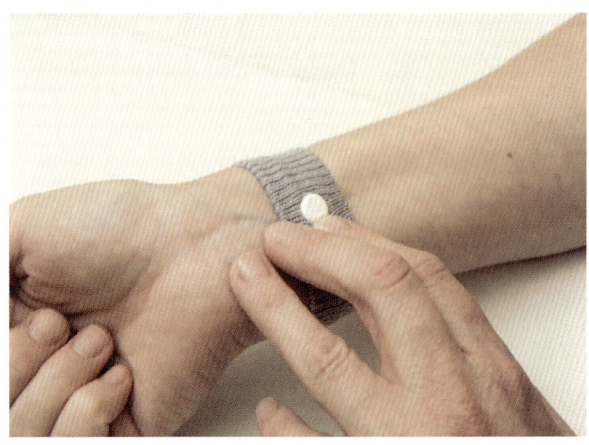

▲ 图 4-11　手腕上的 Sea-bands 止吐环
引自 Dougherty 和 Lister，2011

脉补液和肠蠕动抑制药。建议使用高热量、高蛋白和少渣饮食（Dougherty 和 Bailey，2008），参见第 7 章，"急症肿瘤学"。其他药物，如 EGFR（表皮生长因子受体）酪氨酸激酶抑制药（如厄洛替尼、吉非替尼和拉帕替尼）与严重腹泻有关（Camp-Sorrell，2018）。腹泻是抑制药激活 T 细胞免疫反应的结果，在这种情况下，包括结肠炎在内的许多不同效应都可能发生（Camp-Sorrell，2018）。

（四）药物不良反应

必须及时识别患者的过敏反应，并做好病程记录，否则会产生非常严重的后果（DH，2003）。每次用药期间，所有医疗保健专业人员都有责任确保正确评估和记录患者的过敏反应。众所周知，使用紫杉醇可能发生超敏反应，应根据用药指南来控制任何不良药物反应。在进行 SACT 之前，使用氢化可的松和氯苯那敏可以降低发生过敏反应的风险，并且许多组织会产生相应的反应，反应的症状包括潮红、头晕、烦躁不安、呼吸困难、胸痛、心动过速、高血压、恶心或腹痛。如上所述，这些反应通常会通过给予抗组胺药和类固醇来解决。反应通常按严重程度分级系统进行分类，并且应全程做好病程记录。为了解决对氢化可的松和氯苯那敏无效的严重或反复发作的过敏反应，可采用脱敏疗法，即在较长时间内以较小的使用剂量输注总剂量。

（五）神经毒性

当中枢神经系统、外周神经系统、颅神经或三者的组合直接或间接受损时，就会发生化疗导致的神经毒性。这些损害可能是暂时的，但有些患者会出现永久性神经功能损害（Camp-Sorrell，2018）。毒性的严重程度与化疗剂量有关。神经毒性可能以不同的和不可预测的方式出现，并且通过患者的症状报告和神经系统体检来确认诊断（Camp-Sorrell，2018）。已知化疗药物，如铂类、长春花生物碱和紫杉醇会引起周围神经病变。化疗引起的周围神经病变是由周围神经纤维的炎症、变性或损伤引起的，需要减少剂量以缓解症状（Camp-Sorrell，2018）。已知奥沙利铂可引起的外周感觉神经病变，如接触冷空气、冷饮和冷的物体表面均会加重。在奥沙利铂输注期间或输注结束后，患者可能会出现咽喉感觉异常、声音嘶哑、呼吸困难或咽喉后部的紧绷感。应鼓励患者在冬季保护自己免受寒冷，用厚围巾覆盖颈部和嘴部，以及使用手套，以帮助预防症状。

大剂量的甲氨蝶呤会导致脑病，引起视力模糊、嗜睡和精神错乱，通常在药物停止后会缓解（Camp-Sorrell，2018）。癫痫发作、颅神经和运动功能障碍与异环磷酰胺的使用有关，一旦治疗停止，症状会在 48~72h 消失（Camp-Sorrell，2018）。亚甲蓝（MB）可用于异环磷酰胺诱发的脑炎，尽管没有确凿证据支持其使用。有研究认为它是一种电子受体，可以防止氯乙醛的形成。临床研究证实，不用 MB 治疗，脑病恢复时间为 2~29 天，如果使用 MB 治疗后，脑病的恢复时间为 10min~8 天（LCA，2014b）。

正在认识到的神经毒性是可逆性后部脑病综合征（PRES），其与顺铂、利妥昔单抗、贝伐单抗和免疫抑制药，如他克莫司的使用相关（Camp-Sorrell，2018）。症状是头痛、局灶性神经和视觉变化、脑病和癫痫发作（Polovicher 等，2014），PRES 的诊断可通过脑部 MRI 确认，其中可以看到对称的皮质下白色和灰质病变。PRES 是可逆的，可以通过减少或抑制致病因子起作用（Camp-Sorrell，2018）。

（六）黏膜炎／口腔炎

1. 黏膜炎

黏膜炎是用于描述化疗的细胞毒性作用引起的胃肠道黏膜的疼痛性炎症和溃疡的一般术语（Camp-Sorrell，2018）。黏膜的生长模式、更新和功能都是相似的，因此，化疗可以对胃肠道的任何部分产生不利影响。胃肠道上皮细胞迅速更新，以补充在自然进食过程中丢失的细胞。当黏膜细胞受损，不能快速地修复，以补充正常细胞损失时，则可发生化疗诱导的黏膜炎（Camp-Sorrell，2018）。

2. 口腔炎

化疗引起的口腔并发症可以是急性或慢性的，口腔黏膜的愈合是一个复杂的过程（Wilkes，2018）。急性并发症包括黏膜炎症和溃疡、感染和出血（Wilkes，2018）。发生口腔炎的风险取决于化疗的类型、剂量和化疗方案（Wilkes，2018）。大多数患者会出现一定程度的与化疗相关性口腔炎；高风险因素包括口腔卫生和牙齿健康状况不佳、营养不良、吸烟和饮酒，以及酸性或辛辣食物（Camp-Sorrell，2018）。年轻患者由于上皮细胞的有丝分裂速度增加，患口腔炎的风险更大（Camp-Sorrell，2018）。在化疗开始前和之后的每次化疗访视时，应进行基线口腔评估（Wilkes，2018）。应向患者提供有关口腔卫生和干预策略的建议，以帮助减少或消除并发症（Camp-Sorrell，2018）。

（七）肾毒性/出血性膀胱炎

当化疗损害肾脏近曲小管的上皮细胞，导致急性肾小管坏死时，就会引起肾毒性反应（Naughton，2008）。许多化疗药物经肾脏代谢和排泄；如顺铂主要经肾脏排泄（Camp-Sorell，2018；Wilkes，2018）。肿瘤溶解综合征（TLS）是由高钾、高磷和尿酸释放到血液引起的病症。TLS 是一种肿瘤急症，因为低钙血症、高钾血症、高尿酸血症和高磷酸盐血症会导致危及生命的并发症（Viora，2018）。治疗方法包括用大剂量水化（2~3L 氯化钠溶液或 5% 葡萄糖溶液），以刺激利尿，并给予口服别嘌呤醇。对于高风险 TLS 患者，建议使用拉布立酶；这种药物可以在 4h 内降低尿酸水平（Polovich 等，2014）。

对于既往患有肾病的患者，或在化疗计划期间有早期肾毒性迹象的情况下，化疗药物的剂量宜减少（Wilkes，2018），老年患者的肾毒性风险较高，因为他们的身体含水量低，且肾小球滤过率较低（Wilkes，2018）。在整个化疗期间，应持续评估肾功能。在管理补液和尿量监测方面，护士的作用至关重要（Wilkes，2018）。

出血性膀胱炎是膀胱和（或）输尿管黏膜表面的炎症，伴有血尿（Polovich 等，2014）。它可以表现为镜下血尿或肉眼出血，需要注入硬化剂（Wilkes，2018），出血性膀胱炎的风险与丙烯醛有关，丙烯醛是环磷酰胺和异环磷酰胺的肝脏代谢产物。丙烯醛与膀胱黏膜结合，导致溃疡、炎症、坏死和出血。早期诊断对膀胱的保护至关重要。如果不停止化疗，有高达 55% 的患者会继续出现持续性症状（Wilkes，2018）。通过给予美司钠可以保护膀胱免受丙烯醛的有害影响，其他化疗药物也会引起出血性膀胱炎，包括紫杉醇和吉西他滨。保护膀胱的重点是水化，多排尿，使用美司钠和利尿治疗（Wilkes，2018）。

（八）心脏毒性

心脏毒性的影响可以是急性的也可以是慢性的。有 10% 的化疗患者可发生急性心脏毒性反应，通常表现为短暂的心电图改变，在没有严重并发症的情况下可自行消失；化疗后数周或数月出现慢性心脏毒性反应，表现为不可逆性心肌病（Camp-Sorrell1，2018）。慢性心脏毒性反应表现为左、右心室充血性心力衰竭伴有呼吸困难，非原发性咳嗽和足部水肿等症状（Camp-Sorrell，2018）。这些症状会逐渐恶化，60% 的患者死亡与心脏毒性有关（Camp-Sorrell，2018）。

蒽环类抗生素通过破坏心肌细胞而引起慢性心脏毒性，累积剂量不应超过"终身剂量"。既往有心脏病、高血压、纵隔放射或接触其他心脏毒性药物的患者中，蒽环类药物的急性和慢性心脏毒性风险增加（Camp-Sorrell，2018）。可以使用化学保护药，如右丙亚胺，它们具有通过阻断心肌细胞损伤来保护心脏组织的能力（Camp-Sorrell，2018）。

（九）肺毒性

化疗引起的肺毒性可以从可逆的短期效应到永久性纤维化和不可逆转的损害（Barber 和 Gant，2011）。最初的损伤发生在内皮细胞中，产生炎症反应，而导致药物性肺炎（Wilkes，2018），慢性疾病在接触化疗后数月至数年发生，通常是不可逆的（Wilkes，2018）。肺毒性的临床表现从轻度到进行性无效的咳嗽、双侧肺底啰音、呼吸急促和低热等（Wilkes，2018）。众所周知，化疗药物如博来霉素会引起肺毒性。因此，尽快监测和检测出肺毒性很重要，以便进行干预，如调整化疗剂量，以防止进一步损害（Wilkes，2018）。

（十）肝毒性

化疗会引起一系列肝毒性的表现，肝毒性的发生无法预料或由特异反应导致（Wilkes，2018）。症状在化疗后1～4周出现，多次治疗后更频繁发生。损伤出现在肝实质细胞中，可引起肝血流受阻，随后出现脂肪变性、胆汁淤积、肝炎、肝细胞坏死和静脉闭塞性疾病（Wilkes，2018）。需评估肝功能、腹部检查和黄疸、瘀点、皮疹和瘀斑（Khalili 等，2009）。尽管肝脏毒性并不常见，但从短期肝功能改变到永久性肝硬化，最终会产生严重后果。因此在整个化疗过程中仔细监测肝功能是防止肝脏损伤的必要条件（Wilkes，2018）。

（十一）皮肤毒性

化学疗法有可能引起皮肤反应，包括干燥、红斑和变色（色素沉着），这会明显影响患者的情绪（Camp-Sorrell，2018），色素沉着被认为是由药物或代谢副产物刺激产生黑色素引起的。EGFR拮抗药可导致皮肤干燥、皮疹和瘙痒（Camp-sorrell，2018）。EGFR抑制药的皮疹通常是脓疱性的，表现为面部、头皮和胸部的痤疮形成（Camp-Sorrell，2018），治疗包括使用非处方保湿霜和口服抗生素。

（十二）脱发

1. 定义

化疗引起的脱发是指所有的体毛暂时性丧失（Dougherty，2005）。

2. 解剖学和生理学

在毛囊底部的毛球中，毛发由毛发基质区的细胞产生，其中真皮乳头为这些细胞提供营养和生长因子。在毛发基质区域角质形成细胞（译者注：又称角朊细胞）开始快速分裂，出现角质化的头发表皮薄、皮质厚（Janssen，2007）。毛囊经历3个生长阶段，毛发生长初期是一个密集生长和毛干生产阶段，可能持续长达7年。然后毛囊进入退化期（退化），旧的毛干被分解，并形成新的毛囊，持续2～3周，然后是休止期（休息），持续2～3个月，最后再生状态开始并产生新的毛囊。

化疗影响毛发生长初期毛囊中，毛发基质区快速生长的角质形成细胞，并且在使用单剂量化疗药物后4～6天就可观察到毛球直径的缩短（Olsen，2003）。并非所有的毛囊都具有相同的细胞周期节奏；由于大约90%的毛囊均处于生长阶段，因此脱发可能是快速且广泛的（Janssen，2007）。

3. 相关理论

脱发是许多化学治疗方案的常见后果，并且是癌症化疗最具破坏性的影响之一（Choi 等，2014；McGowan，2013；Pickard-Holley，1995；Power 和 Condon，2008；Williams 等，1999）。在一项针对乳腺癌幸存者完成的心理-生理量表的研究中，脱发被列为化疗的5种令人痛苦的不良反应之一（Mulders 等，2008；Van den Hurk 等，2012b），而 Mols 等（2009）发现与化疗相关的脱发是患者痛苦的来源之一，它与恶心和呕吐一起列为3种最令人烦恼的化疗不良反应，化疗引起的脱发会对社会心理功能和生活质量产生不利影响（Choi 等，2014；Hesketh 等，2004；

Lemieux 等，2008；Rosman，2004；Young 和 Arif，2016）。脱发极具破坏性，一些患者可能因此拒绝治疗或选择效果较差的治疗方案（Boehmke 和 Dickerson，2005；Beowall 等，2006；Hesketh 等，2004；Roe，2014；Rosenblatt，2006；Williams 等，1999）。脱发还会导致患者身体形象的改变（Freedman，1994；Gallagher，1996；Williams 等，1999），即使毛发再生，这种改变也无法逆转（Munstedt 等，1997）。

①预防化疗引起的脱发：已经尝试过几种技术来预防，首先是头皮止血带。此方法通过使用压力闭塞头皮的浅表血管，最大限度地减少药物与毛囊的接触（Maxwell，1980）。虽然有些调查表明头皮止血带有效，但也有人提出这种方法既耗时又不舒服或无效（Parker，1987）。研究结果表明，与头皮止血带（David 和 Speechley，1987）相比，头皮冷却可能更简单，创伤更小，更有效，可作为预防脱发的一种手段（David 和 Speechley，1987）。

据记载，男性和女性在经历化疗引起的脱发时会遇到类似的个人形象问题，女性倾向于谈论头面部（眼线上方）的脱发，如头发、眉毛；而男性则关注更宽泛的体表脱发，如胡须、体毛等（Hilton 等，2008）。因此，医务人员必须注意，应根据化疗方案而不是患者的性别来为患者提供头皮冷却（Hilton 等，2008）。

在一项研究中，接受头皮冷却的乳腺癌化疗患者在化疗前、治疗 3 周后和完成后 6 个月进行问卷调查，头皮冷却的负荷被评为低，这表明护理人员必须意识到脱发问题对患者的影响，应尽可能提供头皮冷却（Mols 等，2009），如果患者脱发很少并感觉良好时，患者对头皮冷却的满意度会提高；虽然不是 100% 成功，它仍然减少了患者戴假发或头套的需要（Van den Hurk，2013a）。医师容易低估脱发对患者的影响，因此可能更多的是由护士提供有关头皮冷却的信息（Mulders 等，2008；Rosman，2004）。

头皮冷却是一种预防化疗引起脱发的方法，它以 3 种方式工作（Batchelor 2001；Bulow 等，1985）。

● 通过血管收缩减少毛囊的血液灌注，从而限制了与化疗的接触量（如果头皮温度为 30℃，头皮血流量可减少 25%）。

● 降低温度依赖性细胞对化疗的吸收。

● 降低毛囊内代谢率（Betticher 等，2013）。

基本原理是基于毛发生长的特征，细胞毒性药物对毛囊的影响，头皮循环的生理变化和药代动力学（Keller 和 Blausey，1988）。90% 的头皮处于活跃的生长期，其特征是有丝分裂活性增加，这意味着毛球对化疗药特别敏感（Parker，1987），头皮冷却可引起浅表血管收缩，进而使头皮血液循环发生变化。头皮的血流量减少，到达毛囊的药物量就会降低，从而对头皮毛发的损害达到最小化（Kennedy 等，1983；Parker，1987）。它的成功也与冷却的代谢作用有关，即减慢代谢率（Bulow 等，1985），并且脱发程度似乎与温度有关。

为了防止脱发，头皮的温度必须降至 24℃ 以下，但优选降至 22℃（Ekwall 等，2013；Gregory 等，1982）。冷却帽必须保存在冰箱中达到 –20～–18℃ 的温度（Anderson 等，1981；Giac-cone 等，1988；Hennedy 等，1983）。

然后，当冷却帽放在头部时，头皮温度将在最初的 15min 内从 37℃ 降至 23～24℃（Guy 等，1982；Tollenaar 等，1994）。因此，据说需要预先给予 20～30min 的头皮冷却时间（Anderson 等，1981；Giaccone 等，1988；Kennedy 等，1983；Middleton 等，1985；Robinson 等，1987；Satterwhite 和 Zimm，1984）。Janssen（2007）研究了人体头部传热与多柔比星输注之间的联系。并开发了一种基于人体的头皮冷却计算模型，其中包括 60～70mg 的阿霉素剂量，将皮肤温度降低至 17～18℃，使冷却帽保持总输注时间加 1h 和剪发以减少头部和冷却帽之间的热阻，所有这些都提供了最有效的头皮冷却。Daanen 等（2015）发现在头皮冷却期间，对体温升高的患者稍微降温，就可促使头皮温度降低，并且可以改善及防止脱发。

用头皮冷却已被用于姑息性全脑放射治疗脱发，然而一项试点研究（Shah 等，2000）发现所有患者还是脱发，并且冷却帽的应用增加了头皮的放射治疗剂量；Van den Hurk 等（2015）的实验同时证明了这一结论。

还有一些防止脱发的生物学方法，其重点是促进头发生长或保护毛囊（Batchelor，2001）。

● 2% 米诺地尔局部应用，每天涂抹 2 次（Shapiro 和 Price 1998；Yang 和 Thai，2015）。

● 局部应用骨化三醇（Hidalgo 等，1999）。

● 应用类固醇 5-a 还原酶抑制药（Uno 和 Kurata，1993）。

● 免疫抑制药，如环孢素（Maurer 等，1997），免疫反应调节药 As101（Sredni 等，1996），CDK2 抑制药（Davis 等，2001）和 P53（一种细胞应答的介质，对于化疗诱导脱发至关重要）（Botchkarev 等，2000）。

● 毛囊靶向制药（Chung 等，2013；Haslam 等，2013）。

4. 循证方法

证据。

①适应证：所有接受阿霉素、表柔比星、多西他赛或紫杉醇作为单一药物或联合应用的实体肿瘤患者应提供头皮冷却。

②禁忌证：以下情况不应向患者提供头皮冷却（Dougherty，2005）。

● 患有血液病，除非医师认为根据生活质量提供头皮冷却是合适的。

● 正在使用导致脱发药物的患者，如长春新碱，没有研究或证据证明头皮冷却对此药有效。

● 已经接受过可能导致脱发第一疗程的化疗，但没有提供或拒绝头皮冷却的患者。

5. 护理原则

(1) 头皮冷却：有证据表明头皮冷却对多柔比星、表柔比星、多西他赛和紫杉醇的效果比较令人满意（Cigler 等，2015；Dean 等，1979；Katsimbri 等，2000；Lemenager 等，1995；Robinson 等，1987；Van den Hurk 等，2012a）。也有使用其他可能导致脱发的细胞毒性药物（如长春地辛和长春新碱）的患者接受过头皮冷却，但没有足够的数据来评估此方法的有效性。

多柔比星是常用的化疗药物，其半衰期短，约 30min（与环磷酰胺等其他药物相比，其血浆半衰期超过 6h）（Priestman，1989）。这一因素使头皮预防性冷却可行，因为它只需要在药物血浆峰值水平使用就可以（Cline，1984），而多柔比星的脱发率很高（80%～90% 的患者都会发生脱发），通常会导致完全脱发（Dean 等，1983）。故大多数预防脱发的研究中都包含多柔比星这个药物。随着阿霉素剂量和肝脏转移病灶的增加，很多预防脱发的临床研究都是失败的（David 和 Speechley，1987；Dean 等，1983），也可以通过延长佩戴冰帽的时间来预防脱发。在表柔比星单药化疗时，可以使用头皮冷却方法，且效果良好（Robinson 等，1987），但是药物的剂量对结果是有影响的（Adams 等，1992），随后的研究调查了含有表柔比星的联合方案，如环磷酰胺和 5-FU，结果为轻度至中度脱发。然而，当环磷酰胺和蒽环类药物联用时，有效率从 80% 降至 50%～60%（Daid 和 Speechley，1987；Middleton 等，1985）。因此，一些作者得出结论，当环磷酰胺和蒽环类药物合用时，头皮冷却根本不起作用（Tollenaar 等，1994）。紫杉醇类药物引起的脱发也很严重；然而，现有证据表明，对接受多西他赛和紫杉醇治疗的患者进行头皮冷却可以防止完全脱发（Betticher 等，2013；Katsimbri 等，2000；Komen 等，2013；Lemenager 等，1995，1997；Macduff 等，2003；Van den Hurk 等，2012a）。

推荐头皮冷却的时间因研究和厂商而异。常规是化疗前 15～30min 开始，持续至蒽环类化疗后 45min～1h，多西他赛给药后 30～45min（Van den Hurk 等，2012a）。

头皮冷却需要得到患者的认可，因为该操

作可以保护头皮中的微转移免于化疗，特别是在循环系统中有癌细胞的情况下，如白血病和淋巴瘤（Witman 等，1981）。尽管如此，头皮冷却已成功用于复发性淋巴瘤患者（Purohit，1992）。Dean 等研究者（1983），调查了 7800 名乳腺癌患者，发现只有 2 名患者头皮上有肿瘤复发，这表明头皮转移的风险很小。故得出结论，头皮冷却可以常规用于各种实体肿瘤来预防脱发。然而，也有反对的声音，Middleton 等（1985）强烈反对对晚期转移性癌症患者在化疗期间使用头皮冷却。有其他研究表明随访时未发现过头皮转移情况（Ron 等，1997）。Lemieux 等（2008）发现头皮转移的发生率很低，并且没有出现过单独部位复发的病例。尽管头皮转移概率极低，还是应该解决这一潜在风险，并且需要医疗专业人员和患者一起讨论解决（Batchelor，2001；Peck 等，2000）。

与头皮转移有关的问题是有争议的（Serrurier 等，2012）。这种分歧，再加上媒体对化疗性脱发的预防措施的报道（Carr，1998；Kendell，2001），已经导致一些从业者质疑是否应该提供头皮冷却。但是，Lemieux 等（2015）发现接受头皮冷却的乳腺癌患者的总体生存率没有受到影响，Van den Hurk 等（2013b）显示头皮转移的发生率非常低，头皮冷却组（0.04%）与非冷却组（0.03%~3%）的差异无显著性意义（P＞0.05）。

患者强调了他们对脱发的感受（Carr，1998），以及在所有癌症单位和中心提供更舒适和有效的头皮冷却的必要性（Wilson，1994）。此外，对文献进行了全面的回顾，得出结论认为头皮冷却是有效的，应该提供给所有适合的患者（Batchelor，2001；Crowe 等，1998；Van den Hurk 等，2014），这一观点等到了许多护士的支持，他们认为在与脱发相关的化疗方案中使用头皮冷却可有效预防脱发，并改善患者的生活质量（Lemenager，1998；Young，2013）。患者也觉得接受头皮冷却是值得的，无论其成功率如何（Dougherty，

2006b）。然而，虽然成功的头皮冷却有助于患者的健康，但是当患者头皮冷却后仍发生脱发时会导致额外的痛苦，因此，对于头皮冷却不成功的患者可能需要额外的支持治疗（Van den Hurk 等，2010）。

头皮冷却研究的局限性：尽管有大量关于头皮冷却的研究，但由于有许多变量，它们很难相互比较：不同类型的头皮冷却帽，不同的冷却帽的使用方法，不同的化疗方案，脱发评估工具［尽管 Vleut 等（2013）已经开发了通过横截面化学计量法获得头发质量指数］。此外，标本数量通常很少，很少有研究设有随机或对照组（Dougherty，2006b；Grevelman 和 Bred，2005）。这导致在决定头皮冷却系统的选择，讨论头皮转移的风险，甚至是否提供头皮冷却时，都会出现困难（Breed，2004；Christodoulou 等，2002；Grevelman 和 Breed，2005；Randall 和 Ream，2005）。

(2) 患者的预期结果：所有这些预防脱发方法的成功程度各不相同，患者的脱发量取决于许多因素。

● 肝脏转移病灶的数量导致血浆中的多柔比星水平增高且持续时间较长。肝功能受损可降低头皮冷却成功率（Shin 等，2015）。早期的研究似乎表明，冷却时间的延长并没有改善结果（Satter-White 和 Zimm，1984），而其他的研究则发现，冷却时间的延长常会提高成功率（Massey，2004）。其他可能影响成功的因素包括并发症、绝经状态、尼古丁滥用、药物治疗和原始头发密度（Schaffrin-Nabe 等，2015）。

● 由于头发特别厚，头皮冷却不充分可能会导致头发部分脱落。现已证明，在将冷却帽放置到位之后，最大冷却发生在 20min 后。

● 冷却帽的重量（以及温度）可能是一个因素，因为这确保了帽子与整个头皮的持续充分接触（Hunt 等，1982）。

● 预防脱发成功与否并不像最初想的那样依赖于化疗剂量（David 和 Speechley，1987；Dougherty，2006b）。

- 当蒽环类药物与引起脱发的其他药物（如依托泊苷和环磷酰胺）联合使用时，防脱发成功率可能不如单独使用蒽环类药物高（Middleton 等，1985）。还发现使用蒽环类药物会影响成功率，因为多柔比星和环磷酰胺的脱发率高于表柔比星和环磷酰胺（Dougherty，2006b）。

6. 法律和专业问题

知情同意：该操作必须获得患者知情同意，需提前告知操作的原理和时长、成功率，以及头皮转移的风险（Peck，2000）。头皮冷却可能是一个漫长而不舒服的过程，除非有益或患者坚持接受此治疗方法，否则不应提供头皮冷却。Peerhooms 等（2015）发现，由于医疗专业人员对其功效和安全性的怀疑，并非所有患者都能实施头皮冷却。还必须告知患者，如果他们发现有身体或心理上的创伤（Tierney，1987）或者预防脱发失败，他们可以随时停止操作。

研究表明：头皮冷却可能令人非常痛苦（Tierney，1989），尽管患者仍然觉得这是一个值得接受的方法，无论它是否成功，许多人会在必要时再次使用（Dougherty，1996，2006b）。研究还表明，对于使用头皮冷却的人来说，与脱发相关的严重程度和痛苦可能相对更少（Protiere 等，2002）。

7. 操作前的准备

设备：大多数使用冰帽进行头皮冷却的研究都采用了"自制冰帽"或商品帽（Anderson 等，1981；David 和 Speechley，1987；Dean 等，1983；Lemenager 等，1997）。

①自制冰帽：最初使用塑料袋中的碎冰实现头皮冷却（Dean 等，1979）。在 Royal Marsden 医院（Anderson 等，1981；David 和 Speechley，1987）进行了一次自制冰帽功效的研究，该冰帽是一种由冷冻凝胶袋制造成的预冻冰帽模具。

②冷冻凝胶冰帽：第一个商品冰帽（Kold Kap）成功地减少了脱发，特别是使用高剂量的多柔比星的患者（Dean 等，1983）。据报道，三层帽（内层棉、中层冷冻凝胶、外层羊毛）可防止完全脱发（Howard 和 Stenner，1983）。但是，Wheelock 等（1984）发现大多数患者即使使用 Kold Kap 也会出现严重的脱发。最近的工作涉及使用冷冻凝胶帽，如化疗帽和企鹅帽，它们已被用于接受单一药物和蒽环类药物组合的患者（Christodoulou 等，2001；Karger 等，2011；Katsimbri 等，2000；Peck 等，2000），以及多西他赛（Lemenager 等，1995，1997）。

一项大型（170例患者）随机研究比较了化疗帽和凝胶包的方法，发现两种帽子之间效果的差异在统计学上没有显著性，但化疗帽更舒适、更适合、更容易使用（Dougherty，2006b）。

③头皮冷却机：已经有人尝试制造出一种可以提高头皮冷却效果的帽子，能确保在整个过程中，头皮温度足够低，且能够保持皮温的恒定。目前有两种类型的头皮冷却机。

- 据报道，佩戴一种通过头发干燥头盔，使冷空气作用于头皮，此方法可使50%以上患者获益，在26例患者中，有16例没有脱发，4例有轻微脱发，6例需要戴假发（Symonds 等，1986）。然而，其他作者发现该系统仅在使用低剂量表柔比星时才有效（Adams 等，1992）。

- 在冷冻冷却系统中，液体冷却剂通过帽子泵送，并保持更可靠的温度。Guy 等（1982）首次引入热循环仪取得了较好的效果，尽管 Tollenaar 等（1994）发现，当用于接受氟尿嘧啶、表柔比星和环磷酰胺（FEC）治疗的患者时，仍有50%的患者发生完全性脱发。头皮冷却机，如 Paxman、Dignitana 或 Penguin，似乎提供了一个更舒适和更有效的系统（Betticher 等，2013；Henricksen 和 Jensen，2003；Massey，2004；Ridderheim 等，2003；Rugo 等，2012；Serrurier 等，2012；Spaëth 等，2008；Uzzell 等，2017）（图4-12和图4-13）。

操作指南 4-13　头皮冷却

必备装置

- 头皮冷却帽
- 顶盖
- 皮肤保护用物，如纱布、棉毛垫
- 舒适的椅子（躺椅）或床
- 需要额外的枕头和毯子
- 根据制造商的说明，润湿和调理患者头发的设备

操作前

准备	目的
1. 向患者做好解释，告知操作流程，取得患者的同意和配合。告知最冷和最不舒服的时候是冷却帽使用后的15min。告知患者头皮冷却可随时停止，且不会影响化疗	根据患者的化疗方案类型，确保其了解操作过程及成功率。（Dougherty，2006b ㊗）。尤其是首次接受冷却时，这是必须要了解的重要知识（Dougherty，2006b ㊗），必须获得患者的知情同意，告知其如果头皮冷却不起作用，还可以选择佩戴假发（NMC，2015 Ⓒ）

操作

操作	目的
2. 检查机器是否已冷却到合适的温度	确保冷却剂在正确的温度下循环有效（制造商的建议Ⓒ）
3. 冷却帽尺寸应遵循制造商的建议，选择正确的尺寸，合适的冷却帽配件，确保冷却帽接于头冠部，并且与整个发际线周围紧密贴合	确保冷却帽与头皮紧密接触（制造商的建议Ⓒ）
4. 如有必要，打湿头发或用护发素理顺头发	确保头部，包括所有发根能充分冷却 Ⓔ
5. 将冷却帽放在患者的头部，确保其紧密贴合，并覆盖整个发际线	确保冷却帽与头皮的均匀和紧密接触（制造商的建议Ⓒ）
6. 将顶盖放在患者的头部	确保冷却帽和头皮均匀接触（Dougherty，2006b ㊗）
7. 在帽子接触皮肤的所有区域放置保护装置	防止冻伤，提高患者的舒适度 Ⓔ Ⓟ
8. 如果需要，在患者头部后面放一个枕头	为患者的头部和颈部提供支撑；减少帽子重量的影响（Ⓟ；Dougherty，1996 ㊗）
9. 为患者提供毯子	为患者提供一定的保护，以抵御寒冷的感觉（Ⓟ；Dougherty，1996 ㊗）
10. 在注射药物前，让患者至少使用冷却帽15min	以获得头皮的初始冷却（Dougherty，2006b ㊗；Hunt 等，1982 ㊗；Lemenager 等，1997 ㊗；制造商的建议Ⓒ）
11. 按照处方静脉注射给药	使患者得到合适的化疗 Ⓔ

第 4 章　全身性抗癌治疗的管理
Administration of systemic anticancer therapies

续　表

12. 冷却帽必须在建议的时间内持续戴着（如果患者需要上厕所，可以短时间取下）	保持充分的冷却时间（Dougherty，2006b ⓑ；Hunt 等，1982 R4；Lemenager 等，1997 ⓑ）
13. 给药完成后（即可能引起脱发的药物，如表柔比星），根据药物的性质和制造商的建议，应继续使用一段时间	保持冷却，直到血浆中药物的浓度下降（Dougherty，2006b ⓑ；Hunt 等，1982 R4；Janssen，2007 ⓑ；Lemenager 等，1997 ⓑ）
14. 如果已经达到足够的时间，请取下冷却帽	保护头发和头皮不受损 Ⓔ Ⓟ
操作后	
15. 如果需要，应鼓励患者休息	为了防止患者将冷却帽从头上取下时感到虚弱 Ⓟ Ⓔ
16. 让患者在离开科室前，清洗并擦干头发	确保患者舒适 Ⓔ
17. 用清洁剂清洗或擦拭冷却帽，擦干并存放在纸板插件上或根据制造商的说明进行放置	为了减少交叉感染和保持形状（DH，2007 Ⓒ）
18. 为患者提供有关如何护理头发和控制脱发的健康教育手册	强化整个操作期间的口头信息 Ⓔ Ⓟ

问题解决表 4-4　预防和解决（操作指南 4-13）

问　题	原　因	预　防	处　理
冷却不足	帽子不合适。帽子没有充分冷却	• 为每个患者选择大小合适的冷却帽 • 请正确执行操作流程	• 检查帽子是否合适且尺寸正确，并且能覆盖发根 • 检查帽子是否已冷却到合适的温度
过度冷却	发量太少太薄	在帽子和头皮之间使用足够的纱布	放置更多的纱布。如果仍感疼痛，则停止使用该方法
主诉头痛	帽子的重量和冷度	告知患者冷却帽重量和低温会造成哪些不适，根据需要为颈部和肩部提供物理支撑和毯子	提供更多的支持和温暖。让患者放心，随着冷却继续，不适会缓解
心理不适	幽闭恐惧症	与患者讨论，并允许他们在开始使用前尝试着戴帽	支持并安抚患者，如有必要，可取下帽子
	冷恐惧症	与患者讨论，并允许他们在开始使用前尝试着戴帽	注意这个可能的问题；鼓励患者讨论他们的感受
脱发	头皮冷却不成功	使用正确尺寸的帽子，并冷却足够的时间	为患者提供停止头皮冷却的机会。讨论头发和头皮的护理，并为患者提供宣教手册

247

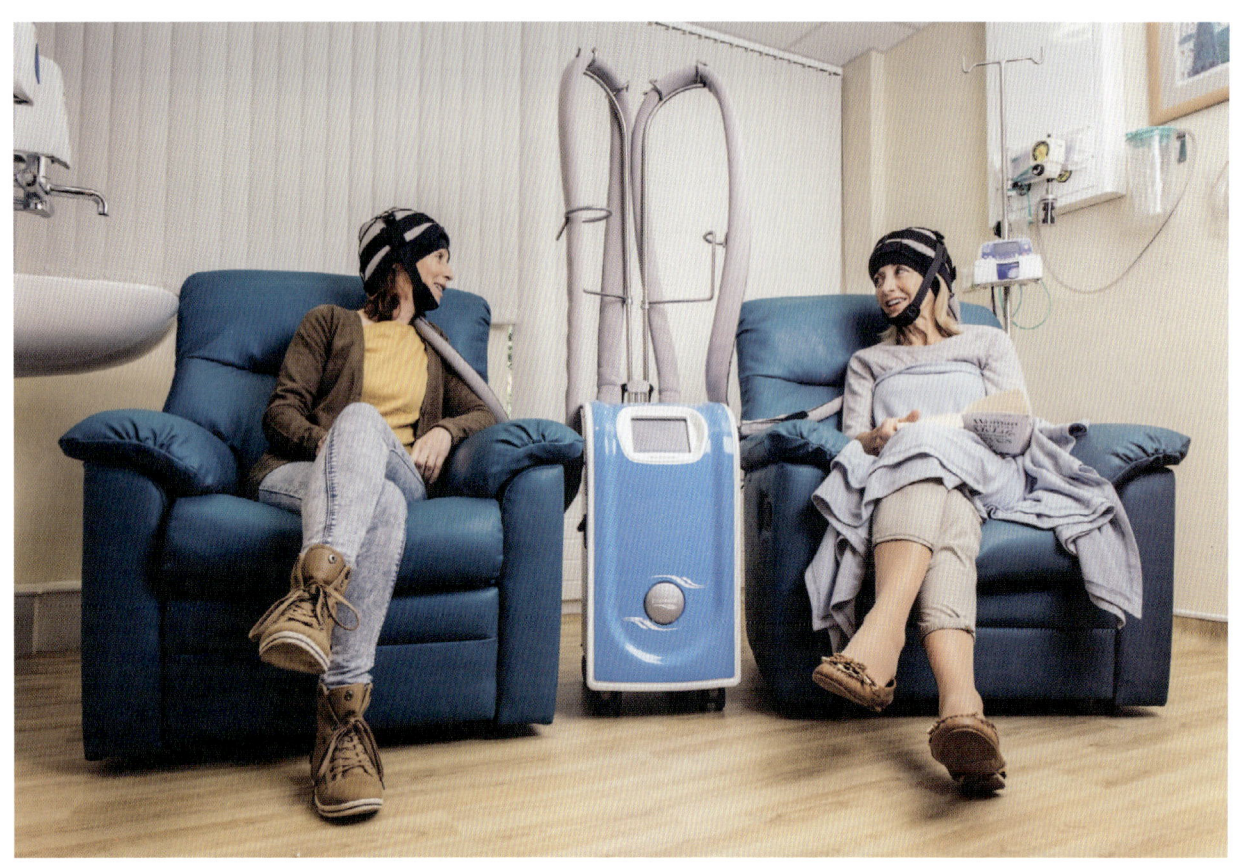

▲ 图 4-12　Paxman 机
引自 Paxman Coolers Ltd（www.paxmanscalpcooling.com）

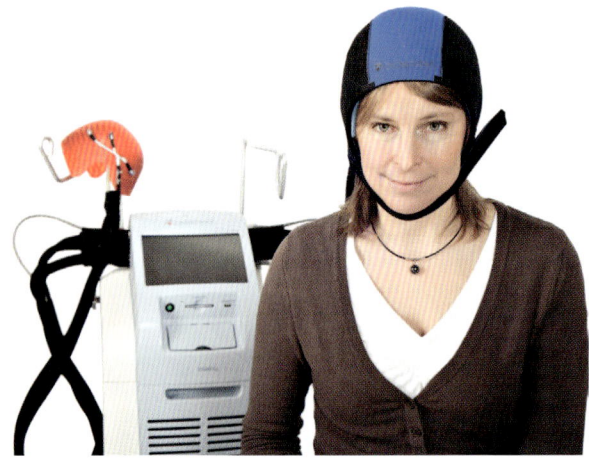

▲ 图 4-13　Dignitana 冷却机
引自 Dignitana（www.dignicap.com）

8. 操作后的注意事项

(1) 即时护理：如果患者不能保留头发或决定不进行头皮冷却，则需要花费足够的时间来帮助患者在身体、心理和社会方面，来适应脱发。建议护理干预措施旨在通过使用健康教育、可利用的资源和支持性倾听，来帮助患者和家人适应脱发（Pickard-Holley，1995），并尽快联系发型师，使患者获得与其期望的发型和颜色相匹配的假发。

(2) 后续护理：可以提供有关护发的建议，如洗发水的类型。有一种误解认为温和的洗发水，如婴儿洗发水是最好的，但这种洗发水是碱性的，建议使用中性洗发水（Dougherty，2005，2006b）。使用宽齿梳可以防止拉扯头发，但患者不应该害怕每天梳理头发（Dougherty，2006b）。应建议患者避免任何可能使头发变干的事情，如在热的环境中使用吹风机、卷发等，或使用烫发或染发剂等物质，应听从理发师的建议。最后，应向患者提供有关使用头罩（如帽子、长头巾和丝巾）的建议。所有的文献信息都应该用头发护理宣教手册加以强化（Batchelor，2001；Pickard-Holley，1995）。

9. 并发症

患者在治疗期间和治疗后可能发生不良反应，如头痛、幽闭恐惧症、头晕和冰恐惧症（Dougherty，2016b；Mols 等，2009；Rosman，2004）。护士需要了解脱发对患者的意义。脱发可导致抑郁、丧失自信和自我感觉丢脸：这是癌症患者非常明显的一个表现。复发的患者接受进一步化疗导致第二次脱发，使患者更具恐惧感（Gallagher，1996）。

十四、临床研究

护士越来越多地参与癌症研究，以下文本是癌症护理临床研究的简要介绍，因为它与临床研究的护士有关。

（一）定义（ICH，1996；NIHR，2017ab；RCN，2017）

- 临床试验：临床试验是一种结构化的研究过程，用于研究药物在人类受试者中的安全性、耐受性和疗效，或研究人类受试者中医疗器械的安全性，或将新的医疗方法、标准和常规可用的过程进行比较。
- 药物临床试验质量管理规范（good clinical practice，GCP）：包括国际公认的伦理和科学质量要求，在设计、实施、记录和报告涉及人类受试者参与的临床试验时必须遵守以上方案（ICH，1996）。
- 研究者手册（investigator's brochure，IB）：一份全面的文件，详细介绍了有关IMP（研究性药品）的信息。旨在为研究者提供在整个临床试验中管理研究行为和研究受试者安全所必需的IMP信息。
- 知情同意书（informed consent form，ICF）：一份具体的同意文件，其中包括研究受试者同意参加临床试验的详细信息。
- 人用药物注册技术要求国际协调会（International Council for Harmonisation，ICH）。旨在实现全球范围内更大的统一，以确保以最具资源效率的方式开发和注册安全、有效和高质量的药物，方法是通过提供进行临床试验的指南。
- 研究药物（investigational medicinal product，IMP）：在临床试验中，被测试或用作参考的活性物质或安慰剂的药物形式，包括已经具有上市许可，但以不同于上市形式的方式使用或组装（配制或包装）的产品，或当用于未批准的适应证，或用于获取已上市药品的更多信息时。
- 患者信息表（patient information sheet，PIS）：一份文件详细解释了所有相关的研究信息，以帮助潜在的研究受试者理解参与临床试验的期望和要求。
- 方案：描述临床试验的目标、设计、方法、统计处理和组织临床试验。方案提供了事件时间表，IMP 剂量，研究药物的安全性信息，临床试验持续时间等的概述。

（二）相关理论

1. 临床试验阶段

(1) 临床试验分一系列阶段进行。每个阶段都旨在回答特定的研究问题（NIHR, 2017a）。表 4-7 概述了各种临床试验阶段及其目标。

(2) 临床试验的生命周期：临床试验受到相关监管机构的严密监控。有一些国家监管机构负责管理临床试验的进行，如英国的药品和健康产品管理局（MHRA）和健康研究局（HRA）、美国食品药品管理局（FDA），以及欧洲药品管理局（EMA）。所有涉及对患者进行医学或治疗干预的研究，必须得到监管和伦理委员会的批准后才能批准进行试验。临床试验必须按照ICH-GCP进行，并符合国家的监管标准。在获得监管机构批准后，进行临床试验涉及多个步骤，需要各种专家组的意见。在整个研究期间，对研究参与中心、患者和研究数据进行监测。临床试验可由研究申办方或监管机构随时进行稽查或核查。见图4-14（ICH，1996；NIHR，2017a）。

表 4-7 临床试验阶段的概述

	目 的	试验人数	持续时间
Ⅰ期临床研究	建立 IMP 的安全性 建立 IMP 的最大耐受剂量	20～80	几个月 ～2 年
Ⅱ期临床研究	建立 IMP 的有效性	100～250	2～3 年
Ⅲ期临床研究	确认 IMP 的有效性 监测 IMP 的不良反应 将 IMP 与常用治疗进行比较 收集所有相关信息，以便 IMP 在临床环境中安全使用	1000～3000	2～4 年
Ⅳ期临床研究	研究 IMP 的长期影响 研究 IMP 的成本效益	500～1000+	1～4 年以上

IMP. 研究用的药用产品
引自 NIHR 临床试验工具包，NIHR，2017a

①研究参与单位：研究申办方通常会与有意向的共同参与单位取得联系，并会寻求信息以确保该中心有适当的设施参与研究。在此阶段，研究护士可能会参与申办方的联络，可能会要求研究护士审查研究概要。见图 4-15（NIHR，2017a）。

②监管批准和标准文件：任何临床试验的启动批准因国家而异。一般而言，每个临床试验中心都有一名研究协调员，负责与研究申办方联络，以促进监管程序，并确保在中心启动之前获得所有批件。见框 4-14（NIHR，2017a）。

研究开始前，将为研究护士或研究协调员提供一套文件。根据主要研究者分配的职责，研究护士必须仔细阅读这些文件，并了解研究中涉及的过程。见框 4-15（NIHR，2017b）。

研究护士应事先制定检查表，并提前审查研究方案。需要审查的典型项目清单，请参阅框 4-16（NIHR，2017a）。如果有不清楚的地方，研究护士应尽早与研究申办方联系。

③现场启动访视（SIV）：一旦所有批件到位，研究申办方将安排对现场的访问，以培训现场团队，并与所有研究团队成员会面。在访问期间，申办方将向现场提供所有与研究相关的文件，包括标准的研究文件。现场工作人员应接受 GCP 培训，以及研究的纳入和排除标准、研究过程和安全报告标准方面的培训。一旦确认收到所有学习资料，该试验即开始运行。

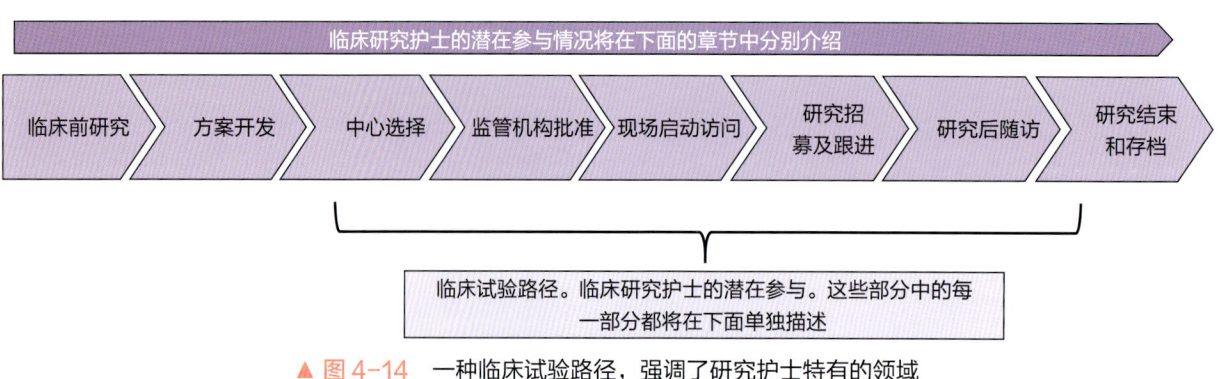

▲ 图 4-14　一种临床试验路径，强调了研究护士特有的领域
引自 NIHR 临床试验工具包，NIHR，2017a

第4章 全身性抗癌治疗的管理
Administration of systemic anticancer therapies

- 研究人员
  - 研究者的经验。
  - 进行研究的人力资源支撑。
  - 主要研究团队成员简历。
- 工具
  - IMP 储存和处方的药房设施。
  - 内部实验室设施，用于进行特定研究的评估。
  - 进行研究程序的内部设施，如扫描仪、心电图机和组织活检设施。
  - 在紧急情况下的医院安全管理流程。
  - 适当的参与治疗领域。
  - 内部运营流程和进行临床试验的组织架构。
- 研究可行性
  - 有资格参与研究的潜在患者群体。
  - 同时参与其他竞争性研究，这会影响招募。
  - 参与研究的意愿。
- 中心监管程序
  - 中心管理要求。
  - 机构审查时间表。
  - 临床试验合同期协议流程和时间表。
- 中心访视
  - 参观设施。
  - 与主要研究人员会面。

▲ 图 4-15 要求研究申办方提供的信息
引自 NIHR，2017a

框 4-14 研究开始前所需的批准列表

- 国家管理机构（如 MHRA、EMA、FDA 等）的批准。
- 伦理委员会（NRES、IRB 等）的批准。
- 其他管理机构（如 ARSAC、英国的 GTAC）按国家指南的批准。
- 获研究机构的批准。

引自 NIHR 临床试验工具包（NIHR，2017a）

框 4-15 研究申办方通常分发的一般文件

- 临床研究方案。
- 研究者手册。
- 患者信息表和知情同意书。
- 全科医师的转诊信。
- 实验室手册。
- 成像技术手册。
- 适用的用户指南。
- 获取患者数据的工具。
- 其他需要用于研究的文件。

引自 NIHR research design service（NIHR，2017b）

框 4-16 研究护士清单

- 访视日程安排
  - 研究受试者的后勤保障。
  - 重叠访视。
  - 每次访视都要进行评估。
  - 可用的窗口期。
  - 预期研究受试者遵守时间表的承诺。
  - 就诊期间预计在医院的停留时间。
  - 受试者在交通、住宿方面的支持。
  - 如有严格的时间表要遵循，请与支持服务部门联系。
  - 研究小组、研究申办方和医学监察员的联系方式。
  - 严重不良事件报告的详细信息和紧急联系方式。
  - 双盲研究中的紧急揭盲流程。
- 研究数据收集工具
  - 药物依从性表格。
  - 患者报告的指标。
  - 患者日记卡。
  - 数据收集工具。

引自 NIHR research design service（NIHR，2017b）

参与研究的护士应该准备数据收集工具和护理指南，因为这将主要用于支持研究的日常管理。

④数据收集工具：研究开发适当的数据收集方法很重要。研究护士可以准备一份表格来收集研究所需的所有数据。这些表格可以针对每次访视。可以为筛选，第1周期、第2周期等不同阶段准备不同的数据收集工具。见框 4-17 和图 4-16（NIHR，2017b）。

⑤护理指南：护理指南是一个中心内部文档，类似于研究护士的研究手册。为研究准备护理指南也是一种很好的做法。护理指南包含访问时间表，紧急情况下应采取的措施，有关研究药物的安全信息，基本联系方式等的信息。目标是如果没有专职研究护士，任何参与该项研究的护士都可以从护理指南获得帮助，并根据研究受试者的即时需求采取行动（框 4-18）。

251

框 4-17　在研究站启动访问期间审查协议时要准备的工具包

研究药品（IMP）

口服 IMP

- 如果口服，药物是否容易区分，即不同形状的瓶子，或不同形状和不同颜色的药物，片剂还是液体状？
- 给药方案的周期是多长？
- 药物的储存：冰箱、室温。
- 是否有饮食限制（进食或禁食）？
- 服药前后是否有禁食要求？
- 明确禁食时间。如需禁食超过 4h，理由是什么？
- 给药时间是否可以改变，即如果患者在第 1 周 / 第 1 天给药延迟了怎么办（给药时间总是与临床规定的给药时间不同步；你是漏服一顿，还是单独再补服一次，以恢复到原来的给药时间）？
- 服药依从性：检查是否需要记录。
- 药物的间隔期有多长？
- 摄入多少药量被认为是可评估的病例？1 个周期，还是 2 个周期？

静脉注射 IMP

- 如果是静脉注射药物，输注时间需要多长？
- 输注时间的长短。
- 是发疱剂吗？
- 可以通过外周或中心静脉给药吗？
- 处方是什么？剂量、天数和周期长度？
- 储存。室温或冷藏，避光，特殊保存？
- 他们要用静脉输注泵的序列号吗？
- 冲洗说明，明确输液结束。
- 给药后评估。

试验取样

- 查明是否有安全血样的窗口期，即第 1 周 / 第 1 天访视的 ±2 天。
- 访视的后勤保障工作，查看所有评估时间点，并检查它们是否处于该部门的工作日，即有没有什么药理学检测（PKs）会在周末出现？
- 是否有采样时间窗？这是至关重要的，因为需要灵活的时间点。
- 是否需要选择一个特定日期开始以适应所有评估？
- 非工作时间的体格检查和取标本，即实验室关闭要处理脂肪酶或胰岛素等样品，以及病房医师不在时的体格检查。
- 患者是否进行了组织活检，如果做了活检，结果是否可用（明确给药后活检，如果可能的话，是否有时间窗的要求，在几天内，而不是几小时）？
- 药效学（PD）取样。这会对谁产生影响，本中心还是中心实验室？
- 当一些特定时间点到期时的采样顺序，如 ECG、PK、PD，然后观察。
- 明确血液的禁食时间，即患者是否为了安全采血而禁食，在哪一天，禁食多长时间？

后勤保障

- 住宿人员？多长时间？
- 对于患者来说，这是可行的 / 可实现的 / 可接受的吗？
- 第 3 周期后，访问频率会降低吗？
- 额外费用，如酒店住宿，出租车等。
- 了解不良反应，提供方法来管理这些问题，特别是在下班后。

改编自 NIAR research design service（2017b）

第 4 章 全身性抗癌治疗的管理
Administration of systemic anticancer therapies

缩写		筛选	试验		
			日期	时间	缩写
同意					
具体的研究知情同意			/ /	:	
惰性 B 细胞淋巴瘤（FL，MZL 或 SLL）的组织学诊断			/ /	:	
病史，人口统计学			/ /	:	
癌症史		是 / 否（请注明）	/ /	:	
滤泡性淋巴瘤国际预后指数评分				:	
评论：					
活检					
为活组织检查提供试验同意书		是 / 否（请注明）	/ /	:	
患者是否有存档的组织标本?		是 / 否（请注明）	/ /		
活组织检查（活检部位）			/ /	:	
扫描					
CT 扫描 / MRI 扫描（T. A. P）			/ /	:	
（胸部、腹部和骨盆的 CT 扫描）			/ /	:	
骨扫描（如果有临床指示）			/ /	:	
扫描时间_____					
生命体征					
			/ /	:	
	身高			cm	
	体重			kg	
	温度			℃	
	心率 / 脉搏			次 / 分	
	呼吸频率			次 / 分	
	氧饱和度			%	
	血压		/	mmHg	
	备注				
12 导联心电图（试验专用或部门心电图机）			/ /	:	

253

问卷调查	所有周期都需要调查问卷				
生活质量（QOL）(EQ-5D）		/ /	:		
评论：					
血液标本					
中心实验室					
药代动力学血液标本采集		/ /	:		
血清和血浆标志物		/ /	:		
免疫分型（如 B/T 淋巴细胞组）		/ /	:		
肿瘤组织档案		/ /	:		
可选的药物基因组血液标本		/ /	:		
可选的肿瘤组织活检		/ /	:		
地方实验室					
血液学		/ /	:		
FBC、DIFF 和 RETIC（网织红细胞）					
凝血试验		/ /	:		
血浆凝血酶原时间（PT），活化部分凝血活酶时间（PTT）和国际标准化比值（INR）					
生物化学		/ /	:		
尿素氮和电解质、肝功能、钙、乳酸脱氢酶、镁、葡萄糖、谷氨酰转肽酶、尿酸盐、氯和其他：二氧化碳、磷酸酯酶、谷草转氨酶、谷丙转氨酶、直接胆红素、总胆红素、脂肪酶和淀粉酶					
肝炎血清学		/ /	:		
巨细胞病毒 CMV / EB 病毒 EBV 血清学或病毒载量		/ /	:		
艾滋病检测		/ /	:		
血清妊娠试验		/ /	:		
如果不适用，请说明理由		□	男		
□	女性绝经后	□女性手术不育			
MRSA 筛查（拭子）		/ /	:		
尿液分析		/ /	:		

第 4 章　全身性抗癌治疗的管理
Administration of systemic anticancer therapies

		比重					
		pH					
		葡萄糖					
		血液					
		酮类					
		蛋白					
评论：							
医师	没有特定的体格检查表格；筛选和每个周期都需要进行体格检查						
体格检查	（请填写体格检查表格）	/ /					
合并药物治疗	（请填写表格）	/ /					
合并操作		/ /					
评估不良事件 / 严重不良事件 AE / SAE	（请填写不良事件表格）	/ /					
肿瘤评估	（请填写肿瘤评估表）	/ /					
体力状况 ECOG 评分（活动状态 PS 0～5 分）				/ /			
吸烟状况		从不吸烟	/ 已戒烟	/	目前吸烟者		
	如果是已戒烟者，请记录大概停止吸烟时间			日期：		/ /	
	如果患者曾经吸烟，每天记录大致的卷烟数量					/ /	
饮酒状况	患者是否喝酒？　是		/	没有			
	如果是，它是否会干扰试验　　　　　　是		/	没有			
患者资格：		是　□		没有 □			
	名称：_____						
	签名：_____			日期：			
评论：							

引自 NIHR 研究设计服务（NIHR，2017b）

▲ 图 4-16　筛选研究数据收集工具的示例

> **框 4-18　本地开发的一个护理指南的例子**
>
> **参与试验的当地团队的联系电话，以及申办方试验相关团队的联系方式**
>
> - 主要研究者
> - 临床研究医师
> - 临床试验的协调员
> - 主要研究护士
> - 数据管理员
> - 研究试验检查员
> - 技术支持团队（如适用）
>
> **有关试验药物的背景资料**
>
> - 药物分类
> - 作用方式
> - 临床前的资料总结
> - 临床试验数据汇总
> - 预期的不良反应
> - 研究的理由
> - 潜在的与药品有关的毒性
>
> **药品管理要求和限制**
>
> - 饮食要求及限制
> - 剂量时间表
> - 给药途径
> - 配方
> - 与本协议有关的重要禁忌证
>
> **禁食时间应明确**
>
> - 抽血前常规禁食，如葡萄糖
> - 检验用的血液
> - 给药前禁食，如 10h
> - 给药后禁食，如 2h
> - 服药前禁食的总时间
>
> **特定于试验的评估和抽样程序及管理**
>
> - 药物动力学标本
> - 药效学标本
> - 试验特异性血液测试标本（安全采血，如肿瘤标志物）
> - Holter 管理
> - 心电图管理规范
> - 遥测指南

⑥研究招募和随访：一旦该中心启动，研究护士就可以开始向潜在患者分发研究 PIS-ICF。研究周期定义了下面列出的步骤。

- 患者的选择：这是研究受试者的第一阶段，其中将详细讨论患者的具体临床试验。研究护士可能需要通过数据库来识别潜在患者或与医院内的其他单位联络，以提高对研究的认识。潜在的受试者将被转介到临床试验诊所，临床医师将与患者一起通过 PIS-ICF。在讨论之后，研究护士还将与患者讨论该研究，主要是解决研究的后勤问题，并向患者解释参与研究所需的承诺。研究护士还将收集临床病史和评估患者的健康状况，以了解患者是否适合参与试验。

在初步讨论之后，可以通过电话或与潜在受试者面对面地进行后续对话，以确保他们完全了解研究和研究药物/装置（NIHR，2017a）。

- 筛选：一旦患者表示有兴趣参与该研究，筛选过程就可以开始。最初，受试者的书面同意是针对特定研究的 PIS-ICF，接下来，将按照方案中事件的时间表来执行筛选程序。根据所需评估的性质，筛选过程可能需要几天到一个月。临床医师和研究护士将监测患者并完成研究特定的纳入/排除检查表（图 4-17）。在确认他/她有资格参加研究之前，受试者需要按照检查表满足所有标准（NIHR，2017a）。

- 注册：如果潜在患者成功通过筛查，他/她将在研究中注册（或在需要时随机选择），此时将为受试者分配特定批次的研究药物。

- 研究治疗：将根据活动安排执行程序，研究护士将参与以下程序。

  - 收集观测结果。
  - 心电图。
  - 进行体检。
  - 收集不良事件。
  - 收集伴随药物的详细信息。
  - 提供药物输注/回顾药物依从性。
  - 在研究期间持续监测研究受试者。

第4章 全身性抗癌治疗的管理
Administration of systemic anticancer therapies

患者基线号码：		
患者必须符合所有的 I/E 标准才有资格参加这项研究		
如果你对以下任何标准回答"否"，则目前没有资格参加这项研究		
是	否	入选标准
☐	☐	愿意试验并且能够签署书面知情同意书
☐	☐	签署知情同意书时须超过 18 岁
☐	☐	就本研究而言，新辅助和（或）辅助化疗方案不被视为先前的治疗方案，因为组织学或细胞学上有记录的晚期［转移性和（或）不可切除］实体肿瘤无法治愈，并且之前的标准一线治疗已经失败。患者必须有疾病进展或对已知可获益的治疗不能耐受。先前治疗方案的数量没有限制
☐	☐	患有以下晚期［不可切除和（或）转移］肿瘤类型之一 a. 肛门鳞状细胞癌 b. 胆管腺癌［胆囊或胆道系统（肝内或肝外胆管癌）］，除壶腹癌外 c. 肺、阑尾、小肠、结肠、直肠或胰腺的神经内分泌肿瘤（分化良好和中度分化） d. 子宫内膜癌（排除肉瘤和间质肿瘤） e. 宫颈鳞状细胞癌 f. 外阴鳞状细胞癌 g. 小细胞肺癌 h. 间皮瘤（恶性胸膜间皮瘤） i. 甲状腺癌（乳头状或滤泡状亚型） j. 唾液腺癌（肉瘤和间质肿瘤除外） k. 任何其他晚期实体瘤（结直肠癌除外），即微卫星高度不稳定（MSH-H）类型的肿瘤
☐	☐	已提交一份可评估的组织标本，用于以前未辐照过的肿瘤病变的生物标志物分析（在咨询申办方后，可考虑例外情况）。提交分析的肿瘤组织必须来自同一肿瘤组织标本，且数量和质量足够评估所有必需的主要生物标志物 除非所有 3 个主要的生物标志物（肿瘤 PD-L1 表达、GEP 评分和 MSI-H 状态）都可以使用同一肿瘤标本的组织进行评估，否则 A~J 组的受试者将不合格
☐	☐	如果 A～J 组的登记已转向生物标志物富集，则肿瘤的一个或多个预先指定的主要生物标志物呈阳性，由中心实验室评估。这些富集生物标志物可能由 PD-L1 免疫组化（按预先指定的百分比）、阳性肿瘤 RNA GEP 评分（按预先指定的截止点）和（或）肿瘤 MSI-H 表达
☐	☐	根据中央审查确定的基于 RECIST 1.1 的可测量疾病。如果肿瘤病变的进展已被证实，位于先前受辐照区域的肿瘤病变被认为是可测量的
☐	☐	在 ECOG 评分量表上的状态为 0 或 1
☐	☐	患者必须具备下列化验值所显示的足够器官功能

系统			实验室检测值
血液		绝对中性粒细胞计数（ANC）	≥ 1500μL
		血小板	≥ 100 000μL
		血红蛋白	≥ 9g/dl OR ≥ 5.6mmol/L，最近没有输血
肾		肌酐比值比 测量或计算肌酐清除率（CrCl）	≤ 1.5 正常上限（ULN）或肌酐水平为 > 1.5× 机构 ULN 的受试者并且 ≥ 60ml/min
		（GFR 也可用于代替肌酐或 CrCl）	
		肌酐清除率应根据机构标准计算	
肝功能		总胆红素	对于总胆红素水平 >1.5×ULN 的受试者或直接胆红素 ≤ 1.5×ULN
		AST（SGOT）和 ALT（SGPT）	≤ 2.5×ULN 或肝转移患者 ≤ 5×ULN
凝血功能		国际标准化比率（INR）或凝血酶原时间（PT）	≤ 1.5×ULN，除非受试者接受抗凝治疗，只要 PT 或 PTT 在抗凝药的预期用途的治疗范围内
		活化部分促凝血酶原激酶时间（aPTT）	≤ 1.5×ULN，除非受试者接受抗凝治疗，只要 PT 或 PTT 在抗凝药的预期用途的治疗范围内
☐	☐		在接受第一剂研究药物之前 72h 内，具有生育能力的女性受试者尿液或血清妊娠试验需均为阴性。如果尿液检查结果为阳性或无法确认为阴性，则需要进行血清妊娠试验
☐	☐		有生育力的女性受试者应该在最后一剂研究药物后 120 天内使用两种避孕方法或手术不育，或者在研究过程中避免性生活。具有生育能力的受试者是指未做绝育手术或未绝经超过 1 年的受试者。请参阅"议定书"第 5.7.2 节，了解可接受的避孕方法清单
			或者男性受试者应同意从第一次研究治疗开始，到最后一次研究治疗后 120 天内，使用适当的避孕方法
☐	☐		受试者还可以同意参加未来生物医学研究。受试者可参加主要试验而不参与未来的生物医学研究
如果您对以下任何标准提供"是"回复，则患者目前无法参加该研究			
是	否		排除标准
☐	☐		目前正在或已经参与了研究药物的研究或使用研究装置，且在第一次剂量的试验治疗前 4 周内
			如果是，可以将患者列入观察名单，以便以后获得资格
☐	☐		诊断为免疫缺陷或在首次试验治疗前 7 天内接受全身性类固醇治疗或任何其他形式的免疫抑制治疗。在与申办方协商后，可以批准使用生理剂量的皮质类固醇
			如果是，可以将患者列入观察名单，以便以后获得资格
☐	☐		具有活跃的自身免疫疾病，在过去 2 年内需要全身治疗（即使用疾病调节药、皮质类固醇或免疫抑制药物）。替代疗法（如甲状腺素、胰岛素或肾上腺或垂体功能不全的生理皮质类固醇替代疗法等）不被认为是一种全身治疗的形式

第 4 章 全身性抗癌治疗的管理
Administration of systemic anticancer therapies

□	□	在研究第 1 天之前的 4 周内曾服过抗肿瘤单克隆抗体（mAb），或在研究第 1 天之前的 4 周内，由于用药而导致的不良反应（即≤1 级或基线时）尚未恢复（即≤1 级或基线时）
		如果是，可以将患者列入观察名单以便以后获得资格
□	□	在研究第 1 天前 2 周内曾接受过化疗、靶向小分子治疗或放疗，或由于先前用药而导致的不良反应(即≤1 级或基线时)尚未恢复。≤2 级神经病变或≤2 级脱发者为该标准的例外，有资格参加本研究。如果受试者接受了大手术，在开始治疗前，他们必须从干预的毒性和（或）并发症中充分恢复
		如果是，可以将患者列入观察名单以便以后获得资格
□	□	已知的其他恶性肿瘤正在发展或需要积极治疗
		例外情况包括皮肤基底细胞癌，做过根治性治疗的皮肤鳞状细胞癌或原位宫颈癌
□	□	具有放射学可检测的［即使无症状和（或）先前治疗的］中枢神经系统（CNS）转移和（或）癌性脑膜炎。需要筛查时的脑成像。先前已治疗过的脑转移的受试者可以参与，只要这些脑转移是稳定的（至少 4 周内的脑成像没有进展，并且神经症状已经恢复到正常水平），无新的或脑转移扩大的证据（在第一次试验治疗后 28 天内通过成像确认，并且他们在试验治疗前至少 7 天没有使用类固醇。该例外不包括癌症性脑膜炎，无论临床稳定性如何，都将其排除在外
□	□	有活动性非传染性肺炎的证据
□	□	有需要全身治疗的活动性感染
□	□	治疗研究者认为，有任何病史或当前证据表明，任何情况、治疗或实验室异常可能会混淆试验结果，干扰受试者在整个试验期间的参与，或者不符合受试者的最佳利益
□	□	已知有精神或药物滥用障碍，会干扰与试验要求的合作
□	□	在试验的预计持续时间内妊娠或哺乳，或者计划妊娠，从筛选访视开始到最后一剂试验治疗后 120 天
□	□	曾接受过抗 PD-1、抗 PD-L1 或抗 PD-L2 药物治疗
□	□	有已知的人类免疫缺陷病毒（HIV）史（HIV 1/2 抗体）
□	□	已知活动性乙型肝炎（如 HBsAg 反应）或丙型肝炎［如检测到 HCV RNA（定性）］
□	□	在计划开始研究治疗的 30 天内接种了活疫苗 注意：注射用季节性流感疫苗一般为灭活流感疫苗，允许接种；然而，鼻内流感疫苗（如流感喷雾®）是减毒活疫苗，是不允许的。如果是，患者可能会被列入观察名单，以便日后获得资格

▲ 图 4-17　本地开发的患者纳入 / 排除检查表的示例

如果出现任何不良或意外事件，研究护士还需要提醒临床医师。如果受试者身体不适，可能需要进行电话随访。总体而言，研究护士不仅要收集研究数据，还应为研究受试者提供整体护理。

• 研究中止：如果临床医师有证据证实受试者不再从研究药物中获益，则受试者将被取消研究。但是，他 / 她的随访时间最短为 30 天，以确保参与研究不会导致不良事件。

• 研究后的随访：随访时间可能因研究而异，有些研究可能需要每月或者每 3 个月一次随访，直至受试者死亡。某些研究可能需要与受试者进行更频繁的电话联系，也可能需要通过电话收集数据。

⑦研究结束和研究档案：一旦所有受试者都不再参与研究，并且所有研究数据已收集完毕，就可以停止该研究。需要向监管机构和中心通报停止研究的情况，所有研究文件必须存档25年或按照国家指南的规定存档。

在研究期间，研究护士应该持续监测受试者并确保他们的安全。此外，研究护士还有责任遵守研究方案。有时，维持合规性和支持受试者的福祉可能是一项艰巨的任务。在任何时候，研究护士都必须让临床医师和研究PI了解受试者的状态。如果需要，研究护士应为受试者提供适当的支持，教育他们保持药物依从性，并为患者的报告结果提供指导。与研究人员和研究团队的有效沟通是研究护士的基本要求。此外，研究护士应记录所有事件和活动，以便对研究活动进行全面的审记培训（ICH，1996；NIHR，2017a）。

2. 临床试验中的其他重要活动

(1) 研究监测和审计：任何研究将由申办方或申办方代表监察（他们有时被称为临床监察员）。研究监察员主要验证原始数据并确保数据可靠和可评估。根据研究的性质，监测计划可能包括100%的源验证或部分源验证。监察员还将审查是否已适当地遵循研究过程，并且没有偏离研究。如果存在任何偏离，将要求中心的工作人员报告这些偏离。监察员还将确保所有受试者都同意研究，所有中心的工作人员都遵循GCP指南。

监察员可能希望在访问期间与研究护士短暂会面，以解决可能出现的任何疑问。监察的访问频率可能因研究而异，但在每次监察访问结束时，都会有一份监察报告，需要在中心研究者的文件夹中进行审查和归档。

该研究还可以由外部稽查员或由监管机构进行核查。

(2) 标准操作规程：每个临床试验中心都有自己的标准操作规程（SOP），以标准化和协调临床试验的操作方面。知情同意的过程，严重不良事件的报告过程，研究文件的维护，研究受试者的业余接触过程等均是SOP应该涵盖的内容。对于研究护士来说，熟悉所有SOP非常重要，因为在稽查/核查时，可能会要求现场生成他们的SOP以供审查。

(3) 安全报告：任何临床试验都将有一个向研究申办方报告任何不良事件（AE）的过程。GCP为不良事件提供分类，研究护士必须注意这些分类。如果不良事件变得严重，则称其为严重不良事件（SAE），需要尽快或在临床医师知晓后，24h内向研究申办者报告。研究方案将详细介绍SAE报告指南。虽然是由临床医师决定AE是否升级为SAE，但研究护士也有责任向研究小组报告任何不良事件。

参考文献

[1] Adams, L., Lawson, N., Maxted, K.J. & Symonds, R.P. (1992) The prevention of hair loss from chemotherapy by the use of cold-air scalp-cooling. *European Journal of Cancer Care*, 1(5), 16–19.

[2] Aiello-Lawes, L. & Rutlidge, D.N. (2014) In: Polovich, M., Olsen, M., LeFebvre, K. (eds) *Chemotherapy and Biotherapy Guidelines and Recommendations for Practice. Administration Considerations*, 4th edn. Pittsburgh, PA: Oncology Nursing Society, p. 123.

[3] Aisner, J. (2007) Overview of the changing paradigm in cancer treatment: oral chemotherapy. *American Journal of Health-System Pharmacy*, 64(9 Suppl 5), S4–S7.

[4] Allwood, M.C., Wright, P. & Stanley, A. (eds) (2002) *The Cytotoxics Handbook*, 4th edn. Oxford: Radcliffe Medical Press.

[5] Anderson, J.E., Hunt, J.M. & Smith, I.E. (1981) Prevention of doxorubicininduced alopecia by scalp cooling in patients with advanced breast cancer. *BMJ*, 282(6262), 423–424.

[6] Antipuesto, D.J. (2010) Z Track Method. Nursing Crib. Available at: http://nursingcrib.com/nursing-notes-reviewer/fundamentals-of-nursing/ztrack-method/ (Accessed: 1/4/2018)

[7] Barber, N.A. & Gant, A.K. (2011) Pulmonary toxicities from targeted therapies: a review. *Targeted Oncology*, 6(4), 235–243.

[8] Barefoot, J., Bletcher, C.S. & Emery, R. (2009) Keeping pace with oral chemotherapy. *Oncology Issues*, 24(3), 36–39.

[9] Batchelor, D. (2001) Hair and cancer chemotherapy: consequences and nursing care – a literature study. *European Journal of Cancer Care*, 10(3), 147–163.

[10] Bedell, C.H. (2003) A changing paradigm for cancer treatment: the advent of new oral chemotherapy agents. *Clinical Journal of Oncology Nursing*, 7(6 Suppl), 5–9.

[11] Bernhardson, B., Tishelman, C. & Rutqvist, L.E. (2009) Taste and smell changes in patients receiving cancer chemotherapy: distress, impact on daily life and self care strategies. *Cancer Nursing*, 32(1), 45–54.

[12] Bertelli, G. (1995) Prevention and management of extravasation of cytotoxic drugs. *Drug Safety*, 12(4), 245–255.

[13] Betticher, D.C., Delmore, G., Breitenstein, U., et al. (2013) Efficacy and tolerability of 2 scalp cooling systems for the prevention of alopecia associated with docetaxel treatment. *Supportive Care in Cancer*, 21(9), 2565–2573.

[14] Birner, A.M., Bedell, M.K., Avery, J.T. & Ernstoff, M.S. (2006) Program to support safe administration of oral chemotherapy. *Journal of Oncology Practice*, 2(1), 5–6.

[15] Boehmke, M.M. & Dickerson, S.S. (2005) Symptom, symptom experiences, and symptom distress encountered by women with breast cancer undergoing current treatment modalities. *Cancer Nursing*,

28(5), 382–389.
[16] BOPA (2004) Position statement on safe practice and the pharmaceutical care of patients receiving oral anticancer chemotherapy, in *British National Formulary*. London: Pharmaceutical Press.
[17] BOPA (2015) Standards for Reducing Risks Associated with e-Prescribing Systems for chemotherapy. British Oncology Pharmacy Association. Available at: http://www.bopawebsite.org/sites/default/files/publications/Standards_reducing_risks_associated_ePrescribing_systems_chemo2015.pdf (Accessed: 7/5/2018)
[18] Botchkarev, V.A., Komarova, E.A., Siebenhaar, F. et al. (2000) p53 is essential for chemotherapy-induced hair loss. *Cancer Research*, 60(18),5002–5006.
[19] Boulanger, J., Ducharme, A., Dufour, A., Fortier, S., Almanric, K.; Comité de l'évolution de la pratique des soins pharmaceutiques (CEPSP); Comité de l'évolution des pratiques en oncologie (CEPO) (2015) Management of the extravasation of anti-neoplastic agents. *Supportive Care in Cancer*, 23(5), 1459–1471.
[20] Breed, W.P. (2004) What is wrong with the 30-year-old practice of scalp cooling for the prevention of chemotherapy-induced hair loss? *Supportive Care in Cancer*, 12 (1), 3–5.
[21] British Journal of Nursing (BJN) (2016) Be compliant, protect each other and stay safe: avoiding accidental exposure to cytotoxic drugs. *British Journal of Nursing*, 24(16), S1–56.
[22] Browall, M., Gaston-Johansson, F. & Danielson, E. (2006) Post-menopausal women with breast cancer: their experiences of the chemotherapy treatment period. *Cancer Nursing*, 29(1), 34–42.
[23] Bulow, J., Friberg, L., Gaardsting, O. & Hansen, M. (1985) Frontal subcutaneous blood flow, and epi- and subcutaneous temperatures during scalp cooling in normal man. *Scandinavian Journal of Clinical and Laboratory Investigation*, 45(6), 505–508.
[24] Campbell, K. (2005) Blood cells. Part three–granulocytes and monocytes. *Nursing Times*, 101(42), 26–27.
[25] Camp-Sorrell, D. (1998) Developing extravasation protocols and monitoring outcomes. *Journal of Intravenous Nursing*, 21(4), 232–239.
[26] Camp-Sorrell, D. (2005) Oncology Nursing Society Access Device Guidelines: *Recommendations for Nursing Practice and Education*. Pittsburgh, PA: Oncology Nursing Society.
[27] Camp-Sorrell, D. (2018) In: Yarbro, C.H., Wujcik, D., Holmes Gobel, B. (eds) *Cancer Nursing. Principles and Practice*, 8th edn. Burlington, MA: Jones & Bartlett Learning, Chapter 15, p. 515.
[28] Carr, K. (1998) How I survived the fall out. *You Magazine, Mail on Sunday*, 10 May, pp. 61–67.
[29] Chernecky, C., Butler, S.W., Graham, P. & Infortuna, H. (2002) *Drug Calculations and Drug Administration*. Philadelphia: W.B. Saunders.
[30] Choi, E.K., Kim, I.R., Chang, O., et al. (2014) Impact of chemotherapy induced alopecia distress on body image, psychosocial well-being, and depression in breast cancer patients. *Psychooncology*, 23(10), 1103–1110.
[31] Christodoulou, C., Klouvas, G., Efstathiou, E., et al. (2002) Effectiveness of the MSC cold cap system in the prevention of chemotherapy-induced alopecia. *Oncology*, 62(2), 97–102.
[32] Chung, S., Low, S.K., Zembutsu, H., et al. (2013) A genome-wide association study of chemotherapy-induced alopecia in breast cancer patients. Pyschooncology in breast cancer patients. *Breast Cancer Res*, 15(5), R81.
[33] Cigler, T., Isseroff, D., Fiederlein, B., et al. (2015) Efficacy of scalp cooling in preventing chemotherapy induced alopecia in breast cancer patients receiving adjuvant doctaxel and cyclophosphamide chemotherapy. *Clinical Breast Cancer*, 15(5), 332–334.
[34] Cline, B.W. (1984) Prevention of chemotherapy-induced alopecia: a review of the literature. *Cancer Nursing*, 7(3), 221–228.
[35] Comerford, K., Eggenberger, T. & Robinson, K. (2002) Chemotherapy infusions. In: *Intravenous Therapy Made Incredibly Easy*. Philadelphia: Springhouse Publishing.
[36] CP Pharmaceuticals (1999) *How Quickly Could you Act?* Wrexham: CP Pharmaceuticals.
[37] Crowe, M., Kendrick, M. & Woods, S. (1998) Is scalp cooling a procedure that should be offered to patients receiving alopecia induced chemotherapy for solid tumours? Proceedings of the 10th International Conference on Cancer Nursing, Jerusalem.
[38] Daanen, H.A., Peerbooms, M., van den Hurk, C.J., et al. (2015) Core temperature affects scalp skin temperature during scalp cooling. *Journal of Dermatology*, 54(8), 916–921.
[39] David, J. & Speechley, V. (1987) Scalp cooling to prevent alopecia. *Nursing Times*, 83(32), 36–37.
[40] Davis, S.T., Benson, B.G., Bramson, H.N., et al. (2001) Prevention of chemotherapy-induced alopecia in rats by CDK inhibitors. *Science*, 291(5501), 134–137.
[41] Dean, J.C., Salmon, S.E. & Griffith, K.S. (1979) Prevention of doxorubicininduced hair loss with scalp hypothermia. *New England Journal of Medicine*, 301(26), 1427–1429.
[42] Dean, J.C., Griffith, K.S., Cetas, T.C., et al. (1983) Scalp hypothermia: a comparison of ice packs and the Kold Kap in the prevention of doxorubicin-induced alopecia. *Journal of Clinical Oncology*, 1(1), 33–37.
[43] DH (2000) *An Organisation with a Memory*. London: Department of Health. Available at: http://webarchive.nationalarchives.gov. uk/20130105144251/http://www.dh.gov.uk/prod_consum_dh/groups/ dh_digitalassets/@dh/@en/documents/digitalasset/dh_4065086.pdf (Accessed: 8/5/2018)
[44] DH (2003) *Building a Safer NHS for Patients: Improving Medication Safety*. London: Department of Health.
[45] DH (2005) *Hazardous Waste (England) Regulations*. London: Department of Health.
[46] DH (2007) *Cancer Reform Strategy*. London: Department of Health. Available at: https://www.nhs.uk/NHSEngland/NSF/Documents/Cancer 20% Reform 20% Strategy.pdf (Accessed: 8/5/2018)
[47] DH (2008) Updated national guidance on the safe administration of intrathecal chemotherapy. Available at: http://webarchive.nationalarchives. gov.uk/20121003015138/http://www.dh.gov.uk/en/Publicationsandstatistics/ Lettersandcirculars/Healthservicecirculars/DH_086870 (Accessed: 8/5/2018)
[48] DH (2009a) *Reference Guide to Consent for Examination or Treatment*, 2nd edn. London: Department of Health. Available at: https://www.gov.uk/ government/publications/reference-guide-to-consent-for-examinationor-treatment-second-edition (Accessed: 1/4/2018)
[49] DH (2009b) *The Operating Framework Enabling High Quality Care Throughout the NHS*. London: Department of Health.
[50] DH (2013) Safe management of healthcare waste. Health Technical Memorandum. HTM 07.01 Available at: https://www.gov.uk/government/ publications/guidance-on-the-safe-management-of-healthcare-waste (Accessed: 7/5/2018)
[51] Dionyssiou, D., Chantes, A., Gravvanis, A., et al. (2011) The washout technique in the management of delayed presentations of extravasation injuries. *Journal of Hand Surgery*, 36(1), 66–69.
[52] Doellman, D., Hadaway, L., Bowe-Geddes, L.A., et al. (2009) Infiltration and extravasation: update on prevention and management. *Journal of Infusion Nursing*, 32(4), 203–211.
[53] Doroshow, J.H. (2012) Dexrazoxane for the prevention of cardiac toxicity and treatment of extravasation injury from the anthracycline antibiotics. *Current Pharmaceutical Biotechnology*, 13(10), 1949–1956.
[54] Dougherty, L. (1996) Scalp cooling to prevent hair loss in chemotherapy. *Professional Nurse*, 11(8), 507–509.
[55] Dougherty, L. (2003) The expert witness: working within the legal system of the United Kingdom. *Journal of Vascular Access Devices*, 8(2), 29–35.
[56] Dougherty, L. (2005) Alopecia. In: Brighton, D. & Wood, M. (eds) *The Royal Marsden Hospital Handbook of Cancer Chemotherapy: A Guide for the Multidisciplinary Team*. Edinburgh: Elsevier Churchill Livingstone, pp. 197–200.
[57] Dougherty, L. (2006a) *Central Venous Access Devices: Care and Management*. Oxford: Blackwell Publishing.
[58] Dougherty, L. (2006b) Comparing methods to prevent chemotherapyinduced alopecia. *Cancer Nursing Practice*, 5(6), 25–31.
[59] Dougherty, L. (2008a) IV therapy: recognizing the differences between infiltration and extravasation. *British Journal of Nursing*,

[60] Dougherty, L. (2008b) Obtaining peripheral access. In: Dougherty, L. & Lamb, J. (eds) *Intravenous Therapy in Nursing Practice*, 2nd edn. Oxford: Blackwell Publishing.
[61] Dougherty, L. & Bailey, C. (2008) Chemotherapy. In: Corner, J. & Bailey, C. (eds) *Cancer Nursing Care in Context*. Oxford: Wiley-Blackwell.
[62] Dougherty, L. & Lister, S. (eds) (2011) *The Royal Marsden Hospital Manual of Clinical Nursing Procedures*, 8th edn. Oxford: Wiley-Blackwell.
[63] Dougherty, L. & Lister, S. (eds) (2015) *The Royal Marsden Hospital Manual of Clinical Nursing Procedures*, 9th edn. Oxford: Wiley-Blackwell.
[64] Dougherty, L. & Oakley, C. (2011) Advanced practice in the management of extravasation. *Cancer Nursing Practice*, 10(5), 16–18.
[65] Downie, G., MacKenzie, J. & Williams, A. (2003) Medicine management. In: Downie, G., Mackenzie, J. & Williams, A. (eds) *Pharmacology and Medicines Management for Nurses*, 3rd edn. London: Churchill Livingstone, pp.49–91.
[66] Dranitsaris, G., Johnston, M., Poirier, S. et al. (2005) Are health care providers who work with cancer drugs at an increased risk for toxic events? A systematic review and meta-analysis of the literature. *Journal of Oncology Pharmacy Practice*, 11(2), 69–78.
[67] Eggert, J.A. (2018) Biology of cancer. In: Yarbro, C.H., Wujcik, D., Holmes Gobel, B. (eds) *Cancer Nursing. Principles and Practice*, 8th edn. Burlington, MA: Jones & Bartlett Learning.
[68] Ekwall, E.M., Nygren, L.M., Gustafsson, A.O. & Sorbe, B.G. (2013) Determination of the most effective cooling temperature for the prevention of chemotherapy-induced alopecia. *Molecular and Clinical Oncology*, 1(6), 1065–1071.
[69] Elkin, M.K., Perry, A.G. & Potter, P.A. (2007) *Nursing Interventions and Clinical Skills*, 4th edn. St Louis, MO: Mosby.
[70] El-Saghir, N., Otrock, Z., Mufarrij, A., et al. (2004) Dexrazoxane for anthracycline extravasation and GM-CSF for skin ulceration and wound healing. *Lancet Oncology*, 5(5), 320–321.
[71] EU (2010) *Directive 2010/32/EU – Prevention from Sharp Injuries in the Hospital and Healthcare Sector*. Available at: www.osha.europa.eu/en/ legislation/directives/sector-specific-and-worker-related-provisions/ osh-directives/council-directive-2010-32-eu-prevention-from-sharpsinjuries-in-the-hospital-and-healthcare-sector (Accessed: 1/4/2018)
[72] European Oncology Nursing Society (2007) *Extravasation Guidelines: Guidelines Implementation Toolkit*. Brussels: European Oncology Nursing Society.
[73] European Policy Recommendations (2016) Preventing occupational exposure to cytotoxic and other hazardous drugs. Available at: www.europeanbiosafetynetwork. eu (Accessed: 1/4/2018)
[74] Ferguson, L. & Wright, P. (2002) Health and safety aspects of cytotoxics services. In: Allwood, M. & Stanley, A. (eds) *The Cytotoxics Handbook*, 4th edn. Oxford: Radcliffe Medical Press, pp. 35–62.
[75] Few, B.J. (1987) Hyaluronidase for treating intravenous extravasations. *MCN: The American Journal of Maternal Child Nursing*, 12(1), 23–24.
[76] Findlay, M., von Minckwitz, G. & Wardley, A. (2008) Effective oral chemotherapy for breast cancer: pillars of strength. *Annals of Oncology*, 19(2), 212–222.
[77] Fraise, A.P. & Bradley, T. (eds) (2009) *Ayliffe's Control of Healthcare-associated Infection: A Practical Handbook*, 5th edn. London: Hodder Arnold.
[78] Freedman, T.G. (1994) Social and cultural dimensions of hair loss in women treated for breast cancer. *Cancer Nursing*, 17(4), 334–341.
[79] Friese, C.R., McArdle, C., Zhau, T., et al. (2015) Antineoplastic drug exposure in an ambulatory setting: a pilot study. *Cancer Nurse*, 38(2), 111–117.
[80] Gabriel, J. (2008) Safe administration of intravenous cytotoxic drugs. In: Dougherty L. & Lamb J. (eds) *Intravenous Therapy in Nursing Practice*, 2nd edn. Oxford: Blackwell Publishing, pp. 461–494.
[81] Gallagher, J. (1996) Women's experiences of hair loss associated with chemotherapy – longitudinal perspective. Ninth International Conference on Cancer Nursing, Brighton.
[82] Gault, D. (1993) Extravasation injuries. *British Journal of Plastic Surgery*, 46(2), 91–96.
[83] Gault, D. & Challands, J. (1997) Extravasation of drugs. *Anaesthesia Review*, 13, 223–241.
[84] Giaccone, G., Di Giulio, F., Morandini, M.P. & Calciati, A. (1988) Scalp hypothermia in the prevention of doxorubicin-induced hair loss. *Cancer Nursing*, 11(3), 170–173.
[85] Gilani, S. & Giridharan, S. (2014) Is it safe for pregnant health-care professionals to handle cytotoxic drugs? A review of the literature and recommendations. *ecancermedicalscience* 8, 418.
[86] Gonzalez, T. (2013) Chemotherapy extravasations: prevention, identification, management, and documentation. *Clinical Journal of Oncology Nursing*, 17(1), 61–66.
[87] Goodin, S. (2007) *Safe Handling of Oral Chemo Agents in Community Settings*. https://www.pharmacytimes.com/publications/issue/2007/2007-09/2007-09-6789.
[88] Goolsby, T.V. & Lombardo F.A. (2006) Extravasation of chemotherapeutic agents: prevention and treatment. *Seminars in Oncology*, 33(1), 139–143.
[89] Gregory, R.P., Cooke, T., Middleton, J., et al. (1982) Prevention of
[90] doxorubicin-induced alopecia by scalp hypothermia: relation to degree of cooling. *BMJ*, 284(6330), 1674.
[91] Grevelman, E.G. & Breed, W.P. (2005) Prevention of chemotherapyinduced hair loss by scalp cooling. *Annals of Oncology*, 16(3), 352–358.
[92] Griffith, R., Griffiths, H. & Jordan, S. (2003) Administration of medicines. Part 1: The law and nursing. *Nursing Standard*, 18(2), 47–53.
[93] Guy, R., Shah, S., Parker, H. & Geddes, D. (1982) Scalp cooling by thermocirculator. *Lancet*, 1(8278), 937–938.
[94] Hallam, C., Weston, V., Denton, A., et al. (2016) Development of the UK Vessel Health and Preservation (VHP) framework: a multi-organisational collaborative. *Journal of Infection Prevention*, 17(2), 65–72.
[95] Hartigan, K. (2003) Patient education: the cornerstone of successful oral chemotherapy treatment. *Clinical Journal of Oncology Nursing*, 7(6 Suppl), 21–24.
[96] Haslam, I.S., Pitre, A., Schuetz, J.D. & Paus, R. (2013) Protection against chemotherapy-induced alopecia: targeting ATP binding cassette transporters in the hair follicle? *Trends in Pharmacological Sciences*, 34(11), 599–604.
[97] Henricksen, T. & Jensen, B.K. (2003) Advanced computerised cold cap for preventing chemotherapy induced alopecia. Paper presented at ECCO, Copenhagen, 21–25th September.
[98] Hesketh, P.J., Batchelor, D., Golant, M., et al. (2004) Chemotherapyinduced alopecia: psychosocial impact and therapeutic approaches. *Supportive Care in Cancer*, 12(8), 543–549.
[99] Hidalgo, M., Rinaldi, D., Medina, G., et al. (1999) A phase I trial of topical topitriol (calcitriol, 1,25-dihydroxyvitamin D3) to prevent chemotherapy-induced alopecia. *Anti-Cancer Drugs*, 10(4), 393–395.
[100] Hilton, S., Hunt, K., Emslie, C., et al. (2008) Have men been overlooked? A comparison of young men and women's experiences of chemotherapyinduced alopecia. *Psychooncology*, 17(6), 577–583.
[101] HM Government (2002) *The Control of Substances Hazardous to Health Regulations 2002*. London: Stationery Office. Available at: http://www. legislation.gov.uk/uksi/2002/2677/contents/made (Accessed: 7/5/2018)
[102] Holmberg, M. & Zanni, G.R. (2005) Bring hope home with oral antineoplastic agents. *Pharmacy Times*, 71(3), 103–111.
[103] How, C. & Brown, J. (1998) Extravasation of cytotoxic chemotherapy from peripheral veins. *European Journal of Oncology Nursing*, 2(1), 51–59.
[104] Howard, N. & Stenner, R.W. (1983) An improved "ice-cap" to prevent alopecia caused by adriamycin (doxorubicin). *British Journal of Radiology*, 56(672), 963–964.
[105] HSE (2017) Safe handling of cytotoxic drugs in the workplace. Available at: www.hse.gov.uk/healthservices/safe-use-cytotoxic-drugs.htm (Accessed: 1/4/2018)

[106] HSE (2018) Latex allergies in health and social care. Available at: http://www.hse.gov.uk/healthservices/latex/ (Accessed: 7/5/2018)
[107] Huber, C. & Augustine, A. (2009) IV infusion alarms: don't wait for the beep. *American Journal of Nursing*, 109(4), 32–33.
[108] Hunt, J.M., Anderson, J.E. & Smith, I.E. (1982) Scalp hypothermia to prevent adriamycin-induced hair loss. *Cancer Nursing*, 5(1), 25–31.
[109] Hunter, J. (2008) Intramuscular injection techniques. *Art and Science*, 22(24), 35–40.
[110] ICH (1996) ICH Harmonised Tripartite Guideline. Guideline For Good Clinical Practice E6(R1). Step 4. Available at: https://www.ich.org/fileadmin/Public_Web_Site/ICH_Products/Guidelines/Efficacy/E6/E6_R1_Guideline.pdf (Accessed: 1/4/2018)
[111] Ignoffo, R.J. & Friedman, M.A. (1980) Therapy of local toxicities caused by extravasation of cancer chemotherapeutic drugs. *Cancer Treatment Reviews*, 7(1), 17–27.
[112] Infusion Nurses Society (INS) (2006) Infusion nursing standards of practice. *Journal of Infusion Nursing*, 29(1), Suppl, S1–S92.
[113] Infusion Nurses Society (INS) (2016) Infusion Therapy Standards of Practice. *Journal of Infusion Nursing*, 39(1S), S1–159.
[114] Institute for Safe Medication Practices (ISMP) (2007) The five rights: A Destination Without A Map. ISMP Medication Safety Alert Jan 25 2007. Institute for Safe Medication Practices. Available at: https://www.ncbi.nlm.nih.gov/pmc/articles/PMC2957754/pdf/ptj35_10p542.pdf (Accessed: 8/5/2018)
[115] Jackson, G. (2006) *Consensus Opinion on the Use of Dexrazoxane (Savene) in the Treatment of Anthracycline Extravasation*. UK: Topotarget.
[116] Jackson, T., Hallam, C., Corner, T. & Hill, S. (2013) Vascular access – right line, right patient, right time every choice matters. *British Journal of Nursing*, 22(8), S24–S27.
[117] Janssen, F.P.E.M. (2007) Modelling physiological and biochemical aspects of scalp cooling. Unpublished thesis.
[118] Kargar, M., Sarvestani, R.S., Khojasteh, H.N. & Heidari, M.T. (2011) Efficacy of penguin cap as scalp cooling system for prevention of alopecia in patients undergoing chemotherapy. *Journal of Advanced Nursing*, 67(11), 2473–2477.
[119] Kassner, E. (2000) Evaluation and treatment of chemotherapy extravasation injuries. *Journal of Pediatric Oncology Nursing*, 17(3), 135–148.
[120] Katsimbri, P., Bamias, A. & Pavlidis, N. (2000) Prevention of chemotherapy-induced alopecia using an effective scalp cooling system. *European Journal of Cancer*, 36(6), 766–771.
[121] Kav, S., Johnson, J., Rittenberg, C., et al. (2008) Role of the nurse in patient education and follow-up of people receiving oral chemotherapy treatment: an international survey. *Supportive Care in Cancer*, 16(9), 1075–1083.
[122] Kelland, L. (2005) Cancer cell biology, drug action and resistance. In: Brighton, D. & Wood, M. (eds) *The Royal Marsden Hospital Handbook of Cancer Chemotherapy: A Guide for the Multidisciplinary Team*. Edinburgh: Elsevier Churchill Livingstone, pp.3–15.
[123] Keller, J.F. & Blausey, L.A. (1988) Nursing issues and management in chemotherapy-induced alopecia. *Oncology Nursing Forum*, 15(5), 603–607.
[124] Kendell, P. (2001) Magic gel that helps cancer patients hold onto their hair. *Daily Mail*, 6 January, p. 19.
[125] Kennedy, M., Packard, R., Grant, M. et al. (1983) The effects of using Chemocap on occurrence of chemotherapy-induced alopecia. *Oncology Nursing Forum*, 10(1), 19–24.
[126] Khalili, M., Liao, C.E., & Nguten, T. (2009) Liver disease. In: Hammer, G.D. & McPhee, S.J. (eds) *Pathophysiology of Disease: An Introduction to Clinical Medicine*. New York: Lange Medical Books/McGraw-Hill.
[127] Khan, M.S. & Holmes, J.D. (2002) Reducing the morbidity from extravasation injuries. *Annals of Plastic Surgery*, 48(6), 628–632; discussion 632.
[128] Komen, M.M., Smorenburg, C.H., van den Hurk, C.J. & Nortier, J.W. (2013) Factors influencing the effectiveness of scalp cooling in the prevention of chemotherapy induced alopecia. *Oncologist*, 18(7), 885–891.
[129] Langer, S. (2008) Treatment of anthracycline extravasation from centrally inserted venous catheters. *Oncology Reviews*, 2(2), 114–116.
[130] Langer, S.W., Sehested, M. & Jensen, P.B. (2000) Treatment of anthracycline extravasation with dexrazoxane. *Clinical Cancer Research*, 6(9), 3680–3686.
[131] Langer, S.W., Thougaard, A.V., Sehested, M. & Jensen, P.B. (2006) Treatment of anthracycline extravasation in mice with dexrazoxane with or without DMSO and hydrocortisone. *Cancer Chemotherapy and Pharmacology*, 57(1), 125–128.
[132] Lavery, I. & Ingram, P. (2006) Prevention of infection in peripheral intravenous devices. *Nursing Standard*, 20(49), 49–56.
[133] Lawson, T. (2003) A legal perspective on CVC-related extravasation. *Journal of Vascular Access Devices*, 8(1), 25–27.
[134] Lemenager, M. (1998) Alopecia induced by chemotherapy – a controllable side-effect. *Oncology Nursing Today*, 3(2), 18–20.
[135] Lemenager, M., Genouville, C., Bessa, E.H. & Bonneterre, J. (1995)
[136] Docetaxel-induced alopecia can be prevented. *Lancet*, 346(8971), 371–372.
[137] Lemenager, M., Lecomte, S., Bonneterre, M.E. et al. (1997) Effectiveness of cold cap in the prevention of docetaxel-induced alopecia. *European Journal of Cancer*, 33(2), 297–300.
[138] Lemieux, J., Maunsell, E. & Provencher, L. (2008) Chemotherapy-induced alopecia and effects on quality of life among women with breast cancer: a literature review. *Psychooncology*, 17(4), 317–328.
[139] Lemieux, J., Provencher, L., Perron, L., et al. (2015) No effect of scalp cooling on survival among women with breast cancer. *Breast Cancer Research and Treatment*, 149(1), 263–268.
[140] London Cancer Alliance (LCA) (2014a) Systemic Anti Cancer Treatment, Safe Handling and Drug Treatment. Knowledge and Skills Workbook 2014. Available at: http://www.londoncanceralliance.nhs.uk/media/95620/lca_sact_workbook_june_2014.pdf (Accessed: 7/5/2018)
[141] London Cancer Alliance (LCA) (2014b) Guidelines for the Use of Methylene Blue for the Treatment and Prophylaxis of Ifosfamide-Induced Encephalitis. Available at: http://www.londoncancer.org/media/75878/London-Cancer-Methylene-Blue-Guideline-v1.pdf (Accessed: 1/4/2018)
[142] London Cancer Alliance (LCA) (2015a) *Pan London Guidelines for the Safe Prescribing, Handling and Administration of Systemic Anti-Cancer Treatment* Drugs. https://www.pharmacytimes.com/publications/issue/2007/2007-09/2007-09-6789.
[143] London Cancer Alliance (LCA) (2015b) Oral Systemic AntiCancer Therapies (SACT) Counselling Handbook for Pharmacy and Nursing Staff. Available at: http://www.londoncanceralliance.nhs.uk/media/122917/lca-oral-sact-counselling-handbook-amended-march-2016.pdf (Accessed: 7/5/2018)
[144] London Cancer New Drugs Group (2016) *Antiemetic Guidelines for Adult Patients Receiving Chemotherapy and Radiotherapy*. London: London Cancer and London Cancer Alliance.
[145] Macduff, C., Mackenzie, T., Hutcheon, A., et al. (2003) The effectiveness of scalp cooling in preventing alopecia for patients receiving epirubicin and docetaxel. *European Journal of Cancer Care*, 12(2), 154–161.
[146] Marders, J. (2005) Sounding the alarm for i.v. infiltration. *Nursing*, 35(4), 18, 20.
[147] MASCC: Multinational Association for Supportive Care in Cancer (2011) MASCC Antiemetic Guidelines. Available at: http://www.mascc.org/antiemetic-guidelines (Accessed: 1/4/2018)
[148] Masoorli, S. (2003) Extravasation injuries associated with the use of central vascular access devices. *Journal of Vascular Access Devices*, 8(1), 21–23.
[149] Massey, C.S. (2004) A multicentre study to determine the efficacy and patient acceptability of the Paxman Scalp Cooler to prevent hair loss in patients receiving chemotherapy. *European Journal of Oncology Nursing*, 8(2), 121–130.
[150] Maurer, M., Handjiski, B. & Paus, R. (1997) Hair growth modulation by topical immunophilin ligands: induction of anagen, inhibition of massive catagen development, and relative protection from

[150] chemotherapy induced alopecia. *American Journal of Pathology*, 150(4), 1433–1441.
[151] Maxwell, M.B. (1980) Scalp tourniquets for chemotherapy-induced alopecia. *American Journal of Nursing*, 80(5), 900–903.
[152] Mayo, D.J. (1998) Fibrin sheath formation and chemotherapy extravasation: a case report. *Supportive Care in Cancer*, 6(1), 51–56.
[153] McCaffrey Boyle, D. & Engelking, C. (1995) Vesicant extravasation: myths and realities. *Oncology Nursing Forum*, 22(1), 57–67.
[154] McDiarmid, M.A., Oliver, M.S., Roth, T.S., Rogers, B. & Escalante, C. (2010) Chromosome 5 and 7 abnormalities in oncology personnel handling anticancer drugs. *Journal of Occupational and Environmental Medicine*, 52(10), 1028–1034.
[155] McGowan, D. (2013) Chemo induced hair loss: prevention of a distressing side effect, *British Journal of Nursing*, 22(10), S12.
[156] Medicines and Healthcare products Regulatory Agency (MHRA) (2008) *Implantable Drug Pumps for Intrathecal Therapy. All Manufacturers: MDA/2008/038*. London: Medicines and Healthcare products Regulatory Agency. Available at: http://webarchive.nationalarchives.gov. uk/20141205205054/http://www.mhra.gov.uk/Publications/Safetywarnings/ MedicalDeviceAlerts/CON018012 (Accessed: 7/5/2018)
[157] Medicines and Healthcare products Regulatory Agency (MHRA) (2014) *Best Practice Guidance on Patient Information Leaflets*. London: Medicines and Healthcare Regulatory Agency. Available at: www. gov.uk/government/publications/best-practice-guidance-on-patient-information- leaflets (Accessed: 1/4/2018)
[158] Middleton, J., Franks, D., Buchanan, R.B., et al. (1985) Failure of scalp hypothermia to prevent hair loss when cyclophosphamide is added to doxorubicin and vincristine. *Cancer Treatment Reports*, 69(4), 373–375.
[159] Mols, F., Van Den Hurk, C.J., Vingerhoets, A.J. & Breed, W.P. (2009) Scalp cooling to prevent chemotherapy-induced hair loss: practical and clinical considerations. *Supportive Care in Cancer*, 17(2), 181–189.
[160] Moureau, N.L. & Carr, P.J. (2018) Vessel Health and Preservation: a model and clinical pathway for using vascular access devices. *British Journal of Nursing*, 27(8), S28–S35.
[161] Moureau, N.L., Trick, N., Nifong, T., et al. (2012) Vessel health and preservation (Part 1): a new evidence-based approach to vascular access selection and management. *Journal of Vascular Access*, 13(3), 351–356.
[162] Mouridsen, H.T., Langer, S.W., Buter, J., et al. (2007) Treatment of anthracycline extravasation with Savene (dexrazoxane): results from two prospective clinical multicentre studies. *Annals of Oncology*, 18(3), 546–550.
[163] Mulders, M., Vingerhoets, A. & Breed, W. (2008) The impact of cancer and chemotherapy: perceptual similarities and differences between cancer patients, nurses and physicians. *European Journal of Oncology Nursing*, 12(2), 97–102.
[164] Munstedt, K., Manthey, N., Sachsse, S. & Vahrson, H. (1997) Changes in self-concept and body image during alopecia induced cancer chemotherapy. *Supportive Care in Cancer*, 5(2), 139–143.
[165] National Chemotherapy Advisory Group (NCAG) (2009) *Chemotherapy Services in England: Ensuring Quality and Safety*. London: National Chemotherapy Advisory Group.
[166] National Chemotherapy Board (NCB) (2016) Consent forms for SACT (Systemic Anti-Cancer Therapy). Guidance Issued by the National Chemotherapy Board May 2016. Available at: www.cruk.org/sact_consent (Accessed: 1/4/2018)
[167] National Comprehensive Cancer Network (NCCN) (2018) NCCN Clinical practice guidelines in oncology. Available at: https://www.nccn.org/ professionals/physician_gls/default.aspx (Accessed: 1/5/2018)
[168] National Institute for Occupational Safety and Health (NIOSH) (2016) NIOSH List of Antineoplastic and Other Hazardous Drugs in Healthcare Settings, 2016. DHHS (NIOSH) Publication No. 2016-161. Available at: https://www.cdc.gov/niosh/topics/antineoplastic/pdf/hazardousdrugs-list_2016-161.pdf (Accessed: 1/5/2018)
[169] National Patient Safety Agency (NPSA) (2008a) The National Patient Safety Agency's rapid response report. *Oncology Nursing*, 11(3), 387–395.
[170] National Patient Safety Agency (NPSA) (2008b) *Vinca alkaloid minibags (adult/adolescent units): NPSA/2008/RRR004*. London: National Patient Safety Agency. Available at: www.nrls.npsa.nhs.uk/ resources/?EntryId45=59890 (Accessed: 1/4/2018)
[171] National Patient Safety Agency (NPSA) (2009) *Standardising Wristbands Improves Patient Safety*. London: National Patient Safety Agency. Available at: http://www.nrls.npsa.nhs.uk/resources/?entryid45=59824 (Accessed: 8/5/2018)
[172] Naughton, C.A. (2008) Drug-induced nephrotoxicity. *American Family Physician*, 78(6), 743–750.
[173] Naylor, W. (2005) Extravasation of wounds; aetiology and management. In: Brighton, D. & Wood, M. (eds) *The Royal Marsden Hospital Handbook of Cancer Chemotherapy: A Guide for the Multidisciplinary Team*. Edinburgh: Elsevier Churchill Livingstone, pp.109–112.
[174] Neuss, M.N., Gilmore, T.R., Belderson, K.M., et al. (2016) 2016 Updated American Society of Clinical Oncology/Oncology Nursing Society Chemotherapy Administration Safety Standards, Including Standards for Pediatric Oncology. *Oncology Nursing Forum*, 44(1), A1–A13.
[175] NICE (2015) Medicines Optimisation: *The Safe and Effective use of Medicines to Enable the Best Possible Outcomes*. NICE Guideline [NG5] Published date: March 2015. Available at: https://www.nice.org.uk/ guidance/ng5 (Accessed: 1/4/2018)
[176] NIHR (2017a) Clinical trials routemap toolkit. Available at: http://www. ct-toolkit.ac.uk/routemap/ (Accessed: 1/4/2018).
[177] NIHR (2017b) Research design service. Available at: https://www.nihr. ac.uk/about-us/how-we-are-managed/our-structure/research/researchdesign-service/ (Accessed: 7/5/2018)
[178] Nixon, S. & Schulmeister, L. (2009) Safe handling of hazardous drugs: are you protected? *Clinical Journal of Oncology Nursing*, 13(4), 433–439.
[179] NMC (2010) *Standards for Medicines Management*. London: Nursing & Midwifery Council.
[180] NMC (2015) *The Code: Standards of Conduct, Performance and Ethics for Nurses and Midwives*. London: Nursing & Midwifery Council.
[181] North of England Cancer Network (NECN) (2017) *Standards for the Safe Use of Oral Anticancer Medicines*. Available at: http://www.necn.nhs.uk/ wp-content/uploads/2012/11/NECN-Oral-Anti-cancer-medicine-Policyversion- 1.6.pdf (Accessed: 7/5/2018)
[182] Oakley, C., Lennan, E., Roe, H., Craven, O., Harrold, K. & Vidall, C. (2010a) Safe practice and nursing care of patients receiving oral anticancer medicines: a position statement from UKONS. *ecancermedicalscience*, 4, 117.
[183] Oakley, C., Johnson, J. & Ream, E. (2010b) Developing an intervention for cancer patients prescribed oral chemotherapy. *European Journal of Cancer Care*, 19, 21–28.
[184] Oakley, C., Chambers P., Board, R., et al. (2016) Good Practice Guideline: Promoting Early Identification of Systemic Anti-Cancer Therapies Side Effects: Two Approaches. *Cancer Nursing Practice*, 15(9), 19–22.
[185] Oken, M., Creech, R., Tormey, D., et al. (1982) Toxicity and response criteria of the Eastern Cooperative Oncology Group. *American Journal of Clinical Oncology*, 5, 649–655.
[186] Olsen, E.A. (2003) Current and novel methods for assessing efficacy of hair growth promoters in pattern hair loss. *Journal of the American Academy of Dermatology*, 48(2 supplement), 253–262.
[187] O'Neill, V.J. & Twelves, C.J. (2002) Oral cancer treatment: developments in chemotherapy and beyond. *British Journal of Cancer*, 87, 933–937.
[188] Ostendorf, W. (2012) Preparation for safe medication administration. In: Perry, A.G., Potter, P.A. & Elkin, M.K. (eds) *Nursing Interventions & Clinical Skills*, 5th edn. St Louis, MO: Elsevier, pp.486–583.
[189] Parker, R. (1987) The effectiveness of scalp hypothermia in preventing cyclophosphamide-induced alopecia. *Oncology Nursing Forum*, 14(6), 49–53.
[190] Peck, H.J., Mitchell, H. & Stewart, A.L. (2000) Evaluating the effi-

[191] Peerbooms, M., van den Hurk, C.J. & Breed, W.P. (2015) Familiarity, opinions, experiences and knowledge about scalp cooling: a Dutch survey among breast cancer patients and oncological professionals. *Asia Pacific Journal of Oncology Nursing*, 2(1), 35–41.

[192] Pérez Fidalgo, J.A., García Fabregat, L., Cervantes, A., et al., on behalf of the ESMO Guidelines Working Group (2012) Management of chemotherapy extravasation: ESMO–EONS Clinical Practice Guidelines. Annals of Oncology, 23(suppl 7), vii167–vii173.

[193] Pickard-Holley, S. (1995) The symptom experience of alopecia. *Seminars in Oncology Nursing*, 11(4), 235–238.

[194] Polovich, M. (2016) Minimizing occupational exposure to antineoplastic agents. *Journal of Infusion Nursing*, 39(5), 307–313.

[195] Polovich, M. & Clark, P. (2012) Factors influencing oncology nurses' use of hazardous drug safe-handling precautions. *Oncology Nursing Forum*, 39(3), E299–E309.

[196] Polovich, M., Olsen, M. & LeFebvre, K. (eds) (2014) *Chemotherapy and Biotherapy Guidelines and Recommendations for Practice*, 4th edn. Pittsburgh, PA: Oncology Nursing Society, Chapter 9.

[197] Potter, P.A. (2011) Administration of nonparenteral medications. In: Perry, A.G., Potter, P.A. & Elkin, M.K. (eds) *Nursing Interventions & Clinical Skills*, 5th edn. St Louis, MO: Elsevier, pp.501–540.

[198] Power, S. & Condon, C. (2008) Chemotherapy induced alopecia: a phenomenological study. *Cancer Nursing Practice*, 7(7), 44–47.

[199] Priestman, T.J. (1989) *Cancer Chemotherapy: An Introduction*, 3rd edn. London: Springer-Verlag.

[200] Protiere, C., Evans, K., Camerlo, J., et al. (2002) Efficacy and tolerance of a scalp-cooling system for prevention of hair loss and the experience of breast cancer patients treated by adjuvant chemotherapy. *Supportive Care in Cancer*, 10(7), 529–537.

[201] Purohit, O.P. (1992) A 6 week chemotherapy regimen for relapsed lymphoma efficacy results and the influence of scalp cooling. *Annals of Oncology*, 3(5 supp), 126.

[202] Randall, J. & Ream, E. (2005) Hair loss with chemotherapy: at a loss over its management? *European Journal of Cancer Care*, 14(3), 223–231.

[203] RCN (2016) *Standards for Infusion Therapy*, 4th edn. London: Royal College of Nursing.

[204] RCN (2017) Using and doing research: a novice's guide. Available at: https://www.rcn.org.uk/library/subject-guides/using-and-doingresearch-a-novices-guide. (Accessed: 1/4/2018)

[205] Ridderheim, M., Bjurberg, M. & Gustavsson, A. (2003) Scalp hypothermia to prevent chemotherapy-induced alopecia is effective and safe: a pilot study of a new digitized scalp-cooling system used in 74 patients. *Supportive Care in Cancer*, 11(6), 371–377.

[206] Robinson, M.H., Jones, A.C. & Durrant, K.D. (1987) Effectiveness of scalp cooling in reducing alopecia caused by epirubicin treatment of advanced breast cancer. *Cancer Treatment Reports*, 71(10), 913–914.

[207] Rodrigues, C.C., Guilherme, C., Lobo da Costa, M., Jr. & Campos de Carvalho, E. (2012) Risk factors for vascular trauma during antineoplastic chemotherapy: contributions of the use of relative risk. *Acta Paulista de Enfermagem*, 25(3), 448–452.

[208] Roe, H. (2011) Anthracycline extravasations: prevention and management. *British Journal of Nursing*, 20(17), S18–S22.

[209] Roe, H. (2014) Scalp cooling: management option for chemotherapy induced alopecia. *British Journal of Nursing*, 23(16), S4–S11.

[210] Roe, H. & Lennan, E. (2014) Role of nurses in the assessment and mangement of chemotherapy-related side effects in cancer patients. *Nursing: Research and Reviews*, 4, 103–115.

[211] Ron, I.G., Kalmus, Y., Kalmus, Z., et al. (1997) Scalp cooling in the prevention of alopecia in patients receiving depilating chemotherapy. *Supportive Care in Cancer*, 5(2), 136–138.

[212] Rosenblatt, L. (2006) Being the monster: women's narratives of body and self after treatment for breast cancer. *Medical Humanities*, 32(1), 53–56.

[213] Rosman, S. (2004) Cancer and stigma: experience of patients with chemotherapy-induced alopecia. *Patient Education and Counseling*, 52(3), 333–339.

[214] Roth, D. (2003) Extravasation injuries of peripheral veins: a basis for litigation. *Journal of Vascular Access Devices*, 8(1), 13–20.

[215] Ruddy, K., Mayer, E. & Partridge, A. (2009) Patient adherence and persistence with oral anticancer treatment. CA: *Cancer Journal for Clinicians*, 59, 56–66.

[216] Rudolph, R. & Larson, D.L. (1987) Etiology and treatment of chemotherapeutic agent extravasation injuries: a review. *Journal of Clinical Oncology*, 5(7), 1116–1126.

[217] Rugo, H., Serrurier, K.M., Melisko, M., et al. (2012) Use of the DigniCap System to prevent hair loss in women receiving chemotherapy (CTX) for Stage 1 breast cancer (BC). *Cancer Research*, 72(24 Suppl), 2–12.

[218] Sansivero, G. & Barton-Burke, M. (2001) Chemotherapy administration: general principles for vascular access. In: Barton-Burke, M., Wilkes, G.M. & Ingwersen, K. (eds) *Cancer Chemotherapy: A Nursing Process Approach*, 3rd edn. Sudbury, MA: Jones and Bartlett, pp.645–670.

[219] Satterwhite, B. & Zimm, S. (1984) The use of scalp hypothermia in the prevention of doxorubicin-induced hair loss. *Cancer*, 54(1), 34–37.

[220] Sauerland, C., Engelking, C., Wickham, R. & Corbi, D. (2006) Vesicant extravasation part I: mechanisms, pathogenesis, and nursing care to reduce risk. *Oncology Nursing Forum*, 33(6), 1134–1142.

[221] Scales, K. (2005) Vascular access: a guide to peripheral venous cannulation. *Nursing Standard*, 19(49), 48–52.

[222] Scaramuzzo, L. (2017) Patient education. In: Newton, S., Hickey, M., & Brant, J.M. (eds) *Mosby's Oncology Nursing Advisor: A Comprehensive Guide to Clinical Practice*. St Louis: Elsevier, pp.436–442.

[223] Schaffrin-Nabe, D. Schmitz, I., Josten-Nabe, A., von Hehn, U. & Voigtmann, R. (2015) The influence of various parameters on the success of sensor-controlled scalp cooling in preventing chemotherapy-induced alopecia. *Oncology Research and Treatment*, 38(10), 489–495.

[224] Schrijvers, D.L. (2003) Extravasation: a dreaded complication of chemotherapy. *Annals of Oncology*, 14(Suppl 3), iii26–iii30.

[225] Schulmeister, L. (1998) A complication of vascular access device insertion. A case study and review of subsequent legal action. *Journal of Intravenous Nursing*, 21(4), 197–202.

[226] Schulmeister, L. (2009) Antineoplastic therapy. In: Infusion *Therapy and Transfusion Medicine*. Basel: S. Karger AG, pp.366–367.

[227] Schwartz, A.L. (2007) Understanding and treating cancer-related fatigue. *Oncology*, 21(11 suppl), 30–34.

[228] Scottish Government (2012) [Revised] Guidance for the safe delivery of systemic anti-cancer therapy, CEL 30. Available at: http://www.sehd.scot.nhs.uk/mels/CEL2012_30.pdf (Accessed: 8/5/2018)

[229] Scurr, M. (2005) Combination chemotherapy and chemotherapy principles. In: Brighton D. & Wood M. (eds) *The Royal Marsden Hospital Handbook of Cancer Chemotherapy: A Guide for the Multidisciplinary Team*. Edinburgh: Elsevier Churchill Livingstone, pp.17–29.

[230] Serrurier, K.M., Melisko, M.E., Glencer, A., Esserman, L.J. & Rugo, H.S. (2012) Efficacy and safety of scalp cooling treatment for alopecia prevention in women receiving chemotherapy (CTX) for breast cancer (BC). *Cancer Research Meeting Abstracts*, 72(24a), 725–726. Available at: http://cancerres.aacrjournals.org/content/72/24_Supplement/P2-12-12 (Accessed: 8/5/2018)

[231] Seto, T., Ushijima, S., Yamamoto, H., et al. (2006) Intrapleural hypotonic cisplatin treatment for malignant pleural effusion in 80 patients with non-small-cell lung cancer: a multi-institutional phase II trial. *British Journal of Cancer*, 95(6), 717–721.

[232] Sewell, G., Summerhayes, M. & Stanley, A. (2002) Administration of chemotherapy. In: Allwood, M., Stanley, A. & Wright, P. (eds) *The Cytotoxics Handbook*, 4th edn. Oxford: Radcliffe Medical Press, pp.85–115.

[233] Shah, N., Groom, N., Jackson, S., et al. (2000) A pilot study to assess the feasibility of prior scalp cooling with palliative whole brain radiotherapy. *British Journal of Radiology*, 73(869), 514–516.

[234] Shapiro, J. & Price, V.H. (1998) Hair regrowth. Therapeutic agents. *Dermatologic Clinics*, 16(2), 341–356.

[235] Sharma, S. & Saltz, L.B. (2000) Oral chemotherapeutic agents for colorectal cancer. *Oncologist*, 5(2), 99–107.

[236] Shin, H., Jo, S.J., Kim, D.H., Kwon, O. & Myung, S.K. (2015) Efficacy of interventions for prevention of chemotherapy-induced alopecia: a systematic review and meta-analysis. *International Journal of Cancer*, 136(5), E442–E454.

[237] Shuey, K. & Payne, Y. (2005). Administration considerations. In: Polovich, M., Olsen, M. & LeFebvre, K. (eds) *Chemotherapy and Biotherapy Guidelines and Recommendations for Practice*. Pittsburgh, PA: Oncology Nursing Society, p.125.

[238] Skeel, R. (2016) Biologic and pharmacologic basis of cancer chemotherapy. In: Khleif, S., Rixe, O. & Skeel, R. (eds) *Skeel's Handbook of Cancer Therapy*, 9th edn. Philadelphia, AP: Wolters Kluwer, p.2.

[239] Spaëth, D., Luporsi, E., Coudert, B., et al. (2008) Efficacy and safety of cooling helmets for the prevention of chemotherapy induced alopecia: a prospective study of 911 patients. Paper presented at ASCO, Chicago, May 30–June 3.

[240] Sredni, B., Xu, R.H., Albeck, M., et al. (1996) The protective role of the immunomodulator AS101 against chemotherapy-induced alopecia studies on human and animal models. *International Journal of Cancer*, 65(1), 97–103.

[241] Stanley, A. (2002) Managing complications of chemotherapy administration. In: Allwood, M., Stanley, A. & Wright, P. (eds) *The Cytotoxics Handbook*, 4th edn. Oxford: Radcliffe Medical Press, pp.119–192.

[242] Symonds, R.P., McCormick, C.V. & Maxted, K.J. (1986) Adriamycin alopecia prevented by cold air scalp cooling. *American Journal of Clinical Oncology*, 9(5), 454–457.

[243] Szetela, A.B. & Gibson, D.E. (2007) How the new oral antineoplastics affect nursing practice: capecitabine serves to illustrate. *American Journal of Nursing*, 107(12), 40–48.

[244] Tierney, A.J. (1987) Preventing chemotherapy-induced alopecia in cancer patients: is scalp cooling worthwhile? *Journal of Advanced Nursing*, 12(3), 303–310.

[245] Tierney, A.J. (1989) *A Study to Inform Nursing Support of Patients Coping with Chemotherapy for Breast Cancer*. Edinburgh: Department of Nursing Studies, University of Edinburgh.

[246] Toft, B. (2001) External Inquiry into the adverse incident that occurred at Queen's Medical Centre, Nottingham, 4th January 2001. London: Department of Health. Available at: http://webarchive.nationalarchives.gov.uk/20120524040348/http://www.dh.gov.uk/prod_consum_dh/groups/dh_digitalassets/@dh/@en/documents/digitalasset/dh_4082098.pdf (Accessed: 7/5/2018)

[247] Tollenaar, R.A., Liefers, G.J., Repelaer van Driel, O.J. & van de Velde, C.J. (1994) Scalp cooling has no place in the prevention of alopecia in adjuvant chemotherapy for breast cancer. *European Journal of Cancer*, 30A(10), 1448–1453.

[248] Tortora, G.J. & Derrickson, B. (2009) *Principles of Anatomy and Physiology*, 12th edn. Hoboken, NJ: John Wiley.

[249] Toumeh, A. & Skeel, R. (2016) Classification, use and toxicity of clinically useful chemotherapy and molecular targeted therapy. In: Khleif, S., Rixe, O. & Skeel, R. (eds) *Skeel's Handbook of Cancer Therapy*, 9th edn. Philadelphia, PA: Wolters Kluwer, p.667.

[250] UK Oncology Nursing Society (UKONS) (2018) *Systemic Anti-cancer Therapy (SACT) Competency Passport. Oral, Intravenous, Subcutaneous and Intramuscular SACT Administration for Adult Patients*. Available at: www.ukons.org/downloads/home.

[251] Ulutin, H.C., Guden, M., Dede, M. & Pak, Y. (2000) Comparison of granulocyte-colony, stimulating factor and granulocyte macrophagecolony stimulating factor in the treatment of chemotherapy extravasation ulcers. *European Journal of Gynaecological Oncology*, 21(6), 613–615.

[252] Uno, H. & Kurata, S. (1993) Chemical agents and peptides affect hair growth. *Journal of Investigative Dermatology*, 101(1 Suppl), 143S–147S.

[253] Valanis, B., Vollmer, W.M. & Steele, P. (1999) Occupational exposure to antineoplastic agents: self-reported miscarriages and stillbirths among nurses and pharmacists. *Journal of Occupational and Environmental Medicine*, 41(8), 632–638.

[254] Van den Hurk, C.J.G., Mols, F., Vingerhoets, J.J.M. & Breed, W.P.M. (2010) Impact of alopecia and scalp cooling on the well being of breast cancer patients. *Psychooncology*, 19(7), 701–709.

[255] Van den Hurk, C.J.G., Breed, W.P.M. & Nortier, J.W.R. (2012a) Short post infusion scalp cooling time in the prevention of docetaxel induced alopecia. *Supportive Care in Cancer*, 20(12), 3255–3260.

[256] Van den Hurk, C.J., Peerbooms, M., van de Poll-Franse, L.V., Nortier, J.W., Coebergh, J.W. & Breed, W.P. (2012b) Scalp cooling for hair preservation and associated characteristics in 1411 chemotherapy patients – results of the Dutch Scalp Cooling Registry. *Acta Oncologica*, 51(4), 497–504.

[257] Van den Hurk, C.J.G., van den Akker-van Marle, M.E., Breed, W.P., van de Poll-Franse, L.V., Nortier, J.W. & Coebergh, J.W. (2013a) Impact of scalp cooling on chemotherapy induced alopecia: wig use and hair growth of patients with cancer. *European Journal of Oncology Nursing*, 17(5), 536–540.

[258] Van den Hurk, C.J.G., van de Poll-Franse, L.V., Breed, W.P., Coebergh, J.W. & Nortier, J.W. (2013b) Scalp cooling to prevent alopecia after chemotherapy can be considered safe in patients with breast cancer. *Breast*, 22(5), 1001–1004.

[259] Van den Hurk, C.J., van den Akker-van Marle, M.E., Breed, W.P., van de Poll-Franse, L.V., Nortier, J.W. & Coebergh, J.W. (2014) Cost-effectiveness analysis of scalp cooling to reduce chemotherapy-induced alopecia. *Acta Oncologica*, 53, 80–87.

[260] Van den Hurk, C., de Beer, F., Dries, W., et al. (2015) No prevention of radiotherapy-induced alopecia by scalp cooling. *Radiotherapy and Oncology*, 117(1), 193–194.

[261] Van der Molen, B. (2005) Patient information and education. In: Brighton, D. & Wood, M. (eds) *The Royal Marsden Hospital Handbook of Cancer Chemotherapy: A Guide for the Multidisciplinary Team*. Edinburgh: Elsevier Churchill Livingstone, pp.49–59.

[262] Vidall, C., Roe, H., Dougherty, L. & Harrold, K. (2013) Dexrazoxane: a management option for anthracycline extravasations. *British Journal of Nursing*, 22(17), S6–S12.

[263] Viele, C.S. (2007) Managing oral chemotherapy: the healthcare practitioner's role. *American Journal of Health-System Pharmacy*, 64(9 Suppl 5), S25–S32.

[264] Vioral, A. (2018) In: Yarbro, C.H., Wujcik, D., Holmes Gobel, B. (eds) *Cancer Nursing. Principles and Practice*, 8th edn. Burlington, MA: Jones & Bartlett Learning, Chapter 44.

[265] Vleut, R.E., van Poppel, J.E., Dercksen, M.W., Peerbooms, M., Houterman, S. & Breed, W.P. (2013) Hair mass index obtained by cross-section trichometry: an objective and clinically useful parameter to quantify hair in chemotherapy-induced alopecia. *Supportive Care in Cancer*, 21(7), 1807–1814.

[266] Washburn, D.J. (2007) Intravesical antineoplastic therapy following transurethral resection of bladder tumors: nursing implications from the operating room to discharge. *Clinical Journal of Oncology Nursing*, 11(4), 553–559.

[267] Weinstein, S. & Hagle, M.E. (2014) *Plumer's Principles and Practice of Intravenous Therapy*, 9th edn. Philadelphia, PA: Lippincott Williams and Wilkins, Chapter 19.

[268] Wheelock, J.B., Myers, M.B., Krebs, H.B. & Goplerud, D.R. (1984) Ineffectiveness of scalp hypothermia in the prevention of alopecia in patients treated with doxorubicin and cisplatin combinations. *Cancer Treatment Reports*, 68(11), 1387–1388.

[269] Wickham, R., Engelking, C., Sauerland, C. & Corbi, D. (2006) Vesicant extravasation part II: Evidence-based management and continuing controversies. *Oncology Nursing Forum*, 33(6), 1143–1150.

[270] Wilkes, G.M. (2018) In: Yarbro, C.H., Wujcik, D., Holmes Gobel, B. (eds) *Cancer Nursing. Principles and Practice*, 8th edn. Burlington, MA: Jones & Bartlett Learning, Chapter 15.

[271] Williams, J., Wood, C. & Cunningham-Warburton, P. (1999) A narrative study of chemotherapy-induced alopecia. *Oncology Nursing Forum*, 26(9), 1463–1468.

[272] Williamson, S. (2008) Management of oral anti-cancer therapies.

[273] Wilson, C. (1994) The ice cap that could help save your hair. *Daily Mail*, September 20th, pp.36–37.

[274] Winkeljohn, D.L. (2007) Oral chemotherapy medications: the need for a nurse's touch. *Clinical Journal of Oncology Nursing*, 11(6), 793–796.

[275] Witman, G., Cadman, E. & Chen, M. (1981) Misuse of scalp hypothermia. *Cancer Treatment Reports*, 65(5–6), 507–508.

[276] Workman, B. (1999) Safe injection techniques. *Nursing Standard*, 13(39), 47–53.

[277] Yang, X. & Thai, K.E. (2015) Treatment of permanent chemotherapyinduced alopecia with low dose oral minoxidil. *The Australasian Journal of Dermatology*, 57, 10.1111/ajd.12350.

[278] Yarbro, C.H., Wujcik, D., Holmes Gobel, B. (eds) (2018) *Cancer Nursing. Principles and Practice*, 8th edn. Burlington, MA: Jones & Bartlett Learning.

[279] Yoshida, J., Kosaka, H., Tomika, K. & Kumagai, S. (2006) Genotoxic risks to nurses from contamination of the work environment with antineoplastic drugs in Japan. *Journal of Occupational Health*, 48, 517–522.

[280] Young, A. (2013) Chemotherapy induced alopecia: a cool to action. *British Journal of Nursing*, 22(11), 608.

[281] Young, A. & Arif, A. (2016) The use of scalp cooling for chemotherapy induced hair loss. *British Journal of Nursing*, 25(10), S22–S27.

第 5 章　放射性核素治疗
Radionuclide therapy

孟健华　译　　刘明坤　纪光伟　校

操作指南

5-1	辐射防护：因失禁和（或）呕吐导致放射性体液的大量溢出
5-2	辐射防护：放射性体液对双手的污染
5-3	辐射防护：接受非密封放射源治疗患者的死亡
5-4	辐射防护：接受非密封放射源治疗患者的心脏骤停
5-5	辐射防护：接受非密封放射源治疗患者的火灾疏散
5-6	非密封放射源的治疗：出入接受治疗患者的房间
5-7	非密封放射源的治疗：^{131}I（口服胶囊/液体）：给药
5-8	非密封放射源的治疗：^{131}I-间碘苯甲胍（^{131}ImIBG）治疗：患者的护理
5-9	密封放射源的治疗：铯源（手动或后装）：患者的护理
5-10	密封放射源的治疗：低剂量率 Selectron 的治疗
5-11	密封放射源的治疗：Selectron 施源器的拆除
5-12	密封放射源的治疗：口腔植入

【本章概要】

放射可以是有益的，也可以是有害的。因此，我们应该尽一切努力最大限度地减少治疗性放射的有害影响，同时最大限度地增加放射治疗有益的一面（Darby，1999）。本章提供了临床中与放射性同位素相关的护理原则。这些将可以指导工作人员在照顾患者时，应用最佳实践原则，并提供其他医疗保健专业人员和来访者的教育和支持。

一、辐射

（一）定义

当能量以波或粒子发射形式产生时，就会发生辐射，我们称为电磁或微粒辐射。辐射现象是不稳定原子发射辐射的自然现象。在稳定的原子中，也通过激发、电离和核分裂产生电离辐射。拍片就是使用 X 线在胶片上产生图像的实践技术体现（Ionising Radiations Regulations，1999）。

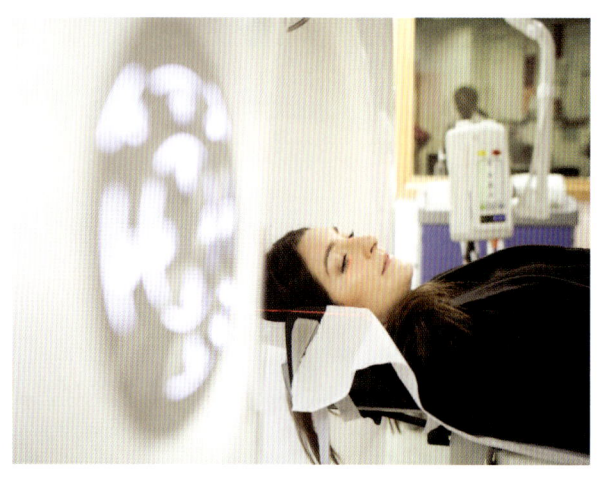

（二）相关理论

我们生命中的每一分钟都暴露在自然和人工辐射之下（Ionising Radiations Regulations，1999）。自然环境产生的辐射包括来自外层空间的辐射（称为宇宙辐射）、来自地面和来自空气中的辐射（氡）。我们吃的食物中也含有少量的自然辐射。自然辐射占英国人接受到辐射总量的85.5%。这一类称为电磁辐射的辐射，以电磁波的形式通过空间传输能量。实际上，在我们的日常生活中，如果没有电磁辐射，我们不知道这个世界会变成什么样子。

电磁辐射包括广播和电视信号、微波、可见光、X射线和伽马射线。众所周知，电磁辐射除了能带来许多益处之外，还可能会对健康造成潜在的严重影响。这种效应的性质取决于辐射所属光谱是哪一部分。辐射也可以是粒子的形式，而不是以波的形式出现。放射性粒子能够产生电离，因而能产生生物效应。医院中最常用的放射性粒子是电子流，称为β辐射。

人工的辐射源，包括医疗照射、工业暴露辐射、核武器试验和辐射尘等，占人体接受辐射量的14.5%，其中，医疗辐射是最大的因素。

放疗是通过破坏细胞的DNA来影响细胞中的化学平衡，这是通过引入自由基引起的——带有不成对电子的原子/分子（HPA，2010）——在细胞代谢周期的某个时间段，杀死细胞或延缓癌症的发生。因此，放射治疗的重点应放在医疗照射期间如何减少辐射量上。

放疗用于治疗恶性疾病，包括通过电子轰击金属靶，人为产生X射线、伽马射线（放射性同位素核衰变中的自然辐射），有时称为"光子"辐射和能够电离的β粒子。它们与电磁辐射的区别在于其带有负电荷。当原子核内的中子分解形成质子和电子时，就会产生β粒子。电子从原子核中射出，产生β辐射（IPEM/RCN，2002）。

核医学、实验室试验和某些类型的放射治疗中使用的放射源，是由特定的具有放射活性物质提供的。由于放射活性物质会发生放射性衰变，其发出的辐射量会随着时间的推移而不断减少，直到该物质不再产生辐射。

放射性物质的放射活性减半所需要的时间称为半衰期，不同的材料具有不同的半衰期，从几秒钟到数年不等，大部分医用放射源的半衰期相对较短，在几小时或几天内就会降低到微不足道的水平（HPA，2010）。

放射性物质可能以固体（密封）、液体或气体形式（非密封）保存。液体或气体形态的放射性物质有个重要的优势就是，它们可以用于体内研究代谢的过程。放射性物质可以向各个方向辐射，所以，为了安全起见，常被保存在铅容器里。

电离辐射是用于描述高能粒子（如α、β）或波长不超过100nm电磁波的术语，因为它们能够通过从原子中发射的电子来产生离子（DH，2016）。

放射性同位素的剂量以贝克勒尔（Bq）为单位。Bq是国际单位（SI）制，每秒分解1次。

k（公斤）=1×10^3
M（兆）=1×10^6，如兆贝可（megabecquerel, MBq）
G（千兆）=1×10^9

放射性物质的半衰期是指放射性物质衰变到原始放射性原子数的一半所需的时间（Bomford 2002a）。放射性辐射攻击的主要目标是细胞核中的DNA。电离辐射穿过细胞和组织，接收到的辐射剂量是根据吸收的能量来测量的。吸收剂量的单位为戈瑞。

100厘戈瑞（cGy）=1戈瑞（Gy）

为了更好地对工作人员和患者进行放射防护，必须进行人体的辐射剂量测量。放射剂量是以戈瑞为单位的，但是人体的受量是以西弗特为测量单位的。如18岁以上未妊娠的工作人员必须佩戴监控徽章，以监控其个人的辐射暴露情况。年度剂量限值为20毫西弗特（mSv），工作人员的剂量应保持在6mSv以下（DH，2016）。实际上，在英国接触超过5mSv的人，都是专职工作者（IRMER，2000）。

二、放射性防护

（一）循证方法

理由

放射防护的3原则。

①正当的理由：除非能产生净收益，否则，不应暴露在射线下。

②优化：所有暴露量应尽可能低（译者注：as low as reasonably practicable，ALARP，是"最低合理可行"原则，又称"二拉平"原则是当前国外风险可接受水平普遍采用的一种项目风险判据原则）。

③限值：工作人员和公众成员的暴露剂量不得超过剂量限值（每年1 mSv）。

非密封放射源的管理流程包括以下内容。

● 放射性物质管理人员必须持有经放射性物质咨询委员会（ARSAC）批准的证书，以证明他们具有特殊放射性核素的管理资质。

● 治疗性和诊断性的放射性物资管理，只能在具有合格设施的中心进行（Cormack等，1998）。

● 治疗性非密封放射源会产生大量液态放射性废物，从浴室和厕所进入污水系统的放射性废物，必须受当地法律法规的约束。可使用多个储罐系统来储存废弃物，以保证其在排放到主排污系统前发生衰变（Leung 和 Nikolic，1998）。

● 进行放疗之前，都应进行风险评估，以确保风险的可控性（Pearson等，2001）。

● 所有控制区必须设置"禁止入内"的警告提示。

● 所有受监控的区域必须遵守当地的工作规则和制度，总体指导电离辐射工作的安排。辐射防护监督员确保遵守当地的规定。

● 探访的限制。接受放射治疗或检查患者的亲属/朋友，其接受的辐射剂量应限于允许公众成员接受的剂量，除非他们也是"安慰者和照顾者"，则适用不同的规则和限制。

● 通过照射的时间、距离、屏蔽装置等方法来限制辐射的暴露。

● 必须使用个人防护服，包括手套、围裙和套鞋，以减少辐射的风险（Ionising Radiations Regulations，1999；IRMER，2000）。

● 不良事件报告流程的制定（RIDDOR，1995）。

● 提供充分的培训，只有经过培训的人员才能在无人监督的情况下进行此类工作。

● 妊娠或正在哺乳的人不得进入控制区域。

● 必须有质量保证措施，包括流程和临床标准的审核。

（二）法律和专业问题

规程

辐射防护法规是保护医护人员的重要法规。法律规定，参与使用电离和非电离辐射操作的所有组织必须遵守辐射防护法规。

国际放射防护委员会（ICRP）负责监督辐射安全。健康保护局（HPA）具有法律责任，负责为英国政府部门，以及国际药物工程管理（IPEM）等其他专业团体提供有关辐射防护和法规方面的建议。

框5-1描述了所有组织在应用非密封源和密封源放射性同位素进行诊断和治疗时，必须遵守的法律。

（三）操作前的准备

1.控制区内

控制区的入口必须标有警告标志。应显示以下信息。

● 管理放射性物质和活性。

● 只有在必要的防护措施下才能实施操作和治疗，且必须要有显示标志。不可在无安全措施的情况下，花费不必要的时间和精力。

应在入口处放置适当的屏障，即铅屏蔽。

● 防止未经授权的人员无意闯入。

框 5-1 放射性物质使用的法律和指南

《放射性物质法》，1993 年

对医院和其他机构使用放射性物质进行管理，并由环境署通过许可和检查制度强制执行。

关于妊娠和影像诊断工作。皇家放射学会和英国放射学研究所联合工作组的报告，1992 年

本报告概述了目前关于胎儿辐射效应的相关知识，建议准备妊娠的工作人员应采取措施。

《职业安全与卫生法》(Health and Safety at Work Act)，1974 年

- 为所有与安全相关的工作提供立法保护。
- 规范工作场所的安全措施。
- 主管部门责任负责制，如卫生主管部门、信托委员会或首席执行官。
- 由健康安全局的检查员执行，他们可以对违反法规者进行起诉，并发出改进和执行通知。
- 配备健康与安全管理人员。

《电离辐射条例》(Ionising Radiations Regulations)，国际标准 3232，1999 年

- 规范从口腔 X 射线到核电站的所有辐射工作。
- 涵盖辐射安全的剂量限制和管理系统，包括地方法规、顾问和监督员的任命。

《电离辐射工作实务守则》，2000 年

- 由安全与健康委员会（HSC）批准。
- 提供可行的法律规范。
- 除非有充分的理由使用替代品，否则，必须遵循。

《电离辐射（医疗照射）条例》[Ionising Radiation (Medical Exposure) Regulations]，国际标准 1059，2000

- 医院应负责患者的辐射安全。
- 工作人员必须经过培训合格，并有能力在任何使患者暴露于辐射的过程中，发挥防辐射的执行能力。
- 向医学物理学家寻求专家的建议。
- 给予患者的剂量必须合理。

医疗和牙科相关指导说明

- 在临床环境中，电离辐射防护良好的实践指南。
- 安全实践的实用指南。
- 没有法律地位。

- 减少工作人员和访问者的辐射暴露。

接受非密封放射源治疗的患者应该被限制在他们自己的房间内。需要做特殊医疗或护理操作者除外，且必须由经过规范培训的工作人员陪同（如在治疗后进行全身 ^{131}I 扫描）。

迪康 90 清洗液（Decon 90™）只能在控制区内使用。Decon 90™ 是一种经批准的用于发生泄漏时，中和放射性药物的溶液。该溶液应根据生产商的使用说明进行稀释，或作为即用型抹布使用。溢出区首先用吸水纸/垫擦拭溢出液后，再使用 Decon 90™ 清洁表面。然后，对该区域进行监测其辐射污染情况。上述清洁行为和监测工作需反复进行，直至辐射污染值降至安全水平（DH，2016）。如果发生任何放射性泄漏，应立即通知医学物理部门进行评估和建议。

2. 设备

（1）热释光剂量计（TLD）：TLD 可以检测人体辐射的情况，要求值班时间必须佩戴（图 1-5）。当需要记录即时剂量时，应使用数字剂量仪。

（2）污染监测仪的使用：将废物和设备从患者已接受，或正在接受非密封或密封源的任何控制区清除之前，都需要进行监控。这样才能确定放射性污染是否已经发生，或在清理物品中是否遗留有密封性放射源（Hart，2006）。

在使用污染监测仪前（图 1-6 和图 5-1），请检查显示器的电池是否充满电。在进行监测之前，请注意监视器上的背景值。背景值必须相当低（通常少于每秒 10 个计数），否则很难检测到物品上存在的少量放射性物质。若发现治疗室外的背景

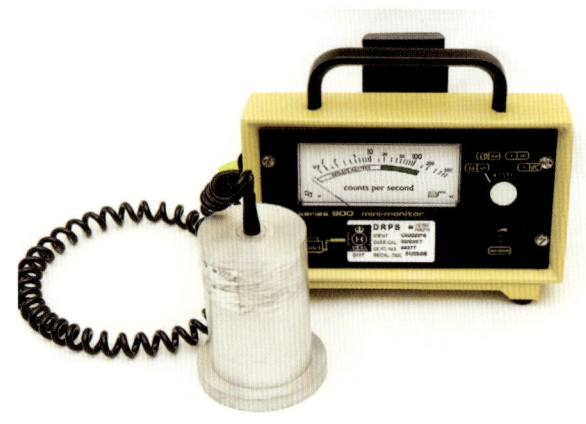

▲ 图 5-1 手持式污染监测仪
引自 Dougherty 和 Lister，2011

值很高，则有必要在更远的、背景值较低的地方对物品进行辐射值的检测。

应通过将监视器的探头放在每个物品上，同时观察数值的波动来检测物品。如果发现某件物品受到污染（表现为数值持续上升），则应将其送回治疗室的安全位置，或放在指定区域，同时向医学物理部门寻求帮助（Bomford，2002a）。

操作指南 5-1 辐射防护：因失禁和（或）呕吐导致放射性体液的大量溢出
必备物品：溢出套件
• 吸水垫/纸 • 手套 • 套鞋 • 围裙和（或）防护服 • 危险物质控制规程（译者注：control of substances hazardous to health regulation，COSHH）辐射废物袋 • 辐射警示带 • 手持式辐射监测仪
可选物品
• 迪康 90 清洗液（Decon 90™），获批的一种用于中和同位素的溶液
操　作

步　骤	目　的
1. 穿上防护服，并立即用吸收材料覆盖溢出物	吸收污染物，并控制污染区域（DH，2016 Ⓒ）
2. 立即通知医学物理部门	医学物理部门尽快就辐射防护进行指导，确保遵守当地的政策（DH，2016 Ⓒ）

续表

3. 如果医疗物理部门工作人员不能立即到现场应使用辐射监测器评估泄漏的程度	确定污染程度，并确定进一步采取的措施（DH，2016 ❻）
4. 任何不能冲下马桶或浸泡的废物，必须放在贴有辐射标签的黑色聚乙烯袋中，并通知医学物理部门	防止污染环境（DH，2016 ❻）
5. 遵循医学物理部门工作人员的建议，使用指定的溢出套件清除溢出物	防止污染扩散（DH，2016 ❻）

操作指南 5-2　辐射防护：放射性体液对双手的污染

必备物品

- 肥皂和水
- 手持式辐射监测仪

可选物品

- 迪康 90 清洗液（Decon 90™），获批的一种用于中和同位素的溶液

操作

步　骤	目　的
1. 用温肥皂水洗手，特别注意指甲周围、手指之间和手外缘的区域。继续清洗和监测双手，直到辐射值低于当地监测协议规定的允许限值	从任何可能存在放射性物质的地方清除放射性物质（PHE，2014 ❻）
2. 如果皮肤在污染事故中发生破损，应打开伤口，在流水下彻底冲洗，直到医学物理工作人员认为伤口中没有残留的放射性物质为止	刺激伤口出血，并允许彻底冲洗伤口 ❺

操作指南 5-3　辐射防护：接受非密封放射源治疗患者的死亡

必备物品

- 吸水垫 / 纸
- 手套
- 套鞋
- 围裙和（或）防护服
- （COSHH）辐射废物袋
- 辐射警示带
- 手持式辐射监测仪

可选物品

- 迪康 90 清洗液（Decon 90™），获批的一种用于中和同位素的溶液

操作	
步 骤	目 的
1. 立即通知医学物理部门	以便医学物理部门的工作人员着手合理安排，将遗体移到太平间（DH，2016 **C**）
2. 由 2 名戴防护手套、穿塑料围裙或防护服、穿套鞋的护士，按照当地的法规，进行最后安葬祈祷（Last Offices）。清除遗体上呕吐物、血液、粪便或尿液	以免被体液污染。对遗体的处理降低了污染的风险 **E**
3. 遗体应完全封闭在塑料的尸体袋中	避免污染搬运工和太平间的工作人员（DH，2016 **C**）
4. 与医学物理部门协同安排遗体的转移	由医学物理部门监督遗体的转移 **E**

操作指南 5-4　辐射防护：接受非密封放射源治疗患者的心脏骤停

必备物品

- 吸水垫 / 纸
- 手套
- 套鞋
- 围裙和（或）防护服
- （COSHH）辐射废物袋
- 辐射警示带
- 手持式辐射监测仪

可选物品

- 迪康 90 清洗液（Decon 90™），获批的一种用于中和同位素的溶液

操作	
步 骤	目 的
1. 打电话给总机，由总机通知急救复苏团队，并尽快通知医学物理部门	以便医学物理部门尽快就辐射防护提出建议（DH，2016 **C**）
2. 根据英国放射学年会（译者注：United Kingdom Radiology Conference，UKRC）指南开始复苏。所有区域必须配备一个简易的人工呼吸器	口对口接触可能会导致人工呼吸器的污染（DH，2016 **C**）
3. 必须尽快戴上手套、穿上套鞋、围裙或防护服	尽量减少个人污染（DH，2016 **C**；PHE，2014 **C**）
4. 在恢复正常使用之前，必须对所有应急设备进行必要的检测和净化处理	防止受污染的设备离开控制区（DH，2016 **C**）

操作指南 5-5　辐射防护：接受非密封放射源治疗患者的火灾疏散	
操作步骤	目的
1. 在不影响患者安全的前提下，尽一切努力与医学物理部门取得联系	帮助疏散接受 ^{131}I 治疗的患者（DH，2016）Ⓒ
2. 撤离后，接受 ^{131}I 治疗的患者应与其他患者和工作人员保持一定距离	尽量减少与他人接触辐射（DH，2016）Ⓒ

（四）操作后的注意事项

后续护理

(1) 污染控制：在使用非密封的放射源时，请正确使用防护手套、塑料围裙或防护服，以及套鞋，防止人员和医院环境受到污染（DH，2016）。患者的体液具有高度放射性，特别是在放射性物质给药后的几天内。禁止任何可能导致人员污染的行为，如当医护人员的手被放射性物质污染时，应禁止使用化妆品、进食、饮水或吸烟。

(2) 在紧急情况下，患者的安全和医疗护理必须优先于对工作人员的潜在辐射危害。在可能出现紧急情况的所有辐射区域，必须提供书面的辐射安全须知。这些须知必须包括在发生医疗紧急情况下，如何管理患者的详细描述，以及在其他紧急情况（如火灾）所需采取的措施。紧急情况下的行动方针，取决于当时情况和紧急情况的性质。

在施用放射性物质最初 24h 内发生的事件，显然比出院当天发生类似事件的危害更大。患者转移到其他病房或区域，如 X 线检查或转重症监护室（critical care unit，CCU），必须遵照医学物理部门的建议进行。

(3) 事故的处理流程：如果发生或怀疑发生事故或严重事件，当务之急是确保患者、工作人员和来访者的安全，采取一切切实可行的措施，防止可能带来的更进一步的伤害（操作指南 5-1）。

一旦启动紧急护理流程，所有事故、不良事件和未遂事件，无论严重程度如何，都必须记录在事故报告表上。主动和被动的风险管理流程非常重要。在潜在风险较高的领域，必须遵照这些流程进行操作，要从过去的事故和严重事件中吸取教训。严格地执行这些行动计划，以降低这些事件发生或重复发生的可能性和（或）严重性。

（五）放射性药物的法律和专业问题

放射性药物在法律上被归类为处方药（POM），除了围绕这些药物进行标准的管理立法之外，还受到与其放射性含量相关的法规约束。在英国，成立了一个放射性物质管理咨询委员会（ARSAC）的法定委员会，为卫生部长提供电离辐射建议，并负责放射性药物管理的认证过程。由该委员会颁发证书，授权个人向患者使用放射性药物。它还根据儿童的体重或体表面积，列出了可以给予成年患者的最大允许放射性剂量，并参考成人剂量，适当减少了儿童的耐受剂量（HPA，2006）。

三、非密封的放射源治疗

（一）定义

非密封的放射源治疗或放射性核素治疗使用与核医学诊断操作相同的原则（见第 1 章）。将有一种载体（一种能识别肿瘤或靶器官的药物）和一种同位素（表 5-1）。根据放射性药物的半衰期，治疗可以在门诊和住院进行。

表 5-1 治疗方法

放射性物质	住院/门诊	疾病	给药途径	注意事项
^{131}I 碘化钠	门诊治疗	甲状腺功能亢进	口服（胶囊或液体）	大多数放射性碘集中在甲状腺中，但尿液和血液中也会有大量的碘。在患者的粪便、汗液、唾液和精液中，会发现较少量的碘。应该给患者一份书面指导，列出保护他人所需的预防措施。患者可能出现乏力或小便失禁，需要接受治疗
^{131}I 碘化钠	住院治疗	甲状腺癌	口服（胶囊或液体）	大剂量给药会带来更大的风险。患者需要被隔离在一个固定的房间里
^{131}I mIBG	住院治疗	成神经细胞瘤	静脉泵给药	同上
锶-89	门诊治疗	骨转移	静脉给药	患者在治疗后的短时间内即可进入病房，如在病情恶化时
钐153	门诊治疗	骨转移	静脉给药	应建议患者在治疗前多喝水，治疗后至少收集6h的尿液
铟-111 奥曲肽	住院治疗	胃肠道癌和神经内分泌癌	静脉给药	患者治疗后应被隔离在一个特别屏蔽的房间内
铼-186	门诊治疗	前列腺癌	静脉推注	根据当地政策，对治疗的患者给予放射防护指导
镭-223	门诊治疗	前列腺癌	静脉推注	根据当地政策，对治疗的患者给予放射防护指导

mIBG. 碘-123-间碘苄基胍

（二）循证方法

原理

非密封的放射源疗法很复杂，因为除了外部危害之外，还有与放射性药物本身或患者的体液接触，也会产生内部污染的危险。

一旦患者接受了放射性物质的治疗，他们的身体就会有一定的放射性，其放射性的程度和时间取决于所使用放射性物质的类型和数量。

通过实施非常详细的核医学和物理学的防护协议和流程，可以保证照顾这些患者的所有工作人员的安全。

（三）法律和专业问题

患者的准备和知情同意

所有的放射治疗都有相应的风险。对所有人来说，风险意识非常重要，他们必须获得患者的知情同意（Picano，2004）。一项对接受放射性碘治疗患者和患者家属的调查发现，许多人都经历了心理痛苦过程，但很少能得到充分的帮助（Fitch 和 McGrath，2003）。因此，在进行非密封的放射源治疗之前，对患者的充分准备是至关重要的。

要对患者和家属进行教育指导（Skalla 等，2004），使其了解放射防护的原则和患者在隔离期间必须遵守的规则，这是知情同意的一部分。患者社会心理和身体的需求也得到满足，这需要患者和护士的配合（Stajduhar 等，2000）。在给药前发现患者潜在的焦虑十分重要，护士需要随时安抚患者。患者和访问者都做好充分的准备，有丰富的知识，是放射安全和污染控制的关键（Stajduhar 等，2000；Thompson2001）。如果患者完全理解了被限制的原因，就不太可能发生严重事件和事故。为患者留下"关键工作者"——通常是临床护理专家的姓名和电话号码等联系方式，对于患者，无论是治疗前、治疗中和治疗后都是很重要的（DH，2016，2005）。

经过临床医师的充分解释后，所有患者都必须签署治疗同意书。这符合医疗、伦理和法律要求，以及当地医院的规定。在预订放射性物质之前，通常要在门诊获得同意。患者还必须接受住院安排，直至其放射水平达到医学物理部门允许出院的标准（ICRP，2004）。

（四）治疗前的准备

1. 物品

房间内的物品应保持在最低限度。设备在使用前必须经过检查，以确保其处于正常的工作状态，因为只有在特殊的情况下，设备维护人员才能进入房间。建议将个人的床上用品和一次性用品（手套、围裙、套鞋和餐具），应与患者的治疗图表和放射监测仪一起，保存在公共设施房或接待室。

地板的防护：用胶带将吸附在塑料上的吸收纸固定在适当的位置，以防止尿液的意外溢出或溅到马桶周围的地板上。对每位患者进行评估，以决定是否需要进一步做地板防护，如对插有导尿管的患者，需要对引流袋下方的地板进行防护。

2. 特定患者的准备

虽然患者入院前在门诊进行过评估，但对所有入院的患者还应重新进行评估，判断他们是否适合治疗。特别是对于虚弱的患者进行重新评估，以确保他们在隔离期内能提供合适的护理。对一名四肢瘫痪、大小便失禁和无法吞咽的患者进行回顾发现，护士应在遵循放射防护措施的同时，提供一些合理的护理（Williams 和 Woodward，2005）。对于比较复杂的病例，还需要多学科的协调照护。

在使用非密封的放射源之前，应对腹泻或便秘的症状进行处理。因为腹泻可能会导致治疗区被污染，便秘不仅会延缓放射性的消除，还会影响放射学检查，如扫描。所有的检查，包括血液检查，应在诊断和治疗用非密封放射源给药之前进行。如果给药后有需要处理重要的标本，则应在标本和申请单上，必须贴上辐射的警告标签。实验室必须遵循处理这些标本的标准操作流程。

个人物品：护士应该对那些标记有"放射性"的患者，和被隔离后的患者的心理上的影响给予关注。虽然患者想要携带一些个人物品，但应继续加强宣教，做到非必须不带入，携带的物品应保持在最低限度，因为这些物品可能会被污染，需要储存保管直到放射性衰减。可以给患者提供一次性拖鞋和医院的睡衣，但不是必需的，因为患者穿着自己的个人衣服可能感觉会更舒服。患者出院前，医学物理部门应根据 IRMER（《电离辐射（医疗照射）条例》）2000 指南，检查患者衣物和其他物品是否存在放射性，并提供证明。

操作指南 5-6　非密封放射源的治疗：出入接受治疗患者的房间

必备物品

- 手套
- 围裙或防护服
- 套鞋
- 医用废物袋
- 肥皂和水

操作前

准　备	目　的
1. 收集数字剂量计，在进出房间前的读数进入时：	数字剂量计可以持续和即时显示的辐射暴露量（Ionising Radiations Regulations，1999 ⓒ）

续 表

操　作	
进入前	
2. 戴上一次性手套	防止手被污染（PHE，2014 **C**）
3. 穿上一次性套鞋	防止污染物扩散到治疗区域外（PHE，2014 **C**）
4. 穿上合适的塑料围裙或防护服 • 长袖棉质长衫，如用于抬患者	防止低水平的污染，如来自患者的皮肤（PHE，2014 **C**）
• 一次性塑料围裙，如用于处理呕吐物或大小便失禁	防止高水平污染（PHE，2014 **C**）
5. 在进入控制区之前做好工作计划，在规定的时间内，快速有效地完成工作离开时：	最大限度减少辐射暴露，与良好的护理密不可分（Ionising Radiations Regulations，1999 **C**）
离开前	
6. 脱下套鞋，注意不要碰到套鞋里面穿的鞋子	在仍戴着手套时，应先脱下套鞋，以防止污染物污染手或房间外的地板 **E**
7. 抓住围裙前部，以解开颈部和腰部系带，取下塑料围裙	防止手套上的污染物污染里面的衣服 **E**
8. 将手套从手上脱下，注意不要赤手触摸手套外表面，并将其丢弃在提供的医疗废物袋中	防止手套外部污染物污染到手 **E**
9. 用肥皂和水彻底洗手	去除所有的污染（HSE，2003b **C**）
操作后	
10. 每次离开房间时，都要使用辐射监测器监测手、脚和衣服的污染情况。如果发生污染，请立即通知医学物理部门，并遵循去污规范进行处理。医学物理学部门会建议是否需要做进一步的全身监测	确保护士不受污染（Ionising Radiations Regulations，1999 **C**）

操作指南 5-7　非密封放射源的治疗：^{131}I（口服胶囊/液体）：给药

必备物品

- 活性放射源
- 吸管
- 水

操作前

准　备	目　的
1. 向患者解释并讨论治疗的流程	以确保患者理解流程，并提供有效的知情同意（O'Dwyer 等，2003 **Rb**）

续表

2. 检查文件，确认已经签署知情同意，并注意记录是否妊娠（必须是未妊娠的才能继续）	安全管理放射性药物（DH，2016 **C**；NMC，2010 **C**）

操 作

3. 在给药前 30min 给予预防性止吐药	降低摄入放射源后出现恶心和（或）呕吐的风险 **E**
4. 检查房间和患者的准备工作是否完成	确保已移除任何多余的物品，防止污染外来设备 **E**
5. 如果以液体形式给药，应协助患者去掉假牙/桥	以防止放射性物质残留在牙板上 **E**
6. 在授权的工作人员亲自指导下，让患者吞下胶囊或通过吸管饮用 ^{131}I	通过吸管饮用可减少口腔周围残留的放射性物质。遵守 ARSAC（Administration of Radioactive Substances Advisory Committee，行政当局放射性物质咨询委员会）的规定（HPA，2006 **C**）
7. 让患者喝一杯冷水，漱口后咽下。协助患者戴上假牙	尽量清除口腔内可能残留的 ^{131}I **E**

操作后

8. 确保医学物理人员将辐射警告标志放在治疗室的入口处	将房间确定为控制区（DH，2016 **C**）

操作指南 5-8　非密封放射源的治疗：^{131}I 间碘苯甲胍（^{131}ImIBG）治疗：患者的护理

必备物品

- 精选的针头和注射器
- 乙醇擦拭巾
- 注射器护罩
- 胶带和纱布拭子
- 同位素管理资料

操作前

准 备	目 的
1. 如果患者是儿童，请向患者和（或）父母解释和讨论该操作	确保患者和（或）父母了解该操作，并给予知情同意（O'Dwyer 等，2003 **Rib**）
2. 给患者进行心电监护，将模式设置为可变时间的模式，工作人员从室外可以看到房间里的患者情况	在给予 mIBG 后，可能会出现短暂的血压增高和脉搏增快（Brophy 等，2004 **E**）
3. 检查患者是否有血管通路装置，通常是留置针，儿童是中心静脉通路装置	确保 ^{131}ImIBG 的给药 **E**

操 作

4. 护士或医师将按照规定的处方进行 ^{131}ImIBG 输注	确保 ^{131}ImIBG 的安全给药（DH，2016 **C**）

5. 在操作过程中，每 5 分钟 1 次测量血压和脉搏 • 按照医学物理部门的指导，定期监测全身的滞留量 • 如果患者临床指征稳定，监测可以减少到每 4 小时 1 次	• 监测血压和脉搏的变化。根据临床医师的医嘱调整监测频率 **E** • 这可能因部门政策而有不同 **E**

（五）输注后的注意事项

1. 后续护理

鼓励患者经常沐浴，至少每日 1 次，并在每次接触体液后都要进行彻底洗手，如刷牙或上厕所后。患者应定期摘除假牙，并在流水下清洗；取下隐形眼镜，并用清洁液清洗。这些可减少皮肤或黏膜的放射性。护士应鼓励患者每天保持 2～3L 的液体摄入，以增加尿量和减少膀胱的放射性（Thompson，2001）。患者应该有个人的盥洗设施，并在使用后冲洗厕所 2 次，以减少对他人和环境的污染，因为用 ^{131}I 治疗患者的尿液初期具有较高的放射活性（Thompson，2001）。

对于卧床的患者应在给药前进行导尿，并每隔 4～6h 清空一次尿袋，必要时应更频繁，以降低室内的辐射水平。如果患者需要便盆或尿壶，则应单独提供给该患者使用。处理便盆或尿壶时必须小心处理，将内容物倒入患者的厕所中，并冲洗 2 次。便盆或尿壶应在便盆清洗器中清洗，但是要密封在塑料袋中，以方便来回漂洗。

如果注射部位或伤口等部位发生渗漏，护士应立即联系医师和医学物理部门。接触敷料时应使用长柄钳和手套（HSE，2003a，b）。所有使用过的亚麻布应放在专用袋中，清洗之前必须进行污染监测。

实验室的标本收集可以尽量推迟。如果必须做的检查，则应在标本和申请单上附上辐射警告的标签，然后才能将标本送到实验室，以减少实验室及工作人员受污染的风险（Vialard-Miguel 等，2005）。

由于陶瓷餐具容易被污染，因此，应使用一次性餐具给患者送餐，未吃完的食物和一次性餐具应放在浸渍器中处理，应去除残留食物中果核、鱼和肉骨，防止堵塞浸渍器。

2. 对探视人员的指导

除经过特殊培训和批准的人员外，一般情况下，探视者不得进入放射治疗区，以尽量减少辐射的暴露（DH，2016）。根据医学物理专家的建议，非密封放射源给药后的第一天，必须对探视时间进行限制，因为患者在此期间具有较高的放射性（Ionising Radiations Regulations，1999）。

在随后的几天时间里，探视是可以不受限制的，但前提是探视者仍然只能在房间外的铅屏后面探视，当然，父母需要照顾幼儿，应由医学物理部门授权，可以另作安排。由于探视人员没有穿防护服，因此，探视者不允许与患者，或患者的床上用品有任何接触。不建议 16 岁以下的儿童和孕妇前来探视，以确保儿童和未出生的孩子接受的辐射量尽可能低（DH，2016）。

3. 患者的出院

如果患者在出院前进行监测的残留辐射值水平，在没有低于推荐水平之前，患者是不能出院的（DH，2016；HPA，2006）。辐射的残留水平取决于以下几个因素。

- 离开医院的交通方式。
- 出行的时间。
- 个人情况，如家中是否有幼儿或孕妇。

出院前，医学物理部门将对患者进行单独的放射污染清除评估。然后将评估结果告知治疗师，向患者提出可以恢复工作和参加公共场所活动等问题的建议。出院时，应向患者发放一张指导卡片，卡片上详细地说明了应采取的预防措施。内容可根据当地政策的不同而有所不同。卡片必须有患者或患儿的父母、临床治疗医师或医学物理人员的签名。

需要强调的是,患者必须随身携带此信息卡,并遵循说明执行,直到最新的更新时为止。如果患者需再次入院,需提供这些信息给工作人员,当然还有一些口头的指示,也是很有必要遵守的(IRMER,2000)。

4.治疗室的清洁

患者入住治疗室期间,房间内的辐射浓度应保持在最低限度,这一类的工作应由医学物理人员参与监督。患者出院后,物理部门将安排对房间进行监测和非常必要的净化处理。完成了净化处理工作后,再通知相关人员。只有这样工作人员才能进入房间,并彻底清洁(DH,2000)。

四、密封放射源疗法

用作近距离放射治疗的密封源中的放射性同位素,会发射β和γ射线。

(一)定义

近距离放射治疗是腔内治疗的术语,是将放射性同位素源放置在本身存在的体腔(如子宫腔或阴道)中,或用于组织间的治疗,其中放射性同位素源用管或针直接插植在组织或腺体中,如前列腺的粒子置入(Hoskin和Coyle,2005)。

由于施用放射源的装置和传输系统是多样化的,所以密封源治疗是比较复杂的。密封源和非密封源治疗的主要区别是有没有被污染的体液。因此,主要危险是外放射源。

(二)相关理论

用于治疗恶性肿瘤的特定同位素

(1) ^{125}I 用于治疗前列腺癌:^{125}I 粒子已经取代了金-198粒子,^{125}I 的半衰期大约为60天。大多数治疗师认为,这种长半衰期的物质在治疗生长缓慢的肿瘤,如前列腺癌方面,具有放射生物学优势(Blank等,2000)。应用超声引导或影像增强控制器,将 ^{125}I 粒子插植需要照射的组织,如前列腺。这些粒子插植治疗过程中,需要患者在全身麻醉状态下才能进行。

由于 ^{125}I 的伽马射线发射能量比金-198要低得多,所以,需要植入很多数量的碘粒子,这意味着必须采取更多的预防措施,以实现规则的几何分布,从而确保满意的剂量分布(Stock等,2000)。^{125}I 的植入现在是一种很成熟的技术了,全世界已经有越来越多的患者在接受这种治疗方法(Anglesio等,2005;NICE,2005)。

这种治疗的并发症已经很明确了,包括尿失禁、梗阻性泌尿系症状、直肠症状和性功能障碍等。据报道,阳痿的发生率为10%~15%,这个数据,与接受根治性前列腺切除术患者中的45%相比,要低得多(NICE,2005)。

Zelefsky(2006)的研究发现,在进行碘-125植入治疗后最初的4周内,患者的生活质量会比较差,但在植入1年后,即可恢复到基线值水平。因此,患者需要了解碘-125粒子治疗的不确定性,以及可能的可替代疗法是非常重要的,以确保告知患者完全知情同意。

- 植入的基本原理。
- 该治疗潜在的近期和远期的不良反应。
- 备选方案。
- 治疗后的疗效。

同样重要的是,患者还应知晓,执行该治疗对患者健康的影响,以及癌症的远期复发率尚不清楚(Wustet等,2004)。应根据当地临床指南,对患者进行随访和监测(NICE,2005)。

(2)铱-192在头颈癌中的应用:铱-192是一种放射性同位素,它在组织间植入的治疗中,是以针或线的方式使用的(Fung,2002),半衰期为74.2天,铱与铯相比,其γ射线的发射能量较低。因此,辐射防护也相对简单一些。铱-192放射源可以铂—铱合金线的形式存在。活性铂——铱合金的金属丝被包裹在10μm厚的铂鞘中,这种鞘可以屏蔽铱-192的β射线。

这种高活性的铱源用于高剂量率的远程后装系统,减少了工作人员暴露的辐射。铱-192的适应证有以下几种。

- 原发病灶较小的治疗，如舌或乳房病变（Lapeyre 等，2004）。
- 对于原发病灶较大的肿瘤进行外照射后"增强"剂量的补充照射（Grabenbauer 等，2001）。
- 复发性肿瘤的治疗（Nutting 等，2006）。

铱-192 发夹和单针类型的植入物（图 5-2）常被用于体内照射，并使用钢导向器插入组织，以获得精准的定位。在插植铱源之前要进行放射检查，检查导向器的位置，并用缝线固定。物理师负责计算放射性植入物需要停留的时间，通常为 6 天，具体取决于肿瘤的大小。植入物的取出常由经过培训的专业人士在手术室进行。铱-192 丝通常用于头颈部、乳房、外阴或会阴部肿瘤的治疗（图 5-3）。患者在全身麻醉下，将聚乙烯或金属的套管插入到乳房病变的区域，每根管的两端都穿过皮肤。正确的插入排列通常是借助有机玻璃模板来建立的，该模板安装在乳房上，并使金属套管保持在正确的排列中。在外阴或会阴进行插入治疗时，管子的一端突出，并使用有机玻璃模板和阴道闭孔器，来实现放射源的对准。

铱-192 组织间的近距离放射治疗可用于治疗局部晚期或复发性肿瘤。组织间的近距离放射治疗是标准的腔内近距离放射治疗的替代方案，但有时这些治疗也不是最合适的，因为有时剂量的分布可能不是最佳的（Agrawal 等，2005）。

该装置是由 2 个丙烯酸圆柱体和 1 个丙烯酸模板组成，该装置带有一系列的孔，这些孔可用作套管针和盖板的导向装置（图 5-4）。圆柱体常放在阴道中，也可放在直肠用于直肠肿瘤的治疗。然后，将它们固定到模板上，这样肿瘤组织和正常结构（膀胱和直肠）之间就形成了固定几何关系。保证了在整个放射源插植装置在植入过程中，放射源位置的精准稳定。然后，铱丝被手动后装，用卷曲的垫圈固定，以防止在治疗过程中出现放射源的移位（图 5-3）。

在高剂量率机器中，高活性铱-192 放射源的尺寸很微小，可以在一些组织间的近距离治疗中，以每次几分钟，分几次进行治疗，这与低活性的铱丝需要持续数小时的治疗一次形成了对比（Hart，2006）。

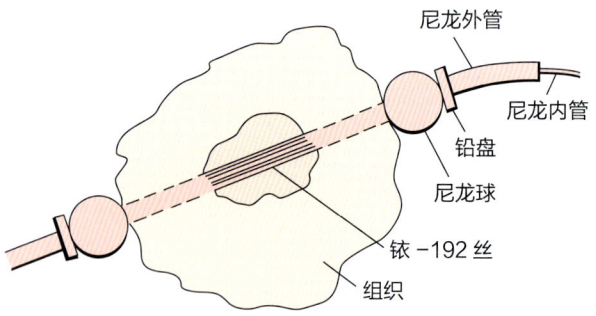

▲ 图 5-3 聚乙烯套管中的铱-192 丝。组织中的典型装配
引自 Dougherty 和 Lister，2011

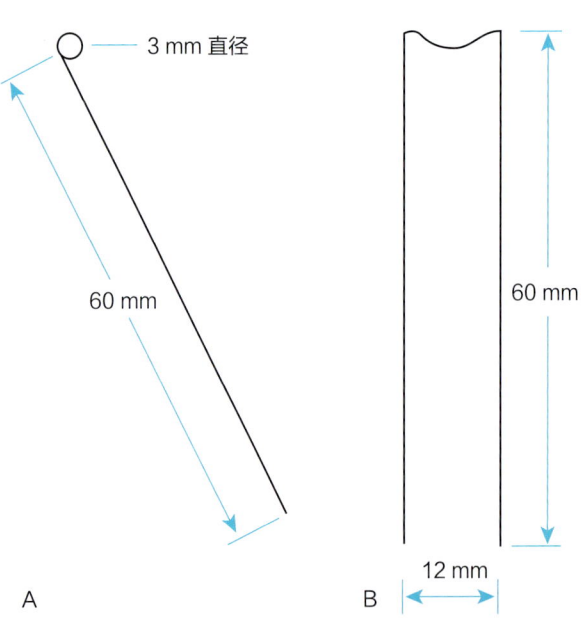

▲ 图 5-2 铱-192 针（A）铱单针和（B）铱发针
引自 Dougherty 和 Lister，2011

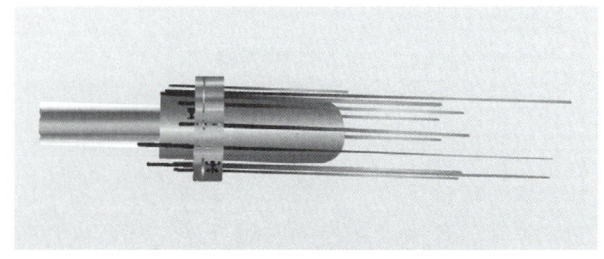

▲ 图 5-4 会阴组织间模板装置
引自 Dougherty 和 Lister，2011

临床肿瘤专家负责计算放射性植入物在体内停留多长时间，通常为3～6天，这取决于肿瘤的大小。取出这些植入物通常在病房进行。这种内放射治疗的有效剂量，可高于仅通过外照射治疗所提供的剂量，从而提高了器官的保护率，并减少了急性和晚期的不良反应（Karakoyun-Celik 等，2005）。

在 Budrukkar（2001）等的一项研究中，评估经会阴组织间植入治疗晚期盆腔恶性肿瘤的长期疗效和安全性，发现45岁及以下患者治疗的5年和10年无病生存率为48%，45岁以上患者的无病生存率为80%。

对接受腔内近距离放疗患者的不良反应，与"后装"技术相似。因此，Syed（2002）等认为，这些不良反应是可接受的。这类治疗的后期不良反应，特别是瘘管形成和可能需要手术的肠道并发症，都有文献记载（Nag 等，2002）。

（3）铯-137用于头颈肿瘤及妇科肿瘤的治疗：铯-137是放射性同位素，可以以组织间植入物的形式或在腔内部位通过使用放射性施源器，允许将高度共形剂量的放射性物质直接输送到癌症部位（Karakoyun-Celik 等，2005）。应用放射性施源器治疗的最常见恶性肿瘤是女性生殖系统肿瘤（Kucera 等，2001）。通过腔内施源器，向宫颈、宫颈旁组织、阴道上部和子宫体输入高剂量的药物。铯的半衰期为30年，因而在很大程度上已经取代了镭作为各种近距离的放射治疗源。

铯-137的口腔植入物是"针状"植入物，治疗方法就是，将其直接插入肿瘤组织中，是面颊、嘴唇和舌的前2/3部位早期病变的一种非常常见的治疗方法（Leborgne 等，2002；Nutting 等，2006）。口腔植入物具有保留舌头结构和功能，同时避免了外照射对口腔黏膜造成的毒性损伤（Wadsley 等，2003）。但是如果已知或怀疑有骨骼受累，如下颌骨，则应行外照射放疗。

铯-137源（图5-5）的插植需在手术室内全身麻醉下进行，按照预先计划的模型单独放置，使植入物覆盖整个模型区域，安全范围至少为

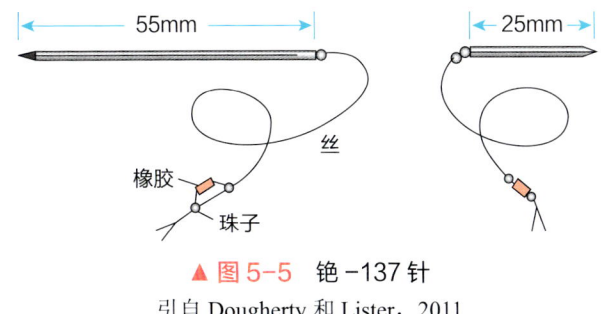

▲ 图5-5 铯-137针

引自 Dougherty 和 Lister，2011

1cm。每个单独的针头都是由推动器定位，这样穿过铯丝的针眼，就在黏膜表面之下可见了。然后用缝线将每根铯丝缝合到舌头上，当完成所有针的插植后，将铯丝计数并集中在一起方便计数。然后将它们穿过一块橡胶，防止发生摩擦和对口腔的损伤。最后，将铯丝固定在脸颊上，以防针头松动后被吞下。小珠附着在螺纹的末端周围的组织中。对于脸颊、唇及舌的前2/3区域的早期病变，用X射线检查铯针的位置，并对剂量分布进行估计（Takacsi-Nagy 等，2001）。

（三）循证方法

1. 应用方法

腔内施源器和组织间植入物：放射源的应用应根据放射源的种类和插植的方式不同而有所不同。插入体内的小密封放射源可采取以下形式。

- 腔内施源器，放射源放置在自然腔隙中，通过填塞固定。

- 组织间植入物，放射源直接插植肿瘤组织中（Hoskin 和 Coyle，2005）。

腔内施源器和组织间插植的方式有如下3种：
①将该源提前加载到施源器中，如铯-137针和铱-192发针，然后再将植入了放射源的施源器放置在患者体内一段时间。

② ^{125}I 粒子的植入属于永久性插植，一旦插植，将不再去除。有数据表明，除了患者的伴侣处于妊娠期外，对于完成插植的患者出院回家，不需要作任何限制。出院时，必须向患者提供书面指导，内容包括以下几点。

- 可能触发安全辐射监控器的某些情况。

- 对生育能力的影响，这取决于诊断、既往的治疗、年龄和近距离放射治疗的类型。
- 如果将来可能需要手术治疗，应知晓植入物的相关信息。
- 如果患者死亡需要火化时，应提供具体情况说明（ICRP，2005）。
- 住院期间，必须检查所有尿液，以确保没有碘粒子的脱落。如果出现碘粒子脱落，应使用长镊子将散落的粒子放入铅罐中。如果导尿管的引流袋中有碘粒子的散落排出，也应搜集保存在铅罐中，并由医院辐射防护服务中心（通常是医学物理部门）收集。

③后装系统。只有当施源器的位置和患者的情况满意时，才能将施源器放置在合适的位置，并植入放射源。可以手动置入铱-192丝状源，或者在有低剂量率的后装治疗机"Selectron"和高剂量率的"micro-Selectron"的情况下，进行远程遥控操作，这些主要用于妇科肿瘤。计算在子宫内管和阴道卵圆形施源器（插入阴道的卵形腔内）中的放射性同位素比例时，最初是用镭，后来是铯-137，当使用不同长度的子宫内管和不同大小的阴道卵圆形施源器时，给予几何A点恒定的剂量率。

2. 妇科近距离放射治疗装置的类型

(1) Manchester 施源器：Manchester 施源器（图5-6A）的原始形式是，封闭在不同长度的子宫内管和不同大小的阴道施源器（卵圆体）中的活动性放射源。将施源器在全身麻醉下植入，并通过纱布包固定。改良的手动或远程后装，用于低剂量率或高剂量率，保留了3个施源器系统的原理。施源器和活动性放射源可在病房去除。

(2) Stockholm 施源器：用于子宫体或子宫颈癌的治疗。通常插入1根子宫管和2个阴道包。有时，如果阴道穹窿很小，则可以减少一个包或用阴道管取代。将放射性物质放在浸有原黄素的纱布包中，在原位放置约22h。试管和包装上有可拆卸的细绳，彩色编码的珠子指示应该拆除哪一根（Bomford，2002b）。

(3) 改良后的 Stockholm 施源器：适用于子宫体和子宫颈癌，它是由一根子宫管和一个小方盒组成的，每一个点和对应一个孔将它们连接在一起，然后用浸有原黄素的纱布填塞阴道，将施源器原位放置大约20h，即可去除盒子（Bomford，2002b）（图5-6B）。

(4) Fletcher 施源器：适用于阴道穹窿较宽大的子宫体或子宫颈癌患者。在术中插入空心的施源器，子宫管和2个阴道的卵形管，然后由放射

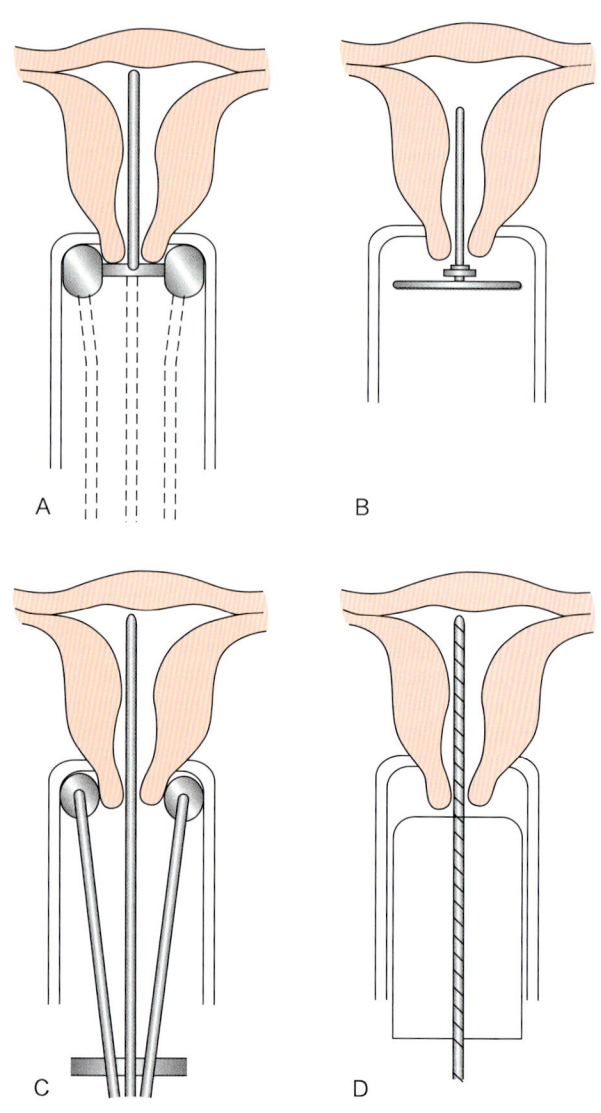

▲ 图5-6 妇科铯施源器

在宫颈癌的治疗中，子宫和阴道内近距离放射治疗源放置。这些放射源可能是活动的，或者更常见的是，沿着从阴道伸出的导管装入施源器中。A. Manchester 施源器。B. 改良 Stockholm 施源器。C. Fletcher 施源器。D. Dobbie 施源器
引自 Dougherty 和 Lister，2011

治疗师在病房装载放射源。将该装置用原黄素纱布包固定，末端留在外阴外，以便后续拆除。此操作不需要任何导丝，置入的施源器通常会保留60~72h（Bomford，2002b）（图5-6C）。

(5) Dobbie 施源器：是用来照射整个阴道的。它是一个有机玻璃的圆柱形施源器，中心放有放射源，使用时将其插入阴道，并缝合到外阴处。它可以与低剂量率或高剂量率的放射源一起使用，有细绳连接到施源器上，以便拆除（Bomford，2002b）（图5-6D）。

3. 用于治疗妇科恶性肿瘤的手动后装系统

"后装近距离放射治疗"的基础是将施源器放置在子宫颈和阴道穹窿内，然后可以手动或通过远程控制插入放射源。只有通过特定的影像技术检查了施源器的位置正确，患者感到舒适，且处于指定的受保护环境时，才能引入放射源进行治疗（Hoskin 和 Coyle，2005）。

这些规范保证了在治疗的时间段，在正确的施源器中植入了正确的放射源。在安全的前提下，可以提高近距离放射治疗的剂量率。传统方法使用"Manchester 系统"在 A 点的剂量率约为每小时 50 cGy。采用现代工程方法，可生产铯-137 粒子，可使 A 点的剂量率达到每小时 150~200 cGy。现在，许多系统都可以使用高于标准放疗剂量率的放射源，其优势是缩短了患者的治疗时间（Kuipers 等，2001）。

现代远程系统已经在很大程度上取代了手动后装系统，当然，手动后装系统在一些基层医院仍在使用。塑料施源器遵循"Manchester 系统"的模式，有 1 个子宫内管和 2 个阴道卵形体。塑料管的设计是一次使用的，用后即可丢弃。置管应在全身麻醉下进行，通过 X 线片检查确认放射源放置于正确位置。

与经典的"Manchester 系统"一样，子宫内管的长度和卵形体的大小各不相同，通过 X 线确认和计算剂量。使用长柄镊子导入放射性铯-137 放射源。导入后，将银色金属盖拧在塑料管的末端固定放射源。为保证工作人员的安全，手动后装不允许使用高活性的放射源，治疗需持续数小时甚至数天。当操作完成后，取下塑料管上的盖子，然后，取出放射源，放入铅储存容器中。最后，拆除塑料施源器。

在整个治疗过程中，要观察施源器管是否发生移位或挤压，这是非常重要的。通常将施源器管的末端标记在大腿水平，在治疗过程中应进行定期比较，定期监测银色金属盖，及时发现是否松动或有位移（Bomford，2002b）。

4. 遥控后装治疗机

遥控系统的优点是可以完全保护工作人员，缺点是成本较高，需要连锁机制（Bomford，2002b）。

只有完成了所有安全检查后，遥控后装机才能将有活性的放射源从防辐射的"保险箱"中转移到患者身上（Hoskin 和 Coyle，2005）。输送机有两种类型，一种是低剂量率（LDR）的后装治疗机，称为 Selectron；另一种是高剂量率（HDR）的后装治疗机，称为 micro-Selectron。这两种机器大多用于治疗妇科癌症，有时候也可用于治疗肺-支气管、食管和其他腔内的癌症（Tessa 等，2005；Ung 等，2006）。

(1) 低剂量率（LDR）后装治疗机（Selectron）：LDR 后装治疗机包括一个铅屏蔽保险柜，内含小球颗粒形的铯-137 源，以及微处理器、键盘、显示器和打印机（图5-7）。该装置的前端是 3 个或 6 个软塑料输送管，对应于各自编号的通道；每个管子的末端都置入相应的易碎塑料导管中，每根导管插入相应编号的施源器中，通过连接装置固定。该装置通过压缩空气系统利用空气压力，将来自装置内保险盒内的放射源，沿连接管传送到施源器中。

这个操作通过受保护治疗区域外的遥控装置启动（Hoskin 和 Coyle，2005）。Selectron 为子宫颈、子宫和阴道上部的癌症提供了准确、安全的放射治疗方法。

LDR 后装治疗机（Selectron 系统）的优点如下。
- 远程后装可避免与放射性物质的接触，从

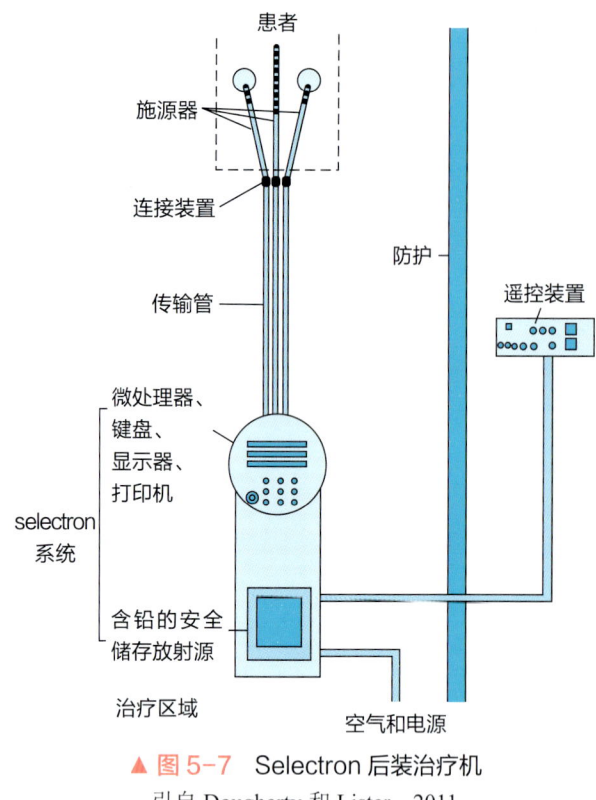

▲ 图 5-7 Selectron 后装治疗机
引自 Dougherty 和 Lister, 2011

而保护工作人员。当有人意外进入或仍滞留病房时，该系统就会强制性关闭，只有当所有工作人员离开房间后，该系统才能重新打开。该装置可自动将放射性粒子返回到施源器中，临时停止的治疗可重新启动（Hart，2006）。

● 可进行剂量的精准测定。

● 铯-137 源的活性很高（高达 1.5GBq），因此，患者的治疗时间比传统治疗技术要短很多。

在全身麻醉下，在手术室将中空发热的轻质不锈钢施源器置入患者体内，这些施源器都是经过改良的 Manchester 或 Fletcher 型施源器，由 1 个子宫管和 2 个阴道卵形体组成，阴道卵形体用 2 个浸泡过原黄素的阴道填塞物固定。操作前要行导尿术，以减少尿潴留和降低患者排尿时排出放射源的风险。置入前，通过用虚拟放射源的 X 线片来确认施源器的精确定位，并参考个体解剖差异选择最佳置入位置。

物理师对 Selectron 进行编程，通过施药器每一个通道，将活性源粒子与非活性不锈钢间隔粒子混合在一起，以实现所需的剂量分布（Hoskin 和 Coyle，2005）。还输入达到规定剂量所需的治疗时间；使用 6 通道的 Selectron，可以同时使用 3 个施药器治疗 2 名患者。放射治疗师/临床肿瘤专家负责将传输管连接到施源器上。传输管要固定到床支架上，由支架支撑管的重量，防止外力作用到患者体内的施源器上。如果发生了导管与施源器的连接错误，系统则无法运行。

(2) Selectron 的操作：所有工作人员离开治疗区域后，激活遥控系统开始治疗。在整个治疗过程中，可以随时按下"停止"和"重新启动"按钮，通过遥控治疗系统中止或重新启动治疗过程。显示面板分别以红色和绿色指示灯表示正在使用的通道和未使用的通道。显示面板上还可显示治疗时间，还有电话对讲系统，可以在无须中断治疗的情况下与患者进行通话（Hoskin 和 Coyle，2005）。

按下绿色停止按钮来中断治疗，放射源被撤回到 Selectron 装置中，计时器停止治疗计时。这时，护理人员就可以安全地进入治疗区域，给患者提供护理。按下红色启动按钮，放射源则转移回施源器，计时器重新启动治疗计时；红灯显示通道再次正常运行。该系统具有内置的安全功能，因此，在系统出现故障时，治疗会自动停止，并在遥控装置上发出声光报警，提醒工作人员注意，是否出现与空气或电源、放射源或计时器有关的故障。

在有些医院，护士站安装有类似的警报器，当治疗中断时，警报器会发出报警声，从而避免出现治疗因疏忽而导致的长时间中断而无人发现。Selectron 可记录出现过的治疗中断，这些中断与编程或系统故障一起显示在设备连接的打印输出上。它们显示为错误的代码，可通过参考 Selectron 用户手册进行识别。

治疗结束后，所有的放射源将自动从施源器回收到 Selectron 装置中。如果有 2 名患者同时治疗，可能一位患者的治疗比另一位患者结束得早，这意味着计时器将记录更长的治疗时间，但第一位患者的通道指示灯已经从红色变为了绿色。

辅助的安全功能包括门的开关设施，如果在治疗过程中，发生治疗区域的门被打开了，放射源则会立即被收回。进入治疗区域并接近患者时，可以看到盖革剂量仪，该剂量仪可以提示患者体内或连接管中何时有放射源。

(3) 高剂量率（HDR）后装治疗机（microSelectron）：HDR 后装治疗机的工作原理与 LDR 后装治疗机类似。LDR 后装治疗机载有活性源，中间分布有无活性的间隔物，用以产生合理的等剂量图案。另一方面，HDR 后装治疗机可通过单个铱 -192 源实现所需的等剂量模式，铱源可在施源器内移动，并可在预定停留时间内，在预定的位置停止。

HDR 后装治疗机的放射剂量率大约是 LDR 后装治疗机的 100 倍，因此，治疗时间更短，且施源器有直径更小的优势，可在门诊局部麻醉下进行治疗，对于那些无法忍受 LDR 治疗的患者，这是一个合适的选择（Hoskin 和 Coyle，2005）。

一旦进入适当位置后，HDR 后装治疗机的腔内施源器即可通过可调夹具，固定在治疗床上；施源器的移动度很小，且剂量测量能精准地测试实际的治疗剂量。此外，放射源定位的几何形状，可以保持稳定性和可重复性（Jones 等，1999）。治疗方案通常有 2 种，但也可能多达 5 种。完成与患者的沟通后，在局部麻醉下进行操作（Faithfull and Wells，2003）；第一次治疗时，用稀释的造影剂经导尿管填充球囊，当施源器管到位后，行 X 线检查，以收集信息，信息通过 Selectron 计划计算机中，算出治疗的时间（Hoskin 和 Coyle，2005）。

HDR 后装治疗机与 LDR 后装治疗机编程和处理原则相同，当治疗完成后，拆除施源器，拔除导尿管，患者在完成排尿后即可自行回家。一份关于接受 HDR 后装治疗机治疗妇科癌症的病例报告表明，这种经验是可以接受的（Tan 等，2004）。

对患者进行充分的准备，与患者进行信息共享，是非常重要的，因为为患者准备近距离放射治疗所花费的时间，使他们能够更好地做出与其护理有关的知情选择（Faithfull 和 Wells，2003；Wallace 等，2006）。如果准备得不充分，患者会更加焦虑，更不容易遵循医嘱的要求，而且对置入性操作的耐受性更差（Montgomery 等，1999）。在每次治疗前，都应对患者的身体和情感进行评估，以确保治疗时不会出现问题（Faithfull 和 Wells，2003）。

HDR 后装治疗机的近距离放射治疗的优点如下。

● 缩短治疗时间，减少患者体位改变，并可以获得更准确的剂量测定（Jones 等，1999）。

● 治疗仅持续几分钟，最大限度地减少了固定的需要，减少与卧床相关的不适和并发症的风险。

● 可在门诊进行治疗，从而降低了治疗的成本。

● 可取代 LDR 后装治疗机，适应证也更广泛。

● 并发症的发生率与低剂量近距离放射治疗相当（Wong 等，2003）。

（四）法律和专业问题

患者的准备和知情同意

任何形式的放射治疗都有一定的风险。必须获得患者的知情同意，这对于所有工作人员来说，对风险的认识至关重要（Picano，2004）。

在首次讨论放射治疗时，应向患者及照顾人员提供有关放射治疗方面的知识，以减轻其对放疗的恐惧和误解。口头交流的信息还需用书面形式加强，以帮助患者做好准备，减少焦虑和提高正确的认知能力（Faithfull 和 Wells，2003）。"关键工作人员"通常是临床护理专家，在整个治疗过程中，无论是治疗前、治疗中和治疗后，向接受密闭放射源治疗的患者，提供这些专家的姓名和电话号码，是非常重要的（DH，2016；NICE，2005）。

所有患者都需要进行彻底的评估，以评估其是否适合治疗，保障他们有能力配合治疗，有能力正确执行相应的辐射防护措施。

任何关于患者身体或心理问题,都可以与医疗团队进行沟通。治疗之前的事先评估,要么可以改善患者的一般状况,使其更适合治疗;要么可能需要推迟或取消治疗,选择更合适的治疗方案(Velji 和 Fitch,2001)。这一类的信息分为3大类:①疾病和治疗;②治疗的近期和远期不良反应;③性与性健康(Faithfull 和 White,2008)。

(五)妇科近距离放射治疗的操作前准备

1. 物品

设备数量应保持在最低限度。使用前必须对设备进行检查,以确保其处于良好的工作状态,因为只有在特殊情况下,维护人员才能进入房间。

将患者所需要的床上用品和治疗相关的一次性用品(如手套、围裙、导尿管、卫生巾等)与患者的治疗图表和放射线监测仪一起保存在公共设施房间或接待室内。

2. 患者的具体准备

患者通常需要在治疗前 12~48h 办理入院,以便进行治疗前的麻醉准备工作。麻醉前的饮食为少渣饮食,要进行充分的肠道准备,可减少患者在放置放射源时的排便可能,也降低了排出放射源的风险。如果患者在入院时,因既往的放疗而出现腹泻症状,应在施用放射源之前和期间使用常规的止泻药物。要充分告知患者治疗的方法、可能出现的不良反应、放射防护问题,以及获得知情同意。应鼓励患者用药前洗澡。

LDR 近距离放射治疗通常是在患者接受了骨盆外照射放疗(EBRT)5 周后(Petereit 等,1998)才能进行。患者开始治疗时,可能已经有许多症状,这些症状包括放射性肠炎、恶心、疲劳、疼痛和皮肤反应。处理好这些症状是能否保障 LDR 近距离放射治疗安全有效进行的关键所在。

在治疗操作前,还应计算好准备插植的施源器数量。因为操作期间患者的活动受限,故应提前上导尿管。在治疗前评估时,要向患者解释很多重要的细节问题,包括 Selectron 系统发出的噪音,特别是放射源进出施源器时;与 Selectron 后装治疗机连接是用软的不宜弯曲的塑料管连接的,应告知患者,治疗时他们需要取半卧位。

支撑头部的枕头不宜超过 2 个,并保证骨盆的位置固定,确保施源器不会出现明显的移位。在可能的情况下,治疗过程中应使用闭路电视摄像机、电话或内部通话系统,以及护士呼叫系统对患者进行密切监控;进一步为患者的治疗提供安全保障。

个人物品:护士应对隔离和接受放射治疗患者的心理影响保持警惕。尽管患者可能希望随身携带一些个人物品,但应该建议他们尽量少带。

操作指南 5-9   密封放射源的治疗:铯源(手动或后装):患者的护理

必备物品	
• 手套和围裙	

操　作	
准　备	目　的
1. 从手术室返回时,应检查以下内容 　• 卫生巾 　• 一次性裤子是否穿好 　• 导尿管通畅完好	• 控制术中的失血量,观察并记录阴道失血量 Ⓔ • 确保卫生巾的位置 Ⓔ • 确保尿液自由排出,并准确监测尿量 Ⓔ

续表

2. 观察阴道内是否有出血和（或）其他分泌物	监测出血、休克和其他术后并发症 Ⓔ
3. 确保进行术后常规的观察，监测直至患者病情稳定。在整个治疗过程中，至少每小时监测 2~4 次体温、血压和脉搏	确保早期发现可能的并发症 Ⓔ
4. 给予镇痛，止吐和止泻的处方药	为了让患者的舒适，减少影响使用放射源进行安全治疗的症状 Ⓔ
5. 鼓励患者在条件允许的前提下尽量口服液体。鼓励每天摄入超过正常量 50%~100% 的液体	确保摄入充足的水分。降低尿路感染的风险（Beetz, 2003 Ⓡˡᵃ）
6. 少渣饮食，与营养师沟通，食用合适的营养补充品	防止刺激排便 Ⓔ
7. 当施源器或植入物就位时，患者必须保持平卧位或半卧位	防止施源器移位或改变其相对于邻近内脏器官的位置 Ⓔ
8. 允许患者左右翻身	提高舒适度，缓解皮肤在某一区域的长时间压迫，降低压疮的风险 Ⓔ

操作指南 5-10 密封放射源的治疗：低剂量率 Selectron 的治疗

操作前

准 备	目 的
1. 确保已获得书面同意，检查患者是否做好了治疗前的准备	确保获得同意。确保患者完全理解并同意本次治疗，并可提出任何问题，或他们可能存在的任何顾虑（Faithfull 和 Wells，2003 Ⓔ）
2. 确保护理人员对患者进行了全面的护理评估	确保患者是治疗的适应证，并能遵守治疗中的相关约束（Gosselin 和 Waring 2001 Ⓔ）
3. 确保已进行了全面的术前检查，包括基线血液检查（全血计数、凝血常规、尿素氮、电解质和肝功能）、心电图和胸部 X 线检查	确保患者适合治疗 Ⓔ
4. 治疗前一晚服用止泻药。应对患者进行监测，必要时对放射性肠炎进行治疗	防止治疗期间排便，避免因排便引起施源器的排出 Ⓔ

操 作

5. 用减压床垫护理患者，在患者臀部下方垫一个泡沫楔子，或膝盖下垫一个枕头来改变其姿势	提高舒适度和缓解背痛，建议减少翻身，在某些区域是不允许翻动的 Ⓔ
6. 确保塑料传输管牢固地支撑在床支架上，保持轻度的松弛	让患者在稍微改变姿势时，不会对施源器产生较大的牵引力 Ⓔ

续表

7. 限制治疗中断的频率和持续的时间。除非患者明显感到痛苦，否则不鼓励探视	防止不必要地延长治疗时间 E
8. 每 2 小时 1 次检查患者的身体和心理状况 • 体温、脉搏、阴道出血的情况 • 尿管引流袋的内容物 • 协助患者调整体位或姿势	• 监测出血、休克或其他术后并发症 E • 确保尿液通畅排出 E • 提高舒适度，缓解任何部位长时间的皮肤受压。保持皮肤完整，减少摩擦 E
9. 检查施源器的位置。在患者容易受检的地方标记施源器的位置	确保施源器不发生移动 E
10. 酌情服用处方的止痛、止吐、止泻和镇静药，观察和评估效果	提高患者的舒适感 E
11. 如果患者能够口服，应鼓励其口服液体	确保充足的水分，降低尿路感染和脱水的风险（Beetz，2003 Rla）
12. 鼓励清淡、少渣的饮食，以适合躺卧的方式食用	维持营养需求，同时减少对排便的刺激 E
操作后	
13. 进行准确的记录	确保准确的记录（NMC，2015 C）

操作指南 5-11　密封放射源的治疗：Selectron 施源器的拆除

必备物品

- 手套
- 塑料围裙 / 防护服
- 医用废物袋
- 清洁卫生垫
- 纱布
- 导尿管拆除包，包括用于从导尿管中去除水囊的注射器、用于施源器的大型收集托盘和用于回收施源器的无菌物品供应中心（CSSD）的袋子，以及用于施药器端部的橡胶帽
- 处方
- 拔除（尿管）前药物
- 安桃乐和面罩

操作前

准　备	目　的
1. 向患者解释并讨论操作流程	确保患者理解操作过程，并获得其有效的知情同意（Faithfull 和 Wells 2003 E）

	续表
2. 检查治疗通过以下方式终止 • 保障正确通道的指示灯是绿色的 • 确保 Selectron 装置上的时间与对应通道上的读数为 0 • 确保打印输出表，提示这些通道的治疗已停止	• 只有在治疗完成时才应拆除施源器 E • 确保完成的治疗与患者相符，特别是当同一台机器同时治疗 2 个不同患者时，这一点非常重要 E
3. 检查闭路电视摄像机是否没有聚焦在患者身上	确保保护患者的隐私和维护患者尊严 E
操　作	
4. 确保已经服用了拆除前的药物	让止痛和（或）镇静药物有充分的时间发挥作用 E
5. 协助患者分开膝关节，处于舒适的姿势	以方便接近施源器 E
6. 按箭头方向逆时针旋转黑色接头，断开塑料传输管的连接，小心连接管子到 Selectron 装置的塑料支撑套上	防止塑料导管损坏或扭结 E
7. 将橡胶帽套在施源器的末端	确保没有任何液体或碎屑进入施源器管 E
8. 如果患者同意，则至少在撤除施源器之前 2min，开始吸入安桃乐止疼气（请参阅第 3 章）	使气体药物的效力达到最大 E
9. 准备好设备，并戴上清洁手套	此操作在临床上要求是清洁的，但不需要是无菌的（Rossoff 等，1993 Rlb）
10. 取下外阴敷料垫、所有缝线和阴道填塞物	这些必须在施源器被取出之前拆除 E
11. 松开固定的螺钉，拆除施源器	以便于拆除 E
12.• 先取下子宫管，确保连同白色法兰盘一起完全取出，然后取下剩下的施源器和卵形管 • 检查操作中使用设备的所有部件是否都已清点完毕	• 防止法兰盘遗留在患者的阴道内 E • 确保患者体内不会有设备或填充材料遗留 E
13.• 球囊放气后拔除导尿管，给予外阴护理，保障患者有干净的卫生巾和床单 • 告知患者，拔出导尿管后排尿时，应通知团队	• 保持清洁和让患者更舒适观察拆除施源器后，是否有阴道出血 E • 观察外阴或周围皮肤变化 E • 确保拔除尿管后没有尿潴留 E
14. 帮助患者处于舒适体位。患者需要站立位解决个人卫生时，可以寻求护士的帮助	告知患者放射治疗已经结束，她不再接受放射治疗，可以恢复正常的活动 E
操作后	
15. 将施源器放入 CSSD 回收袋中，根据当地政策回收到 CSSD 进行清洁	正确灭菌和（或）处置 E

问题解决表 5-1　预防和解决（操作指南 5-10 和 5-11）

问 题	原 因	预 防	处 理
患者自己取下施源器	可能的原因是麻醉后感染和（或）除施源器隔离等因素	向患者明确说明拆除施源器会出现的问题	• 使用污染监控器检查房间，是否有可能泄漏的放射污染源；撒落的放射源应使用长柄镊子放到铅罐中，并通知物理部门 • 如果已经按照上述过程将施源器部分拆除，则请完全取出。对于意识不清的患者，需要两名护士完成
施源器部分脱落	患者可能活动过多或太剧烈	告知患者允许的活动量	中断治疗，并通知物理师和放射治疗师；如出现操作指南 5-11 中所述情况，可能必须拆除施源器
护士站发出警报声	治疗已被打断，无意中中断了治疗	护士离开患者时，应检查所有设置	检查患者是否需要护理干预，然后检查患者是否无人看护；如果是因为无人看护，可重启治疗
放射源不能传送到施源器上	连接不正确或连接松动	检查所有连接	检查打印输出，确定哪个通道有连接故障，拧紧连接装置，如果仍无法解决，请联系物理部门
遥控器警报	系统故障	检查 Selectron 是否得到维护	• 使用 Selectron 用户手册，检查打印输出上的错误代码 • 遵照手册中的指示进行纠正，或向物理部门寻求技术帮助
粒子卡在施源器或输送管中	导管损坏或扭曲	在使用前检查导管	对发生这种事件的可能性进行风险评估（HSE, 2003a）。告知患者，并联系物理部门和医疗团队

（六）操作后的注意事项

后续护理

患者出院：患者一般在完成近距离放射治疗的当天即可出院。所有患者在出院前应拆除施源器和阴道内的填塞物后，即可自行排尿。

经过长时间的卧床休息后，患者有时会出现站立不稳，可能需要帮助。应该告知他们，可能至少一天的时间不能恢复正常的排便功能，应给出处理腹泻或便秘的建议。应告知患者，如果出现阴道光斑或分泌物是正常的，避免其在家中出现不必要的担忧。如果患者出现疼痛或明显的出血，应立即联系医院的工作人员。还应报告尿路感染的症状，如排尿困难和（或）体温升高，并应在出院前制定护理计划。出院时应提供联系电话，告知如果出现不适可随时取得联系。

（七）并发症

早期并发症包括疼痛、治疗后疲劳、肠道活动增加、尿急或尿频、排尿困难、夜尿症、阴道分泌物和会阴刺激（Faithfull 和 Wells，2003）。严重反应虽然不常见，但既往有肠道疾病或晚期并发症的患者，可能会出现严重的或长期的直肠炎，包括肠道和膀胱的并发症、阴道干涩、阴道狭窄、性交困难、绝经前症状和早绝经（Chen 等，2004；Jefferies 等，2007；Lancaster，2004）。

阴道在放疗照射的射野内，而阴道内的脆弱组织使得治疗的不良反应可能显得明显，所有患者都需要了解与治疗相关的可能并发症，这些并发症会引起阴道内弹性和润滑功能的改变、感觉发生改变、阴道狭窄和组织纤维化。因此，如前所述，这一患者群体必须得到临床护理专家的帮助，给予支持性护理和干预措施是非常重要的，这些措施有可能减少与治疗相关的一些近期和远期的毒性反应（Jefferies 等，2007；Muscari Lin 等，1999；White 和 Faithful，2006；White 等，2004）。

可行的干预措施

- 应建议性生活活跃的女性，在允许的情况下，与伴侣继续保持比较亲密的关系，根据需要适当使用止疼药。
- 评估不适和（或）疼痛。
- 提供充分的镇痛治疗。
- 为放射反应提供解决方案，提供使用阴道扩张器和个人卫生护理方面的信息（Jefferies 等，2007）。
- 终生使用阴道扩张器（Jefferies 等，2007）。
- 使用水溶性润滑剂缓解黏膜干燥症状（Muscari Lin 等，1999）。
- 短期局部使用激素，提高自然的润滑作用（Blake 等，1998）。

对 107 名接受放射治疗的患者进行回顾性研究发现，医疗专业人员的建议对于处理并发症的治疗具有重要意义（Gami 等，2003）。Syed 等（2002）完成了一项为期 20 年的研究，对宫颈癌治疗中，间质和腔内近距离放射治疗的长期生存率和安全性的评估，发现合理的治疗手段和建议，可使并发症的发生率处于可接受范围。Teruya 等（2002）通过对所有纳入 HDR 后装治疗机行近距离放射治疗的患者进行回顾研究发现，都有阴道黏膜的改变，但很少出现关于性功能方面的抱怨。

然而，这种特殊的癌症治疗会导致阴道的持续变化，从而危及性生活，给患者造成相当大的痛苦（Bergmark 等，1999）。要让患者消除疑虑，许多女性是可以重新获得性生活和享受性生活的能力。如果仍然有困难，可以通过咨询或性心理咨询的方式向这些患者提供帮助。侧重于自尊、身体形象和性行为等特殊领域的后续战略，可以提供一种机制，从长远的角度来解决这些具体问题（Farrell，2002）。

一些女性患者的男性伴侣表示，他们通常不知道如何作为，以及如何与伴侣沟通（Lalos 等，1995）。几乎所有的男性伴侣都是从他们生病的伴侣那里得到诊断消息的，这引起了他们愤怒和痛苦的情绪（Lalos，1997）。如果从诊断出癌症时起，就将伴侣纳入患者的护理中，这些情况会得到很大改善（Lalos 等，1995）。关于如何应对与癌症治疗相关的女性性问题的更多信息，请参见第 8 章。

五、密封放射源 ^{125}I 粒子在前列腺恶性肿瘤中的应用

（一）操作后注意事项

1. 后续护理

碘粒子永久性地植入人体组织后，患者必须留院观察，直到物理团队认为其放射水平处于法律允许水平以下，并需要经过监测器检查尿液，以确保尿液中不含有污染性放射源的排出。只有尿液中不含有放射性物质，才可以用通常的方式处理尿液。

粒子植入后的第二天早上，可进行 CT 扫描，检查植入的粒子数量，然后，拔除导尿管，一旦患者可正常排尿，就可以出院了。预防性使用抗生素是为了避免植入术后 5 天内出现感染、不适及肿胀。

如果患者在碘粒子植入术后 1 年内发生意外或突然死亡，应进行掩埋而不是火化。有人甚至建议植入术后 3 年内都应进行埋葬。如果火葬计划在植入后的 1~3 年进行，请告知火葬场与医院联系，接受必要的指导。

2. 患者教育

交代患者注意观察有无阴囊血肿，并及时向医疗团队汇报。在植入后的第 1 周，患者可能会出现排尿困难或尿频，应鼓励他们每天至少喝 2L 水，血尿会迅速消失。还应告知，有时还会出现软便，或腹泻，或黏液样大便，这些症状大多会在几天到 1 周内消失。

前列腺的放射性碘粒子插植（seeds implanted）的辐射范围非常有限，这种辐射对患者和其家庭基本无害，所以，患者的临床症状稳定后即可出院。当然，在治疗期间的头几个月，仍建议避免与小孩和孕妇密切接触。

患者治疗后无须戒断性生活，但建议在植入后几周再进行为宜。如果计划在植入后 2 个月内进行性生活，建议使用避孕套，以防在射精时排出具有放射性粒子的罕见情况。早期性生活中，可能会出现射出精液的颜色改变，从浅红色到黑色不等。

在治疗后的最初几周，可能会出现排尿时排出一粒或多粒放射性粒子。所以，建议患者上厕所时，应采取坐式马桶，而不是使用小便池，因为，在小便池排尿排出的粒子会被冲走。告知患者不可用手触碰任何散落的粒子，必要时使用勺子或镊子获取。可以恢复进行任何社交和活动，包括旅行。

（二）并发症

虽然罕见，但不排除会出现较严重的与治疗相关性的不良反应。

- 尿失禁的风险较小（＜2％）。
- 勃起功能障碍：60 岁以下男性发生率为 40％~50％，老年男性则更为常见，发生率亦取决于治疗前的勃起功能水平。对出现勃起功能障碍的患者应给予以适当的治疗。
- 射精量减少：精液主要是前列腺产生的，放疗会损伤前列腺腺体，导致精液的产生减少。
- 直肠炎：持续的直肠炎，导致排便次数增加和大便中带有黏液，这些很少发生（＜1％）。

六、口腔内密封源

（一）操作前的准备

接受这种治疗的所有患者都将由口腔外科医师进行牙齿评估，任何与龋齿、口腔感染和可能的拔牙有关问题都应在治疗前得到解决，因为放射治疗可能会损害局部的血液供应。

患者通常在植入前 24h 入院，入院后要向患者交代操作的性质和植入放射源的意义。根据放射防护指南，应在远离其他患者的单独房间里进行治疗，以尽可能地降低对工作人员、其他患者和来访者的辐射量（ALARP）。只有授权进入控制区域的工作人员和探访者才能进入该房间，进入房间前应进行书面告知相关规则。

操作指南 5-12　密封放射源的治疗：口腔植入

必备物品	
• 铅罐 • 长柄镊子 • 手持式辐射监测仪 • 屏障	• 一次性手套 • 套鞋 • 塑料围裙和（或）防护服

续表

操作前	
准 备	目 的
1. 治疗开始前，确保室内布置妥当。包括在室内放置铅罐和长柄镊子，来钳夹脱落的放射源	为了减少患者从手术室回来后在病房里花费不必要时间（Hart，2006 Ⓔ）
2. 打开室外控制区域放射警示灯，并检查能否正常工作	向工作人员、来访者和其他患者发出辐射风险的警示，并确保只有经过培训的人员才能进入房间（Hart，2006 Ⓔ）
3. 在病房外贴上辐射警示标志	确保只有授权人员才能进入 Ⓔ
操 作	
4. 患者离开操作室回病房，必须携带回黄色辐射提示板。提示板置于病床的底部或在隔间外，直到放射源被取出	告知所有工作人员，患者体内有放射源 Ⓔ
5. 将铅护罩放在门口。当与患者密切接触时，所有进入房间的工作人员都应在防护罩后工作	减少与患者密切接触工作人员的辐射暴露（Hart，2006 Ⓔ）
6. 当患者需转运到病房时，护士和搬运工应在床头和床尾，如转移时间较长，还应保持离床中心≥120cm 的位置	把暴露的辐射风险值降至最低 Ⓔ
7. 护理人员必须计算患者在 24h 允许陪伴的时间。将陪伴时间记录在床头或病房门上的黄色警示通知单上	尽量减少辐射风险（Hart，2006 Ⓔ）
8. 病房必须配置污染监测器	如果怀疑有移位的放射源，如在床单中，应监测其放射性（Hart，2006 Ⓔ）
9. 尽管应由 1 名护士负责规划患者的护理，但护理时间也应尽量让受过专门培训的护士一起分担，并把执行护理操作的时间降至最低限度。只有那些必须要在场的工作人员才和患者待在一起	减少过度暴露的辐射风险（Hart，2006 Ⓔ）
10. 每位护士必须在防护罩水平面上方佩戴防辐射徽章	记录暴露的辐射值（Ionising Radiations Regulations，1999 Ⓒ）
11. 所有病房相关的床上用品和废物，在拆除之前都应进行监控	防止意外脱落的放射源丢失（Hart，2006 Ⓔ）
12. 如果发现放射源脱落，应使用长柄镊子将其放入铅罐中。应注意不要损坏放射源。绝对不能用手直接拿取处理	尽量减少接受辐射的剂量（Hart，2006 Ⓔ）

续表

13. 探视者必须经过同意才能进入病房。探视者与患者必须保持≥120 cm的距离。探访时必须始终坐在防护罩后面。探视时间不得超过警示通知所示的时间。严禁儿童或孕妇探访	尽量减少过度暴露的辐射风险（DH，2000 Ⓔ）
14. 当患者需要去其他科室就诊时，如X线检查，需遵守如下内容 • 接诊科室需知晓暴露于放射性环境中的危险 • 转运或搬运患者时，坐轮椅的患者应由1名搬运工和1名护士陪同；床上的患者则应有2名搬运工和1名护士陪同。如出现搬运时间延长，护士和搬运工应分别站在患者的床头和床尾，距离床中心位置≥120cm • 患者应随身携带辐射危险的警示标志	• 为患者接受放射性密封源治疗时，继续提供医疗服务 Ⓔ • 让接诊科室预约就诊患者较少的时候，将患者等待时间降到最低，最大限度地减少了与他人的接触（Ionising Radiations Regulations，1999 Ⓒ） • 尽量减少工作人员的辐射暴露风险 Ⓔ • 告知所有工作人员，患者体内有放射源（Ionising Radiations Regulations，1999 Ⓒ）
• 如果患者在就诊科室停留的时间不是很长，护士和搬运工应当留在患者身边 • 如果在转移过程中，出现放射源脱落，搬运工必须马上打电话给总机，总机应向物理部门发出紧急呼叫。护士应立即保障患者周围区域撤离其他患者、工作人员和来访者 • 病房工作人员应准备一个铅罐、镊子和一个检测器，护士将放射源放入铅罐中屏蔽后，检测并确保受检测区域内没有放射性 • 应将事件向辐射防护顾问和主管汇报	• 确保保持时间、距离、防护和隔离的限制 Ⓔ • 尽量减少人群的辐射暴露风险 Ⓔ • 控制放射源，将暴露风险降至最低（Hart，2006 Ⓔ） • 评估事件，防止其再次发生（DH，2000 Ⓒ）
15. 如果发生心脏骤停，立即使用简易人工呼吸器或类似装置，并通知物理部门	尽量减少暴露 Ⓔ
16. 如果发生火灾，应遵守消防规定。疏散人员后，要保持放射治疗患者与其他工作人员之间的适当距离，并向物理部门寻求帮助	尽量减少暴露 Ⓔ
17. 如若发生患者死亡 或者 • 可拆除的放射源：由放射治疗师拆除 或者 • 不可拆除的放射源：立即通知物理部门。将遗体放置于尸体袋中 • 遗体的转移应由物理部门安排	• 去除放射性，使"最后安葬放射源。通知物理部门"正常进行 Ⓔ • 让物理部门的工作人员为遗体搬运到太平间做出必要的安排，包括分开放置冰棺、警示通知和使用尸体袋来容纳放射源，以防放射源的脱落 Ⓔ • 物理部门的工作人员将监督遗体的转移 Ⓔ

续表

18. 如果发生出血：为了阻止植入物附近的出血，至少使用4个厚度的敷料垫进行按压止血。每个人最多只能按压15min	尽量减少暴露 E
19. 如果患者出现意识障碍或烦躁不安，可能需要提前拆除放射源	防止照顾患者的护士过度暴露于辐射区，以及防止患者拆除或移动放射源 E
20. 只有接受过培训并通过授权的工作人员才能进入控制区。家事主管、餐饮主管和病房的放射防护主管，手头上应持有经过培训的工作人员的名单。如果病房的工作人员没有接受过培训，家事主管或餐饮主管应该承担任务	使辐射暴露降至最低限度（Ionising Radiations Regulations, 1999 C）
21. 在没有被护士监测，并认为安全之前，家事主管和餐饮主管不得拿走房间内的清洁设备和餐具等	防止在没有安全检测前，出现将放射源从房间内清除的情况发生（Hart, 2006 C）

（二）操作后的注意事项

后续护理

(1) 口腔护理：因为疼痛和水肿，患者可能出现吞咽困难，并且存在口腔局部感染的风险（Ionising Radiations Regulations, 1999），因此，经常使用无菌盐水漱口进行口腔护理是非常必要的。任何冲洗（漱口水之类）过的溶液都要收集在一次性碗中，以便检查是否有脱落的放射源。护士要确保患者有纸巾和碗，碎冰可以用来吸吮和（或）溶解阿司匹林作为漱口水。也可以使用皮质类固醇药物来帮助减轻水肿症状。

应提供软的、清淡的或流质的饮食，避免辛辣、热烫的食物，以维持营养水平。应避免比较复杂的饮食，以减少放射性植入物存在口腔时，局部反应的加重或疼痛的进一步恶化，也可降低患者咬到放射源或咬舌的风险。碳酸水可以缓解放疗引起的口腔干燥。

为患者提供书写物品，以减少口头交流说话时的疼痛感，并减少对放射源的影响。应定期检查放射源，如在每班开始时，以确保它们没有发生脱落。患者应该被限制在他们自己的房间里，非必要不离开，如去拍片。这样才能最大限度地降低辐射暴露给病房其他人的风险。

(2) 出院指导：患者在拆除植入物后的第二天出院；出院时应告知他们，可能会出现因放射诱导的细胞分解和细胞死亡，而产生一些痛苦的局部反应。应指导患者口腔卫生护理，并观察口腔是否有感染，最大限度地降低感染或疼痛的风险（Hoskin 和 Coyle，2005；UKOMiC，2015）。

网 站

1999年电离辐射条例（SI 3232）
www.legislation.hmso.gov.uk/si/si1999/19993232.htm
2000年电离辐射（医疗照射）条例（SI 1059）
www.legislation.hmso.gov.uk/si/si2000/20001059.htm
英国癌症护理口腔黏膜炎组（UKOMiC）
www.ukomic.co.uk

参考文献

[1] Agrawal, P.P., Singhal, S.S., Neema, J.P., et al. (2005) The role of interstitial brachytherapy using template in locally advanced gynecological malignancies. *Gynecologic Oncology*, 99(1), 169–175.

[2] Anglesio, S., Calamia, E., Fiandra, C., et al. (2005) Prostate brachytherapy with iodine-125 seeds: radiation protection issues. *Tumori*, 91(4), 335–338.

[3] Beetz, R. (2003) Mild dehydration: a risk factor for urinary tract infection? *European Journal of Clinical Nutrition*, 57(Suppl 2), S52–S58.

[4] Bergmark, K., Avall-Lundqvist, E., Dickman, P.W., Henningsohn, L. & Steineck, G. (1999) Vaginal changes and sexuality in women with a

history of cervical cancer. *New England Journal of Medicine*, 340(18), 1383–1389.
[5] Blake, P.R., Lambert, H.E. & Crawford, R. (1998) *Gynaecological Oncology: A Guide to Clinical Management*. Oxford: Oxford University Press.
[6] Blank, L.E., Gonzalez Gonzalez, D., de Reijke, T., et al. (2000) Brachytherapy with transperineal [125]-iodine seeds for localized prostate cancer. *Radiotherapy and Oncology*, 57(3), 307–313.
[7] Bomford, C.K (2002a) Radiation protection. In: Bomford, C.K. & Kunkler, I.K. (eds) *Walters and Miller Textbook of Radiotherapy*, 6th edn. Edinburgh: Churchill Livingstone, pp. 69–88.
[8] Bomford, C.K. (2002b) Brachytherapy. In: Bomford, C.K. & Kunkler, I.K. (eds) *Walters and Miller Textbook of Radiotherapy*, 6th edn. Edinburgh: Churchill Livingstone, pp. 225–244.
[9] Brophy, P., Schmus, C. & Balistreri, L. (2004) Meeting the nursing challenge in treating children with 131 I-mIBG. *Journal of Paediatric Oncology Nursing*, 21(1), 9–15.
[10] Budrukkar, A.N., Shrivastava, S.K., Jalali, R., et al. (2001) Transperineal low-dose rate iridium-192 interstitial brachytherapy in cervical carcinoma stage IIB. *Strahlentherapie und Onkologie*, 177(10), 517–524.
[11] Chen, S.W., Liang, J.A., Yang, S.N., et al. (2004) Radiation injury to intestine following hysterectomy and adjuvant radiotherapy for cervical cancer. *Gynecologic Oncology*, 95(1), 208–214.
[12] Cormack, J., Towson, J.E.C. & Flower, M.A. (1998) Radiation protection and dosimetry in clinical practice. In: Murray, I.P.C. & Ell, P.J. (eds) *Nuclear Medicine in Clinical Diagnosis and Treatment*, 2nd edn. Edinburgh: Churchill Livingstone, pp. 1651–1677.
[13] Darby, S. (1999) Radiation risks. *BMJ*, 319 (7216), 1019–1020.
[14] DH (2000) *Ionising Radiation (Medical Exposure) Regulations No. 1059*. London: HMSO.
[15] DH (2016) Regulatory controls for radiation protection in the UK. Available at: https://www.gov.uk/guidance/regulatory-controls-for-radiationprotection-in-the-uk (Accessed: 1/5/2018)
[16] Dougherty, L. & Lister, S. (eds) (2011) *The Royal Marsden Manual of Clinical Nursing Procedures: Professional Edition*. 8th edn. Oxford: Wiley-Blackwell.
[17] Faithfull, S. & Wells, M. (2003) *Supportive Care in Radiotherapy*. Edinburgh: Churchill Livingstone.
[18] Faithfull, S. & White, I. (2008) Delivering sensitive healthcare information challenging the taboo of women's sexual health after pelvic radiotherapy. *Patient Education and Counseling*, 71(2), 228–233.
[19] Farrell, E. (2002) Premature menopause. 'I feel like an alien'. *Australian Family Physician*, 31(5), 419–421.
[20] Fitch, M.I. & McGrath, P.N. (2003) The needs of family members of patients receiving radioactive iodine. *Canadian Oncology Nursing Journal*, 13(4), 220–231.
[21] Fung, A.Y. (2002) The Syed temporary interstitial iridium gynaecological implant: an inverse planning system. *Physics in Medicine and Biology*, 47(16), N203–N208.
[22] Gami, B., Harrington, K., Blake, P., et al. (2003) How patients manage gastrointestinal symptoms after pelvic radiotherapy. *Alimentary Pharmacology and Therapeutics*, 18(10), 987–994.
[23] Gosselin, T.K. & Waring, J.S. (2001) Nursing management of patients receiving brachytherapy for gynaecological malignancies. *Clinical Journal of Oncology Nursing*, 5(2), 59–63.
[24] Grabenbauer, G.G., Rodel, C., Brunner, T., et al. (2001) Interstitial brachytherapy with Ir-192 low-dose-rate in the treatment of primary and recurrent cancer of the oral cavity and oropharynx. Review of 318 patients treated between 1985 and 1997. *Strahlentherapie und Onkologie*, 177(7), 338–344.
[25] Hart, S. (2006) Ionising radiation: promoting safety for patients, visitors and staff. *Nursing Standard*, 20(47), 47–57.
[26] Health Protection Agency (HPA) (2006) *Administration of Radioactive Substances Advisory Committee, Guidance Notes*. London: Health Protection Agency.
[27] Health Protection Agency (HPA) (2010) www.hpa.org.uk/radiation.

[28] Hoskin, P. & Coyle, C. (2005) *Radiotherapy in Practice: Brachytherapy*. Oxford: Oxford University Press.
[29] HSE (2003a) *Five Steps to Risk Assessment*. Norwich: Health and Safety Executive Books.
[30] HSE (2003b) *Safe Working and the Prevention of Infection in Clinical Laboratories and Similar Facilities*. Norwich: Health and Safety Executive Books.
[31] Institute of Physics and Engineering in Medicine/Royal College of Nursing (IPEM/RCN) (2002) Procedures involving radiation. In: *Ionising Radiation Safety. A Handbook for Nurses*. York: York Publishing, pp. 17–32.
[32] International Commission on Radiological Protection (ICRP) (2004) Release of patients after therapy with unsealed radionuclide. *Annals of the ICRP*, 34(20), v–vi and 1–79.
[33] International Commission on Radiological Protection (ICRP) (2005) Radiation safety aspects of brachytherapy for prostate cancer using permanently implanted sources. ICRP Publication 98. *Annals of the ICRP*, 35(3), iii–vi and 3–50.
[34] *Ionising Radiations Regulations* (IRR) (1999) London: HMSO.
[35] Ionising Radiation (Medical Exposure) Regulations (IRMER) (2000). Available at: https://www.gov.uk/government/publications/the-ionising-radiation-medical-exposure-regulations-2000 (Accessed: 3/4/2018)
[36] Jefferies, H., Hoy, S., McCahill R. & Crichton, A. (2007) The development of Best Practice guidelines for the use of vaginal dilators following pelvic radiotherapy. *Nursing Times*, 103(30), 28–29.
[37] Jones, B., Pryce, P., Blake, P. & Dale, R. (1999) High dose brachytherapy practice for the treatment of gynaecological cancers in the UK. *British Journal of Radiology*, 72(856), 371–377.
[38] Karakoyun-Celik, O., Norris, C. Jr., Tishler, R., et al. (2005) Definitive radiotherapy with interstitial implant boost for squamous cell carcinoma of the tongue base. *Head and Neck*, 27(5), 353–361.
[39] Kucera, H., Mock, U., Knocke, T., et al. (2001) Radiotherapy alone for invasive vaginal cancer: outcome with intracavitary high dose rate brachytherapy versus conventional low dose rate brachytherapy. *Acta Obstetrica et Gynecologica Scandinavica*, 80(4), 355–360.
[40] Kuipers, T., Hoekstra, C., van't Riet, A., et al. (2001) HDR brachytherapy applied to cervical carcinoma with moderate lateral expansion: modified principles of treatment. *Radiotherapy and Oncology*, 58(1), 25–30.
[41] Lalos, A. (1997) The impact of diagnosis on cervical and endometrial cancer patients and their spouses. *European Journal of Gynaecological Oncology*, 18(6), 513–519.
[42] Lalos, A., Jacobsson, L., Lalos, O. & Stendahl, U. (1995) Experiences of the male partner in cervical and endometrial cancer – a prospective interview study. *Journal of Psychosomatic Obstetrics and Gynecology*, 16(3), 153–165.
[43] Lancaster, L. (2004) Preventing vaginal stenosis after brachytherapy for gynaecological cancer: an overview of Australian practices. *European Journal of Oncology Nursing*, 8(1), 30–39.
[44] Lapeyre, M., Bollet, M., Racadot, S., et al. (2004) Postoperative brachytherapy alone and combined postoperative radiotherapy and brachytherapy boost for squamous cell carcinoma of the oral cavity, with positive or close margins. *Head and Neck*, 26(3), 216–223.
[45] Leborgne, F., Leborgne, J.H., Zubizarreta, E. & Mezzera, J. (2002) Cesium-137 needle brachytherapy boosts after external beam irradiation for locally advanced carcinoma of the tongue and floor of the mouth. *Brachytherapy*, 1(3), 126–130.
[46] Leung, P.M. & Nikolic, M. (1998) Disposal of therapeutic 131-I waste using a multiple holding tank system. *Health Physics*, 75(3), 315–321.
[47] Montgomery, C., Lydon, A. & Lloyd, K. (1999) Psychological distress among cancer patients and informed consent. *Journal of Psychosomatic Research*, 46(3), 241–245.
[48] Muscari Lin, E., Aikin, J.L. & Good, B.C. (1999) Premature menopause after cancer treatment. *Cancer Practice*, 7(3), 114–121.
[49] Nag, S., Yacoub, S., Copeland, L.J. & Fowler, J.M. (2002) Interstitial brachytherapy for salvage treatment of vaginal recurrences in

previously unirradiated endometrial cancer patients. *International Journal of Radiation Oncology, Biology, Physics*, 54(4), 1153–1159.
[50] NICE (2005) Low dose rate brachytherapy for localised prostate cancer [IPG132]. London: National Institute for Health and Clinical Excellence. Available at: www.nice.org.uk/IPG132 (Accessed: 3/4/2018)
[51] NMC (2009) Record Keeping: Guidance for Nurses and Midwives. London: Nursing & Midwifery Council.
[52] NMC (2010) *Standards for Medicines Management*. London: Nursing & Midwifery Council.
[53] Nutting, C., Horlock, N., A'Hern, R., et al. (2006) Manually afterloaded 192Ir low-dose rate brachytherapy after subtotal excision and flap reconstruction of recurrent cervical lymphadenopathy from head and neck cancer. *Radiotherapy and Oncology*, 80(1), 39–42.
[54] O'Dwyer, H.M., Lyon, S., Fotheringham, T. & Lee, M. (2003) Informed consent for interventional radiology procedures: a survey detailing current European practice. *Cardiovascular and Interventional Radiology*, 26(5), 428–433.
[55] Pearson, D., Rogers, A.T. & Moss, E. (2001) A generic approach to risk assessment for the Ionising Radiation Regulations 1999. *British Journal of Radiology*, 74(877), 62–68.
[56] Petereit, D.G., Sarkaria, J.N. & Chappell, R.J. (1998) Perioperative morbidity and mortality of high-dose-rate gynecologic brachytherapy. *International Journal of Radiation Oncology, Biology, Physics*, 42(5), 1025–1031.
[57] Picano, E. (2004) Informed consent and communication of risk from radiological and nuclear medicine examination: how to escape from a communication inferno. *BMJ*, 329(7470), 849–851.
[58] Public Health England (PHE) (2014) Guidance Radiation: products and services. Available at: https://www.gov.uk/guidance/radiation-productsand-services. (Accessed 18/6/18)
[59] RIDDOR (1995) The Reporting of Injuries, *Diseases and Dangerous Occurrences Regulations*. London: HMSO.
[60] Rossoff, L.J., Lam, S., Hilton, E., Borenstein, M. & Isenberg, H.D. (1993) Is the use of boxed gloves in an intensive care unit safe? *American Journal of Medicine*, 94(6), 602–607.
[61] Skalla, K.A., Bakitas, M., Furstenberg, C.T., Ahles, T. & Henderson, J.V. (2004) Patients' need for information about cancer therapy. *Oncology Nursing Forum*, 31(2), 313–319.
[62] Stajduhar, K.I., Neithercut, J., Chu, E., et al. (2000) Thyroid cancer patients' experience of receiving iodine-131 therapy. *Oncology Nursing Forum*, 27(8), 1213–1218.
[63] Stock, R.G., Stone, N., Lo, Y., et al. (2000) Postimplant dosimetry for 125I prostate implants: definitions and factors affecting outcome. *International Journal of Radiation, Oncology, Biology, Physics*, 48(3), 899–906.
[64] Syed, A.M., Puthawala, A.A., Abdelaziz, N.N., et al. (2002) Long-term results of low-dose-rate interstitial-intracavitary brachytherapy in the treatment of carcinoma of the cervix. *International Journal of Radiation Oncology, Biology, Physics*, 54(1), 67–78.
[65] Takacsi-Nagy, Z., Oberna, F., Polgar, C., et al. (2001) The importance of interstitial radiotherapy in the treatment of the base of tongue tumors: a retrospective analysis. *Neoplasma*, 48(1), 76–81.
[66] Tan, L.T., Russell, S. & Burgess, L. (2004) Acute toxicity of chemo-radiotherapy for cervical cancer: the Addenbrooke's experience. *Clinical Oncology*, 16(4), 255–260.
[67] Teruya, Y., Sakumoto, K., Moromizato, H., et al. (2002) High-dose intracavitary brachytherapy for carcinoma in situ of the vagina occurring after hysterectomy: a rational prescription of radiation dose. *American Journal of Obstetrics and Gynecology*, 187(2), 360–364.
[68] Tessa, M., Rotta, P., Ragona, R., et al. (2005) Concomitant chemotherapy and external radiotherapy plus brachytherapy for locally advanced esophageal cancer: results of a retrospective multicenter study. *Tumori*, 91(5), 406–414.
[69] Thompson, M.A. (2001) Radiation safety precautions in the management of the hospitalized 131-I therapy patient. *Nuclear Medicine Technology*, 29(2), 61–66.
[70] UK Oral Mucositis in Cancer Group (UKOMiC) (2015) Oral mucositis guidelines. Available at: http://ukomic.co.uk (Accessed: 1/5/2018)
[71] Ung, Y.C., Yu, E., Falkson, C., Haynes, A.E., Stys-Norman, D. & Evans, W.K. (2006) The role of high-dose-rate brachytherapy in the palliation of symptoms in patients with non-small-cell lung cancer: a systematic review. *Brachytherapy*, 5(3), 189–202.
[72] Velji, K. & Fitch, M. (2001) The experience of women receiving brachytherapy for gynecologic cancer. *Oncology Nursing Forum*, 28(4), 743–751.
[73] Vialard-Miguel, J., Mazere, J., Mora, S., et al. (2005) [I131 in blood samples: management in the laboratory.] *Annales de Biologie Clinique (Paris)*, 63(5), 561–565.
[74] Wadsley, J.C., Patel, M., Tomlins, C., et al. (2003) Iridium-192 implantation for T1 and T2a carcinoma of the tongue and floor of mouth: retrospective study of the results of treatment at the Royal Berkshire Hospital. *British Journal of Radiology*, 76, 414–417.
[75] Wallace, K., Fleshner, N., Jewett, M., Basiuk, J. & Crook, J. (2006) Impact of a multi-disciplinary patient education session on accrual to a difficult clinical trial: the Toronto experience with the surgical prostatectomy versus interstitial radiation intervention trial. *Journal of Clinical Oncology*, 24(25), 4158–4162.
[76] White, I., Faithfull, S. & Nicholls, P. (2004) *UK Survey of Current Practice in Vaginal Dilatation Associated with Pelvic Radiotherapy*. European Institute of Health and Medical Sciences (internal document), p. 13.
[77] White, I.D. & Faithfull, S. (2006) Vaginal dilation associated with pelvic radiotherapy: a UK survey of current practice. *International Journal of Gynecological Cancer*, 16, 1140–1146.
[78] Williams, C.E. & Woodward, A.F. (2005) Management of the hapless patent after radioiodine ablation therapy. Are we being too strict? *Nuclear Medicine Communications*, 26(10), 925–928.
[79] Wong, F.C., Tung, S.Y., Leung, T.W., et al. (2003) Treatment results of high-dose-rate remote afterloading brachytherapy for cervical cancer and retrospective comparison of two regimens. *International Journal of Radiation Oncology, Biology, Physics*, 55(5), 1254–1264.
[80] Wust, P., von Borczyskowski, D., Henkel, T., et al. (2004) Clinical and physical determinants for toxicity of 125-I seed brachytherapy. *Radiotherapy and Oncology*, 73(1), 39–48.
[81] Zelefsky, M.J. (2006) Quality of life of patients after permanent prostate brachytherapy in relation to dosimetry. *Urologic Oncology*, 24(4), 377–378.

第6章 伤口管理
Wound management

马　明　相久大　王正红 译　陈慧平　纪光伟　李　明 校

操作指南	6-1 恶性蕈状伤口的评估	6-2 恶性蕈状伤口的包扎

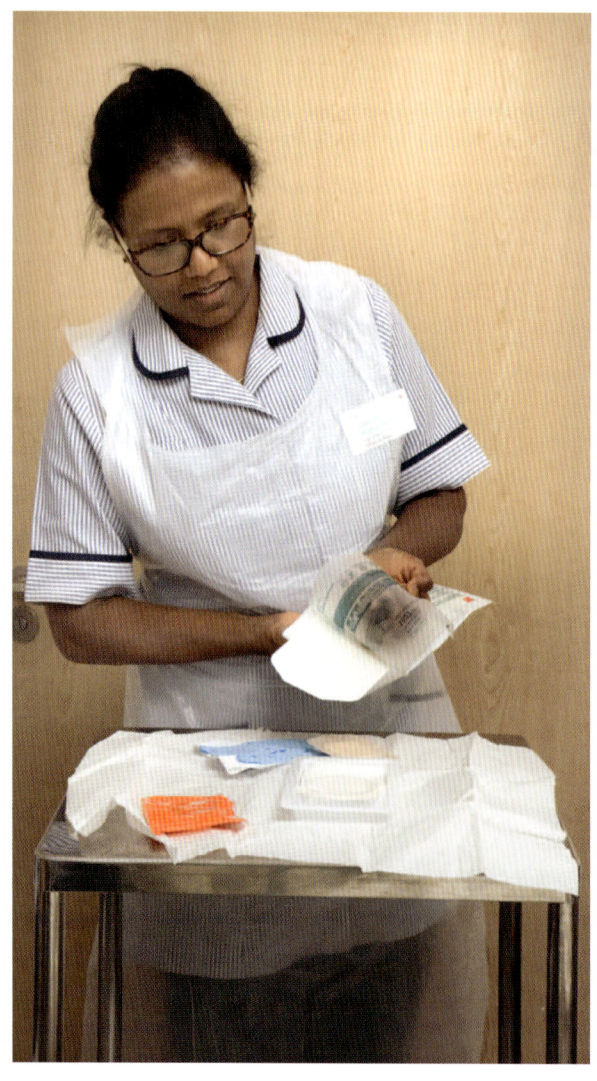

【本章概要】

本章的目的是概述肿瘤伤口的管理；包括恶性蕈状伤口、皮肤问题、与移植物抗宿主病（GvHD）相关的伤口和放射治疗伤口。

一、恶性蕈状伤口

（一）定义

恶性蕈状伤口是癌性肿块侵入皮肤上皮，以及周围淋巴和血管的结果（Pearson 和 Mortimer，2004）。这些伤口可以发生在身体的任何部位，呈火山口状溃疡，或为菜花状带有凸起结节的蕈状伤口，也可以同时呈现两种形态，伴有周围皮肤的浸润和炎症（Benbow，2009a）。恶性蕈状伤口可以迅速生长，对皮肤造成相当大的损伤（Alexander，2009a），并且很少能愈合（Bird，2000）。恶性蕈状伤口也可称为蕈状伤口、皮肤恶性坏死或肿瘤坏死（Benbow，2009a）。

（二）解剖学和生理学

恶性蕈状伤口的诊断是基于组织学的评估。

恶性伤口可来源于以下几种。

● 原发性皮肤肿瘤，如恶性黑色素瘤或鳞状细胞癌。
● 侵入周围皮肤结构的皮下肿瘤，如乳腺癌。
● 来自远处的原发肿瘤，沿组织平面，毛细血管或淋巴管扩散的转移灶（Naylor，2002a）。

恶性蕈状伤口是癌细胞浸润并损伤局部血管和淋巴管的癌性过程引起的。破坏了正常血液流动和淋巴回流，从而导致血管分布减少，引起组织坏死（Benbow，2009a）（图 6-1）。

肿瘤坏死和溃疡的形成易发生在肿块的中央，因为这个区域距离周围的血供最远。肿瘤需要血液供应才能生长和扩散；生长发生在血液供应丰富的肿瘤周围，因为围绕着健康组织，那里的血液供应丰富，而肿瘤中心区域变得缺血，出现坏死和形成溃疡。

当皮肤发生局部浸润时，初期可表现为色斑或斑块，还可能出现发炎、硬化和发热；颜色可以从深红色到棕色 / 黑色（Seaman，2006）。病灶最初可表现为界限清晰的结节，从几毫米到几厘米不等。摸起来可能很柔软，最初它们通常是无痛的。皮肤可以与下面的组织粘连固定，呈橘黄色（肿胀、有凹痕的皮肤，类似于橘子皮）外观；当肿瘤进一步侵犯组织时，皮肤会发生破损和溃烂（Wilson，2005）。当病变发展到皮肤表面时，可引起蕈状或溃疡性病灶，或两者兼有（Naylor，2001）。

蕈状病灶通过增殖过程发展，并通常有"菜花样"外观（图 6-2）。

溃疡病灶具有火山口样的外观（Naylor，2002a），这是癌症侵入皮肤和皮下组织的破坏过程形成的（Alexande，2009a），并且边缘有一个独特的"唇"（Moody 和 Grocott，1993）（图 6-3）。

恶性伤口创面可有不同的表现，从淡粉色到脆性较大、坏死或三者兼有。恶性病灶通常易碎，并容易出血。出血可由局部血管的侵蚀或组织坏死所致（Lloyd，2008），或因肿瘤内的血小板功能受损（Haisfield-Wolfe 和 Rund，1997）引起。周围的皮肤脆弱、发红和触摸起来很嫩，伴有渗出液的侵蚀。随着病灶的扩展，由于血管发育形成不良，可引起局部的坏死。坏死组织为需氧菌和厌氧菌提供了理想的繁殖环境，导致了局部感染，出现渗出物增加和恶臭（Benbow，2005）。患者所经历的疼痛程度取决于组织侵入深度、对周围皮肤的损伤、受累的神经、伤口的位置和患者以前的疼痛经历等（Naylor，2001）。

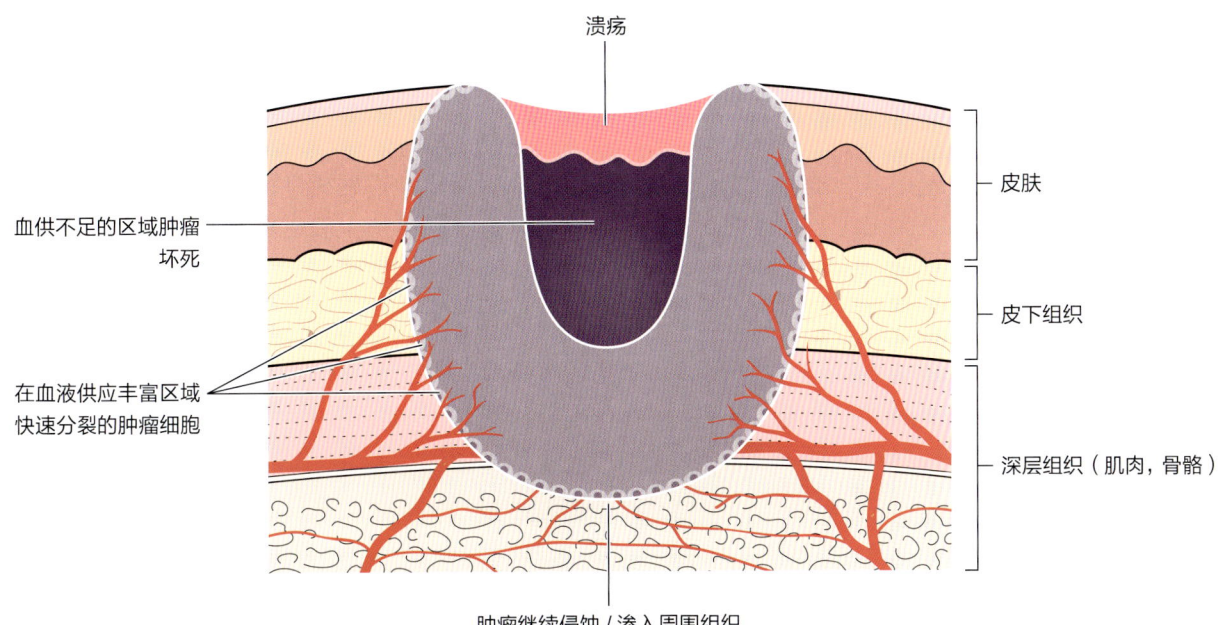

▲ 图 6-1　恶性蕈状伤口的血管和皮肤示意图

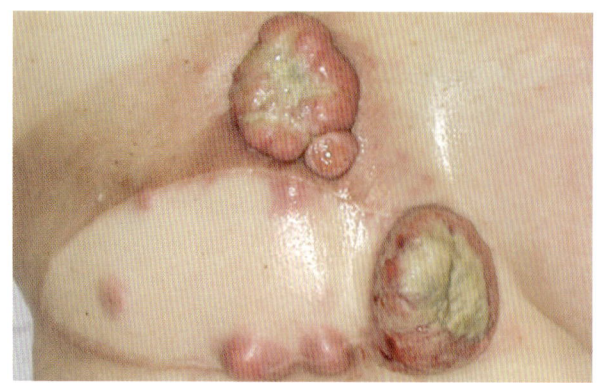

▲ 图 6-2 复发性乳腺癌引起的恶性蕈状伤口 – 皮瓣行胸壁重建。复发性结节出现在皮瓣周围，并浸润皮瓣

经许可引自 Naylor，2005

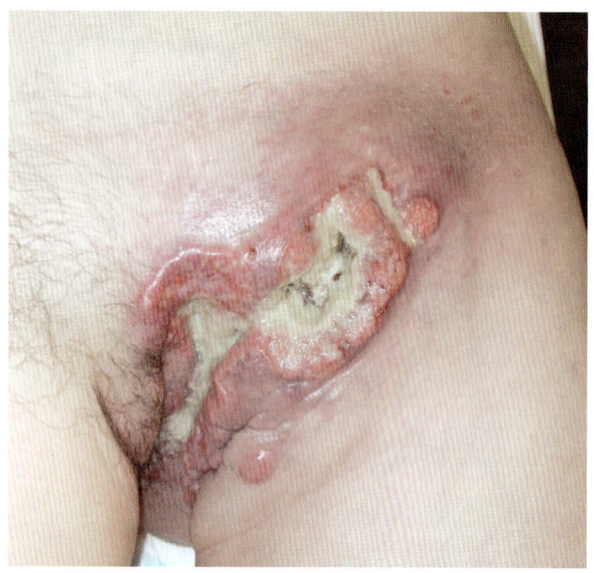

▲ 图 6-3 由未经治疗的外阴鳞状细胞癌引起的深部恶性溃疡性蕈状伤口

经许可引自 Naylor，2005

（三）相关理论

恶性蕈状伤口与晚期癌症有关，并经常出现在生命的最后 6 个月，虽然病变可以发生在早些时候，并且患者可能有较长的生存期（Naylor，2002a）。在肿瘤发展的早期阶段常没有疼痛，这可能导致患者发现问题的时间延迟，从而导致治疗的延迟（Benbow，2005）。有时，当他们的伤口到了一定程度，患者才会寻求帮助。造成这种情况的原因可能是因为害怕癌症的诊断或就诊的尴尬（Lund-Neilson 等，2011）。

伤口通常表现为恶臭、坏死和渗出，对患者的生活质量造成毁灭性的影响。患者往往已经忍受了漫长而痛苦的治疗过程，而伤口则不断地提醒他们，他们的疾病是渐进的和不可治愈的（Naylor，2002a）。与蕈状伤口共存会对患者的身体、心理、社交，以及他们的家人和朋友产生深远的影响。

这些伤口的愈合是极不现实的，除非对放疗或化疗敏感，或可手术切除。最近的进展是在精心挑选的一组患者中，用电化学疗法可以减缓病情进展（NICE，2015a）。当需要对伤口进行姑息治疗时，重点应放在解决痛苦和患者不舒服的症状，以最大限度地减少伤口对患者的影响，提高舒适度和生活质量（Grocott，2007）。

有几例个案研究和文章以轶事证据的方式提到恶性伤口的处理。不过，这一领域缺乏正式的研究。伤口管理往往是在反复试验的基础上进行，这与临床实践应有良好的循证依据相反（Lloyd，2008）。对于恶性伤口，没有正式的记录和确切的统计数据，现有的统计数据通常是在没有一致纳入标准的情况下收集的（Alexander，2009a）。

据估计，约有 5% 的癌症患者和 10% 的患有转移性癌的患者会出现恶性蕈状伤口（Seaman，2006）。多见于 70 岁以上的患者（Dowsett，2002），有些可能是由于忽视和迟发表现。恶性伤口最常见的表现见于转移到乳房或胸壁的乳腺肿瘤（62%）（McDonald 和 Lesage，2006）。在剩下的蕈状伤口中，肺和胃肠道肿瘤，以及黑色素瘤占比最多，虽然它们可来源于任何其他类型的恶性肿瘤，包括头颈部、卵巢、泌尿生殖系统或来源不明的原发性肿瘤（Seaman，2006）。它们也可在一些不常见的部位发生，如甲床、阴囊、眼睑和耳郭（Moore，2002）。

会阴或腹部的恶性伤口可以导致内脏空腔脏器的窦道和瘘管，如膀胱、阴道和肠道，而出现恶臭和渗出物增加等问题，因为人体的粪便等排泄物可能通过伤口泄露（Dowsett，2002）。头部和颈部的伤口会导致面部变形、口腔浸润，从而引起唾液流出和在下颌周围出现伤口的瘘管（Grocott，2007）。

瘢痕癌

瘢痕癌是在慢性伤口或瘢痕组织中的一种侵袭性恶性肿瘤。局部复发和转移扩散概率都比较高（Choi 等，2013）。瘢痕癌最常见于烧伤瘢痕，但也可发生于慢性压疮、静脉淤滞性溃疡或皮肤移植供皮部位（Malheiro 等，2001）。瘢痕癌的确切原因不明，但人们普遍认为，瘢痕组织缺乏血液供应、慢性炎症和免疫力低下形成了"癌症环境"。脆弱、干燥的上皮可因轻微受伤、关节活动、屈曲或长时间瘙痒导致反复损伤。该区域的上皮再生能力较差，并且对边缘上皮再生和修复的持续需求，最终导致肿瘤改变。瘢痕癌的症状和体征经常被误认为是感染，而导致延误诊断。瘢痕癌可以表现为不活跃和扁平的慢性溃疡，范围和深度逐渐增加，伴有硬结、边缘隆起，基底呈颗粒状；常有渗出物的增多和恶臭味加重（Malheiro 等，2001）（图 6-4）。瘢痕癌需要活检确诊，以便及时治疗，以降低转移扩散的风险。治疗方法主要是广泛切除后，接受化疗或放疗（Choi 等，2013）。

瘢痕癌患者往往到高度怀疑才就诊，所以诊断经常会延迟。任何没有愈合迹象的伤口都应该进行活检，以排除瘢痕癌。

（四）护理原则

对蕈状瘤患者的心理支持

照顾蕈状瘤患者有很多目标，心理的支持很重要。在这方面，主要任务之一是控制症状，从而改善患者的生活质量和心理健康。

患有这种类型肿瘤的患者要面临许多挑战，富有同理心的护患关系在提供支持时是必要的。患者常常感到被社会排斥而苦恼，所以允许他们表达恐惧和担忧是重要的。研究表明，带着蕈状伤口会给生活带来痛苦，从而引发无价值感、尴尬、对癌症相关的耻辱感和恐惧感，以及癌症存在的不自主的持续关注（Piggin 和 Jones，2009）。

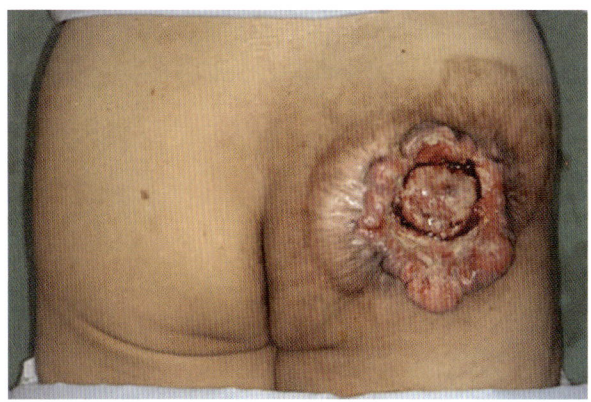

▲ 图 6-4　位于臀部的 Marjolin 溃疡，以前有皮肤移植或烧伤瘢痕
经韩国重建与整形外科学会许可引自 Choi 等，2013

对于许多患者而言，当他们患有肿瘤时，会失去自我意识，可能会感到每天无法面对这个世界。许多女性患者担心失去女性的气质。由于肿瘤和着装的原因，无法戴胸罩会影响选择女性服装的能力（Reynolds 和 Gethin，2015）。护士所表现出的同情心、理解力和情商能够极大地改善患者的感受和自我形象，理解患者所经历的事情，通常有助于改善患者的感受。

提供整体和支持性护理，通常可以为患者在疾病限制范围内提供过上充实生活的机会。

当照顾蕈状瘤患者时，选择合适的敷料对于护士来说可能是具有挑战性的，这也可能会影响患者对自己的看法。当对患者进行护理时，护士需要对自己的沟通技巧和能力充满信心。处理气味是护理工作的一部分，因为它会在很多方面影响患者。社会关系受损是恶臭的直接后果（Gibson 和 Green，2013）。患者在社交方面的信心和能力的下降，也可能对他们或他们的家庭产生经济影响。

护士的循证实践显示，护理知识的不断更新是重要的。对护理这个领域仅有热情是不够的；需要有专业的、个人的和集体的责任，不断更新知识和学习新进展，用成熟的技术来照顾患者（Benbow，2009b）。

护士也可为蕈状瘤患者的家属或亲人提供支持。这通常包括评估在护理中是否存在差距，以及评估他/她如何给患者提供实际援助或帮助。照顾患有恶性蕈状瘤的家属会导致心理痛苦（Probst等，2012）。

护士向患者和家人提供的支持，可以帮助他们不断适应生活，并学会如何处理蕈状瘤。

（五）伤口评估

在《Royal Marsden临床护理操作手册》第9版：第15章伤口管理（2015）中讨论了伤口的评估和评价。

蕈状伤口是独特的，会有各种不同的外观、症状和很难处理的问题，需要制订针对具体患者的个体化的管理计划（Benbow，2005）。由于伤口的独特性和复杂性，以及它们的快速变化，导致评估通常是困难的（Schulz等，2009）。重要的是，卫生专业技术人员运用良好的临床评估技能，了解他们使用的敷料产品，并熟知敷料的功能和局限性。应用敷料处理伤口会对患者生活质量的所有方面产生重大影响（Watret，2011）。

准确的整体评估是患者护理的一个极其重要的方面。评估应该持续进行，并涉及患者的身体、营养摄入、心理、精神、文化需求和社会状态，以及具体的伤口因素。鼓励患者进行自我评估也很重要，包括他们如何处理伤口，他们的整体应对策略和自我照顾能力，以及伤口对他们的生活质量和家庭的影响。患者应该参与管理计划和实施过程，制定以患者为中心的治疗计划，该计划考虑到患者和医务人员的观点（Alexander，2009a）。

1. 伤口评估工具

文献表明，缓和医疗工具易于遵循、完善并涵盖患者及其家属的广泛需求时，是最为有效的（Schulz等，2009）。患者的自我评估是症状报告的最佳方法。但是，如果患者情况非常不好，且沟通困难，那么，自我评估是不现实的。所以准确的评估是非常重要的（Naylor，2002a）。

欧洲肿瘤学护理学会（EONS，2015）考虑了一系列可用于恶性蕈状伤口的评估工具。这些工具有助于帮助医务人员在不常遇到的领域构建个体化的护理（表6-1）。

图6-5显示了Royal Marsden医院使用的伤口评估表。

2. 操作前的准备

应该尽可能在患者状态最好的时候换药。止

表6-1 一些用于蕈状伤口的评估工具

评估工具	描 述	优、缺点
TELER系统（Grocott等，2011）	• 涵盖伤口处理的各个方面和伤口的心理社会影响，包括皮肤状况、渗出物、渗漏和敷料浸湿造成的不适 • 设计由患者、照顾者和医务人员完成	• 在制订治疗计划时，应考虑患者和医务人员的观点（Alexander，2009a） • 包括与患者协商的长期目标 • 以数字格式提供 • 确定患者认为伤口最具挑战性的方面，其会影响产品管理的选择（Watret，2011）
伤口和症状自我评估表（WoSSac）（Naylor，2002a）	开发的定量工具，使患者能够评估症状，以及伤口对他们及其周围环境的影响。由患者或照顾者完成，在评估伤口相关症状的严重程度和对患者的影响时，使用视觉模拟量表和Likert量表	• 评估工具有一套预先确定的标准，这些标准可能无法反映患者的个人需求；综合评估需要进一步讨论（Alexander，2009a） • 考虑到症状的严重程度及其对患者生活质量的影响，使患者能够对他们认为最重要的内容进行评估（Watret，2011）
恶性蕈状伤口评估工具（Schulz等，2009）	由卫生专业技术人员完成。涵盖关于患者的一般信息、伤口和症状	开放式问题能够评估患者的感受

引自欧洲肿瘤学护理学会（2015）

第 6 章 伤口管理
Wound management

Royal Marsden 伤口评估表（每个伤口完成一张图表）

患者姓名						
医院号码						
评估日期（每周）						
伤口的大小						
最大长度（cm）						
最大宽度（cm）						
最大深度（cm）						
伤口创面 – 大约覆盖 %（ %）						
坏死（黑色）						
蜕皮（黄色）						
肉芽生长（红色）						
上皮化（粉色）						
伤口周围皮肤						
完整的						
健康的						
脆弱的						
干燥的						
有鳞屑的						
红斑						
浸润						
水肿						
湿疹						
皮肤结节						
皮肤剥脱蜕皮						
敷料过敏						
胶布过敏						
其他（请说明）						
渗出程度						
无						
少						
中等						
多						
量增加						
量减少						
气味（查看评定量表）						
无						
轻						
中						
重						
出血						
无						
轻						
中						
重						
敷料变化						
伤口疼痛（见评定量表）						
程度（0~10）						
持续						
特定时间（特异性）						
伤口疑似感染						
拭子培养（Y/N）						
拭子培养结果						
治疗						
评估审查日期						
评估员姓名首字母						

位置（标记图）	视觉模拟评分（VAS）用于患者的疼痛评估
右 左 　左 右	0　1　2　3　4　5　6　7　8　9　10 无　　　　　　　　　　　　　　痛 　　　　　　　　　　　　可想象的最痛

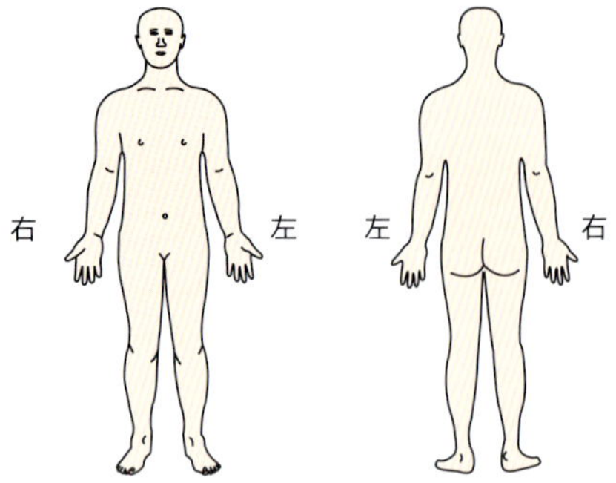

气味评定量表

得分	评估
无	去除敷料，即使在患者的床边，也没有明显的气味
轻	去除敷料，在靠近患者的地方，伤口有明显的气味
中	去除敷料，进入房间后伤口有明显的气味（距离患者 1.5~3 米）
重	敷料完好，进入房间后伤口有明显的气味（距离患者 1.5~3 米）

伤口图（如果合适）（或附上画图/照片）

日期：_____

日期：_____

日期：_____

日期：_____

日期：_____

日期：_____

使用注意事项：
每个伤口使用一张图表。
每周至少完成一次伤口评估。
使用干净的尺子在最宽处测量伤口，使用无菌伤口拭子或钝头探针测量伤口深度。
对于"伤口周围皮肤"评估，可以勾选多个选项。
应使用第 2 页顶部的量表评估气味和疼痛。
评估后，应书写伤口管理护理计划，并且如果有必要，在每次重新评估后更新。

▲ 图 6-5　伤口评估表
引自 Dougherty 和 Lister，2015

操作指南 6-1 恶性蕈状伤口的评估

必备物品

- 无菌敷料包，含药罐或凹痕塑料托盘、低绒棉签、一次性镊子、手套、无菌区、一次性袋子和一次性塑料围裙
- 用于清洁和（或）冲洗的液体
- 低过敏胶布
- 适当的敷料
- 适当的手卫生准备
- 敷料的性质决定了其他材料的使用；敷料的特性应该在患者的护理计划中提到
- 洗涤剂擦拭
- 如有要求，还需手术器械和患者记录表格的可追溯系统

可选物品

- 无菌剪刀

操作前

准备	目的
1. 与患者解释和讨论操作过程，并检查镇痛需求	确保患者理解操作，并给予有效的知情同意，并减少焦虑（NMC，2017 C）
2. 用肥皂和水洗手，穿上一次性塑料围裙	在接触患者之前和进行操作前必须清洁双手，以防止交叉感染，并降低医源性感染的风险（WHO，2009 C）衣服可能被病原微生物、血液/体液污染（Loveday 等，2014 C）
3. 用洗涤剂将手推车擦拭干净	提供清洁的操作台，并降低因环境引起交叉感染风险（Guizhen，2016 C）
4. 将该操作所需的设备放在清洁敷料推车的底架上。检查所有设备的完整性和有效期（如包装是否完好无损和干燥）	• 为保持推车的顶架为干净的操作台 • 确保设备在使用前是无菌的（Fraise 和 Bradley，2009 E）
5. 用屏风遮挡病床区域，以保护隐私。患者取舒适的体位，以便在不过度暴露患者的情况下，容易接近待处理区域	维护患者的尊严和舒适（NMC，2017 C）
6. 将手推车推到治疗室或患者的床旁；在换药之前，尽量减少床上用品和屏风的移动	让空气传播的微生物在无菌区域和伤口暴露前沉降，以尽量减少空气污染（Bache 等，2015 C）

操作

7. 用杀菌乙醇洗手液清洁双手	降低伤口感染和交叉污染的风险（WHO，2009 C）
8. 打开无菌敷料包的外包装，并将内容物滑到手推车的顶架上	确保只使用无菌产品（Fraise 和 Bradley，2009 C）

	续表
9. 仅用包装纸的一角打开无菌区域	这样可以将潜在污染区域维持在最小范围 E
10. • 解开固定的胶布（如有必要） • 如果外敷料受到污染，应戴手套	• 为了更容易去除敷料 E • 为了个人防护（Loveday 等，2014 C）
11. 用杀菌乙醇洗手液清洁双手	手可能会因处理外包装和敷料而受到污染（WHO，2009 C）
12. 使用包装中的塑料袋，整理无菌区域。将清洁溶液倒入药罐或塑料弯盘中	减少伤口暴露的时间，以减少污染的风险。防止污染环境。尽量减少清洁溶液污染的风险 C
13. 将手放入塑料袋中，揭下患者身上的敷料，取下敷料后就翻转塑料袋，使敷料放入袋中。此后将其当作"脏"袋。如果揭下敷料有困难，请戴上手套去揭	降低交叉感染的风险。防止污染环境（Fraise 和 Bradley，2009 C）
14. 将装有敷料的袋子挂在位于患者旁边的手推车顶部搁板下方的侧面	避免将污染的敷料穿过无菌区 受污染的材料应在无菌区以下处置 C
15. 评估伤口愈合的情况（参见《Royal Marsden 临床护理操作手册》，第 9 版，表 15–1）	伤口护理的评价（Dealey，2005 E；Hampton 和 Collins 2004 E；Hess，2005 E）

痛药应该在换药前至少 30min 提供，以便在开始换药时，药效达到最佳（Rogers，2015）。换药应该在通风良好的房间里进行，并应考虑在放松、舒适的体位，以及有音乐或辅助疗法的环境下换药。如果患者在换药过程中感到任何不适，都应该停止操作。如有必要，可给予进一步镇痛，让患者休息一下，直到患者同意后才恢复操作（Rogers，2015）。

欲了解更多信息，请参阅 Dougherty 和 Lister（2015）的《Royal Marsden 临床护理操作手册》，第 9 版：第 15 章伤口管理。

（六）治疗方案的选择

1. 初步诊断和评估

伤口的处理至关重要，但不能治愈或控制疾病。蕈状伤口的癌症与任何癌症一样，是异质性疾病，对基础疾病的治疗，应遵循相同的诊断和治疗的系统步骤。蕈状病变的处理不再等同于症状控制和单独的伤口护理，尽管这些是重要的组成部分。

恶性蕈状病变可以出现在有或没有转移性疾病的情况下，这是决定治疗目的的标准。转移性疾病的存在（American Joint Committee on Cancer，2010）表明治疗不再能够根治疾病。然而，长期控制仍然是一个有效和现实的目标，这需要联合适当的治疗方法。

蕈状恶性伤口的成功管理需要全面、准确的诊断和治疗前的评估。它要求一开始就有多学科团队（MDT）的参与和协作。

评估应包括症状和临床检查在内的全部病史，以评估皮肤和局部肌肉受累的程度。应对肿瘤进行活检，以提供有关核分级和激素受体状态的信息，从而决定最合适的治疗方法。可以要求分段扫描以确保没有远处转移病灶。无论是治疗性还是姑息性控制，都需要 MDT 的讨论，以确定治疗目的。

转移性疾病的存在将会影响治疗计划，因为在不能治愈的情况下，公认的方法是，采用低强度的治疗。应该记住，癌症处于次要的位置，如乳腺癌，可以在很长一段时间内得到控制。因此，改善蕈状恶性伤口症状的治疗将会带来更大的获益。

由于蕈状瘤具有侵袭性，因此可能局部进展。患者只能可靠地描述只有短期症状的病史。人们希望化疗能使这种肿瘤的体积缩小。另一种可能的情况是，患者意识到病情变化已经很长时间，有时甚至是几年，但因为各种原因而没有就诊。这样的病史提示疾病的进展缓慢。然而，未经治疗的肿瘤可能对全身治疗有反应。

2. 手术注意事项

外科手术方法与重建技术的发展，增加了手术的范围和切除较大肿瘤的能力，同时，保持了良好的美学效果，或在手术后再现自然的重建，如乳房切除术。在诊断时，外科医师的角色是确认手术是否应该成为蕈状癌症的首选治疗方法。20 世纪 40 年代发表的开创性工作认为，具有某些共同特征的蕈状病灶是绝对禁忌证，Haagensen 和 Stout（1942）指出，这些包括与乳腺癌有关的广泛局部皮肤水肿、皮肤溃疡、胸壁固定、腋窝淋巴结固定和卫星皮肤结节。这些观点仍然是目前公认的标准。在某种程度上，手术治疗应该是在药物治疗后的最终治疗。

在存在转移性疾病的情况下，手术对控制局部病情和缓解症状方面的作用尚不清楚。乳腺癌的手术范围通常很广泛，包括需要整形外科和胸外科团队来清理和重建这一区域，获益可能很小。但是，对于患有蕈状病变的患者来说是非常重要的。其总体生存率不太可能受到影响。

3. 药物的方法

(1) 新辅助化疗：如果治疗目的是治愈，并且在药物治疗后计划手术，则进行全套肿瘤免疫组织化学检查，有助于肿瘤专家使用适当的药物和药物组合来进行干预。这包括标准化疗，通常可与新的靶向药物联合使用。人类表皮生长因子受体（HER2）单克隆抗体曲妥珠单抗的成功已被充分证明，并导致其他抗 HER2 药物，如帕妥单抗和拉帕替尼的进一步开发，这些药物显示出良好的前景，让肿瘤医疗团队看到对治疗完全有病理缓解比例的增加。其他值得注意的靶向治疗，包括依维莫司和贝伐单抗。这些证据是从所有乳腺癌的新辅助治疗后的试验中获得的，并且推断出蕈状性病变也有同样的反应。治疗反应进行临床和放射学监测。

(2) 新辅助或初级内分泌治疗：在虚弱患者中，单独使用内分泌治疗可以有效地缩小和治疗进展的肿瘤。由于反应通常较慢，所以新辅助治疗阶段可能需要更长的时间。内分泌疗法也可以与先前描述的靶向药物联合使用。关于何时，以及是否行手术干预的讨论应该在患者知情的情况下进行，且应让患者参与。

(3) 放射治疗：放射治疗是一种局部治疗，用于降低肿瘤局部复发的风险，这对于蕈状病变至关重要。由于淋巴管、皮肤和肌肉经常受累，这种肿瘤的复发机会较高。放射治疗可以破坏恶性细胞，缩小伤口，减轻渗出、出血和疼痛等症状。最初由于恶性细胞的死亡和皮肤反应的发生，伤口的外观可能会恶化（Winnipeg Regional Health Authority, 2014）。如果患者正在接受以治愈为目的的治疗，则应采用标准的放射治疗方案。研究并不明确，临床上是否应该接受放疗的问题尚未解决。随着个性化治疗的持续推进，这将是一个重要的讨论领域。

那些被认为仅适用于姑息治疗的蕈状病变可以通过放疗得到改善和控制，这将提高患者的生活质量。与目前使用的外科手术不同，它对患者的要求可能更低，并且更容易接受。

(4) 电化学疗法：电化学疗法旨在治疗和缓解原发性皮肤癌和黑素瘤，以及非皮肤来源区域的皮肤和皮下转移。该方法将细胞毒性化疗药物，如博来霉素或顺铂，与施加于肿瘤的电脉冲相结合，从而增强了肿瘤细胞的渗透性，并导致细胞更易摄取药物（Marty 等，2006）。越来越多的证据表明，电化学疗法在减少肿瘤体积，控制出血和渗出物等症状方面是有效的。它是最有效的，且不良反应很小。治疗可以在门诊进行，既方便又经济，如果肿瘤复发，患者可以再次治疗（Grocott 等，2013）。

（七）恶性蕈状伤口的敷料管理原则

敷料选择

用于治疗恶性伤口的敷料选择尚未形成共识。对新产品的选择要进行仔细、客观地评估，并与金标准进行比较。可惜的是，由于缺乏选择敷料的依据，护士在选择敷料方面必须具有可选择性和创新性。用于有效控制恶性伤口的产品有限，并且也没有针对这些伤口的尺寸和配置。管理内容包括各种敷料，以及造瘘袋和接尿产品。

选择敷料方案时，应与患者讨论，看看什么对于他们来说是重要的，最适合伤口的敷料不一定是最适合患者的（Clark，2002）。用不显眼的方式包扎伤口，以保护患者的尊严，并为他们所接受，往往是一项重大的挑战。在可能的情况下，应避免使用笨重的敷料，皮肤色调的敷料可能更容易被患者接受，并应巧妙地使用衣服来覆盖受影响的部位（Rogers，2015）。

恶性伤口通常需要覆盖两层或更多层的敷料。最里面一层应该是非黏附的，不会在去除时造成损伤，并能允许水分进入第二层。在评估伤口后，可以将最里面的接触层在原处留置数天，并在需要时更换外面的敷料，这更容易被患者接受，且更能节省成本（Benbow，2015）。第二层或后续层的敷料应该是高吸收性的，不要太大，且尽可能美观，容易被患者接受（McManus，2007）。在理想的情况下，敷料应能够放置更长的时间，减少患者换药时的不适和不便（Alexander，2009c）。

在考虑用于恶性伤口的敷料时，理想的敷料必须具有以下功能。

- 尽量减少与恶性伤口相关的气味。
- 允许气体交换。
- 保护伤口免受污染。
- 去除敷料时，不会引起疼痛或脱皮。

- 患者可以接受。
- 高吸水性（对于严重渗出的伤口）。
- 具有成本效益。
- 最少的更换或干扰次数。
- 在清创和止血特性方面适合于伤口（Thomas，2009）。

（八）局部伤口的管理

症状管理和局部伤口的处理是恶性蕈状伤口患者的护理重点。TIME 伤口准备的基本原则（TIME/WBP），包括 4 个支持伤口基本准备的部分（European Wound Management Association，2004）。

①组织处理（tissue management）。
②炎症/感染控制（inflammation/infection control）。
③液体平衡（moisture balance）。
④上皮进展（epithelial advancement）。

这些原则可以应用于姑息性伤口护理（Grocott，2007），因为自溶清创术和水分管理可以提高生活质量。有效地控制症状可以提高患者的自理能力，并帮助患者再次获得管理生活的方法（Grocott，2007）。

每个患者都会对这种伤口有各自的反应，其后果会影响身体、心理、社交、性和精神健康。需要最高水平的护理专业知识。告知患者可以让他们了解自己的体征和症状，使他们能够准确地报告，以便更积极地带着伤口生活（Lo 等，2008）。

虽然恶性蕈状伤口的外观和表现出的症状是独特的，但与蕈状伤口相关的最常见症状是大量渗出物、恶臭、出血、疼痛和瘙痒（Grocott，2007；Hampton，2008；Lund-Neilson 等，2005）。

1. 渗出物

当伤口的进展使皮肤的完整性遭到破坏时，身体会引发炎症反应。其中，组胺等介质可使毛细血管渗透性增加，并促进电解质、营养素和蛋白质、生长因子、基质金属蛋白酶、血小板与微生物的移动，在伤口处产生过多的液体并形成渗出（Barrett 等，2012）。在伤口愈合中渗出物是必要的，以向创面床提供营养，帮助自溶清创，并促进上皮形成，使细胞能够穿过伤口床。

恶性蕈状伤口有产生大量渗出物的特性，每天可高达 1L（EONS，2015）。大量的渗出物是伤口内毛细血管通透性增加的结果，这可由肿瘤内的血管紊乱（Naylor，2002b）、细菌蛋白酶引起坏死组织自溶，以及与感染相关的炎症过程所致（EONS，2015）。

对大量渗出的伤口进行有效的临床处理，对减少恶臭，降低渗漏到衣服和被褥上的风险，以及增加他们的舒适度和信心是至关重要的（Grocott，2007）。如果患者敷料发生渗漏，可能会导致难堪、焦虑和不洁的感觉，这些都有可能导致患者出现抑郁、与社会隔离，对其生活质量产生整体的负面影响。未能控制伤口渗出还会导致护理干预的频率增加，伤口管理产品和医疗支出的增加（Dowsett，2015）。

(1) 渗出物的评估：每次换药时，都应记录、描述渗出物，包括外观和量。医务人员应该了解渗出物的存在和外观的含义。渗出物的变化应该引起患者伤口处理计划的改变。对渗出物水平的评估，传统上是根据"低"、"中等"和"高"或+、++、+++记录，这可能是非常主观的（Tickle，2015）。

表 6-2 显示了渗出物颜色的意义，表 6-3 显示了伤口渗出物黏稠度的意义，以及护士在评估患者时应该考虑的因素。

(2) 渗出物的管理：表 6-4 列出了管理恶性蕈状伤口渗出的适当方法。

① 局部负压：局部负压是通过施加负压将液体从伤口中带走。由于该系统可能会增加细胞活性，因此，不提倡用于恶性伤口。然而，在生命末期护理中，考虑使用负压泵作为常规敷料

表 6-3 渗出物黏稠度的意义

特 征	可能的原因
高黏度（黏稠，有时富有黏性物质）	蛋白质的含量高 - 感染 - 炎症过程 坏死的物质 肠瘘 某些类型的敷料或局部制剂的残留物
黏度低（稀薄，"水分过多"）	蛋白质的含量低 　　静脉或充血性心脏病 　　营养不良 泌尿系统、淋巴或关节间隙瘘 细菌生长或感染 坏死组织 瘘管/肠瘘或尿瘘

引自世界伤口愈合联合会（WUWHS，2007）。转载经 WUWHS 许可

表 6-2 渗出物颜色的意义

特 征	可能的原因
清亮、琥珀色	浆液性渗出物，通常被认为是"正常的"，但可能与产生纤维蛋白溶酶的细菌，如金黄色葡萄球菌的感染有关；也可能是由于尿液或淋巴瘘的液体
混浊的、乳状或奶油状	可能表明存在纤维蛋白链（纤维蛋白渗出物——对炎症的反应）或感染（含有白细胞和细菌的化脓性渗出物）
粉红色或红色	由于红细胞的存在和毛细血管损伤（血液或出血性渗出物）
绿色	提示可能有细菌感染，如铜绿假单胞菌
黄色或棕色	可能是由于伤口组织的脱落，或肠瘘、尿瘘的排泄物
灰色或蓝色	可能与使用含银敷料有关

引自世界伤口愈合联合会（WUWHS，2007）。转载经 WUWHS 许可

表 6-4 处理伤口渗出物的敷料和设备

数 量	敷 料	
轻微渗出的伤口	水凝胶/水胶体/吸收剂性可透气的黏性敷料	蕴含渗出物并保持湿润环境——将换药时的疼痛/创伤/出血的风险降至最低（Naylor，2002b）
中等-重度渗出物	藻酸盐/藻酸盐制剂（如Sorbsan/Kaltostat）	当与渗出物接触时形成凝胶，从而在伤口处保持了高湿度，它们可减少渗出物对周围皮肤的浸渍
	亲水性纤维[如爱康肤（Aquacel）]	亲水性纤维与藻酸盐有不同的作用方法，它们吸收液体并保留在敷料中
	泡沫敷料（如Allevyn/Mepilex）	将渗出物吸收到敷料的基质中。有些可以通过敷料表面传输水蒸气，使其蒸发到空气中（Adderley，2010）。泡沫敷料上不应覆盖封闭膜或类似物，因为会使它们的功能受到影响
	高吸水性敷料（如Eclypse）	有些在敷料中加入了凝胶技术，类似于使用的一次性尿布。它们能够在敷料中保留更多的渗出物。可以减少敷料的更换次数。但它们在水分饱和时，会变得沉重，而导致敷料的下垂
伤口的窦道/瘘管	伤口管理包系统	可以有利于控制气味，使渗出物远离周围的皮肤。如果有瘘管或深度开放性伤口产生大量渗出物时，则尤为有益（Adderley，2010）

的替代方案可能是可行的。负压可以通过处理与换药相关的 3 种最具挑战性的症状，即渗出物、气味和疼痛，来改善患者的生活质量（Riot 等，2015）。

②伤口周围皮肤：如果水分被吸到敷料内，并与皮肤长时间的接触，表皮细胞可能会被水浸泡，而容易发生表皮的脱落，可能会导致伤口面积增加。慢性伤口的渗出物比急性伤口的渗出物更具有腐蚀性，并且可能导致对周围皮肤的更多损害。可以使用薄的水胶体敷料或半透膜来覆盖伤口，这可能有助于保护皮肤，并且还能有效地将第二层敷料固定在适当的位置。在用敷料之前，可以用保护性的非乙醇类皮肤贴膜，如 Cavilon 液体敷料，以保护皮肤免受过多渗出物造成的损害（Benbow，2015），且有利于帮助黏合性敷料形成良好的密封。在理想情况下，应在皮肤损伤之前使用保护贴膜，因为疼痛和皮肤损伤会破坏敷料的黏附性。通过使用无创敷料、弹性背心、网状或管状绷带将敷料固定到适当的位置，也可以减少对皮肤的损伤（Draper，2005）。

2. 恶臭

来自恶性伤口的恶臭通常是患者最痛苦的症状（Benbow，2009a），并且可能对他们的生活质量产生深远的影响。恶臭会引起恶心、呕吐和不自主的干呕（Lund-Neilson 等，2011），而导致食欲减退和体重减轻，随后在他们的病情需要良好的营养的时候，发生营养不良。这时，将患者转介给营养师服务可能对患者是有益的（Wilson，2005）。恶臭会引起尴尬和排斥感，导致与社会脱离和抑郁。家人和朋友的支持对于患者应对疾病进展带来的身体和心理影响至关重要。

恶臭可能由坏死的、血供不良的组织、细菌的存在、大量渗出物（Gethin，2010）或敷料中的残留渗出物引起。伤口中存在的细菌类型通常是恶臭的原因，失活和坏死组织是可以产生挥发性物质的厌氧和需氧细菌繁殖的理想环境。梭状芽孢杆菌等厌氧菌，变形杆菌、克雷伯菌和假单胞菌等需氧菌，是在恶性伤口中最常分离出来的微生物（Thomas 等，1998）。

气味是很难量化和描述的，因为人的感觉是非常主观的（Benbow，2005），这使得对伤口和敷料效果的评估变得比较困难。可能是由于缺乏对伤口恶臭的管理，和对敷料控制气味的有效性研究（Gethin 等，2014）。

恶臭的管理：更换敷料时，应确保房间通风良好，并且在取出敷料后能快速适当地处理掉（Wilson，2005）。找到一个足够大的敷料来防止渗漏通常是个难题。可能需要增加更换敷料的次数以减少气味。敷料可能很快会被伤口渗出物、血液和坏死组织碎片浸透，当敷料保留在原位时，增加了恶臭（Schiech，2002）。表6-5列出了适用于处理恶性蕈状伤口恶臭的敷料。

①伤口清洗：伤口清洗对于处理恶性伤口非常重要，可以去除表面污染物、微生物和过量渗出物，以及松散碎屑。然而，清洗不是适合所有伤口；如果伤口处理的目的是保持该区域干燥，则可能是不合适的（Jones，2012）。伤口或敷料内滞留的渗出物会导致恶臭的增加（Collier，1994）。

如果需要，有恶性伤口的患者可以揭去敷料，用温热水冲洗伤口，这对于患者来说可以使他们感到干净和精神焕发，对他们的心理健康是有益的（Fairbairn，1994）。NICE指南（2015b）建议，当需要清洗时，温热水或淋浴是首选。如果需要无菌操作，如患者的免疫功能低下，伤口内骨外露，或用微生物拭子之前，需使用0.9%无菌盐水，最好在使用前加热至接近体温的温度。

NICE（2015b）不推荐使用抗菌溶液，因为它们可能不利于伤口愈合和对组织有害（Sibbald等，2000）。另外，体液也会迅速使抗菌溶液失活（Naylor，2002b）。如果伤口中存在生物膜，使用氯化钠和自来水可能无效，因为生物膜可能对灌注和抗生素有抵抗（Jones，2012）。在Horrocks（2006）的评估中发现使用包含聚六亚甲基双胍，如Prontosan的伤口冲洗溶液或凝胶，在消除生物膜方面是有效的。该研究显示，伤口可在3周内显著改善，渗出量减少。

Bale等（2004）的一项研究，观察甲硝唑凝胶对恶性伤口的疗效，有趣的是发现安慰剂组中有76%的患者报告了恶臭消除。这归因于这样的事实，在研究中的患者，他们的伤口被彻底清洗、敷料定期更换。这些发现支持根据伤口的情况和症状的严重程度，实施定期清洗和更换伤口敷料的必要性（Draper，2005）。

②清创：伤口恶臭的处理需要控制气味和病因治疗。失活组织的清创可以降低细菌的浓度。清创的方法应基于对伤口的评估，并以治疗目标和患者偏好为指导(Gethin, 2011)。清创时应小心，因为伤口往往较脆，并且容易出血。因此，手术或彻底的清创通常是禁忌的（Grocott，2007）。还有人提出，外科清创术可能会使恶性细胞"种植"（Hampton，2004）。自溶或酶促清创通常是首选方法（EONS，2015）。然而，应该考虑任何形式的清创术对患者的影响，这种清创可能会在坏死组织液化时，增加了渗出物的量。

③甲硝唑：如果怀疑有感染，应取伤口拭子，并取得药敏的结果。

有几例个案报道肯定了甲硝唑的有效性，且患者在几天内自诉病情缓解（Alexander，2009d）。甲硝唑是一种合成药物，通过与细菌DNA结合来防止其复制，从而减少伤口的细菌负荷（Draper，2005）。

NICE指南（2015b）推荐口服甲硝唑用于治疗引起气味的深部组织感染，剂量为400 mg，每日3次，持续5~7天。如果观察到有部分疗效，考虑继续使用7天。然而，患者可能会出现恶心和神经系统的不良反应，气味的减少可能只持续几天（Grocott，2000）。如果伤口的血液供应受到损害，效果可能会降低（EONS，2015）。

局部使用甲硝唑可以避免与口服药物相关的作用。传统上认为它对抗厌氧细菌是有效的；但Thomas等（1998）报道它对需氧菌也有效。当伤口较大且药物无法穿透深层组织达到厌氧细菌时，效果可能有限（Grocott，2000）。当药物在大量渗出的伤口中，被渗出物稀释和被敷料吸收时，如何维持治疗水平，也受到人们的质疑（Grocott，2000）。

局部用0.75%甲硝唑凝胶，可直接涂抹在伤口上，当出现过多的坏死组织时，比口服甲硝唑更为有效（NICE，2015b）。凝胶应每天1~2次涂抹于溃疡面上，连续7天。如果有部分疗效，应考虑再继续用 7 天（NICE，2015b）。甲硝唑胶囊的内容物也可直接撒在伤口上；然而，这可能会对创面产生刺激。这种做法没有规定，只有个案报道的证据（EONS，2015）。

甲硝唑凝胶可单独使用，也可以与全身治疗一起使用，以处理恶臭的伤口。凝胶也可以通过促进坏死组织自溶和脱落，来加速伤口内的清创（Gethin，2011）。

表 6-5 总结了用于处理伤口恶臭的敷料和制剂。

3. 出血

肿瘤诱导的血管生成和凝血病可导致血管壁变薄，容易出血并降低凝血功能（Lotti 等，

表 6-5 处理伤口恶臭的敷料和制剂

敷料/制剂	描述	应用	解释
木炭，如 Clinisorb/Carboflex/Carbonet	• 有效地减少臭味 • 吸收小分子和细菌孢子，使它成为一个强大的除臭剂（Williams，2000） • 可以仅使用碳，或与海藻酸盐或抗生素等附加敷料联合使用	如果用于干燥伤口，请涂在非黏性敷料上，并请查询特定制造商的指南	• 关于潮湿时，碳的有效性的相互矛盾的研究 • Hampton（2003）和 Morris（2008）的研究表明，Clinisorb 可用作一种主要的敷料，而不影响恶臭的控制 • Draper（2005）发现，碳敷料保持干燥时最有效，并且要作为密封单元使用，但对于脆弱的皮肤来说，并不总是可行的 • Lee 等（2006）发现纤维可能会从敷料上脱落，并且在潮湿的环境中无效。它只吸收气味，不能解决根本问题
银敷料，如 Aquacel Ag / Acticoat	银是一种惰性金属，当它与伤口渗出物相互作用时会变得活跃，银离子被释放到伤口床中。细菌与银离子结合，使细菌的 DNA 和 RNA 变性，抑制其复制（Hampton，2008）	• 参阅特定制造商的指南 • 特定的银敷料，如 Acticoat，在使用前需用水激活	• 在恶性伤口中，使用银敷料的研究很有限，但临床实践中的观察表明，它们可以有效地控制气味（Hampton，2008） • 当存在感染时，细菌的减少可导致气味和感染症状的减轻 • 由于价格昂贵，只应在确认需要抗菌敷料时才能使用（Alexander，2009d）
麦卢卡（Manuka）蜂蜜，如 Activon	• 麦卢卡蜂蜜含有大量的过氧化氢，对细菌有破坏作用 • 细菌被蜂蜜中的葡萄糖代谢而产生乳酸，而不是产生恶臭的氨、胺和硫化合物的氨基酸（White，2005） • 可作为软膏、浸渍纱布或海藻酸盐敷料	• 如果渗出液非常多或不再有效，应更换为医用蜂蜜 • 禁忌证 　已知对蜂毒过敏的患者 　应监测糖尿病患者的血糖水平 • 患者在初次使用时，可能会有"刺痛/灼热"感——如果患者不能耐受，则应去除敷料	• 可以减少细菌的负荷，祛除气味，协助清创，并具有抗炎作用，对健康组织无害（Booth，2004） • 具有抗菌和清创作用，有利于恶臭的控制，因为它们有助于去除腐肉和细菌，通常这是导致气味的原因 • 不适用于大量渗出的伤口

第 6 章 伤口管理
Wound management

（续　表）

敷料 / 制剂	描　述	应　用	解　释
碘 • 卡地姆（Cadexo-mer）碘：如 Iodo-flex/Iodosorb • 聚维酮碘：护碘贴（Inadine）	• 卡地姆碘是一种抗生素，可用于减少恶性伤口的恶臭（Hamp-ton，2008；Seaman，2006） • 碘会穿透微生物，并攻击关键蛋白质组、核苷酸和脂肪酸，从而杀死细菌（Angel 等，2008）	• 请参考特定制造商的应用指南 • 可提供浸渍针织黏胶纤维、凝胶片或糊状物 • 禁忌证：干燥坏死组织，或者已知过敏患者 • 不要用于儿童、孕妇或哺乳期患者，以及甲状腺或肾功能不全的患者	• 如考虑在脆弱的伤口中使用碘剂时应该小心，因为它更容易导致伤口出血（Hampton，2008） • 卡地姆碘是缓慢释放的，并且在接触渗出物时被激活。它们能够吸收大量渗出物，并形成凝胶，减少伤口生物负荷
幼虫	• 幼虫的分泌物可液化坏死和失活组织 • 蛋白质随后由幼虫摄取（BioMonde，2016）	• 蛆被密封在精细编织的聚酯网袋中 • 每天检查伤口并更换二级敷料 • 更换前幼虫可在伤口上停留 4 天（BioMonde，2016）	关于使用幼虫疗法管理恶性伤口的证据相互矛盾。一些作者认为幼虫疗法可能会增加脆性组织出血的发生率（Alexander，2009d）。Jones 等（1998）和 Sealby（2004）描述了幼虫疗法在恶性伤口处理中的成功应用
精油、香薰蜡烛、室内除臭剂或香水	令人愉快和熟悉的气味可以增加内啡肽的产生，可以帮助放松（James，2009）	精油可在室内蒸发，也可以滴在敷料上，但应注意，强烈的气味可能会引起恶心	• Mercier 和 Knevitt（2005）选择了一种仅在换药过程中才会出现的精油。在换药前后，精油在房间中蒸发。如果在敷料换好后觉察到有气味，可在敷料上滴上几滴。桉树、茶树和柠檬桃金娘被发现是试验中最有希望的除味剂 • 精油混合成乳霜，可直接涂在伤口上；但在没有与药剂师讨论的情况下，这种实践的安全性不能被推荐，且必须由具有相关技能和知识的医务人员使用（Gethin，2011）
外部气味吸收剂，如猫砂 / 活性炭	可以放在患者的床下	应与患者及其家人和朋友讨论此类方法的使用，以避免引起焦虑或纠纷（EONS，2015）	• 在床下放置一个开放式托盘，使用猫砂或木炭，可能有助于吸收气味，已成为传闻证据 • 还有报道称，在敞开的盘子中放置剃须泡沫或咖啡豆，可成功地控制伤口的气味

1998）。随着肿瘤的进展，血管可能会被肿瘤或周围的坏死组织侵蚀，在去除敷料时，有可能会增加自发性出血或创伤性出血的风险（Lloyd，2008）。

患者的整体健康状况会增加出血的风险，如血小板功能异常和维生素 K 缺乏（Woo 和 Sibbald，2010）。现有并发症的系统性凝血病会加剧恶性伤口的脆弱性（Alexander，2009b）。

出血量可能很小，也可能很大。对于难以控制的大出血，患者可能需要住院。这对于患者及其家人来说是非常可怕的，也是具有挑战性的，并引起护理人员对处理他们敷料的紧张和担忧（Lloyd，2008）。即使伤口有轻微的渗血，患者也可能会感到焦虑和恐惧（Lund-Neilson 等，2005）。

肿瘤可能会侵蚀主要血管，导致灾难性的致命出血。但致命的大出血很少发生；然而，它最有可能发生在与颈动脉相邻的头颈部肿瘤，或与股动脉相邻的腹股沟肿瘤中（EONS，2015）。这对于所有参与者来说都是非常痛苦的。如果认为有可能发生大出血，应提前做好准备。如果可能的话，应该与患者和家人一起制订战略计划，使用深色床单和深色毛巾（Watson 和 Hughes，2015）。给患者服用镇静药物，如皮下注射的苯二氮䓬类药物，应该提前开具处方并可以获得（EONS，2015）。

出血伤口的处理：大部分关于恶性伤口出血管理的文献都是规范性的，很少有干预措施的经验证据（Alexander，2009c）。

- 如果存在感染迹象或症状，应考虑使用抗生素——受感染的伤口更容易出血。
- 应监测患者的血液，以确保不会由于伤口出血而出现贫血（Benbow，2005）。
- 考虑是否进行放疗、化疗、烧灼或栓塞（Yorkshire Palliative Medicine Clinical Guidelines Group，2009）、电化学疗法（Gehl 和 Geertsen，2006）或手术，取决于患者缓和医疗的目标（Seaman，2006）。
- 如果敷料黏附在伤口上，请轻轻地将它们浸湿取下，检查敷料，包括非黏性敷料。
- 如果需要，应使用生理盐水轻轻冲洗伤口，而不是擦拭，避免引起进一步的创伤。
- 如果发生出血，最初的干预应该是对该区域直接按压 10~15min（Watson 和 Hughes，2015）。

表 6-6 列出了适用于处理出血伤口的敷料。

4. 疼痛

本节将集中讨论急性非周期性和急性周期性疼痛的处理，特别是与恶性蕈状伤口有关的疼痛。

患者一致认为疼痛对他们的生活质量有重大影响，并且慢性伤口是生活中最糟糕的部分之一（Price 等，2008）。人们认识到疼痛不仅仅是身体上的；它还可以影响患者的心理、社会和精神健康，并且可以限制他们的活动和社交，并导致焦虑和抑郁（Wounds International，2012）。

患者可能会因恶性蕈状伤口而遭受以下类型

表 6-6 用于处理出血伤口的敷料和制剂

敷料 / 制剂	描 述	应 用	注 释
非黏性 / 软硅酮敷料或湿润伤口产品，如 NA Ultra / Mepitel	专门设计为非创伤性的，并且能够从伤口处无痛地揭开	• 与二级敷料一起使用 • 如果使用的硅胶敷料可以留在原位，二级敷料可以更换——请参考特定制造商的指南	为了降低伤口创伤和随后出血的风险，应使用非黏性敷料，在敷料和伤口之间保持湿润面（EONS，2015）
藻酸盐敷料，如 Kaltostat / Sorbsan（用于轻度至中度出血）	• 一些藻酸盐敷料具有止血功能；但它们没有被许可作为止血敷料 • 敷料中的钙离子释放到伤口，激活血小板并可止血（Yorkshire Palliative Medicine Clinical Guidelines Group，2009）	• 可作为平整的无纺布垫，也可作为狭窄伤口或鼻窦填塞用的引流条、空洞填塞用的填塞物 • 需要二级敷料，与伤口渗出物接触时形成凝胶 • 禁忌证：干燥 / 低渗出的伤口，或坚硬的坏死组织	• 藻酸盐可在敷料更换时黏附到伤口上，在去除时引起进一步的创伤和出血 • 可以将有机硅非黏性敷料直接放在伤口床上，这样在根据需要更换二级敷料时就可以不受干扰（Watret，2011）

(续 表)

敷料/制剂	描 述	应 用	注 释
硝酸银棒（用于轻度至中度出血）	通过凝固蛋白质起作用，引起组织的坏死和焦痂形成，从而导致血栓形成和止血（Glick 等，2013）	• 用于伤口内的特定小出血点 • 可引起永久性皮肤色素沉着使用前应保护周围皮肤	• 用硝酸银棒可以处理小出血点（Seaman，2006） • 形成一层薄薄的焦痂，几天内就会脱落
硫糖铝糊（用于轻度至中度出血）	用于缓慢的毛细血管渗出	硫糖铝糊（1~2g 硫糖铝用水溶性凝胶粉碎），可以每天 1~2 次应用于出血点（Yorkshire Palliative Medicine Clinical Guidelines Group，2009）	
止血外科敷料，如氧化纤维素（用于中度至重度出血）	由氧化纤维素聚合物组成的可吸收止血药、可吸收的针织物组成，柔软并可黏附在出血表面（Keshavarzi 等，2013）		• 对于较严重的出血，止血外科敷料（如氧化纤维素）可以提供快速的毛细血管止血 • 它们可以留在伤口上，并可用二级敷料覆盖（Naylor，2002b）
局部肾上腺素（用于中度至重度出血）	肾上腺素是一种血管收缩药，可使毛细血管收缩，限制血液流向伤口	以纱布浸泡形式的局部用肾上腺素（1:1000，1mg/ml）应加压 10min（EONS，2015）	• 当肾上腺素的作用消退时，可能会出现反弹性出血（Yorkshire Palliative Medicine Clinical Guidelines Group，2009） • 血管收缩方法的使用可能导致组织的缺血和坏死（Watret，2011），并且主张仅在医疗监督下使用（Naylor，2002a） • 这可能很困难，因为大多数蕈状伤口都在社区处理
局部用氨甲环酸（用于中度至重度出血）	氨甲环酸是一种抗纤维蛋白溶解药，可阻止纤溶酶原转化为纤溶酶，防止纤维蛋白降解和凝块分解（Noble 和 Chitnis，2013）	可以用 500 mg /5ml 的氨甲环酸浸泡在纱布中，作为一种选择，并加压应用 10min	局部外用氨甲环酸被认为比口服途径发生血栓并发症的概率更低（Emara 等，2014）
口服纤维蛋白溶解拮抗药，如氨甲环酸（用于中度至重度出血）		剂量见用药指南	口服纤维蛋白溶解拮抗药，如氨甲环酸可用于止血和防止进一步的出血（Yorkshire Palliative Medicine Clinical Guidelines Group，2009）

的躯体疼痛。

- 非周期性急性疼痛：发生在进行彻底清创手术时。
- 周期性急性疼痛：定期发生，可能与伤口护理有关，如揭开敷料或清洗（操作性疼痛），或与运动和活动有关（偶发疼痛）（Naylor，2005）。
- 慢性疼痛：与伤口处理无关的持续疼痛（World Union of Wound Healing Societies，2004）。

恶性伤口疼痛的躯体感觉可由几种不同因素引起，如肿瘤对其他身体结构的压迫；肿瘤对神经末梢的损伤；神经末梢的暴露；反复感染；淋巴管和毛细血管引流受损；伤口护理操作和敷料选择不合适造成的创伤（Alexander，2009b；Naylor，2005）。

Woo（2008）进行的一项研究发现，80%的患者在换药过程中会经历持续性的疼痛。Szor和Bourguignon（1999）发现，他们研究的患者中，有87.5%报告在换药时有疼痛；Sibbald等（2006）发现在去除敷料的过程中，疼痛通常是最严重的。

全面准确地评估患者正在经历的疼痛，及对他们生活质量的影响，对于理解所需的正确管理至关重要。应使用有效和可靠的评估工具，如视觉模拟量表，对疼痛的类型、频率和持续时间进行准确的评估，以确定加重和缓解的因素，从而实施适当的管理计划。这应该是一个持续的过程，以便根据需要监控和调整镇痛的效果，从而确保最大限度地缓解患者任何与伤口相关的疼痛（Day，2013）。

医务人员应采取富有同情心的护理方法，向患者解释通过换药有什么预期的结果，以及提供疼痛最小化策略的细节，这样可以帮助患者减轻恐惧和焦虑。业已证明，压力和焦虑程度的增加可以降低患者对疼痛的耐受性，且疼痛、压力和焦虑会强化患者的疼痛经历，而形成一个恶性循环（Woo，2008）。预期疼痛是一个重要问题，如果患者存在高度的焦虑，将会预感到更多的疼痛，并可能因此而经历更剧烈的疼痛（Woo，2008）。如果在患者经历第一次换药时，疼痛的管理不足，那么，可能会对未来的管理造成影响，患者可能会对管理他们的护理团队失去信心（Latarjet，2002）。

应鼓励患者参与到他们自己的护理中，在适当的情况下，可以自己揭开敷料，给予他们一定的控制权和自主权（Day，2013）。他们应该知道，如果需要，他们可以要求在换药期间定期休息，并鼓励在感到不舒服时进行表达。

疼痛的管理：换药应保持在最低次数，以避免给患者带来痛苦和创伤。

敷料的不当使用会导致或增加患者的疼痛。去除任何敷料时都应小心，并应参考制造商的说明，以避免发生损伤。如薄膜敷料应在边缘揭起，然后向上扩展，并离开伤口。当去除敷料会对皮肤有造成疼痛或创伤时，应考虑使用医用黏合剂的去除剂。应避免使用传统的敷料，如纱布和石蜡薄纱，因为它们容易变干，并黏附在伤口上，而且当肉芽组织通过网孔生长时，可能会结合到组织中。浸泡去除这些敷料很少有效（Naylor，2001）。具有完整黏附层的产品，如水胶体、泡沫和薄膜，应谨慎使用，因为它们在去除时会引起疼痛（Hollinworth和Collier，2000）。蜂蜜敷料会给患者带来刺痛或灼热感，这可能是由于它们的酸度或渗透压造成的。有关处理伤口疼痛的合适敷料和制剂，请参见表6-7。

任何感染的迹象都应该给予适当的治疗。新增、意外的疼痛或疼痛性质的改变可能表明伤口存在感染（Gardner等，2001）。在观察到感染的任何迹象之前，大量的细菌负荷可能会增加疼痛。

为了减少不适感，伤口应该用合适温度的溶液冲洗，而不是不必要的擦洗（EONS，2015）[见Dougherty和Lister（2015）《Royal Marsden临床护理操作手册》第9版，第15章伤口处理]。

镇痛应在换药前30~60min进行，以获得最大的效果，并且可以是全身性用药，也可以是局部用药（Lloyd-Jones，2008）。

5. 瘙痒

瘙痒可能是晚期癌症最令人烦恼的症状之一，严重的甚至导致患者搔抓皮肤直至出血

（Alexander，2009b）。瘙痒通常是难以治愈的，因为肿瘤的活动是瘙痒的常见原因。瘙痒所致的焦虑、抑郁和失眠可使患者的生活质量下降（Upton 等，2013）。瘙痒可以是剧烈的，通常被患者描述为爬行感，它可能是由于活动肿瘤上的皮肤拉伸，刺激真皮表皮边缘的神经末梢，而导致生化反应（Zylicz 等，1998）。治疗瘙痒的合适敷料和药品见表 6-8。

表 6-7 处理伤口疼痛的敷料和药剂

敷料 / 制剂	描 述	应 用	评 价
软硅树脂敷料 / 非黏性敷料，如 Mepitel	软硅胶敷料可以减少换药时的疼痛，因为它们不会附着在伤口表面。因此，去除时没有创伤、疼痛或皮肤的剥离（Benbow，2009a）	软硅树脂敷料可以留在原处，根据需要更换	软硅胶树脂敷料的使用和适当的镇痛，已被证明能显著改善患者的疼痛程度和情绪状态（Naylor，2001）
藻酸盐敷料，如 Sorbsan/ Kaltostat	海藻酸盐敷料与伤口渗出液接触后会转化为凝胶，这提供了一个湿润的环境，并有助于无痛苦地去除敷料	海藻酸盐敷料不宜应用于渗出量少的伤口，因为它们会变干，黏附在伤口上，并在取出时造成创伤	在恶性蕈状伤口中，提倡湿性伤口愈合。暴露的神经末梢浸泡在液体中，防止因脱水而刺激神经受体，将疼痛程度降到最低（White，2008）
皮肤保护膜 / 隔离膜如 Cavilon	快速干燥的液体隔离膜，在皮肤上形成透气、透明的涂层。旨在用于保护完好、受损或有风险的皮肤免受渗出物和黏附性损伤（3M，2016）	参考制造商的使用说明	• 患者伤口周围区域可能因腐蚀性渗出物和敷料引起接触性和过敏性皮炎，导致伤口周围红斑、水肿和起泡 • 伤口周围的皮肤被浸渍会引起严重的疼痛。皮肤屏障膜的应用可以防止对伤口周围皮肤的损伤
局部阿片类药物	局部阿片类药物可在使用后 24h 有效缓解疼痛（Ashfield 2005），并可在换药期间显著改善患者的舒适度	• 在使用局部阿片类药物时，应考虑几个因素，如伤口的病因和大小、对患者的监测和他们以前的治疗经验、剂量浓度和配方（Graham 等，2013） • 治疗通常是吗啡和水凝胶的混合物，剂量是每 1g 水凝胶中含有 1mg 吗啡（Naylor，2005）	• 阿片类药物的局部使用被认为是安全的，因为低剂量和局部应用阿片类药物，全身吸收较少（EONS，2015） • 据认为，局部使用阿片类药物可以减轻炎性疼痛，而不会引起全身的不良反应 • 甲硝唑可以作为阿片类药物的载体，将疼痛和气味控制起来（Grocott，2000）
局部麻醉药，如利多卡因	局部麻醉药是通过使皮肤局部暂时麻木而起作用	• 局部制剂应在医师的指导下进行疼痛治疗前使用 • 由于潜在的吸收增加，请谨慎使用（Maier，2012）	可以减轻处理伤口时的疼痛。人们认为，当患者意识到正在使用麻醉药物时，他们的焦虑可能会减少（Sibbald 等，2006）

(续 表)

敷料/制剂	描 述	应 用	评 价
安桃乐气体	安桃乐是一种由50%的氧化亚氮和50%的氧气混合而成的气体，用于控制操作中的疼痛	在使用安桃乐之前，需要对医务人员进行相应的培训	它可以用于快速、短暂的缓解疼痛，如换药。没有持久的不良反应（Hollinworth和Collier，2000）
经皮神经刺激（TENS）	通过刺激大直径的神经纤维，将信号传送到脊髓，然后抑制疼痛信号的传递（James，2009）	在该领域有专长的专业技术人员应该使用TENS仪，因为电极应该用于完整的皮肤区域受体部位（Grocott，2007）	
补充疗法，如放松、分散注意力或可视化	• 可视化和形象化通过创造图像来转移患者对痛苦刺激的注意力。可视化是有意识地选择图像，而形象化是从无意识中自发产生的图像（Van Fleet，2000） • 通过谈话、听音乐或看电视等身体的刺激，将患者的注意力从疼痛转移 • 芳香疗法——令人愉快的熟悉气味，可以增加内啡肽的产生		• 使用放松和按摩可以帮助减少紧张和焦虑，通过阻断焦虑和疼痛的循环来提高对疼痛的耐受性（Naylor，2001） • 芳香疗法可以创造一个放松的氛围，并有助于消除伤口的气味。技术的结合可以为患者提供最佳护理，如：呼吸技术、放松和换药时的音乐（Naylor，2001）
针灸、穴位按压和催眠	• 针刺：将针刺入穿过疼痛区域的正中，以阻断疼痛（James，2009） • 穴位按压：确切的机制尚不清楚，但认为它可以使内源性的阿片类物质释放到体内，并改善局部循环（James，2009） • 催眠：诱导意识状态，在这种状态下，患者失去自主行动的能力，并可接受暗示或建议	全部由专业医务人员管理	催眠被认为能改变思想、感情、行为或心理状态。可以帮助减轻疼痛的感觉或程度（James，2009）

表6-8 治疗瘙痒的敷料和药品

敷料/制剂	描 述	应 用	评 价
三环类抗抑郁药和帕罗西汀			抗组胺类药物对顽固性瘙痒或恶性的伤口瘙痒无效，三环类抗抑郁药和帕罗西汀可能有效，尽管其毒性可能会限制其使用（Zylicz等，1998）

（续 表）

敷料/制剂	描 述	应 用	评 价
床上用品和衣服			在湿疹等情况下，减少可能引起瘙痒的衣物和床上用品可能对恶性蕈状伤口患者是有益的（EONS，2015）
水凝胶，如 Novogel	水凝胶能保持皮肤水分充足，并有降温的效果（EONS，2015）	敷料应盖上半透膜，以防止敷料渗透。如果伤口渗液渗透敷料，可用干敷料覆盖并固定（Naylor等，2001）	像Novogel这样的敷料具有冷却的效果，如果在使用前在非食品冰箱中冷却，效果会更好
含水乳膏的薄荷醇水溶液	预备洗液，如左旋薄荷醇霜	• 每天1~2次，涂抹在发痒的地方 • 涂抹在伤口周围的皮肤上，切忌直接涂抹在伤口上	薄荷醇在水性乳膏中可起到降温的作用，且不会像炉甘石洗剂那样使皮肤干燥
TENS（经皮神经电刺激）	TENS仪将非疼痛的信息传递到大脑，以刺激神经，覆盖了疼痛的信号，这对治疗瘙痒也是有益的（Grocott，2007）	该设备应该由在有专业知识的人使用，因为电极应该应用于完整皮肤区域的受体部位	

操作指南6-2 恶性蕈状伤口的包扎（上接操作指南6-1）

在护士对伤口进行评估，并确定如前所述的临床管理方案后，对恶性蕈状伤口进行包扎，实际上这是操作指南6-1的延续。有关预处理步骤，请参阅本文。

操作

准 备	目 的
16. 清洁双手，戴上无菌手套	• 降低微生物对医护人员和患者造成交叉感染的风险。当人体自然的防御机制受到开放性伤口的损害时，需要无菌技术来防止医院获得性感染（Loveday等，2014 **C**） • 手套比镊子更敏感，而且不太可能损伤伤口或患者的皮肤 **E**
17. 如有必要，用加热至体温的0.9%氯化钠溶液轻轻冲洗伤口，除非有另外一种液体（用自来水配制的温盐水）	• 减少对肉芽组织和上皮组织的物理和化学性损伤的可能性（Hess，2005 **C**） • 当伤口的温度降至体温以下时，细胞活性就会降低，会减缓伤口愈合的过程（Naylor等，2001 **E**）
18. 如有需要，可使用皮肤保护药（见伤口周围皮肤，表6-5）	保护皮肤免受过量分泌物的损害（Benbow，2009a **E**）
19. 根据敷料的使用标准，选择最适合的敷料（参见相关症状部分）	促进愈合和（或）减轻症状 **E**

	续表
20. 用无创胶布/网，或管状绷带卷固定敷料	减少周围组织损伤的风险（Davis 等，2015 Ⓔ）
21. 确保患者舒适，敷料安全	当患者改变体位时，敷料可能会滑落或感到不舒服 Ⓔ
操作后	
22. 将医疗废物放入橙色塑胶医疗废物袋内，利器放入利器盒内。脱下手套、洗手	防止环境污染和利器伤人，橙色是公认的医疗废物颜色（DOH，2013 Ⓒ）
23. 确认患者舒适，拉开窗帘	促进福祉，维护患者的尊严和舒适 Ⓔ
24. 用杀菌乙醇擦手。用清洁剂擦拭手推车，然后送还库房	防止因前面的护理操作导致交叉感染的风险（Fraise 和 Bradley，2009 Ⓒ）
25. 在操作结束后，将评估记录在相关文件中	为了保持伤口愈合过程的准确记录（NMC，2015 Ⓒ）。请参阅图 6-5。

6. 操作后的注意事项

后续护理：当敷料湿透时，需要更换敷料；也就是说，敷料的表面或边缘变脏和潮湿，或者发生伤口渗出物的渗漏（参见单独的敷料包扎的指导实践说明），医疗小组可以取下敷料查看伤口，护士应在场陪同，并重新使用合适的敷料。在患者的病历或伤口护理计划中，记录任何更改和（或）说明（NMC，2015）。记录中应包括渗出物的量和颜色，任何炎症、感染或气味的迹象，以及伤口的外观。应记录伤口周围皮肤的情况，以及换药时的疼痛情况。下一次换药的管理计划也要做相应的修改。

7. 并发症

营养不良和脱水：恶性蕈状伤口患者有额外的营养需求，这可能是由于伤口渗出的蛋白质损失，同时由于疾病过程中的恶心或伤口气味，而导致食欲不振（EONS，2015）。

患者有较高的代谢需求，白天可能需要有规律的进食，需要考虑补充营养。恶性蕈状伤口的分泌物每天可达 1L，这增加了患者对蛋白质和额外液体摄入的需求，以降低脱水的风险（EONS，2015）。

营养专家或营养师应参与对患者的护理，以便进行全面的营养评估。

更多营养信息，请参阅第 8 章。

二、移植物抗宿主病的伤口

（一）定义

造血干细胞移植可以治疗多种血液系统恶性肿瘤（Hymes 等，2006）。它是利用供体外周血干细胞、脐带血干细胞或骨髓，在骨髓清髓化疗/放疗后，重建免疫系统，以根除疾病，延长生存时间（Fiuza-Luces 等，2016）。关于进一步的血液学检查，请参见第 2 章。移植物抗宿主病（GvHD）是供体细胞与宿主（患者）组织之间的免疫相互作用，是移植的严重并发症（Rodgers 等，2013）。有高达 50% 的移植受体者会出现 GvHD（Pavletic 和 Fowler，2012）。通常影响皮肤、肝脏、胃肠道和肺，并导致皮疹、腹泻、肝功能异常和永久性肺损伤。GvHD 可分为急性（aGvHD）和慢性（cGvHD）两大类。从病史上看，急性的定义是移植后 100 天内发生，慢性的定义为移植 100 天以后的任何时间。然而，最近人们认识到这两个概念存在着重叠，认为应该根据临床特征来判断 GvHD 是急性还是慢性，而与移植的时间无关（Jagasia 等，2015）。

（二）皮肤 GvHD

皮肤是急、慢性 GvHD 最常见的受累器官之一（Rodgers 等，2013）。皮肤的完整性受损，导致皮肤功能丧失（Dignan 等，2012）。严重或慢性的 GvHD 与皮肤溃疡、皮肤完整性下降和伤口愈合不良有关（Jagasia 等，2015）。

（三）解剖学和生理学

在皮肤的 GvHD 的诊断和治疗中，了解 GvHD 的病理生理学是非常重要的，Ferrar（2007）将 GvHD 过程描述为 3 个阶段。

①第一阶段是导致宿主损伤的调节阶段。

②第二阶段是 T 细胞对宿主的激活和克隆扩增。

③第三阶段是炎症细胞和细胞因子的释放，导致组织进一步损伤。

Scheinfeld（2016）对急性皮肤 GvHD 描述如下。

- 散在的红斑和丘疹：一种红色皮疹，可以是平的，也可以微凸起。
- 随着病情的加重，皮疹覆盖了更大体表面积。
- 最严重的形式是红皮病和大疱病：一种强烈的红色和广泛的皮疹，较大的隆起区域含有浆液。

慢性 GvHD 的临床特征包括（Jagasia 等，2015）如下几种。

- 色素的变化。
- 扁平苔藓样皮疹：为有光泽的粉紫色丘疹，形态和分布各异。
- 表面硬化特征：局部光滑或有光泽的皮肤，类似皮革样。
- 深层硬化特征：光滑、蜡质、皮肤增厚或紧致，由深层和弥漫性硬化引起关节活动受限。
- 硬化性苔藓样病变：紫色、灰白色的可移动丘疹或斑块，外观闪亮，有卷烟纸样纹理。

对皮肤 GvHD 做出正确诊断至关重要，但由于其他皮肤病的反应，如药物反应和感染可能会有相似的外观，使得诊断变得复杂了。对治疗的反应和皮肤活检通常是最可靠的诊断方法（Scheinfeld，2016）。

（四）相关理论

早期诊断和治疗皮肤 GvHD 对于伤口风险降至最低至关重要。然而，还有一些与 GvHD 相关的因素使患者的伤口处于高风险中。

- 免疫抑制药，如环孢素，是 GvHD 的预防药物，但会增加感染的风险（Hausermann 等，2008）。
- 全身使用免疫抑制药和（或）类固醇药物，对 aGvHD 和 cGvHD 的一线治疗，会增加感染风险（Rodgers 等，2013）。
- GvHD 患者会增加细菌、病毒和真菌感染的风险（Rodgers 等，2013）。
- 在移植前使用毒性较低的预处理方案，使干细胞移植成为一种潜在的较低性能状态，成为老年患者的一种治疗选择（Pavtic 和 Fowler，2012）。发展成为 GvHD 的风险与其他并发症一起，将增加他们感染的风险。
- 已经证明，长期使用类固醇治疗 cGvHD 可导致皮肤变薄和粗糙，并减缓愈合过程（Dignan 等，2012）。
- 急性皮肤 GvHD 通常与胃肠和肝脏的 GvHD 和慢性皮肤 GvHD 相关，也与口腔 GvHD 相关。胃肠和口腔 GvHD 会影响营养，并可能会导致厌食症（Fiuza-Luces 等，2016），这将使患者容易受伤和伤口愈合不良。
- 在有硬皮样改变的 cGvHD 中，关节挛缩和关节运动受限是常见的，这些限制了关节的活动，且是伤口发展的风险因素（Scheinfeld，2016）。
- 大疱是一种严重的并发症，因为它们可以分解为愈合缓慢，且有感染风险的溃疡（Hymes 等，2006）。

- aGvHD 和 cGvHD 的心理影响，特别是当它们同时出现时，会影响生活质量、情绪和自我照顾（Fiuza-Luces 等，2016；Fraser 等，2006），增加了伤口形成的风险。
- 供体干细胞移植的受体有较高的继发性癌症风险，因此，患皮肤恶性肿瘤的风险较高（Hymes 等，2006）。

（五）护理原则

GvHD 患者应由经验丰富的团队治疗、识别和管理与移植相关的并发症。对于患有中度或重度 GvHD 伴有所有进展的、不愈合伤口的患者，应在 2 周内转诊至皮肤科医师和组织有能力的临床护理专家（具有移植皮肤病学经验）进行治疗（Dignan 等，2012）。

干燥症（异常干燥的皮肤）的治疗是用润肤剂，如 Diprobase 润肤露；瘙痒和红斑的治疗是用润肤剂，如 Diprobase 润肤露，加上局部使用皮质类固醇。这些是局部治疗：1%氢化可的松是低效力的，可以在手和脸上使用；倍他米松（Betnovate）具有中等效力；而氯倍他索（Dermovate）是高效的。如果氯倍他索被认为是一种治疗选择，那么也应该转诊给皮肤科医师。如果对局部治疗没有反应，建议用皮质类固醇，如泼尼松龙和甲泼尼龙进行全身治疗。为了保持皮肤的完整性，每天应使用 Diprobase 润肤露和其他润肤剂 2~3 次。建议每天一次足量使用类固醇乳膏，而不是每天少量涂抹 2~3 次，以达到最大效果。

皮肤 GvHD 的二线治疗是体外光照法（ECP），这是一种免疫疗法，包括收集患者的白细胞并将其暴露在紫外线下。这导致处理细胞的凋亡和 GvHD 的减少（Klassen，2010）。如果患者对一线治疗无反应或难以治疗，则应转诊至提供此类治疗的皮肤专科顾问医师。

多学科团队的管理至关重要。物理治疗可以帮助缓解硬皮病和皮肤病的严重症状。专业治疗可以为症状管理提供补充疗法的建议；然而，只有具备 GvHD 知识的合格从业者，才能推荐使用精油。这组患者的伤口愈合缓慢不仅与免疫抑制药物有关，而且与不良饮食习惯有关，因此，让营养师监测营养的摄入至关重要。

预防伤口发生是最好的治疗方法。应密切监测有 GvHD 风险或已知患有 GvHD 的患者，并尽早转诊给适当的专科医师。由 GvHD 引起的伤口管理与正常伤口（如前所述）的管理没有区别，但必须与血液学家、皮肤科医师和伤口专家协作处理伤口。

三、放疗后的皮肤护理

放射疗法是一种常见的癌症治疗方法，有超过 50% 的癌症患者接受了该治疗（Delaney 等，2006）。放疗可以作为具有治疗目的的高剂量治疗，或以较低剂量缓解癌症的症状（请参见第 5 章）。放疗引起的皮肤反应是最常见的不良反应之一，可能会给患者带来相当大的痛苦，并且会影响计划剂量的实施（Schnur 等，2011）。然而，严重的皮肤反应仅在较高剂量和较长时间（治疗次数）治疗时才会出现。除了可快速消退的红斑外，用于缓解症状的放疗不应引起其他的皮肤反应。

（一）解剖学和生理学

辐射损害表皮基底层内的干细胞分裂，破坏或有时停止正常皮肤的再生过程（Archambeau 等，1995）。当基底层的再增殖速率与治疗引起的细胞破坏速率不匹配时，就会发生皮肤损伤。放射治疗引起的皮肤损伤通常在治疗开始后 10~14 天出现。急性放射治疗的皮肤反应有多个阶段。

红斑是由皮肤暴露于电离辐射引起的急性放射疗法反应的第一阶段。红斑的特征是白种人皮肤变红，或更多色素沉着的皮肤类型变黑。这种变化是由于浅表的毛细血管扩张引起的，是对基底细胞损伤的炎症反应（McQuestion，2011）。有红斑的皮肤可以感到灼热和发痒。

持续暴露于辐射可促进有丝分裂活性增加，导致角质层增厚。汗液和皮脂分泌的减少会加剧这种反应。此时，该反应被描述为干性脱屑，其特征是皮肤发痒、有斑点和片状皮肤。由于黑素细胞的刺激，色素沉着将继续加深，并且可能由于毛囊的受损而开始脱发。

在一些患者中，看到的皮肤反应的下一阶段是湿性脱屑。当基底层产生的细胞不足以代替那些损失的细胞时，就会发生这种情况，从而导致表皮的脱落，真皮暴露出来了。皮肤会因水疱或溃疡而发炎，此时存在感染的风险。通常伴有疼痛，需要用止痛药。血清的渗出物会引起额外的不适，这可能令人痛苦和不舒服。

急性皮肤反应的最后阶段是坏死、组织死亡，使用现代放射治疗技术应该很少发生。

在完成放疗过程后，皮肤反应的严重程度可以延长达2周。在此高峰反应后，皮肤将开始修复，但如果皮肤反应严重，可能需要4～10周以上的时间才能完全愈合。

一种正式的分级工具，即放射治疗肿瘤学组（RTOG）模式，根据皮肤外观对放射性皮肤反应进行分级（表6-9）。

表6-9 RTOG放射性皮肤反应评分

评估/观察	对皮肤的影响	干预措施
RTOG 0级 皮肤无明显的变化		• 用温水轻轻洗净皮肤，拭干皮肤。继续使用常规的护肤品，包括肥皂和保湿霜。保湿霜可以缓解症状。（避免使用含十二烷基硫酸钠的保湿霜） • 每周评估
RTOG 1级 微暗的红斑。可能会出现皮肤紧绷和瘙痒		• 根据舒适性的要求。增加使用保湿霜。液体敷料屏障喷雾剂（Cavilon No Sting barrier spray）、自黏性软聚硅酮薄膜敷料（Mepitel film）或自黏性软聚硅酮泡沫敷料（Mepilex Lite，美皮康）来减少摩擦。除非有皮肤破损，否则水凝胶贴片可以舒缓皮肤发热或对皮肤的刺激。抗组胺药或1%皮质类固醇可考虑用于瘙痒症；应谨慎使用 • 每周评估
RTOG 2a 发亮的红斑/干性脱屑。皮肤疼痛、发痒、紧绷		• 根据舒适度的要求，需要增加湿润霜的使用。保愈美（Polymem）泡沫敷料可用于干性脱屑。 • 湿性皮肤的接触更好。它含有清洁剂，保持湿润的愈合环境。继续进行RTOG 1干预 • 每天评估
RTOG 2b 斑片状湿性脱屑，有黄色/淡绿色渗出物，水肿伴有疼痛		• 在未破溃的皮肤上继续使用保湿霜。有关专科建议和伤口敷料，请咨询放疗护士。盐水浸泡可以用来去除腐肉，具有舒缓作用。无定形水凝胶在耳后、皮肤皱褶或会阴等处特别有用。液体敷料屏障喷雾剂可作为第二层皮肤，可预防感染并减轻疼痛。自黏性软聚硅酮薄膜敷料和保愈美像以前一样 • 每天评估

（续 表）

评估/观察	对皮肤的影响	干预措施
RTOG 3 融合的湿性脱屑，有黄色/淡绿色渗出物，水肿伴有疼痛		• 停止对破损皮肤使用保湿霜。继续进行 RTOG 2b 干预。向放射治疗护士咨询，获取专家建议和伤口敷料 • 每天评估
RTOG 4 溃疡、出血、坏死（很少见）		向创面处理团队寻求专家建议。清除焦痂/腐肉

干预措施改编自 The Royal Marsden Handbook (2016). 其他文字和图片引自 The Princess Royal Radiotherapy Review Team (2011). 经许可转载自 Ellen Trueman. RN. Former Senior Sister. Princess Royal Radiotherapy Review Team, Bexley Wing, St James's Institute of Oncology, Leeds Teaching Hospitals NHS Trust.［表格引自 Punita Shah, Practice Facilitator Radiotherapy Pre-treatment, The Royal Marsden Handbook (2016), Radiotherapy Side Effects; 文字和图片改编自 The Princess Royal Radiotherapy Review Team (2011), Managing Radiotherapy Induced Skin Reactions; A Toolkit for Health Professionals］

（二）相关理论

皮肤反应的程度取决于内在（与患者相关）和外在（与治疗相关）因素（NHSQIS，2010）。在确定患者发生更严重的放疗引起的皮肤反应风险时，应考虑这些因素（表 6-10）。

同时使用的放射增敏化疗药物将会增加所有的不良反应，包括对放疗的皮肤反应。已知针对表皮生长因子受体的单克隆抗体治疗会产生痤疮样皮疹，其严重程度不一（Saltz 等，2004），但对头颈部的治疗区域影响特别大（Bernier 等，2008）。

（三）循证方法

基线评估应注意治疗开始时的皮肤状况，并强调任何特定的危险因素（表 6-10）。

确定具有较高风险发生严重皮肤反应的患者很重要。可以告知患者预期的皮肤反应，也可以开始采取预防措施。应考虑患者及其家人、护理人员的教育需求，及其遵守皮肤护理建议的能力（Maher，2005）。

从病史上看，患者的护肤建议源于临床经验（Bernier 等，2008；Kedge，2009；NHSQIS，2010）。放射学医师社团和学会（SCoR）的《放射治疗护肤指南》（Harris 等，2012）是从研究中收集的证据进行广泛审查后制定的。新指南中提出的许多建议与以前给出的建议是一致的；如人们一致认为，患者应避免使用热敷或冰敷，对皮肤护理应保持平缓。然而，传统观点已经发生了一些值得注意的改变。

• 没有足够的证据建议患者避免使用除臭剂，除皮肤破损外。

• 建议患者继续使用常规护肤品、肥皂和保湿霜，但现在建议保湿剂不应含有十二烷基硫酸钠（SLS），因为它会导致皮肤变薄和水分的流失（Tsang 和 Guy，2010）。

不幸的是，指南中有遗漏，如果患者提出要求，应遵循减少摩擦和温柔照顾的一般原则。

在新指南中没有建议的特定领域，是关于在头部放射治疗期间，使用烫发或化学拉直头发。对温柔照顾的需求表明，无论在治疗期间，还是在治疗结束后数周内，不应在该区域使用强化学品。在当地，患者被告知要避免染发、烫发或化学拉直头发，直到头上的皮肤没有残留治疗的迹象。重要的是要向患者强调，推荐的皮肤或头发护理仅适用于接受辐射的区域。

表 6-11 总结了来自各种来源的护肤建议，包括 SCoR 和英国全国放射治疗部门提供的建议。该建议也与 Macmillan 癌症援助中心和癌症研究等互联网资源提供的建议一致。

表 6-10 增加皮肤严重反应风险的因素

风险因素	基本原理
内在因素 年龄增长	衰老过程影响表皮的细胞周期，导致愈合时间延长 随着年龄的增长，外周血管系统受损，而导致延迟愈合
种族	有证据表明，深色皮肤的患者会出现更严重的皮肤反应（Ryan 等，2007）
营养不良	营养状况良好可提供最佳的组织修复 营养不良的患者修复机制受损的可能性增加
肥胖	脂肪会增加皮肤皱褶和摩擦，使组织愈合减慢
皮肤和结缔组织疾病，如细菌或真菌性皮肤感染，或潜在的皮肤疾病，如湿疹、牛皮癣和硬化性苔藓	许多皮肤和结缔组织疾病会延缓正常皮肤的修复
吸烟和酗酒	毛细血管的缺血、缺氧，会导致皮肤反应和愈合受损
并存疾病，如糖尿病、与艾滋病有关的疾病	由于毛细血管血流减少，在某些情况下，可能延缓修复，并增加伤口并发症
遗传倾向	越来越多的人认为会影响皮肤的敏感性和修复机制
外在因素 剂量划分	高总剂量 / 部分高剂量
冲击 / 累积，电子或浅表 X 射线	常用的剂量接近皮肤表面
同步化疗或单克隆抗体治疗	许多同时使用的药物是放射增敏药（增加辐射的效果）
未更改的 / 不太复杂的治疗技术	可能导致皮肤剂量的不均匀
通过皮肤褶皱或易受摩擦的潮湿区域进行治疗的技术，和出入的位置	众所周知，摩擦会加剧放疗的皮肤反应。皮肤褶皱和脂肪组织充当了底层皮肤的构建物

表 6-11 放射治疗期间的皮肤护理建议

操 作	避 免	干预措施
用温水（不要烫）轻轻洗净皮肤，并轻拍干皮肤，特别是在皮肤皱褶处（如乳房下、腹股沟处）	• 过度摩擦或使用去角质产品 • 不要用丝瓜瓤或粗糙物品摩擦 • 不要长时间地浸泡治疗过的皮肤	• 每日清洗可改善患者的皮肤状况和整体健康状况（Roy 等，2001） • 没有足够证据反对任何清洁产品
• 在治疗区域涂抹保湿霜 • 一旦皮肤变得发痒 / 干燥，根据需要每日涂抹 2～3 次乳霜	• 含药乳霜、含十二烷基硫酸钠（SLS）的乳霜、含有石蜡的乳霜 • 不要用于破损的皮肤	• 涂抹乳霜可以提高舒适度 • SLS 使表皮变薄 • 没有足够的证据建议使用特定的保湿霜
外用 1% 皮质类固醇治疗瘙痒症，仅限短期使用	不要用于破损的皮肤	类固醇可使皮肤变薄，如果可能，应限制或避免使用

(续 表)

操 作	避 免	干预措施
• 用普通洗发水轻轻地洗头 • 只在凉爽的环境下，使用吹风机	• 使用热吹风机 • 染发剂或烫发/化学拉直 • 刷洗或梳理头皮	洗头不会增加皮肤反应，但限制洗头会导致痛苦（Westbury 等，2000）
穿宽松的天然纤维衣服，并在脖子上围一条围巾，防止衣领的摩擦	• 紧身衣服和合成纤维 • 在治疗区域有任何摩擦	对于皮肤而言，天然纤维更柔软，摩擦更少。合成纤维增加汗液的产生
避免阳光、风或极端温度	加热垫、冰块、日光浴床	共识意见/经验
请使用常用的除臭剂，除非皮肤发生破损	避免使用含有乙醇的产品，如须后水、化妆品和香水	没有足够证据反对使用除臭剂
使用 Netelast、Tubigrip 弹力管状绷带或类似材料将敷料固定到位	请不要在治疗领域使用胶布	随着皮肤变得脆弱，胶带的去除会造成额外的伤害
	脱毛，即剃须、打蜡、脱毛膏或激光	共识意见/经验

（四）护理原则

放射治疗师通常负责对治疗后的皮肤进行每日评估，并为患者提供皮肤护理信息。皮肤反应加重的患者，应根据当地实践，转介给专科放射技师，以获得适当的护理支持。如果患者发展为湿性脱屑，应根据具体情况进行治疗，因为他们需要专业的伤口护理，这将根据反应部位和严重程度而有所不同（Bernier 等，2008）。

帮助患者处理晚期皮肤反应的医师应该理解伤口愈合的原则。框 6-1 总结了皮肤反应不同阶段的管理建议。

（五）操作后的注意事项

辐射损伤仍在继续，在放射治疗后 14 天内会出现皮肤反应的高峰。如果出现皮肤破损，应建议患者返回治疗的科室进行评估和治疗。有必要将患者转介到社区的护理团队，但在理想的情况下，放射治疗部门将监测患有严重皮肤反应的患者，直到他们出现明显的愈合迹象。严重的 RTOG 3 级，湿性脱屑可能需要数周（6+）才能愈合。

长期考虑

皮肤暴露于大剂量辐射下，常显示出治疗效果，并且对未治疗的皮肤有不同的反应。未来任何的皮肤破溃都可能是非常复杂的，在治疗区域内的伤口愈合会更慢（Dormand 等，2005）。如果患者接受化疗，可能会导致先前接受放射治疗的区域发生皮肤反应（Ristic，2004）。被照射的皮肤可能总是比未照射的皮肤颜色更深。可能存在毛细血管扩张形式的微血管损伤，表现为皮肤下破裂毛细血管的覆盖。皮肤和下面的软组织可能变得萎缩和纤维化，使得患者在先前照射的区域感到紧绷和缺乏柔韧性。

框 6-1　急性放射治疗皮肤反应的处理方法

红斑和干性脱屑（两者的处理方式相同）

- 不添加 SLS 的保湿霜可缓解症状（随着治疗的进行，每天的使用次数可能会增加）。
- 1% 的氢化可的松：用于发痒、受刺激的皮肤。
注意事项：应该谨慎地使用，每天 2 次，但不要用于皮肤破损的区域。
- 预防性使用液体敷料屏障喷雾剂。

续 表
• 预防性使用自黏性软聚硅酮薄膜敷料或自黏性软聚硅酮泡沫敷料；两种产品都可以减少高风险区域的摩擦。 • 考虑使用氯苯那敏（Piriton）等抗组胺药治疗瘙痒症。 • 保愈美可用于干燥脱屑，应使其湿润，以便更好地接触皮肤。它可以卷成一卷，根据需要任意切割，以适应许多困难的地方。保愈美含有清洁剂，并保持湿润的愈合环境。在线提供切割指南。 • 水凝胶片：在皮肤破损前可减少不适（舒缓和凉爽）。
湿性脱屑
• 用盐水浸泡可以舒缓和帮助控制渗出和脱屑。将纱布涂抹在脱屑区域，并用无菌盐水浸泡。原位留置 25min，10min 后再次浸泡，然后取下并覆盖敷料。
• 无定形水凝胶：可用于头部和颈部（尤其是耳后）、皮肤皱褶或会阴部，可根据需要重新使用。 • 液体敷料屏障喷雾剂可以提供第二层皮肤，以防止感染和减轻疼痛。 • 自黏性软聚硅酮薄膜敷料和第二层敷料单独使用可能就足够了。 • 和以前一样使用保愈美。
坏 死
• 清除任何焦痂/蜕皮；根据 TIME/WBP 管理 - 联系创面处理团队。

引自 Bolderston 等，2006；Herst，2014；McQuestion，2006；苏格兰国民保健服务质量改进 NHSQIS，2010

网站和有用的地址

放射技师协会
电话：020 7740 7200
RTOG 皮肤评估工具，图片来自：www.sor.org/public/contact/contact_us.htm
radiotherapy skincare guidelines, 2015

苏格兰医疗保健改善
电话：0131 623 4300
网址：http://www.healthcareimprovementscotland.org/previous_resources/best_practice_statement/radiotherapy_skincare.aspx
最佳实践声明 –2004 年 4 月《接受放射治疗的患者的皮肤护理》。

3M（Cavilon）
http://solutions.3m.co.uk/

Advancis 制药公司（Activon honey/Eclypse/Advazorb）
http://www.advancis.co.uk/

康维德（ConvaTec）公司（Aquacel/Duoderm）
https://www.convatec.co.uk/

伤口护理杂志
http://www.magonlinelibrary.com/toc/jowc/current

墨尼克（Molnlycke）医疗公司（Mepilex/Mepitel）
http://www.molnlycke.co.uk/

施乐辉（Smith and Nephew）有限公司（Negative pressure, Allevyn, Aderma, Acticoat）
http://www.smith-nephew.com/uk/

组织生命力学会（Tissue Viability Society）
https://tvs.org.uk/

世界范围的伤口（World Wide Wounds）
http://www.worldwidewounds.com/

英国伤口护理联盟（Wound Care Alliance UK）
http://www.wcauk.org/

英国伤口（Wounds UK）
http://www.wounds-uk.com/

参考文献

[1] 3M (2016) 3M Cavilon no sting barrier film. Available at: http://solutions.3m.co.uk/wps/portal/3M/en_GB/Cavilon/skin-care/products/no-sting-barrier-film/ (Accessed: 24/4/2018)

[2] Adderley, U. (2010) Managing wound exudate. *Nursing and Residential Care*, 12(5), 228–232.

[3] Alexander, S. (2009a) Malignant fungating wounds: epidemiology, aetiology, presentation and assessment. *Journal of Wound Care*, 18(7), 273–280.

[4] Alexander, S. (2009b) Malignant fungating wounds: key symptoms and psychosocial. *Journal of Wound Care*, 18(8), 325–329.

[5] Alexander, S. (2009c) Malignant fungating wounds: managing pain, bleeding and psychological issues. *Journal of Wound Care*, 18(10), 418–425.

[6] Alexander, S. (2009d) Malignant fungating wounds: managing malodour and exudate. *Journal of Wound Care*, 18(9), 374–382.

[7] American Joint Committee on Cancer (AJCC) (2010) *AJCC Cancer Staging Manual*, 6th edn. Available at: https://cancerstaging.org/referencestools/deskreferences/Documents/AJCC6thEdCancerStaging-Manual-Part1.pdf (Accessed: 5/3/2018)

[8] Angel, D.E., Morey, P., Storey, J.G. & Mwiptayi, B.P. (2008) The great debate over iodine in wound care continues: a review of the literature. *Wound Practice Research*, 16(1), 6–21.

[9] Archambeau, J.O., Pezner, R. & Wasserman, T. (1995) Pathophysiology of irradiated skin and breast. *International Journal of Radiation Oncology, Biology, Physics*, 31(5), 1171–1185.

[10] Ashfield, T. (2005) The use of topical opioids to relieve pressure ulcer pain. *Nursing Standard*, 19(45), 90–92.

[11] Bache, S.E., Maclean, M., Gettinby, G., Anderson, J.G., MacGregor, S.J. & Taggart, I. (2015) Airborne bacterial dispersal during and after dressing and bed changes in burns patients. *Burns*, 41(1), 39–48.

[12] Bale, S., Tebble, N. and Price, P.A. (2004) Topical metronidazole gel used to treat malodorous wounds. British *Journal of Nursing*, 13(11), S4–S11.

[13] Barrett, S., Callaghan, R., Ivins, N. & Stephen-Haynes, J. (2012) Case series evaluation: the use of Durafiber on exuding *wounds*. *Wounds* UK, 8 (3), 104–113.

[14] Benbow, M. (2005) *Evidence-based Wound Management*. London: Whurr Publishers.

[15] Benbow, M. (2009a) Fungating malignant wounds and their management. *Journal of Community Nursing*, 23(11), 22–26.

[16] Benbow, M. (2009b) Quality of life is starting to take precedence. British *Journal of Nursing*, 18(15), S3.

[17] Benbow, M. (2015) Importance of effective exudate management in the community. *Journal of Community Nursing*, 29(5), 47–51.

[18] Bernier, J., Bonner, J., Vermorken, J.B., et al. (2008) Consensus guidelines for the management of radiation dermatitis and coexisting acnelike rash in patients receiving radiotherapy plus EGFR inhibitors for the treatment of squamous cell carcinoma of the head and neck. *Annals of Oncology*, 19(1), 142–149.

[19] BioMonde (2016) *Larval Debridement Therapy*. BioMonde Products UK. Available at: http://biomonde.com/en/hcp/product/biobag (Accessed: 3/4/2016)

[20] Bird, C. (2000) Managing malignant fungating wounds. *Professional Nurse*, 15, 253–256.

[21] Bolderston, A., Lloyd, N.S., Wong, R.K., et al. (2006) The prevention and management of acute skin reactions related to radiation therapy: a systematic review and practice guideline. *Supportive Care in Cancer*, 14(8), 802–817.

[22] Booth, S. (2004) Are honey and sugar paste alternatives to topical antiseptics? *Journal of Wound Care*, 13(1), 31–33.

[23] Choi, J.Y., Bae, Y.C., Nam, S.B. & Bae, S.H. (2013) Impact of disturbed wound healing after surgery on the prognosis of Marjolin's ulcer. *Archives of Plastic Surgery*, 40(3), 198–202.

[24] Clark, J. (2002) Metronidazole gel in managing malodorous fungating wounds. *British Journal of Nursing*, 11 (suppl 6), S54–S60.

[25] Collier, M. (1994) Assessing a wound. *Nursing Standard*, 8(49), 3–8.

[26] Davis, S.C., Li, J., Gil, J., et al. (2015) A closer examination of atraumatic dressings for optimal healing. *International Wound Journal*, 12(5), 510–516.

[27] Day, J.M. (2013) Minimizing pain in wound management. *Practice Nursing*, 24(6), 269–275.

[28] Dealey, C. (2005) *The Care of Wounds: A Guide for Nurses*. Oxford: Blackwell Science.

[29] Delaney, G., Jacob, S., Featherstone, C. & Barton, M. (2006) The role of radiotherapy in cancer treatment: estimating optimal utilization from a review of evidence-based clinical guidelines. *Cancer*, 107(3), 660.

[30] Department of Health (DOH) (2013) Environment and sustainability Health Technical Memorandum 07-01: Safe management of healthcare waste. Available at: https://www.gov.uk/government/uploads/system/uploads/attachment_data/file/167976/HTM_07-01_Final.pdf (Accessed: 5/3/2018)

[31] Dignan, F.L., Scarisbrick, J.J., Cornish, J., et al.: Haemato-Oncology Task Force of the British Force of the British Committee for Standards in Haematology: British Society for the Blood and Marrow Transplantation (2012) Organ-specific management and supportive care in chronic graft-versus-host disease. *British Journal of Haematology*, 158(1), 62–78.

[32] Dormand, E.L., Banwel, P. & Goodacre, T. (2005) Radiotherapy and wound healing. *International Wound Journal*, 2(2), 112–127.

[33] Dougherty, L. and Lister, S. (2015) *The Royal Marsden Manual of Clinical Nursing Procedures*, Professional Edition, 9th. Oxford: John Wiley & Sons.

[34] Dowsett, C. (2002) Malignant fungating wounds: assessment and management. *British Journal of Community Nursing*, 7(8), 394–400.

[35] Dowsett, C. (2015) Breaking the cycle of hard-to-heal-wounds: balancing the cost of care. *Wounds International*, 6(2), 17–21.

[36] Draper, C. (2005) The management of malodour and exudate in fungating wounds. *British Journal of Nursing*, 14(11), S4–S8.

[37] Emara, W.M., Moez, K.K. & Elkhouly, A.H. (2014) Topical versus intravenous tranexamic acid as a blood conservation intervention for reduction of post-operative bleeding in hemiarthroplasty. *Anesthesia Essays and Researches*, 8(1), 48–53.

[38] European Oncology Nursing Society (EONS) (2015) *Recommendations for the Care of Patients with Malignant Fungating Wounds*. Available at: http://www.cancernurse.eu/documents/EONSMalignantFungating-Wounds.pdf (Accessed: 5/3/2018)

[39] European Wound Management Association (2004) *Wound bed preparation in practice. Position document*. Available at: http://www.woundsinternational.com/media/issues/87/files/content_49.pdf (Accessed: 5/3/2018)

[40] Fairbairn, K. (1994) A challenge that requires further research: management of fungating breast lesions. *Professional Nurse*, 9(4), 272–277.

[41] Ferrara, J.L. (2007) Novel strategies for the treatment and diagnosis of graft-versus-host disease. *Best Practice Research Clinical Haematology*, 20(1), 91–97.

[42] Fiuza-Luces, C., Simpson, R. J., Ramirez, M., Lucia, A. & Berger, N.A. (2016) Physical function and quality of life in patients with chronic GvHD: a summary of preclinical and clinical studies and a call for exercise intervention trials in patients. *Bone Marrow Transplantation*, 51, 13–26.

[43] Fraise, A.P. & Bradley, T. (eds) (2009) *Ayliffe's Control of Healthcare-Associated Infection: A Practical Handbook*, 5th edn. London: Taylor & Francis.

[44] Fraser, C. J., Bhatia, S., Ness, K., et al. (2006) Impact of chronic graft-versus-host disease on the health status of hematopoietic cell transplantation survivors: a report from the Bone Marrow Transplant Survivor Study. *Blood*, 108(8), 2867–2873.

[45] Gardner, S.E., Frantz, R.A. & Doebbeling, B.N. (2001) The validity of the clinical signs and symptoms used to identify localized chronic wound infection. *Wound Repair and Regeneration*, 9(3), 178–186.

[46] Gehl, J. & Geertsen, P.F. (2006) Palliation of haemorrhaging and

［47］Gethin, G. (2010) Managing wound malodour in palliative care. *Wounds UK*, Palliative Wound Care Supplement, 12–15.

［48］Gethin, G. (2011) Management of malodour in palliative wound care. *British Journal of Community Nursing*, Supplement 1, S28–S36.

［49］Gethin, G., Grocott, P., Probst, S. & Clarke, E. (2014) Current practice in the management of wound odour: an international survey. *International Journal of Nursing Studies*, 51, 865–874.

［50］Gibson, S. & Green, J. (2013) Review of patients experiences with fungating wounds and associated quality of life. *Journal of Wound Care*, 22(5), 265–275.

［51］Glick, J.B., Kaur, R.R. & Siegel, D. (2013) Achieving hemostasis in dermatology – Part II: Topical hemostatic agents. *Indian Dermatology Online Journal*, 4(3), 172–176. Available at: www.ncbi.nlm.nih.gov/pmc/articles/ PMC3752468 (Accessed: 5/3/2018)

［52］Graham, T., Grocott, P., Probst, S., Wanklyn, S., Dawson, J. & Gethin, G. (2013) How are topical opioids used to manage painful cutaneous lesions in palliative care? A critical review. *Pain*, 154, 1920–1928.

［53］Grocott, P. (2000) The palliative management of fungating wounds. *Journal of Wound Care*, 9(1), 4–9.

［54］Grocott, P. (2007) Care of patients with fungating malignant wounds. *Nursing Standard*, 21(24), 57–62.

［55］Grocott, P., Blackwell, R., Pillay, E. & Young, R. (2011) Digital TELER: clinical note-making and patient outcome measures. *Wounds International*, 2(3), 13–16.

［56］Grocott, P., Gethin, G. & Probst, S. (2013) Malignant wound management in advanced illness: new insights. *Current Opinions in Supportive Palliative Care*, 7(1), 101–105.

［57］Guizhen, S. (2016) A collaborative approach to reduce healthcare-associated infections. *British Journal of Nursing*, 25(11), 582–586.

［58］Haagensen, C.D. & Stout, A.P. (1942) Carcinoma of the breast – part I; results of treatment. *Annals of Surgery*, 116, 801–815.

［59］Haisfield-Wolfe, M.E. & Rund, C. (1997) Malignant cutaneous wounds: a management protocol. *Ostomy Wound Management*, 43(1), 56–60, 62, 64–66.

［60］Hampton, S. (2003) Reducing malodour in wounds: a dressing evaluation. *British Journal of Community Nursing*, 17(4), 28–33.

［61］Hampton, S. (2004) Managing symptoms of fungating wounds. *Journal of Community Nursing*, 18(10), 22–26.

［62］Hampton, S. (2008) Malodorous fungating wounds: how dressings alleviate symptoms. *British Journal of Community Nursing*, 13(6), S31–S36.

［63］Hampton, S. & Collins, F. (2004) Tissue Viability: *The Prevention, Treatment, and Management of Wounds*. London: Whurr Publishers.

［64］Harris, R., Probst, H., Beardmore, C., et al. (2012) Radiotherapy skin care: a survey of practice in the UK. *Radiography*, 18(1), 21–27.

［65］Hausermann, P., Walter, R.B., Halter, J., et al. (2008) Cutaneous graftversus-host disease: a guide for the dermatologist. *Dermatology*, 216, 287–304.

［66］Herst, P. (2014) Protecting the radiation damaged skin from friction: a mini review. *Journal of Medical Radiation Sciences*, 61(2), 119–125.

［67］Hess, C. (2005) *Wound Care*. Philadelphia: Lippincott Williams & Wilkins. Hollinworth, H. & Collier, M. (2000) Nurses views about pain and trauma at dressing changes: results of a national survey. *Journal of Wound Care*, 9(8), 369–373.

［68］Horrocks, A. (2006) Prontosan wound irrigation and gel: management of chronic wounds. *British Journal of Nursing*, 15(22), 1222–1228.

［69］Hymes, S.R., Turner, M.L., Champlin, R.C. & Couriel, D.R. (2006) Cutaneous manifestations of chronic graft-versus-host disease. *Biology of Blood and Marrow Transplantation*, 12, 1101–1113.

［70］Jagasia, M.H., Greinix, H.T., Arora, M., et al. (2015) National Institutes of Health Consensus Development Project on Criteria for Clinical Trials in Chronic Graft-versus-Host Disease: I. The 2014 Diagnosis and Staging Working Group Report. *Biology of Blood and Marrow Transplantation*, 21, 389–401.

［71］James, S. (2009) Non-pharmacological methods of pain control. *Wounds UK*. Available at: www.wounds-uk.com/media/WUK/Books/trauma2-Chap_9_r.pdf (Accessed: 5/3/2018)

［72］Jones, M. (2012) Wound cleansing: is it necessary, or just a ritual? *Nursing and Residential Care*, 14(8), 396–399.

［73］Jones, M., Andrews, A. & Thomas, S. (1998) A case history describing the use of sterile larvae (maggots) in malignant wounds. Worldwide wounds. Available at: http://www.worldwidewounds.com/1998/ february/Larvae-Case-Study-Malignant-Wounds/Larvae-Case-Study-Malignant-Wounds.html (Accessed: 5/3/2018)

［74］Kedge, E.M. (2009) A systematic review to investigate the effectiveness and acceptability of interventions for moist desquamation in radiotherapy patients. *Radiography*, 15(3), 247–257.

［75］Keshavarzi, S., MacDougall, M., Lulic, D., Kasasbeh, A. & Levy, M. (2013) Clinical experience with the surgical family of absorbable hemostats (oxidized regenerated cellulose) in neurosurgical applications: a review. *Wounds*, 25(6), 160–167.

［76］Klassen, J. (2010) The role of photopheresis in the treatment of graftversus-host disease. *Current Oncology*, 17(2), 55–58.

［77］Latarjet, J. (2002) The management of pain associated with dressing changes in patients with burns. http://www.worldwidewounds.com/2002/november/Latarjet/Burn-Pain-At-Dressing-Changes.html (Accessed: 5/3/2018)

［78］Lee, G., Anand, S.C., Rajendran, S. & Walker, I. (2006) Overview of current practice and future trends in the evaluation of dressings for malodorous wounds. *Journal of Wound Care*, 15(18), 344–346.

［79］Lloyd, H. (2008) Management of bleeding and malodour in fungating wounds. *Journal of Community Nursing*, 22(8/9), 28–32.

［80］Lloyd-Jones, M. (2008) Treatment of superficial wounds and management of associated pain. *Primary Health Care*, 18(4), 41–46.

［81］Lo, S., Hu, W., Hayter, M., Chang, S., Hsu, M. & Wu, L. (2008) Experiences of living with a malignant fungating wound: a qualitative study. *Journal of Clinical Nursing*, 17(20), 2699–2708.

［82］Lotti, T., Rodofili, C., Benci, M. & Menchin, G. (1998) Wound-healing problems associated with cancers. *Journal of Wound Care*, 7(2), 81–84.

［83］Loveday, H.P., Wilson, J.A., Pratta, R.J., et al. (2014) Epic 3: National evidence-based guidelines for preventing healthcare associated infection in NHS Hospitals in England. *Journal of Hospital Infection*, 86(S1), S1–S70. Available at: https://www.his.org.uk/files/3113/8693/4808/epic3_National_Evidence-Based_Guidelines_for_Preventing_HCAI_in_NHSE.pdf (Accessed: 5/3/2018)

［84］Lund-Neilson, B., Muller, K. & Adamsen, L. (2005) Malignant fungating wounds in women with breast cancer: feminine and sexual perspectives. *Journal of Clinical Nursing*, 14, 56–64.

［85］Lund-Neilson, B., Midguard, J., Roth, M. Gottrup, F. & Adamsen, L. (2011) An avalanche of ignoring: a qualitative study of health care avoidance in women with malignant breast cancers. *Cancer Nursing*, 34(4), 277–285.

［86］Maher, K.E. (2005) Radiation therapy: toxicities and management. In: Yarbro, C.H., Frogge, M.H. & Goodman, M. (eds) *Cancer Nursing: Principles and Practice*, 6th edn. Sudbury, MA: Jones and Bartlett, pp. 283–314.

［87］Maier, M. (2012) Treatment of painful cutaneous wounds. Practical Pain Management. Available at: http://www.practicalpainmanagement.com/pain/other/treatment-painful-cutaneous-wounds (Accessed: 5/3/2018)

［88］Malheiro, E., Pinto, A., Choupina, M., Barroso, L., Reis, J. & Amarante, J. (2001) Marjolin ulcer of the scalp: case report and literature review. *Annals of Burns and Fire Disasters* 14(1). Available at: http://www. medbc.com/annals/review/vol_14/num_1/text/vol-14n1p39.htm (Accessed: 5/3/2018).

［89］Marty, M., Sersa, G. & Garbay, J.R. (2006) Electrochemotherapy: an easy, highly effective and safe treatment of cutaneous and subcutaneous metastases: results of ESOPE (European Standard Operating Procedures of Electrochemotherapy). *European Journal of Cancer Supplements*, 4(11), 3–13.

[90] McDonald, A. & Lesage, P. (2006). Palliative management of pressure ulcers and malignant wounds in patients with advanced illness. *Journal of Palliative Medicine*, 9(2), 285–295.

[91] McManus, J. (2007) Principles of skin and wound care: the palliative approach. *End of Life Care*, 1(1), 8–19.

[92] McQuestion, M. (2006) Evidence-based skin care management in radiation therapy. *Seminars in Oncology Nursing*, 22(3), 163–173.

[93] McQuestion, M. (2011) Evidence-based skin care management in radiation therapy. *Seminars in Oncology* Nursing, 27(2), e1–e17: clinical update.

[94] Mercier, D. & Knevitt, A. (2005) Using topical aromatherapy for the management of fungating wounds in a palliative care unit. *Journal of Wound* Care, 14(10), 497–501.

[95] Moody, M. & Grocott, P. (1993) Let us extend our knowledge base: assessment and management of fungating wounds. *Professional Nurse*, 8(9), 58–79.

[96] Moore, S. (2002) Cutaneous metastatic breast cancer. *Clinical Journal of Oncology Nursing*, 6(5), 255–260.

[97] Morris, C. (2008) Wound odour: principles of management and the use of clinisorb. *British Journal of Nursing*, Tissue Viability Supplement, 17(6).

[98] Naylor, W. (2001) Assessment and management of pain in fungating wounds. *British Journal of Nursing*, 10 (suppl22), 833–836.

[99] Naylor, W. (2002a) Part 1: Symptom control in the management of fungating wounds. http://www.worldwidewounds.com/2002/march/Naylor/ Symptom-Control-Fungating-Wounds.html (Accessed: 5/3/2018)

[100] Naylor, W. (2002b) Malignant wounds: aetiology and principles of management. *Nursing Standard*, 16(52), 45–53.

[101] Naylor, W. (2005) Guidelines for wound management in palliative care. Available at: https://www.nzwcs.org.nz/images/publications/woundmanagementguidelines-text.pdf (Accessed: 5/3/2018)

[102] Naylor, W., Laverty, D. & Mallett, J. (2001) *The Royal Marsden Hospital Handbook of Wound Management in Cancer Care*. Oxford: Blackwell Science.

[103] NHSQIS (2010) Best Practice Statement: Skincare of Patients Receiving Radiotherapy. NHS Quality Improvement Scotland. Available at: http:// www.healthcareimprovementscotland.org/previous_resources/best_practice_statement/radiotherapy_skincare.aspx (Accessed: 24/4/2018)

[104] NICE (2015a) Electrochemotherapy for metastases in the skin from tumours of non-skin origin and melanoma. Available at: www.nice.org. uk/guidance/ipg446 (Accessed: 24/4/2018)

[105] NICE (2015b) Palliative care – malignant skin ulcer. Available at: https:// cks.nice.org.uk/palliative-care-malignant-skin-ulcer (Accessed: 5/3/2018)

[106] NMC (2015) Record keeping guidance. Available at: https://www.nmc.org. uk/standards/code/record-keeping/ (Accessed: 5/3/2018)

[107] NMC (2017) Principles of consent: guidance for nursing staff. Available at: https://www.rcn.org.uk/professional-development/publications/ pub-006047 (Accessed: 24/4/2018)

[108] Noble, S. & Chitnis, J. (2013) Case report: use of tranexamic acid to stop localised bleeding. *Emergency Medical Journal*, 30, 509–510.

[109] Pavletic, S.Z. & Fowler, D.H. (2012) Are we making progress in GVHD prophylaxis and treatment? *Hematology*, 2012, 251–264.

[110] Pearson, I. & Mortimer, P.S. (2004) Skin problems in palliative medicine. In: Doyle, D., Hanks, G., Cherny, N. & Calman, K. (eds) *Oxford Textbook of Palliative Medicine*. Oxford: Oxford University Press, pp. 618–627.

[111] Piggin, C. & Jones, V. (2009) Malignant fungating wounds: an analysis of the lived experience. *Journal of Wound Care*, 18(2), 57–64.

[112] Price, P.E., Fagervik-Morton, H. & Mudge, E.J. (2008) Dressing-related pain in patients with chronic wounds: an international patient perspective. *Internal Wound Journal*, 5, 159–171.

[113] Probst, S., Arber, A., Trojan, A. & Faithfull, S. (2012) Caring for a loved one with a malignant fungating tumour. *Support Cancer Care*, 20, 3065–3070.

[114] Reynolds, H. & Gethin, G. (2015) The psychosocial effects of malignant fungating wounds. *EMWA Journal*, 15(2), 29–32.

[115] Riot, S., DeBonnecaze, G., Garrido, I., Ferron, G., Grolleau, J. & Chaput, B. (2015) Is the use of negative pressure wound therapy for a malignant wound legitimate in a palliative context? 'The concept of NPWT ad vitam': a case series. *Palliative Medicine*, 29(5), 470–473.

[116] Ristic B (2004) Radiation recall dermatitis. *International Journal of Dermatology*, 43(9), 627–631.

[117] Rodgers, C.J., Burge, S., Scarisbrick, J. & Peniket, A. (2013) More than skin deep? Emerging therapies for chronic cutaneous GVHD. *Bone Marrow Transplantation*, 48, 323–337.

[118] Rogers, G. (2015) Palliative wound care: Part 2. *Wound Care Advisor*, 4(2), 30–38.

[119] Roy, I., Fortin, A. & Larochelle, M. (2001) The impact of skin washing with water and soap during breast irradiation: a randomized study. *Radiotherapy and Oncology*, 58(3), 333–339.

[120] Ryan, J.L., Bole, C., Hickok, J.T., et al. (2007) Post-treatment skin reactions reported by cancer patients differ by race, not by treatment or expectations. *British Journal of Cancer*, 97(1), 14–21.

[121] Saltz, L.B., Meropol, N.J., Loehrer, P.J., Sr., et al. (2004) Phase II trial of cetuximab in patients with refractory colorectal cancer that expresses the epidermal growth factor receptor. *Journal of Clinical Oncology*, 22(7), 1201–1208.

[122] Scheinfeld, N.S. (2016) Dermatologic manifestations of graft versus host disease. Available at: http://emedicine.medscape.com/article/1050580- overview (Accessed: 5/3/2018)

[123] Schiech, L. (2002) Malignant cutaneous wounds. *Clinical Journal of Oncology Nursing*, 6(5), 1–5.

[124] Schnur, J.B., Ouellette, S.C., DiLorenzo, T.A., Green, S. & Montgomery, G. (2011) A qualitative analysis of acute skin toxicity among breast cancer radiotherapy patients. *Psychooncology*, 20(3), 260–268.

[125] Schulz, V., Kozell, K., Biondo, P.D., et al. (2009) The malignant wound assessment tool: a validation study using a Delphi approach. *Palliative Medicine*, 23(3), 266–273.

[126] Sealby, N. (2004) The use of maggot therapy in the treatment of a malignant foot wound. *British Journal of Community Nursing*, 9(3), S16–S19.

[127] Seaman, S. (2006) Management of malignant fungating wounds in advanced cancer. *Seminars in Oncology Nursing*, 22(3), 185–193.

[128] Sibbald, R., Williamson, G.D., Orsted, H., et al. (2000) Preparing the wound bed – debridement, bacterial balance, and moisture balance. *Ostomy/Wound Management*, 46(11), 14–35.

[129] Sibbald, R., Katchky A. & Queen, D. (2006) Medical management of chronic wound pain. *Wounds UK*, 2(4), 74–89.

[130] Szor, J.K. & Bourguignon, C. (1999) Description of pressure ulcer pain at rest and at dressing change. *Journal of Wound Ostomy & Continence Nursing*, 26(3), 115–120.

[131] Thomas, S. (2009) *Formulary of Wound Management Products*, 10th edn. Liphook: Euromed Communications.

[132] Thomas, S., Fisher, B., Fram, P. & Waring, M. (1998) Odour absorbing dressings: a comparative laboratory study. World Wide Wounds. Available at: http://www.worldwidewounds.com/1998/march/Odour-Absorbing-Dressings/odour-absorbing-dressings.html (Accessed: 5/3/2018)

[133] Tickle, J. (2015) Wound exudate: a survey of current understanding and clinical competency. *British Journal of Nursing*, 24(20), S38–S43.

[134] Tsang, M. & Guy, R.H. (2010) Effect of Aqueous cream BP on human stratum corneum in vivo. *British Journal of Dermatology*, 163, 954–958.

[135] Upton, D., Richardson, C., Andrews, A. & Rippon, M. (2013) Wound pruritus: prevalence, aetiology and treatment. *Journal of Wound Care*, 22 (9), 501–508.

[136] Van Fleet, S. (2000) Relaxation and imagery for symptom management: improving patient assessment and individualising treatment.

Oncology Nursing Forum, 27(3), 501–510.
[137] Watret, L. (2011) Management of a fungating wound. *Journal of Community Nursing*, 25(2), 31–36.
[138] Watson, H. & Hughes, A. (2015) Symptom Management Guidelines: Care of Malignant Wounds. BC Cancer Agency. Available at: http:// www.bccancer.bc.ca/nursing-site/Documents/10. 20% Malignant 20% Wounds.pdf (Accessed: 24/4/2018)
[139] Westbury, C., Hines, F., Hawkes, E., Ashley, S., & Brada, M. (2000) Advice on hair and scalp care during cranial radiotherapy: a prospective randomized trial. *Radiotherapy and Oncology*, 54(2), 109–116.
[140] White, R.J. (2005) The benefits of honey in wound management. *Nursing Standard*, 20(10), 57–64.
[141] White, R.J. (2008) Pain assessment and management in patients with chronic wounds. *Nursing Standard*, 22(32), 62–68.
[142] Williams, C. (2000) Clinisorb activated charcoal dressing for odour control. *British Journal of Nursing*, 9(15), 1016–1019.
[143] Wilson, V. (2005) Assessment and management of fungating wounds: a review. *British Journal of Community Nursing*, 10, 828–834.
[144] Winnipeg Regional Health Authority (WRHA) (2014) Malignant fungating wounds. Available at: http://www.wrha.mb.ca/extranet/eipt/files/EIPT-013-007.pdf (Accessed: 5/3/2018)
[145] Woo, K.Y. (2008) Meeting the challenges of wound associated pain: anticipatory pain, anxiety, stress and wound healing. *Ostomy Wound Management*, 54(49), 10–12.
[146] Woo, K.Y. & Sibbald, R.G. (2010) Local wound care for malignant and palliative wounds. *Advances in Skin & Wound Care*, 23, 417–428.
[147] World Health Organization (WHO) (2009) WHO Guidelines on Hand Hygiene in Health Care. Available at: http://apps.who.int/iris/bitstr eam/10665/44102/1/9789241597906_eng.pdf (Accessed: 5/3/2018)
[148] World Union of Wound Healing Societies (WUWHS) (2004) Principles of best practice. A WUWHS initiative: minimising pain at wound dressing- related procedures. A consensus document. http://www.woundsinternational. com/consensus-documents/view/minimising-pain-at-wound- dressing-related-procedures-a-consensus-document (Accessed: 5/3/2018)
[149] World Union of Wound Healing Societies (WUWHS) (2007) Principles of best practice: wound exudate and the role of dressings: a consensus document. Available at: http://www.woundsinternational.com/media/issues/82/files/content_42.pdf (Accessed: 5/3/2018)
[150] Wounds International (2012) International consensus. Optimising wellbeing in people living with a wound. Available at: http://www.woundsinternational. com/consensus-documents/view/international-consensus-optimising-wellbeing-in-people-living-with-a-wound (Accessed: 5/3/2018)
[151] Yorkshire Palliative Medicine Clinical Guidelines Group (2009) Guidelines on the management of bleeding for palliative care patients with cancer – summary. Available at: www.palliativedrugs.com/download/090331_Summary_bleeding_guidelines.pdf (Accessed: 5/3/2018)
[152] Zylicz, Z., Smits, C. & Krajnik, M. (1998) Paroxetine for pruritus in advanced cancer pain. *Journal of Pain Symptom Management*, 16(2), 121–124.

第7章 急症肿瘤学
Acute oncology

宋艳萍 郑 堃 赵芳 译　纪光伟 许 平 校

操作指南

- 7-1 颈动脉破裂（CAR）
- 7-2 腹腔穿刺术
- 7-3 可疑/确诊的颈椎不稳定患者的圆木滚动翻身法
- 7-4 可疑/确诊的颈椎不稳定：骨盆转动至右侧
- 7-5 可疑/确诊的胸腰椎不稳定患者的圆木滚动翻身法
- 7-6 卧床患者的早期活动

【本章概要】

急症肿瘤学是一个处理肿瘤紧急情况的癌症护理领域。急症可能因为癌症本身或其治疗所致（Watson 等，2006）。研究表明，任何急性恶化都应早期诊断和治疗，这是降低主要发病率或死亡率所必需的。

癌症是大多数西方国家的第二大死亡原因（McCurdy 和 Shanholtz，2012）。癌症患者可能会在癌症病程的某个阶段出现与癌症相关的紧急情况，这甚至可能是患者的初发表现。也可能经不同科室就诊，而不仅仅是通过急诊科（A&E）（DH，2011；National Cancer Intelligence Network，2010；Putt 和 Jones，2014）。现有文献表明，近50%的癌症患者会死于原发癌症，这凸显了对最佳症状管理，以及识别可能可逆的任何急性恶化的需求（Hjermstad 等，2016）。

住院治疗支出占所有癌症支出的50%，住院癌症患者护理占所有急性住院病例的12%（National Audit Office，2010）。从1997年到2007年，癌症的急诊入院率上升了30%（Mort 等，2008）。据估计，每家综合医院平均每天会有5名癌症患者入住急诊科（Mort 等，2008；National Chemo-therapy Advisory Group，2009）。急症肿瘤学的癌症护理涉及识别这些患者及其症状，并与整个团队一起进行适当的护理和管理。如果药物的毒性是可逆的，即使在晚期疾病中，积极的治疗也可能是合适的。然而，这些决定应该在个体化基础上进行，并尽可能提供有关患者治疗计划、预后和愿望的信息。

大多数肿瘤急症可分为代谢的、血液的、结构的（表7-1），或化疗药物的不良反应（Higdon 和 Higdon，2006）。一些肿瘤急症是隐匿的，可能需要数月进展才能发现，而另一些可能会在数小时内出现，并且可能危及生命（Higdon 和

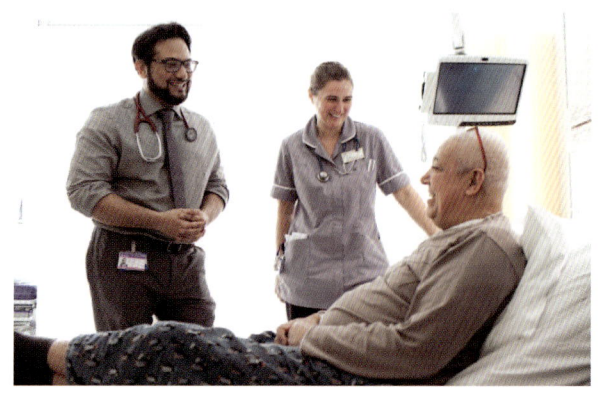

Higdon，2006）。如果没有及时发现患者有潜在的严重症状，则可能无法进行最佳的管理。英国国家患者预后与死亡咨询委员会证实，在接受全身性抗癌治疗后30天内死亡的患者中（Mort等，2008），大量患者没有认识到药物的毒性作用和寻求适当的建议，也不愿打扰医务人员。因此，在进行任何癌症治疗（包括支持治疗）之前，必须对患者和护理人员进行有关可能危及生命的药物毒性影响，进行最佳的管理教育，以及自己在识别和报告不良反应中的作用。在每次临床会议上，对患者所经历的症状进行评估是非常重要的，同时，还要重申这些信息。

在英国的许多地区，癌症患者可以获得24h患者咨询服务。英国肿瘤护理学会（UKONS）建立了经过验证的电话分诊工具（图7-1）和毒性药物分级指南（图7-2），英国在这些服务的开发方面处于领先地位。

这些工具为护士提供了一个提高患者安全性的框架，使她们能够做出正确的患者管理决策（UKONS，2016）。在电话分诊中进行初步的评估

表 7-1 肿瘤急症、原发癌、体征和症状的实例

肿瘤的紧急状态	癌症或治疗原因	常见症状	罕见症状
中性粒细胞缺乏性脓毒血症	所有癌症因疾病或治疗原因导致骨髓抑制	• 温度＞38℃（101°F） • 体温＞37.5℃，感觉轻微不适和相关的鼻炎症状 • 鼻炎症状（咳嗽、流鼻涕等） • 中性粒细胞绝对计数＜500/mm³（0.5×10⁹/L）	• 皮疹 • 口腔溃疡和感觉不适
转移性脊髓压迫（MSCC）	肺癌、乳腺癌、前列腺癌、多发性骨髓瘤、肾、淋巴瘤	• 背痛 - 因紧张或平躺而加重 • 肢体无力 • 行走困难 • 感觉丧失 • 排便改变，膀胱感觉改变或尿失禁 • 神经系统体征	• 夜间脊柱疼痛 • 压缩性骨折 • 阳痿 • 鞍区麻醉
恶性高钙血症	肺癌（尤其是鳞状细胞癌）、乳腺癌、肾癌、骨髓瘤、白血病	• 恶心 • 呕吐 • 便秘 • 疲劳 • 虚弱 • 心律失常 • 多饮 • 多尿 • 认知功能障碍 • 其他不重要症状	• 抑郁症 • 胰腺炎 • 肾结石
上腔静脉阻塞（SVCO）	肺癌（尤其是鳞状细胞癌）、纵隔转移、淋巴瘤（尤其是非霍奇金淋巴瘤）、中心静脉通路装置	• 面部水肿 • 浅静脉扩张（颈部和上胸部） • 呼吸困难 • 头痛 • 头晕 • 鼻塞 • 声音嘶哑 • 咳嗽 • 喘鸣 • 意识改变	

（续 表）

肿瘤的紧急状态	癌症或治疗原因	常见症状	罕见症状
肿瘤溶解综合征（TLS）	任何晚期癌症，开始抗肿瘤治疗（特别是淋巴瘤、白血病、转移性生殖细胞）	• 高尿酸血症 • 高钾血症 - 心律失常 • 高磷血症 - 肌肉痉挛、手足抽搐 • 低钙血症 - 记忆丧失、精神错乱、肌肉痉挛 • 急性肾损伤	
急性肾损伤（AKI）	任何癌症或其治疗（特别是肾毒性药物）	• 脱水 • 少尿 • 脓毒血症 • 腿部、踝关节和眼周肿胀 • 疲劳或疲倦 • 呼吸困难 • 恍惚 • 恶心	

引自 Cassidy 等，2015；Higdon 和 Higdon，2006；McCurdy 和 Shanholtz，2012

提供了证据，证明患者是否需要进一步评估，也帮助护士提出建议，避免不必要的住院或急诊就诊。肿瘤急诊优化管理要求护士做到以下几点。

- 及时识别患者病情恶化的迹象。
- 充分了解常见的急症肿瘤的临床症状。
- 理解癌症的自然病程和治疗目的。
- 了解主要治疗方式的不良反应。
- 对患者及其管理优先级排序，并知道何时升级。

当照顾的癌症患者出现或进展为非常不适时，有一些简单的问题可以帮助进行临床推理。

- 以前是否有恶性肿瘤的诊断？
- 症状是由肿瘤引起的，还是由治疗的并发症引起的？
- 患者正在接受（或曾经接受）什么治疗？
- 症状进展有多快？
- 治疗与症状出现间隔多长时间？
- 治疗应该针对恶性肿瘤，还是并发症？
- 患者其他的现有医疗状况是什么？

本章描述的肿瘤性急症是根据 Higdon 和 Higdon（2006）分类进行排序。

- 血液系统。
- 中心静脉通路装置的并发症。

- 大动脉血管破裂。
- 上腔静脉阻塞。
- 代谢性。
- 恶性高钙血症。
- 高镁血症。
- 化疗药物的不良反应。
- 腹泻。
- 恶心和呕吐。
- 中性粒细胞减少性脓毒血症。
- 肺炎。
- 组织结构改变。
- 腹水（恶性）。
- 肠梗阻（恶性）。
- 转移性脊髓压迫。
- 心包积液（恶性）。
- 由恶性疾病引起的颅内压升高。

一、血液系统急症

（一）中心静脉通路装置的并发症

定义

中心静脉通路装置（CVAD）是一种插入中

心静脉系统的导管（Dougherty 和 Lister，2015；RCN，2016），尖端置于以下位置。

- 上腔静脉（SVC）。
- 下腔静脉（IVC）。
- 右心房（RA）。

CVAD 可以将药物直接输送到较大的静脉中，很少形成凝结，并且可以长时间保留。它们是放置在大静脉中的小型软管，适用于需要频繁经血管用药和抽血的患者。表 7-2 列出了 CVAD 的最常见用途及其优点。

CVAD 相关的风险和并发症有很多，其中最常见的将在本节中讨论。有关血管通路装置的插入、护理、使用或管理的更多信息，包括全身抗癌化疗（SACT）药物的外渗，请参阅第 4 章。

与 CVAD 相关的最常见并发症是血栓形成、感染和外渗（Dougherty，2006；Kayley，2008；RCN，2016）。要求患者应该报告的体征，包括在接口部位，并沿皮肤置管处或手臂上方的皮肤出现发红，出口处出现渗出，以及出现发热或寒战。

表 7-2 中心静脉通路装置：最常见的用途和优点

常见用途	优 点
药物的管理：抗生素、化疗药物，其他静脉药物	避免了多次经外周静脉用刺激性药物，引起静脉刺激和静脉血栓形成
给予液体和营养化合物	可以在短时间内高速率的给药
血液制品的输注	
用于诊断的多次血液检验	避免多次穿刺造成的炎症和瘢痕。增加舒适度，并减少多次静脉穿刺可能带来的焦虑

（二）与导管相关的血栓形成

1. 定义

血栓是一种血液凝块，可以存在于导管的尖端或围绕导管，如由于外周插入的中心导管（PICC）的存在，而引起的上臂血栓形成。当导管长期与上腔静脉壁发生摩擦时，会发生上腔静脉血栓，在该部位引起血栓形成，通常与纤维蛋白鞘相关。纤维蛋白鞘定义为在导管周围形成的细胞和碎片的异质混合基质（Hacker 等，2012）。血栓形成需要 3 个因素，被称为 Virchow 的三联征。

(1) 血液瘀滞。

(2) 内皮损伤。

(3) 高凝状态，由糖尿病、营养不良、脱水、妊娠、骨髓炎、吸烟、慢性肾衰竭、肝硬化、癌症、肥胖、镰状细胞病、手术、充血性心力衰竭和雌激素疗法等引起（Gorski 等，2010；Qinming，2012；Wilkes，2011）。

2. 相关理论

近年来，人们对静脉血栓栓塞症（VTE）与癌症之间的联系越来越感兴趣（Timp 等，2013）。癌症患者的 VTE 风险比未患癌患者高 4~7 倍，约 15% 的癌症患者患有 VTE（Agnelli 和 Verso，2011；Baskin 等，2012）。整体发病率可达 1%~5%（Qinming，2012），PICC 发病率为 4%~5%（Aw 等，2012；Lobo 等，2009）。

另一方面，大约 20% 的 VTE 的患者患有活动性癌症。患有 VTE 的癌症患者比没有癌症的 VTE 患者住院的频率更高，病情更严重，并且更容易遭受与抗凝治疗相关的不良反应。患有癌症的患者更常发生双下肢深静脉血栓形成（DVT）和少见部位的静脉血栓形成（Timp 等，2013）。

当患者 CVAD 在原位时，这会增加与导管小尖端位置相关的血栓形成风险，使用锁骨下入路，小口径导管，使用基底静脉而不是头静脉和安全固定，会降低风险（Bodenham 和 Simcock，2009）。VTE 最初可能表现为持续的回抽受阻或冲管抵抗（Bodenham 和 Simcock，2009）。症状可能非常严重，也可能不明显。患者通常会抱怨手臂或颈部等处疼痛、颈部、胸部和上肢水肿、眶周水肿、面部压痛、心动过速、呼吸短促，有时还有咳嗽、胸部区域侧支循环的征象、颈静脉扩张和肢体褪色等（Bodenham 和 Simcock，2009；Qinming，2012）。

Royal Marsden 癌症护理精要
The Royal Marsden Manual of Cancer Nursing Procedures

肿瘤学/血液学咨询电话
分诊工具，第二版（2016年11月）

所有绿色 = 自我照顾建议　　1 琥珀色 = 24 小时回顾　　2 或更多琥珀色 = 升级为红色　　红色 = 尽快参加评估

患者可能存在有下列问题之外的其他问题。建议临床执业医师参考 NCI-CTCAE（译者注：美国国立癌症研究院不良事件通用术语标准）V4.03 的常用毒性标准，评估问题严重性和（或）寻求进一步临床处理的建议。

注意：请注意正在接受或已经接受免疫治疗的患者，可能在治疗中或治疗后 12 个月内出现与治疗相关问题。如果您不确定患者的治疗方案，请采取适当和关注症状评估。

毒性/症状	0	1	2	3	4
发热：在过去 6～8 周接受或已接受全身抗癌治疗（SACT）或免疫功能低下。	无	如果体温在 37.5℃或以上，或低于 36℃，或出现全身不适。应存紧急评估并做子紧急检查。随后会进入中性粒细胞减少的路径。 警告：服用解热镇痛药或激素，或可能有脱水而不能表现出真实体温，但仍有感染和脓毒血症风险。如果有疑问，请进行自助脓计数检查。	拨打苏格兰 999，进行紧急的急诊医学检查。如果正在输注 SACT，应考虑停止。		
胸痛：在肿瘤及血液团队会诊之前，请停止口服和静脉全身抗癌治疗	无	在活动或用力后出现新发的气短。	相对用力后，出现新发的气短。	静息时气急。	威胁生命的症状。
呼吸困难/气促 是新症状？持续了多久？正在加重？ 咳嗽或咳痰？多久了？如果是，痰或咳出的液体是什么颜色？ 有没有胸痛或胸闷？——如果是，则提示为胸痛。 考虑力：SVCO/贫血/肺栓塞/肺炎/感染。	无或没有变化，得以正常。				
体力状况 最近体力状况有无变化。	和治疗前一样，完全有活力，能不受限制地完成患病前的工作。	不能费力活动，但能走动干轻活和伏案工作，如轻松的家务或办公室的工作。	可以走动，生活能够自理，但不能进行任何工作，有 50% 以上的清醒时间。	生活仅能部分自理，50% 以上的清醒时间被限制在床上或椅子上。	完全瘫痪，不能自理，完全被限制在床上或椅子上。
腹泻 这种情况已经出现多少天了？ 24h 内腹泻几次？是否有黏液或不适？ 大便中有血液或黏液吗？ 患者是否服用了止泻药？ 尿量看有变化吗？患者饮水是否正常？ 考虑：感染/结肠炎（便秘）。 苏格兰患者接受免疫治疗的患者，应根据药物特殊路径进行管理，并根据需要安排评估。	与正常情况相比没有腹泻或没有变化。	与治疗前的正常情况相比，加 3 次排便，或造瘘口排便轻度增多，获取微便标本。开始给予补液治疗。	大便天数多增加 4～6 次，或造瘘口排便增加，或夜间大便，或造瘘口排便显著增多，获取便便标本。开始使用止泻药或持续腹泻，即升级为红色。 如果患者正在或已经接受免疫治疗，则升级为红色。	大便天数增加 7～9 次，或造瘘口排便明显增多，或大便失禁，严重腹泻/血便。	每天腹泻 10 次以上或严重血便。
便秘 大便多久没解了？ 什么是正常的大便？ 有腹痛和（或）呕吐吗？ 患者已经吃过药了吗？ 评估患者的尿量和颜色。	与正常情况相比没有或没有变化。	轻度：治疗前 24h 无排便。饮食建议增加流食饮食 采用支持治疗。	中度：治疗前 48h 无排便。如果有恶心/呕吐，则发为红色。给予液体和食物摄入。推荐使用导泻药。	重度：治疗前 72h 无排便。	超过 96h 无排便，考虑为麻痹性肠梗阻。
泌尿系统疾病 您排尿是否正常？对于您而言，这是一个新问题，还是正常的？ 尿的颜色有变化吗？ 尿中有血吗？有没有尿失禁、尿频或尿急？ 尿量是否正常？ 您是否在饮水，您渴吗？ 考虑：感染。	与正常情况相比没有或没有变化。	轻度症状。尿频、尿急、排尿困难、夜尿或尿潴留增多、尿量略有减少。多喝水。获取尿液标本检测。	中度症状。尿频、尿急、排尿困难、夜尿增多中度症状增多、尿量逐渐减少。多喝水。获取尿液标本检测。	严重症状。可能烟疫/梗阻。新发的失禁。新发血尿或血尿症状增加。尿量严重减少。	少尿或无尿。
发热 未接受全身抗癌治疗（SACT）和无免疫抑制风险。	正常。	＜ 36℃或 37.5～38℃	＞ 38～40℃	＞ 40℃	
感染 患者测量过体温？如果测量过，是何时测量的？什么事？ 有无任何伴随症状。 咳嗽、灼热/刺痛或排尿困难？ 咳嗽、是否咳痰？如果有疼，痰的颜色是什么？ 有寒战、发冷或感觉不适吗？	无	局部感染的征象不明显。	有感染征象，且一般状况差。 如果正在行 SACT 治疗，则进入中性粒细胞抑脓毒血症路径。 如果没有行 SACT 治疗，应安排急诊就诊。	严重全身感染症状。	危及生命的脓毒血症。

	无			
恶心 多少天了？患者吃了多少？ 有无感染证据？如果有应参考特殊毒性。 评估患者尿量和尿色。	无	能够合理进食	能够吃喝，但摄入量明显减少	没有明显的摄入
呕吐 多少天了？呕吐了多少次？ 患者是否按处方服用了止吐药？	无	24h 内呕吐 1 ~ 2 次。 据当地政策使用止吐药。	24h 内呕吐 3 ~ 5 次。 据当地政策使用止吐药。	24h 内呕吐 6 ~ 10 次。	24h 内呕吐 > 10 次。
口腔/口腔炎 多少天了？有无口腔溃疡？ 有无感染证据？患者能否吃喝？ 评估患者的尿量和尿色。	无	无痛性溃疡和（或）红斑、轻度疼痛，但能正常进食。	疼痛性溃疡和（或）红斑、轻度疼痛，但能遵医嘱继续使用漱口水、大量喝水，使用止痛药，无论是片剂还是漱口水。	红斑疼痛、饮食困难。	明显疼痛，几乎不能摄入饮食和（或）尿量减少。
厌食 食欲如何？近期有无变化？ 有无近期体重下降？ 影响因素，如恶心、呕吐、口腔炎、腹泻或便秘。如果有上述表现，请参考特殊问题/症状。	无，或与正常相比无变化	食欲不振，没有饮食习惯的改变。饮食建议。	没有明显的与体重减轻或营养不良相关的饮食改变。	与体重显著下降/营养不良相关的饮食改变。	危及生命的并发症，如晕倒。
疼痛 如果疼痛伴有红肿，应考虑为血栓形成或蜂窝织炎。 背部疼痛要考虑为转移性脊髓压迫性（MSCC）。	无，或与正常相比无变化	轻度疼痛，不会影响日常活动。建议返回诊室。	中度疼痛，可能影响日常活动。建议适当调整。	严重疼痛，影响日常活动。	严重疼痛，不能活动。
神经的感觉/运动 这是一个新问题吗？是一直持续的吗？ 是否正在恶化？是否影响活动/功能？ 有会阴部或臀部麻木（鞍部感觉异常），有便秘或大小便失禁吗？ 有视觉障碍吗？有无疼痛？如果有，请参考特殊问题/症状。 考虑转移性脊髓压迫症，脑转移或脑病。	无，或与正常相比无变化	轻度感觉异常，自觉虚弱。无功能丧失。如果病情恶化，建议立即联系各自团队。	轻度或中度感觉异常，中度感觉丧失。轻度虚弱，无功能丧失。	严重的感觉丧失，感觉异常或影响功能的受损。	卧床或失能。
思维混乱/认知障碍 这是新症状吗？有这种症状多久了？还有其他症状？	无，或与正常相比无变化	轻度定向障碍，不影响日常生活的活动。灵敏性轻度下降。	中度认知障碍和（或）定向障碍，日常生活的活动受限。	严重的认知障碍和（或）严重的思维混乱，日常生活的活动/严重受限。意识发生改变。拨打 999。紧急去诊科评估。	危及生命的后果。失去意识/不能唤醒。拨打 999。紧急去急诊科评估。
疲劳 这是一个新问题吗？情况越来越糟糕了吗？已经多少天了？ 有没有其他伴随症状？您能力活动吗？	无，或与正常相比无变化	疲劳加重，但不影响正常的活动。休息并伴间歇性缓解/恢复。	中等度或影响一些活动。	严重或疲劳影响大部分活动的能力。	卧床或失能。
皮疹 部位？是局部还是全身的？出现多久了？正在加重吗？有无瘙痒？你是否感觉全身不适？ 有感染的征象吗？如流脓、发热。 中等=10% ~ 30% 的体表面积 (BSA)，严重=超过 30% 的体表面积 (BSA)。 注意事项：血液学改变，请参照出指指南。	无，或与正常相比无变化	皮疹覆盖 < 10% 的 BSA，伴或不伴有症状，如瘙痒、紧绷或灼热感。	皮疹覆盖 10% ~ 30% 的 BSA，限制日常生活活动，有或者无症状，如瘙痒、紧绷或灼热感或有创伤出血或敏感性的体征。	皮疹覆盖 > 30% BSA，伴或不伴有相关症状，影响生活自理行为。有自发出血或相关感染症状。	拨打 999；行紧急急诊科评估。
出血 这是一个新问题吗？是持续出血吗？出血量有多少？什么部位出血？您是否正在服用抗凝剂？ 注意事项：血液学改变，请参照出指指南。	无，或与正常相比无变化	轻度出血，可通过保守治疗控制。考虑安排一次血液咨询。	中等程度出血。拨打 999；行紧急的急诊科评估。	严重的出血。拨打 999；行紧急去诊科评估。	大量出血。拨打 999；行紧急去诊科评估。
损伤 这是一个新问题吗？是局部的，还是全身的？有无外伤史？	无，或与正常相比无变化	局部的；仅一个区域的单个损伤。	多处损伤或一处大面积损伤。		
视觉/眼睛问题 这是一个新问题吗？有疼痛吗？眼睛分泌物多？粘眼睑吗？	无，或与正常相比无变化	轻微症状，不影响功能。	中到重度症状影响功能和（或）视觉障碍。		
手足综合征 如果正在积极进行 SACT 治疗，应遵循药物的特殊途径。 药物可能要暂停，并行医学评估。	无	手和（或）足有轻度水肿、刺痛、水肿，伴或不伴有疼痛变红让手足休息，用护肤霜。	手和（或）足有痛性发红和（或）水肿。遵循药物的特殊途径；药物可能需要减量或推迟治疗。建议使用止痛药。	湿性脱屑、溃疡形成，起疱和严重的疼痛。遵循药物的特殊途径——安排专家团队在 24h 内来急诊会诊；药物可能需要减量或被停止使用。建议使用止痛药。	
渗液 治疗后有什么问题吗？ 问题有多久？什么时候开始的？是注射部位，还是沿着注射中心线？描述问题。	无	非紧急相，第二天评估。	有发痛相，或不明药物。安排急诊评估。		

▲ 图 7-1 UKONS 电话分诊工具

经 UKONS 允许改编自 UKONS, 2016

医院名称 / 科室：　　**UKONS 24h 评估记录表**（v2，2016）

患者详情	既往史	询问详情
姓名	诊断：	日期……　时间……
	男□　女□	谁打的电话？
医院号码……	接诊医师……	……
出生日期……		联系号码……
电话号码……	来电者以前是否联系过此咨询电话　是□　否□	未预约来访　是□　否□

来电原因
用患者自己的语言表述

患者在积极治疗？　全身抗癌治疗□　免疫治疗□　放射治疗□　其他□　支持治疗□　未治疗□

记录治疗方案……　这是临床试验的一部分？　是□　否□

患者最后一次接受治疗是什么时间？　1～7 天□　8～14 天□　15～28 天□　超过 4 周□

患者的体温？ □℃（请注意体温过低是脓毒血症的显著指征）

患者在 4～6h 内是否服用过任何退烧药物？　是□　否□

患者有没有中心静脉置管？　是□　否□　原位输液泵　是□　否□

请注意：正在或已经接受免疫治疗的患者，在治疗中及治疗后 12 个月内，任何时候都可能出现与治疗相关问题。如果你不确定患者的方案，**请保持谨慎，并遵循分诊症状评估。**

建议　24h 随访　评估

谨记：2 个橘黄标等于红标！

症状	建议	24h 随访	评估
发热－在全身癌症治疗中			
胸痛			
呼吸困难 / 气短			
体力状态			
腹泻			
便秘			
排尿困难			
发热			
感染			
恶心			
呕吐			
口腔炎			
厌食			
疼痛			
感觉 / 运动			
困惑 / 认知障碍			
疲劳			
出疹			
出血			
瘀伤			
视力 / 眼睛问题			
手足综合征			
渗液			
其他，请记录			

既往重要的医疗史

现有药物

已用治疗

考虑评估，已联系住院接待团队　是□　否□

分诊执行者

签名……　打印……　指定人……　日期　/　/

后续采取治疗

已联系顾问团队　是□　否□　日期　/　/

签名……　打印……　指定人……　日期　/　/　时间：

▲ 图 7-2　UKONS 毒性分级指导

经 UKONS 许可改编自 UKONS，2016

通过在上腔静脉、下腔静脉或右心房中正确放置导管尖端（Bodenham 和 Simcock, 2009），监测导管功能和使用脉冲正压进行冲洗，可以预防血栓形成（Mayo, 2000）。已经证明预防性使用抗凝药，如低剂量华法林没有明显的益处（Agnelli 和 Verso, 2011；Couban 等, 2005；Debourdeau 等, 2013；Young 等, 2005）。如果患者以前曾有过血栓栓塞事件，则可能需要充分抗凝（Bishop, 2009）。因此，应该向患者强调立即报告以下任何体征或症状，包括呼吸困难、肩部疼痛和（或）肿胀、胸部、颈部和手臂肿胀。早期报告可能有助于进行有效治疗，并可避免拔除导管（Bishop, 2009）。然而，由于对癌症患者的管理缺乏共识，全球临床实践各有不同（Debourdeau 等, 2013）。

(1) 血栓的诊断：如果怀疑血栓，排除任何明显的机械性阻塞是很重要的（如导管管道的扭结、缝合线太紧、夹子无意关闭、导管尖端被血管壁阻塞、皮下端口针的错位），可通过仔细检查CVAD，并重新摆放患者的体位来排除（Baskin 等, 2012；Mason 等, 2014）。重新摆放体位的操作包括抬高同侧手臂，让患者坐下或站立，或将患者翻到侧卧等。

如果这些都是阴性，并且怀疑有血栓形成，那么，静脉造影或超声可以帮助评估静脉系统（Baskin 等, 2012）。静脉造影是目前的金标准，但由于它是侵入性的，并且需要患者接受静脉造影和辐射，因此不常进行。超声检查经常被使用，因为它是非侵入性的，容易完成且诊断准确（Sajid 等, 2007）。在儿科，静脉造影仍然是最可靠的诊断工具，但是彩色多普勒超声检查被发现是一种侵入性较小的替代方法（Gupta 等, 2007）。

(2) 血栓的处理：CVAD 血栓的处理取决于患者是否需要保留该装置进行后续治疗（图 7-3）。

① 不再需要 CVAD 的患者：对于已经发生血栓，但不再需要 CVAD 或装置已经失效的患者，建议在抗凝治疗 3~5 天后拔除导管（Kearon 等, 2008）。然而，有些人认为，一旦患者接受了适当的抗凝治疗，就可以拔除 CVAD，这可以通过适当的活化部分凝血活酶时间（如果使用普通肝素）或抗 Xa 水平（如果使用低分子肝素）来证实（Baskin 等, 2012）。在成人中，适当的抗 Xa 水平与低分子肝素改善的临床结果无关，而且一些临床医师不提倡对无并发症患者的抗 Xa 水平进行常规监测（Debourdeau 等, 2013）。在儿科，对低分子肝素的反应可预测性较低，大多数临床

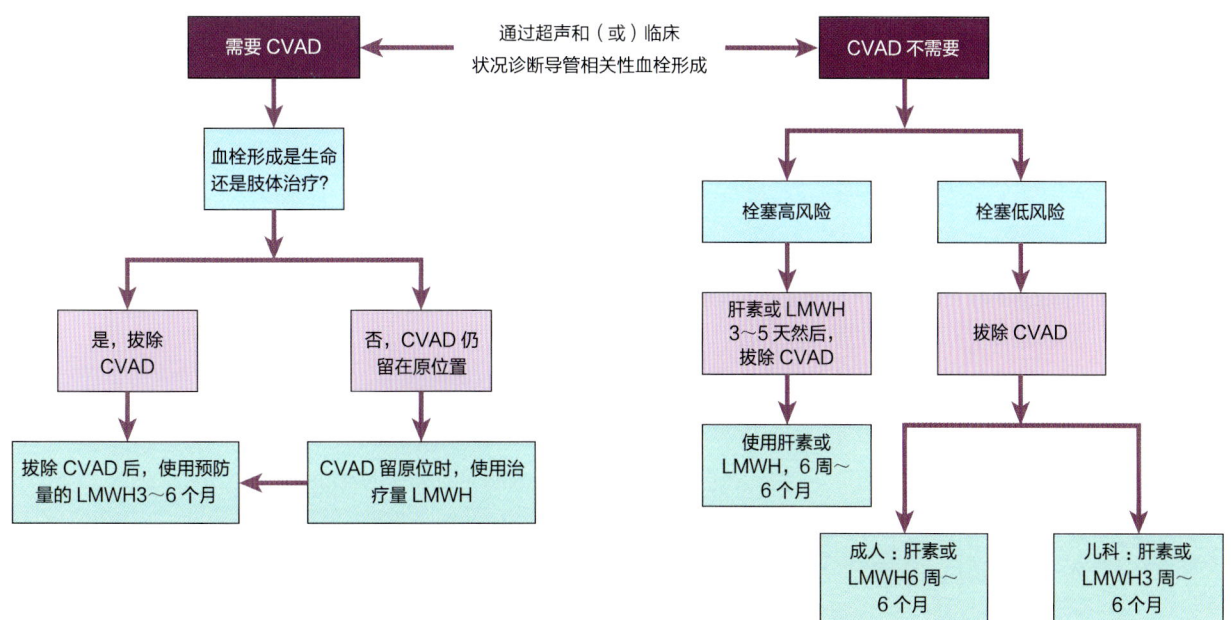

▲ 图 7-3 中心静脉通路装置（CVAD）相关血栓形成的药物使用规范
LMWH. 低分子肝素

医师主张在治疗前检测抗 Xa 水平，然后定期确保它们保持在治疗范围内（Monagle 等，2012）。在拔除 CVAD 后患者应接受抗凝的时间长度是有争议的。虽然一些医师提倡在 CVAD 拔除后行抗凝治疗 3 个月，但其他医师可能会根据患者和血栓的严重程度缩短疗程（Debourdeau 等，2013；Monagle 等，2012）。

②继续需要 CVAD 的患者：如果需要 CVAD，且其功能和定位良好。未发生感染，可将导管留在原位并开始抗凝治疗（Debourdeau 等，2013）。如果血栓形成威胁到生命或肢体，或有抗凝禁忌，那么，无论患者是否需要继续 CVAD，都可能需要拔除（Baskin 等，2012）。

对于保留导管的患者，目前的建议包括用普通肝素或低分子肝素进行数天的初始抗凝治疗，然后使用维生素 K 拮抗药或低分子肝素进行至少 3 个月的抗凝治疗（Agnelli 和 Verso，2011；Debour-deau 等，2013；Kearon 等，2008）。低分子肝素是癌症患者的首选，因为它可以更有效地预防复发性血栓的形成，而且华法林会干扰某些化疗方案，并且在发生血小板减少症时更难以调整（Gorski 等，2010）。对于导管相关性血栓（CRT）的初始治疗，不建议对上肢 DVT 进行溶栓治疗。另外，如果在足量抗凝结束后导管保持在原位，建议继续进行预防量的抗凝治疗，直至导管被拔除（Kearon 等，2008；Monagle 等，2012）。

然而，一些儿科患者需要在其治疗方案之后长期留置导管，并且长期抗凝预防可能难以继续。因此，医师有时会根据血栓的大小和位置、患者血栓形成的持续时间、持续使用促血栓药物（如糖皮质激素和门冬酰胺酶）等风险因素，以及导管需要保留多久，对已记录的 CRT 的抗凝持续时间进行个体化处理。

（三）脓毒血症

感染是与中心静脉导管相关的最常见并发症之一（Dougherty，2006）。导管为微生物提供了沿导管外壁走行，或通过管道内部进入中心静脉系统的理想机会。感染可以局部发生在插管部位的皮肤上、皮肤置管处 / 管腔中或全身（Wilkes，2011）。插管部位的感染迹象包括红斑、水肿、沿导管长度的痕迹、局部触痛、脓液和难闻的分泌物（Wilkes，2011）。

脓毒血症是一种全身性感染，通常表现为发热、潮红、出汗和寒战（寒战在导管冲洗时会出现）（Wilkes，2011）。预防措施包括使用良好的无菌非接触技术和循证指南，如中心静脉导管（CVC）护理规范集（DH，2010；Loveday 等，2014；Wilkes，2011），以及使用具有抗菌性能的导管，如用抗生素或氯己定浸渍、黏合或涂覆的导管，或在浸渍贴剂中加入氯己定，或整合到凝胶敷料中的导管（DH，2007；Wilkes，2011）。如果患者出现感染症状，应将局部拭子培养与血培养一起进行（从导管和外周静脉）。如果有皮肤感染，应将针头从端口取出，并在感染清除之前不应再次接触端口（Wilkes，2011）。根据患者的临床情况，可以去除 CVAD 和（或）开始静脉注射抗生素（Gorski 等，2010）。

（四）大动脉破裂

1. 定义

颈动脉破裂（CAR）是一种主要大血管的急性大出血，其起源是颈部的颈动脉（Upile 等，2005）。术语"哨兵"或"先兆"出血的定义为在动脉破裂前 24~48h 发生的前驱出血，这种出血可自发停止，也可能通过包裹，或压迫止血（Harris 和 Noble，2009）。颈动脉爆裂是由于肿瘤侵犯血管轴，或因化学放射治疗引起的颈动脉或分支的破裂（Casey，1988；Peguero 等，2015）。

2. 解剖学和生理学

颈动脉起源于左侧的主动脉弓和右侧的头臂干动脉，它们几乎提供了头部和颈部的所有血液。它们在气管的两侧向上走行，并在舌骨水平分为内、外颈动脉。正是在这种分叉处，由于动脉壁的薄，损伤的风险增加（Casey，1988；Shumrick，1983）。动脉壁由 3 层组成，最外层

（外膜）保护动脉，并由滋养血管营养，为动脉壁提供80%的营养（Schiech，2000）。当这种必需的营养被中断时，动脉壁将在6～10天发生破坏（Lesage，1986）。

3. 相关理论

研究表明，所有接受头颈部手术的患者中，有3%～4%的患者会发生CAR（Koch，2009；Lesage，1986；Morrissey等，1997）。然而，在晚期疾病中，CAR可占头颈癌死亡人数的11.6%以上（Shedd和Shedd，1980）。出血可能发生在颈外部，也可能是发生在口咽部或直接进入气道或气管切开处。低血容量性休克通常是导致死亡的原因（Kane，1983），但血液窒息也可能是一个促成因素。CAR可能是突发的，对一些事件的准备是必不可少的（Feber，2000；Gagnon等，1998；Kane，1983）。CAR需要立即采取行动，可能会对所有相关者造成创伤。

有几个风险因素，如既往的手术、放射治疗、术后愈合问题、咽皮瘘、侵入动脉的蕈状瘤和一些已有的医疗状况（Frawley和Begley，2005）。

- 既往手术。任何在颈动脉局部进行过头颈部手术的患者，都可能出现大出血（Casey，1988，Cohen和Rad，2004）。危及生命的出血是根治性颈淋巴清扫术后的常见并发症（Rodriguez等，2001）。根治性颈淋巴清扫术切除胸锁乳突肌和颈内静脉，并经常会损伤副神经。这样做是为了清除可能含有转移肿瘤细胞的颈部淋巴结。颈部的皮瓣抬高，可以显露出颈深筋膜。筋膜也从颈内静脉、迷走神经和颈动脉处切开。这种性质的外科手术干预增加了发生CAR的风险，特别是如果动脉壁的外膜由于肿瘤浸润，需要暴露并切除，且是否存在随后出现的伤口愈合并发症、感染（Nieto等，1980），以及既往该区的照射情况（Cohen和Rad，2004）。请注意，如果患者进行过手术，应弄清楚他们的恢复状态很关键。

- 放射治疗。以前的颈部照射是导致CAR的最常见因素（Kane，1983；Rodriguez等，2001）。几乎100%的CAR发生在受照射的区域内，特别是如果在手术后2个月内进行治疗时（Nieto等，1980），辐射与头颈癌患者的CAR风险增加7倍（Cohen和Rad，2004）。

- 术后愈合问题。在颈部手术后可以发生伤口不愈合，如根治性颈淋巴清扫术（Feber，2000）。循环差、氧气和营养素的不足都会影响伤口的愈合。如果发生伤口裂开，就可能会产生灾难性的后果。颈动脉可能发生暴露。皮瓣可能发生坏死，而导致细菌的侵入，并可能导致脓毒血症和颈动脉外膜的干燥（Cohen和Rad，2004；Lesage，1986；Nieto等，1980）。

- 咽皮瘘。咽皮瘘可因手术后伤口裂开所致，并被认为是CAR的重要致病因素（Feber，2000；Nieto等，1980）。瘘管导致颈动脉外膜浸泡在唾液中，唾液充满了细菌，并对颈动脉壁的外膜造成损伤（Casey，1988；Nieto等，1980）。

- 侵犯动脉的蕈状肿瘤。肿瘤的直接浸润可导致动脉壁的破坏。蕈状伤口将包含坏死和经常被感染的组织，这只会加剧动脉壁的脆弱性（Upile等，2005）。

- 系统性因素。既往的健康状况也可能增加CAR的风险。包括糖尿病和免疫缺陷（Johantgen，1998）、全身性动脉粥样硬化（Nieto等，1980；Schiech，2000）和营养不良（Okamura等，2002）。年龄在50岁及以上和（或）体重减轻10%～15%也是CAR的诱发因素（Casey，1988；Schiech，2000）。

晚期头颈部恶性肿瘤患者的管理和护理对相关医疗专业人员的要求很高。CAR或颈动脉"爆裂"仍然是头颈癌及其治疗中最令人恐惧的并发症之一（Cohen和Rad，2004；Lovel，2000）。患有CAR的患者的护理目标是确保患者有尊严的死亡，提供一个平静、安心和关爱的氛围，以最大限度地减少患者和家人，以及相关专业人员所感受到的痛苦、焦虑和恐惧（Frawley和Begley，2006；Grahn等，2008）。

症状和体征：有几种体征和症状应该让护士为即将到来的大出血做好准备。但必须记住，在某些情况下，可能根本没有先兆，必须始终考虑对风险因素的评估。

- "哨兵"或"先兆"出血可以表现为伤口、皮瓣部位、气管切开处或口腔的轻微出血（Forbes，1997；Lovel，2000）。由于侵蚀的过程是逐渐的，因此，"哨兵"出血可以预示即将发生的动脉破裂（Macmillan 和 Struthers，1987）。即使看似微不足道的出血，也可能预示着一场 CAR（Fortunato 和 Ridge，1995）。
- 来自动脉或气管切开处，或皮瓣部位的搏动（Casey，1988；Kane，1983）。
- 破裂前数小时出现胸骨或上腹部的剧痛（Anon，1995）。
- 动脉"吹气球一样迅速增大"（Casey，1988；Luo 等，2003；Schiech，2000）。

可能有其他迹象表明患者有 CAR 的高风险，特别是外科医师直接观察到手术时肿瘤渗入动脉壁。也可以通过扫描头部和颈部区域来指示，如通过 MRI 扫描。多学科的头颈癌会诊是最好的讨论方式，用以识别那些危险中的患者（Frawley 和 Begley，2005，2006；Grahn 等，2008）。

（五）操作前的准备

1. 患者的准备

很难判断何时应告知患者和家人可能发生 CAR。必须要记住的是，尽管患者和家属都有"知情权"，但也有相应的"不知道权"，他们可以选择希望获得多少信息的权利。建议应有 2 位医务人员在场与家人交谈，并在会面前讨论可能对患者和亲属说的话。开放和诚实的方法是帮助患者和家人的最佳方式（Bild-stein 和 Blendowski，1997；Feber，2000；Forbes，1997；Johantgen，1998）。对于没有准备的患者和家属来说，这将是一次可怕的经历，死亡的冲击可能导致复杂的丧亲痛苦问题（Cherny 等，2015；Dickenson 和 Johnson，1993）。

许多患者和家属会认真思考死亡将如何发生，并且在大多数情况下，出血可能已经是一种无法表达的恐惧（Feber，2000）。思考面对现实，知道期待什么，该做什么，以及如何缓解痛苦，会对患者和家人都有所帮助（Kane，1983）。也可以让患者和家人知道，如果发生严重颈动脉破裂，几乎是没有什么痛苦的，而且死亡通常会很快（Cohen 和 Rad，2004）。该信息应确保患者/亲属认识到，那时将不会进行复苏，并应该在患者的医疗和护理记录中清楚地记录下来。与患者家人一起决定，如果他们希望在患者发生 CAR 时留在身边，应尊重他们的意愿。重要的是要向患者/亲属强调，他们可以随时改变主意，并且如果可能，可以选择在家中或安宁疗护机构进行护理。向患者的家属解释，他们将会有一个后续会议来讨论这件事，让他们有机会进行沟通。该家庭应得到医院社工的丧亲支持。

重要的是所有多专业团队都必须做好准备；在移交有 CAR 风险的患者时，应强调注意其恢复状态。在可能的情况下，患者应在单个房间内进行护理，以避免对其他患者和亲属造成震惊和悲痛，并且必须提供破裂时所需的设备（参见操作指南 7-1）（Feber，2000）。CAR 发生很快，必须设备就绪，以最大限度地减少患者和家人并经常包括相关专业人员所感受到的痛苦、焦虑和恐惧（Frawley 和 Begley，2006；Grahn 等，2008；Schiech，2000）。

2. 药理学支持

严重危及生命的出血，药物治疗应包括使用适当的镇静药物（如咪达唑仑）（Lovel，2000）。在大多数情况下，注射 10 mg 咪达唑仑可以使患者充分镇静。然而，一些患者可能需要多更大剂量的咪达唑仑，如长期使用苯二氮䓬类药物的患者（Roodenburg 和 Davies，2005）。皮下途径应该用于没有静脉通路的患者，有静脉通路的患者尽量用静脉途径。静脉注射咪达唑仑的起效时间为 2～3min，而皮下注射咪达唑仑的起效时间为 5～10min（Twycross 等，2014）。在这种情况下，使用阿片类药物的唯一指征是同时存在疼痛。

操作指南 7-1 颈动脉破裂（CAR）

必备物品	医药产品
• 选择针头和注射器 • 非无菌手套 • 塑料围裙 • 绿色/蓝色毛巾，或其他深色一次性毛巾 • 护目镜 • 用于气管导管气囊充气的注射器（10ml 非 Luer 锁）	• 镇静药必须保存在上锁的药品柜/房间内

操作前

准 备	目 的
1. 确保患者和家属认识到患 CAR 的风险	它可以帮助患者和家人知道，如果发生严重 CAR，应该疼痛很轻，并且通常很快死亡（Cohen 和 Rad，2004 Ⓔ；Kane，1983 Ⓔ）

操 作

2. 留在患者身边，冷静地呼唤其他工作人员提供帮助，并按紧急呼叫铃以获得帮助，以帮助患者和家人护理和用药。避免引起恐慌	最大限度地减少患者和家人，以及相关专业人员所感受到的痛苦、焦虑和恐惧（Frawley 和 Begley，2006 Ⓔ；Grahn 等，2008 Ⓔ）
3. 温和、平静地对患者说话，并握住他们的手。如果可能的话，尽量让家属在场。请记住，保持冷静对家属是很好的安抚	最大限度地减少患者和家人，以及相关专业人员所感受到的痛苦、焦虑和恐惧（Frawley 和 Begley，2006 Ⓔ；Grahn 等，2008 Ⓔ）
4. 在出血部位使用毛巾，尽可能吸收出血	对该区域加压将减少出血量，并有时间使镇静药物起效（Upile 等，2005 Ⓔ）
5. 必要时，对口腔和气管进行轻轻地吸引	为了减少由于抽吸产生的声音，而给患者和家人带来的不适（Schiech，2000 Ⓔ）
6. 通过适当途径准备和给予镇静药（如咪达唑仑）	静脉注射咪达唑仑的起效时间为 2～3min，而皮下注射咪达唑仑的起效时间为 5～10min（Twycross 等，2014 Ⓔ）
7. 如果患者在原位有带气囊的气管导管，则给气囊充气	气囊充气可防止血液进入下呼吸道（Upile 等，2005 Ⓔ）
8. 联系患者的医疗团队，寻求建议和帮助	这可能是一个混乱的情况，将需要额外的支持，特别是如果没有一个明确计划（Fawley 和 Begley，2006 Ⓔ；Harris 和 Noble，2009 Ⓔ）
9. 家人在场及其需求。尊重家人决定是否愿意留在患者身边。确保此时向家人和朋友提供支持	对于没有准备的患者和家属，这将是一种可怕的经历，死亡的冲击可能导致复杂的丧亲之痛问题（Cherny 等，2015 Ⓔ；Dickenson 和 Johnson，1993 Ⓔ）

操作后	
10. 应该为亲友提供一个后续会议来讨论这个事件,让他们有机会进行沟通。应酌情给他们提供丧亲辅导	对于没有准备的患者和家庭来说,这将是一种可怕的经历,死亡的冲击可能导致复杂的丧亲之痛问题(Cherny 等,2015 E;Dickenson 和 Johnson 1993 E)
11. 应向所有工作人员提供支持,不仅是那些直接参与者,也包括附近的人员,即附近同事、病房接待员、初级护士和医师。其他访客也可以询问	对于那些认识患者的人和工作人员来说,这可能是一次创伤性经历(Frawley 和 Begley,2006 E)

(六)上腔静脉阻塞

1. 定义

上腔静脉阻塞(SVCO)是由右主支气管区域的血栓、淋巴结或肿瘤压迫或侵入上腔静脉(SVC)引起的(Watson 等,2006)。SVC 的逐渐压迫导致水肿和逆流(Beeson,2014)。

2. 解剖学和生理学

SVC 是一个薄壁血管,成人为 4~6 cm,厚为 1.5~2cm。它从头臂静脉(译者注:也称无名静脉)的汇合处延伸,并终止于右心房,并受到胸壁和周围结构的限制(Watson 等,2006;Wilson 等,2007)。如纵隔肿块压迫 SVC 很容易阻碍血液流动;在短时间(1~2 周)将导致静脉高压和上游血管瘀血。反过来促进了侧支静脉扩张,以减轻压力(McCurdy 和 Shanholtz,2012)。

3. 相关理论

SVCO 于 1757 年首次被描述,是由于梅毒性主动脉炎的阻塞(McCurdy 和 Shanholtz,2012)。肺癌是最常见的恶性病因(90%),尽管淋巴瘤、转移性纵隔肿瘤和留置导管(包括起搏器导联)也可引起上腔静脉综合征(Beeson,2014;Cohen 等,2008;McCurdy 和 Shanholtz,2012)。SVC 综合征患者通常患有晚期疾病,并且在治疗后 30 个月内存活率低于 10%(Beeson,2014)。

(1) 诊断:了解局部解剖结构,将使癌症专业的护士能够了解 SVC 综合征的临床表现(Cohen 等,2008)。当静脉回流受阻时,SVC 综合征表现为与上肢、上胸廓和头部充血相关的症状。阻塞的程度和因此而导致的 SVC 受损程度将决定其临床表现(Higdon 和 Higdon,2006)。

症状可以是轻微的面部和上肢水肿,也可以是极端的颅内肿胀、癫痫发作、血流动力学不稳定和气管阻塞(Higdon 和 Higdon,2006)。患者可能会在早上、平躺或向前弯曲时,症状更加严重。除了这些症状外,还可能出现静脉高压、头痛、视力改变、头晕、咳嗽、结膜充血、眶周水肿、颈静脉非搏动性扩张、胸部和手臂的侧支静脉扩张。

基线观察是诊断的开始,必须包括呼吸频率和血氧饱和度。如果患者出现呼吸困难,应从 SVCO 或 CVAD(如果存在)的对侧插管和采血,查静脉乳酸盐、全血细胞计数、尿素和电解质,将有助于确定患者的生理状况(Manzi 等,2012)。尽管 SVC 综合征是一种临床诊断,但可使用平片、计算机断层扫描(CT)和静脉造影来确认病因(Higdon 和 Higdon,2006)。CT 扫描可以区分外在压迫和血管内的血栓形成,但有时可能需要做静脉造影,特别是在考虑放置血管内支架时(Walji 等,2008)。

(2) 处理:SVCO 的处理包括缓解症状,治疗并发症和潜在临床症状的治疗(McCurdy 和 Shanholtz,2012)。

对于晚期的急性 SVCO 患者,建议采取以下措施。

● 让患者坐直,并通过面罩给予 60% 的氧气。
● 保持冷静。这将有助于减少焦虑,从而提高患者呼吸的效率。可能需要低剂量的咪达唑仑皮下注射。

- 确保不在右臂监测血压，因为这可能会增加 SVCO 的压力。如果无法重置电子监护器上限，则可能需要使用手动袖带。

- 一旦开出处方，应立即给予药物，向患者解释其使用的理由。清晰的沟通将有助于减少患者及其家人的焦虑。
  - 地塞米松 16mg 口服 / 静脉注射。
  - 呋塞米 40mg 口服 / 静脉注射。

- 如果 SVCO 是由 CVAD 外附着的血栓引起的，最初的处理是拔除 CVAD。建议患者进行超声检查以确定血栓的大小和位置，然后开始进行抗凝治疗（图 7-3）。如果要拔除导管，应在开始使用抗凝治疗后 72h 进行（Pittiruti，2015）。如果患者有血栓形成，但导管管腔仍然有空隙，则可用于静脉注射治疗。唯一例外情况是血栓形成堵塞了导管的尖端。如果患者有针头恐惧症，或者有未完成的化疗周期，这对于患者来说可能是令人痛苦的。与临床医师合作对于确保向患者简明地解释原因至关重要。

- 推荐的治疗方法包括化疗和放射治疗，以减少导致阻塞的肿瘤（Beeson，2014；McCurdy 和 Shanholtz，2012）。然而，静脉内支架治疗越来越普遍（Beeson，2014）。在 SVC 被压迫的情况下，可以进行 SVC 的扩张和支架植入；在某些情况下，是 SVC 旁路转流术的指征（Cohen 等，2008）。经皮支架置入治疗恶性肿瘤的 SVC 综合征，是一种简单、安全、有效地快速缓解 SVC 综合征的方法。据报道，晚期肺癌患者使用气管和 SVC 支架缓解了严重的压迫症状（McCurdy 和 Shanholtz，2012）。

二、代谢性急症

（一）恶性高钙血症

1. 定义

高钙血症是血液中常见的生化异常，可能会危及生命（Grandjean 和 McMullen，2010）。它的定义为血清钙浓度（调整后）2 次 ≥ 2.65 mmol/L，也可根据严重程度进行分级（clinical knowl edge summary，2014a）。高钙血症可由恶性肿瘤、甲状旁腺功能亢进症、药物或潜在的疾病引起。最初的症状和体征可能非常模糊，但也可能表现为脱水、心律失常或昏迷。严重的高钙血症是一种紧急情况，需要及时处理，以防止肾脏、心脏和大脑出现危及生命的并发症（CKS，2014a）。护士对高钙血症的病理生理学、体征和症状的了解，有助于对有复杂健康需求的患者进行有效诊断和全面管理（Walker，2015）。

2. 解剖学和生理学

钙主要存在于骨和钙化的软骨中，但也存在于细胞内和细胞外液中。钙是肌肉和细胞收缩、神经传递和骨形成所必需的（Walker，2015）。通过甲状旁腺激素（PTH）、1,25- 二羟基维生素 D_3（骨化三醇）和降钙素（Grandjean 和 McMullen，2010），使血液中的钙（血清钙）水平保持在正常参考值范围内。PTH 和骨化三醇在生理上调节钙的稳态，而降钙素的作用较小（Sargent 和 Smith，2010）。已知这些调节因子有助于预防低钙血症，但对高钙血症中的效果较差（Sargent 和 Smith，2010）。在高钙血症的发展中，正常的钙调节，即骨被破骨细胞不断吸收（去除），并被成骨细胞生成的新骨所取代，必须被过量的 PTH、骨化三醇或大量的钙负荷所压倒（Green，2016）。癌细胞释放蛋白质和细胞因子，刺激破骨细胞并增强骨吸收，使钙释放到血液中，并增加钙的水平（Sargent 和 Smith，2010）。

3. 相关理论

80% 的高钙血症病例是由原发性甲状旁腺功能亢进症和癌症引起的，特别是乳腺癌、肺癌和多发性骨髓瘤，无论有或没有骨转移。在另外 20% 的病例中，是由骨转移引起骨骼钙的溶解和释放。重要的是要认识到，噻嗪类利尿药、维生素 D 和含钙的抗酸药等药物也可能是一个因素，因为这些药物通常用于癌症的治疗。20%~30%

的癌症患者在患病期间的某些时候会出现高钙血症（Joshi 等，2009）。对于大多数与恶性肿瘤相关的高钙血症患者来说，其潜在原因已经被确定（Bushinsky 和 Monk 1998；Clines，2011；Twycross 等，2009）。当高钙血症发生时，通常是晚期癌症的标志，其中位生存期为 3~4 个月（Seccareccia，2010）。

(1) 症状：高钙血症的症状通常是非特异性的，慢性患者通常无症状（Minisola 等，2015）。症状的程度与发病的速度和严重程度有关。症状可根据受影响的系统进行分组（表 7-3）。

(2) 诊断：确认诊断的唯一方法是采集静脉血标本，测量血清钙和白蛋白的浓度（Minisola 等，2015）。根据血液监测结果，出现症状或患有严重高钙血症的患者应立即接受治疗，并应延迟对原因进行检查，直至危及生命的情况得到控制（Pettifer 和 Grant，2013）。除非患者有症状或分级严重，否则可作为门诊治疗（CKS，2014a；Legrand，2011；Pettifer 和 Grant，2013）。

对于不明原因、无症状的轻度（2.65~3.0 mmol/L）或中度高钙血症（3.01~3.4 mmol/L）患者，病因可能不止一个。回顾病史、家族史、临床表现和药物治疗，寻找病因。根据一个或多个疑似的原因，将患者转介给合适的专家（CKS，2014a；Minisola 等，2015）。医疗专业人士亦可组织下列额外检查，以提供有关原因的进一步信息。

- 胸部 X 线检查：排除肺癌或转移癌、结节病或肺结核。
- 肾功能和血清电解质检查：包括镁和磷酸盐，用于评估慢性肾病。
- 全血细胞计数：诊断或排除慢性疾病的贫血。
- 红细胞沉降率（ESR）或 C 反应蛋白（CRP）：在癌症、其他炎症或肉芽肿的情况下可能升高。
- 血清和尿液蛋白电泳：包括尿本 - 周蛋白

表 7-3 根据系统划分的急性和慢性高钙血症的临床表现

系　统	急性高钙血症	慢性高钙血症
一般症状	脸红、瘙痒、角膜炎、结膜炎、疲劳、体重减轻	疲劳、角膜钙化
心血管	高血压、PR 间期延长、QRS 波增宽、QT 间期缩短、束支传导阻滞、心动过缓、心律失常、晕厥和心搏骤停	PR 间期延长、QRS 复合体增宽、QT 间期缩短、束支传导阻滞、心动过缓、心律失常、高血压、心脏瓣膜病和血管钙化
肾脏	口渴、多饮；脱水（由于肾源性尿崩症）；多尿；夜尿症；尿频；梗阻性肾病、肾结石、肾钙化或肾前原因引起的肾衰竭	肾损害（肾钙化）、肾绞痛（肾结石）、慢性肾衰竭、肾性骨营养不良
神经	疲倦、迟钝、昏睡、混乱、谵妄、嗜睡、恍惚、昏迷、肌张力减退、反射减退、轻瘫	注意力不集中、记忆力减退、痴呆、睡眠障碍和注意力下降
精神	抑郁、焦虑、幻觉、精神病	易怒、抑郁和焦虑
胃肠道	厌食、恶心、呕吐、腹痛、消化不良、便秘、胰腺炎和消化性溃疡	厌食、消化不良、体重减轻、便秘、胰腺炎和消化性溃疡
骨骼和肌肉	骨骼疼痛和肌肉无力	骨痛、肌肉无力、肌痛、骨质疏松、骨质减少、脆性骨折、囊性纤维性骨炎、骨囊肿、长骨褐色瘤、软骨钙化和关节钙化
血液	贫血	贫血
眼	—	带状角膜病变

引自 CKS，2014a；Minisola 等，2015；Pettifer 和 Grant，2013

检测，排除骨髓瘤。

● 肝功能检查（LFT）：排除肝转移或慢性肝衰竭；碱性磷酸酶在原发性甲状旁腺功能亢进症、Paget病伴固定、骨髓瘤或骨转移时也可能升高。

● 甲状腺功能检查：排除甲状腺毒症。

● 血清皮质醇检查：如果怀疑Addison病，这是高钙血症的罕见原因，应在早晨8~9点采血。

● 尿蛋白分析：如果怀疑患有慢性肾病。

对于已知的恶性肿瘤患者，高血钙的主要原因可能是癌症，但不能排除原发性甲状旁腺功能亢进所致，如果检测到高钙血症，需要进行血清甲状旁腺素水平的检测，因为原发性甲状旁腺功能亢进可能与恶性肿瘤共存。

(3) 评估和管理

高钙血症的护理管理赖于对任何已知的有易感病理因素的患者，如乳腺癌或已知的慢性高钙血症患者的高度怀疑（Walker，2015）。由于高钙血症的特点，患者往往表现出模糊的症状，因此，初始的护理评估是必要的，以突出高血钙症作为一种潜在的鉴别诊断。如果患者有已知的恶性肿瘤，那么，治疗的方法是相同的，但要注意，虽然这是高钙血症的可能原因，但也可能有其他原因（Twycross等，2009）。应考虑患者的潜在癌症，以及是否适合治疗高钙血症（Seccareccia，2010）。表7-4提供了怀疑高钙血症时的初步护理措施。

高钙血症可通过低血容量状态和钙的血管收缩效应的共同作用而导致急性肾损伤（AKI）（Carroll和Schade，2003）。非常重要的是，癌症专业的护士要意识到这种风险，因为许多AKI病例可以通过遵循4M来预防（表7-5）。AKI的管理应基于当地政策；有一个例子可以在NICE（2013）临床指南169页中找到。

在成人中，AKI使用以下任何标准进行诊断（NICE，2013）。

● 在48h内，血清肌酐升高26μmol/L或更多。

● 已知或推定在过去7天内，血清肌酐升高了50%或以上。

● 超过6h以上，尿量降至0.5 ml/(kg•h)以下。

作为治疗的依据，护士应确保对患者的容量状态（包括脉搏、血压、外周灌注和颈静脉压）、肾脏功能和血清钾水平（排除高钾血症）进行评估（CKS，2014b；NICE，2013）。高钙血症中AKI的处理与通过再水化和双膦酸盐降低血清钙水平直接相关（Moyse-Neto等，2006）。双膦酸盐（帕米膦酸或唑来膦酸）被列为恶性高钙血症的一线治疗药物（CKS，2014a；Mallik等，2016；McCurdy和Shanholtz，2012）。双膦酸盐与羟基磷灰石结合，抑制破骨细胞再吸收和骨晶体溶解（Higdon和Higdon，2006；McCurdy和Shanholtz，2012）。预计这些效果将在给药后2~4天出现，支持在缓和医疗环境中使用这种治疗方法（Mallik等，2016）。

处理的关键是通过维持血流动力学的稳定，来避免低容量血症，以保证足够的肾灌注（Rahman等，2012）。如果需要液体复苏，等渗溶液（如250ml 0.9%氯化钠溶液，以增量形式）优于高渗溶液（如右旋糖苷、羟乙基淀粉和白蛋白）（NICE，2013）。如果患者出现持续性低血压，他们可能需要使用升压药；此时，重症护理外展团队应该参与其中（Prowle等，2011）。注意电解质失衡（如高钾血症、高磷血症、高镁血症、低钠血症、高钠血症和代谢性酸中毒）是很重要的。这在高钙血症引起的AKI中尤其重要，因为这些参数可能已经发生改变（CKS，2014b）。

在高钙血症患者中，不推荐使用利尿药，仅在AKI中用于容量超负荷的治疗（NICE，2013；Rahman等，2012）。还应注意的是，利尿药不能改善发病率、死亡率或肾脏预后。在没有容量超负荷的情况下，不应使用利尿药预防或治疗AKI（Lewington和Kanagasundaram，2011）。

应停用可能通过直接毒性或血流动力学机制，影响肾功能的药物，如二甲双胍（格华止）不应用于发生AKI的糖尿病患者（Lewington和Kanagasundaram，2011）。应根据较低的肾功能

表 7-4 怀疑有高钙血症时的初步措施

措 施	原 理
定期观察：血压、脉搏、呼吸频率、血氧饱和度、体温。英国国家早期预警评分（NEWS），AVPU［清醒（alert）、呼叫有反应（voice）、对疼痛有反应（pain）、昏迷（unresponsive）——意识状态记录］	确保密切监视病情恶化的迹象，以便及时采取行动（clinical knowledge summary，CKS，2014a）
如果还没有完成化验，就应采集血液，查钙、钾、镁和磷。避免长时间使用止血带	• 提供诊断信息 • 钾、镁和磷也可能发生紊乱（McCurdy 和 Shanholtz，2012） • 长时间使用止血带，可能会使血钙结果增高（CKS，2014a）
确保进行心电图（ECG）检查，以确定是否有 QT 间期的延长或缩短、QRS 波增宽或束支传导阻滞	在严重的高钙血症中，心脏的电生理会受到影响（McCurdy 和 Shanholtz，2012）
建立静脉通道，并给予静脉输液（1000ml 0.9% 氯化钠溶液）	促进肾脏对钙的排泄，保护肾脏功能（Dark 和 Razak，2014）
监测尿量——监测急性肾损伤（AKI）或心脏负荷过重的风险	• 高钙血症可导致肾功能损害和结石（McCurdy 和 Shanholtz，2012） • 给药速度过快和液体量过大，会导致虚弱患者心脏负荷过重（Seccareccia，2010）
按处方给予双膦酸盐	在严重的高钙血症中，它们会抑制破骨细胞的活性，并可能使成骨细胞更有效地工作，从而降低了循环中钙的水平（Dark 和 Razak，2014；Seccareccia，2010）
根据症状，应鼓励患者活动	帮助身体重新吸收钙（CKS，2014a；Walker，2015）
确保使用双膦酸盐 1 周后，定期监测血清钙和其他电解质	如果根本原因没有得到治疗，高钙血症通常会在最初治疗的 4~6 周复发（Seccareccia，2010）
确保髓襻利尿药已经停用	不推荐使用髓襻利尿药，因为它们可以抑制骨骼对钙的重吸收（Bower 和 Cox，2004）

表 7-5 监测患者是否有急性肾损伤（AKI）危险的 4M

措 施	原 理
监测患者(monitor the patient)：使用 NEWS 评分（译者注：英国早期预警评分），常规的血液检查、液体入量表和尿量等工具	观察结果的变化和随后 NEWS 评分的升高，将对病情的潜在恶化发出警报，并引发反应（NICE，2007b）
维持循环（maintain circulation）：水化、复苏和给氧	确保患者得到充分的灌注和氧合，保证气道的通畅，将减少肾损伤或全身情况恶化的风险（NICE，2013）。强有力的补液（生理盐水）旨在逆转肾缺血和稀释肾毒素（Prowle 等，2011）
尽量减少对肾脏的损害（minimize kidney insults）：复查肾毒性药物和造影剂的使用，并治疗感染	减少对肾脏的压力,防止发生进一步的损害（Rahman 等，2012）
处理急性疾病（manage the acute illness）：脱水、败血症、心力衰竭和肝衰竭。如果不治疗，所有这些都会导致 AKI	AKI 是一种紧急情况,死亡率较高(可高达 80%)（Rahman 等，2012）

水平调整必要药物的剂量。这包括支持疗法（如抗生素、维持足够的营养、机械通气、血糖控制和贫血的管理），这些治疗应以标准的措施实践为基础。

如果患者无症状，伴有轻度或中度高钙血症（调整后的血清钙 3.40mmol/L 或以下），应在 1 周后重复血液检查，以排除提示癌症快速增长的高钙血症（CKS，2014a）。确保向患者提供有关体征和症状的明确信息，并建议每天饮用 6~8 杯水，以预防肾结石。前提是没有肾功能损害或心力衰竭等禁忌证，并保持正常饮食（Clines，2011；Walker，2015）。文献表明，饮食中钙和维生素 D 的限制可导致营养不良（CKS，2014b）。

对于所有患者，确保他们避免服用任何含有钙的药物或维生素补充剂，并鼓励多活动，因为这有助于钙的重吸收（CKS，2014a）。初始治疗后 2 周内应检查钙的水平，因为钙水平可在治疗后 4 周内开始上升（Seccareccia，2010）。已知在血清钙水平较低的情况下，癌症相关的高钙血症更有可能出现症状，而且血清钙的增加速度更快（Clines，2011；Ralston 等，1990）。

（二）低镁血症

1. 定义

低镁血症定义为血清镁 < 0.75mmol/L。血清镁的正常值为 0.75~1.5mmol/L（Efstratiadis 等，2006）。

2. 相关理论

镁离子是细胞内含量第二多的离子，在心血管系统、动脉张力、中枢神经系统、骨骼肌和妊娠中起着重要的作用（Efstratiadis 等，2006；Martin 等，2009）。低镁血症是一种可危及生命的疾病，因为它几乎影响到全身的每一个器官，但通常是在患者因其他原因接受常规检查时才获得结果。大多数患者无症状，因为其水平只是轻度下降（> 0.5mmol/L）。由于低镁血症潜在的病理生理学机制，患者伴有低钾血症是很常见的（发生在 40%~60% 的病例中），部分原因是导致镁和钾流失的潜在疾病，包括利尿药治疗、化疗和腹泻（Fulop，2016）。重要的是要认识到，在许多化疗方案中，利尿药治疗是标准的方案，因此，对镁的监测是必要的，如果患者存在有脱水或水肿的风险，应进行血镁水平的评估（Martin 等，2009）。

(1) 评估：由于大多数低镁血症病例是通过常规血液检查确定的，大多数患者在被发现时没有症状。低镁血症通常也与低钙血症、低钾血症和低钠血症有关，因此，必须在血液检查中加入这些检测来确诊。对于任何病情严重恶化的患者，如果病因不明确，应按照本章导言的说明进行标准评估。回顾患者的病史，包括癌症治疗，将指导下一步的检查，如血液中镁的含量和心电图检查心律失常（框 7-1）。

(2) 处理：低镁血症的处理依赖于其评估等级（表 7-6），但应鼓励反复出现低镁血症的患者食用富含镁的食物，如绿色蔬菜（菠菜）、豆类和豌豆、坚果和种子，以及完整的、未精制的谷物和海鲜（Guerrera 等，2009）。

三、化疗药物的不良反应

（一）腹泻（由化疗和放疗引起）

1. 定义

腹泻的定义是每天有 3 次或以上的稀便或液体便（或排便次数超过个人正常的排便次数）。频繁排泄成形的粪便不是腹泻，排出稀便也不是腹泻（WHO，2013）。必须承认，在癌症患者中，由于疾病或手术治疗，排便"正常"的标准已经改变，因此，腹泻被定义为粪便次数的异常增加（每天超过基线水平 4~6 次或更多）和稀便，伴或不伴有夜间排便或中度腹部绞痛（Muehlbauer 等，2009；Stein 等，2010）。

由于腹泻对肿瘤患者营养状况的影响，它被认为是影响肿瘤内科患者最痛苦的症状之一（Tong 等，2009）。它可能导致脱水、电解质失衡、

> **框 7-1　血清镁水平 < 0.5 mmol/L 时出现的症状**
>
> **神经肌肉**
> - 肌无力
> - 痉挛
> - 震颤
> - 癫痫发作
> - 感觉异常
> - 手足抽搐
> - Chvostek 征（掌骨过度屈曲）和 Trousseau 征（面神经过敏）阳性
> - 垂直和水平眼球震颤
> - 共济失调
> - 抑郁
> - 腱反射亢进
> - 精神状态改变（严重情况下）
>
> **心脏**
> - 心动过速
> - 心悸
> - 非特异性 T 波异常 – U 波
> - QT 和 QU 间期延长
> - 复极交替
> - 室性期前收缩 – 单形性室性心动过速
> - 尖端扭转性室速
> - 室颤
> - 洋地黄的毒性增强
>
> **代谢**
> - 低钾血症
> - 低钙血症

肾功能不全、免疫功能障碍等。在极端情况下，甚至可能导致死亡（Cherny，2008）。腹泻的心理影响包括焦虑、抑郁、社会孤立、自卑和照顾者的压力增大等（Viele，2003）。

2. 解剖和生理学

消化道始于口腔，止于肛门。它通常分为上消化道和下消化道，上消化道由口、咽、食管和胃组成，下消化道包括小肠和大肠。它是一个肌性管道，长约 9m，由自主神经系统控制（McGrath，2005）。消化道的 3 个主要功能是摄取食物和水，消化食物和吸收营养，排出废物。这些主要功能与包括唾液腺、胰腺、肝脏和胆囊在内的消化器官一起实现（Nightingale，2015）。当食物进入口腔时，唾液腺开始起作用，当食物进入消化道时，胃、小肠、胰腺和肝脏中分泌的消化酶继续起作用。正是这种液体的分泌帮助维持消化道的功能（Tortora 和 Derrickson，2014）。

癌症治疗引起的腹泻是一个多因素的过程，其中对肠黏膜的急性损伤（包括肠上皮的丧失、肠壁表面的坏死和炎症）导致小肠吸收和分泌不平衡（Gibson 和 Stringer，2009；Keefe，2007；Keefe 等，2000）。这是一个简单的解释，因为潜在的病理生理学与每一种特定的治疗模式有关，超出了本章的范围。

3. 相关理论

胃肠道内壁衬有快速分裂的上皮细胞，当接受抗癌治疗，特别是放射治疗和抗癌药物的影响时，会导致一系列症状（Stein 等，2010）。

随着新的抗癌治疗方法的发展，如伊匹单抗（Ipilimumab），必须认识到治疗腹泻需要根据不同原因采取不同的方法。化疗引起的细胞损伤会导致腹泻，减少了胃肠道的吸收，增加了粪便中电解质的排泄。严重的腹泻可引起低钠血症，可导致癫痫的发作和昏迷。严重的低钾血症，可损害心脏功能（Grenon 和 Chan，2009）。

(1) 抗癌药物：抗癌药物引起的腹泻是常见的，可导致腹泻的发病率和死亡率增高。在随机临床试验中，3～4 级严重不良事件的发生率为 5%～47%（Andreyev 等，2014）。因此，治疗经常受到影响，这是因为腹泻有时会导致住院，并可能危及生命。临床试验报道，有 1%～5% 的患者死于氟尿嘧啶引起的腹泻（Tveit 等，2012）。化疗引起的腹泻仍然是一个重要的并发症，当患者的中性粒细胞减少时，死亡风险也会增加（Andreyev 等，2014）。表 7-7 列出了经常与腹泻相关的化疗药物，尽管这并非详尽无遗，毒性作用取决于药物的使用时间和剂量。

在癌症急症的护理中，了解所使用的主要治

表 7-6 低镁血症的分级和管理

级别（UKONS 分级）	血清镁	处 理
1（绿色）	< 0.5mmol/L	如果患者无症状，考虑口服镁剂，并建议食用富含镁的食物
		如果患者有症状，检查其他电解质，并按 3 级或 4 级（红色）治疗
2（黄色）	< 0.5~0.4mmo/L	考虑口服替镁剂，建议食用富含镁的食物。24~48h 复查血电解质
		必要时纠正其他电解质失衡
		如果患者有症状，应检查其他电解质，并按 3 级或 4 级（红色）进行治疗
3（红色）	< 0.4~0.3mmol/L	用 0.9% 的氯化钠溶液稀释 10~20mmol 静脉注射镁，持续注射 3~6h
		必要时，纠正任何其他电解质紊乱
4（红色）危及生命的	< 0.3mmol/L	缓慢静脉注射镁
		如果心电图上出现心律失常，则进入 ICU 进行直接静脉推注

经 UKONS 许可引自 UKONS，2018。改编自 Martin 等，2009；Pfennig 和 Slovis，2014

表 7-7 化疗所致的胃肠道损伤的类别

胃肠道损害	药物分类	药 物
全结肠炎、小肠结肠炎、黏膜炎	抗代谢物	阿糖胞苷、甲氨蝶呤 氟嘧啶类：氟尿嘧啶、卡培他滨、替加氟 - 尿嘧啶 多靶点叶酸拮抗药：培美曲塞、雷替曲塞、吉西他滨
	生物碱	长春花生物碱：长春新碱、长春瑞滨 表鬼白毒素类：依托泊苷 紫杉烷：多西他赛、紫杉醇 拓扑异构酶 I 抑制药：伊立替康
	细胞毒性抗生素	蒽环类：阿霉素、柔红霉素、伊达比星、阿柔比星、放线菌素 D 加强的松
	烷化剂	环磷酰胺、顺铂、卡铂、奥沙利铂、奈达铂
腹痛	抗代谢物	吉西他滨
自身免疫性结肠炎	单克隆抗体	伊匹单抗
缺血性结肠炎	单克隆抗体	血管内皮生长因子（VEGF）抗体：贝伐单抗
	生物碱	紫杉烷：多西他赛、紫杉醇
胃肠道白细胞破碎性血管炎	其他	西罗莫司

经 Elsevier 许可引自 Andreyev 等，2014

疗方法有助于护士预测患者出现症状的可能原因。以下信息提供了一些实例，说明抗癌治疗的胃肠道不良反应的实际知识，如何帮助肿瘤科护士通过治疗更好地支持患者，并及早发现不良反应。

①氟尿嘧啶：氟尿嘧啶经常用于治疗胃肠道的癌症。如果以推注方式给药，该药物会导致更多的骨髓抑制和口腔炎，而输注的氟尿嘧啶更常与 3~4 级腹泻相关。腹泻的严重程度随着添加亚

叶酸而增加，亚叶酸不是化疗药物，但经常作为抗癌治疗的一部分使用，以减少大剂量甲氨蝶呤等药物的不良反应。然而，当与氟尿嘧啶一起使用时，发现它能提高氟尿嘧啶的疗效（Andreyev等，2014）。

预测氟尿嘧啶引起腹泻的临床因素包括女性、年龄增长（尽管阈值未知）、正常身体质量指数、白种人血统和糖尿病等（McCollum等，2002；Meyerhardt等，2004）。

氟尿嘧啶的前体，如卡培他滨，可产生类似的效果（Malet-Martino和Martino，2002）。

②生物碱：当伊立替康以每3周一次给药30min，或连续输注7天的方式给药，与剂量限制性腹泻有关（Masi等，2004）。了解患者过去的病史也很重要，因为以胆红素的葡萄糖醛酸化减少为特征的Gilberts综合征的患者患严重腹泻的风险增加（Andreyev等，2014）。

③单克隆抗体：腹泻是酪氨酸激酶抑制药（TKI）治疗后记录的最常见不良事件之一（Keefe和Anthony，2008）。在接受TKI治疗的患者中，腹泻仅次于皮疹，是最常见的不良事件，影响多达50%的患者，尽管这些症状已被建议用于预测肿瘤反应（Bowen，2013）。在服用TKI的患者中，有多达28%的患者出现3级或以上的腹泻（Gibson等，2013）。

与TKI相比，有高达66%的患者使用血管内皮生长因子（VEGF）抑制药（如帕唑帕尼、舒尼替尼、索拉非尼）会导致腹泻（Bowen，2013）。

腹泻可能在表皮生长因子受体（EGFR）抑制药治疗后2~3天出现。对于大多数单克隆抗体而言，腹泻的严重程度取决于剂量的大小，可以通过减少总剂量来调节。不可逆地阻断EGFR的第三代EGFR抑制药，如阿法替尼，与剂量限制性腹泻有关（Yang等，2013）。

干扰关键调节生物分子的药物越来越多地被用于诱导肿瘤消退。伊匹单抗就是一个例子，它是一种针对CTLA-4的全人源单克隆抗体，可延长黑色素瘤和卵巢癌、前列腺癌和肾细胞癌患者的进展时间。免疫介导的不良反应包括严重腹泻，不到1%的患者会出现肠穿孔，死亡率约为5%。治疗主要是支持性的，尽管在严重的情况下，应该尽早开始使用大剂量的皮质类固醇。如果类固醇无效，则建议使用抗肿瘤坏死因子（TNF）的药物，如英夫利昔单抗，以阻断TNF的作用，从而减轻肠道的炎症（Pagès等，2013）。

(2) 放射治疗：虽然放射治疗在第5章中有详细讨论，但在这里强调这种治疗方式是很重要的，因为腹泻是一种常见的不良事件。盆腔放疗期间急性胃肠道症状的严重程度部分取决于给予的剂量和肠道治疗的量；其他危险因素包括糖尿病、炎症性肠病、胶原血管病、艾滋病、老年、吸烟和低身体质量指数（Fuccio等，2012）。放疗后的急性肠道不良反应从10~20Gy开始，在治疗后3~5周达到高峰（Faithfull，2006）。急性腹泻是结直肠癌治疗的独立预后因素，但更严重的急性效应也与治疗的长期后果相关（Bowen，2013）。

4. 循证方法

腹泻会影响患者的工作状态和正常活动能力。患者可能因为尴尬、疲劳、脱水、腹痛、直肠和肛周疼痛、擦伤或不适，以及害怕突然需要排便而无法出门（Andreyev等，2014），这可能会导致社会孤立、无法工作、人际关系困难和心理困扰；一些人会怀疑他们完成治疗的能力（Elting等，2008）。如果患者没有及时出现这些潜在的严重症状，就可能无法进行最好的处理。

(1) 评估：腹泻的严重性常使用不良事件的通用标准来定义（CTCAE；US Department of Health and Human Services，2010）（表7-8）。

最重要的决定是，患者是否可以作为门诊患者处理，还是需要住院进行补液，这取决于不良后果的风险大小。1~2级腹泻患者的临床表现不重，化验结果轻度异常，通常可在家中进行治疗。3~4级腹泻患者一般需要立即入院，除非临床检查表明患者没有发生脱水，尚未服用任何止泻药，并且可以每日复查（Andreyev等，2014）。有一

表 7-8 腹泻不良事件等级的通用术语标准和 UKONS 分类分级

等级	症 状
1 级	比治疗前每天增加 2~3 次的排便，或造瘘口排便量轻度增加
2 级	比治疗前每天增加 4~6 次的排便，或造瘘口排便量中度增加，有中度的肠痉挛或夜间排便
3 级	比治疗前每天增加 7~9 次的排便，出现大便失禁，或造瘘口排便量严重增加，有严重的肠痉挛或夜间排便，干扰患者的日常生活和活动
4 级	比治疗前每天增加 10 次以上的排便，出现严重的血便，需要肠外营养支持，或者以上特征都有

经 UKONS 许可引自 UKONS，2018

些腹泻的特征在临床上是令人担忧的，必须提醒医师注意，包括不能用洛哌丁胺缓解的腹部绞痛、不能进食、疲劳加剧、越来越虚弱、胸痛、止吐药控制不了的恶心和呕吐、脱水伴有尿量减少、发热（体温＞ 38.5℃）、胃肠道出血和以前因腹泻入院。

如果有肿瘤急症求助热线，应鼓励患者在服用止泻药后，拨打咨询电话，以确认病情的严重程度，以及是否需要当面进行评估。

在英国，关于癌症治疗胃肠道不良反应的管理指南强调了 3 个关键因素。

- 患者是否因需要大便而被憋醒。
- 是否有脂肪泻。
- 是否感觉大便来不及或大便失禁。

其他需要考虑的重要因素包括以下几种。

- 疲劳程度。
- 药物的变化。
- 饮食的改变。
- 其他化疗引起的毒性作用。
- 患者是否出现充溢性腹泻（Overflow Diarrhoea）。

① 疲劳：疲劳的程度与 3 周时腹泻的严重程度相关（Alhberg 等，2005）。疲劳也可能与血清中白蛋白浓度的显著降低有关（$P < 0.001$）（Jakobsson 等，2010）。

② 药物的变化：应考虑最近的药物变化（在之前的 10~14 天），因为质子泵抑制药、非甾体抗炎药、泻药或抗生素的使用会增加腹泻的可能性。

③ 饮食的变化：在评估饮食时，应确定患者摄入的纤维是很少，还是过量。含有乳糖的食物可能会引发腹泻，尤其当腹泻伴有明显的腹胀时，应怀疑是否由含乳糖的食物引起。其他需要考虑的原因是过量饮酒和不能正常饮食。

④ 其他与化疗相关的不良反应：症状包括恶心、呕吐，或两者兼有，吞咽疼痛、口腔溃疡和手脚发红。

⑤ 充溢性腹泻：如果患者食欲不振、腹痛、腹胀，软便或稀便的次数增加，而不是大量的水样腹泻，则应考虑为充溢性腹泻。

当怀疑是由治疗引起的腹泻时，最初的评估应遵循与 UKONS 工具相同的模式，但有以下具体考虑因素（Andreyev 等，2014；Muehlbauer 等，2009）。

a. 鉴别：患者是否有免疫抑制风险（过去 6 周内化疗或放疗、骨髓移植或出现疾病相关的免疫抑制），是否可能还有潜在的脓毒血症（中性粒细胞减少 ±）？

b. 获取基线观察数据：体温、脉搏、血压、呼吸频率、血氧饱和度和早期预警评分（EWS）。如果患者心跳过速或有脱水，或怀疑有脓毒血症，应开始补液，并在进行检查前，给予 4 mg 洛哌丁胺。

c. 初步检查：全血细胞计数（FBC）、尿素和电解质（U&Es）、肝功能（LFT）、C 反应蛋白（CRP）、乳酸盐（如怀疑脓毒血症）、粪便标本 [送去做镜检、培养和药敏（MC & S）、粪便病原体和艰难梭菌毒素（CDT）]。

d. 既往病史。

- 患者接受了什么化疗，最后一次治疗是什么时候？

- 这些药物中是否有任何一种常与化疗引起的腹泻（CID）有关？
- 患者是否接受了任何放射治疗，以及在哪个区域，最后一次治疗是什么时候？
- 通常多久解大便一次？
- 如果患者还没有开始记录，就请他们开始制作大便次数图表。
- 每天大便超过正常水平多少次？
- 如果患者有造瘘口，他们的造瘘口通常多久排便一次，现在每天增多几次？
- 粪便或造瘘口排出物是否成形、松散或呈水样？
- 是否与大便失禁和（或）夜间排便相关？
- 擦拭后，大便或卫生纸上有血迹吗？
- 是否有相关症状？
- 腹部绞痛——这与排便有关吗？
- 恶心或呕吐——如果呕吐，呕吐物的颜色是什么，量有多少？
- 排尿正常——尿的颜色或气味有变化吗？
- 能像平时一样吃喝吗？
- 腹泻是否干扰了他们的日常生活？
- 还有其他化疗相关症状吗？
- 如口腔溃疡等。
- 最近使用过抗生素吗？
- 当前使用的药物——过去24h内使用的泻药，或止吐和止泻药。

(2) 药物支持：可以鼓励患者自行用药，但应记录他们的用药情况。如果患者要将药物留在家中，则必须明确患者可以服用多少、多久服用一次，以及何时服用止泻药物（Andreyev等，2014）。对于CID患者来说，确定患者目前是否正在接受口服化疗药物非常重要；如果正在接受治疗，建议他们停止服用，开始口服洛哌丁胺（UKONS，2018）。重要的是，如果第一剂洛哌丁胺不起作用，应该告知患者，可能他们服用的剂量不够。开始服用洛哌丁胺后，患者需要知道何时必须联系化疗医院，以及何时可以延迟联系；

一般来说，如果患者在24h内服用8片2mg的洛哌丁胺片没有效果，则应进行联系，因为他们可能需要静脉输液和进行其他治疗（Andreyev等，2014）。通常建议在腹泻发作后开始服用4mg，随后每2小时服用2 mg。如果患者仍然可以进食，在进食前30min服用，可能效果更好（Benson等，2004；Nightingale等，1992；Remington等，1982）。

患者停止腹泻12h后，可停用洛哌丁胺（Benson等，2004）。如果轻度至中度腹泻持续24h以上，可给予大剂量洛哌丁胺，并给予口服抗生素预防感染（Benson等，2004；Cherny，2008）。如果患者在服用大剂量洛哌丁胺的情况下，轻度至中度CID持续超过48h，则应停用洛哌丁胺，并开始使用二线止泻药，如奥曲肽（100~150μg，皮下注射）（Benson等，2004；Muehlbauer等，2009）。

复杂的CID病例需要积极的治疗，包括住院和静脉输液（Cherny，2008）。更大剂量的洛哌丁胺未显示对3~4级CID有效，应考虑改为奥曲肽100~150μg（皮下注射或静脉注射），剂量逐渐增加到500μg，直到腹泻得到控制（Benson等，2004；Muehlbauer等，2009）。患者可能会因腹泻伴有或不伴有呕吐而脱水，但在开始补液之前必须确定生理需要量，并在开始补液后定期复查（Andreyev等，2014）。重症CID患者每天最多可泻出4~6L水分，使他们面临严重的低血容量风险，可能使得与脓毒血症的鉴别变得困难（两者可能同时发生）。如果不确定是否有低血容量，可以补充平衡液（如果血钾浓度＞5.5mmol/L，或者为少尿性AKI，则首选0.9%氯化钠溶液）500ml（有心力衰竭病史的患者用250ml），以评估血容量是否需要增加（Benson等，2004）。对于患有低血压、心动过速、潜在脓毒血症和乳酸浓度增高的重症患者，应给予20ml/kg的初始液体剂量（Rivers等，2001）。已经制定了共识指南（图7-4），以支持在这个日益严重问题的循证实践。

第 7 章 急症肿瘤学
Acute oncology

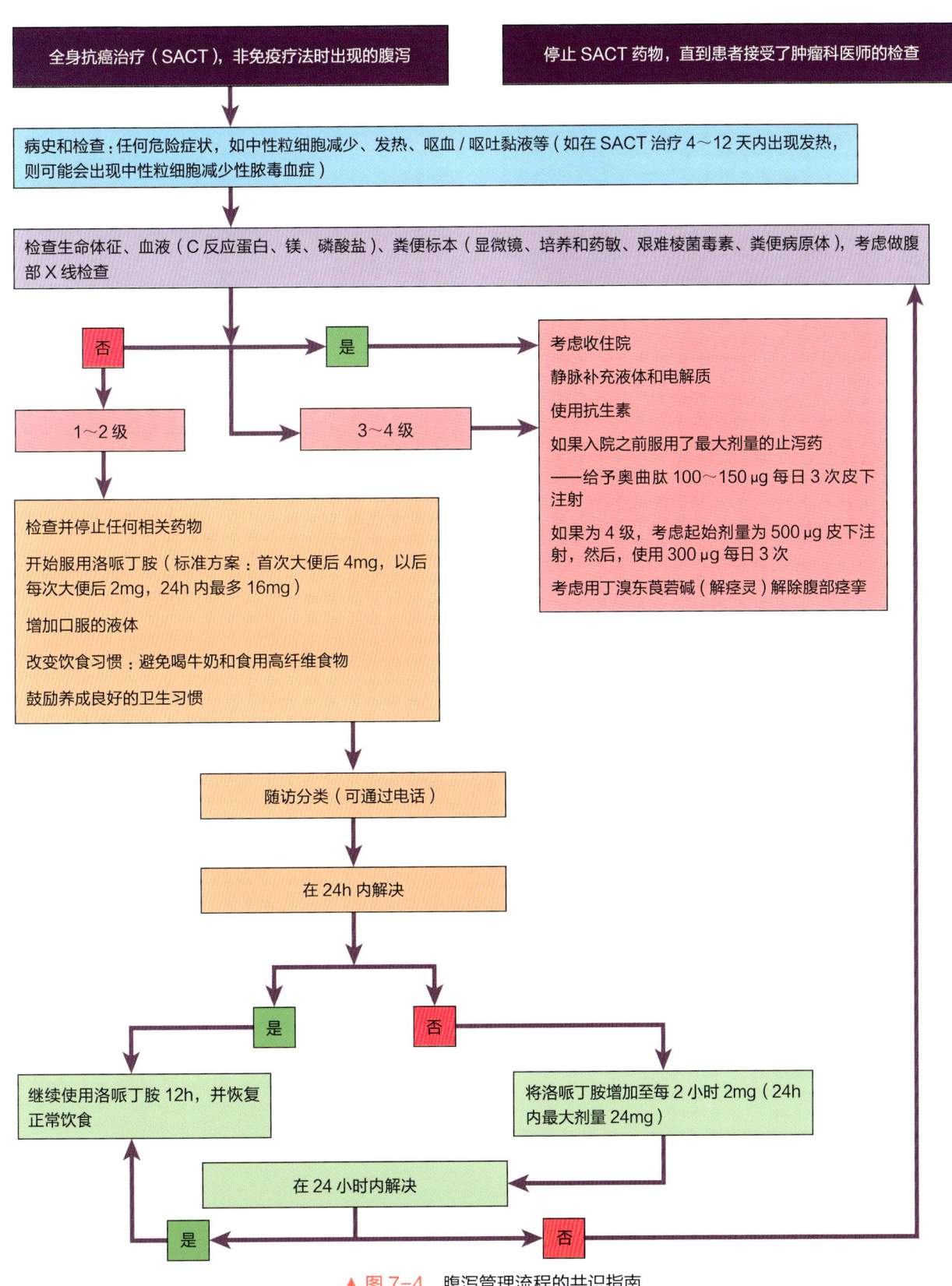

▲ 图 7-4 腹泻管理流程的共识指南
引自 UKONS，2018；Kornblau 等，2000

(3) 非药物支持：轻度到中度腹泻的初始治疗包括非药物干预。调整饮食，如排除所有含乳糖的产品、乙醇和高渗透性的膳食补充剂可能有助于减少 CID。无糖口香糖和糖果等含山梨醇的产品应该禁食，因为它们会导致腹泻（Muehlbauer 等，2009）。任何可能加重腹泻的药物或食物都应该停止食用。应指导患者记录大便的次数，并立即报告发热，或站立时头晕的症状（Benson 等，2004；Cherny，2008）。其他非药物干预措施包括每天饮用 8～10 杯水和少食多餐（Benson 等，2004）。口服含有水、糖和盐的液体将有助于预防低钠血症和低钾血症；这些液体包括运动饮料、肉汤、胶质和不含咖啡因、不含二氧化碳的软饮料（Benson 等，2004；Richardson 和 Dobish，2007）。

相对于其他治疗引起的腹泻而言，自身免疫性结肠炎（小肠结肠炎）的处理是不同的。这是由于单克隆抗体的作用方式不同，它利用人体的免疫反应发挥作用，如伊匹单抗。其不良反应的严重程度是与治疗剂量的大小直接相关的（Fecher 等，2013）。因此，确定患者目前的治疗方式（特别是药物），对于控制治疗引起的腹泻是至关重要的。在本节中，使用伊匹单抗作为例子，因为这是在实践中最常用的。据报道，30%～35% 的患者可出现任何级别的伊匹单抗相关腹泻，5%～8% 的患者可出现 3～5 级腹泻，或小肠结肠炎（Hodi 等，2010）。使用这种药物通常会出现轻微的间歇性排便改变，因此，所有腹泻都是可疑的，并且很可能与药物有关。

与所有治疗引起的腹泻一样，患者的教育将确保及时报告和处理腹泻，它可以是自限性的。然而，与其他癌症疗法相比，伊匹单抗相关性腹泻不是典型的药物诱发或特发性腹泻。它通常出现在第二次治疗剂量前后，但其发病时间可能不同，无法预测。如果不治疗，症状可能迅速发展到潜在的危及生命状态（Fecher 等，2013）。如果确诊为伊匹单抗引起的结肠炎，应根据腹泻的程度，开始口服或静脉注射类固醇进行治疗。一旦开始干预，必须在 24h 内在医院内或通过电话进行重新评估。建议经常进行重新评估，因为症状和病情可以迅速变化，且不能预测干预措施一定会起效。对于持续性 2 级腹泻，或任何 3～4 级腹泻，应考虑转诊给肠胃科医师进行乙状结肠镜或结肠镜检查。

出现 3～4 级腹泻的患者可能需要入院进行体检、监测、静脉补液、肠道休息（禁食）和静脉注射大剂量类固醇。如果给予了最大程度的医疗支持，并使用大剂量的类固醇进行了大约 5 天的治疗，但还是有顽固性症状的患者，应该给予单剂量英夫利昔单抗 5mg/kg，它显示出对缓解症状有迅速而持久的疗效（Johnston 等，2009）。英夫利昔单抗也可用于使用类固醇治疗也不能解决的持续性 2 级腹泻。它可以重复使用，但如果担心发生穿孔或脓毒血症，则不应使用。免疫相关不良事件（immune-related adverse event，irAE）的胃肠道管理流程（图 7-5），规定了伊匹单抗诱导的胃肠道毒性反应应采取哪些措施。

5. 教育

对患者及其护理人员进行有关 CID 的风险教育和管理，是对其不良反应进行最佳治疗的基础。确保患者及其护理人员了解，是充分评估和重复评估（如有必要）的理由，适当使用洛哌丁胺和输液治疗是将患者纳入其护理和持续管理的第二个关键步骤。

个人清洁是社会的基本价值，对于预防感染和降低压疮风险方面尤为重要。更多细节请参见《Royal Marsden 临床护理操作手册》第 9 版的第 8 章和第 15 章。

（二）恶心和呕吐

1. 定义

恶心和呕吐通常被称为单一症状，但却是不同的生理状况（Glare 等，2011；Heskeeth，2008）。

- 恶心被定义为需要呕吐的不愉快的感觉，且通常伴有自主症状，如面色苍白、出冷汗、流

第 7 章 急症肿瘤学
Acute oncology

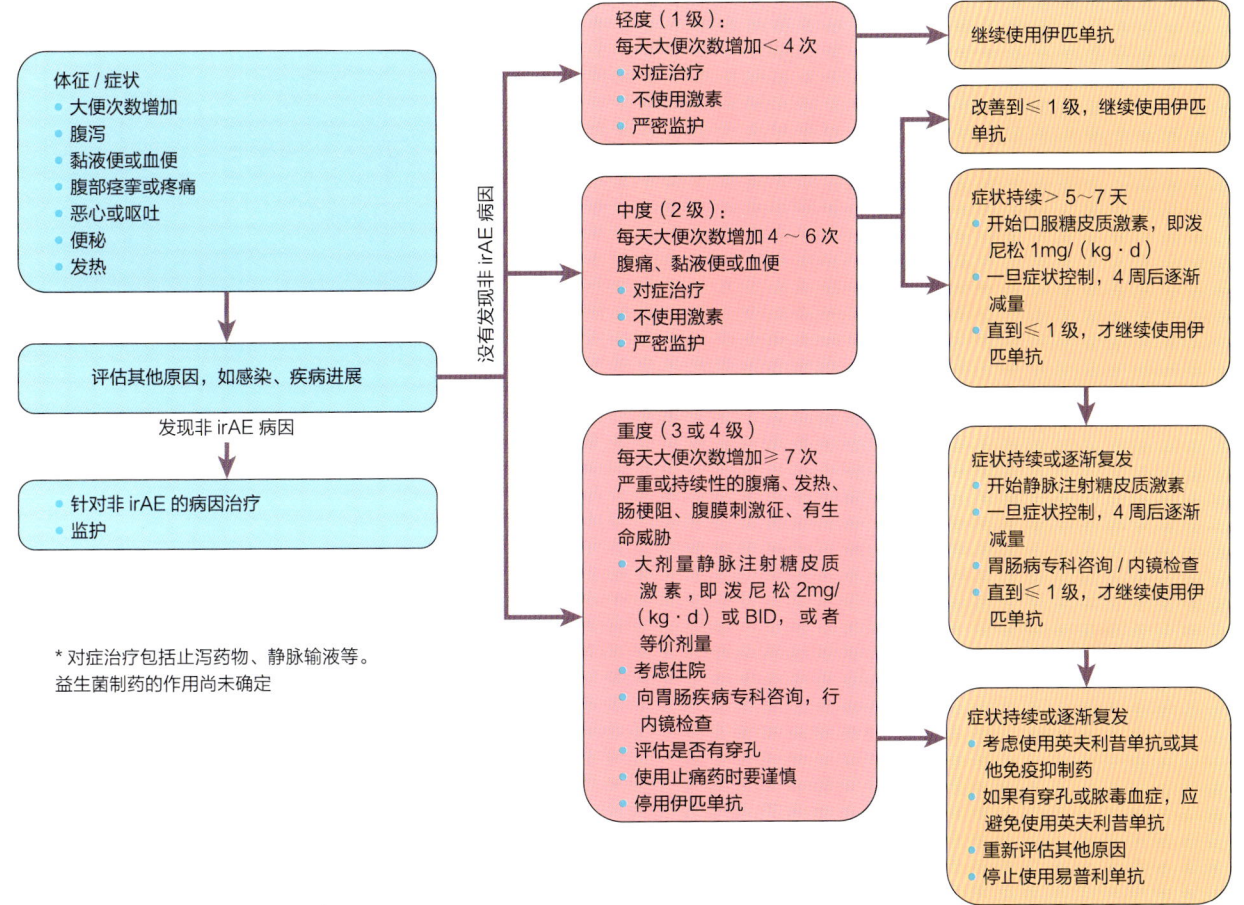

▲ 图 7-5 免疫相关不良事件（irAE）的胃肠道管理流程
经 AlphaMed 许可引自 Fecher 等，2013。Clearance Center，Inc 版权所有

涎和心动过速（Heskeeth，2008）。
- 呕吐被定义为胃内容物通过口腔的强力排出（Twycross 和 Black，1998）。
- 作呕的定义为胃和食管的呕吐动作，但没有呕吐物排出（Twycross 和 Black 1998）。它可能是单独发生的，没有胃内容物从口中排出，通常被称为"干呕"。
- 化疗引起的恶心和呕吐（CINV）是化疗最常见的不良反应之一。然而，随着现代止吐药物的应用，持续性恶心和呕吐现在相当罕见。CINV 通常分为 3 个阶段，另外还有 2 个子分类（Molassiotis 和 Borjeson，2006；Nasir 和 Schwartzberg，2016）。
- 急性发作：接受化疗后 24h 内。
- 延迟发作：从化疗后 24h 开始，很少持续超过 1 周。

- 预发作：发生在任何化疗之前，是对以前治疗的一种学习反应。
- 进展性：尽管标准的止吐疗法使用了额外的药物治疗，但恶心和呕吐的症状仍在进展。
- 难治性：标准的药物治疗和急救药物治疗均失败的患者。

2. 解剖学和生理学

已经确定了与恶心、呕吐相关的几种神经结构、多种神经递质和受体。大多数相关受体是兴奋性的，刺激时会引起恶心和呕吐（Twycross 和 Black，1998）。导致恶心和呕吐的传入和传出反射被认为是通过刺激位于脑干的化学感受器触发区和综合触发区而引起的（图 7-6）。

化学感受器触发区（CTZ）位于第四脑室的底部，在血脑屏障之外（Pleuvry，2012）。由于它位于血脑屏障之外，因此会暴露于血液和脑脊

359

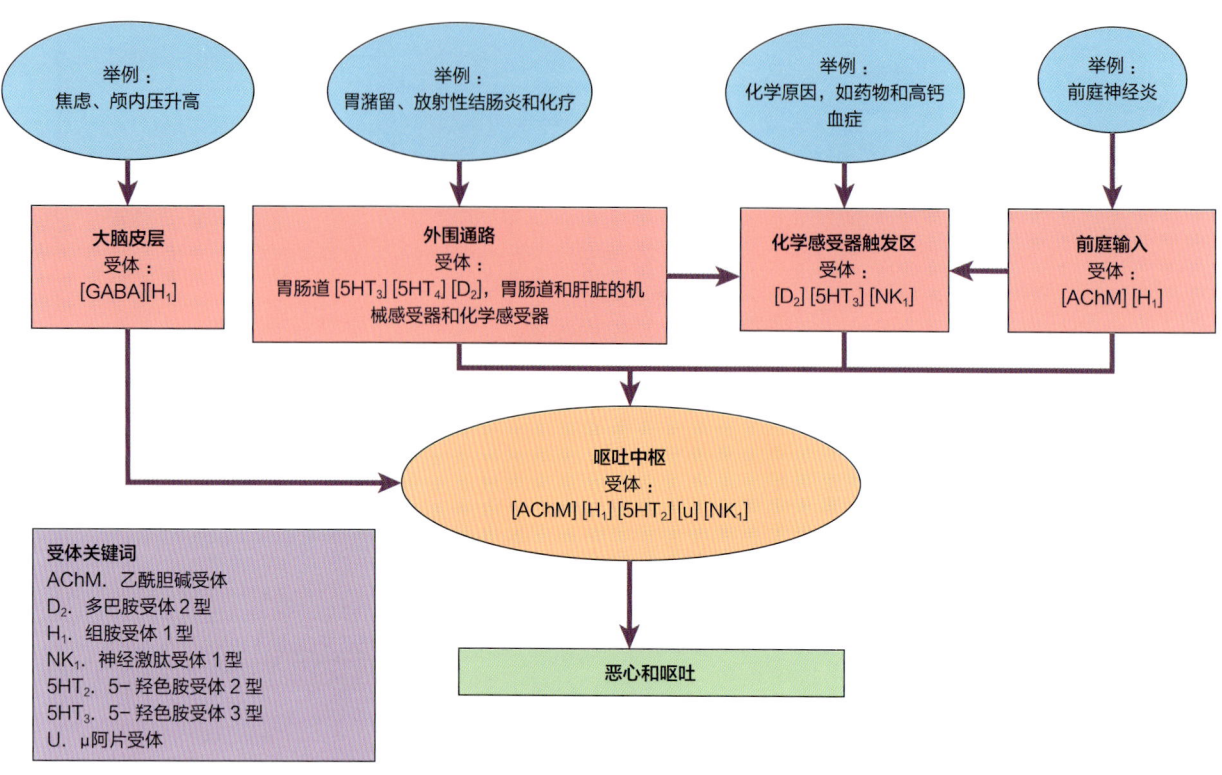

▲ 图 7-6 导致呕吐的途径

经牛津大学出版社许可引自 Harris，2010。Clearance Center 版权所有

液的各种有害物质中，如毒素、生化产物和药物（O'Brien，2008）。CTZ 的神经通路为呕吐中枢提供主要刺激（Mannix，2002；Pleuvry，2012）。CTZ 受脑脊液和血液中的化学物质刺激，以及前庭和迷走神经传入刺激，它们包括多巴胺（D_2）、血清素（5-HT_3）、乙酰胆碱（Ach）和阿片类（Mu_2）的受体。

呕吐中心（VC）位于血脑屏障外的延髓内，被认为可以协调呕吐过程（Mannix，2002，Pleuvry，2012）。VC 通过刺激机械感受器伸展和激活胃肠道 5-HT_3 受体，通过 CTZ、前庭装置（内耳中与平衡有关的部分）、舌咽神经和内脏神经、大脑皮质、丘脑、下丘脑和迷走神经接收输入（Mannix，2002）。这些途径随后引发呕吐反射，刺激上消化道蠕动，幽门和食管松弛，肋间肌、膈肌和腹壁收缩，最终迫使胃内容物通过紧闭的声门从口中排出（Nasir 和 Schwartzberg，2016）。

3. 循证方法

(1) 背景：据估计，接受化疗作为治疗一部分的患者中，有 60% 的人会出现一定程度的恶心和呕吐（Bender 等，2002；Warr，2008）。据报道，它是最可怕的不良反应之一，可对患者身体和心理产生双重影响（Molassiotis 和 Borjeson，2006）。癌症本身或使用的许多治疗方法可引起恶心和呕吐（表 7-9）。因此，重要的是要确定患者正在接受哪种治疗，以便将其作为一个原因进行排除。不要假设恶心和呕吐与化疗有关。许多化疗没有明显催吐的潜在不良反应，化疗很少会导致服药后 1 周以上的恶心呕吐（London Cancer Alliance，2015）。

在本节中，恶心和呕吐被称为"呕吐"，因为作呕包括了两种症状。我们将讨论 CINV，但对急性不适患者呕吐的评估和处理是相同的。药物治疗会因病因而有所不同。

此外，作为全球评估的一部分，以下风险因素评估可以帮助一些患者在呕吐症状中获得更好的体验（Molassiotis 和 Borjeson，2006）。

● 40 岁以下。

表 7-9 癌症患者恶心和呕吐的潜在原因

系统	可能的原因	
胃肠道	• 机械性肠梗阻 • 胃出口梗阻 • 便秘 • 胃轻瘫 • 功能性肠梗阻 • 胃炎/消化不良 • 腹水	
代谢性的	• 高钙血症 • 肾衰竭 • 电解质紊乱 • 肝衰竭	
毒性的	• 化疗 • 放疗 • 感染	
药物	胃肠道刺激	非甾体抗炎药 铁剂 氨甲环酸
	胃潴留	阿片类药物 三环类抗抑郁药 吩噻嗪类 抗胆碱能类
	化学感受器触发区刺激	阿片类药物 地高辛 抗痉挛药 抗生素 咪唑类药物 细胞毒性药物
	5HT$_3$ 受体激动药	细胞毒性药物 选择性血清素再摄取抑制药
其他	• 颅内压增高，如脑转移 • 前庭反应 • 疼痛 • 咳嗽 • 咽部刺激，如念珠菌 • 心理因素 – 恐惧、焦虑	

引自 Warr，2008

- 女性。
- 进食时容易恶心。
- 服药期间药物的味道。
- 少量饮酒。
- 有迷路炎和前庭功能障碍病史。
- 易患晕动症。
- 控制止吐药使用的欲望。

化疗方案可根据其致吐的潜力和相应建议的治疗进行分类（National Comprehensive Cancer Network，2016）。存在几种类型的 CINV（Janelsins 等，2013）。CINV 可导致营养和体能状态的改变，以及生活质量的下降，这可能影响患者接受额外治疗的能力和愿望。因此，预防或有效治疗 CINV 是成功治疗的一个重要方面。由于止吐药本身有潜在不良反应（如便秘、头痛），因此，使用最低有效的止吐剂量是可取的。止吐方案应根据化疗药物的致吐潜力，以及患者特定的风险选择（London Cancer Alliance，2015；Nasir 和 Schwartzberg，2016）。

(2) 评估：当怀疑是治疗引起呕吐时，应按照本章概要所述进行初步评估，但添加了以下具体问题。

①现病史。

- 患者正在接受什么化疗？最后一次治疗是什么时候？

a. 这些药物中是否有任何一种与 CINV 有关？

- 他们是否正在接受任何放射治疗？在哪个部位——他们最后一次接受治疗是什么时间？
- 呕吐的次数和性质？

a. 呕吐物里有血迹吗？

b. 有什么东西能让呕吐，好转或变得更糟？

- 有没有其他相关症状？

a. 呕吐是否与一天中的任何特定时间有关？

b. 排便有变化吗？

- 便秘、腹泻或肠梗阻的体征？

c. 有反流或胃炎的证据吗？

d. 腹痛？

- 他们能像往常一样吃喝吗？

a. 他们能喝多少水，喝什么类型的水？

- 任何脱水的迹象——尿量减少、发热、口渴、口干？
- 目前的药物——他们是否服用任何止吐药，以及他们是如何服用的？
- 他们疾病的进展范围——已知的脑、骨或肝转移？

②鉴别：患者是否存在免疫抑制的风险（过去6周内化疗或放疗、骨髓移植或使用过与疾病相关的免疫抑制），因为可能存在潜在的脓毒血症（中性粒细胞减少症）？

③获取获得基线观察数据：包括体温、脉搏、血压、呼吸、血氧饱和度和早期预警评分。如果患者出现脓毒血症的迹象（参见中性粒细胞减少性脓毒血症部分），应在进行检查前开始进行补液。初步检查应包括全血细胞计数、尿素和电解质、肝功能和骨骼的情况。如果怀疑有脓毒血症，则加上CRP、乳酸和血培养检查。

(3) 管理。

①药物支持：如前所述，对于许多患者来说，这是最严重的不良反应之一；提供一个平静而有尊严的环境将有助于使他们平静下来。癌症患者恶心和呕吐的原因可能是多因素的，因此，仔细评估对于探究原因和确定任何可逆原因至关重要（Roila等，2016）。用药物控制呕吐的基本原则如下（表7-10和表7-11）（Warr，2008）。

- 识别并处理潜在原因。
- 停止任何可能引起恶心和呕吐的药物。

表7-10 癌症患者恶心呕吐的常见原因及治疗方案

原　因	治疗方案
焦虑	劳拉西泮；长期服用抗抑郁药；向患者的全科医师或肿瘤团队寻求建议
肠梗阻	左美丙嗪或氟哌啶醇或赛克力嗪
化疗	• 根据药物的致吐潜力进行治疗 - 轻度（1级）：多潘立酮或甲氧氯普胺（不要同时使用） - 中度（2级）：左美丙嗪（6.25mg，每日2次，口服），或者赛克力嗪，或者丙氯拉嗪（25mg，直肠给药）这些药物取代了甲氧氯普胺/多潘立酮 - 重度（3级）：昂丹司琼（急性有效，最多使用3天；或劳拉西泮（提前使用：1mg，口服静脉注射或舌下含服），或左美丙嗪（皮下注射），或氟哌啶醇（1～2mg，每日4次，口服或1～3mg，每日3次，静脉注射）
便秘	针对病因治疗
胃排空延迟	甲氧氯普胺
药物* （非化疗）	如果可能就停药 氟哌啶醇或左美丙嗪
胃刺激	针对病因治疗，如质子泵抑制药 如有必要，使用甲氧氯普胺
代谢原因，包括高钙血症	针对病因治疗 氟哌啶醇或左美丙嗪
肾衰竭	氟哌啶醇或左美丙嗪
颅内压升高	针对病因治疗 地塞米松和赛克力嗪

* 常见的原因包括抗生素、抗抑郁药、非甾体抗炎药和阿片类药物

经London Cancer Alliance 许可引自LCA，2015

表 7-11 用于控制呕吐的药物及其分类

一般作用部位	分 类	举 例
中枢神经系统 呕吐中枢	抗胆碱能药 抗组胺药 5-HT$_2$ 受体拮抗药	丁溴东莨菪碱 赛克力嗪、茶苯海明 吩噻嗪类、左美丙嗪
中枢神经系统	神经激肽 1 受体拮抗药	阿瑞匹坦
化学受体触发区	多巴胺受体（D$_2$）拮抗药 5-HT$_3$ 受体拮抗药	氟哌啶醇、吩噻嗪类、甲氧氯普胺、多潘立酮 左美丙嗪、格雷司琼、昂丹司琼、托烷司琼
大脑皮质	苯二氮䓬类 大麻素类 皮质类固醇	劳拉西泮 大麻隆 地塞米松
胃肠道 动力	5-HT$_4$ 受体激动药 多巴胺受体（D$_2$）拮抗药	甲氧氯普胺 甲氧氯普胺、多潘立酮、左美丙嗪
抗分泌	抗胆碱能药 生长抑素类似物	丁溴东莨菪碱、格隆溴铵 奥曲肽
迷走神经 5-HT$_3$ 受体阻滞	5-HT$_3$ 拮抗药	格拉尼司琼、昂丹司琼、托烷司琼
抗炎	皮质类固醇	地塞米松

引自 Collis 和 Mather, 2015; Twycross 和 Black, 1998

- 按时服用止吐药。
- 给药途径：如果患者出现呕吐或者吸收不良，应考虑胃肠外给药。
- 根据恶心/呕吐可能的原因和相关受体确定止吐药。
- 更换前剂量调整到最大。
- 1/3 的患者可能有不止一种原因引起恶心/呕吐。
  - 任何添加的止吐药，都应具有不同的作用方式。
  - 使用广谱的止吐药。
  - 考虑添加第二种止吐药。
  - 如果 CINV 是多因素的，则考虑广谱止吐药，如左美丙嗪。
- 如果呕吐妨碍了药物的吸收（如肠梗阻），则使用非口服的途径。

②非药物支持：必须认识到非药物治疗的重要性（如控制异味、避免过量饮食、避免接触可能导致恶心的食物气味），这对于护士来说是很关键的。一些饮食方面的考虑包括如下几种。

- 吃冷的或室温下的食物，因为它们的气味通常没有热的食物那么强烈。
- 避免高脂肪的食物。
- 吃碳水化合物。
- 少吃多餐。
- 避免吃会加重患者恶心的食物。
- 教育那些希望"做正确的事"的家庭成员，要鼓励患者尽量多吃。

有人主张，患者最喜欢的食物应该避免在恶心的时候吃，以防将来会刺激恶心和呕吐，从而剥夺了患者愉快的体验。

避免食物的视觉和气味可能会减少恶心的发生。应保护住院患者不受难闻气味的影响，如床边的马桶、大小便失禁或有恶臭的伤口。一旦患者吃完，任何剩余的食物都应迅速清理干净。呕吐发作后，应立即拿走任何用过的容器。

其他措施包括使用穴位按压（见第 4 章）和针灸（见第 3 章）（Ezzo 等，2005；Pan 等，2000）。

③教育：非药物干预的基础是向患者及其家人传授技术，这些技术可能有助于减少症状出现的次数和严重程度，增强抗呕吐的效果，并增加患者的控制感。

（三）中性粒细胞减少性脓毒血症

1. 定义

中性粒细胞减少性脓毒血症的定义为接受系统性抗癌治疗的患者体温＞ 38℃，中性粒细胞计数＜ $0.5×10^9$/L（NICE，2012b）。

2. 相关理论

中性粒细胞减少症患者易受到侵袭性感染，这种感染可能会迅速蔓延，导致感染性休克和死亡（Clarke 等，2013）。众所周知，中性粒细胞减少性脓毒血症与所有形式的脓毒血症一样，是一种医学急症。早期识别和紧急静脉注射抗生素对确保良好的预后至关重要（Ford 和 Marshall，2014；NICE，2012b）。

尽管如此，中性粒细胞减少性脓毒血症仍然是癌症化疗的主要和最常见的并发症之一，相关死亡率为 2%～21%（Ford 和 Marshall，2014；National Institute for Clinical Excellence and the National Collaborating Centre for Cancer，2012）。与白血病、淋巴瘤和实体肿瘤相关的死亡中，50% 是由这种疾病引起的（Viscoli，1998）。年轻的和接受皮质类固醇治疗的患者更容易出现不明确的症状，尽管基线观察结果异常，但看起来可能相当不错（Mort 等，2008）。细菌感染在发热性中性粒细胞减少的患者中很常见，但真菌感染也越来越普遍（Ford 和 Marshall，2014）。其症状差异很大，包括体温为 38.3℃ 或更高，中性粒细胞绝对计数（ANC）＜ 500/mm^3（$0.5×10^9$/L）（Ford 和 Marshall，2014；Quint，2000）。全身脓毒血症的典型表现特征为以下 2 种或多种，包括发热（＞ 38℃）或体温过低（＜ 36℃）、呼吸急促（＞ 21～24 次 / 分）、心动过速（91～130 次 / 分）、低血压（收缩压＜ 90mmHg 或低于正常值 40mmHg），或少尿 12～14h（NICE，2016）。然而，在许多中性粒细胞减少症的患者中，特别是那些服用皮质类固醇的患者，对感染的全身炎症反应减弱，这意味着不符合脓毒血症的诊断标准，并且可能找不到明确的感染灶。因此，在所有接受化疗的患者中，如果出现身体不适，即使没有发热，也会有很高的疑似感染指数。中性粒细胞减少性脓毒血症的唯一证据可能是病情的总体恶化，或是出现精神错乱等非特异性症状。中性粒细胞计数通常在 SACT 给药后 5～7 天达到最低点，此时，患者尤其容易感染。一旦脓毒血症形成，就会出现组织耗氧量增加，循环无法满足，最终表现为心动过速、低血压、缺氧和呼吸急促等（Dellinger 等，2008）。

3. 检查

虽然对这一肿瘤急症的主诉进行彻底检查很重要，但时间是更至关重要的（NICE，2012b，2016）。英国对脓毒血症（中性粒细胞减少症）的初始治疗建议是，在患者就诊 1h 内，就应给予初始经验性治疗（Dellinger 等，2008；NICE，2012b，2016）。虽然最初应做血培养，但必须认识到，其结果需要等 24～48h 后才能出来，而治疗应该立即开始。一旦获得结果，就可以进行规范的抗生素治疗了。

如果癌症患者正在接受癌症治疗，或在过去 6 周内接受了治疗后，出现身体的不适，无论有没有体温异常，都必须高度怀疑中性粒细胞减少性脓毒血症，并采取行动（Clinical Knowledge Summaries，2015）。简单的主诉病史将提供有关症状出现的速度，以及任何并发症的信息（Marrs，2006）。基线观察［包括 EWS（译者注：早期预警评分）］加上最初的血液检查应包括（Dellinger 等，2008；NICE，2012b，2016）。

● 体温：虽然发热通常是报警的信号（两次以上体温 37.5℃，或一次 38℃），但患者也可能出现体温过低或神志不清。

- 脉搏：手动或通过监护仪，这将了解其节律、强度和波形。
- 血氧饱和度：经血气分析确认（译者注：也可以通过指脉氧确认）。
- 呼吸频率：这是最简单的观察方法，在病情恶化的患者身上变化最快。
- 血压：寻找感染性休克的迹象。患者在低血压前可能会有高血压。
- 意识水平：AVPU 反应评级。
- 静脉通路和血液检测。

— 乳酸盐（此时静脉血气是合适的）、全血细胞计数、凝血常规、尿素氮和电解质、肝功能（包括白蛋白）、葡萄糖（也可测毛细血管的血糖水平）、钙、镁、C 反应蛋白。

- 全面的脓毒血症筛查。

— 血液培养：来自外周静脉和中心静脉通路装置（如果正在使用）。

— 尿液常规检查和尿液培养。

— 在所有皮肤破损处通过拭子采样。

— 化验大便：如果患者诉说在过去 24h 内有大便异常。

- 开始监测液体平衡。

某些药物可能会掩盖这些症状，如 β 受体阻滞药，它能降低心动过速程度，使低血压更容易发生。皮质类固醇和非甾体抗炎药（如常规使用的布洛芬）可能会影响温度调节，导致体温上升程度减少，所以，很容易被忽略（de Naurois 等，2010）。如果出现呼吸症状，建议进行胸部 X 线检查，尽管在患者的中性粒细胞计数上升到足以引起炎症反应之前，可能无法检测到浸润性病变（Hughes 等，2002）。然而，这可以等到经验性使用抗生素，并使用退热药（如果需要的话）之后。

4. 处理

疑似中性粒细胞减少性脓毒血症应作为一种紧急的医疗情况进行治疗，并应在血液检查结果出来之前，立即开始经验性抗生素治疗（NICE，2012b）。当地的政策将指导脓毒血症的初步经验性治疗，通常包括使用广谱抗生素药物（如哌拉西林和他唑巴坦）进行单一治疗（NICE，2012b）。中性粒细胞减少性脓毒血症的处理途径示例见图 7-7。

癌症专科护士在这类患者中的作用是，在怀疑中性粒细胞减少性脓毒血症时，立做做出反应，并确保其被确认为医疗紧急情况。脓毒血症的早期发现和治疗是改善预后的关键。为了支持对疑似严重脓毒血症患者的有效管理，根据最佳实践指南开发了 6 种基础疗法（组套）（NHS England，2013）。"组套"的使用已被证明可以简化严重脓毒血症患者的复杂护理流程（NHS England，2013）。组套是一组选定的护理要素，当作为一个组实施时，其效果要优于单个元素独立执行（Surviving Sepsis，2015）。其中一个关于基础治疗的"脓毒血症 6 项"（表 7-12），已经证明可以改善脓毒血症患者的预后。如果这 6 个方面在脓毒血症确诊后的第 1h 内完成，据报道，相关死亡率可降低 50%（Surviving Sepsis，2015）。

现已发现，中性粒细胞减少与 AKI［6h 尿量 < 0.5mg/（kg·h）］（译者注：尿量单位应为 ml）的高风险独立相关，因此，密切监测患者的血流动力学状态（包括尿量）是至关重要的（Reilly 等，2016）。结合脓毒血症的低血压风险，可能需要进行补液。如果患者的病史中有少尿或出现低血压的表现，则可能需要进行补液。通过补液治疗低血压应该是治疗脓毒血症的核心原则（Daniels，2011）。补液的方法如下。

- 在 15min 内给予 500ml 0.9% 氯化钠（NaCl），没有证据表明使用胶体溶液更有效。
- 观察患者，并在输液结束时测量生命体征，然后每 15min 检查 1 次。
- 如果达到了满意的效果，则使用维持量来补充预估的液体损失。
- 第 1 小时每 15min 监测 1 次，第 2 小时每 30min 监测 1 次，然后每小时监测 1 次。
- 如果没有反应，且颈静脉压（JVP）没有升高，可继续补液。

表 7-12 严重脓毒血症的护理组套

操 作	目 的
氧气：从高流量开始（15L，通过非循环呼吸器面罩，并逐渐下调），目标饱和度＞94%	旨在恢复组织的氧气供需失衡
补液：用 15min 时间给予 0.9% 氯化钠溶液 500 ml 观察反应并根据需要重复，直到血压和器官功能障碍得到改善（最多 1.5～2L，然后打电话给上级医师 /ICU）	旨在恢复组织的氧气供需失衡
血培养：至少取 2 组标本，包括至少一组来自新鲜的静脉穿刺 • 任何血管通路装置安置＞48h 的，都需要行培养 • 根据需要取其他培养物 / 拭子 / 图像	协助确定全身性和与 CVAD 相关的脓毒血症的来源（NICE and the National Collaborating Centrefor Cancer, 2012；Surviving Sepsis, 2015）
根据可信的 / 当地指南静脉注射第四代抗生素：确保立即给予（在考虑为疑似中性粒细胞减少性脓毒血症 1h 内）	降低死亡率和发病率的风险（NICE，2012b）
动脉血气测定乳酸：如果呼吸状态稳定，只查静脉血也是可以的 • 完成第 1 小时工作后，重复测定乳酸	如果乳酸值不能通过治疗得到改善，说明预后不佳。乳酸清除率与存活率呈正相关
采血查全血细胞计数、尿素和电解质、凝血功能 • 如果血红蛋白＜7g/dl，应考虑安排输血（译者注：我国的输血标准是＜6g/dl）	能够评估患者的病情和处理（NHS England，2013，NICE，2012b）
开始每小时的液体平衡 • 如有必要插管，请先检查血小板计数	脓毒血症会导致 AKI 的风险（Reilly 等，2016） 血小板计数＜50×10^9/L 会增加出血的风险

引自 NHS England，2013

- 如果需要进行第 3 次补液，应该通知临床团队和重症护理外展团队。

NICE 和英国国家癌症合作中心（2012b）建议，在静脉使用经验性抗生素治疗后，应立即使用经过验证的工具评估患者，如癌症支持疗法多国学会（MASCC）的评分系统，用于对中性粒细胞减少性脓毒血症进行分级。表 7-13 显示了如何将此方法应用于 Royal Marsden 医院，以确定长期脓毒血症并发症的风险，从而指导日常管理。如果患者的风险评估为低风险（＞21 分），在门诊获得癌症专家的分级后，可以在门诊使用口服抗生素，并进行充分的随访可能是合适的（Cooksley 等，2015；NICE and the National Collaborating Centre for Cancer，2012b）。目前对低危患者出院前应接受多长时间的监测尚无共识，这一时间范围为 24～48h（Freifeld 等，2011）。在高风险患者（分数＜21）或分离出病原体的情况下，治疗应持续 5 天（NICE，2012b）。

此外，有效的专业指南对于确保怀疑中性粒细胞减少性脓毒血症时的快速反应至关重要。一些患者可能通过急诊渠道发现中性粒细胞减少性脓毒血症，在这种情况下，必须制定明确的方案来处理这些患者。

5. 患者教育

中性粒细胞减少性脓毒血症的成功治疗需要对潜在感染及时识别和反应。对患者进行症状的及时识别教育至关重要，并应明确书面说明何时以及如何联系适当的服务部门（de Naurois 等，2010；Marrs，2006；Mort 等，2008）。同样重要的是，教育门诊患者和急诊科的医务人员对出现精神错乱或胃肠道不适等不明确的症状，且在 6 周内进行过 SACT 治疗的患者，应怀疑脓毒血症

第 7 章 急症肿瘤学
Acute oncology

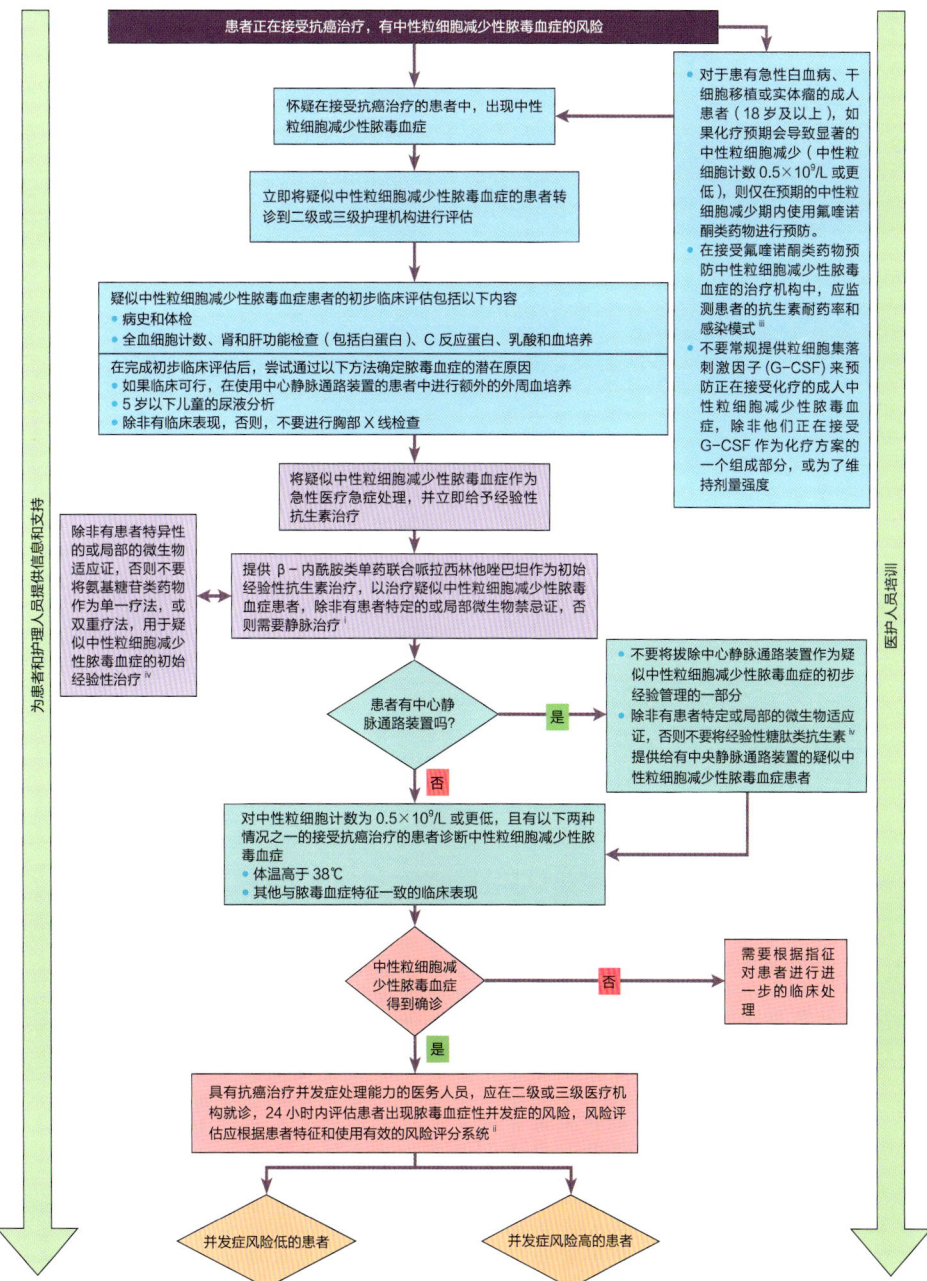

▲ 图 7-7　NICE 的中性粒细胞减少性脓毒血症的路径（NICE，2012b）

i. 在出版时（2012 年 9 月），哌拉西林他唑巴坦还没有英国市场授权用于 2 岁以下儿童。开处方的医生应遵循相关的专业指导，对决定承担全部责任。儿童的父母或看护人应提供知情同意书，并将其记录在案。更多相关信息，请参见 GMC（译者注：英国医学总会）的《医师规范处方指南》及医学联合常务委员会（英国皇家儿科及儿童健康大学与新生儿及儿科药师组织的联合委员会）的处方建议。

ii. 风险评分的推荐癌症支持疗法多国学会的风险指数：一个用于识别低风险发热性中性粒细胞减少性癌症患者的多国评分系统 (Journal of Clinical Oncology 2000; 18: 3038-51) 和针对 18 岁以下儿童的修订儿童亚历山大规则 (European Journal of Cancer 2009; 45: 2843-9)。

iii. 如何处理这个问题的更多信息，请参见英国卫生部关于艰难梭菌诊断和报告的最新指南，以及英国健康保护局和卫生部关于艰难梭菌感染的指南。

iv. 在已知特定微生物或潜在传染源之前，给予患者经验性抗生素。它通常是一种广谱抗生素，如果微生物或来源得到确认，其治疗方案可能会改变。

经许可引自 Ford and Marshall (2014) Neutropenic sepsis: a potentially life-threatening complication of chemotherapy. *Clinical Medicine*, 14(5), 538–542.

表 7-13　转移性脊髓压迫（MASCC）评分系统，适合 Royal Marsden 医院使用，用于评估中性粒细胞减少性脓毒血症的风险分级

		是	否	评分*
患者是否患有实体瘤或淋巴瘤（Burkitt 淋巴瘤除外）？		4	0	
患者是否脱水或需要静脉输液？		0	3	
收缩压是否＜ 90mmHg？		0	5	
患者有没有不适？	无/轻度症状	5	0	
	中度症状	3	0	
	严重症状	0	0	
患者年龄是否＜ 60 岁？		2	0	
患者是否患有慢性阻塞性肺疾病？		0	4	
患者在住院期间是否出现发热性中性粒细胞减少？		0	3	
总 MASCC 评分				

* 由疾病负担引起的积分不是累积的。因此，最大理论分数为 26 分。≥ 21 分的定义为"低风险"
引自 NICE（2012b）

（Ford 和 Marshall，2014；Mattison 等，2016）。

护士通过预防性干预对中性粒细胞减少性脓毒血症患者的预后具有重要影响。预防性干预是对癌症患者及其来自其他部门的医务人员进行监测和教育（Marrs，2006；Mattison 等，2016）。

（四）肺炎

1. 定义

肺炎是一个泛指肺组织炎症的术语。从技术上讲，"肺炎"只是肺部炎症的一种，因为感染会引起炎症。然而，在提到肺部其他原因引起的炎症时，也会使用肺炎。肺炎可由疾病、感染、放射治疗、过敏、吸入刺激性物质和 SACT 治疗引起（National Cancer Institute，2016）。

2. 解剖学和生理学

肺的主要功能是提供气体交换，因此，肺必须通过吸入和循环分别进入其外部和内部环境，促进气道、肺实质和血管系统之间关键结构和生理关系的进化发展（Notter 等，2005）。由于这些解剖关系，加上容易进入，使肺部特别容易受到许多物理、化学和生物应激源的影响，这些应激源似乎能够相对轻松地破坏该系统微妙的功能平衡。根据来源和严重程度不同，在许多情况下，这是一种持续的慢性病理变化。通过一系列复杂的级联过程发生的，从急性损伤开始，然后是相关的特发性炎症反应，最终导致异常的重塑和组织修复（Notter 等，2005）。

3. 相关理论

肺炎是肺组织对癌症治疗的反应，它被认为是剂量限制性的，因此，有可能会影响治疗，也会导致患者出现生活质量问题（Williams 等，2010）。

放射性肺炎可在胸部放射治疗后 6～12 周发生，发生率为 5%～15%（Oie 等，2013；Williams 等，2010）。肺炎的风险与正常肺部的照射量和放射治疗剂量有关（Libshitz，1993；McDonald 等，1995）。因此，它最有可能发生在肺癌和食管癌的根治性（潜在治愈性）放疗中，也可能发生在乳腺癌和淋巴瘤放疗后（Williams 等，2010）。放射性肺炎的症状通常在放射治疗后的前 90 天内出现（放射的急性效应），但在肺纤维化的发展过程中，可能会出现放射性肺炎之后（McDonald 等，1995）。随着化疗的同时使用，

放射性肺炎的发生概率会增加，并且在有先前存在肺部疾病（如慢性阻塞性肺疾病）的患者中更容易出现。

SACT 治疗，包括博莱霉素、白消安、环磷酰胺、卡莫司汀、紫杉烷类和甲氨蝶呤，可引起肺泡的炎症，使肺泡内充满白细胞和液体，从而导致肺炎的发生（Limper，2004；Matsuno，2012；Vander 等，2004）。已知哺乳动物雷帕霉素靶蛋白（mTOR）和 EGFR 抑制药等靶向治疗，以及免疫疗法（CTLA-4 或 PD-1/PD-L1）可引起肺炎，但确切的机制尚不清楚（Duran 等，2014；Zhang 等，2016）。严重的病例应停用以上药物，并用泼尼松龙治疗，可缓解肺炎（Duran 等，2014；Matsuno，2012）。

4. 诊断

对高危患者的肺炎可能症状的临床认识和早期识别，对于 SACT 治疗的患者减少中断、减少剂量，和停止治疗、维持生活质量，以及最终患者的结局至关重要（Peterson，2013）。

在接受胸部放疗和 SACT（包括靶向治疗）患者中，肺炎作为已知的呼吸系统副反应，必须始终进行鉴别诊断（McDonald 等，1995；Peterson，2013；Williams 等，2010）。肺炎的症状在一些患者身上可能是模糊的，或者类似于他们癌症本身的症状。这包括以下几种。

- 运动时呼吸急促。
- 胸痛。
- 咳嗽。
- 低烧。

在某些情况下，尽管患者没有症状，但可以通过常规的胸部 X 线或高分辨率 CT 诊断出来。如果出现了症状，应进行一整套检查，包括动脉血气。这将有助于临床医师评估患者的呼吸窘迫程度。采集血样时，应包括炎症标志物（ESR、CRP 和 FPC），以支持诊断，并排除感染性肺炎（Peterson，2013）。胸部 X 线检查是一种快速诊断检查；如果出现肺炎，可能表现为磨玻璃样阴影，伴有局灶性实变，主要出现在肺的下叶（Porta 等，2011）。可能需要做支气管肺泡灌洗来排除感染和评估肺部炎症（Porta 等，2011）。

5. 处理

药物支持：治疗包括皮质类固醇，如泼尼松，每天 40mg，直到症状消退，然后缓慢减少剂量。大多数患者在治疗后康复，但有些患者可能会出现肺部纤维化，这在他们的胸部 X 线片上会显示出来，这将是永久性的（McDonald 等，1995；Oie 等，2013）。值得注意的是，许多接受肺放疗的患者随后会有异常的放射学表现，这并不一定意味着疾病的复发。影像学表现应该结合临床症状，应由有经验的临床医师来解释放疗后的影像改变。

在靶向治疗中，治疗方案取决于症状的严重程度。表 7-14 给出了一个例子。

表 7-14 靶向治疗所致肺炎的临床处理

等级	症 状	处 理	剂量调整
1	无症状（仅限影像学表现）	启动适当的监控	不需要调整剂量
2	有症状，但对日常生活和活动无影响	• 排除感染 • 考虑使用皮质类固醇（泼尼松，40mg）治疗	• 考虑中断治疗，直到症状改善到≤ 1 级。以较低剂量重新启动 • 如未能在 4 周内康复，则需终止治疗
3	有症状，对于日常生活和活动有影响；需要给氧	排除感染 考虑使用皮质类固醇治疗	• 暂停治疗，直到症状恢复到≤ 1 级。考虑以较低剂量重新启动 • 如果重新出现 3 级毒性，应考虑终止治疗
4	有生命危险	表明需要呼吸机支持	终止治疗

改编自 Cancer Therapy Evaluation Program, Division of Cancer Treatment and Diagnosis, National Cancer Institute, National Institutes of Health (2010), Novartis (2012), Porta et al. (2011)

四、组织结构改变所致的急症

(一)腹水(恶性)

1. 定义

腹水是一种体液积聚在腹膜腔内的中心型水肿(Witte 和 Witte,1983)。腹腔穿刺术是一种用于从腹部排出病理性腹水的技术(Campbell,2001)。该技术的实施是为了帮助诊断腹水的原因(诊断性腹腔穿刺),或缓解与此症相关的不适(治疗性腹腔穿刺)(McGibbon 等,2007)。

2. 解剖和生理

腹膜是一种半渗透性浆膜,由两个独立的分离层组成,包括壁层和脏层。壁层覆于腹腔壁层和盆腔壁内面,以及横膈膜的下层。脏层排列并支撑腹部器官和腹膜壁层(图 7-8)。壁腹膜和脏腹膜之间的间隙称为腹膜腔(Thibodeau 和 Patton,2010)。正常腹膜腔含有少量的游离液体,约 50ml(McGibbon 等,2007)。

在健康人中,因呼吸引起的压力改变,每小时 50~100ml 的液体从腹膜腔进入淋巴管,并通过位于横膈膜中的淋巴管(Bronskill 等,1977)。这种液体由腹膜腔内的毛细血管产生,并由横膈膜下的淋巴管排出。右侧淋巴管收集体液,然后,排入腔静脉。腹膜构成了体内最大的浆膜(Tortora 和 Derrickson,2014)。然而,在恶性腹水的患者中,这种产生和排出的平衡破坏,而引起腹水聚积在腹腔中(框 7-2)。

> **框 7-2 腹膜腔的功能**
>
> - 腹膜是一层浆膜,可使腹腔的内容物相互滑过而不会产生摩擦。
> - 它形成腹部器官的部分或完全覆盖膜。
> - 它形成韧带和肠系膜,有助于维持各器官的位置。
> - 肠系膜含有脂肪,可作为身体的储存器。
> - 肠系膜可以移动,吞噬炎症区域,从而防止感染的扩散。
> - 具有吸收液体和交换电解质的能力。

引自 Thibodeau 和 Patton,2010;Tortora 和 Derrickson,2014

3. 相关理论

腹水可由非恶性病症引起,如肝硬化、晚期充血性心力衰竭、慢性心包炎和肾病综合征(Hou 和 Sanyal,2009;Sargent,2006)。在没有恶性肿瘤的情况下,80% 以上的腹水病例由肝脏疾病引起的(Royal College of Obstetricians and Gynaecologists,2014)。卵巢、胃、结肠或乳腺的转移性癌等恶性肿瘤也可引起腹水。如果需要明确诊断来确定病因,以帮助分期和可能的外科干预,那么,腹膜穿刺和腹水分析将是有用的(Marincola 和 Schwartzentruber,2001)。

通过体检或放射技术是无法区分恶性和良性腹水的,因此,必须进行侵入性检查来区分这两种类型(Sangisetty 和 Miner,2012)。

腹水的发病机制取决于其主要相关因素。肝硬化腹水被认为与门静脉高压有关(Hou 和 Sanyal,2009;Lee 和 Grap,2008)。压力的增加是由于慢性肝病引起的肝纤维化和瘢痕,导致静

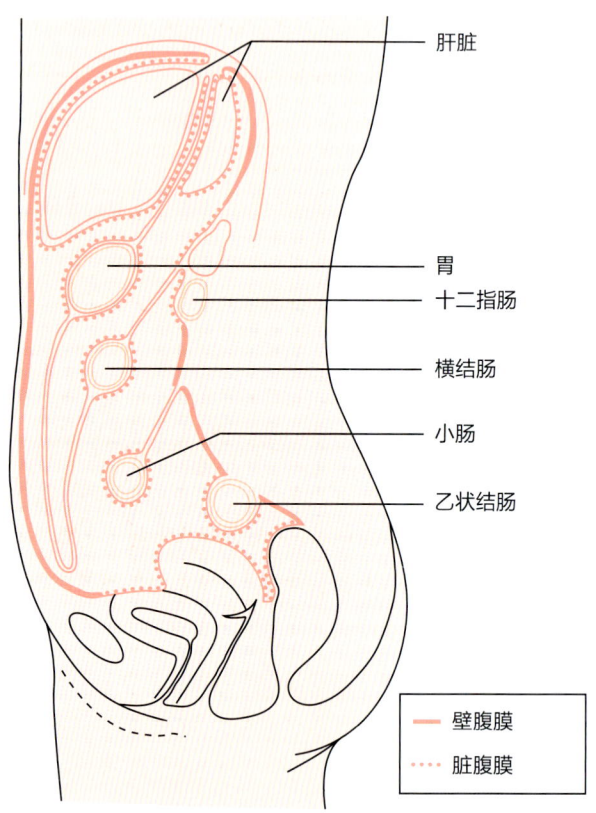

▲ 图 7-8 女性腹膜侧视图

经 John Wiley & Sons 许可引自 Dougherty 和 Lister,2015

脉血流受阻（Whiteman 和 McCormick，2005）。在心力衰竭和缩窄性心包炎的情况下，心脏失去泵血的能力，致使血液回流，并使门静脉系统的压力增高，从而导致门静脉高压和腹水（Lee 和 Grap，2008）。

导致恶性腹水的潜在生理过程通常是多因素的，并且不像非癌症相关的腹水那样容易被理解（Seike 等，2007）。它被认为是由淋巴回流受阻，导致腹腔内的液体和蛋白质的吸收障碍，产生了大量蛋白质含量高的液体，引起低蛋白血症，偶尔继发于肝癌的门静脉高压症。这被认为是细胞因子、机械阻塞和激素影响的结果。VEGF 和血管通透因子等细胞因子调节血管的通透性。腹膜腔内弥漫性恶性细胞阻塞了淋巴管，减少了腹膜渗出物的吸收（Seike 等，2007）。这种减少会激活肾素-血管紧张素-醛固酮系统，并导致钠的潴留，从而进一步加剧腹水。

腹水可分为两大类，包括蛋白质含量高的渗出液和蛋白质含量低的漏出液（Runyo 等，1988；Witte 和 Witte，1983）。渗出液更为常见，它来源于毛细血管的通透性增加和淋巴管的阻塞，而当癌症肝转移导致门静脉高压时，可能会出现渗出液，非恶性腹水更有可能产生渗出性腹水，其液体的产生显著增加，淋巴系统每小时可产生 200ml 腹水（Bronskill 等，1977）。由肝静脉压迫引起的腹水会导致门静脉高压，也会产生渗出性腹水。在已经扩散到腹膜腔内的恶性肿瘤中，可产生渗出性腹水，由于淋巴管被肿瘤堵塞，无法应对血管的通透性增加，淋巴液的回流量明显减少至每小时 15ml 的水平，因此，产生了液体的积聚。

腹水通常伴有衰弱的症状，因为大量的液体聚集在腹膜腔中，引起腹内压增加，并导致内部结构受压。液体积聚可能会在几周内或几天内迅速发生（Lee 和 Grap，2008）。最初的症状包括轻度的腹部不适，这可能会影响呼吸系统和胃肠系统，这取决于存在的液体量。横膈膜上的压力增加会降低胸腔内空间，而导致呼吸短促。胃的压力增高可能会引起厌食、消化不良或食管裂孔疝。肠道的压力增高可能会导致便秘、肠梗阻或膀胱容量减少（Royal College of Obstetricians and Gynecologists，2014）。患者也变得越来越疲惫，导致完成简单的日常工作也很困难（Slusser，2014）。此外，哪怕是最低程度的腹胀，患者的身体形象也会受到影响。

恶性腹水最常见于已知诊断为卵巢癌或胃肠道癌的患者，但也发生在任何其他肿瘤患者中（Ayantunde 和 Parsons，2007）。然而，恶性细胞的细胞学确认是困难的，只有 50% 的准确率（Fentiman，2002）。此外，有 50% 以上的恶性腹水患者，在癌症的初始诊断时就出现了腹水（Ayantunde 和 Parons，2007）。

恶性腹水的发生和进展，与生活质量的恶化和预后不良有关。腹水很少是紧急情况，但对于患者来说，可能会非常不舒服，超过 8L 的液体积聚并不罕见（Ayantunde 和 Parsons，2012）。腹水的积聚是由于存在广泛的腹膜沉积物所致，这些腹膜沉积物会导致液体的渗漏。在某些情况下，腹膜后淋巴结受到疾病的影响可能会阻止引流。患者可能会主诉腹胀、疼痛、呼吸困难、恶心和呕吐。

腹腔穿刺（引流）可以为 90% 以上的病例提供症状缓解，而且通常非常迅速（Ayantunde 和 Parsons，2012）。对于既往没有腹部手术史，患有严重疼痛和痛苦，并有大量腹水的患者，单纯性引流是可以接受的，若有超声引导则更好。腹腔穿刺术可有效缓解恶性腹水相关症状，但需要反复治疗，导致频繁住院，同时，会使患者丢失大量的蛋白质和电解质。尽管这个操作的创伤较小，但患者仍面临着严重的腹膜炎风险（Royal College of Obstetricians and Gynaecologists，2014）。

4. 循证方法

(1) 基本原理：关于从腹部迅速排出大量液体是否安全，存在很多争议。一个值得关注的问题是，由于腹内压的突然释放，以及随之而来可能的血管扩张，可能会出现低血压（Lee等，2000）。然而，建议在几个小时内可以安全地排出多达5L的液体，并且没有必要将腹水排干（Pericleous等，2016；Stephenson和Gilbert，2002）。然而，在肝硬化的情况下，Moore和Aithal（2006）建议，全部腹水应在1~4h尽快排出，如果需要，可以轻轻转动插管或变换患者的体位，来促进腹水的排出。

通常没有必要更换静脉输液或补充白蛋。然而，肿瘤较大、有肝硬化或肾功能损害的腹水患者，可能需要较慢的液体排放和可能的液体替代，这取决于他们的临床状况。腹部和腹膜肿瘤可导致腹水独立于循环系统发展，因此，当腹水排出时，通常不会出现低血压。

一项小型研究表明，无超声引导的腹腔穿刺的成功与存在的液体量直接相关（300ml液体时的成功率为44%，500 ml为78%）（McGibbon等，2007）。文献建议使用超声引导穿刺术确认腹水的存在，并确定进行腹腔穿刺术的最佳部位，特别是存在少量液体时（McGibbon等，2007）。

①适应证
- 以诊断目的（诊断性穿刺术）获取液体标本用于化验。
- 为缓解与腹水相关的症状，包括身体上的和心理上的（治疗性腹腔穿刺）。
- 将细胞毒性药物（如博莱霉素、顺铂）或其他药物注入腹膜腔中，以达到消除导致液体形成的浆膜沉积物的目的（Hosttetter等，2005）。

②禁忌证
- 相对禁忌证：妊娠、严重的肠管扩张和既往有大范围的腹部或盆腔手术（McGibbon等，2007）。在存在相对禁忌证时，不建议实施无超声引导的腹腔穿刺术（盲穿）（McGibbon等，2007）。
- 绝对禁忌证：临床上有明显的纤维蛋白溶解，或弥散性血管内凝血的患者（McGibbon等，2007）。

(2) 穿刺前的检查

在决定需要进行哪些检查时，必须考虑患者的临床状况和穿刺目的，但穿刺前检查通常包括血液筛查和超声检查。为了尽量减少对接受缓和医疗患者的侵扰，可以减少检查项目。通常检查血液中的白细胞计数、尿素氮、肌酐、电解质、肝功能、血浆蛋白和凝血常规（Rull，2013）。在诊断性腹腔穿刺中，腹水应分析细胞计数、细菌培养、总蛋白和白蛋白测定（Hou和Sanyal，2009）。

(3) 腹水的处理方法

用于治疗腹水的干预措施包括从积极的方法到纯粹的缓和医疗治疗方法。很少有明确的研究评价恶性腹水的不同治疗方法（Hosttetter等，2005）。虽然腹腔穿刺术是有效的，但腹水容易复发，需要重复穿刺。这给患者及其家人带来了进一步的负担（Mercadante等，2008）。治疗腹水的方法包括使用利尿药、穿刺和低钠饮食，腹膜药物滴注或插入长期导管等（Ayantunde和Parsons，2012）。

对于引流管的使用而言，文献中没有就引流管可保留多长时间；引流的液体量是否应该通过静脉输液进行置换；引流管是否应该夹闭，以调节引流的液体，以及是否应定期记录任何重要观察结果等问题达成共识（Keen等，2010）。然而，许多英国的指南（London Cancer Alliance，2015）建议，腹水可以自由排出，除非患者出现低血压，否则，无须夹闭引流管。如果出现低血压，引流管可夹闭20min，在进一步引流之前，应测量血压。

在实践中，大多数当地的指南建议排出1L，然后在检查血压之前夹管。如果患者没有出现低血压（收缩压＜90mmHg），那么可以继续进行引流，并在每排完1升后应重复这一过程。没有证据表明，白蛋白的支持是有益的。静脉输液仅仅在患者夹管后，仍出现低血压时才使用（Moore和Aithal，2006）。有证据表明，限制在5~8L的引流量可以最大限度地缓解症状，并减少潜在的并发症。这一证据使得日间病例穿刺成为许多患者的首选方案（Becker等，2006）。

在长期的治疗中，腹水会经常重新积聚，引流对症状改善往往会越来越少，但它仍然值得进行。随着反复引流，腹水可能会被包裹的风险越来越大，因此，可能适合使用 PleurX™ 等更长时间的引流装置（NICE，2018）。导管的类型将在"设备"部分进一步讨论。

腹水的常见干预措施包括如下几种。

- 腹腔穿刺：这是最常见的腹水处理方式，因为它对 90% 的病例都会立即起作用（Campbell，2001；Marincola 和 Schwartzentruber，2001）。

- 限钠饮食。保留在体内的液体量取决于饮食中摄入的钠与尿液中排出的钠之间的平衡。每天减少 2g 的钠摄入量被认为是一个现实的目标（Sargent，2006）。

- 利尿药。有有限的证据支持利尿药，如螺内酯在恶性腹水中的作用，只有少数几个小组病例报告了口服或静脉注射治疗后的结果（Royal College of Obstetricians and Gynaecologists，2014）。然而，临床实践调查表明，利尿药是常用的，主要用于肝硬化型腹水。它们可以用于恶性腹水，同时限制盐和液体的摄入，并且已经发现它们在 1/3 的患者中是有效的（Hosttetter 等，2005；Sangisetty 和 Miner，2012）。Pockros 等（1992）提出，利尿药治疗不太可能动员腹水，任何体重减轻都由于腹膜腔外的液体流失，如果不仔细监测，可能会导致患者脱水。螺内酯是首选的利尿药（Hou 和 Sanyal，2009）。监测液体流失的最有效方法是每天给患者称体重（Sargent，2006）。

- 腹腔药物灌注。细胞毒性药物、硬化剂和生物试剂已被尝试用于临床，以期控制腹水的复发。迄今为止，腹膜内药物尚未被证实具有比使用利尿药更为有效（Fentiman，2002）。

然而，应该注意的是，目前的文献主要来自对急性或慢性肝衰竭患者的研究，在治疗非恶性腹水患者时，应该考虑到这一点。

(4) 预期的患者结果：恶性腹水患者的护理和医疗应旨在通过减轻症状带来的痛苦，来提高生活质量（Cope，2005）。每位患者都应详细评估，并考虑到他们的个体情况，尊重他们是否愿意接受干预性治疗的意愿（Campbell，2001）。对于许多患者而言，腹水的积聚是不良的预后指标，因此，与之相对的治疗是缓和医疗（Ayantunde 和 Parsons，2012）。

5. 法律和专业问题

护士应确保患者接受有关操作性质、实际可预期结果，以及风险和获益教育。重要的是，患者、家属和护理人员必须共同参与讨论，以便做出明智和共同的决定，以获得最佳预后。

职业技能：这项操作应由医师或经过腹腔穿刺培训的专业人员在护士或保健专业人员的全程协助下进行。目前没有公认的途径或课程来学习这种临床技能，具体的培训只能与所在的临床科室进行协商和发展（Vaughan，2013）。

评估：临床检查通常能满足诊断的需要；然而，除非腹水量达到 2~3L，否则，很难检测到腹水。通常的做法是在超声的引导下进行定位，以确定液体量最多的部位，并确保引流部位下方没有重要的器官。通常在超声定位后放置引流管。引流管可以在超声扫描的同时置入，或者更常见的是，在回病房后置入。引流和超声检查之间的时间可间隔几个小时，在这种情况下，肠道可能已经蠕动，有增加肠穿孔的风险（Royal College of Obstetricians and Gynaecologists，2014）。腹部 X 线检查在这种情况下是没有用的，除非需要排除小肠梗阻（Sangisetty 和 Miner，2012）。

6. 操作前的准备

(1) 器材：一般使用 3 种长期导管。

- 腹腔 - 静脉分流术：一般用于可长期生存的患者。这种分流器将腹水排入上腔静脉，需要在全麻下实施（Mamada 等，2007；Seike 等，2007）。

- PleurX™ 引流管：在超声和荧光透视的引导下置入隧道式导管。这种导管的严重不良临床事件、导管故障、不适和电解质紊乱的发生率较低（Courtney 等，2008）。此外，它可以让患者避免花更多的时间在医院重复穿刺。

- 腹膜端口-导管：类似于中心静脉接入端口，但口径更大，以便更容易进入并减少导管堵塞的可能性（Ozkan 等，2007）。目前其使用的研究非常有限。

护士应对患者解释穿刺过程中所使用的设备。特别是护理第一次接受腹腔穿刺术的患者，这可能更有意义，因为导管的大小可能会对他们有影响。

(2) 评估和记录工具：在照顾需要腹腔穿刺的患者时，详细和一致的护理评估是非常重要的。护士应注意引起腹水的原因和接受穿刺引流的次数。这一阶段可能需要缓和医疗团队的参与。如果腹水是继发于肝硬化，护士应特别注意与乙醇滥用相关的尚未解决的问题，为患者和家属提供支持和信息。除了评估患者的心理健康状况外，护士还应注意皮肤状况和疼痛程度的评估。

在准备腹腔穿刺时，应进行以下检查，以确保患者的安全：生命体征测量和基础血液检查（全血细胞、尿素、电解质和凝血常规）。建议血小板应 > 50×10^9/L，国际标准化比值（INR）5L/24h（NICE，2012d）。然而，异常的 INR 或血小板减少症并不是腹腔穿刺的禁忌证，且在大多数患者中，穿刺前不需要输注新鲜冷冻血浆或血小板（Runyon，1986）。对于腹水患者，70% 患者会出现凝血酶原时间异常，但穿刺后出血的实际风险很低（仅有 < 1% 的患者需要输血）。临床上有弥漫性血管内凝血或纤维蛋白溶解亢进的患者除外，他们在接受腹腔穿刺前，需要进行治疗，以降低出血的风险（McVay 和 Toy 1991）。穿刺前应测量患者腹围和体重，并做好记录，以便穿刺引流后对比。穿刺前，患者无须禁食。

(3) 药物支持：进行腹腔穿刺术的医护人员必须使用局部麻醉药（如 1% 利多卡因）。首先用 25G 的针头皮下注射利多卡因，随后用 23G 的针头注射，直至达到最佳的疼痛控制，但最大剂量不超过 4.5mg/kg（或 200mg）。最佳的疼痛控制可在注射药物后 2~5min 实现，操作者在插入导管和引流腹水之前，评估局麻药物的效果是重要的。由于劳拉西泮的肌肉松弛和抗焦虑作用，对患有焦虑症的患者在操作前使用 1mg 劳拉西泮可能是有益的（Joint Formulary Committee，2018）。

(4) 非药物支持：护士应询问患者是否对腹腔穿刺感到恐惧和担忧。对于一些患者而言，音乐或放松、身体的放松和可视化技术是非常有益的，如果可以的话，应考虑使用这些方法（Misra，2016）。

操作指南 7-2　腹腔穿刺术

必备物品

- 无菌腹腔穿刺套件，包括手术刀片和刀柄、棉签、无菌巾、套管针和套管（或其他经认可的导管和导引器）、连接到套管的连接器和将液体导入容器的导管（图7-9）
- 无菌敷料包
- 无菌标本瓶
- 局麻药品
- 针头和注射器
- 0.5% 氯己定，含 70% 乙醇
- 黏性敷贴
- 大号无菌引流袋或容器（如果合适，带有连接套管的连接器）
- 浇口夹
- 无菌手套和围裙
- 利器盒

可选物品

- 称重秤
- 测量尺

第7章　急症肿瘤学
Acute oncology

续　表

操作前	
准　备	目　的
1. 与患者解释，并讨论操作的事宜	确保患者参与决策并理解操作过程，讨论治疗目的、风险和获益。获得患者的知情同意（Campbell，2001 R5；Cope，2011 R5；NMC，2015 C）
2. 嘱患者在接受超声检查前排空膀胱	如果在膀胱充盈时，置入套管针，则有可能会刺穿膀胱（McGibbon 等，2007 E）。如果在超声标记后排空膀胱，则会改变标记的位置，影响准确定位 E
3. 穿刺前给患者测量体重和腰围，并记录	评估体重变化和体液流失情况 E
4. 保护患者的隐私	维护患者的尊严（DH，2006 C）
5. 患者取仰卧位，头部抬高 45~50cm，使用靠背	在正常情况下，腹腔内的压力低于大气压，但当有水存在时，所产生的压力会高于大气压。该体位可有助于利用重力使腹水自行排出，直至压力均衡 E
6. 用超声定位，在腹部体液积聚最多的区域用记号笔在腹部皮肤做标记	标明置管的位置，以降低重要器官，尤其是肠管，被穿中的风险，如果肠道在穿刺部位的下方，则应特别注意（Royal College of Obstetricians and Gynaecologists，2014 C）。建议深度＞3.5cm E
7. 按照在超声标记，临床可安全进行，确保患者已签署知情同意书	获取患者的知情同意书（Campbell，2001 R5；Cope 2011 E；NMC，2015 C）
操　作	
8. 洗手	尽量减少污染的风险 E
9. • 使用无菌操作技术 • 该操作应在医院由经过培训的医务人员完成	• 尽量减少污染风险 E • 为了保证患者的安全 E
10. • 用清洁的手推车将器械带到床边 • 从外包装中取出无菌腹腔穿刺包，并在手推车上打开	• 将感染风险降至最低 E • 以便于接近器械 E • 创造一个干净的工作区域 E
11. 穿上一次性塑料围裙和戴无菌手套；打开内包装，根据需要摆放器具	保护医务人员和患者，避免交叉感染 E
12. 使用消毒溶液，如 0.5% 氯己定和乙醇溶液，对穿刺标记部位的皮肤进行彻底消毒，并使其干燥。用无菌巾覆盖	降低局部和（或）全身感染的风险。腹膜腔通常是无菌的（Fraise 和 Bradley，2009 E；Lee 等，2000 R5）。防止污染（Loveday 等，2014 C）

	续 表
13. 将 10ml 浓度为 1% 或 2% 的利多卡因抽入 10ml 的注射器中，连接一个 25G 的针头，进行局部麻醉。在皮肤进针部位围绕穿刺部位，注射一个小皮丘，然后换成较长的 20G 针头，并沿导管插入路径注射 4~5ml 的利多卡因。确保一直麻醉到腹膜。注射和间断抽吸交替进行，直到注射器中出现腹水	• 将穿刺中的疼痛降到最低（Runyon，2015 **E**） • 准备好要使用的药物 **E** • 确保导管置入的通道被麻醉 **E** • 记录到达腹膜之前管道的长度，以帮助确定导管插入腹膜腔内预期长度 **E**
14. 一旦麻醉生效，用手术刀在腹部皮肤上做一个小切口（约 5mm 长，3mm 深）（该位置已预先在超声下标记）。切口应该足够长，以帮助套管针进入	• 允许导管更容易通过 **E** • 尽量减少穿刺过程中的疼痛，从而最大限度地提高患者的舒适度，有助于患者的配合（Runyon，2015 **E**）
15. 根据所用导管的类型，将套管针和套管通过切口一起或相继垂直于皮肤插入，以 5mm 为增量缓慢插入，插入到腹膜腔后，会感到阻力消失，并有腹水回流	• 确保套管针和套管正确插入 **E** • 缓慢的插入可减少刺入血管或进入小肠的风险 **E**
16. 一旦有腹水回流，套管针和套管应继续插入。插入深度是皮下组织的深度加上超声测量所提示的液体深度的 1/3	确保插管处于正确的位置 **E**
17. 将无菌注射器连接到导管末端，抽取 3~10ml 游离腹水，然后推入导管内	• 如果注射器中的液体回流起泡，这可能是肠穿孔的信号 • 号确定没有肠穿孔，并确保套管处于游离的液体中 **E**
18. 取出套管针后放入利器盒中	为了减少降低意外针刺伤害的风险（NHS Employers，2011 **C**）
19. 如果合适，使用连接器将封闭的引流装置连接到套管上。使用合适的干燥敷料，以确保引流管口的位置受到保护，并用胶布固定	有止回阀的无菌容器是保持无菌的必要条件。减少局部和（或）全身感染 **E**
20. 在将腹水挂在床边之前，从无菌引流袋中收集腹水（按照医嘱留取 20~100ml），并送去进行细胞学、生物化学（白蛋白、乳酸脱氢酶、蛋白质）和微生物学检查。标本可以直接从引流袋上的开关阀获取，因为这是穿刺后立即抽取，仍属于无菌的操作	如有必要，为了诊断腹水的原因和持续监测腹水（Fentiman，2002 **E**；Hosttetter 等，2005 **E**）。以便使临床医师鉴别腹水是渗出液还是漏出液
21. 如果套管要保持在适当的位置，应使用无菌干敷料固定，用胶布（如 Mefix）覆盖整个敷料	以防止套管的移位，并防止对患者造成局部的损伤 **E**
操作后	
22. 处理器械，取下手套和围裙	降低环境污染的风险（Fraise 和 Bradley，2009 **E**）
23. 在每升腹水排出后，应监测患者的血压、脉搏和呼吸	观察休克和（或）感染的迹象 **E**
24. 观察引流的速度和引流液的性质。如果患者诉头晕，可使用引流管上的夹子来减少引流量	确保安全通畅的引流 **E**

第 7 章 急症肿瘤学
Acute oncology

续　表

25. 检测并记录引流量	确保准确记录引流出的腹水量 E
26. 如果每小时的引流量＜ 200ml，应鼓励患者适当活动，以便腹水可以在腹腔内移动	促进腹水的排出（Runyon，2015 E）
27. 当腹水排尽后，拔除引流管，使用敷料覆盖	降低感染的风险（Fraise 和 Bradley，2009 E；Lee 等，2000 R5）
28. 拔除引流管后，称量患者的体重并记录	评估体重变化和液体的引流量 E
29. 穿刺后，测量患者的腹围并记录	提供腹水引流的指征和有多少液体重新聚集 E

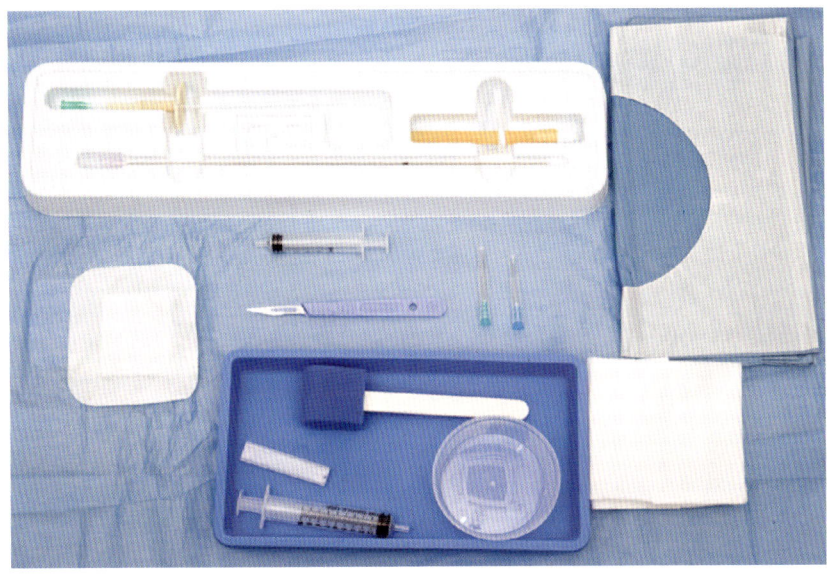

◀ 图 7-9　腹腔穿刺用无菌设备托盘示例
经 John Wiley & Sons 许可引自 Dougherty 和 Lister，2015

问题解决表 7-1　预防和解决（操作指南 7-2）

问　题	原　因	预　防	处理建议
患者出现休克	主要是体液循环的变化或腹内压突然降低，血管舒张，以及所引起的血压下降	如果预计引流量＞ 5L，则应监测血压，并考虑静脉输液	夹住引流管，以防止更多的体液流失。记录患者的生命体征。立即请医师介入
腹水引流停滞	腹水已经排空		• 检查患者液体平衡表上记录的腹水总引流量 • 让患者活动，以刺激腹膜腔内液体的流动 • 测量患者的腰围，将该测量值与腹穿前的测量值进行比较。建议医务人员拔除引流管 • 停止引流系统

续表

问 题	原 因	预 防	处理建议
	患者的体位阻碍了引流	教会患者避免在引流管上施压	改变患者的体位，也就是说，让患者直立或侧卧，以促进腹水因重力而发生流动。鼓励患者活动
	腹水凝结在引流管内	将引流袋放在架子上，并低于穿刺点，以便于重力引流	挤捏引流管。如果无效，应更换引流装置。向医师报告
引流管脱落	穿刺部位损伤或敷料固定不当	与医师合作，使用缝线或安全敷料，将引流管固定在皮肤上，以防止引流管在穿刺点移位	使用安全的干敷料。安抚患者。可能需要超声确认引流管的位置
疼痛	腹水的压力或引流管的位置	在操作前30min进行止痛。用敷料垫在穿刺点周围，但避免引流管在腹壁移动	找出原因。牢固地固定引流管，避免在插入部位的牵拉或在腹壁的移动。帮助患者变换体位。服用适当的止痛药，监测患者的反应并通知医师

7. 穿刺后的注意事项

腹腔穿刺术后患者的恶心、呕吐、呼吸困难和（或）腹部不适症状可有所缓解（Sangisetty和Miner，2012）。应提供有关穿刺部位的操作护理，以及关于饮食和液体的摄入，以补充在腹水引流中流失的蛋白质和液体的重要信息。

8. 并发症

腹水引流的并发症包括：疼痛、伤口感染、穿刺部位渗漏、穿孔、低血压和继发性腹膜炎（Duggal等，2006）。在一项针对171名患者的研究中，主要并发症发生率为1.6%，并且往往与血小板计数低（$< 50 \times 10^9$/L）或乙醇性肝硬化相关（De Gottardi等，2009）。

（二）肠梗阻（恶性）

1. 定义

区分便秘和恶性肠梗阻（MBO）很重要。便秘是肠道排空出现不规则蠕动、次数减少或出现排空困难，并且可能与肠梗阻或憩室炎，以及高钙血症或转移性脊髓压迫症（MSCC）相关（London Cancer Alliance，2015）。良性和恶性肠梗阻的一般定义是肠道的任何机械或功能性阻塞，从而阻止了其进行生理转运和消化（Tuca等，2012）。

MBO的诊断标准如下。

①肠梗阻的临床证据。

② Treitz 韧带远端的梗阻。

③原发性腹腔内或腹腔外癌症伴腹膜受累。

④没有治愈的可能（Anthony 等，2007）。

2. 解剖和生理

腹部肿瘤生长所致的外源性肠道压迫、肠腔内梗阻、肠壁浸润或广泛的肠系膜浸润可引起MBO（Ripamonti 等，2001）。肠腔内的肿瘤可能阻塞肠腔或引起肠套叠。肿瘤通过黏膜的壁内浸润可能会阻塞管腔或影响肠蠕动。肠系膜和网膜受累可使肠曲成角，并引发肠外压迫。肠道或腹腔神经丛的浸润可导致肠蠕动的严重受损，并由于运动障碍而导致梗阻。

肠道内滞留的液体和气体接近闭塞水平时，可导致肠腔内的压力显著增加。这种腹胀使肠嗜铬细胞释放 5-HT 3，而肠嗜铬细胞又通过其不同的介质（物质 P、氧化亚氮、乙酰胆碱、生长抑素和血管活性肠肽）激活肠内神经系统。这样就刺激了神经，特别是以血管活性肠肽介导的分泌神经，导致内脏的血管扩张和肠隐窝细胞的分泌增多。这些现象所造成的后果是出现严重肠道水肿，滞留的分泌物增多，以及肠腔内压力的增高，所有这些都是导致 MBO 的病理生理过程不可逆的机制。

3. 相关理论

MBO 可能在癌症发展过程中的任何阶段出现，但在晚期癌症病例中就更常见（Ferguson 等，2015；Tuca 等，2012）。据估计，MBO 在所有晚期恶性肿瘤患者中的发生率为 2%，但在结直肠（10%～28.4%）和卵巢癌恶性肿瘤（5.5%～42%）中的发生率更高（Tuca 等，2012）。梗阻可能起源于小肠（61%）或大肠（33%）或同时起源（20%）（Ripamonti 等，2001）。梗阻可能是完全性的或不全性的，可能表现隐性危象，或可能涉及一个或多个部位。有些因素可能激发 MBO，但不直接依赖于腹部肿瘤的生长，这些因素包括副癌综合征性神经病变、慢性便秘、阿片类药物引起的肠功能障碍、炎症性肠病、肾功能不全、脱水、肠系膜血栓形成、手术粘连和放射性纤维化等（Ripamonti 等，2008）。在晚期和不能手术的患者中，80% 的病例可有出现多发性梗阻，65% 以上的病例先前诊断有腹膜癌（Tuca 等，2012）。诊断为不能手术的 MBO 的诊断，晚期肿瘤患者的预计生存期平均为 4 周（Tuca 等，2012）。

(1) 诊断：MBO 可以表现腹痛、腹胀、恶心和呕吐等可自行缓解的亚急性症状（不完全梗阻）（Tuca 等，2012）。合并 MBO 的常见症状，包括恶心 100%，呕吐 87%～100%，绞痛 72%～80%，因腹胀引起的疼痛 56%～90%，以及在最初 72 时内停止排气排便（85%～93%）（Ripamonti 等，2008）。在高位 MBO 中，恶心感强烈，并出现的较早；呕吐频繁，呕吐物呈水样、黏液或胆汁样外观，几乎没有气味。低位肠梗阻的呕吐通常发生较晚，呕吐物色深，并且有强烈的气味（Tuca 等，2012）。粪便样呕吐物的特征性外观和气味是梗阻近端区内，滞留的肠内容物分解细菌的结果（Ripamonti 等，2001）。

不完全性梗阻的患者可能会出现水样便，这是由于肠内容物被细菌分解和肠液分泌过多所致。肠绞痛是由于肠蠕动增强和痉挛引起肠腔内压增加，且无法有效地通过。肠管扩张和腹部肿瘤浸润是腹部持续性疼痛的原因。

(2) 评估：对疑似 MBO 的患者，护士可从询问病史开始着手进行评估，并询问以下问题。

● 目前的癌症治疗是什么？

● 最后一次排便是什么时候（性状/颜色/气味/量）？

● 他们正常的排便习惯是什么，服药史和有没有服用泻药，服药的变化，是否口服摄入，有没有恶心或呕吐（粪臭味）、腹部肿胀、不适或疼痛（Ferguson 等，2015）？

● 排稀便之前，大便是什么性状？许多患者会出现水便或稀便，如果在腹泻之前，应询问这个问题，因为大便有可能是会溢出，患者的大便标本应送去做镜检、培养和药敏。

应对患者行静脉穿刺并采集血液标本（全血细胞计数、电解质、肝功能、钙、镁、C 反应蛋白）；这些结果有助于评估水合作用或代谢紊乱（Tradounsky，2012）。应停止 SACT，直到临床复查并确诊，因为这可能会加重症状和发生潜在的病理生理学改变（Ferguson 等，2015）。

医务人员应对患者进行腹部评估。如果存在 MBO，则腹部检查通常会显示腹胀，但必须注意其他重要的体征，如以前的腹部切口和腹壁疝，以获得准确的诊断结果。腹部触诊可以发现特定的肿瘤包块，或是由弥漫性恶性肿瘤浸润继发的"板状"腹。当恶性腹水是腹胀的主要原因时，腹部叩诊可有助于区分肠梗阻时的鼓音和沉闷的叩诊音。在真正的肠梗阻病例中，因肠鸣音异常可表现为肠鸣音亢进。然而，在肠麻痹时，肠鸣音会消失。如果无法获得横断面成像时，该体征可作为有用的鉴别因素。

直肠指检是必要的检测手段，因为严重的便秘可与肠梗阻的症状相混淆，或加重，或与肠梗阻症状并存。在考虑肠梗阻的诊断之前，应使用局部栓剂或灌肠完全清空直肠。结肠粪性穿孔可以，并且的确可发生在终末期疾病中，通常是由于长期服用阿片类药物和长期卧床所致，因此，对于梗阻性症状，特别是疼痛，即使只是怀疑为便秘，也应认真治疗梗阻症状（Ripamonti 等，2001，2008；Tuca 等，2012）。在晚期癌症患者中，MBO 还伴有贫血（70%）、低白蛋白血症（68%）、肝脏转氨酶升高（62%）、脱水和肾前性肾功能不全（44%）、恶病质（22%）、腹水（41%）、可触及的腹部肿瘤包块（21%）和明显的认知障碍（23%）有关（Ferguson 等，2015）。

放射检查通常是腹部 X 线检查，MBO 时可见肠襻扩张、液体和气体潴留，以及在梗阻肠段附近的区域出现液气平面，而且可见梗阻肠段远端中，气体和粪便减少。大肠中存在气体通常是亚急性梗阻的表现（Ferguson 等，2015；Tuca 等，2012）。

(3) 处理：MBO 的处理取决于梗阻的病情。外科医师、肿瘤科医师和（或）缓和医疗医师共同合作，以及医师和患者之间的坦诚交流，可为患者提供个性化和合适的症状控制计划（Ferguson 等，2015；Ripamonti 等，2008）。

癌症照顾护士的角色是与患者合作，以确保就 MBO 的症状和管理提供建议和支持。对于有些疾病而言，患者对 MBO 的症状有所知，这些患者也许需要给予额外的支持（Tradounsky，2012）。对于在过去 48h 内没有排便（便秘）的患者，提供关于饮食和液体摄入的建议，并且重新审查所用药物（停止或调整可引起便秘的药物），视情况将缓泻药调整为含有软化和刺激成分的泻药是合适的。如果患者的症状恶化，必须让患者感到他们的倾诉得到了重视，并鼓励他们报告症状变化。对于在过去 72h 内没有排便的患者，可能需要住院治疗相关症状，如疼痛、恶心和呕吐。同样也需要重新审查所用药物，包括缓泻药。饮食建议保持不变。

如果考虑患者是肠梗阻（麻痹性肠梗阻），那么住院是必要的。最初，应该努力纠正任何可能导致肠动力障碍的生化失衡，最常见的是高钙血症或低钾血症（Ferguson 等，2015）。静脉输液、控制呕吐和疼痛管理是必不可少的，在认识到有可能需要手术治疗的同时，应让患者禁水、禁食，直至做出决定。全肠外营养（TPN）通常在治疗 MBO 时应用，但是仅对那些正要接受手术以进行后续化疗，且术后生存期可能超过 3 个月的 MBO 患者（Shariat-Madar 等，2014）。外科手术被推荐为 MBO 患者的主要治疗方法，但是，对于有腹腔内癌症扩散、一般情况差和大量腹水等已知手术干预预后差的患者，应行保守治疗（Ripamonti 等，2008）。目前对于不适合手术的患者也有多种治疗方案可供选择。

保守治疗包括两种机制，消除诱发因素和降低与 MBO 相关的肠腔内压力（Ferguson 等，2015）。一些常用于晚期恶性肿瘤的药物会加重肠梗阻，特别是阿片类药物和解痉药。应仔细了解症状，以确定是否有可能停止或减少这些药物，而不会引起症状的加重。阿片类药物很少停用，因为急性疼痛也需要得到治疗，并且最初是针对持续的严重疼痛而开始的。在适当的情况下，将阿片类药物转换成芬太尼可以显著降低胃肠动力障碍（Ferguson 等，2015）。对 MBO 积极的药物缓解主要集中在皮质类固醇、抗分泌药物和止吐药物的使用上，并有充分的镇痛。肠道的休息也是治疗措施的一个方面（Tuca 等，2012）。如果患者出现恶心和呕吐，可以使用抗分泌药物和（或）止吐药物。必要时可插鼻胃管（Ryles 管），以帮助胃肠减压和控制严重的恶心和呕吐症状，但这只是一种临时措施（Ripamonti 等，2008）。生长抑素类似物（如奥曲肽，每日 300~600μg）已被推荐，并报告对症状控制有良好的疗效；它们可以迅速地减少胃肠道的分泌物，在盐酸丁溴东莨菪碱类药物治疗失败的情况下，它们对于高位梗阻的患者具有特别重要的作用(Ferguson 等，

2015)。

MBO 的药物治疗通常需要几天才能显著见效。在不能手术的 MBO 患者中，有 36%（31%~42%）的患者可发生自行缓解：其中 92% 的患者在第 7 天症状自行缓解，但 72% 的患者在自行缓解后，会再次复发（Tuca 等，2012）。

(4) 后续护理：MBO 是晚期癌症患者的常见并发症，尤其是对于腹部肿瘤患者。MBO 的临床处理需要根据疾病的预后和护理目标而制定特定的、个性化的方案。对于处于疾病初期，一般情况良好，单处肠梗阻的患者，通常应考虑手术治疗。对于不能手术和合并有 MBO 的患者，优先考虑的是控制症状，并尽可能提高舒适度。不能手术的梗阻患者中，有超过 1/3 的患者可以发生自行缓解。合并 MBO 的患者平均存活期不超过 4~5 周。

（三）转移性脊髓压迫症

1. 定义

转移性脊髓压迫症（MSCC）是由于肿瘤转移性扩散造成的直接压迫和（或）椎体塌陷而导致的脊髓或马尾神经的压迫，从而损害了脊髓的功能，并可能导致神经功能缺损和瘫痪（NICE，2014）。

2. 解剖学和生理学

脊髓长约 45cm，从大脑底部，由椎骨包绕，延伸到骨盆。位于脊髓内的神经，称为上运动神经元，沿着脊髓在大脑和脊神经之间传递信息。脊神经被归类为下运动神经元。脊髓神经从每个椎骨水平的脊髓分支出来，与身体的特定区域相连（Harrison，2000）。

MSCC 由以下原因引起（Loblaw 等，2003）。
- 椎骨骨转移直接软组织延伸。
- 肿瘤通过椎间孔生长（如腹膜后肿瘤或椎旁淋结肿大）。
- 骨质坍塌引起的压迫。
- 髓内转移（罕见）。

脊髓损伤导致"脊髓休克"，这是由于脊髓损伤平面及以下的肿胀，引起的脊髓活动的暂时性抑制。在椎管的范围内，水肿的脊髓节段被压迫在周围的骨骼上。由此而产生了水肿和血管损伤，会发生一系列复杂的生理和生化反应。血液和氧气的循环受到了破坏；组织的缺血坏死伴随脊髓神经元内的传导中断，可以持续 2~6 周（Harrison，2000）。

3. 相关理论

MSCC 是癌症最严重和最具破坏性的并发症之一。延误诊断和治疗会影响患者的生活质量和预后。然而，通过及时的诊断和治疗，许多患者可以保持良好的功能和生活自理。MSCC 几乎可以发生在所有类型的恶性肿瘤中，但是骨髓瘤、肺癌、前列腺癌和乳腺癌最常见（Bach 等，1990）。

大多数 MSCC 的病例发生在已患有癌症的患者身上；然而，在大约 20% 的患者中，这是他们的第一次出现癌症的表现（Bucholtz，1999）。有癌症诊断和确诊为椎体转移的患者发生 MSCC 的风险很高，如果诊断延迟，可能会产生灾难性后果。重要的是，要让这些患者了解发生 MSCC 的风险，如何识别症状，如何应对，以及与谁联系。

据报道，30% 的患者在 MSCC 确诊后，可存活 1 年时间（L'Esperance 等，2012）。在就诊时尚能行走的患者中，有 70% 的可保留功能，但在就诊时已出现截瘫的患者中，只有 5% 的可恢复某些活动功能（Loblaw 等，2003）。对于功能恢复而言，主要的不良预后指标是表现为括约肌功能的丧失。

由于目前英国检测率和编码系统的限制，MSCC 的真实的发病率尚不清楚（NICE，2014）。尸检证据表明，5%~10% 的晚期癌症患者都曾患有 MSCC。

分类：MSCC 可分类为稳定性和不稳定性。
- 稳定性：脊柱排列是完整的，没有进一步的神经症状进展风险，因为脊柱仍然能够适当地维持和分配重量。
- 不稳定性：由于骨折部位（潜在）的异

常运动，脊柱骨折/损伤会导致脊髓的损伤，和潜在的、不可逆的神经症状。此外，不稳定的MSCC可进一步分为完全性或不完全性。

— 完全性脊髓损伤：脊髓"失去了病变水平以下所有下行的神经元控制"（Lundy-Ekman，2007）。

— 不完全性脊髓损伤："脊髓内的某些上行或下行纤维的功能尚存"（Lundy-Ekman，2007）。

4. 法律和专业问题

(1) 英国国家指南：MSCC可导致严重残疾，包括永久性瘫痪和早逝。NICE对《成人转移性脊髓压迫症的支持》（NICE，2014）涵盖了患有或可能患有MSCC的成人，但因为他们体内其他地方的恶性肿瘤已扩散到脊柱。虽然不是强制性的，但医疗保健专业人员和协调员应该充分参考本指南，并考虑患者和服务用户的个人需求、知情选择和价值观。NICE（2014）指出，每个癌症网络都应确保委托并提供适当的服务为MSCC患者提供高效和实际的诊断、治疗、康复和持续性护理。这些服务应包括设立一名MSCC协调员，提供24h服务，以指导和协调疑似MSCC患者的护理。

(2) 技能：只有患者只能在工作人员充足的情况下进行移动，这些工作人员应接受过移动脊髓压迫或损伤患者全面培训，而且这些培训应包括在医院的强制性培训中。

5. 临床表现和症状

癌症患者首发的背痛表明硬膜外脊髓受压。当患者躺下或叩诊椎体时疼痛加剧为其特征（Quint，2000）。大小便失禁和感觉功能丧失等晚期神经系统表现则与永久性截瘫相关（Newton，1999）。最常见的原因是由于椎体伸入前硬膜外腔而引起的硬膜外沉积。

通过识别早期出现的症状，如背痛、腿部无力感或出现麻木的感觉变化，可最大限度地保留功能。重度无力、确定的感觉水平或括约肌功能紊乱等晚期症状，与预后不良有关，且压迫的可逆性较小。

常见症状包括（NICE，2014）如下几种。

- 背部疼痛和（或）神经根疼痛导致皮肤疼痛或感觉丧失；患者可主诉如下。
  — 脊柱中部的疼痛。
  — 进行性或持续性低位脊柱的疼痛。
  — 用力时，脊柱疼痛加重（如排便、咳嗽或打喷嚏时）。
  — 脊柱局限性压痛。
  — 夜间脊柱疼痛影响入睡。
- 四肢无力。
- 行走困难。
- 感知丧失。
- 马尾神经综合征（鞍区麻木、膀胱或肠功能障碍）。
- 性功能障碍。

6. 检查

全脊柱磁共振成像（MRI）是首选的检查；然而，如果MRI是绝对禁忌的，那么，脊柱CT是一个替代方案（Levack等，2002）。对于任何有脊柱转移的脊柱疼痛患者，以及表现出MSCC的神经系统症状或体征的患者，必须在24h内进行影像学检测（NCAT，2011；NICE，2014）。如果出现明显的神经功能缺损或恶化，则更需紧急检测。在这些情况下，如果非工作时间无法获得紧急的MRI成像，也不得延迟检查。患者则应转到相关的区域MSCC治疗中心。

对于有提示脊柱转移的疼痛，但没有神经系统症状或体征的患者，应在就诊后1周内作为门诊患者进行影像学检查。应考虑到获取最近的脑、胸、腹部和骨盆的CT成像，因为这有助于对骨强度、结构的完整性做手术的规划，并确保进行手术是合适的（NICE，2014）。

医务人员将对患者进行全面的神经病学评估，包括直肠检查和呼吸评估（NICE，2014）。护士应进行基线观察（血压、脉搏、呼吸频率、体温、血氧饱和度），以及血液检查（全血细胞计数、尿素氮和电解质、肝功能和骨骼的轮廓）。

7. 处理

对严重疼痛伴脊柱不稳定，或任何神经系统

症状或体征提示 MSCC 的患者，采用脊柱中立位校正 [包括翻身使用"圆木滚动——log rolling"法（译者注：我国称为轴线翻身法），并使用床上便盆] 进行平卧护理，直至确保骨骼和神经系统的稳定（Levack 等，2002）。医务人员必须按照脊柱不稳定对待，直到病程记录有明确的记录。对于有颈部损伤的患者，必须用较硬的颈托，以确保固定。

如果患者行走时，只有轻微的无力感或感觉变化很小，则有 1/3 的机会恢复腿部的力量，最初的处理措施如下。

- 嘱患者在等待临床检查时要卧床休息。
- 急诊 MRI 检查。
- 然后，口服或静脉注射地塞米松 16mg（8mg，每日 2 次），并使用质子泵抑制药，来缓解癌周水肿（NICE，2014）。
- 考虑给予足量的镇痛药。
- 患者目前正在服用的药物。

在做出最终治疗决定前，所有经影像学确诊了的 MSCC 的患者必须由临床的肿瘤顾问医师（译者注：相当于国内的主任医师）、神经或脊柱外科顾问医师，以及肿瘤治疗的顾问医师进行讨论。在作出手术或放疗的决定时，应考虑到患者的癌症诊断、MSCC 的特征、患者的功能情况（神经和能力状态）、总体病情和可能的预后。对 MSCC 病患者进行缓和医疗可能是合适的，无须手术或放疗；然而，这个决定应该由肿瘤科顾问医师、神经外科医师或缓和医学医师共同讨论之后做出。虽然姑息性放疗是主要的治疗方式，但对于某些患者，手术减压或许更合适（Rades 等，2010）。

MSCC 协调员必须每天 24h 保持联系。

- 快速进入 MSCC 通道。
- 所有紧急转诊。
- 对疑似 MSCC 患者进行复查。

如果存在神经功能缺损，必须立即与当地的 MSCC 协调员讨论患者的病情，并作为紧急情况进行管理。评估和调查不得因不在工作时间内而推迟。如果患者在当地得不到及时的诊治，则必须联系当地的 MSCC 协调员，安排紧急转移到区域 MSCC 治疗中心（NICE，2014）。

最初的护理管理应以维持脊柱排列，监测感觉和疼痛水平，以及基本的观察为原则开展。在等待明确的临床处理计划的同时，护士的作用是通过镇痛来给患者支持，确保给予类固醇类药物，帮助患者及其家属了解保持卧床的必要性，并对患者在日常生活中的活动给予支持（NICE，2014）。负责癌症照护的护士需要了解移动和处理可能存在脊柱不稳定患者的原则，以确保不会发生进一步的损伤。本节稍后将对此进行更详细地探讨。

良好的护理仍然是管理患者的基本保障。在所有护理中，护士必须能够及时识别出患者病情恶化的迹象，包括背部疼痛、腿部无力、感觉和功能变化。这包括能够按优先顺序确定患者及其处理，并知道何时升级，以及了解所使用治疗方法的主要不良反应。对尿潴留患者应该进行导尿；应评估和管理患者的水分摄入和营养状况；应实施措施以降低压疮和血栓栓塞的风险。应通过评估和使用适当的镇痛药来控制患者的疼痛。采取措施避免患者便秘，必要时使用缓泻药物。一旦证明脊柱是稳定的，应鼓励患者下床活动，这将有助于他们的康复，并降低压疮、肺部感染和血栓栓塞事件的风险（Walji 等，2008）。

8. 循证方法

原理：当移动和翻动已确诊或疑似脊柱不稳定患者时，必须使用圆木滚动法。这是一种保持脊柱中立位校正的技术，它是一种可以使患者能够使用床上便盆，并通过每 2~3h 定时更换体位，来维持受压区域皮肤完整的重要方法（NICE，2014）。只有接受过关于如何搬动脊髓受压或损伤患者全面培训的工作人员，在人员数量足够的情况下才能移动患者。

①适应证：对压力部位的护理可以使用骨盆转动法和 5 个人一组的圆木滚动法（Harrison，2000），适用于颈椎和胸椎 T_4 及以上部位损伤的患者；4 人一组的圆木滚动法适用于胸、腰椎损伤的患者（Harrison，2000）。

②禁忌证：在有胸腰椎或骨盆损伤/损害，以及既往有脊柱畸形或僵硬者，如强直性脊柱炎，骨盆转动法护理是禁忌的（Harrison，2000）。

9. 护理原则

进一步的原则取决于患者是否具有稳定的脊柱。

(1) 稳定的脊柱：在移动和安置前，需要对患者进行充分的疼痛控制评估，并且应注意避免在转动时过度旋转脊柱。

(2) 不稳定的脊柱：对于脊柱不稳或严重的机械性疼痛，提示脊柱不稳定的患者，必须按照规范的方法移动，直到骨和神经系统稳定性得到了放射学检查的确认（Harrison，2000；NICE，2014）。这是为了确保脊柱的稳定，并降低进一步脊髓损伤和潜在的功能丧失风险（Harrison，2000；NICE，2014）。

这些患者需要考虑到更多的问题，以便在不影响其临床状况的情况下实现安全操作。这些包括如下几种。

- 横向转移（如使用横向转移板从床移动到手推车上）。对于任何平面的转移，应给予患者头部和颈部的手动支撑（Harrison，2000）。这确保了脊柱的稳定和患者的舒适度。
- 对患者行个人护理和压力区域护理时，应实施圆木滚动法（操作指南 7-3 至 7-5）。

"仔细处理、放置和搬动，可以防止脊髓损伤患者在转移和搬运过程中，出现继发性脊髓损伤"（Harrison，2000）。关于如何给患者摆放仰卧或侧卧的体位，以及有肌肉张力问题的神经系统疾病患者的操作指南，都与转移 MSCC 患者相关。更多信息请参考 Dougherty 和 Lister（2015）《Royal Marsden 临床护理操作手册》，第 9 版：第 6 章转移和放置。

10. 操作前的准备

在移动和护理患有 MSCC 的患者之前，护士应确定患者是否能够协助移动、转换体位和转运。这取决于如下情况。

- 脊柱的稳定性。
- 疼痛。
- 损伤的程度。
- 肌肉的力量。
- 感觉障碍。
- 运动耐力。
- 患者的自信心。

如果没有充分评估临床情况并临床检查记录，护士不应试图移动患者。

(1) 器械

①脊柱支架/颈托：当患者已经确认有脊柱不稳定，或由于椎骨损伤或塌陷而有发展为脊柱不稳定的风险时，将需要在外部对脊椎进行支撑，可以是脊柱支架或颈托。当怀疑脊柱不稳定时，必须使用合适的颈托（图 7-10）（Harrison，2000；NICE，2014）。这可以从手术器材、矫正或一些理疗部门获得。制造商应提供产品的详细信息和保养说明。工作人员应遵循医疗建议和当地政策。

②移动和搬运：患者可以使用转运板、站立辅助设备、助行器、框架式助行器、拐杖或手杖协助转移。如果这些都不适合，则有各种辅助移动和搬运设备，可以保护患者和护理人员的安全，如横向转移板、升降机和站立式升降机（HSE 1992）。对于影响到颈椎和胸、腰椎的损伤，或其他部位影响到转动身体的损伤，则可以使用电动翻身床（Harrison，2000）。

(2) 评估和记录工具：初始神经学评估的重点是确定脊髓损伤的水平，并可以此作为基本数

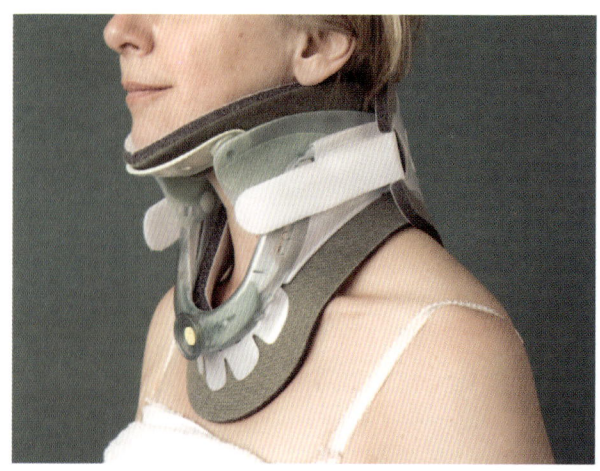

▲ 图 7-10　颈托的使用

经 John Wiley &Sons. 许可引自 Dougherty 和 Lister，2015

据与未来病情的改善或恶化做比较（Harrison，2000）。标准的评估包括疼痛、运动和感觉图表，可作为基线并根据患者表现的任何变化进行更新。评估取决于不同地方性临床应用原则，可包括如下几种。

- 美国脊髓损伤协会（ASIA）的脊髓损伤分类（ASIA，2002）。
- ASIA 的脊髓损伤测量量表（ASIA，2002）。
- 脊髓独立测量（SCIM Ⅲ）（Catz 和 Itzkovich，2007；Catz 等，2007；Itzkovich 等，2007）。
- 疼痛评估表，如视觉模拟量表（Tiplady 等，1998）。
- 人工处理风险评估。
- 压力性溃疡的评估，参见 Dougherty 和 Lister（2015）。Royal Marsden 临床护理操作手册，第 9 版：第 15 章"伤口管理"

(3) 药理学支持：如前所述，疼痛是 MSCC 的首要表现，但在移动和管理方面，一旦逐渐坐起和活动，疼痛也可提示神经病学的变化（NICE，2014）。疼痛评估表的实施可以实现护理的连续性，允许准确评估和评价所有药理需求，如非甾体类抗炎药、阿片类药物、双膦酸盐和硬膜外镇痛。

(4) 非药理学支持：护士在对 MSCC 的护理进行计划时，应考虑到使用补充疗法。以下技术可能对经过适当评估的个体患者有所帮助，并已被一些急症肿瘤小组纳入 MSCC 治疗方案（Misra，2016）。

①按摩：按摩可以减轻疼痛、焦虑、恐惧和抑郁。还可以增加舒适度，促进循环和自信。它可以促进睡眠，刺激免疫系统，并有助于降低血压。患者对触觉的感知因疾病、药物和心理状态而异。对于未服用抗凝药的患者，可给予小腿按摩 2min，有助于预防深静脉血栓形成。对于患有外周神经病变的患者，轻柔的脚底按摩可有助于本体感受。对便秘患者也可以进行按摩（Misra，2016）。

②放松疗法：这种疗法可以减少疼痛、紧张、恐惧和焦虑的感觉，并让患者实现放松和安心。这些方法可以与形象化和引导冥想一起使用（Misra，2016）。

③治疗性触摸：治疗性触摸可以提供舒适、支持和放松，并且对因焦虑而呼吸急促的患者尤其有帮助。当不能使用按摩时，应予以考虑（Misra，2016）。

操作指南 7-3　可疑 / 确诊的颈椎不稳定患者的圆木滚动翻身法

见图 7-11

必备物品	可选物品
• 枕头，至少 4 个 • 颈托或脊柱支架 • 需至少 5 人搬动颈椎不稳的患者	• 床上便盆 • 干净的床单 • 卫生器具 • 控尿垫 • 压疮护理用品

操作前	
1. 向患者解释，并讨论该操作	确保患者理解，并取得知情同意（NMC，2015 **C**）
2. 彻底洗手，或使用含乙醇的洗手液	降低污染或交叉感染的风险（Fraise 和 Bradley，2009 **E**）
3. 确保病床处于操作者的最合适的高度。如果需要 2 个或更多操作人员，应尽量匹配操作人员的高度	尽量减少操作人员的受伤风险（Smith 等，2011 **C**）

	续　表
4. 确保有足够的人员来协助操作（对于颈椎不稳的患者至少需要 5 人）	在操作过程中，4 人负责保持脊柱的伸直位，1 人负责个人 / 受压部位的检查（Harrison，2000 Ⓒ）
操　作	
5. 评估患者的运动和感觉功能	提供一个基础值，以便在操作后进行比较（Harrison，2000 Ⓒ）
6. 指挥者应固定患者的颈部，支撑患者的头部	• 协调和指挥圆木滚动翻身 Ⓔ • 负责提供指导，并确保其他操作人员在开始操作前做好准备（Harrison，2000 Ⓒ）
7. 在理想情况下，指挥者的双手应该能够支撑从颅底部到 C_7 的整个颈椎曲线	• 固定患者的头部 Ⓔ • 在整个过程中，应监测脊柱保持伸直位（Harrison，2000 Ⓒ）
8. 第 2 位操作者站在患者胸部区域，将双手分别放在患者的下背部和肩部	确保低位脊柱保持伸直位（Harrison，2000 Ⓒ）
9. 第 3 位操作者站在患者臀部区域，将一只手放在患者的下背部，另一只手放在患者的大腿上部	防止胸腰椎部位的移动（Harrison，2000 Ⓒ）
10. 第 4 位操作者站在患者的小腿部位，一只手放在膝关节下方，另一只手放在踝关节下方	确保低位脊柱保持伸直位（Harrison，2000 Ⓒ）
11. 确保有第 5 个人站在床的对面	• 负责放置器具或满足卫生需求 Ⓔ • 评估上背部和枕部。受压部位每天要检查 1 次（Harrison，2000 Ⓒ）
12. 指挥者向团队发出明确的指示，如"我们数到 3 的时候翻动：1、2、3。"	确保采取协调一致的行动 Ⓔ
13. 执行操作时，每位操作者应保持在原位	确保采取协调一致的行动 Ⓔ
14. 负责固定头部的操作者给出明确的指令，让患者恢复到仰卧状态	完成翻身 Ⓔ
15. 为了使患者处于侧卧位 • 所有操作者必须留在原位，直到固定患者头部的医师确认脊柱为中立位校正为止 • 将患者置于 30°～50° 的侧向倾斜 • 第 5 个人在患者身后从肩部到臀部纵向放置枕头 • 第 5 个人在患者的大腿上方从臀部到脚部纵向放置枕头 • 第 5 个人在患者的脚和床尾之间放置一个枕头	• 确保下脊柱保持伸直位（Harrison，2000 Ⓒ）。确保患者舒适 Ⓔ • 确保受压部位的护理 Ⓔ。防止对股骨大转子施压过大（Harrison，2000 Ⓒ） • 确保下段脊柱保持伸直位（Harrison，2000 Ⓒ）。确保患者的舒适 Ⓔ • 确保下段脊柱保持伸直位（Harrison，2000 Ⓒ）。确保患者舒适 Ⓔ • 确保下段脊柱保持伸直位（Harrison，2000 Ⓒ）。确保患者舒适 Ⓔ
操作后	
16. 再次评估和记录神经系统症状	确保记录患者的临床状态（Harrison，2000 Ⓒ）

第 7 章 急症肿瘤学
Acute oncology

操作指南 7-4　可疑 / 确诊的颈椎不稳定的患者：骨盆转动至右侧

见图 7-12。该操作仅适用于颈椎和上胸椎损伤。在胸腰椎或骨盆创伤的情况下禁用

必备物品	可选物品
• 颈托或脊柱支架 • 泡沫楔子或枕头	• 圆木滚动翻身法所需的器具，如清洁纸、卫生设备、垫子或压力护理用品

操作前

准　备	目　的
1. 向患者解释，并讨论该操作	确保患者理解操作，并给予知情同意（NMC，2015 **C**）
2. 彻底清洁手部，或使用含乙醇的洗手液	降低污染或交叉感染的风险（Fraise 和 Bradley，2009 **E**）
3. 确保床处于操作者最合适的高度。如果需要 2 个操作者，应尽量匹配两者的高度	尽量减少操作者受伤的风险（Smith，2011 **C**）
4. 确保有 3 个人可以协助该操作	确保操作时达到协调一致 **E**

操　作

5. 指挥者站在患者的头部，并将双手固定在患者的双侧肩膀上	• 在开始操作之前，负责提供指导，并确保所有其他操作者准备就绪 **E** • 防止不稳定的颈椎移动 **E**
6. 第 2 位操作者站在床的左侧，即患者将要被转向的一侧	确保操作时达到协调一致 **E**
7. 第 2 人协助第 3 位操作者抬起患者的腿，以便将左手放在患者靠近右侧臀部的大腿下方，将右手放在患者的腰部下方	防止角度超过 30° **E**
8. 然后，第 2 位操作者将患者的左臀部向上翻转	第 2 位操作者的手在翻动患者身体时提供了防止摩擦的保护 **E**
9. 指挥者和第 2 位操作者都保持不动，第 3 位操作者将一个折叠的枕头置于患者左侧臀部下方，骶骨上方。如果需要，在患者的上臀部的下方可增加一个枕头	防止对骶骨 / 臀部区域造成不适当的压力（Harrison，2000 **C**）
10. 在患者左腿下方放置 2 个枕头	支撑左腿 **E**
11. 在床尾放置一个枕头	尽量减少垂足的风险（Harrison，2000 **C**）

操作后

12. 如果疼痛加重或神经系统症状恶化，应请医疗团队重新评估	确保记录患者的临床状态（Harrison，2000 **C**）

操作指南 7-5　可疑 / 确诊的胸腰椎不稳定患者的圆木滚动翻身法	
必备物品	**可选器具**
• 枕头 • 颈托或脊柱支架	• 床上便盆 • 干净的床单 • 卫生用品 • 护垫 • 压疮护理用品
操作前	
准　备	**目　的**
1. 向患者解释，并讨论该操作	确保患者理解操作，并给予知情同意（NMC，2015 **C**）
2. 彻底清洁手部，或使用含乙醇的洗手液	降低污染或交叉感染的风险（Fraise 和 Bradley，2009 **E**）
3. 确保床处于操作者最合适的高度。如果需要 2 个操作者，应尽量匹配两者的高度	尽量减少操作人员受伤的风险（Smith 等，2011 **C**）
4. 确保有足够的人员协助操作（胸腰椎不稳的患者至少需要 4 人）	3 名工作人员维持脊柱伸直位，1 名工作人员在操作期间进行个人 / 受压部位检查（Harrison，2000 **C**）
5. 根据当地文件协议评估患者的运动能力和感觉功能	用于在翻动患者之前和之后的评估（Harrison，2000 **C**）
操　作	
6. 指挥者站在患者的胸部位置，并将手放在患者的下背部和肩部	• 协调和指挥翻动患者 **E** • 负责提供指导，并确保所有其他操作者在开始操作前做好准备（Harrison，2000 **C**）。确保下脊柱保持伸直位（Harrison，2000 **C**）
7. 第 2 位操作者站在臀部区域。将一只手放在患者的下背部，另一只手放在患者的大腿上部	防止胸腰部移动（Harrison，2000 **C**）
8. 第 3 位操作者站在患者的小腿处。将手放在膝关节和踝关节下	确保下段脊柱保持伸直位（Harrison，2000 **C**）
9. 确保有第 4 个人站在床对面	• 负责放置器具或满足卫生需求 **E** • 评估上背部和枕部 **E** • 受压部位每天要检查 1 次（Harrison，2000 **C**）
10. 指挥者向团队发出明确的指令，如"我们数到 3 的时候翻动：1、2、3。"	确保采取协调一致的行动 **E**
11. 执行操作时，每位操作者应保持在原位	确保采取协调一致的行动 **E**
12. 负责固定头部的操作者给出明确的指令，让患者恢复仰卧状态	完成翻身 **E**

	续 表
13. 为了使患者处于侧卧位 • 所有操作者必须留在原位，直到固定患者头部的医师确认中立位校正为止 • 将患者置于 30°～50° 的侧向倾斜 • 第 4 个人在患者身后从肩部到臀部纵向放置枕头 • 第 4 个人在患者的大腿上方从臀部到脚部纵向放置枕头 • 第 4 个人在患者的脚和床尾之间放置一个枕头	• 确保下脊柱保持伸直位（Harrison，2000 **C**）。确保患者舒适 **E** • 确保受压部位的护理 **E**。防止对大转子施加过大（Harrison，2000 **C**） • 确保低位脊柱保持伸直位（Harrison，2000 **C**）。确保患者舒适 **E** • 确保低位脊柱保持伸直位（Harrison，2000 **C**）。确保患者舒适 **E** • 确保低位脊柱保持伸直位（Harrison，2000 **C**）。确保患者舒适 **E**
操作后	
14. 再次评估和记录神经系统症状。如果疼痛加剧或神经系统症状恶化，应请医疗团队重新评估	确保记录患者的临床状态（Harrison，2000 **C**）

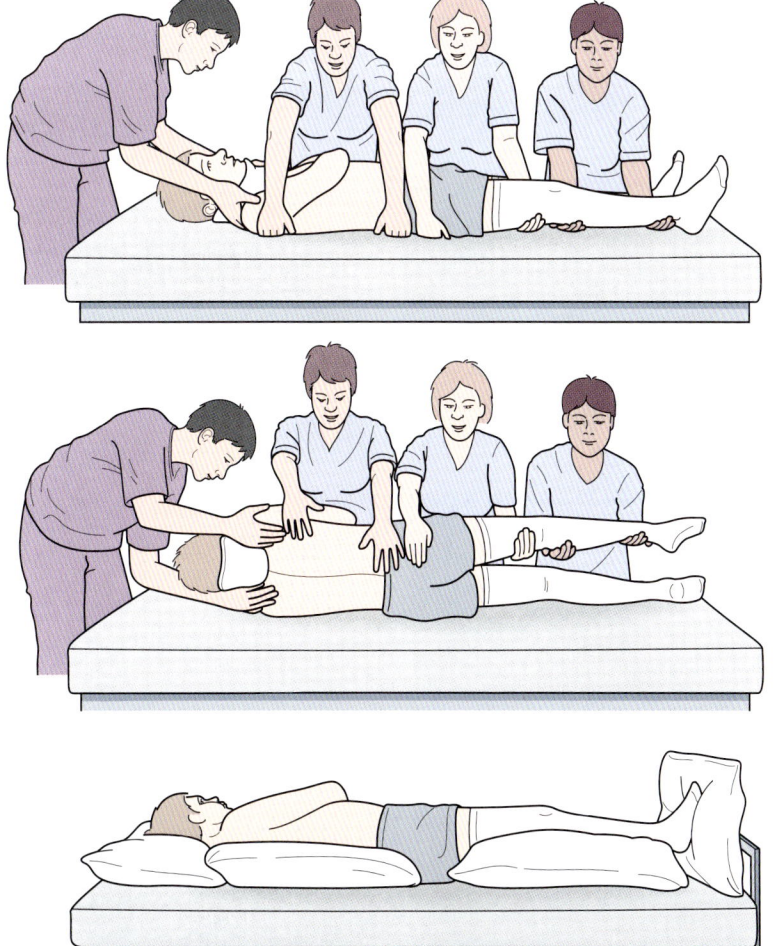

▲ 图 7-11　脊髓压迫或损伤患者的轴线翻身法和定位（此项操作需 5 个人完成）

Royal Marsden 癌症护理精要
The Royal Marsden Manual of Cancer Nursing Procedures

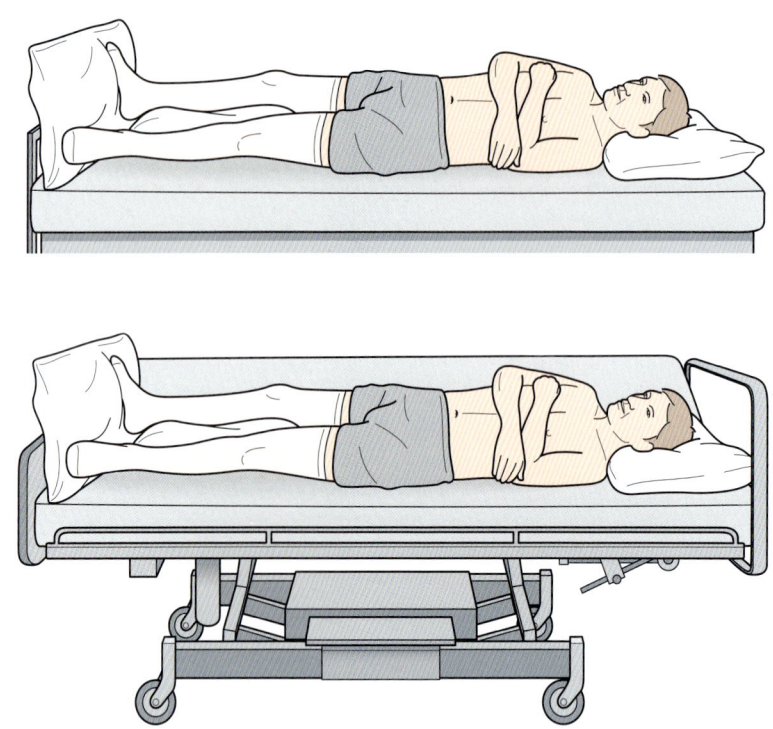

▲ 图 7-11（续） 脊髓压迫或损伤患者的轴线翻身法和定位（此项操作需 5 个人完成）

改编自 SIA，2000，插图 ©Louise E Hunt 和 SIA。经脊髓损伤协会（www.spinal.co.uk/）许可转载

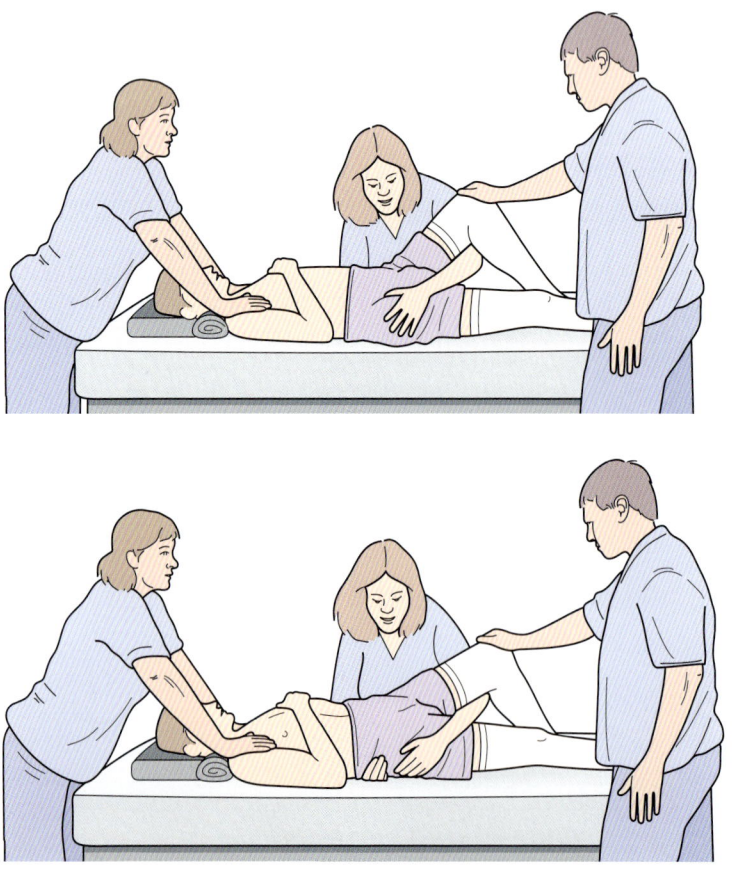

▲ 图 7-12 颈椎不稳定患者的骨盆转动（此项操作需 5 个人完成）

第 7 章 急症肿瘤学
Acute oncology

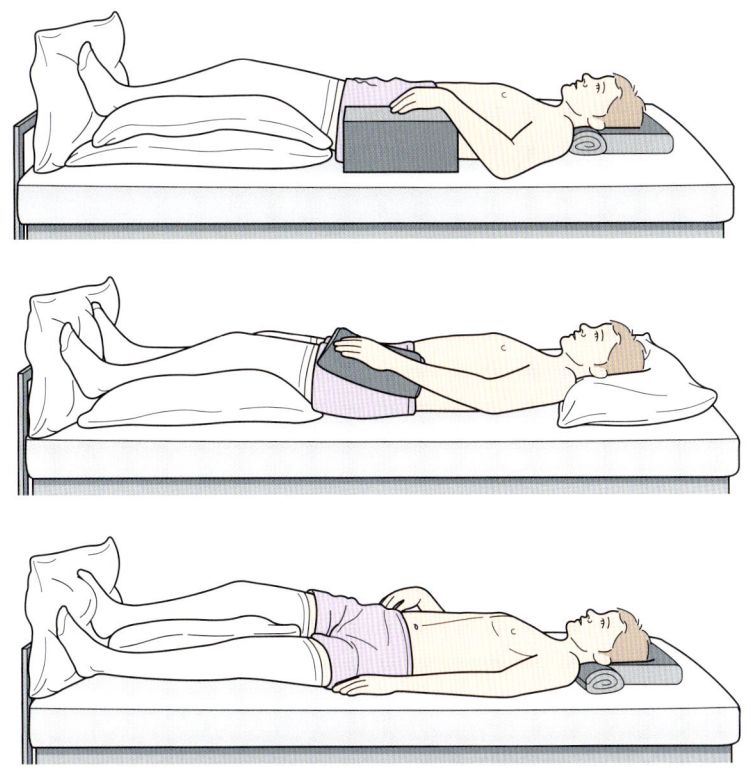

▲ 图 7-12（续） 颈椎不稳定患者的骨盆转动（此项操作需 5 个人完成）

改编自 SIA，2000，插图 ©Louise E. Hunt 和 SIA。经脊髓损伤协会（www.spinal.co.uk/）许可转载

操作指南 7-6 卧床患者的早期活动

必备物品

- 用于脊柱不稳定患者的项圈 / 脊柱工具

操作前	目 的
1. 向患者解释，并讨论该操作	确保患者理解操作，并取得知情同意（NMC，2015 C）
2. 彻底清洁手部，或使用含乙醇的洗手液	降低污染或交叉感染的风险（Fraise 和 Bradley，2009 E）
3. 确保病床处于操作者最合适的高度。如果需要 2 个操作者，应尽量匹配两者的高度	尽量减少操作人员受伤的风险（Smith 等，2011 C）
4. 确保有足够的人员协助操作（对于胸腰椎不稳的患者至少需要 4 人配合）	3 名工作人员维持脊柱的伸直位，1 名工作人员在操作期间进行个人 / 受压部位的检查（Harrison，2000 C）
操 作	
5. 评估神经系统症状的稳定性	评估临床症状（NICE，2008 C）
6. 与医务人员确认患者的活动能力	确定脊柱的稳定性，以指导如何运动，从而降低进一步发生脊髓损伤的风险（NICE，2008 C）

	续 表
7. 确保脊柱不稳定的患者有颈托或支架的保护	确保安全和稳定性（Harrison，2000 **C**；NICE，2008 **C**）
8. 逐渐抬高床头，帮助患者在 3~4h 内逐渐从仰卧位抬高到在床上坐起 60°	降低体位性低血压的风险（NICE，2008 **C**）
9. 定期密切监测血压和神经症状	评估临床症状（NICE，2008 **C**）
10. 确认症状稳定后，帮助患者独立立坐在床边［参见 Dougherty 和 Lister（2015）《Royal Marsden 临床护理操作手册》，第 9 版：第 6 章移动和定位］	确保安全操作（CSP，2014 **C**；HSE，1992 **C**）
11. 密切监测任何症状的改变	评估临床症状（NICE，2008 **C**）
12. 确认症状稳定后，执行标准的活动原则［参见 Dougherty 和 Lister（2015）《Royal Marsden 临床护理操作手册》，第 9 版：操作指南 6-6：从坐姿到站立：协助患者］，并参考风险评估的结果。参阅神经功能障碍患者移动的一般原则	确保安全操作（CSP，2014 **C**；HSE，1992 **C**）

问题解决表 7-2　预防和解决方法（操作指南 7-3 至 7-6）

问 题	原 因	预 防	措 施
1. 自主反射障碍（总体反射）： • 严重的高血压（血压突然升高）收缩压很容易 > 200mmHg	• 膀胱或直肠过度扩张（尿路梗阻是最常见的原因） • 嵌甲或其他疼痛刺激 • 骨折（#）低于病变水平 • 压疮、烧伤、烫伤、晒伤 • 泌尿系统感染、膀胱痉挛、肾或膀胱结石、内脏疼痛或创伤	• 密切监测尿液引流 • 确保有效的肠道处理方案	这是一种临床急症；识别或消除最常见的（最致命的）自主神经反射障碍，即无尿
• 心动过缓 • 剧烈头痛 • 病变水平以上的皮肤出现发红或斑点 • 病变水平以上的皮肤大量出汗 • 病变水平以下的皮肤苍白 • 鼻塞 • 尿液排不出来	DVT/PE（深静脉血栓/肺栓塞） 重度焦虑/情绪压抑（Harrison，2000；Lundy-Ekman，2007）		• 如果这不是原因，那么，根据给定的列表继续调查其他原因 • 让患者放心，因为焦虑会增加其他问题 • 去除有害的刺激，如出现尿管堵塞的情况，应立即重新插管 • 不要尝试膀胱冲洗，因为不能保证液体会回流出来 • 如果可能，应让患者坐起来，或抬高床头，通过体位变化来降低血压

续表

问题	原因	预防	措施
			• 如果在去除有害刺激后，症状仍未改善，或者无法识别有害的刺激，则可给予专用的化学血管舒张药，如舌下含服硝酸甘油或卡托普利25mg（以前推荐用于治疗或预防自主神经反射障碍的硝苯地平胶囊，因其与严重的低血压有关而被停用） • 记录血压，并安慰患者 • 监测患者的病情。向当地脊髓损伤部门的专家咨询/转诊（Harrison，2000）
2. 体位性低血压	• 交感神经血管收缩功能丧失 • 血液回流时，肌肉收缩的泵功能丧失	• 抗血栓的长筒袜 • 在早期活动/处于直立位期间进行仔细的评估和监测	建议复诊
3. 疼痛 运动时疼痛加剧，以至于患者感觉疼痛严重，或休息不能缓解疼痛	脊髓压迫的潜在性延伸	确保脊柱不稳定的患者被适当移动	保持患者平卧。在进行进一步移动前，应重新评估脊柱稳定性（NICE，2008）
4. 呼吸功能 颈部鳞状细胞癌患者的呼吸功能降低	• 对C_3水平以上病变的四肢瘫痪患者，有效通气对主要呼吸肌无效 • 大多数C_4及以下水平的四肢瘫痪（轻瘫/手臂、躯干、下肢和盆腔器官麻痹/瘫痪）的患者，能够做出足够的呼吸运动，而不需机械通气。然而，他们仍需要氧疗（Harrison，2000）	• 确保有效的胃肠道清理/处理 – 便秘和肠道阻塞是脊髓损伤时的常见并发症。这些并发症可对横膈膜施加不适当的压力，并减少了保持有效呼吸运动的空间（Harrison，2000） • 在任何操作中，应密切监测呼吸功能	在任何移动和定位中，应根据需要确保适当的头部/颈部支撑-颈托或脊柱支架，但如果患者的呼吸功能下降，则要紧急联系医疗团队
5. 心源性晕厥 • 因任何心脏疾病导致的无意识晕厥 • 原发损伤后导致的继发性缺氧 • 继发于朝向左侧翻身后	• 过紧的颈托可能导致心源性晕厥（Harrison，2000） • 持续缺氧会增加迷走神经的活动，导致发生心源性晕厥的风险增高（Harrison，2000） • 将患者长时间置于左侧位可增加对迷走神经刺激，并可能诱发心源性晕厥。在常规翻动或向左侧扭转以减轻压力时，这个问题并不常见	• 确保颈托合适避免将患者长时间置于左侧位（如在清洗背部或更换床单时） • 将患者转向右侧位则不会产生相同的反应	• 检查颈托不是太紧。与矫形师/物理治疗师联系 • 给予高浓度的氧气和阿托品（Harrison，2000）测量患者各项监测指标的动态趋势（Harrison，2000）

11. 操作后的注意事项

(1) 后续护理：如果疼痛加剧或神经系统症状加重，医疗团队将需要重新评估。

患者的预后：许多患者可以通过适当的护理，保持良好的功能和生活自理。患者的成功康复通常取决于医护人员在急性表现期间采取的措施。因此，必须进行早期准确的诊断，并且在适当的情况下，给予优化神经功能的治疗。及时转诊做康复治疗，对于评估、适当的干预和完整的出院计划是必不可少的，以便能够顺利过渡到社区（NICE，2014）。

可以推迟积极康复，直到医疗团队确认患者的脊柱稳定。然而，康复团队成员在这些患者的急性管理方面发挥着重要作用。

- 运动功能恢复的评估。
- 最大限度地减少因长期卧床可能引起的肺部感染等并发症。
- 制定有效的，经过协调的出院计划。这些患者的体位和移动需求通常很复杂，因此出院计划的制定可能会很长和需要多方面的考虑，需要社区的持续支持和康复，以促进患者自理能力的恢复（Miller 和 Cooper，2010）。

对于有脊柱不稳、无力和感觉障碍等症状复杂的患者，转诊给物理治疗师是必要的。

(2) 记录：任何操作前和操作后的神经系统表现和（或）功能的任何变化都必须做好记录。

12. 并发症

在移动和改变 MSCC 患者的体位期间或之后，可能会发生许多潜在的长期并发症。这是由于最初的损伤、随后的肠道、膀胱功能变化的影响和瘫痪（运动功能完全丧失）所致，这些都与通过自主神经和周围神经系统功能障碍引起的疾病或损伤，以及与卧床相关的瘫痪有关（Furlan 等，2016；Kaplow 和 Iyere，2016）。

(1) 脊髓休克：随着原发性损伤或病变的发展，由于全身瘫痪区域的血管舒张能力的丧失，而可能发生脊髓休克，这在四肢瘫痪的情况下最明显。患者表现为低血压、心动过缓和体温过低（体温随周围环境温度而变化）。这是由于暂时或永久性的反射、肌肉张力和控制的丧失，可能导致的心输出量的减少。根据医务人员的建议，在进行任何操作或转运时，必须对患者进行密切监测（Furlan 等，2016）。

(2) 自主神经功能障碍：随着损伤或病变的发展，而继发的自主神经功能障碍，这是 T_6 水平以上所有完全性脊髓病变患者的潜在并发症（参见问题解决表 7-2）（Kaplow 和 Iyere，2016）。

(3) 自主神经反射障碍：这是由于病变水平以下的有害刺激，引起的交感神经系统过度活动所导致的主体反射。这是一种紧急的医疗情况，如果不解决，可能导致致命性的脑溢血。患者表现为严重的高血压（血压突然升高），收缩压很容易超过 200 mmHg，心动过缓，"剧烈"的头痛，病变水平以上皮肤出现潮红或斑疹、大汗；病变水平以下部位的皮肤苍白、鼻塞和不能排尿（Milliga 等，2012）。

(4) 体位性低血压：若患者处于直立位，血压会急剧下降（收缩压 > 20mmHg，舒张压 > 10mmHg）。多见于四肢瘫痪（Krassioukov 等，2009；Lundy-Ekman，2007）。

(5) 体温调节紊乱：在病变水平以上有代偿性出汗，而在病变水平以下，则丧失了颤抖的能力。患者应避免暴露于过热/过冷的环境中；外周血管扩张意味着患者的体核温度可以很快通过异常循环传导与环境温度持衡。在所有操作、治疗、检查和转移的过程中，确保患者的体温保持在适当的水平。应谨慎地进行主动的加温，以免造成皮肤的损伤（Harrison，2000）。

(6) 皮肤受压的护理：由于活动减少、循环不良和感觉改变，可对皮肤的完整性造成破坏，甚至有发生压疮的危险（Kaplow 和 Iyere，2016）。

(7) 循环：由于瘫痪部位血管舒缩张力丧失，有引起深静脉血栓（DVT）的风险。应用长及大腿的阻滞血栓栓塞（TED）的长筒袜，可以替代部分失去的肌肉抵抗力，同时降低 DVT 的风险（Harrison，2000）。

（四）心包积液（恶性）

1. 定义

心包积液是心包腔中液体的积聚（Longmore 等，2014）。

2. 解剖和生理

心包膜包裹着心脏和大血管，由一层薄的脏层包膜、一层纤维性壁膜和膜与膜之间的间隙组成，间隙中通常含有 < 50ml 的心包液（Braunwald，2012；Petrofsky，2014）。了解心包的特性有助于预测生理压力下心脏的变化。心包在整个心脏的压力分布中起着关键作用，一个心室的压力、体积和功能的变化会影响另一个心室的功能，心包在这种相互依赖的生理概念中发挥着重要作用（Little 和 Freeman，2006；Strimel，2016）。

壁层心包膜主要由胶原蛋白和弹性蛋白纤维组成，使心包膜具有一定的弹性（Braunwald，2012）。由于这种弹性，使得正常的心包具有非线性压力——容积曲线。

右心房和右心室以不变的运行模式在舒张时充盈；心包限制左侧心室的扩张能力。这有助于心房和心室隔膜向左侧弯曲，从而降低左心室的充盈量，导致心输出量的下降。当心包内的压力升高，如心包积液时，就会出现这种情况。少量的心包容积变化通常不会导致心包压力的变化，但心包的容量突然大量增加，可导致心包压力的急剧变化，在临床上可导致心搏量的显著下降，从而导致心脏压塞（Imazio 和 Adler，2013）。随着心包积液的缓慢增加，心包膜伸展以适应不断增长的液体量，而心包压力可以没有任何变化，直至达到心包膜伸展的极限（Little 和 Freeman，2006；Strimel，2016）。

3. 相关理论

恶性心包积液在癌症患者中常被漏诊，并且一些原本可以治疗的癌症患者死于未被诊断的心包积液（Rhodes 和 Manzullo，1997）。大多数积液性疾病由转移性肺癌或乳腺癌引起，但它们也可由恶性黑色素瘤、白血病、淋巴瘤和胸壁放疗引起（Higdon 和 Higdon，2006）。可引起心包积液的化疗药物包括环磷酰胺、阿糖胞苷、达沙替尼、多柔比星和吉西他滨，以及其他心脏毒性药物（Svoboda，2010）。心包积液如果不及时治疗，可引起心脏压塞，这是一种危及生命的肿瘤急症。这种情况发生在心包腔内过多的液体积聚，导致心脏周围的压力增加，注入心脏的血液减少。心脏周围积聚的液体量各不相同，为 50ml~1L。当过多的液体积聚，可压迫右心室，使右心室无法充盈，从而导致左心的射血量减少（Longmore 等，2014）。其严重程度取决于积液量和液体积聚的速度。

(1) 诊断：谨记心包积液可能并不总是缘于癌症，并确保考虑到所有可引起心包积液的原因是很重要的（Lestuzzi，2010）。心包积液的临床表现高度依赖于心包腔中的液体积聚速度。心包液体的快速积聚，仅需 80ml 液体就可导致心包内的压力升高，而缓慢进展的积液可以增加到 2 L 而毫无症状（Kim 等，2010；Strimel，2016）。

临床症状包括呼吸困难、端坐呼吸、乏力、心悸、头晕、脉搏紊乱、心动过速、颈静脉怒张伴 JVP（Jagular Venous Pressure，颈静脉压）增高和脉压减小，听诊中还可表现为心音遥远（Longmore 等，2014；McCurdy 和 Shanholtz，2012；Odor 和 Bailey，2013）。心包积液的最常见征象是奇脉（吸气期收缩压下降 > 10mmHg，脉搏减弱），发生在约 30% 的恶性心包积液（Karam 等，2001）和 77% 的急性心包填塞的病例中（Karam 等，2001）。在由恶性肿瘤引起的病例中，运动性呼吸困难是最常见的症状，大约 80% 的病例有此表现（Karam 等，2001；Svoboda，2010）。

癌症专业护士的作用是在病情进展到心脏压塞之前识别出心包积液（Flounders，2003；Magan，1992）。对心肺和血流动力学状态进行准确而全面的持续评估，对于早期识别异常的变化是必要的。这应包括严格的生命体征监测、奇脉的认定、意识水平的评估，心电图记录、呼吸情况、皮肤和体温的变化（Flounders，2003）。

准确监测出入量是必要的,包括评估水肿,或少尿和无尿,以及测量腹围、检测腹水(Schafer 1997)。呼吸困难是癌症患者心包积液的最常见症状。胸部X线片通常是第一个要求做的诊断性检查,因为这可显示扩大的心脏轮廓和横向直径的增加(水瓶心)(Karam 等,2001;Peebles 等,2011;Petrofsky,2014)。

超声心动图是首选的诊断检查,可发现包括低振幅波形,和由于心脏摆动导致的电交替,使临床医师能够确定心包积液对心脏功能的影响(Karamet 等,2001;Peebles 等,2011;Petrofsky,2014)。心电图可用于排除急性心包炎,还可帮助临床医师确定灌注对心脏功能的影响(Troughton 等,2010)。Beck 三联征(低血压、JVP 增加、心音减弱)主要出现在快速形成的积液和急性心脏压塞中,但在慢性心包积液患者中很少出现(Karam 等,2001;Odor 和 Bailey,2013;Strimel,2016)。Ewart 征(左肺基底部支气管呼吸音)出现在有大量积液中,这是由于左下肺叶受到压迫,患者也可能有心脏压塞的迹象(Longmore 等,2014;Strimel,2016)。

(2) 处理:在选择心包积液的治疗方法时,应考虑到患者的原发癌症连同其他并发症的预后(Imazio 和 Adler,2013)。少量无症状积液可以不处理,没有心脏压塞征象的病情稳定的患者,可以通过仔细监测,连续的超声检查,避免心包的容积耗尽和针对心包积液潜在原因的治疗进行管理(Odor 和 Bailey,2013;Petrofsky,2014)。在了解了风险因素和管理的目标,即去除积液,恢复血流动力学功能和预防液体重新积聚,护士还可以提供情感支持和安慰(Flounders,2003;Magan,1992)。

对于有心脏压塞征象的低血容量患者,如果出现收缩压 < 100mmHg,应进行容量复苏(Odor 和 Bailey,2013)。在心脏压塞时,心包的压力显著增加,中心静脉压必须保持高于心包压力,以使心脏充盈。如果容量复苏使血流动力学有所改善,这样的患者可以保持密切观察,而无须行紧急的心包穿刺术(Hoit,2011)。

对患有癌症和有心脏压塞症状的患者,如果超声显示心室塌陷,是心包穿刺的适应证(Kim 等,2010;Odor 和 Bailey,2013)。液体标本应使用细胞学分析(Longmore 等,2014;Petrofsky,2014)。研究发现,心包穿刺术结合全身性抗癌治疗可有效减少恶性心包积液的复发(Lestuzzi,2010;Strimel,2016)。如果肿瘤对化疗耐药或全身治疗无效,可考虑行胸膜固定术,通过促进脏层和壁层心包的粘连,来防止积液排出后液体的重新积聚(Lestuzzi,2010)。

(五)恶性疾病引起的颅内压增高

1. 定义

颅内压(ICP)被定义为蛛网膜下腔(颅骨与大脑之间的空间)中脑脊液的压力(Allan,2006)。在健康的成年人中,ICP 在 0mmHg~15mmHg 保持恒定(Woodrow,2006)。ICP 水平 > 15mmHg 被认为是异常的,且被定义为 ICP 增高或颅内高压(Woodrow,2006)。

占位性病变(SOL)是在生物体上或体内发现的任何异常组织,通常因疾病或创伤而受损。大脑的占位性病变(CNSSOL)通常是由恶性肿瘤引起的,但也可能是由其他病理原因引起,如脓肿或血肿。

2. 解剖和生理

中枢神经系统(CNS)由两部分组成,包括大脑和脊髓。大脑由 4 个脑叶(额叶、颞叶、顶叶和枕叶)、中脑、脑桥、延髓和小脑组成。各个部分都有各自和共同的功能,并通过复杂的通路系统与其他部分相互联系,产生自动、意志运动和认知功能。周围神经系统由携带运动(传出)纤维和感觉(传入)纤维的颅神经和脊神经组成,大脑通过周围神经系统与身体的每个部分相连[参见 Dougherty 和 Lister(2015)《Royal Marsden 临床护理操作手册》,第 9 版:第 11 章观察]。

许多神经系统并发症是由原发性脑癌或继发性恶性肿瘤引起的颅内压增高,而造成占位性病变引起。这可能直接来自于肿块产生的机械力，或由毛细血管通透性改变而引起的脑水肿。由于肿瘤浸润正常的脑组织、颅内静脉引流阻塞或脑脊液阻塞可导致颅内压升高。由于肿瘤生长产生的压力引起血液供应变化，可导致脑组织的坏死。坏死脑组织和肿瘤出血也可引起颅内压增高（Behin 等，2003）。可以把颅骨看作是一个盛着大脑的坚硬盒子。快速生长的肿瘤会导致最大程度的功能障碍，当肿块长到 3cm 以上时，会压迫脑组织，阻断血液供应和邻近的神经元通路（Lefebvre，2016）。

动脉血供受损的通常表现为急性功能丧失，可与原发性脑血管疾病相混淆。癫痫发作作为神经敏感性改变的表现，可能与占位性病变侵袭引起的压迫有关，从而损害脑组织的血液供应。一些占位性病变可形成囊肿，也可以抑制周围的脑实质，引起局灶性神经系统疾病。

3. 相关理论

中枢神经系统的恶性肿瘤仅占所有癌症的 2%，但其侵袭性和接近重要的中枢神经系统的结构使其成为成人中与癌症相关的第 4 大死亡原因（Guil-foyle 等，2011；Lefebvre，2016）。一般来说，中枢神经系统的肿瘤预后不良。这种肿瘤的解剖学位置和病理学在预后和决定适当的检查和治疗决策中发挥着重要作用。有时，获取肿瘤组织进行组织病理学评估的风险在临床上被认为是不可接受的，并且根据对神经放射学特征的诊断来进行患者管理。解剖位置可影响包括身体、认知和心理因素在内的症状。因此，患有 CNS 肿瘤的成年人对医务人员带来了独特的挑战；患者可能不是解释其症状的最佳人选，而认知功能障碍可能会大大增加对心理/精神、社会和身体支持的需求。鉴于许多患者的生存率很低，即使采用最佳治疗方法，改善预后的一个重要方面是最大限度地提高患者的生活质量（NICE，2007a）。

有 20%~40% 的患有其他原发性癌症患者会发生脑转移。脑转移通常与预后不良相关联。成人发作性癫痫是脑肿瘤的常见特征，可表现为局灶性或全身性癫痫发作，通常没有其他神经系统症状或体征（NICE，2007a）。

（1）诊断：出现神经功能恶化的患者需要立即进行评估，以确定其根本的原因（Lefebvre，2016）。如果是脑肿瘤（原发性或转移性）引起的，早期识别可以采取措施控制脑水肿，并限制对中枢神经系统结构的损害。与任何紧急情况一样，必须首先进行血流动力学稳定性的评估。如果患者血流动力学稳定，则需要以综合临床病史来确定中枢神经系统恶化的临床症状和体征，排除创伤、感染、药物或毒素暴露为起点（Lefebvre，2016）。中枢神经系统症状的出现和恶化通常是相继发生的，并将确定临床状况的紧迫性。应确定症状出现的时间顺序，以帮助快速诊断。有些症状是比较普遍的，如头痛（通常在早上更为严重）、恶心和呕吐、乏力、嗜睡（放疗引发的疲劳）、癫痫发作等，但也可能取决于脑部受影响的区域，包括如下几种（Dunn，2002；Lefebvre，2016；NICE，2007a）。

- 颞叶：语言障碍、对侧同向偏盲和健忘症。
- 额叶：偏瘫、性格改变（易怒、注意力不集中、社交行为不当）和执行功能障碍。
- 顶叶：单侧感觉丧失、实体感觉缺失（无法通过触摸识别物体），两点辨别感降低，视盘水肿。
- 枕叶：对侧视野缺损，重复视（palinopsia）（一旦刺激离开视野，再次看到事物）。
- 小脑—DASHING：轮替运动障碍（dysdiadochokinesis）、共济失调（ataxia）、口齿不清（slurred speech）、张力减退（hypotonia）、意向性震颤（intention tremor）、眼球震颤（nystagmus）和步态异常（gait abnormalities）。

完整的神经系统检查包括用于评估乳头水肿的眼底镜检查，是体检的一个重要方面（Lefebvre，2016）。最基本的神经系统观察记录应包括生命体征、意识水平、瞳孔活动和肢体运动（NICE，2007a）。生命体征包括血压、脉搏、呼吸、氧饱和度和体温的监测（Pemberton 和 Waterhouse，

2006）。血糖、心电图、血常规（包括差值）和电解质可提供关于病情紧急性的信息，以及有关可逆因素的信息（Farrell 和 Dempsey，2013；Lefebvre，2016）。

如果患者出现高血压伴有脉压加大，心搏徐缓和呼吸深慢，显示出 Cushing 三联症的迹象。增高的颅内压显著降低了脑血流量，并触发动脉压升高，以便克服颅内压升高时，就会出现这种情况（Farrell 和 Dempsey，2013）。这是一种临床急症，需要治疗来稳定颅内压。如果不及时治疗，脑干的脑疝和脑血流闭塞可能会导致极其严重的后果（Farrell 和 Dempsey，2013）。

MRI 扫描虽然是观察水肿的最佳方法，但必须承认，这并不总是在最初出现时可用，因此，CT 扫描才是合适的（Eberhart 等，2001；NICE，2007a）。

(2) 处理：既往无癌症诊断的患者必须立即转诊给神经外科医师进行复查，治疗将取决于恶性肿瘤的类型（Lefebvre，2016；NICE，2007a）。本节将重点介绍对患有已知癌症且 ICP 升高的患者的管理。如前所述，这可能是由癌症或其治疗引起的。

手术减压或肿瘤减瘤可有效地降低颅内压和预防进一步的水肿（Raslan 和 Bhardwaj，2007）。单灶性脑肿瘤有可通过放射疗法治愈。放射本身会导致脑水肿增加，但一旦患者的病情稳定下来，就可以治疗水肿的原发因素（Becker 和 Baehring，2011）。由于化疗药物无法穿过血脑屏障，其使用受到了限制（Becker 和 Baehring，2011）。

紧急情况下的管理目标是及时处理，以防止病情进一步恶化。如果患者的神经状况迅速恶化，建立静脉通路、输氧和气道管理是基本的处置方法。积极的治疗是维持或恢复最佳神经功能所必需的（Rangel-Castillo 等，2008）。静脉输液应受到限制，除非患者有低血压，因为低血压可能使病情恶化（Lefebvre，2016）。0.9％氯化钠溶液是首选的液体，因为葡萄糖会加剧脑水肿。如果患者的意识出现波动或丧失，应考虑进行气道管理，注意咳嗽可增加 ICP（Raslan 和 Bhardwaj，2007）。在治疗颅内压增高之前，应处理会降低意识水平的可逆原因，如低血糖或阿片类药物毒性（Lefebvre，2016）。

抬高患者的头部（抬高床头 30°）有利于颅内静脉的回流，有助于降低颅内压（Hickey，2002；Mestecky，2007；Raslan 和 Bhardwaj，2007）。根据氧饱和度，通过给氧治疗也可以使患者的氧合作用最大化，从而减少脑血管扩张和颅内压（Raslan 和 Bhardwaj，2007；Sippell，2011）。

渗透疗法的目的是从脑组织中排出过量的水分（Rangel-Castillo 等，2008）。急性恶化时推荐使用甘露醇，剂量为 0.25～1g/kg，制为 15％～25％溶液在 30～40min 内静脉注射，最高 200g/d（London Cancer Alliance，2015；Raslan 和 Bhardwaj，2007）。在输注后 20～40min 内可见效，但这只是临时解决方案。甘露醇可以加重颅内出血，除非已经排除颅内出血，否则，不应使用甘露醇（Raslan 和 Bhardwaj，2007）。

如果是由于感染、脑肿瘤或其治疗引起的颅内压增高，是使用糖皮质激素的指征（Fields，2014）。地塞米松的使用剂量取决于症状的严重程度。如果出现严重的神经功能损害，如瘫痪或癫痫发作（每周超过 3 次），初始应给予地塞米松 10mg，静脉注射，并联合使用质子泵抑制药，然后转换为每 6 小时 4 mg，持续 5～7 天（Fields，2014；London Cancer Alliance，2015）。一旦神经系统症状得到控制，则在 2～3 周逐渐减少剂量，以避免发生肾上腺功能不全。如果在逐渐减量期间出现症状，则建议将剂量增加至症状出现前的水平，然后进行临床评估（Cross 和 Glantz，2003）。

如果患者有癫痫发作，应根据临床指南进行抗癫痫治疗（Dunn，2002；London Cancer Alliance，2015；NICE，2012a）。癫痫发作可导致脑代谢增强，从而增加了因颅内压突然升高而导致脑疝的风险，因此，必须立即进行处理和预防（Cross 和 Glantz，2003）。立即与医师讨论病情是必要的，可能需要重症监护外展团队的额外支持（Hickey，2002）。护士应考虑引起癫痫发作的其他病变，并排除晕厥发作、心律失常和短暂性脑缺血发作。应纠正可逆的代谢病因，如低血糖、低钠血症和缺氧，并考虑感染的病因（Dunn，2002）。

肠道的管理是提高颅内压管理的一个简单但重要的方面。便秘会导致患者紧张，引起腹内压力增加，从而提高了颅内压。监测排便习惯，了解便秘的原因和使用泻药是这个患者群体护理中一个重要但经常被遗忘的内容（Hickey，2002）。

参考文献

[1] Agnelli, G. & Verso, M. (2011) Management of venous thromboembolism in patients with cancer. *Journal of Thrombosis and Haemostasis*, 9(suppl 1), 316–324.

[2] Ahlberg, K., Ekman, T. & Gaston-Johansson, F. (2005) The experience of fatigue, other symptoms and global quality of life during radiotherapy for uterine cancer. *International Journal of Nursing Studies*, 42, 377–386.

[3] Allan, D. (2006) Disorders of the nervous system. In: Alexander, M.F., Fawcett, J.N. & Runciman, P.J. (eds) *Nursing Practice: Hospital and Home*, 3rd edn. Edinburgh: Churchill Livingstone, pp. 395–442.

[4] Andreyev, J., Ross, P., Donnellan, C., et al. (2014) Guidance on the management of diarrhoea during cancer chemotherapy. *Lancet Oncology*, 15, e447–e460.

[5] Anon. (1995) Practice guideline: carotid artery rupture. Society of Otorhinolaryngology and Head-Neck Nurses. *ORL-Head and Neck Nursing*, 13(4), 31.

[6] Anthony, T., Baron, T., Mercandante, S., et al. (2007) Report of the clinical protocol committee: development of randomized trials for malignant bowel obstruction. *Journal of Pain and Symptom Management*, 34(1 Suppl), S49–S59.

[7] ASIA (2002) *Impairment Scale. Atlanta, GA: American Spinal Injury Association*.

[8] Aw, A., Carrier, M., Koczerginski, J., et al. (2012) Incidence and predictive factors of symptomatic thrombosis related to peripherally inserted central catheters in chemotherapy patients. *Thrombosis Research*, 130(3), 323–326.

[9] Ayantunde, A.A. & Parsons, S.L. (2007) Pattern and prognostic factors in patients with malignant ascites: a retrospective study. *Annals of Oncology*, 18(5), 945–949.

[10] Ayantunde, A.A. & Parsons, S.L. (2012) Predictors of poor prognosis in patients with malignant ascites: a prospective study. *Clinical Medicine and Diagnostics*, 2(2), 1–6.

[11] Bach, F., Larsen, B.H., Rohde, K., et al. (1990) Metastatic spinal cord compression. Occurrence, symptoms, clinical presentations and prognosis in 398 patients with spinal cord compression. *Acta Neurochirurgica*, 107, 37–43.

[12] Baskin, J.L., Reiss, U., Williams, J.A., et al. (2012) Thrombolytic therapy for central venous catheter occlusion. *Haematologica*, 97(5), 641–650.

[13] Becker, G., Galandi, D. & Blum, H.E. (2006) Malignant ascites: systematic review and guideline for treatment. *European Journal of Cancer*, 42(5), 589–597.

[14] Becker, K.P. & Baehring, J.M. (2011) Increased intracranial pressure. In: DeVita, V.T. Jr, Lawrence, T.S. & Rosenberg, S.A. *Cancer: Principles & Practice of Oncology*, 9th edn. Philadelphia: Wolters Kluwer Health/ Lippincott Williams & Wilkins, pp. 2130–2141.

[15] Beeson, M.S. (2014) Superior Vena Cava Syndrome in Emergency Medicine. Available at: http://emedicine.medscape.com/article/760301-overview (Accessed: 6/4/2018)

[16] Behin, A., Hoang-Xuan, K., Carpentier, A.F. & Delattre, J.Y. (2003) Primary brain tumours. *Lancet*, 361(9354), 323–332.

[17] Bender, C.M., McDaniel, R.W., Murphy-Ende, K., et al. (2002) Chemotherapy-induced nausea and vomiting. *Clinical Journal of Oncology Nursing*, 6, 94–102.

[18] Benson, A.B. 3rd, Ajani, J.A., Catalano, R.B., et al. (2004) Recommended guidelines for the treatment of cancer treatment-induced diarrhoea. *Journal of Clinical Oncology*, 22, 2918–2926.

[19] Bildstein, C.A. & Blendowski, C. (1997) Head and neck malignancies. In: *Cancer Nursing Principles and Practice*, 4th edn. London: Jones and Bartlett.

[20] Bishop, L. (2009) Aftercare and management of central access devices. In: Hamilton, H. & Bodenham, A. (eds) *Central Venous Catheters*. Oxford: John Wiley & Sons, pp. 221–237.

[21] Bodenham, A.R. & Simcock, L. (2009) Complications of central venous access devices. In: Hamilton, H. & Bodenham, A. (eds) *Central Venous Catheters*. Oxford: John Wiley & Sons, pp. 175–205.

[22] Bowen, J.M. (2013) Mechanisms of TKI-induced diarrhea in cancer patients. *Current Opinions in Support and Palliative Care*, 7, 162–167.

[23] Bower, M. & Cox, S. (2004) Endocrine and metabolic complications of advanced cancer. In: Doyle, D., Hanks, G., Cherny, N.I. & Calman, K. (eds) *Oxford Textbook of Palliative Medicine*, 3rd edn. New York: Oxford University Press, pp. 688–690.

[24] Braunwald, E. (2012) Pericardial disease. In: Longo, D. L., et al. (eds) *Harrison's Principles of Internal Medicine*, 18th edn, Vol. 1. New York: McGraw-Hill.

[25] Bronskill, M.J., Bush, R.S. & Ege, G.N. (1977) A quantitative measurement of peritoneal drainage in malignant ascites. *Cancer*, 40(5), 2375–2380.

[26] Bucholtz, J.D. (1999) Metastatic epidural spinal cord compression. *Seminars in Oncology Nursing*, 15(3), 150–159.

[27] Bushinsky, D.A. & Monk, R.D. (1998) Calcium. *Lancet*. 352:306–311.

[28] Campbell, C. (2001) Controlling malignant ascites. *European Journal of Palliative Care*, 8(5), 187–190.

[29] Cancer Therapy Evaluation Program, Division of Cancer Treatment and Diagnosis, National Cancer Institute, National Institutes of Health (2010) Common terminology criteria for adverse events [Internet]. Version 3.0. Available from: https://ctep.cancer.gov/protocoldevelopment/electronic_applications/docs/ctcaev3.pdf (Accessed: 26/4/2018)

[30] Carroll, M.F. & Schade, D.S. (2003) A practical approach to hypercalcaemia. *American Family Physician*, 67(9), 1959–1966.

[31] Casey, D. (1988) Carotid "blow-out". *Nursing Standard*, 2(47), 30.

[32] Cassidy, J., Bissett, D., Spence, R.A.J., Payne, M. & Morris-Stiff, G. (eds) (2015) *Oxford Handbook of Oncology*, 4th edn. Oxford: Oxford Medical Handbooks.

[33] Catz, A. & Itzkovich, M. (2007) Spinal Cord Independence Measure: comprehensive ability rating scale for the spinal cord lesion patient. *Journal of Rehabilitation and Research Development*, 44(1), 65–68.

[34] Catz, A., Itzkovich, M., Tesio, L., et al. (2007) A multicenter international study on the Spinal Cord Independence Measure, version III: Rasch psychometric validation. *Spinal Cord*, 45(4), 275–291.

[35] Cherny, N. I. (2008). Evaluation and management of treatment-related diarrhoea in patients with advanced cancer: a review. *Journal of Pain and Symptom Management*, 36(4), 413–423.

[36] Cherny N., Fallon M., Kaasa S., Portenoy R.K. & Currow D.C.

[36] (2015) *Oxford Textbook of Palliative Medicine*, 5th edn. Oxford: Oxford University Press.
[37] Clarke, R.T., Jenyon, T., van Hamel Parsons, V. & King, A.J. (2013) Neutropenic sepsis: management and complications. *Clinical Medicine*, 13, 185–187.
[38] Clines, G.A. (2011) Mechanisms and treatment of hypercalcemia of malignancy. *Current Opinions in Endocrinology and Diabetes Obesity*, 8, 339–346.
[39] Clinical Knowledge Summaries (CKS) (2014a) Hypercalcaemia. Available at: http://cks.nice.org.uk/hypercalcaemia#!topicsummary (Accessed: 6/4/2018)
[40] Clinical Knowledge Summaries (CKS) (2014b) Acute Kidney Injury. Available at: http://cks.nice.org.uk/acute-kidney-injury#!topicsummary (Accessed: 6/4/2018)
[41] Clinical Knowledge Summaries (CKS) (2015) Neutropenic Sepsis. Available at: http://cks.nice.org.uk/neutropenic-sepsis#!topicsummary (Accessed: 6/4/2018)
[42] Cohen, J. & Rad, I. (2004) Contemporary management of carotid blowout. *Current Opinion in Otolaryngology and Head and Neck Surgery*, 12, 110–115.
[43] Cohen, R., Mena, D., Carbajal-Medoza, R., Matos, N. & Karki, N. (2008) Superior vena cava syndrome: a medical emergency? *International Journal of Angiology*, 17(1), 43–46.
[44] Collis, E. & Mather, H. (2015) Nausea and vomiting in palliative care. *British Medical Journal*, 351, 6249.
[45] Cooksley, T., Holland, M. & Klatersky, J. (2015) Ambulatory outpatient management of patients with low-risk neutropenia. *Acute Medicine*, 14(4), 178–181.
[46] Cope, D. (2005) Malignant effusions and edema. In: Yarbro, C., Frogge, M. & Goodman, M. (eds) *Cancer Nursing Principles and Practice*, 6th edn. Sudbury, MA: Jones and Bartlett, pp. 826–840.
[47] Cope, D. (2011) Malignant effusions. In: Yarbro, C.H., Wujcik, D. & Gobel, B.H. (eds) *Cancer Nursing Principles and Practice*, 7th edn. Sudbury, MA: Jones and Bartlett, pp. 863–879.
[48] Couban, S., Goodyear, M., Burnell, M., et al. (2005) Randomized placebocontrolled study of low-dose warfarin for the prevention of central venous catheter-associated thrombosis in patients with cancer. *Journal of Clinical Oncology*, 23(18), 4063–4069.
[49] Courtney, A., Nemcek, A.A. Jr, Rosenberg, S., Tutton, S., Darcy, M. & Gordon, G. (2008) Prospective evaluation of the PleurX catheter when used to treat recurrent ascites associated with malignancy. *Journal of Vascular Interventional Radiology*, 19(12), 1723–1731.
[50] Cross, N. & Glantz, M. (2003) Neurological complications of cancer therapy. *Neurological Clinics of North America*, 21, 279–318.
[51] CSP (2014) *Guidance in Manual Handling for Chartered Physiotherapists*, 4th edn. London: Chartered Society of Physiotherapy.
[52] Daniels, R. (2011) Surviving the first hours in sepsis: getting the basics right (an intensivist's perspective). *Journal of Antimicrobial Chemotherapy*, (suppl 2), ii11–ii23.
[53] Dark, C. & Razak, A. (2014) Oncology. In: Walker, B., Colledge, N., Ralston, S., et al. (eds) *Davidson's Principles & Practice of Medicine*, 22nd edn. Edinburgh: Churchill Livingstone, Elsevier, Chapter 11, p. 259.
[54] De Gottardi, A., Thevenot, T., Spahr, L., et al. (2009) Risk of complications after abdominal paracentesis in cirrhotic patients: a prospective study. *Clinical Gastroenterology and Hepatology*, 7(8), 906–909.
[55] de Naurois, J., Novitzky-Basso, I., Gill, M.J., Marti Marti, F., Cullen, M.H. & Roila, F. (2010) Management of febrile neutropenia: ESMO Clinical Practice Guidelines. *Annals of Oncology*, 21(Suppl 5), 252–256.
[56] Debourdeau, P., Farge, D., Beckers, M., et al. (2013) International clinical practice guidelines for the treatment and prophylaxis of thrombosis associated with central venous catheters in patients with cancer. *Journal of Thrombosis and Haemostasis*, 11, 71–80.
[57] Dellinger, R.P., Levy, M.M., Carlet, J.M., et al. (2008) Surviving Sepsis Campaign: international guidelines for management of severe sepsis and septic shock. *Critical Care Medicine*, 36, 296–327.
[58] DH (2006) *Dignity in Care Public Survey. Older People and Disability Division*. London: Department of Health.
[59] DH (2007) *Saving Lives: Reducing Infection, Delivering Clean and Safe Care. High Impact Intervention No 1(Central Venous Bundle) and No 2 (Peripheral IV Cannula Care Bundle)*. London: Department of Health.
[60] DH (2010) *Clean Safe Care. High Impact Intervention. Central Venous Catheter Care Bundle and Peripheral IV Cannula Care Bundle*. London: Department of Health.
[61] DH (2011) *Acute Oncology Measures Manual for Cancer Services: Acute Oncology – Including Metastatic Spinal Cord Compression Measures*. London: Department of Health.
[62] Dickenson, D. & Johnson, M. (1993) *Death, Dying and Bereavement*. London: Sage Publications.
[63] Dougherty, L. (2006) *Central Venous Access Devices: Care and Management*. Oxford: Blackwell.
[64] Dougherty, L. & Lister, S. (Eds) (2015) *The Royal Marsden Manual of Clinical Nursing Procedures*, 9th edn. Oxford: Wiley-Blackwell.
[65] Duggal, P., Farah, K.F., Anghel, G., et al. (2006) Safety of paracentesis in inpatients. *Clinical Nephrology*, 66(3), 171–176.
[66] Dunn, L.T. (2002) Raised intracranial pressure. *Journal of Neurology, Neurosurgery & Psychiatry*, 73(suppl 1).
[67] Duran, I., Goebell, P.J., Papazisis, K., et al. (2014) Drug-induced pneumonitis in cancer patients treated with mTOR inhibitors: management and insights into possible mechanisms. *Expert Opinion on Drug Safety*, 13(3), 361–372.
[68] Eberhart, C., Morrison, A., Gyure, K., Frazier, J., Smialek, J.E. & Trancoso, J.C. (2001) Decreasing incidence of sudden death due to undiagnosed primary CNS tumours. *Archives of Pathology and Laboratory Medicine*, 125, 1024–1030.
[69] Efstratiadis, G., Sarigianni, M. & Gougourekis, I. (2006) Hypomagnesemia and cardiovascular system. *Hippokratia*, 10(4), 147–152.
[70] Elting, L.S., Keefe, D.M., Sonis, S.T., et al. and the Burden of Illness Head and Neck Writing Committee (2008) Patient-reported measurements of oral mucositis in head and neck cancer patients treated with radiotherapy with or without chemotherapy: demonstration of increased frequency, severity, resistance to palliation, and impact on quality of life. *Cancer*, 113, 2704–2713.
[71] Ezzo, J., Vickers, A., Richardson, M.A., et al. (2005) Acupuncture-point stimulation for chemotherapy-induced nausea and vomiting. *Journal of Clinical Oncology*, 23(28), 7188–7198.
[72] Faithfull, S. (2006) Radiotherapy. In: Kearny, N. & Richardson, A. (eds) *Nursing Patients with Cancer: Principles and Practice*. Edinburgh: Elsevier Churchill Livingstone.
[73] Farrell, M. & Dempsey, J. (eds) (2013) *Smeltzer & Bare's Textbook of Medical-Surgical Nursing*, 3rd edn. Broadway: Lippincott, Williams & Wilkins.
[74] Feber, T. (2000) *Head and Neck Oncology Nursing*. London: Whurr Publishers Ltd, Chapter 2.8, pp. 245–252.
[75] Fecher, L.A., Agarwala, S.S., Hodi, F.S. & Weber, J.S. (2013) Ipilimumab and its toxicities: a multidisciplinary approach. *Oncologist*, 18(6), 733–743.
[76] Fentiman, I. (2002) Serous effusions. In: Souhami, R.L., Tannock, I., Hohenbuerger, P. & Horiot, J.C. (eds) *Oxford Textbook of Oncology*, 2nd edn. Oxford: Oxford University Press, pp. 887–895.
[77] Ferguson, H.J.M., Ferguson, C.I., Speakman, J. & Ismail, T. (2015) Management of intestinal obstruction in advanced malignancy. *Annals of Medicine and Surgery*, 4(3), 264–276.
[78] Fields, M.M. (2014) Increased intracranial pressure. In: Yarbro, C.H., Wujicik, D. & Gobel, D.H. (eds) *Cancer Symptom Management*, 4th edn. Burlington MA: Jones and Bartlett, pp. 439–455.
[79] Flounders, J.A. (2003) Cardiovascular emergencies: pleural effusion and cardiac tamponade. *Oncology Nurses Forum*, 20(2), E48–E55.
[80] Forbes, K. (1997) Palliative care in patients with cancer of the head and neck. *Clinical Otolaryngology Allied Science*, 22(2), 117–122.
[81] Ford, A. & Marshall, E. (2014) Neutropenic sepsis: a potentially life-threatening complication of chemotherapy. *Clinical Medicine*, 14(5), 538–542.

第 7 章 急症肿瘤学
Acute oncology

[82] Fortunato, L. & Ridge, J.A. (1995) Surgical palliation of head and neck cancer. *Current Problems in Cancer*, 19(3), 153–165.

[83] Fraise, A.P. & Bradley, T. (eds) (2009) *Ayliffe's Control of Healthcare-Associated Infection: A Practical Handbook*, 5th edn. London: Hodder Arnold.

[84] Frawley, T. & Begley, C.M. (2005) Causes and prevention of carotid artery rupture. *British Journal of Nursing*, 14(22), 1198–1202.

[85] Frawley, T. & Begley, C.M. (2006) Ethical issues in caring for people with carotid artery rupture. *British Journal of Nursing*, 15(2), 100–103.

[86] Freifeld, A.G., Bow, E.J., Sepkowitz, K.A., et al. (2011) Clinical practice guideline for the use of antimicrobial agents in neutropenic patients with cancer: 2010 update by the Infectious Disease Society of America. *Clinical Infectious Diseases*, 52(4), e56–e93.

[87] Fuccio, L., Guido, A & Andreyev, H.J.N. (2012) Management of intestinal complications in patients with pelvic radiation disease. *Clinics in Gastroenterology and Hepatology*, 10(12), 1326–1334.e4.

[88] Fulop, T. (2016) Hypomagnesemia. Available at: http://emedicine.medscape.com/article/2038394-overview#a4 (Accessed: 6/4/2018)

[89] Furlan, J.C., Robinson, L.R. & Murry, B.J. (2016) Clinical reasoning: stepwise paralysis in patient with adenocarcinoma of lung. *Neurology*, 86(12), e122–e127.

[90] Gagnon, B., Mancini, I., Pereira, J. & Bruera, E. (1998) Palliative management of bleeding events in advanced cancer patients. *Journal of Palliative Care*, 14(4), 50–54.

[91] Gibson, R.J. & Stringer, A.M. (2009) Chemotherapy-induced diarrhoea. *Current Opinions in Supportive Palliative Care*, 3, 31–35.

[92] Gibson, R., Keefe, D., Lalla, R., et al. (2013) Systematic review of agents for the management of gastrointestinal mucositis in cancer patients, *Supportive Care in Cancer*, 21(1), 313–326.

[93] Glare, P., Miller, J., Nikolova, T. & Tickoo, R. (2011) Treating nausea and vomiting in palliative care: a review. *Clinical Interventions in Aging*, 6, 243–259.

[94] Gorski, L., Perucca, R. & Hunter, M. (2010) Central venous access devices: care, maintenance, and potential problems. In: Alexander, M., Corrigan, A., Gorski, L., Hankins, J. & Perucca, R. (eds) *Infusion Nursing: An Evidence-Based Approach*, 3rd edn. St Louis, MO: Saunders Elsevier, pp. 495–515.

[95] Grahn, E., Bogan, A., Cullen, L. & Schardien, K. (2008) Development of a comprehensive evidence based management and professional education strategy for oncology patients at risk for carotid artery rupture. *Oncology Nursing Forum*, 35(3), 518.

[96] Grandjean, C. & McMullen, P. (2010) Hypercalcemia: what constitutes reasonable follow-up? *The Journal for Nurse Practitioners*, 6(9), 691–693.

[97] Green, A.T. (2016) Hypercalcemia in emergency medicine. Medscape. Available at: http://emedicine.medscape.com/article/766373 (Accessed: 6/4/2018)

[98] Grenon, N. & Chan, J. (2009) Managing toxicities associated with colorectal cancer chemotherapy and targeted therapy: a guide for nurses. *Clinical Journal of Oncology Nursing*, 13(3), 285–296.

[99] Guerrera, M.P., Volpe, S.L. & Mao, J.J. (2009) Therapeutic uses of magnesium. *American Family Physician*, 15(80(2)), 157–162.

[100] Guilfoyle, M.R., Weerakkody, R.A., Oswal, A., et al. (2011) Implementation of neuro-oncology service reconfiguration in accordance with NICE guidance provides enhanced clinical care for patients with glioblastoma multiforme. *British Journal of Cancer*, 104(12), 1810–1815.

[101] Gupta, H., Araki, Y., Davidoff, A.M., et al. (2007) Evaluation of paediatric oncology patients with previous multiple central catheters for vascular access: is Doppler ultrasound needed? *Paediatric Blood Cancer*, 48, 527–531.

[102] Hacker, R.I., De Marco Garcia, L., Chawla, A. & Panetta, T. (2012) Fibrin sheath angioplasty: a technique to prevent superior vena cava stenosis secondary to dialysis catheters. *International Journal of Angiology*, 21(3), 129–134.

[103] Harris, D.G. (2010) Nausea and vomiting in advanced cancer. *British Medical Bulletin*, 96(1), 175–185.

[104] Harris, D.G. & Noble, S.I.R. (2009) Management of terminal haemorrhage in patients with advanced cancer: a systematic literature review. *Journal of Pain and Symptom Management*, 38(6), 913–927.

[105] Harrison, P. (2000) *Managing Spinal Injury: Critical Care. The Initial Management of People with Actual or Suspected Spinal Cord Injury in High Dependency and Intensive Care*. Milton Keynes: Spinal Injury Association.

[106] Hesketh, P.J. (2008) Chemotherapy-induced nausea and vomiting. *New England Journal of Medicine*, 388(23), 2482–2492.

[107] Hickey, J.V. (2002) Intracranial hypertension: theory and management of increased intracranial pressure. In: Hickey, J.V. (ed.) *The Clinical Practice of Neurological and Neurosurgical Nursing*, 5th edn. Philadelphia, PA: Lippincott Williams & Wilkins, pp. 285–318.

[108] Higdon, M. & Higdon, J. (2006) Treatment of oncologic emergencies. *American Family Physician*, 74(11), 1873–1880.

[109] Hjermstad, M.J., Kolflaath, J., Lokken, A.O., Hanssen, S.B., Norman, A.P. & Aass, N. (2016) Are emergency admissions in palliative cancer care always necessary? Results from a descriptive study. *British Medical Journal*, 3, 1–8.

[110] Hodi, F.S., O'Day, S.J., McDermott, D.F., et al. (2010) Improved survival with ipilimumab in patients with metastatic melanoma. *New England Journal of Medicine*, 363, 711–723.

[111] Hoit, B.D. (2011) Pericardial disease. In: Fuster, V., Walsh, R.A., Harrington, R.A. (eds) *Hurst's The Heart*, 13th edn. New York: McGraw-Hill Professional.

[112] Hosttetter, R., Marincola, F. & Schwartzentruber, D. (2005) Malignant ascites. In: Devita, V., Hellman, S. & Rosenberg, S. (eds) *Cancer Prin ciples and Practice of Oncology*, 7th edn. Philadelphia: Lippincott Williams & Williams, pp. 2392–2398.

[113] Hou, W. & Sanyal, A.J. (2009) Ascites: diagnosis and management. *Medical Clinics of North America*, 93(4), 801-817.

[114] HSE (1992) *Manual Handling Operations Regulations* 1992. London: HMSO.

[115] Hughes, W.T., Armstrong, D., Bodey, G.P., et al. (2002) 2002 guidelines for the use of antimicrobial agents in neutropenic patients with cancer. *Clinical Infectious Diseases*, 34(6), 730–751.

[116] Imazio, M. & Adler, Y. (2013) Management of pericardial effusion. *European Heart Journal*, 34, 1186–1197.

[117] Itzkovich, M., Gelernter, I., Biering-Sorensen, F., et al. (2007) The Spinal Cord Independence Measure (SCIM) version III: reliability and validity in a multi-center international study. *Disability and Rehabilitation*, 29(24), 1926–1933.

[118] Jakobsson, S., Ahlberg, K., Taft, C. & Ekman, T. (2010) Exploring a link between fatigue and intestinal injury during pelvic radiotherapy. *Oncologist*, 15, 1009–1015

[119] Janelsins, M.C., Tejani, M., Kamen, C., Peoples, A., Mustian, K.M. & Morrow, G.R. (2013) Current pharmacotherapy for chemotherapy-induced nausea and vomiting in cancer patients. *Expert Opinion in Pharmacotherapy*, 14(6), 757–766.

[120] Johantgen, M.A. (1998) Carotid artery rupture. In: *Advanced and Critical Oncology Nursing. Managing primary complications*. Pennsylvania, PA: W.B. Saunders.

[121] Johnston, R.L., Lutzky, J., Chodhry, A. & Barkin, J.S. (2009) Cytotoxic T-lymphocyte-associated antigen 4 antibody induced colitis and its management with infliximab. *Digestive Disease Science*, 54, 2538–2540.

[122] Joint Formulary Committee (2018) *British National Formulary*. London: BMJ Group, Pharmaceutical Press and RCPCH Publications. Available at: http://www.medicinescomplete.com (Accessed: 19/4/2018)

[123] Joshi, D., Centre, J.R. & Eisman, J.A. (2009) Investigation of incidental hypercalcaemia. *British Medical Journal*, 339, 4613.

[124] Kane, K.K. (1983) Carotid artery rupture in advanced head and neck cancer patients. *Oncology Nursing Forum*, 10(1), 14–18.

[125] Kaplow, R. & Iyere, K. (2016) Understanding spinal cord compression. *Nursing*, 46(9), 44–51.

[126] Karam, N., Patel, P. & deFilippi, C. (2001) Diagnosis and management of chronic pericardial effusions. *American Journal of Medical Science*, 322(2), 79–87.

[127] Kayley, J. (2008) Intravenous therapy in the community. In: Dougherty, L. & Lamb, J. (eds) *Intravenous Therapy in Nursing Practice*, 2nd edn. Oxford: Blackwell Publishing, pp. 352–374.

[128] Kearon, C., Kahn, S., Agnelli, G., et al. (2008) Antithrombotic therapy for venous thromboembolic disease: American College of Chest Physicians evidence-based clinical practice guidelines (8th edition). *Chest*, 133, 454–545.

[129] Keefe, D.M. (2007) Intestinal mucositis: mechanisms and management. *Current Opinion in Oncology*, 19, 323–327.

[130] Keefe, D. & Anthony, L. (2008) Tyrosine kinase inhibitors and gut toxicity: a new era in supportive care. *Current Opinion in Supportive and Palliative Care*, 2(1), 19–21.

[131] Keefe, D.M., Brealey, J., Goland, G.J. & Cummins, A.G. (2000) Chemotherapy for cancer causes apoptosis that precedes hypoplasia in crypts of the small intestine in humans. *Gut*, 47, 632–637.

[132] Keen, A., Fitzgerald, D., Bryant, A. & Dickinson, H.O. (2010) Management of drainage for malignant ascites in gynaecological cancer. *Cochrane Database of Systematic Reviews*. Available at: http://onlinelibrary.wiley. com/doi/10.1002/14651858.CD007794.pub2/full (Accessed: 6/4/2018)

[133] Kim, S-H., Hyang, M.H., Sohee, P., et al. (2010) Clinical characteristics of malignant pericardial effusion associated with recurrence and survival. Cancer Research and Treatment: *official journal of Korean Cancer Association*, 42(4), 210–216.

[134] Koch, W.M. (2009) Complications of surgery to the neck. In: Eisele, D. & Smith, R.V. (eds) *Complications in Head and Neck Surgery*, 2nd edn. St Louis: Mosby, pp. 439–465.

[135] Kornblau, S., Benson, A.B., Catalano, R., et al. (2000) Management of cancer treatment-related diarrhea. Issues and therapeutic strategies. *Journal of Pain and Symptom Management*, 19(2),118–129.

[136] Krassioukov, A., Eng, J.J., Warburton, D.E., et al. (2009) A systematic review of the management of orthostatic hypotension after spinal cord injury. *Archives of Physical Medicine and Rehabilitation*, 90(5), 876–885.

[137] L'Esperance, A., Vincent, F., Gaudreault, M., et al. and the Comite de l'evolution des pratiques en oncologie (2012) Treatment of metastatic spinal cord compression: CEPO review and clinical recommendations. *Current Oncology*, 19(6), e478–e490.

[138] Lee, A. & Grap, M.J. (2008) Care and management of the patient with ascites. *Medsurg Nursing*, 17(6), 376–381.

[139] Lee, A., Lau, T.N. & Yeong, K.Y. (2000) Indwelling catheters for the management of malignant ascites. *Supportive Care in Cancer*, 8(6), 493–499.

[140] Lefebvre, C.W. (2016) Tumours of the central nervous system. In: Aghababian, R.V. (ed.) *Essentials in Emergency Medicine*, 2nd edn. Sudbury, MA: Jones Bartlett Learning.

[141] Legrand, S.B. (2011) Modern management of malignant hypercalcaemia. *American Journal of Hospital Palliative Care*, 28(7), 5151–5517.

[142] Lesage, C. (1986) Carotid artery rupture. Prediction, prevention and preparation. *Cancer Nursing*, 9(1), 1–7.

[143] Lestuzzi, C. (2010) Neoplastic pericardial disease: old and current strategies for diagnosis and management. *World Journal of Cardiology*, 2(9), 270–279.

[144] Levack, P., Graham, J. & Collie, D. (2002) Don't wait for a sensory level – listen to the symptoms: a prospective audit of the delays in diagnosis of malignant cord compression. *Clinical Oncology*, 14, 472–480.

[145] Lewington, A. & Kanagasundaram, S. (2011) Renal Association clinical practice guidelines on acute kidney injury. *Nephron Clinical Practice*, 118(suppl 1), c349–c390. Available at:https://www.karger.com/Article/ Pdf/328075 (Accessed: 27/4/2018)

[146] Libshitz, H.I. (1993) Radiation changes in the lung. *Seminars in Roentgenology*, 28, 303–320.

[147] Limper, A.H. (2004) Chemotherapy-induced lung disease. *Clinics in Chest Medicine*, 25(1), 53–64.

[148] Little, W.C. & Freeman, G.L. (2006) Pericardial disease. *Circulation*, 113, 1622–1632.

[149] Lobo, B.L., Vaidean, G., Broyles, J., Reaves, A.B. & Shorr, R.I. (2009) Risk of venous thromboembolism in hospitalised patients with peripherally inserted central catheters. *Journal of Hospital Medicine*, 4(7), 417–422.

[150] Loblaw, D.A., Laperriere, N.J. & Mackillop, W.J. (2003) A populationbased study of malignant spinal cord compression in Ontario. *Clinical Oncology*, 15(4), 211–217.

[151] London Cancer Alliance (2015) LCA Acute Oncology Guidelines September 2013 (updated March 2016). Available at: http://www.londoncanceralliance. nhs.uk/media/124008/lca-revised-acute-oncology-clinical-guidelines-september-2013-updated-march-2016-.pdf (Accessed: 27/4/2018)

[152] Longmore, M., Wilkinson, I.B., Baldwin, A. & Wallin, E. (2014) *Oxford Handbook of Clinical Medicine*, 9th edn. Oxford: Oxford University Press.

[153] Loveday, H.P., Wilson, J.A., Pratt, R.J., et al. (2014) epic3: National evidence-based guidelines for preventing healthcare-associated infections in NHS hospitals in England. *Journal of Hospital Infection*, 86(S1), S1–S70.

[154] Lovel, T. (2000) Palliative care and head and neck cancer. Editorial. *British Journal of Oral and Maxillofacial Surgery*, 38, 253–254.

[155] Lundy-Ekman, L. (2007) Motor neurons. In: Neuroscience: *Fundamentals for Rehabilitation*, 3rd edn. St Louis, MO: Saunders Elsevier, pp. 188–242.

[156] Luo, C.B., Chang, F.C., Mu-Huo Teng, M., Chi-Chang Chen, C.M., Feng Lirng, J. & Cheng, Y. (2003) Endovascular treatment of the carotid artery rupture with massive haemorrhage. *Journal of Chinese Medical Association*, 66, 140–147.

[157] Macmillan, K. & Struthers, C. (1987) Algorithm for the emergency nursing management of spontaneous carotid artery rupture. *Canadian Critical Care Nursing Journal*, 4(1), 20–21.

[158] Magan, C.M. (1992) Malignant pericardial effusions: pathology and clinical corrolates. *Oncology Nursing Forum*, (19(8), 1215–1221.

[159] Malet-Martino, M. & Martino, R. (2002) Clinical studies of three oral prodrugs of 5-fluorouracil (capecitabine, UFT, S-1): a review. *Oncologist*, 7, 288–323.

[160] Mallik, S., Mallik, G., Macabuloa, S.T. & Dorigo, A. (2016) Malignancy associated hypercalcaemia-responsiveness to IV bisphosphonates and prognosis in a palliative population. *Supportive Care in Cancer*, 24(4), 1771–1777.

[161] Mamada, Y., Yoshida, H., Tania, N., et al. (2007) Peritoneovenous shunts for palliation of malignant ascites. *Journal of Nippon Medical School*, 74(5), 355–358.

[162] Mannix, K.A. (2002) Palliation of nausea and vomiting. *CME Cancer Medicine*, 1, 18–22.

[163] Manzi, N.M., Pires, N.N., Vasques, C.L., Custodio, C.S., Simino, G.P.R. & Reis, P.E.D. (2012) Nursing interventions related to the treatment of syndromic oncological emergencies. *Journal of Nursing UFPE on line*, 6(9), 2307–2311.

[164] Marincola, F.M. & Schwartzentruber, D.J. (2001) Cancer: *Principles and Practice of Oncology*, 6th edn. Philadelphia: Williams & Wilkins, pp. 2745–2752.

[165] Marrs, J.A. (2006) Care of patients with neutropenia. *Oncology Nursing*, 10(2), 164–166.

[166] Martin, K.J., Gonzalez, G.A. & Slatopolsky, E. (2009) Clinical consequences of management of hypomagnesemia. *Journal of the American Society of Nephrology*, 20(11), 2291–2295.

[167] Masi, G., Falcone, A., Di Paolo, A., et al. (2004) A phase I and pharmacokinetic study of irinotecan given as a 7-day continuous infusion in metastatic colorectal cancer patients pretreated with 5-fluorouracil or raltitrexed. *Clinical Cancer Research*, 10, 1657–1663.

[168] Mason, T.M., Ferral, S.M., Boyington, A.R. & Reich, R.R. (2014)

Central venous access devices: an investigation of oncology nurses' troubleshooting techniques. *Clinical Journal of Oncology Nursing*, 18(14), 421–425.
[169] Matsuno, O. (2012) Drug-induced interstitial lung disease: mechanisms and best diagnostic approaches. *Respiratory Research*, 13, 39. Available at: https://respiratory-research.biomedcentral.com/articles/ 10.1186/1465-9921-13-39 (Accessed: 6/4/2018)
[170] Mattison, G., Bilney, M., Haji-Michael, P. & Cooksley, T. (2016) A nurseled protocol improves the time to first dose intravenous antibiotics in septic patients post chemotherapy. *Supportive Care in Cancer*, 24(12), 5001–5005.
[171] Mayo, D.J. (2000) Catheter-related thrombosis. *Journal of Intravenous Nursing*, 5(2), 10–20.
[172] McCollum, A.D., Catalano, P.J., Haller, D.G., et al. (2002) Outcomes and toxicity in African-American and Caucasian patients in a randomized adjuvant chemotherapy trial for colon cancer. *Journal of the National Cancer Institute*, 94, 1160–1167.
[173] McCurdy, M.T. & Shanholtz, C.B. (2012) Oncologic emergencies. *Critical Care Medicine*, 40(7), 2212–2222.
[174] McDonald, S., Rubin, P., Phillips, T.L. & Marks, L.B. (1995) Injury to the lung from cancer therapy: clinical syndromes, measurable endpoints, and potential scoring systems. *International Journal of Radiation Oncology, Biology and Physics*, 31(5), 1187–1203.
[175] McGibbon, A., Chen, G.I., Peltekian, K.M. & van Zanten, S.V. (2007) An evidence-based manual for abdominal paracentesis. *Digestive Diseases and Sciences*, 52(12), 3307–3315.
[176] McGrath, A. (2005) Anatomy and physiology of the bowel and urinary systems. In: Porett, T. & McGrath, A. (eds) *Stoma Care*. Oxford: Blackwell Publishing, pp. 1–16.
[177] McVay, P.A. & Toy, P.T. (1991) Lack of evidence of increased bleeding after paracentesis and thoracentesis in patients with mild coagulation abnormalities. *Transfusion*, 31(2), 164.
[178] Mercandante, S., Intravaia, G., Ferrera, P., Villari, P. & David, F. (2008) Peritoneal catheter for continuous drainage of ascites in advanced cancer patients. *Supportive Cancer Care*, 16(8), 975–978.
[179] Mestecky, A.M. (2007) Management of severe traumatic brain injury: the need for the knowledgeable nurse. *British Journal of Neuroscience Nursing*, 3(1), 7–13.
[180] Meyerhardt, J.A., Tepper, J.E., Niedzwiecki, D., et al. (2004) Impact of body mass index on outcomes and treatment-related toxicity in patients with stage II and III rectal cancer: findings from Intergroup Trial 0114. *Journal of Clinical Oncology*, 22, 648–657.
[181] Miller, J. & Cooper, J. (2010) The contribution of occupational therapy to palliative medicine. In: Doyle, D., Cherny, N.I., Christakis, N.A., Fallon, M., Kasasa, S. & Portenoy, R.K. (eds) *Oxford Textbook of Palliative Medicine*, 4th edn. Oxford: Oxford University Press, pp. 206–213.
[182] Milligan, J., Lee, J., McMillan, C. & Klassen, H. (2012) Autonomic dysreflexia. *Canadian Family Physician*, 58(8), 831–835.
[183] Minisola, S., Pepe, J., Piemonte, S. & Cipriani, C. (2015) The diagnosis and management of hypercalcaemia. *British Medical Journal*, 350, h2723.
[184] Misra, V. (2016) Use of complementary therapies in the care of patients with spinal cord compression. The Christie NHS Foundation Trust. Available at: www.christie.nhs.uk/MSCC (Accessed: 6/4/2018)
[185] Molassiotis, A. & Borjeson, S. (2006) Nausea and vomiting. In: Kearney, N. & Richardson, A. (eds) *Nursing Patients with Cancer: Principles and Practice*. Edinburgh: Elsevier, Churchill Livingstone, Chapter 20, pp. 415–437.
[186] Monagle, P., Chan, A., Goldenberg, N.A., et al. (2012) Antithrombotic therapy in neonates and children: American College of Chest Physicians evidence-based clinical practice guidelines (9th edition) *Chest*, 141(2 Suppl): e737s–e801s.
[187] Moore, K. & Aithal, G. (2006) Guidelines in the management of ascites in cirrhosis. *Gut*, 55(1), 12.
[188] Morrissey, D.D., Andersen, P.E., Nesbit, G.M., Barnwell, S.L., Events, E.C. & Cohen, J.I. (1997) Endovascular management of haemorrhage in patients with head and neck cancer. *Archives of Otolaryngology, Head and Neck Surgery*, 123, 15–19.
[189] Mort, D., Lansdown, M., Smith, N., Protopapa, K. & Mason, M. (2008) *For Better, For Worse?* London: NCEPOD.
[190] Moyses-Neto, N., Guimaraes, F.M., Ayaub, F.H., Vieria-Neto, O.M., Costa, J.A. & Dantas, (2006) Acute renal failure and hypercalcaemia. *Renal Failure*, 28(2), 153–159.
[191] Muehlbauer, P.M., Thorpe, D., Davis, A., Drabot, R., Rawlings, B.L., & Kiker, E. (2009). Putting evidence into practice: evidence-based interventions to prevent, manage, and treat chemotherapy- and radiotherapyinduced diarrhea. *Clinical Journal of Oncology Nursing*, 13, 336–340.
[192] Nasir, S.S. & Schwartzberg, L.S. (2016) Recent advances in preventing chemotherapy-induced nausea and vomiting. *Oncology Journal*, 30, 750–762.
[193] National Audit Office (2010) Department of Health – Delivering the Cancer Reform Strategy. Available at: www.nao.org.uk/wp-content/ uploads/2010/11/1011568.pdf (Accessed: 6/4/2018)
[194] National Cancer Institute (2016) Pneumonitis. Available at: https:// www. cancer.gov/publications/dictionaries/cancer-terms/def/pneumonitis (Accessed: 27/4/2018)
[195] National Cancer Intelligence Network (2010) Routes to diagnosis – NCIN data briefing. Available at: http://www.ncin.org.uk/publications/data_briefings/routes_to_diagnosis (Accessed: 26/4/2018)
[196] National Chemotherapy Advisory Group (2009) *Chemotherapy Services in England: Ensuring Quality and Safety*. London: Department of Health.
[197] National Comprehensive Cancer Network (2016) Clinical practice guidelines in oncology: antiemesis. Version 2. Available at: http:// www.nccn. org/professionals/physician_gls/pdf/antiemesis.pdf
[198] NCAT (2011) Manual for Cancer Services: acute oncology – including metastatic spinal cord compression measures. Available at: https://www. gov.uk/government/publications/manual-for-cancer-services-acuteoncology-including-metastatic-spinal-cord-compression-measures (Accessed: 6/4/2018)
[199] Newton, H.B. (1999) Neurologic complications of systemic cancer. *American Family Physician*, 15(59), 878–886.
[200] NHS Employers (2011) Needlestick injury. Available at: http:// www.saferneedles. org.uk/news/pdf_articles/Needlestick_2011.pdf (Accessed: 6/4/2018)
[201] NHS England (2013) *Sepsis management as an NHS clinical priority*. NHS England. Available at: https://www.england.nhs.uk/wp-content/ uploads/2015/08/Sepsis-Action-Plan-23.12.15-v1.pdf (Accessed: 27/4/2018)
[202] NICE (2007a) *Head injury: triage, assessment, investigation and early management of head injury in infants, children and adults*. Clinical guideline 56. London: NICE. Available at: https://www. nice.org.uk/guidance/cg56 (Accessed: 6/4/2018)
[203] NICE (2007b) *Acutely ill adults in hospital: recognising and responding to deterioration*. Clinical guideline 50. London: NICE. Available at: www. nice.org.uk/guidance/cg50 (Accessed: 6/4/2018)
[204] NICE (2008) *Metastatic spinal cord compression in adults: risk assessment, diagnosis and management*. Clinical guideline 75. London: NICE. Available at: www.nice.org.uk/guidance/cg75 (Accessed: 6/4/2018)
[205] NICE (2012a) *Epilepsies: diagnosis and management*. Clinical guideline 137. London: NICE. Available at: www.nice.org.uk/guidance/cg137 (Accessed: 6/4/2018)
[206] NICE (2012b) *Neutropenic sepsis: prevention and management in people with cancer*. Clinical guideline 151. London: NICE. Available at: https:// www.nice.org.uk/guidance/cg151 (Accessed: 6/4/2018)
[207] NICE (2013) *Acute kidney injury: prevention, definition and management*. Clinical guideline 169. London: NICE. Available at: www.nice.org.uk/ guidance/cg169 (Accessed: 6/4/2018)
[208] NICE (2014) *NICE Support for commissioning metastatic spinal cord compression*. Available at: https://www.nice.org.uk/guid-

[209] NICE (2016) *Sepsis: recognition, diagnosis and early management*. NICE guideline 51. London: NICE. Available at: https://www.nice.org.uk/guidance/ng51 (Accessed: 6/4/2018)

[210] NICE (2018) *PleurX peritoneal catheter drainage system for vacuum-assisted drainage of treatment-resistant, recurrent malignant ascites*. Medical technologies guidance [MTG9] Published date: March 2012 Last updated: February 2018. London: NICE.

[211] Nieto, C.S., Solano, J.M.E., Martinez, C.B., Martin, E.F., Colunga, J.C.M. & Garcia, A.A. (1980) The carotid artery in head and neck oncology. *Clinical Otolaryngology*, 5, 403–417.

[212] Nightingale, J.M. (2015) Applied anatomy and physiology of the gastrointestinal tract. Available at: http://clinicalgate.com/applied-anatomy-andphysiology-of-the-gastrointestinal-tract-git/ (Accessed: 6/4/2018)

[213] Nightingale, J.M., Lennard-Jones, J.E. & Walker, E.R. (1992) A patient with jejunostomy liberated from home intravenous therapy after 14 years; contribution of balance studies. *Clinical Nutrition*, 11, 101–105.

[214] NMC (2015) *The Code*. London: Nursing & Midwifery Council. Available at: https://www.nmc.org.uk/globalassets/sitedocuments/nmc-publications/nmc-code.pdf (Accessed: 27/4/2018)

[215] Notter, R.H., Finkelstein, J.N. & Holm, B.A. (2005) *Lung Injury: Mechanisms, Pathophysiology, and Therapy*. New York: Taylor & Francis.

[216] Novartis (2012) *Certican*. Malaysia: Zuellig Pharma.

[217] O'Brien, C. (2008) Nausea and vomiting. *Canadian Family Physician*, 54(6), 861–863.

[218] Odor, P. & Bailey, A. (2013) Cardiac Tamponade. World Federation of Societies of Anaesthesiologists. Available at: http://www.frca.co.uk/Documents/ 283 20% Cardiac 20% Tamponade%20.pdf (Accessed: 6/4/2018)

[219] Oie, Y., Saito, Y., Kato, M., et al. (2013) Relationship between radiation pneumonitis and organizing pneumonia after radiotherapy for breast cancer. *Radiation Oncology*, 38, 56–61.

[220] Okamura H., Kamiyama, R. & Takiguchi, Y. (2002) Histopathological examination of ruptured carotid artery after irradiation. *ORL: journal for oto-rhino-laryngology and its related specialties*, 64, 226–228.

[221] Ozkan, O., Akinci, D., Gocman, R., et al. (2007) Percutaneous placement of peritoneal port-catheters in patients with malignant ascites. *Cardiovascular and Interventional Radiology*, 30(2), 232–236.

[222] Pagès, C., Gornet, J.M., Monsel, G., et al. (2013) Ipilimumab-induced acute severe colitis treated by infliximab. *Melanoma Research*, 23(3), 227–230.

[223] Pan, X.C., Morrison, R.S., Ness, J., Fugh-Berman, A. & Leipzig, R.M. (2000) Complementary and alternative medicine in the management of pain, dyspnea, and nausea and vomiting near the end of life: a systematic review. *Journal of Pain and Symptom Management*, 20, 374–387.

[224] Peebles, C.R., Shambrook, J.S. & Harden, S.P. (2011) Pericardial disease – anatomy and function. *British Journal of Radiology*, 84(spec iss 3), s324–s337.

[225] Peguero, J., Khanfar, I., Mannem, S., Willis, M. & Markowitz, A. (2015) Impending carotid blowout syndrome. *Journal of Clinical Oncology*, 33(23), e97–e98.

[226] Pemberton, L. & Waterhouse, C. (2006) The unconscious patient. In: Alexander, M.F., Fawcett, J.N. & Runciman, P.J. (eds) *Nursing Practice: Hospital and Home*, 3rd edn. Edinburgh: Churchill Livingstone, pp. 965–988.

[227] Pericleous, M., Sarnowski, A., Moore, A., Ijten, R. & Zamon, M. (2016) The clinical management of abdominal ascites, spontaneous bacterial peritonitis and hepatorenal syndrome: a review of current guidelines and recommendations. *European Journal of Gastroenterology and Hepatology*, 28(3), e10–e18.

[228] Peterson, M.E. (2013) Management of adverse events with hormone receptor-positive breast cancer treated with everolimus: observations from a phase 3 trial. *Supportive Cancer Care*, 21(8), 2341–2349.

[229] Petrofsky, M. (2014) Management of malignant pericardial effusion. *Journal of the Advanced Practitioner in Oncology*, 5(4), 218–289.

[230] Pettifer, A. & Grant, S. (2013) The management of hypercalcaemia in advanced cancer. *International Journal of Palliative Nursing*, 19(7), 327–331.

[231] Pfennig, C.L. & Slovis, C.M. (2014) Electrolyte disorders. In: Marx, J.A., Hockberger, R.S., Walls, R.M., et al. (eds) *Rosen's Emergency Medicine: Concepts and Clinical Practice*, 8th edn. Philadelphia, PA: Elsevier Mosby, Chapter 125.

[232] Pittiruti, M. (2015) What the world needs now is an insertion bundle to prevent catheter related thrombosis. Presentation at 29th Annual Association of Vascular Access conference, Dallas, USA, September 26–29.

[233] Pleuvry, B.J. (2012) Physiology and pharmacology of nausea and vomiting. *Anaesthesia and Intensive Care Medicine*, 13(12), 598–602.

[234] Pockros, P.J., Esrason, K.T., Nguyen, C., Duque, J. & Woods, S. (1992) Mobilization of malignant ascites with diuretics is dependent on ascitic fluid characteristics. *Gastroenterology*, 103, 1302–1306.

[235] Porta, C., Osanto, S., Ravaud, A., et al. (2011) Management of adverse events associated with the use of everolimus in patients with advanced renal cell carcinoma. *European Journal of Cancer*, 4(9), 1287–1298.

[236] Prowle, J.R., Echeverri, J.E., Ligabo, V., Ronco, C. & Bellomo, R. (2011) Fluid balance and acute kidney injury: the rationale for fluid therapy. Available at: http://www.medscape.org/viewarticle/715130_2 (Accessed: 6/4/2018)

[237] Putt, L. & Jones, P. (2014) The role of the specialist acute oncology nurse in the new acute oncology services. *Clinical Oncology*, 26(3), 125–127.

[238] Qinming, Z. (2012) Thrombosis. In: Di Carlo, I. & Biffi, R. (eds) *Totally Implantable Venous Access Devices*. Milan: Springer, pp. 173–182.

[239] Quint, D.J. (2000) Indications for emergent MRI of the central nervous system. *Journal of American Medical Association*, 283, 853–860.

[240] Rades, D., Huttenlocher, S., Dunst, J. et al. (2010) Matched pair analysis comparing surgery followed by radiotherapy and radiotherapy alone for metastatic spinal cord compression. *Journal of Clinical Oncology*, 28, 3597–3604.

[241] Rahman, M., Shad, F. & Smith, C.S. (2012) Acute kidney injury: a guide to diagnosis and management. *American Family Physician*, 86(7), 631–639.

[242] Ralston, S.H., Gallacher, S.J., Patel, U., Campbell, J. & Boyle, I.T. (1990) Cancer-associated hypercalcemia: morbidity and mortality. Clinical experience in 126 treated patients. *Annals of Internal Medicine*, 112,499–504,

[243] Rangel-Castillo, L., Gopinath, S. & Robertson, C.S. (2008) Management of intracranial hypertension. *Neurological Clinics*, 26(2), 521–541.

[244] Raslan, A. & Bhardwaj, A. (2007) Medical management of cerebral oedema. *Neurosurgery Focus*, 22, 1–12.

[245] RCN (2016) *Standards for Infusion Therapy*, 4th edn. London: Royal College of Nursing. Available at: https://www.rcn.org.uk/professionaldevelopment/publications/pub-005704 (Accessed: 6/4/2018)

[246] Reilly, J.P., Anderson, B.J., Hudock, K.M., et al. (2016) Neutropenic sepsis is associated with distinct clinical and biological characteristics: a cohort study of severe sepsis. *Critical Care*, 20, 222–231.

[247] Remington, M., Fleming, C.R. & Malagelada, J.R. (1982) Inhibition of postprandial pancreatic and biliary secretion by loperamide in patients with short bowel syndrome. *Gut*, 23, 98–101.

第 7 章 急症肿瘤学
Acute oncology

[248] Rhodes, V. & Manzullo, E. (1997) Oncologic emergencies. In: Pazdur, R. (ed.) *Medical Oncology: A Comprehensive Review*, 2nd edn. Huntington, NY: PRR.

[249] Richardson, G., & Dobish, R. (2007). Chemotherapy induced diarrhoea. *Journal of Oncology Pharmacy Practice*, 13(4), 181–198.

[250] Ripamonti, C., Twycross, R., Baines, M., et al. for Working Group of the European Association for Palliative Care (2001) Clinical-practice recommendations for management of bowel obstruction in patients with endstage cancer. *Supportive Care in Cancer*, 9(4), 223–233.

[251] Ripamonti, C., Easson, A.M. & Gerdes, H. (2008) Management of malignant bowel obstruction. *European Journal of Cancer*, 44(8),1105–1115.

[252] Rivers, E., Nguyen, B., Havstad, S., et al. and the Early Goal Directed Therapy Collaborative Group. (2001) Early goal-directed therapy in the treatment of severe sepsis and septic shock. *New England Journal of Medicine*, 345,1368–1377.

[253] Rodriguez, F., Carmeci, C., Dalman, R.L. & Lee, A. (2001) Spontaneous late carotid-cutaneous fistula following radical neck dissection: a case report. *Vascular Surgery*, 35(5), 409–413.

[254] Roila, F., Molassiotis, A., Herrstedt, J., et al. on behalf of the participants of the MASCC/ESMO Consensus Conference Copenhagen 2015 (2016) 2016 MASCC and ESMO guideline update for the prevention of chemotherapy-and radiotherapy-induced nausea and vomiting and of nausea and vomiting in advanced cancer patients. *Annals of Oncology*, 27(suppl 5), v119–v133.

[255] Roodenburg, J. & Davies, A. (2005) Head and neck cancer. In: Davies, A. & Finley, I. (eds) *Oral Care in Advanced Disease*. Oxford: Oxford University Press.

[256] Royal College of Obstetricians and Gynaecologists (2014) Management of Ascites in Ovarian Cancer Patients. Scientific Impact Paper No. 45. Available at: https://www.rcog.org.uk/globalassets/documents/guidelines/scientific-impact-papers/sip45ascites.pdf (Accessed: 6/4/2018)

[257] Rull, G. (2013) Ascites Tapping. Available at: https://patient.info/doctor/ascites-tapping (Accessed: 27/4/2018)

[258] Runyon, B.A. (1986) Paracentesis of ascetic fluid. A safe procedure. *Archives of Internal Medicine*, 146(11), 2259.

[259] Runyon, B.A. (2015) Diagnostic and therapeutic abdominal paracentesis. Available at: http://www.uptodate.com/contents/diagnostic-and-therapeutic-abdominal-paracentesis (Accessed: 6/4/2018)

[260] Runyon, B.A., Hoefs, J.C. & Morgan, T.R. (1988) Ascitic fluid analysis in malignancy-related ascites. *Hepatology*, 8, 1104–1109.

[261] Sajid, M.S., Ahmed, N., Desai, M., Baker, D. & Hamilton, G. (2007) Upper limb deep vein thrombosis: a literature review to streamline the protocol for management. *Acta Haematologica*, 118, 10–18.

[262] Sangisetty, S.L. & Miner, T.J. (2012) Malignant ascites: a review of prognostic factors, pathophysiology and therapeutic measures. *World Journal of Gastrointestinal Surgery*, 4(4), 87–95.

[263] Sargent, J.T.S. & Smith, O.P. (2010) Haematological emergencies managing hypercalcaemia in adults and children with haematological disorders. *British Journal of Haematology*, 149, 465–477.

[264] Sargent, S. (2006) Management of patients with advanced liver cirrhosis. *Nursing Standard*, 21(11), 48–56.

[265] Schafer, S. (1997). Oncologic complications. In: Otto, S. (ed.) *Oncology Nursing*, 3rd edn. St. Louis: Mosby, pp. 406–476.

[266] Schiech, L. (2000) Carotid artery rupture. *Clinical Journal of Oncology Nursing*, 4, 93–94.

[267] Seccareccia, D. (2010) Cancer-related hypercalcaemia. *Canadian Family Physician*, 56, 244–246.

[268] Seike, M., Maetani, I. & Sakai, Y. (2007) Treatment of malignant ascites in patients with advanced cancer: peritoneovenous shunt versus paracentesis. *Journal of Gastroenterology and Hepatology*, 22(12), 2161–2166.

[269] Shariat-Madar, B., Jayakrishnan, T.T., Gamblin, T.C. & Turaga, K.K. (2014) Surgical management of bowel obstruction in patients with peritoneal carcinomatosis. *Journal of Surgical Oncology*, 110(6), 666–669.

[270] Shedd, D.P. & Shedd, C. (1980) Problems of terminal head and neck cancer patients. *Head and Neck Surgery*, 2, 476–482.

[271] Shumrick, D.A. (1983) Carotid artery rupture. *Laryngoscope*, 83(7), 1051–1061.

[272] Sippell, R. (2011) EMS Recap: Intracranial Pressure and the Cushing Reflex. *EMSWorld*. Available at: https://www.emsworld.com/article/10453662/ems-recap-intracranial-pressure-and-cushing-reflex (Accessed: 27/4/2018)

[273] Slusser, K. (2014) Malignant ascites. In: Yarbro, C., Wucjik, D. & Gobel, B.H. (eds) *Cancer Symptom Management*, 3rd edn. Sudbury, MA: Jones and Bartlet Publishers, pp. 241–262.

[274] Smith, J., National Back Exchange & BackCare (2011) *The Guide to the Handling of People: A Systems Approach*, 6th edn. Teddington, Middlesex: BackCare.

[275] Spinal Injuries Association (SIA) (2000) *Managing Spinal Injury: Critical Care*. www.spinal.co.uk/

[276] Stein, A., Voigt, W. & Jordan, K. (2010) Chemotherapy-induced diarrhoea: pathophysiology, frequency and guideline-based management. *Therapeutic Advances in Medical Oncology*, 2, 51–63.

[277] Stephenson, J. & Gilbert, J. (2002) The development of clinical guidelines on paracentesis for ascites related to malignancy. *Palliative Medicine*, 16, 213–218.

[278] Strimel, W.J. (2016) Pericardial Effusion Workup. Available at: http:// emedicine.medscape.com/article/157325-workup (Accessed: 6/4/2018)

[279] Surviving Sepsis (2015) Sepsis Bundles. Available at: http://www.survivingsepsis. org/bundles/Pages/default.aspx (Accessed: 6/4/2018)

[280] Svoboda, M. (2010) Malignant pericardial effusion and cardiac tamponade (cardiac and pericardial symptoms). In: Olver I.N. (ed.) *The MASCC*

[281] *Textbook of Cancer Supportive Care and Survivorship*. New York: Springer, pp. 83–91.

[282] Thibodeau, G. & Patton, K. (2010) Anatomy of the digestive system. In: Thibodeau, G. & Patton, K. (eds) *Anatomy and Physiology*, 7th edn. St Louis, MO: Mosby, pp. 837–876.

[283] Timp, J.F., Braekkan, S.K., Versteeg, H.H. & Cannegieter, S.C. (2013) Epidemiology of cancer-associated venous thrombosis. *Blood*, 122(10), 1712–1723.

[284] Tiplady, B., Jackson, S.H., Maskrey, V.M., et al. (1998) Validity and sensitivity of visual analogue scales in young and older healthy subjects. *Age and Ageing*, 27(1), 63–66.

[285] Tong, H., Isenring, E. & Yates, P. (2009) The prevalence of nutrition impact symptoms and their relationship to quality of life and clinical outcome in medical oncology patients. *Supportive Care in Cancer*, 17(1), 83–90.

[286] Tortora, G.J. & Derrickson, B.H. (2014) *Principles of Anatomy and Physiology*, 14th edn. Hoboken: John Wiley & Sons.

[287] Tradounsky, G. (2012) Palliation of gastrointestinal obstruction. *Canadian Family Physician*, 58(6), 648–652.

[288] Troughton, R.W., Asher, C.R. & Klein, A.L. (2010) Pericarditis. *Lancet*, 363(9410), 717–727.

[289] Tuca, A., Guell, E., Martinez-Lasada, E. & Codornui, N. (2012) Malignant bowel obstruction in advanced cancer patients: epidemiology, management and factors influencing spontaneous resolution. *Cancer Management and Research*, 4, 159–169.

[290] Tveit, K.M., Guren, T., Glimelius B., et al. (2012) Phase III trial of cetuximab with continuous or intermittent fluorouracil, leucovorin, and oxaliplatin (Nordic FLOX) versus FLOX alone in first-line treatment of metastatic colorectal cancer: the NORDIC-VII study. *Journal of Clinical Oncology*, 30, 1755–1762.

[291] Twycross, R. & Black, I. (1998) Nausea and vomiting in advanced cancer. *European Journal of Palliative Care*, 5, 39–45.

[292] Twycross, R., Wilcock, A., & Howard, P. (2014) *Palliative Care Formulary*, 5th edn. Abingdon: Radcliffe Medical Press.

[293] Twycross, R.G., Wilcock, A. & Toller (2009) *Symptom Management in Advanced Cancer*, 4th edn. Palliativedrugs.com.

[294] UK Oncology Nursing Society (UKONS) (2016) Oncology/

[295] UK Oncology Nursing Society (UKONS) (2018) The Acute Oncology Initial Management Guidelines. V.2.0. Marlow, Bucks: UKONS. Available at: https://az659834.vo.msecnd.net/eventsairwesteuprod/production-succinct-public/a4b550031a3c45d28b69cb7eea55c24f (Accessed: 26/4/2018)
Haematology 24 hour triage rapid assessment and access tool kit. Available at: http:// www.ukons.org/ (Accessed: 27/4/2018)
[296] Upile, T., Triaridia, S., Kirkland, P., et al. (2005) The management of carotid artery rupture. *European Archives of Otorhinolaryngology*, 262, 555–560.
[297] US Department of Health and Human Services (2010) Common terminology criteria for adverse events (CTCAE) version 4.0. Available at: https://www.eortc.be/services/doc/ctc/CTCAE_4.03_2010-06-14_QuickReference_5x7.pdf (Accessed: 27/4/2018)
[298] Vander, E., Nichols, J. & Stover, D.E. (2004) Chemotherapy-induced lung disease. *Clinical Pulmonary Medicine*, 11(2), 84–91.
[299] Vaughan, J. (2013) Developing a nurse-led paracentesis service in an ambulatory care unit. *Nursing Standard*, 28(4), 44–50.
[300] Viele, C.S. (2003). Overview of chemotherapy-induced diarrhoea. *Seminars in Oncology Nursing*, 19(4 Suppl 3), 2–5.
[301] Viscoli, C. (1998) The evolution of the empirical management of fever and neutropenia in cancer patients. *Journal of Antimicrobial Chemotherapy*, 41(suppl D), S65–S80.
[302] Walji, N., Chan, A.K. & Peake, D.R. (2008) Common acute oncological emergencies: diagnosis, investigation and management. *Postgraduate Medical Journal*, 84(994), 418–427.
[303] Walker, J. (2015) Diagnosis and management of patients with hypercalcaemia. *Nursing Older People*, 27(4), 22–26.
[304] Warr, D.G. (2008) Chemotherapy- and cancer-related nausea and vomiting. *Current Oncology*, 15(suppl 1), S4–S9.
[305] Watson, M., Barrett, A., Spence, R. & Twelves, C. (2006) *Oncology*, 2nd edn. Oxford: Oxford University Press.
[306] Whiteman, K. & McCormick, C. (2005) When your patient is in liver failure. *Nursing*, 35, 58–63.
[307] Wilkes, G.M. (2011) Chemotherapy: principles of administration. In: Yarbro, C.H., Wujcik, D. & Gobel, B.H. (eds) *Cancer Nursing: Principles and Practice*, 7th edn. Sudbury, MA: Jones & Bartlett, pp. 390–457.
[308] Williams, J.P., Johnston, C.J. & Finkelstein, J.N. (2010) Treatment for radiation-induced pulmonary late effects: spoiled for choice or looking in the wrong direction? *Current Drug Targets*, 11(11), 1386–1394.
[309] Wilson, L.D., Detterbeck, F.C. & Yahalom, J. (2007) Superior vena cava syndrome with malignant causes. *New England Journal of Medicine*, 356, 1862–1869.
[310] Witte, M.H. & Witte, C.L. (1983) Ascites in hepatic cirrhosis: a view from lymphology. In: Foldi, M. & Casley-Smith, J.R. (eds) *Lymphangiology*. Stuttgart: Schattauer Verlag, p. 629–644.
[311] Woodrow, P. (2006) *Intensive Care Nursing: A Framework for Practice*, 2nd edn. Abingdon: Routledge.
[312] World Health Organization (WHO) (2013) Diarrhoeal disease. Available at: http://www.who.int/mediacentre/factsheets/fs330/en/ (Accessed: 6/4/2018)
[313] Yang, J.C., Hirsh, V., Schuler, M., et al. (2013) Symptom control and quality of life in LUX-Lung 3: a phase III study of afatinib or cisplatin/pemetrexed in patients with advanced lung adenocarcinoma with EGFR mutations. *Journal of Clinical Oncology*, 31, 3342–3350.
[314] Young, A., Begum, G., Billingham, L., et al. (2005) WARP-A multicentre prospective randomised controlled trial (RCT) of thrombosis prophylaxis with warfarin in cancer patients with central venous catheters (CVCs). *Journal of Clinical Oncology*, 23(16 suppl), LBA8004.
[315] Zhang, X., Roan, Y.G. & Wang, K.J. (2016) Risk of mTOR inhibitors induced severe pneumonitis in cancer patients: a meta-analysis of randomised controlled trials. *Future Oncology*, 12(12), 1529–1539.

第 8 章　癌症患者的后续护理及社会支持

Living with and beyond cancer

童　玲　李　静　邹翠芳　黄　英　沈雅静　谢　艳　译
彭　昕　陈慧平　纪光伟　孙　丽　代　艺　成　芳　校

操作指南

- 8-1　进行整体需求评估（HNA）
- 8-1a　制定和实施护理计划
- 8-1b　出院和随访
- 8-2　患者如何申请个人独立支付
- 8-3　患者如何申请出勤津贴
- 8-4　患者如何申请护理人员津贴
- 8-5　患者如何申请就业和支持津贴
- 8-6　评估患者的性健康状况
- 8-7　测量患者的体重、身高和腰围
- 8-8　加压疗法的肢体体积计算：下肢
- 8-9　加压疗法的肢体体积计算：上肢
- 8-10　加压包扎（多层短拉伸）：包扎手臂和手指
- 8-11　加压包扎（多层短拉伸）：包扎腿部和脚趾
- 8-12　弹性加压服：适用于腿部
- 8-13　弹性加压服：适用于手臂
- 8-14　可调式包裹加压系统：适用于小腿
- 8-15　可调式包裹加压系统：适用于手臂
- 8-16　呼吸困难的管理：使用手持风扇
- 8-17　呼吸困难的管理：通过香薰吸入器应用精油
- 8-18　体育活动支持
- 8-19　疲劳管理
- 8-20　放松和焦虑管理
- 8-21　HME 的放置
- 8-22　语音假体：原位清洁
- 8-23　乳头文身

【本章概要】

本章聚焦在癌症患者及幸存者可能需要的支持。这反映了我们理解的治疗结果可能是多维度的，并且在强度和对个体的影响上是不同的，这些影响通常包括与重要的心理和社会结果相关的广泛的身体结果（Brem 和 Kumar，2011）。在认可这一多维度体验的基础上，本章重点介绍了与此类问题相关的实践过程和流程，包括与喉切除手术患者的交流，包括救济福利建议、与日常生活相关的问题。它还包括解决身体问题的措施，因此要解决营养支持、与淋巴水肿共存、管理呼吸困难，对付体力活动和疲劳等问题。它还包括与情绪问题相关的流程，包含对性和身体形象，以及乳头文身的评估。

一、概述

本章开篇重点介绍癌症患者及幸存者的需求和护理。介绍了康复包，概述了它的结构、内容和价值，接着是整体需求评估（Holistic needs assessment，HNA）的注意事项，以及如何确立

Royal Marsden 癌症护理精要
The Royal Marsden Manual of Cancer Nursing Procedures

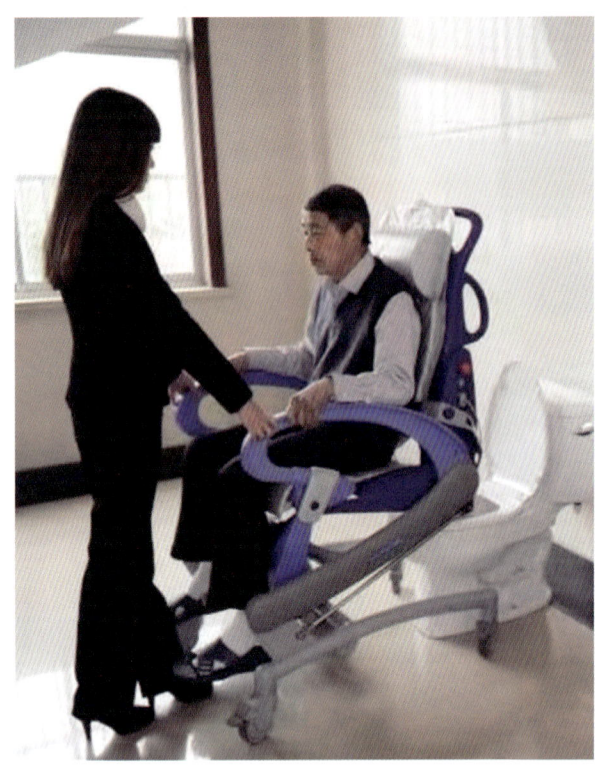

癌症引起的担忧。

癌症患者及幸存者的生活经历

癌症诊断和积极治疗的经历可引起一系列的问题和挑战，这些问题和挑战会影响人们生活的每个方面（Comer 和 Wagland，2012）。这包括持续的身体、情感、心理和精神痛苦，这些痛苦反过来又对生活质量产生负面影响（Grunfeld 等，2011）。癌症还会破坏人际关系、家庭生活、工作和经济的稳定（Arora 等，2007；Kim 和 Given，2008；Kim 等，2006；Macmillan Cancer Support，2013a；Pitcealthy 和 Maguire，2003）。对于许多人来说，这种疾病及其治疗的后果可能是永久性的（Macmillan Cancer Support，2013a）。

虽然许多人在接受癌症治疗后存活下来，但这不是简单地与瘤共存。对于许多人来说，这是改变生活的一种经历，从诊断开始，但随着时间的推移而演变。生存既有积极的一面，也有消极的一面，同时对于每个人来说都是独一无二的，但又有普遍的特征。但最重要的是，它将涉及持续的不确定性，尤其是在完成医院的治疗后（Doyle，2008）。

在英国，大约有 200 万人患有或有过癌症的诊断，其中 180 万人目前患有癌症，以及至少一种其他的长期疾病，如心脏病或慢性肾病（Macmillan Cancer Support，2016）。预计到 2040 年，这一数字将每 10 年增加约 100 万（Maddams 等，2012）。已经证实，癌症患者和非癌性患者、癌症的幸存者，他们的需求得不到满足，健康状况往往比从未患过癌症的人更差（Armes 等，2009；Elliot 等，2011）。

1. 英国国家癌症生存计划

为了帮助和支持越来越多的癌症和非癌性患者，并为他们提供更好的照护，2007 年英国建立了国家癌症生存计划（NCSI）。并由独立的癌症特别工作组的推荐来补充和更新（2015）。最初的 NCSI 报告旨在发展对所需服务的理解，并确定最佳实践（DH，2007）。它的远景将重点放在康复、健康和幸福上，提供个人和个性化的整体评估，基于自我管理模式的护理，定制个体需求的随访和支持，以及患者报告结果的测量（DH，2010）。让癌症患者和非癌性患者的护理和支持，发生根本性转变的愿景，促成了康复包的形成（NCSI，2013）。

2. 康复包

康复包的设计旨在适当的时间和地点，在适当人的支持下，满足癌症患者和非癌症患者的需求，它包含 4 个不同的组成部分（图 8-1）。

①整体需求评估及护理计划。
②治疗总结。
③健康与幸福事件。
④癌症的护理回顾。

这些组成部分构成了针对每一位癌症患者的个性化护理计划的基础，旨在鼓励更健康生活方式的推广，同时促进自我管理。康复计划应是临床团队和癌症患者有效合作的结果，他们共同决定了个人最合适的分层护理形式。

分层随访，支持自我管理：分层护理是指临床团队和癌症患者共同决定最有效的护理形式

(图8-2)。3种形式的护理如下。

①支持自我管理：这涉及提供有关自我管理支持计划的信息、需要注意的症状和体征、定期检查的细节，以及如果需要帮助、获得信息或建议，应该联系谁？

②共同护理：癌症患者仍定期与医疗专业人员联系。这可以是面对面的，也可以通过电话或电子邮件。

③综合护理管理：为癌症患者提供强化支持，以便他们能够控制他们的癌症和其他疾病。

以人为本的照护：诸如康复包等举措的成功，最终取决于以人为本的做法。这意味着癌症患者的需求和目标成为护理过程的核心，重点放在对于他们来说重要的事情上，而不是他们有什么问题（Health Foundation，2014）。这就要求医疗专业人员根据每个人对自己情况的定义进行工作，并认识到以人为本的护理实践是基于支持人们参与决策，和尽可能自我管理自己的状况。这就要求癌症患者应被视为合作伙伴，而不是护理的被动接受者。此外，医疗专业人员需要了解癌症患者和幸存者所面临的社会心理挑战，以及他们的动机。Collins（2014）强调了哲学、原则和活动相互作用的重要性，从而揭示了这一复杂性。他将以人为本的护理原则列举如下（Collins，2014）。

①给予人们尊严、尊重和同情。
②提供协调的护理、支持或治疗。
③提供个性化的护理、支持或治疗。
④正在成为可能。

癌症患者的需求：Armes等（2009）注意到，在癌症治疗后，人们可能有5个或以上的中等或严重的需求未被满足，这些需求可以在6个月内保持不变。众所周知，那些需求未得到满足的人，有20%的人更可能去看他们的家庭医生，而且可以预期他们去急诊部门的次数是健康人的2倍。

有证据表明，医疗专业人员往往无法了解癌症及其治疗的影响和影响程度（Brennan等，2012；Fallowfield等，2001；Sanson-Fisher等，2000；Soellner等，2001；Werner等，2012）。因此，患者的担忧没有被意识到或没有得到充分解决，结果是癌症患者和幸存者可能无法从多专业

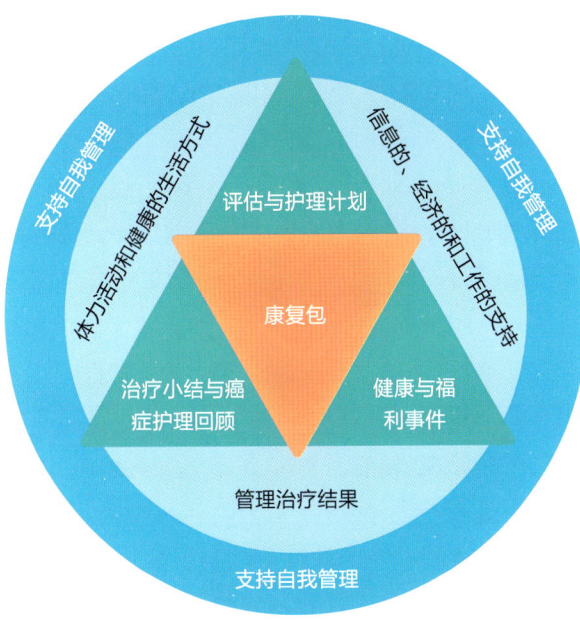

▲ 图8-1 康复包

引自 Macmillan Cancer Support (2013b). © Macmillan Cancer Support 2013 版权所有

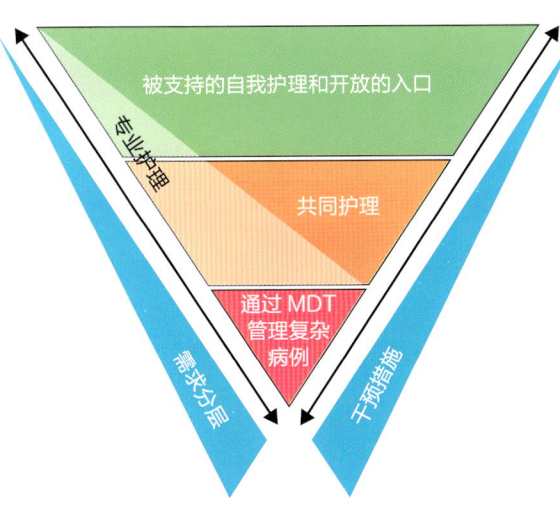

1. 给予人们尊严、尊重和同情。
2. 提供协调的护理、支持或治疗。
3. 提供个性化的护理、支持或治疗。
4. 正在成为可能。

▲ 图8-2 分层护理途径

MDT. 多学科团队

引自 NHS Improvement (2011). © NHS Improvement 2011 版权所有，要查看此许可证，请访问 http://www.nationala-rchives.gov.uk/doc/open-government-licence/

团队获得他们需要的支持，这最终导致整体健康状不佳和对护理的不满（Demark-Wahnefried 等，2005；McDowell 等，2010）。

癌症患者和幸存者的需求是每个人的事（Brennan，2012），本着这种精神，NCSI（2013）建议，有效的癌症护理应从诊断时开始，并应侧重于以下几个方面。

- 诊断的信息和支持。
- 促进恢复。
- 维持康复。
- 管理结局。
- 支持患有活动性和晚期疾病的患者。

这一主题已被纳入《实现世界级癌症成果：2015—2020 年英格兰战略》（2015），其中，独立癌症工作组（2015）建议，应迅速推出康复包和分层随访路径。

3. 整体需求评估和护理计划

整体需求评估（HNA）是康复包的一个组成部分。它可以被定义为"从患者和（或）护理人员那里收集资料，以便为讨论提供信息的过程，并对患者的理解和需求形成更深入的了解"（National Cancer Action Team，2007）。它将癌症患者的身体、社会心理、精神和情感健康纳入评估过程。

HNA 已被证明对识别一个人的个人问题是有效的（Doyle 和 Henry，2014），它的价值在于以下几个方面。

- 识别需要帮助的人。
- 为人们提供思考其需求的机会。
- 帮助人们自我管理。
- 帮助团队确定支持的目标。

①何时进行整体需求评估？进行 HNA 时，有一些关键点。这与路径中的重要时间点相吻合，在这些地方，患者的需求可能会合理地发生变化。

- 在诊断前后。
- 治疗开始时。
- 完成初级治疗计划时。
- 在意识到疾病不可治愈时。

- 在生命末期开始时。
- 在诊断濒死的时候。
- 在患者可能要求的任何其他时间。
- 在专业护理人员认为需要的任何其他时间。
- 在疾病复发的每个新阶段。

由于很难在重度痛苦与患者经历的特定阶段之间建立明确的联系，因此，也应根据患者的要求进行评估（NCAT，2007）。Biddle 等（2016）建议，HNA 应用的适当频率是其成功的关键，这应根据痛苦的动态特征和提供护理的环境决定。但是，应注意的是，当个人出现以下情况时，实施 HNA 是合适的。

- 患有严重的精神疾病。
- 缺乏能力。
- 选择不参加。

②法律和专业的注意事项：医疗专业人员进行 HNA 时，需要注意的 3 个主要问题如下。

- 确保自主权：这是指尊重个人在不受医疗专业人士干涉的情况下，对自己的生活做出决定的权利。
- 确保机密性：这是认为提供的健康信息预期不会被泄露，除非事先已征得同意。
- 认识到护理的责任：这是指提供合理的照护，以避免造成伤害的法律的义务。

③流程上的注意事项：HNA 可以采取面对面会议或电话会议的形式。它应该在一个安静、私密的区域进行，在那里可以避免干扰或中断，并达到保密的目的。需要指出的是，只有为这一过程准备足够的时间，HNA 的获益才能充分实现（Biddle 等，2016）。医疗专业人员应通过向带瘤生存的患者做自我介绍来开始会议，并确定他们希望如何解决问题。医疗专业人员应概述 HNA 的目的，并获得进行会议的口头同意。

HNA 和护理计划通常记录在临床上的表格上。然而，越来越多的人对使用电子设备（如平板电脑）来进行这些评估感兴趣。其优点是 eHNA（电子整体需求评估）允许癌症患者在触摸屏上完成 HNA 的问卷。然后，这些信息可以通过一个安全的网站发送给医疗专业人员，以帮助护理和支持计划的过程。伦敦 HNA 工具有印刷版和电子版，这一工具可以通过网址 http：//www.londoncanceralliance.nhs.uk/news，-events-publications/ news/2013/11/london-wide-hna-now-available/ 获得。

④进行整体需求的评估：熟练的从业人员应实施 HNA。他们应该对生物学、心理学和情感的发展有很好地理解，并了解癌症是如何影响人们需求的，同时对与个人的护理与合作的实践有深入的了解。

HNA 可以采取多种形式，伦敦癌症联盟（LCA）与《伦敦癌症》合作开发了一个版本。泛伦敦工具包括问题清单、痛苦温度计和护理计划。问题清单允许个人具体说明他们最关心的问题。

为了辅助这一过程，LCA 还开发了一系列提示工具（LCA，2016），供 HNA 过程中使用。这些工具解决了大部分问题，包括疲乏、呼吸困难、便秘、记忆、焦虑和治疗的性后果。

癌症患者最关心的 10 个问题（Macmillan Cancer Support，2015）如下。
- 担心、恐惧或焦虑。
- 疲劳、疲惫或疲乏。
- 睡眠问题、噩梦。
- 疼痛。
- 进食或食欲。
- 愤怒或沮丧。
- 四处走动（行走）。
- 记忆力或注意力。
- 潮热、出汗。
- 口腔疼痛或口干。

有些问题可以通过讨论和（或）共享信息来解决。简单地给对方谈话的机会和空间，本身就足以减轻任何担忧。然而，其他的问题可能需要提示或鼓励个人自己采取具体的行动，来解决他们的问题，或需要医疗专业人员的干预。最后，对于有些问题，适当的回答总是必须继续转介到专业的服务。讨论结束后，大家同意护理计划，并记录在案，同时应提供一份讨论记录（Doyle 和 Henry，2014）。

应注意的是，有时可能会出现被认为是合适的专业服务可能无法提供。这一点应该得到承认和提供支持，因为讨论这个问题本身就是有帮助的。

癌症后果及其治疗合作小组（CCaT）的成员已经开发了一系列的技巧，它们包含了对那些接受过癌症治疗的患者的简明而实用的建议（Macmillan Cancer Support，2012）。排在最前面的十个建议如下。

- 在治疗结束时，与医疗专业人员讨论您的需求。
- 查看您的评估和护理计划的副本。
- 找出谁是您现在的"主要联系人"。
- 注意到任何治疗后的症状。
- 获得对日常问题的支持。
- 谈论自己的感受。
- 采取措施，使生活更健康。
- 如果您担心治疗的不良反应或癌症复发，请了解更多的信息。
- 监测自己的健康状况，并持续检查保持更新。
- 根据您的治疗和护理经验提出建议。

进行评估是一个与患者及家属建立联系的机会，并开始围绕协作和自我照顾参与动机形成新的想法。这要求医疗专业人员从传统的护理和治疗角色，转而发挥培育和赋能的作用。这意味着涉及患者和更好地使患者能够引导关于他们的需求和最佳解决方案的谈话。一份执行良好的 HNA 应能激励患者采取行动，在医疗专业人员的支持和联合服务下，帮助他们自己。

二、福利建议

【概述】

癌症不仅影响患者的身体、情感、社会和心理，而且还对他们的财务状况产生重大的影响。

操作指南 8-1 进行整体需求评估（HNA）

措 施	目 的
1. 确定一个安静的、私密的空间进行评估	确保环境有利于进行秘密的、私人的讨论（Doyle 和 Henry，2014 **C**）
2. 向癌症患者和幸存者介绍自己	建立专业和临床的关系（Doyle 和 Henry，2014 **E**）
3. 概述整体需求评估的目的，并取得同意继续进行	获得受癌症影响患者的同意与合作（Hughes 等，2014 **C**）
4. 解释整体需求评估的筛查工具，如痛苦温度计	确保个体对接下来的流程有深入的了解（Brennan 等，2012 **E**）
5. 鼓励患者使用痛苦温度计来表示他们的痛苦程度	确定个体经历的痛苦程度（Brennan 等，2012 **E**）
6. 鼓励个人使用问题清单，指出导致他们痛苦经历的因素	以确定个人经历的痛苦的来源（Brennan 等，2012 **E**）
7. 如果认为合适，探讨突出的问题	明确个人经历的痛苦的程度（Doyle 和 Henry，2014 **E**）
8. 共同制定护理计划	促进应对痛苦程度和来源做出适当的合作对策（Doyle 和 Henry，2014 **E**）

操作指南 8-1a 制定和实施护理计划

措 施	目 的
1. 解释个性化护理计划的合理性（这应包括个人观点的重要性）	获得癌症患者的同意、配合和所有权感（Hughes 等，2014 **E**）
2. 解决那些适合讨论和（或）信息共享的问题（简单地让对方有说话的机会和空间，本身就可以有效减轻任何担忧）	通过帮助个人独立解决问题，来增强个人的能力（Doyle 和 Henry，2014 **E**）
3. 对于特殊的问题，促使或鼓励个人自己采取措施来解决他们的问题，或者求助医务人员进行干预	通过指导和支持他们，利用可获得的资源解决问题，来增强个人的能力（支持自我管理）（Doyle 和 Henry，2014 **E**）
4. 对于复杂的或专业的问题，应转介给多学科团队的其他成员	• 让专业人士评估需求（Hughes 等，2014 **C**） • 确保提供专业的支持和护理（Hughes 等，2014 **C**）
5. 记录所有讨论和商定的行动要点	• 确保所有讨论/决定/行动的准确记录 • 澄清和确认商定的行动（Doyle 和 Henry 2014 **C**）
6. 向个人提供一份行动计划	赋予个人权力并鼓励对护理计划的所有权（Hughes 等，2014 **C**）
7. 与其他医务人员分享行动计划	确保有效的多学科支持和护理提供的连续性（Hughes 等，2014 **C**）

操作指南 8-1b 出院和随访

措 施	目 的
1.出院前，对患者进行再次评估	• 向患者证实流程（Doyle 和 Henry，2014 **C**） • 提供所有权给癌症患者（Doyle 和 Henry，2014 **C**）
2.再次评估患者对流程的看法	为临床实践提供结果测量，并向患者反馈其治疗的进展情况（Doyle 和 Henry，2014 **C**）
3.审查商定的行动	向患者证实治疗进程，并确保进一步支持的转介完成（Doyle 和 Henry，2014 **C**）

当一个人最初被诊断为癌症时，他们的财务状况可能并不是他们考虑的首要问题，但是 70% 的癌症患者由于他们的癌症诊断，而遭受收入减少和（或）支出增加（Macmillan Cancer Support，2012）。

癌症患者平均要去 53 次医院，在他们的治疗过程中，单独的花费大约 325 英镑（Macmillan Cancer Support，2012）。有资格获得财务津贴的人也很少要求获得财务津贴。癌症患者获得福利津贴可能会经历 3 个层次的障碍（Macmillan Cancer Support，2012）。

①他们可能不知道他们有资格。
②他们可能不知道如何获取福利信息和指南。
③他们可能不知道如何申请。

（一）定义

福利——由国家或保险给有资格得到它的人支付的款项。

本部分旨在定义不同类型的福利，但并非详尽无遗。有如下 3 组不同的福利。

①贡献福利。
②财务状况审查性福利。
③无须财务状况调查的福利。

1.贡献福利

缴纳了足够的国家保险的工人可以享受贡献福利。这些包括（Cancer Research UK，2016）如下几种。

• 就业和支持津贴（employment and support allowance，ESA）——为患病或残疾人设立，如果他们不能工作，则给予他们经济支持；如果他们能够工作，则帮助他们工作。

• 养老金信贷（pension credit，PC）——为超过领取养老金年龄的人提供收入支持。

• 丧亲抚恤金（bereavement benefits）——如果亲人去世，人们可能会得到一些经济上的帮助。要获得这些抚恤金的大部分，他们必须是已婚或死者的（同性）民事伴侣。提供的福利包括一次性的丧亲抚恤金、向 45 岁至退休年龄之间的在世配偶（或民事伴侣）支付的 52 周的丧亲抚恤金。如果申请人不到领取退休金的年龄，并在领取抚养子女津贴，则可提供丧偶父母津贴。如果配偶、近亲、密友或儿童死亡，申请人还可以获得丧葬费用的帮助。他们必须是低收入，和获得一定的津贴或税收抵免。

• 法定病假工资（statutory sick pay，SSP）——支付给患病和不能工作的雇员。它是不需要作经济状况调查的。要想获得资格，人们必须有工作，并且收入足够支付国家保险缴费。如果人们在 28 周后仍然患病，他们可以有资格申请就业支持津贴。

2.财务状况审查性福利

财务状况审查性福利是为支持没有收入、没有或很少存款来养活自己，并需要国家来帮助他们的申请人，其中包括（Cancer Research UK，2016）如下几种。

- 收入支持（income support，IS）——年龄在16岁到领取退休金年龄之间的人，如果收入低，每周工作少于16h，而又没有登记为失业，便可申领。如果他们有伴侣，该伴侣必须每周工作少于24h。
- 住房福利（housing benefit，HB）——对于低收入的人来说，要么是因为他们没有其他的福利，要么是因为他们的收入不高。
- 市政局减税（council tax reduction，CTR）——从2013年4月起取代了市政局税收津贴。低收入或者靠福利维生的人士可以申请。
- 通用福利（universal credit，UC）——于2013年引入，支付给低收入者和失业者。通用福利的目标是适应人们的变化情况，低收入者在更换工作时应得到持续的支持，而不是简单的停止福利，然后等需要时再提出新的申请。通用福利取代了以下内容，基于收入的求职者津贴、与收入相关的就业和支持津贴、收入支持、儿童税抵免、工作税抵免和住房福利。

3. 无须财务状况调查的福利

无须财务状况调查的福利不考虑申请人的收入和存款，不像财务状况审查福利那样，但他们有自己必须遵守的规则，这些包括如下。

- 残疾生活津贴（disability living allowance，DLA）——为16岁以下因残疾或健康状况而出现行走困难，或比同龄儿童需要更多帮助的儿童提供的福利。这一津贴有2个部分，包括照顾和活动。个人可以申请1~2个。照顾部分由低、中、高比率组成，活动部分有高比率和低比率。
- 个人独立支付（personal independence payment，PIP）——帮助年龄在16—64岁，因长期患病或残疾需要承担一些额外花费的福利。其中一些需求可能包括个人照顾或帮助出行。在2013年，PIP取代了16—64岁的人群的DLA。从那以后，新的申请是针对PIP而不是DLA。这些福利有2个部分，日常生活部分和活动部分。个人可以申请1~2个。如果他们符合中或高的比率，他们可以有资格因为他们的需求获得更高比率的收入支持、就业支持津贴、住房福利、税收减免、求职者津贴或通用福利。
- 出勤津贴（attendance allowance，AA）——适用于65岁及以上的因疾病或残疾而需要帮助个人照护的人。这项福利不包括活动部分。他们至少需要6个月的帮助，除非他们是终末期疾病，在这种情况下，他们可以直接申请更高比率的AA。
- 护理人员津贴（carerallowance，CA）——为16岁以上照顾的亲属或朋友，每周至少照顾35h的护理人员提供的福利。为了获得CA，申请人必须照顾那些获得PIP、DLA或AA的人。

终末期疾病患者，在福利方面的术语中定义为："进行性疾病，并且生存期不到6个月的患者"，可获得DLA护理部分的最高福利比率、PIP日常生活部分的增加付款和AA的最高奖金。活动部分仍需进行评估。

医师或专科护士将需要填写DS1500表格，以配合福利申请，这将确保快速跟踪这些福利申请，并以更高的比例支付。

根据政府政策审查，可获得的福利类型可能会发生变化。更多详细信息，请访问http：//www.gov.uk/browse/benefits。

（二）相关理论

1. 政府福利政策

政府福利改革计划带来的变化，可能会对英国的癌症患者产生影响（Macmillan Cancer Support，2012）。福利制度可能会令人困惑，护士应该及时了解任何变化，以帮助患者驾驭这一制度。

移民控制。一些在英国接受癌症治疗的患者可能没有资格享受福利，因为他们不被认为是英国国民。这是因为如下几个原因。

- 可能需要获得许可进入或留在英国，但尚未获得许可（如他们是正在等待对他们的申请做出决定的寻求庇护者）。
- 可能有权进入或留在英国，条件是他们不

第8章 癌症患者的后续护理及社会支持

Living with and beyond cancer

能"享受公共基金"（如外籍工人、学生和英国国民的家庭成员）。

这些通常会写在他们的护照上，意味着他们无法申请某些福利，如PIP（图8-3）。

2. 循证方法

(1) 基本原理：有40%以上的人在诊断癌症时正在工作，他们必须改变他们的工作生活，其中近一半的人会换工作或完全离开工作。然而，在癌症治疗期间或治疗后重返工作岗位时，患者似乎没有从医疗专业人士那里获得足够的信息和建议（Macmillan Cancer Support 2012）。

在患者被诊断癌症后，有许多福利可以帮助他们，但这个系统可能会令人困惑。患者可能有权获得的福利取决于年龄、收入和居住地等因素

（Macmillan Cancer Support，2018a）。研究表明，英国癌症患者没有申请的金额约为每年9000万英镑（表8-1）。

表8-1 英国死于癌症而未申请残疾生活津贴或出勤津贴患者的百分比及其货币金额

国　家	百分比	患者未申请的金额
英格兰	39%	价值 ±8100万英镑
苏格兰	32%	价值 ±800万英镑
威尔士	9%	价值 ±120万英镑
北爱尔兰	7%	价值 ±45万英镑

对于照顾癌症患者的护士来说，知道可以获得什么样的福利是很重要的，这样他们就可以向

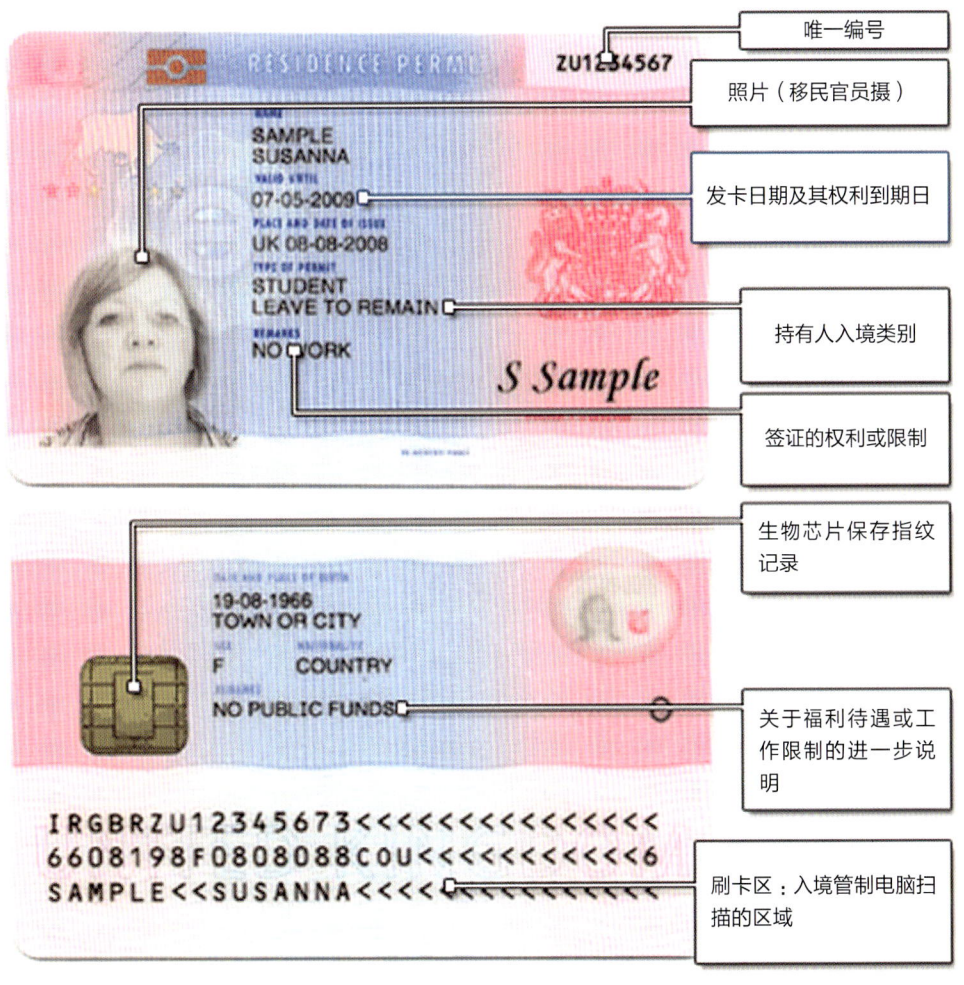

▲ 图8-3 签证卡
引自英国边境署

415

患者强调这一点。如果患者不确定他们有权得到什么，护士应将他们推荐给福利顾问。

尽管 NHS 的治疗在转运时是免费的。但仍有一些费用（如患者去医院的路程）。然而大部分费用是可以报销的，这应该会减轻一些负担（NHS Choices，2016）。癌症患者有权享受许多的福利、补助和医疗费用的帮助。其中一些列在框 8-1（Macmillan Cancer Support，2018b）中。免费的处方、假发和织物支架将在本节后面进一步详细的讨论。

① 免费处方：癌症患者的免费处方在 2009 年 4 月 1 日被取消（NHS Choices，2016）。现在要根据医师的判断，只对正在接受以下治疗的患者可以发放免费证书。

- 癌症。
- 癌症的影响。
- 目前或以前癌症治疗的影响。

为了申请医疗免费证书（medical exemption certificate，MedEx），患者应向医生索取一份 FP92A 表格。他们的家庭医生、医院或医师将在表格上签名，以确认所提供的信息是真实的。

- 该证明自 NHS 财务主管部门收到申请表前 1 个月起生效。
- MedEx 有效期为 5 年，然后需要更新，这

框 8-1　经济支持和其他福利

1. **帮助解决孩子的花费**
   - 提供经济援助，帮助儿童和青少年的照顾和教育

2. **帮助支付账单和住房费用**
   - 市政局减税计划可以帮助支付市政税有困难的人。
   - 可以帮助支付抵押贷款的利息。
   - 低收入或已经享受福利的患者，可以获得帮助，以支付他们的住宿费。
   - 针对那些支付能源成本有困难的癌症患者，可以给予帮助。

3. **帮助降低医疗费用**
   - 癌症患者有资格获得免费处方，还有其他方法来帮助支付药费。
   - 如果符合一定标准，有些患者可以获得免费的眼科检查。
   - 患者可以得到免费的假发和织物支架。
   - 低收入计划可以帮助那些仍需支付医疗费，但收入较低的患者。
   - 患者可享受免费的牙科治疗。

4. **帮助运送和停车**
   - 患者可以获得移动设备，或养老院费用的经济帮助。
   - 患者可以在往返医院治疗的交通费方面得到帮助。
   - 患者有资格参加帮助他们购买或租赁汽车、小型摩托车或电动轮椅的计划。
   - 患者可能有资格享受其所在地区的特殊旅行费或社区交通服务。
   - 老年人和残疾人通常可以获得免费或打折的旅行费用。
   - 如果患者有严重的行动障碍，蓝牌计划可以帮助降低停车的费用。

5. **不可治愈的癌症患者的财务信息**
   - 患者可以申请针对生命末期的福利。
   - 一些慈善机构和组织向癌症患者提供捐款，以帮助他们解决经济问题。
   - 患者可以在临终前获得帮助，来整理他们的银行账户和养老金。

此信息基于 Macmillan Cancer Sapport 最初制作的内容，并经其许可进行改编。细节在出版时是正确的

是患者的责任。
- 有关申请流程和退款的更多信息，请访问 NHS 商务管理局网站（www.nhsbsa.nhs.uk/）。

②假发和织物支架：如果患者属于以下情形，假发和织物支架在 NHS 是免费提供的（Cancer Research UK，2014）。
- 作为住院患者接受治疗。
- 16 岁以下或 16—19 岁，并接受全日制教育。
- 有一个获得通用福利、收入支持、基于收入的求职者津贴，或养老金信用的担保贷款的合作伙伴。
- 有 NHS 免税证书。
- 被提名在有效的"医疗费用帮助"（HC2）证书上。

NHS 对患者可以佩戴的假发数量，没有全国性的限制。但是，没有什么可以阻止地方的 NHS 机构设置自己的限制（NHS Choices 2016）。

如果患者的收入低，但没有资格获得免费的假发，他们仍然能够得到一些帮助。这在卫生部称为"帮助健康花费"的宣传单中有解释（HC11，https : //www.nhsbsa.nhs.uk/sites/default/files/201712/HC11%20%28V7%29%20online%2011.2017.pdf）。宣传单可从医院或邮局获得。如果患者有权得到帮助，他们将收到一个完整的帮助证书（HC2 证书意味着他们不需要为支付假发的费用），或者一个有限帮助的证书（HC3 证书意味着他们可以得到一些费用的帮助）。

如果患者是作为门诊患者接受治疗，并且没有资格获得免费的假发，那么，他们必须支付费用（NHS Choices，2016）。

值得注意的是，如果患者决定私下购买假发，他们不必为癌症治疗导致的脱发而购买的假发支付增值税。但是，在他们购买假发时，必须填写增值税表格。供应商应提供此表格，因为他们在以后不能要求返还增值税（Cancer Research UK，2014）。

如果它们是为残疾人士设计和（或）改造的，除了假发，癌症患者也有权利获得免除增值税的产品和服务。这些包括某些类型的可调节床、警报器、轮椅和楼梯升降机。详尽的清单可在英国政府网站上找到（https : //www.gov.uk/financial-help-disabled/vat-relief）。

(2) 范围：在本章范围内，没有探讨福利制度中所有可获得的福利。接下来重点介绍与癌症患者最相关的福利。
①个人独立支付。
②出勤津贴。
③护理人员津贴。
④就业和支持津贴。
⑤通用福利。

(3) 符合条件的 / 不符合条件的：大多数癌症患者需要从了解不同福利的人那里得到帮助和支持。他们可能需要填写一些表格并打电话。在已经很困难的时候，这可能很耗时，也很有压力（Cancer Research UK，2016）。作为整体需求评估的一部分（National Cancer Action Team，2007），癌症专业的护士应与患者一起探讨他们社会和职业的需求，并从中获得患者需要什么样支持的指示。有关癌症患者的 HNA 的更多信息，请参阅上文。

表 8-2 列出了个人独立支付、出勤津贴、护理人员津贴，以及就业和支持津贴的符合条件的标准（Department for Work and Pensions，2018）。

3. 护理原则

负责癌症护理的护士应确保他们（Macmillan Cancer Support，2012）。
- 让患者了解更多有关工作和财务方面的信息。
- 鼓励患者分享他们的家庭、社会、工作和财务状况，作为需求评估的一部分，并参与制定书面护理计划。这需要定期审查，尤其是在路径的关键点。这使临床医师能够与患者谈论工作，并转介他们获得进一步的支持，无论他们是就业的、失业的，还是个体经营者。
- 将患者转介到医院福利服务，以及癌症慈善机构提供的福利服务。转介患者寻求额外支持的一些原因包括如下几种。

表 8-2 申请各项福利的标准*

福利	符合条件的	不符合条件的
个人独立支付（PIP）	• 年龄在 16—64 岁 [2013 年 4 月 8 日（实施 PIP 之日），16 岁以下儿童和 65 岁或以上 DLA 的领取者仍可领取 DLA] • 有长期的健康状况或残疾，以及日常生活或行动困难（表 8-4） • 在英国提出申请。有一些例外，如军人和家属 • 在过去的 3 年里，至少有 2 年在英国 • 英国、爱尔兰、马恩岛或海峡群岛的常住居民	• 那些受移民控制的人（除非是受资助的移民） • 那些不符合居住条件的人
出勤津贴（AA）	• 年龄在 65 岁或以上 • 有身体的残疾 • 残疾程度严重到，申请人为自己或他人的安全着想，需要帮助才能照顾自己，或需要有人监督他们 • 在英国提出申请，有一些例外，如军人和家属 • 在过去的 3 年里，至少有 2 年在英国 • 英国、爱尔兰、马恩岛或海峡群岛的常住居民 • 如果患者居住在另一个欧洲经济区（EEA）的国家或瑞士，则有一些例外	• 那些受移民控制的人 • 那些不符合居住条件的人 • 那些住在医院或养老院的人
护理人员津贴（CA）	被照护者必须已经获得以下福利之一 • 个人独立支付——日常生活部分 • 残疾生活津贴——中等或最高的护理费 • 出勤津贴 • 持续护理津贴等于或高于工伤伤残津贴的正常最高金额 • 持续护理津贴，全天的基本费用，含战争伤残抚恤金 • 武装军队的独立支付 如果以下所有条件都适用，申请人可能获得 CA • 年龄在 16 岁或以上 • 每周至少 35h 照顾某人 • 在过去 3 年中，至少有 2 年在英格兰、苏格兰或威尔士居住 • 通常居住在英格兰、苏格兰或威尔士，或作为武装部队的成员住在国外 • 没有接受全日制教育 • 每周不学习的时间有 21h 以上 • 每周收入 ≤ 116 英镑（税后、申请人工作期间的护理费，以及申请人将其中的 50% 支付养老金）——养老金不计入收入中 • 如果搬到或已经住在另一个欧洲经济区国家，仍有资格申请	• 那些超过领取养老金年龄的人 • 那些受移民控制的人 • 那些不符合居住条件的人
就业和支持津贴（ESA）	• 不到领取国家养老金的年龄 • 没有获得法定的病假工资或法定的产假工资，也没有回去工作 • 没有得到求职者津贴	• 那些在作了"工作能力评估"之后，发现有能力做一些工作的人。主要的例外如下 - 他们目前的情况变得更糟了

第 8 章 癌症患者的后续护理及社会支持
Living with and beyond cancer

(续 表)

福 利	符合条件的	不符合条件的
	• 如果申请人是受雇者、个体经营者、失业者或学生，可以申请残疾生活津贴或个人独立支付 • 如果申请人在国外生活或工作，并支付了足够的英国国民保险（或有在欧洲经济区国家，或与英国有协议其他国家的同等保险），则可获得 ESA	- 他们要求新的条件 - 那些接受了通用福利的人
通用福利	• 如果满足下列任一条件，目前可以申请通用福利 - 英格兰、威尔士和苏格兰的任何地方的单身人士 - 住在某些地区的夫妇或家庭 • 获得通用福利，申请人必须满足 - 年满 18 岁或以上 - 不到领取国家养老金的年龄 - 没有接受全日制教育或培训 - 储蓄≤ 16000 英镑 • 如果申请人的储蓄＞ 6000 英镑，或收入足以支付基本的生活费用，则享受较低的通用福利。如果与伴侣生活在一起，则需要作为一对夫妇提出共同申请。伴侣的收入和储蓄将被考虑在内，即使他们没有资格获得通用福利 • 如果申请人想申请一个不考虑其储蓄、伴侣的储蓄或他们收入的情况下申请福利，可以申请 - "新型"求职者津贴（JSA） - "新型"就业和支持津贴（ESA） • 如果申请人有权申请通用福利，则可申请这些福利 • 如果申请人有子女，那么，他 / 她可以提出新的通用福利申请 - 如果申请人有 2 个或以下的子女，并且居住在通用福利区域 - 在过去 6 个月内，获得通用福利，并且付款已经停止，则不管有多少子女 - 如果申请人有 3 个或以上的子女，并且以前没有申请过通用福利，他 / 她可以申请儿童税收减免 - 如果申请人有影响其工作的残疾或疾病 - 申请人可能需要进行工作能力评估，以了解残疾或健康状况如何影响其工作能力。如果需要评估，申请人将会收到一封信，告诉他们去哪里和做什么 - 根据评估结果，申请人有资格获得标准津贴之外的额外付款	• 如果获得以下福利，则不能申请通用福利 - 收入支持 - 基于收入的求职者津贴 - 与收入相关的就业和支持津贴 - 与收入有关的丧失工作能力津贴 • 受移民管制

DLA. 残疾生活津贴
*. 个人独立支付（PIP）、出勤津贴（AA）、护理人员津贴（CA）、就业和支持津贴的符合条件 / 不符合条件的标准（Dwp，2018a、b、c、d、e）

- 患者需要经济支持。
- 住房 / 无家可归的问题。
- 关于 DWP（Department of Work and Pension，工作和养老金部）决定提出上诉的建议。
- 患者需要关于申请更高比率的福利的建议。
- 患者的福利已停止。

- 从 DLA 福利到 PIP 的再评估。
- 申请慈善机构的帮助。

(1) 申请和领取福利的方法：申请人访问 DWP 网站，以获得有关如何提交申请的最新信息是很重要的，因为这些信息会因福利的不同而有所不同。

- 个人独立支付——首选的方式是打电话。
- 出勤津贴——首选的方法是邮寄。
- 护理人员津贴——可通过在线申请获得。
- 就业和支持津贴——最快的方法是打电话。
- 通用福利——可通过在线申请获得。

(2) 付款方式：福利通常直接支付到患者的银行账户、房屋信贷互助会或信用合作账户（DWP，2018a、b、c、d、e）。它们通常的支付频率见表 8-3。

根据特别规则，有资格获得出勤津贴、残疾生活津贴和个人独立支付的患者（终末期疾病），通常每周领取 1 次。

表 8-3 福利支付频率*

福 利	支付频率
个人独立支付	通常每 4 周
出勤津贴	通常每 4 周
护理人员津贴	每周提前，或每 4 周或 13 周
就业和支持津贴	通常每 2 周
通用福利	通常每个月

*.Dwp，2018a、b、c、d、e

(3) 预期的患者结果：癌症患者将充分认识到他们和他们的照护者可能有资格获得的福利。当患者在系统导航和申请人需要额外帮助时，将会转介给当地的福利支持人员。患者将申请他们有资格获得的福利。

4. 法律和专业问题

(1) 2010 年《平等法》：癌症患者被纳入《平等法》（2010）（Government Equalities Office，2015）的管辖范围，并从患者首次诊断癌症时就得到法律的保护。《平等法》定义"残疾人"为具有"躯体的（包括感官）损伤或精神的损伤，对其进行正常日常活动的能力有实质性和长期不利影响的个人"。"长期"是指损害的影响已经持续或可能持续至少 12 个月，并从诊断的角度看，癌症是被包括在内的（NHS Scotland，2015）。

(2) 弹性工作制：根据情况，有时员工需要照顾生病的家庭成员。根据《工作与家庭法案》（The National Archives，2006），照顾人员现在有权要求实行弹性工作。

5. 操作前的注意事项

(1) 评估和记录工具

①福利计算器：福利计算器取代了 DWP 福利顾问。他们可以自由使用，匿名并帮助申请人找出他们可以得到的福利，如何申请，以及如果他们开始工作后，申请人的福利将会受到什么影响。根据所申请的福利，可以使用不同的计算器，并可通过 DWP 网站访问。该网站还规定了申请人在使用这些计算器之前必须要提交的信息，以及哪些人不应使用这些信息，包括 18 岁以下的人，或居住在国外的人。框 8-2 和框 8-3 描述了福利计算器。

框 8-2 使用 entitledto 获取信息*

- 收入相关福利。
- 税收减免。
- 基于贡献的福利。
- 市政税减免。
- 护理人员津贴。
- 通用福利。
- 如果您开始工作，您的福利将会受到怎样的影响。

*. 请访问 https://www.entitledto.co.uk/

框 8-3 使用 turn2us 获取信息*

- 收入相关福利。
- 税收减免。
- 市政税减免。
- 护理人员津贴。
- 通用福利。
- 如果您开始工作或改变您的工作时间，您的福利会受到怎样的影响。

*. 请访问 https://www.turn2us.org.uk/

② 个人独立支付的评估标准工具：有 10 种日常生活活动和 2 种活动。每项活动都有描述符，代表执行活动所需的不同能力水平。为应用描述申请人必须在一个合理的时间范围内，能够按照可接受的标准，反复地、安全地进行活动。活动的能力将在一段时间内考虑，以考虑健康状况波动或残疾的影响。评估考虑到申请人需要另一个人或多人的支持来开展活动，以及个人需要帮助来完成活动。个人将获得每项活动的评分，该分数是决定是否需要支付，以及以何种标准支付的组成部分之一。对于每个组成部分，如果他们的总分为 8~11 分，将获得标准的支付金额；如果个人总分为 12 分或以上，他们将获得高于标准的支付（DWP，2018d）。表 8-4 显示了 PIP 评估的标准工具。

(2) 特定的患者准备：重要的是，在联系 DWP 前，患者必须掌握相关的个人信息，以确保申请的提交不会延迟。所需的信息可能因各自的福利而有所不同；但是，示例包括以下内容。

- 联系方式和出生日期。
- 国民保险号。
- 银行或房屋信贷互助会的详细信息。

表 8-4 个人独立支付评估的标准工具

活　动	可能的得分
日常生活部分（活动 1~10） 标准税率 = 8 分 提高率 = 12 分	
1. 准备食物	0~8
2. 摄入营养	0~10
3. 管理治疗或监测健康状况	0~8
4. 洗浴	0~8
5. 管理如厕需求或大、小便失禁	0~8
6. 穿衣和脱衣	0~8
7. 口头交流	0~12
8. 阅读和理解标志、符号和文字	0~8
9. 与他人面对面的交流	0~8
10. 制订预算决策	0~6
活动性部分（活动 11~12） 标准税率 =8 分 提高率 =12 分	
11. 计划和后续跟进	0~12
12. 自由活动	0~12

操作指南 8-2　患者如何申请个人独立支付（DWP，2018d）

必备设备和信息

- 可以上网的电脑
- 电话
- 个人信息，如联系方式、出生日期、国民保险号、银行或房屋信贷互助会的详细信息、医师或卫生工作者的姓名、在国外，或养老院，或医院度过的任何时间的详细信息

申请前

操　作	目　的
1. 访问 gov.uk/pip	获得如何申请的更多信息 E
2. 确定是否需要使用英国手语（BSL）视频转送服务（video relay service，VRS） 　• a. 首先检查他们是否可以使用该服务 　• b. 到 VRS 机构	协助有听力障碍的申请人 C

续表

操作	目的
3. 按照 gov.uk/pip 网站的规定,在给 DWP 打电话之前,要收集要求的资料	以确保申请能有效提交,并且在获得福利方面没有不必要的延迟 E
4. 决定是否有必要由帮助申请人的代理人打电话(申请人必须在场)	确保需要额外支持的患者没有处于不利地位 E
5. 决定是否有必要为母语不是英语的人提供服务	确保需要额外支持的患者没有处于弱势 E
6. 决定是否有必要进行纸质申请。对于无法通过电话与 DWP 交流,并且没有人帮助他们打电话的人,可以请求这样做	确保需要额外支持的患者没有处于弱势 E

申 请

操作	目 的
7. 申请人致电 DWP:0800 917 2222 或本文电话:0800 917 7777	开始申请 PIP C
8. 如果符合终末期疾病的特殊规定,直接转到第 20 号	有特殊的规定,允许终末期疾病患者在申请 PIP 时,可以迅速得到帮助 C
9. 一旦申请人同意代理人宣读的声明,申请日期就是打电话的日期	确保福利支付日期是正确的 C
10. 申请人将收到一份表格,说明他们的状况是如何影响他们日常生活的	评估 PIP 是否可以支付,以及以何种支付的标准 C
11. 该表格是为申请人量身定制,仅可供他们使用	确保福利支付给正确的申请人 C
12. 该表格包括关于申请人开展重要日常活动的能力问题	评估申请人开展日常活动的能力 C
13. 开始填写表格前,申请人应阅读表格随附的信息手册	确保他们准确填写表格,并得到正确评估 E
14. 申请人应在一个月内交回完成的表格	以便及时对申请做出决定,准确反映申请人目前的需求 C
15. 申请人可以随填好的表格发送支持信息的副本	以避免不必要的延迟,并使流程尽可能加快 E
16. 申请人将被要求参加由与 DWP 合作的医疗专业评估机构提供 PIP 评估	DWP 已将此职能交给经过适当培训的人员 C
17. 有时,仅通过申请人发送的书面资料就可以做出决定,但有些可能被要求与医疗专业人员进行面对面的咨询	如果无法根据书面的资料做出决定,可能需要进行额外的评估 C
18. 医疗专业人员将完成评估,并将报告发送回给 DWP	DWP 处理申请并根据提供的信息做出最终的决定 C
19. 然后,DWP 的决策者将使用所有这些资料来决定是否有权获得 PIP 的资格	确保按照 DWP 的政策正确支付福利 C

422

第 8 章 癌症患者的后续护理及社会支持
Living with and beyond cancer

续 表

20. 符合终末期疾病特殊规则的申请，请拨打电话 0800917 2222——呼叫者应选择选项 1 进行新的申请，然后选择选项 3	根据终末期疾病标准的特殊规定提出的申请，应遵循与标准 PIP 申请不同的流程 Ⓒ
21. 一个专门的特殊规则团队将接听电话，并完成申请	确保申请得到迅速处理，申请人及时得到支持 Ⓒ
22. 如果申请是根据这些特殊规则提出的，则可以由支持申请人的代理人打电话（如支持组织或家庭成员），无须申请人在场	要意识到，申请人的健康状况不好，可能不允许他们在打电话时在场 Ⓒ
23. 申请人或打电话的代理人在打电话给 DWP 之前，必须准备好所需的信息，这一点很重要	以避免申请过程中的任何延误 Ⓔ
24. 如果申请人符合特殊规则下的补偿标准，则不会收到"您的残疾如何影响您"的表格	根据终末期疾病标准的特殊规定，提出的申请，遵循与标准 PIP 申请不同的过程 Ⓒ
25. 符合特殊规定的申请人不需要面对面咨询	符合终末期疾病标准的特殊规定提出的申请，遵循与标准 PIP 申请不同的过程 Ⓒ
26. 鼓励申请人从其医疗专业人员处获得 DS1500 医疗报告，以支持他们的申请	支持他们的申请，避免申请过程中的任何延误 Ⓒ
27. DWP 不能将 DS1500 视为对 PIP 的申请，重要的是，除提供 DS1500 外，还必须申请 PIP	DS1500 是一份证明文件，申请人进行移动性活动的能力仍需评估 Ⓒ
28. 在电话呼叫期间，如果电话代理人认为申请人需要额外支持完成申请，他们可以安排 DWP 访问人员协助申请人	确保需要额外支持的患者不会处于不利的地位 Ⓒ
申请后	
29. 对申请做出决定的实际时间长度取决于个人的具体情况，但通常是 3 周	有些申请可能比其他申请更复杂，所以需要额外的时间来评估 Ⓔ
30. 申请人经历的任何延误将不影响其福利的发放日期	确保有资格获得福利的患者能够公平地获得这些福利 Ⓒ
31. • 申请人将收到一份关于 PIP 申请的决定函，信中会清楚解释如何做出该决定 • 决定函将包括每个描述项的得分，并显示做出决定的证据	确保透明和清晰的沟通 Ⓒ
32. 决定函将告知申请人，如果他们希望进一步讨论决定，可以联系 DWP	确保申请人有机会澄清任何事项 Ⓒ
33. 通常每 4 周支付一次 按照终末期疾病的特殊规定，每周提前支付款项	确保有资格获得福利的患者以最能满足其需要的方式，平等地获得这些福利 Ⓒ

423

Royal Marsden 癌症护理精要
The Royal Marsden Manual of Cancer Nursing Procedures

- 医师或卫生工作者姓名。
- 在国外，或养老院，或医院度过的任何时间的详细信息。

对于有需要的患者可提供额外的支持。

- 听力障碍的患者可以使用英国手语（the British Sign Language，BSL）视频转送服务。
- PIP 申请号码可被呼叫，可以要求 DWP 在与申请人联系时使用另外的方法，如盲文、大

操作指南 8-3　患者如何申请出勤津贴（DWP，2018a）

必备设备和信息

- 一台可以上网的电脑
- 出勤津贴申请表（表格 AA1）
- 个人信息。如联系方式、出生日期、国民保险号、银行或房屋信贷互助会的详细信息、医师或卫生工作者姓名、在国外，或护理院，或医院度过的任何时间的详细信息

申请前

操　作	目　的
1. 访问 gov.uk/attendance-allowance	有关如何申请的更多信息 **E**

申　请

操　作	目　的
2. 下载 AA1 表格，该表格附有说明，告诉申请人如何填写表格和表格寄往何处。它还可以从 AA 求助热线帮助获得表格的副本	以邮寄方式申请 AA **C**
3. 电话号码：0345 605 6055 文本电话：0345 604 5312 周一到周五，上午 8 点到下午 6 点	
4. 确定是否需要使用英国手语（BSL）视频转送服务（video relay service，VRS） - 首先检查他们是否可以使用该服务 - 到 VRS 机构	协助有听力障碍的申请人 **E**
5. 拨打出勤津贴帮助热线，询问其他格式，如盲文、大号字体或音频光盘	帮助有视力障碍的申请人 **C**
6. 如果申请人预计寿命不超过 6 个月，有"特殊规则"可以更快地获得 AA - 填写 AA1 表格。 - 包括一份 DS1500 医疗状况报告，或在其后尽快发送，这些都是免费的，并只能从医师、专科护士或顾问处获得	确保申请的提交是有效的，并且在获得福利方面没有不必要的延误 **C**
7. 有人可能在未经其本人许可的情况下，代表他人根据特殊规定提交申请。关于获得款项的信中不会提到"特别规定"	认识到患者可能需要额外的支持，但无论出于何种原因，都不能亲自提出申请 **C**

字体印刷品或音频光盘。
- 申请人的代理人打电话申请。
- 不以英语作为第一语言的患者，可以为此

提供服务
- 对于无法通过电话处理 DWP 并且没有人支持其申请的人，可以提供纸质申请。

操作指南 8-4　患者如何申请护理人员津贴（DWP，2018b）

必备设备和信息

- 一台可以上网的电脑
- 个人信息。如申请人的国民保险号、出生日期和被照顾者的地址、申请人的银行或房屋信贷互助会的详细信息
- 申请人正在学习课程的详情信息，以及任何雇佣的详情，包括日期和支付金额

申请前

操　作	目　的
1. 访问 gov.uk/carers-allowance	了解更多有关如何申请，以及在线提交申请的信息 E

申　请

操　作	目　的
2. 完成在线申请，并提交电子档	确保申请有效提交，并没有获得福利的不必要延迟 C
3. 申请最多可回溯 3 个月	确保申请人公平地获得福利 C
4. 申请人不能在线申请，他们可以邮寄申请，邮寄地址位于在线表格末尾	帮助无法进入在线申请的申请人 C

操作指南 8-5　患者如何申请就业和支持津贴（DWP，2018c）

必备设备和信息

- 电话
- 可以上网的电脑
- 个人信息，如申请人的国家保险号、医疗证明、家庭医生的地址和电话号码、家庭和移动电话号码、抵押或房东详细信息、市政税、工作地址和电话号码，以及参加工作的日期或最后工作日、银行账户详细信息、他们正在获得的任何其他资金的详细信息例如福利或休假工资
- 如果申请人正在学习，有关课程的详情信息，以及任何工作的详情包括日期和工资

申请前

操　作	目　的
1. 访问 gov.uk/employment–support-allowance	了解更多有关如何申请和在线提交申请的更多信息 E

申　请

操　作	目　的
2. 申请 ESA 的最快方式是打电话。申请人应按以下方式联系 DWP	确保申请有效地提交，并且在获得福利方面没有不必要的延迟 C

	续　表
联络中心号码 　　电话：0800 055 6688 　　文本电话：0800 023 4888 　　威尔士语音电话：0800 012 1888 　　周一至周五，上午8点至下午6点	
3. 申请人还可以填写和打印ESA1表格，并将其发送或递交到当地的就业中心和办公室	帮助不能/不愿使用电话提交申请的申请人 C
4. 申请人不能在线申请，他们可以邮寄申请发送申请的地址在在线表格的末尾。邮寄地址位于在线表格末尾	协助无法进入在线申请的申请人 C

问题解决表8-1　预防和解决（操作指南8-2至8-5）

问题	原因	预防	处理
申请人不同意DWP做出的决定	• 申请人不认为DWP公平地评估了他们的申请 • 申请人提交的文件未被DWP以同样的方式解释	• 确保提交的所有资料准确无误 • 确保保存的所有文件的副本均已提交 • 在进行之前，请访问DWP网站阅读提交申请说明	• 与DWP讨论决定 • 如果申请人仍不满意，则提出正式请求，要求重新审查决定（称为"强制复议"） • 可以向社会保障和儿童支持法庭提出上诉
申请人不满意已从DWP得到的服务	• 申请人认为DWP没有遵守他们的流程和指南 • 申请人认为他们没有得到公平的评估或处理 • 申请人认为他们没有受到尊重或礼貌的对待 • DWP与申请人之间存在误解或沟通中断	• 确保提交的所有资料准确无误 • 确保保存的所有文件的副本均已提交 • 在进行之前，请访问DWP网站阅读提交申请说明 • DWP员工的教育和培训	• 投诉可以通过投诉流程提交给DWP

6. 申请后的注意事项

（1）后续护理：申请人应尽快告知DWP其需求的任何变化，因为这些变化可能影响其资格（DWP，2018a.b.c.d.e）。

（2）文件：建议患者和申请人保留他们提交的所有文件的副本及任何参考号。他们可能需要这些来跟进他们的申请。

（3）患者和其他相关人员的教育：患者及其相关人员可能需要协助完成福利申请的操作，重要的是护士或福利顾问必须清楚地解释已采取的步骤、文件的含义，并回答他们可能存在的任何问题。

网　址
www.ageuk.org.uk www.gov.uk www.macmillan.org.uk www.cancerresearchuk.org

有用的地址	续　表
英国老年热线 英国老年热线是由老年人关爱和帮助老年人协会联合举办的。 电话：0800 169 6565 **出勤津贴** Warbreck House Warbreck Hill Road Blackpool FY2 0YE 电话：0345 605 6055 周一至周五，早上 8 点至下午 6 点 文本电话：0345 604 5312 **残疾生活津贴（16 岁以上）** Warbreck House Warbreck Hill Road Blackpool FY2 0YE 电话：0345 712 3456 周一至周五，早上 8 点至下午 6 点 文本电话：0345 722 4433 **残疾生活津贴（16 岁以下儿童）** 残疾福利中心 4 Post Handling Site B Wolverhampton WV99 1BY **个人独立支付帮助热线** 电话：0345 850 3322 文本电话：0345 601 6677 **DWP 护理人员津贴咨询服务** 残疾护理人员服务 Palatine House Lancaster Road Preston PR1 1HB 电话：0845 608 4321 文本电话：0845 604 5312 网址：www.gov.uk/carers-allowance **公民咨询局** 不再有单独的国家号码，您可以在 www.citizensadvice.org.uk 网站上搜索您所在地的办公室。	**DWP 医疗检查投诉** 客户相关的 ATOS 医疗保健 4th floor SE Quarry House Quarry Hill Leeds LS2 7UA 现在作为独立的评估服务，www.mypipassessment.co.uk 如果申请人不满意申请结果，请致电工作与养老金部， 电话：0345 850 3322 **就业中心** 电话：0800 055 6688（请注意，BT 固定电话拨打是免费的。如果使用移动电话或其他服务，申请人可能需要付费） **Macmillan 癌症援助中心** 为癌症患者提供申请福利的有关信息，并向低收入和低储蓄者一次性发放补助金 信息热线：0808 808 00 00（周一至周五，上午 9 点至下午 8 点）——可以通过其他语言获取信息 网址：www.macmillan.org.uk **国民保险咨询** HM Revenue and Customs Benton Park View Newcastle upon Tyne NE98 1ZZ 电话：0300 200 3500 文本电话：0300 200 3519 **养老金咨询** 服务于 60 岁及以上的英国居民： 电话：0800 731 7898 文本电话：0800 731 7339 如果申请人居住在国外，养老金和福利咨询： 养老金服务 11 Mail Handling Site A Wolverhampton WV98 1LW 电话：0191 218 7777 文本电话：0191 218 7280 **养老金信贷咨询申请热线** 电话：0800 99 1234 周一至周五，上午 8 点至下午 6 点（公共假期除外） 文本电话：0800 169 0133

三、癌症患者的性问题支持

本节开始讨论一般的性问题以及如何评估需求。然后继续关注女性的问题，其次是男性的问题。每一部分都将考虑到特定癌症及其治疗对性健康的影响，然后接着提供干预的概述。

与癌症治疗相关的对性的影响是常见的（Kennedy 和 Leiserowitz，2015）。这些影响可能是生理的、心理的、社会的、精神的，或者是这些后果的组合。这些问题的表现和随后的治疗选择将取决于癌症类型、癌症治疗、患者年龄和关系状况。

性后果是由各种生理和心理因素造成的。性行为不活跃可能并不意味着性问题，但是性满意度降低、痛苦或亲密/性回避可能表明存在性健康问题。性困难包括性兴趣/性欲的丧失、性唤起困难和性交疼痛、性高潮困难和性满意度/信心下降。这些后果可能在治疗过程中或治疗后不久出现，或者在某些病例出现在许多年以后。对肿瘤的性后果、评估的理解，可以早期和多方面干预癌症诊断和治疗产生性后果的个体（LCA，2016）。

（一）定义

世界卫生组织（2006）将性健康定义为，与性有关的身体、情感、心理和社会的健康状况，它不仅是没有疾病、功能障碍或缺陷。性健康需要对性行为和性关系采取积极的和尊重的态度，以及在没有强迫、歧视和暴力的情况下，获得愉快和安全性体验的可能性。为了获得和保持性健康，必须尊重、保护和实现所有人的性权利。

（二）相关理论

性是生活质量的 4 个主要领域（精神、身体、社会、性）之一，其中性生活质量通常指身体形象、性欲望和性功能（Buchholz 等，2015）。传统的模式从人类性反应周期的角度机械地定义性功能为性唤起、平台期、性高潮和消退（Miasters 和 Johnson，1966）。新的性功能模式包含了心理参数，将性功能障碍定义为进行性活动能力的干扰，或对整个性反应周期的破坏（Boquiren 等，2015）。

相互作用的生物-心理-社会模式（IBM）（Lindau 等，2015）是衰老和疾病背景下性活动的理论框架（图 8-4）。个体性表达在这一框架中的 3 个主要特征包括性机会（定义为伙伴关系的社会可能性）、性能力（包括伴侣和非伴侣的身体行为的类型和频率）和性功能（与人类性反应周期有关，包含性欲、性唤醒和性高潮）（Masters 和 Johnson，1966）。

在这个框架中，健康和性之间的双向关系是贯穿整个生命的理论。

Bober 和 Varela 的整合生物心理社会的干预模型提出，性行为由心理的、关系的、生物学的和文化的因素组成，因此在评估癌症幸存者的经验时，需要理解和考虑所有这些因素。计划的干预措施必须超越性行为的传统机械性方法，也要考虑到有助于心理健康、关系和文化问题的可利用资源（Varlea 等，2013）。

（三）循证方法

整体需求评估能够有效地发现患者的问题，并且当其与精确的护理计划共同实施时，可以促进早期干预、对治疗结果的判断、改进沟通和更好地照护（Macmillan Cancer Support，2012）。在治疗或手术前与患者探讨他们的性健康状况，以获得基线状况是有帮助的。如果知道计划治疗将对性健康产生重大影响，这一点尤为重要。

（四）评估与记录工具

护士对性问题的评估，对于及时的建议和支持而言是至关重要的（Dean，2008）。缺乏相关的讨论或信息，会导致患者误认为性的困难是癌症患者必有的，并可能产生孤立感（Perz 和 Ussher，2015）。据报道，医疗专业人员关于癌症相关的性困难方面的沟通障碍，包括缺乏时间和没有正规培训，以及评估性行为和治疗性功能的基础知识缺乏（Zhou 等，2015）。性行为干预模式可以促进有关性的交流和讨论（Quinn 和 Hapell，2012）。

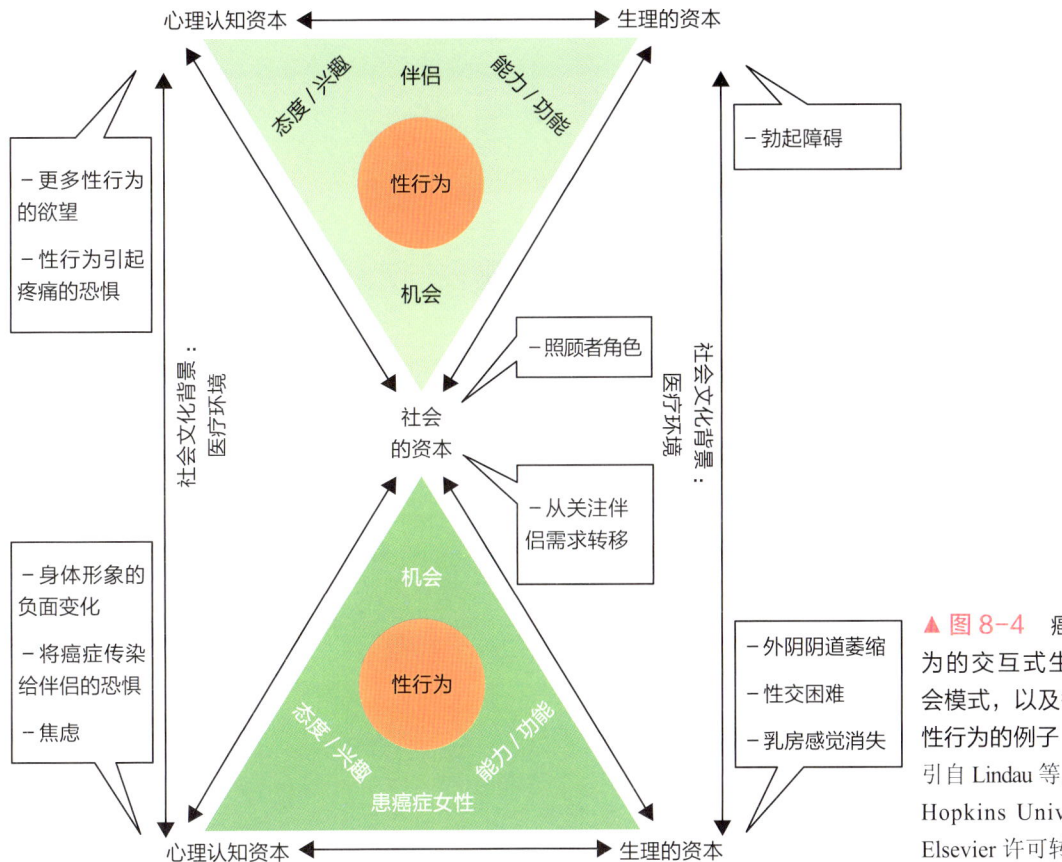

▲ 图 8-4 癌症背景下性行为的交互式生物-心理-社会模式，以及每个领域中影响性行为的例子

引自 Lindau 等，2015。经 Johns Hopkins University Press 和 Elsevier 许可转载

然而，这些专业的评估更常用在服务大量人员或进行专业管理的地方（LCA，2016）。

1. PLISSIT 模型

这一模型为医疗专业人员提供了一个框架，允许他们进行性行为变化的讨论，提供性信息，并通过相应的干预措施在日益关注的各个层面提供支持。PLISSIT 模型中的干预层次包括许可、有限的信息、专业的建议或强化治疗（Perz 和 Ussher，2015）。

2. BETTER 模型

这一模型是一种结构性的方法，可以支持护士讨论有关性的内容。这种性方面的干预模型有 6 个独特的阶段（Quinn 和 Happel，2012）。

B=（bring up）提出。护士简单地提出性的话题，表明她们愿意在现在或将来解决这个问题。

E=（explain）解释。护士解释，性对于许多人来说是一个影响生活质量的重要问题，从而将沟通正常化。

T=（tell）告知。护士告诉患者，如果他们有不能立即解决的问题，可以转介给专业人士进行解决。

T=（time）时间。护士为进一步的讨论提供了将来时间的可能性。

E=（educate）教育。护士就治疗的性方面的不良反应进行健康教育。

R=（record）记录。护士记录评估、治疗和结果。

3. 性功能评定量表

有多种有效的性功能评估量表可用，包括如下几种。

(1) 身体形象量表（body image scale，BIS）：该量表由 10 个项目组成，计算总的得分，范围为 0~30 分，得分越高，表明身体形象问题出现的频率越高（Bredart 等，2011）

(2) 性活动问卷（sexual activity questionnaire，SAQ）：问题的组成涉及性的状态和可能缺乏性活动的原因。它包括对性交过程中的性快感和不适感（如阴道干燥、性交过程中疼痛）的评估（Bredart 等，2011）。

操作指南 8-6　评估患者的性健康状况

评　估	目　的
1. 邀请患者到一个保密的地方，并确保他们有时间参与评估和谈话	尊重、保密和尊严；创造一个让患者觉得他们可以谈论敏感或尴尬话题的环境（Oguchi 等，2011 **C**）
2. • 使用整体需求评估（见第 8 章 "概述"）或本节中所述的工具之一，指导与患者讨论他们的性健康。如果这样做是为了建立一个基线，那么，向患者解释这一点是重要的 • 在癌症治疗后，使用相同的评估工具进行再评估，以围绕性健康需求的任何改变开展重点讨论	• 获得基线评估。以设定对癌症治疗引起的性后果可能的预期 • 使用公认的评估工具可以帮助组织和指导敏感的谈话（LCA，2016 **E C**） • 对性健康问题的早期治疗可以管理预期结果，减少焦虑，并改善一些功能。使用简短的调查可以开启包括改进的选项在内的富有成效的交流（Kennedy 和 Leiserowitz，2015 **E**）
3. 如有必要，需进一步探讨所关注的问题。考虑到文化、宗教和个人信仰，中立的、非评判性的问题可能是有帮助的。从封闭的、易于回答的问题开始是有帮助的 • 在这个时候，性功能对您重要吗？ • 您在接受手术或治疗后，能达到与治疗前同样的性功能水平吗？ • 这会影响你们的关系？	• 开始谈话以评估患者确切的需求。让他们有机会感到放松和交谈 **E** • 提供一个讨论性健康问题的机会，要比等待个人寻求帮助更有效（Ussher 等，2012）
4. 与患者的医疗或手术团队传达沟通所提出的问题，并讨论首选的治疗方案和转介到适当的服务	确保有最合适的人选参与支持患者的需求 **E**
5. 转介到专业的服务或团队 • 对患者进行监测和随访的全科医师 • 当地治疗后影响的诊所，包括勃起功能障碍/激素管理 • 性心理顾问	确保有合适的专业人员参与，以满足患者确定的需求 **C E** 为患者提供信息，让他们能够做出明智的决定 **P**
6. 记录在患者整体需求评估/护理计划中，或者在住院病历中记录提出的问题和商定的护理计划	护士/专业医疗团队应保持清晰、准确的记录（NMC，2009 **C**）

(3) 女性专用工具。

① 女性性功能指数（the female sexual functioning index，FSFI）：女性性功能指数将性功能分为 6 个等级，包括性欲、性唤起、阴道润滑、性高潮、性满意度和性交痛（Raggio 等，2014）。

② 女性性痛苦量表-修订版：这是一个 5 分的等级量表（0= 从不，4= 总是），分数越高表示性痛苦越大。它评估过去的一个月与性问题相关的负面情绪频率（Raggio 等，2014）。

(4) 男性评估的工具。

国际勃起功能评分表（international index of erectile function，IIEF）：IIEF 涉及男性性功能的相关领域，包括勃起功能、高潮功能、性欲、性交满足感和整体满足感。简化的男性性健康量表（sexual health inventory for men，SHIM）或 IIEF 5 个项目的版本（表 8-5）可作为筛查工具，判断是否存在勃起功能障碍（Rhoden 等，2002）。

表 8-5　SHIM/IIEF-5 筛查工具

过去的 6 个月	分　值				
	1	2	3	4	5
您对自己的勃起和维持勃起的信心如何评分？	很低	低	中等	高	很高
当您接受性刺激勃起时，有多少次足够坚挺地插入阴道？	几乎没有或完全没有	几次	有时	大多数时间	几乎总是或总是
性交时，有多少次能够进入阴道后，维持阴茎的勃起？	几乎没有或完全没有	几次	有时	大多数时间	几乎总是或总是
性交时保持勃起直到性交结束，有多大困难？	极其困难	非常困难	困难	有点困难	不困难
当您尝试性交时，有多少次感到满足？	几乎没有或从来没有	几次	有时	大多数时间	几乎总是或总是

问题 1~5 的总分 =1~7，严重勃起功能障碍；8~11，中度勃起功能障碍；12~16，轻至中度勃起功能障碍；17~21，轻度勃起功能障碍；22~25，无勃起功能障碍
经 Elsevier 许可引自 Rosen 等，1997

（五）女性癌症患者的性问题

女性（在数量和比例上）是遭受癌症直接影响性器官的最大群体。起源于性器官的常见恶性肿瘤包括卵巢癌、宫颈癌、子宫癌和乳腺癌（图 8-5）。这些恶性肿瘤的局部或全身的治疗，导致性器官被切除、损害或破坏。此外，这些治疗可以直接或间接地通过破坏女性的性激素，引起突然或过早的绝经（Lindau 等，2015）。

癌症治疗引发的更年期，通常会引起雌激素的突然、强烈和（或）持续性减少，并伴有性功能障碍（特别是阴道干涩、性交困难和潮热）的相关症状，并且比正常更年期的症状更严重（Carter 等，2011）。患有血管舒缩性更年期症状（潮热和盗汗）的女性，发生性功能问题的可能性是正常女性的 2 倍（Panjari 等，2011）。

1. 乳腺癌

乳腺癌的治疗有多种方式，包括手术、化疗、放疗和内分泌治疗。单独使用或联合使用这些治疗方法中的任何一种，都可能会对性功能产生影响。与乳腺癌治疗相关的性障碍，包括身体形象、自尊、性欲、性唤起和阴道功能（干涩和萎缩）的改变，以及亲密行为和相关问题（Katz，2011）。

乳腺癌的外科治疗包括保乳手术（乳房肿块切除术、广泛局部切除术）和伴或不伴乳房重建的乳房切除术（自体组织重建或植入）。所有这些手术方式都会造成瘢痕，并导致感觉改变。由于身体形象问题的发展，以及与身体性敏感区受损相关的性满足感的改变和疼痛，造成了性功能受到负面影响（Schlenz 等，2000）。

由于化疗引起的脱发和体重增加，可导致身体形象的明显变化。细胞毒性药物对卵巢功能的影响，或化疗期间的卵巢抑制可导致性欲、性唤起、阴道润滑、疼痛、性满足和性高潮的改变（Ochsenkuhn 等，2011）。

放疗引起的疲劳和疼痛会影响性欲和性唤起，而导致性功能受影响。皮肤损伤和放射标记会导致对身体形象的影响和自尊心下降（Varela 等，2013）。

内分泌治疗是激素敏感型乳腺癌患者的一种重要治疗方式，其工作原理是阻断雌激素受体或清除雌激素的产物来发挥作用。这些疗法会导

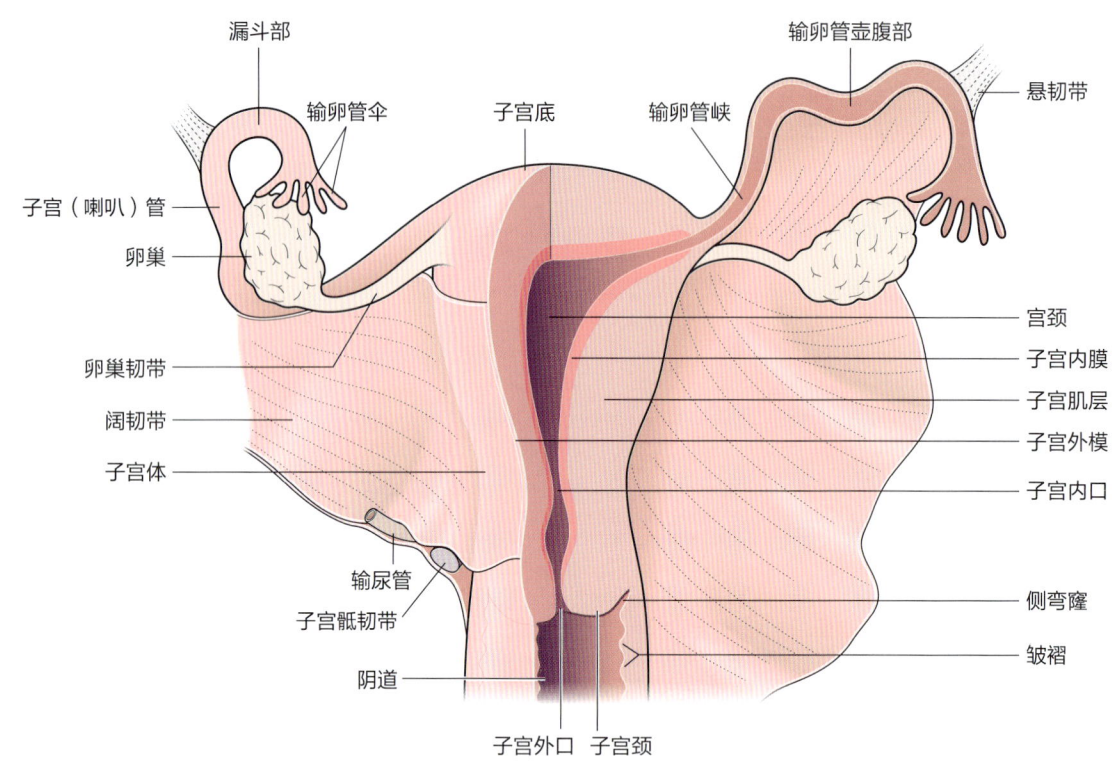

▲ 图 8-5 子宫及相关结构的后视图

经 John Wiley & Sons 许可引自 Tortora 和 Derrickson，2011

致严重的性功能障碍，作为治疗相关的更年期症状包括性欲丧失、阴道干燥和萎缩、疼痛和潮热（Derzko 和 Elliott，2007）。

2. 妇科癌症

性功能障碍在妇科癌症中很常见，因为这些癌症直接影响女性的性器官。这些癌症的治疗方式因癌症部位的不同而有所差异（如子宫内膜、外阴和子宫颈、卵巢）。

手术包括外阴切除术、根治性子宫切除术、双侧输卵管卵巢切除术和盆腔清扫术。接受外阴切除术和子宫切除术的患者可能会出现性问题，如身体形象的改变、疼痛、感觉丧失、阴道干燥和高潮困难等。输卵管卵巢切除术后，早期发生的性功能障碍可能是突然绝经引起的，表现为潮热、情绪变化和睡眠障碍等；随后出现阴道干涩、性交困难、性欲低下等症状，进一步发展导致性功能障碍（Carter，2013）。

化疗或放疗都会增加严重的性问题风险。放疗会造成阴道、膀胱、直肠和子宫（如果存在）等盆腔器官的损伤，使这些女性更容易出现阴道狭窄和肠道问题（Varela 等，2013）。

3. 移植物抗宿主反应

接受来自供者的造血移植的女性可能会发生移植物抗宿主反应（特别是当移植物涉及干细胞和集落刺激因子时）。这可引起包括严重的阴道瘢痕和狭窄的并发症（Carter 等，2011）。

4. 遗传性癌症

被证明携带遗传性癌症综合征的基因突变女性，可能会选择降低患病风险的手术，这可能会导致突然的更年期提前。40 岁左右患有遗传性乳腺癌 - 卵巢癌综合征（BRCA1 或 BCRA2 基因突变）的女性通常被鼓励进行降低患病风险的输卵管卵巢切除术，以降低未来患乳腺癌或卵巢癌的风险。对于伴有 DNA 错配修复基因突变的遗传性非息肉病性结直肠癌女性，可能推荐行子宫切除术和输卵管卵巢切除术，以降低患病的风险（Carter 等，2011）。

5. 癌症治疗对性生活的影响

(1) 避孕：检查女性癌症患者的避孕措施，在癌症的诊断、整个治疗过程，以及患者的生存都是非常重要的。应向患者解释采取避孕措施的重要性，并在需要接受专业的避孕建议时进行转诊（Royal College of Obstetricians and Gynaecologists，2011a）。由于癌症治疗对发育中的胎儿有致畸风险，建议在治疗期间应避免妊娠。

化疗和（或）放疗，或手术后存在的月经周期，可能只是一个有生育能力的标志。周期性月经的恢复并不是生育能力和需要采取避孕措施的可靠指标。癌症治疗后，因治疗引起的闭经可能是暂时的或永久的。一些月经正常的女性无法妊娠，而另一些没有月经的女性可能仍然有卵母细胞，并能够生育（Quinn 和 Vadaparampil，2012）。

应探讨适当的节育选择问题，因为激素避孕可能在某些肿瘤类型是禁忌的，尤其是激素反应性肿瘤。可建议提供关于非激素避孕的信息，如屏障避孕法、宫内节育器和手术/放射性绝育等（Royal College of Obstetricians and Gynaecologists，2018）。

(2) 生育力的保护：不同的癌症的治疗方式可能会对女性的生育能力产生影响。手术可能导致生殖器官被切除或生殖所需的结构被破坏。放射治疗可引起性腺功能衰竭，诱发组织的纤维化。化疗引起的性腺毒性可引起伴有生殖细胞完全丧失的永久性闭经、暂时性闭经、月经不规律和生育能力低下。性腺衰竭的严重程度取决于所使用的特定化疗药物、累积剂量，以及患者的年龄。生物疗法对生殖的影响在很大程度上是未知的（Quinn 和 Vadaparampil，2012）。

在癌症确诊后，应向所有想要保持生育能力的育龄女性，提出保护生育力治疗的建议。保留生育能力的选择将基于癌症诊断、从诊断到治疗开始的时间、已行的治疗、伴侣或捐赠者精子的可获得性，以及患者目前的生育状况和年龄（Quinn 和 Vadaparampil，2012）。

(3) 身体形象问题：手术（瘢痕、感觉改变）、放疗、脱发、体重增加和淋巴水肿可能影响患者身体的形象、自尊和性健康（Varela 等，2013）。

(4) 持续性血管舒缩性症状：卵巢早衰或突然衰竭，以及绝经的发生可能会导致令人痛苦的血管舒缩性症状，如潮热和盗汗。这些可能会扰乱睡眠，导致疲劳和生活质量下降，从而对性兴趣和性功能产生负面影响（Carter 等，2011）。

在某些肿瘤类型中，全身的激素代替疗法（HRT）治疗血管舒缩性症状可能是禁忌的。有必要考虑转诊到更年期诊所（NICE，2015）。

(5) 外阴、阴道症状：与癌症或癌症治疗相关的阴道健康管理，是许多女性癌症康复的一个重要方面，并有助于减少和消除阴道的不适，这可以导致慢性外阴刺激、性快感下降或不依从作为癌症监测的一部分的妇科检查。癌症治疗后改善阴道健康的主要目标是恢复阴道的润滑和外阴、阴道的自然 pH（Carteret 等，2011）。

(6) 丧失性欲/无高潮：性欲丧失是女性癌症幸存者接受治疗后常见的性问题。与癌症和癌症治疗相关的身体形象担忧，可能会干扰癌症幸存者与伴侣之间的情感和亲密关系（Boquiren 等，2015）。任何引起慢性疼痛、疲劳、恶心或虚弱的治疗都会降低对性的兴趣（Schover，1997）。与过早的绝经相关的性激素减少可以降低性欲。雌激素缺乏会破坏生理的性唤起反应，包括平滑肌放松、血管充血和润滑（Buchholz 等，2015）。处方药，如麻醉药和提高神经递质血清素水平的药物，特别是选择性血清素再摄取抑制药（SSIR）的抗抑郁药，会对性欲和性高潮产生负面影响（Schover，1997）。

6. 干预

(1) 药理学的支持

①激素替代疗法：HRT 对于癌症幸存者来说是一个复杂的问题。《NICE 更年期诊断与管理指南》2015 年简短版本中，推荐在癌症诊断、调查和更年期管理的所有阶段采取个体化的方法。

因药物或手术治疗而可能进入更年期的女性（包括因激素敏感性癌症或妇科手术而处于高风险的女性），应在治疗开始前提供有关更年期和生育力的信息。

如果患者有更年期症状和 HRT 的禁忌证，

或者对更年期症状最合适的治疗方案存在不确定性，应考虑转诊至具有更年期专业知识的医疗专业团队（NICE，2015）。

②阴道雌激素治疗：雌二醇阴道片（Vagifem）、雌激素阴道环（弹性硅胶带）和外用雌激素乳膏是最常见的阴道雌激素治疗方法。这些药物使阴道上皮重新雌激素化（Goldfarb等，2013）。对于外阴-阴道萎缩的症状，局部雌激素制药优于全身雌激素治疗，因为这些药物的全身吸收较少（Wiggins和Dizon，2008）。然而，阴道内雌激素可引起短暂的雌二醇增高，其在乳腺癌或激素敏感癌症的女性中，使用存在争议（Goldfarb等，2013）。在乳腺癌治疗期间或治疗后，非激素疗法是治疗女性泌尿生殖器症状的首选方法（American和Farrell，2016）。

在进行阴道雌激素治疗前，应考虑肿瘤检查和转介到具有更年期专业知识的医疗专业人员（NICE，2015）。

(2) 药理干预。

①阴道湿润药：与绝经相关的雌激素水平下降，会引起阴道萎缩、阴道壁和外阴组织变薄，从而导致阴道润滑减少（Edwards和Panay，2016）。

阴道湿润药的使用旨在改善阴道上皮细胞内液体的平衡，恢复至绝经前阴道pH。阴道湿润药是一种非激素制药，可制成凝胶、片剂或液珠，并通过涂抹器或阴道栓使用。它们需要每周使用几次，并在再次应用前维持2~3天。在睡前使用，吸收效果最好（Carter等，2011）。

在英国广泛使用的两种阴道湿润产品如下。

● 雷波仑（Replens）：一种聚碳酸酯基聚合物。它含有纯净水、甘油、矿泉水、氢化棕榈油和山梨酸（Wiggins和Dizon，2008）。

● 透明质酸（Hyaluronic acid，HLA）：透明质膜。HLA钠盐是一种高分子量的糖胺聚糖。它能保留大量的水分，提供细胞外水膜，维持细胞外的肿胀，对上皮细胞产生保湿作用（Goldfarbet等，2013）。

②阴道润滑剂：阴道润滑剂提供润滑，以减少性生活和妇科检查期间的干燥和疼痛。它们可以在柜台上买到液体或凝胶的形式，在性生活之前应用于阴道和生殖器周围。没有证据表明它们有任何长期的治疗作用（Sunha和Ewies，2013）。

建议使用水基和硅基润滑剂；水基润滑剂更容易清洗掉。以石油为基础的润滑剂难以清洗，而且与乳胶避孕套不相容。芳香或香料润滑剂可能会刺激或使脆弱的组织萎缩（Carter等，2011）。

(3) 非药物支持：实用策略见框8-4。

①阴道扩张器：有证据支持阴道扩张器来治疗与盆腔放疗（宫颈癌、子宫内膜癌或直肠癌）相关的性功能障碍是值得推广的。然而，阴道扩张器治疗的受益并不仅限于接受这种治疗的患者。这一干预方式也可以用于治疗引起的激素分泌减少后的阴道萎缩，用于阴道重建患者，以及阴道移植物抗宿主病的女性（Carter等，2011）。

框8-4　癌症治疗后女性性功能障碍管理的实用策略

- 鼓励患者在适当情况下进行有规律的性交，是有益于阴道健康的，因为可以刺激血液流动和改善阴道萎缩（Carter等，2011）。如果术后因压力或功能限制而导致性交不舒服，可以尝试其他的性交姿势（Dean，2008）。

- 避免使用香皂、浴液或卫生护垫，因为它们会使外阴、阴道变得干燥。如果干燥或刺激很严重或持续存在，建议使用无香料的润肤产品。

- 适度的运动已被证实有益于缓解疲乏，这也有益于改善性功能的下降。

- 对血管舒缩性症状（如潮热和盗汗）管理的实用建议包括穿多层的棉质衣服、使用棉质床上用品和定期锻炼。减少咖啡、辛辣食物、乙醇的摄入和吸烟，有助于减少潮热和盗汗发生的频率和严重程度（NICE，2015）。

- 戒烟是保持阴道健康的一个重要方面，因为吸烟会加速阴道的萎缩。

阴道扩张器（图8-6）通过尺寸的不断增加，提供了一个渐进的阴道拉伸过程，以处理阴道疼痛、狭窄和粘连（Goldfarb等，2013），以及改善对盆底肌肉的控制（Carter等，2013）。

②盆底锻炼：盆底肌为盆腔器官（阴道、尿道和直肠）提供结构性支撑。盆底功能障碍是由于癌症本身或各种癌症治疗引起盆底解剖学和局部营养神经的破坏所致。这种损害可能会导致诸如尿失禁和性唤起困难等问题（Candy等，2016）。

盆底锻炼（框8-5）可以增加盆底强度，促进血液流向盆底，改善血液循环。盆底控制有助于保持盆腔和阴道肌肉放松、减少性交时反射性收紧（和相关的疼痛）。盆腔锻炼可以通过加强盆底肌肉，来帮助解决失禁问题（Goldfarb等，2013）。

(4) 辅助治疗和心理治疗：放松疗法、针灸、认知行为疗法（CBT）和性心理咨询被认为可以改善癌症本身和癌症治疗引起的性功能障碍（Royal College of Obstetricians and Gynaecologists，2011a）。具体来说，血管舒缩症状的频率和严重程度可以通过瑜伽、放松按摩和正念疗法等放松技术，以及针灸等循证辅助治疗来改善（Candy等，2016；NICE，2015）。

（六）男性癌症患者的性问题

对于男性癌症患者，无论他们的关系状况或性取向如何，性功能障碍是他们治疗的一个常见后果，并对他们的生活质量产生负面影响（Dizon和Katz，2015）。治疗引起的男性性功能障碍包括勃起功能障碍、性趣/性欲的丧失或降低，不射精（也称为干射精）、逆行射精、性高潮期遗尿（高潮时出现漏尿）（Cunningham等，2011）、性快感缺失（可射精，但无高潮感觉）、性交痛，特别是手术后或放疗后，或者因为化疗后周围神经病变引起的射精痛。然而，性行为包含的远不止性交，包括身体形象、男性身份、吸引力和性思维（Dizon和Katz，2015）。这些可能受到疾病和治疗相关变化的影响，并可能对癌症治疗后，男性的性表达产生负面影响（LCA，2016），尤其是男性处于焦虑或抑郁的状态时。

男性在寻求帮助时，会遇到社会、心理和结构上的障碍，尤其是在情感支持方面（George和Fleming，2004）。男性常常觉得需要给他们一个机会，让他们通过别人发起的谈话来讨论这些问题；除非有机会，否则，他们是不会主动交谈和寻求帮助的（LCA，2016）。

1. 解剖学和生理学

男性性功能的生理需要血管、神经、激素

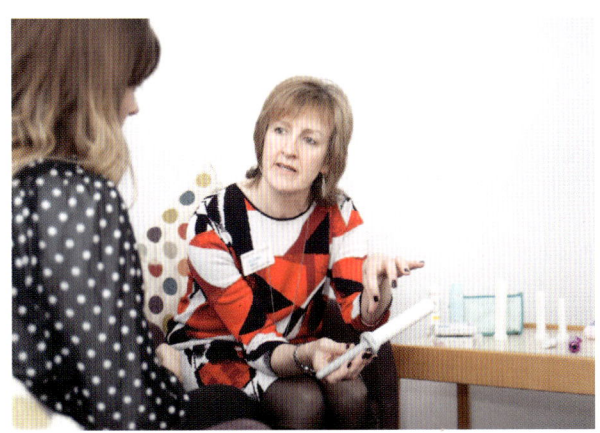

▲ 图8-6 护士讲解阴道扩张器的使用

框8-5 盆底锻炼

盆底锻炼的一个例子是Kegel运动，是以发明它的妇科专家Arnold Kegel的名字命名的。这项运动涉及阴道口附近的耻骨尾骨肌的自主缩放。该肌肉包绕在阴道外1/3，并与一块控制排尿和排便功能的肌肉相连。自主控制这些肌肉可以通过在排尿时收缩，使排尿中断来煅炼。一旦发现耻骨尾骨肌，收缩和放松这一肌肉的Kegel运动可以每天进行。

简单的日常锻炼
1. 数到3时，收缩耻骨尾骨肌
2. 尽可能地放松肌肉
3. 连续进行10次Kegel运动

做10次Kegel运动只需要几分钟，练习将有助于感知耻骨尾骨肌收缩和放松之间的区别（Schover，1997）

和心理系统之间的相互作用。男性的性活动中，阴茎开始勃起和维持勃起是必要的条件，主要是由神经信号触发的血管现象，并只有在足够的激素水平和良好的心理状态下，才会得到促进（Cunningham 等，2011）。图 8-7 显示了受癌症本身或治疗影响的男性性器官的解剖结构。男性性器官的结构和（或）功能可能会受到下列癌症的影响，包括肠癌、膀胱癌和其他男性特有的癌症（前列腺癌、睾丸癌和不太常见的阴茎癌）。

虽然性功能障碍可能与癌症的初步诊断直接相关，但男性性活动的各个方面受治疗的影响往往大于疾病本身（Dizon 和 Katz，2015）。1/3 的男性报告说，在治疗后，他们需要在性感觉和两性关系，以及他们的阳刚之气等方面得到帮助（Hyde 等，2016）。治疗可能产生广泛的影响：

● 化疗等全身性治疗可能会暂时或永久性地损害睾丸功能，这可能会影响男性的生育能力。虽然不育症与许多药物无关，但化疗可能会减少精子的数量或活力（Royal Marsden，2017）。化疗也可以暂时降低睾酮水平，对性欲有直接或间接的影响（Cancer Research UK，2015）。

● 手术治疗对性功能的影响因涉及的器官而异。这并不是一份详尽的手术清单，而是男性因接受治疗癌症，导致性功能的改变和性生活质量下降的例子。

— 前列腺癌的根治性前列腺切除术，通过下腹部的切口，切除整个前列腺、精囊和引流淋巴结（BAUS，2016）。

— 睾丸癌的腹膜后淋巴结清扫术，通过下腹部正中线切口，将肠管牵开后，切除位于睾丸癌一侧的腹膜后引流睾丸的淋巴结；受影响的睾丸和精索的血液供应也被阻断，这会导致逆行射精（Testicular Cancer Awareness Foundation，2016）。

— 手术干预，如肌肉浸润性膀胱癌的膀胱切除术，或直肠癌的盆腔清扫术，膀胱、直肠、肛门和前列腺这些器官都会被切除，也会造成性功能的改变，因为供应阴茎的神经被切除或发生永久性受损（Macmillan Cancer Support，2016）。

在评估男性的性健康时，了解他们之前的健康状况是很重要的，这些状况因癌症的治疗而恶化。

只要一个人不因性困难而感到不满、苦恼或逃避性行为，那么性不活跃本身就没有问题。如果是这样，那么与男性和（或）夫妻的配合，早期发现问题并采取简单的策略可能是有效的（LCA，2016）。

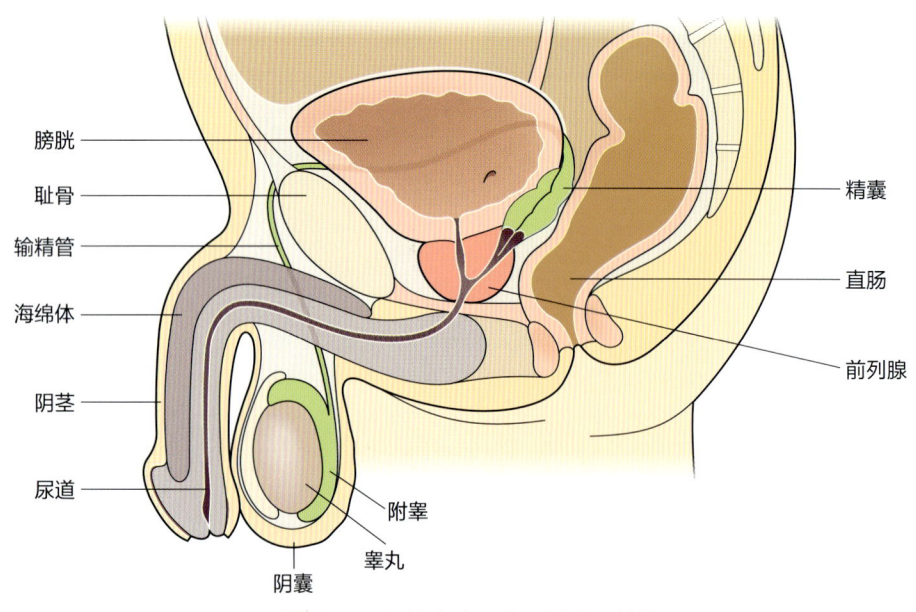

▲ 图 8-7 男性生殖器官及其周围结构

经 John Wiley & Sons 许可引自 Tortora 和 Derrickson，2011

2. 癌症治疗对性健康的影响

(1) 不育：不育的原因是精子的产生减少（或丧失），伴有或不伴有射精的改变（逆行/无射精）。在治疗/手术前，确保已与患者讨论过治疗对生育能力的潜在影响。如果男性有意愿，可以转介肿瘤生育/生殖健康，或者男科服务部门进行精子冷冻保存。

(2) 身体形象和对男性性征的威胁：化疗引起的形象改变（如脱发、皮肤和指甲的变化）、手术瘢痕和解剖结构的改变（如睾丸癌的单侧睾丸切除术、膀胱癌和肠癌的造瘘）可能对男性的自我感觉产生深远的影响，进而影响其性健康。在治疗前，确保告知患者治疗的不良反应，可以减轻影响。睾丸切除术后可提供假体。如有必要，将患者转介给心理支持或性心理治疗师。

(3) 性欲丧失：这可以是癌症治疗，如激素治疗、化疗和（或）手术、颅骨或盆腔放疗的直接结果。提前告知可以帮助男性患者管理他们的预期，让他们做好应对变化的准备。转介行性心理咨询可以帮助男性和他的伴侣适应这一变化。

(4) 射精的变化：这可能是治疗后的结果。患有睾丸癌、肠癌或膀胱癌的男性患者可以考虑补充睾酮，但是前列腺癌患者开始治疗时则不能补充。在治疗前向男性患者提供信息有助于管理他们的预期，让他们做好应对变化的准备。为支持射精困难的患者，还应考虑转介给性心理治疗师。

3. 干预

(1) 药物治疗：对患者行全面评估后，有多种不同的药物干预可以支持男性性功能障碍的患者。对于勃起功能障碍患者，可以处方药物磷酸二酯酶 5 型抑制药，如伐地那非、西地那非、阿伐那非和他达拉非。如果这些药物无效，最常用的是前列地尔，可以经海绵体或尿道内途径给药。这些药物的作用是放松阴茎内的血管，让血液流入其中，引起勃起（Sexual Advice Association，2016）。这些药物需要由受过专业训练，具有男性性健康经验的医师开具处方，他们能够教会男性患者自我管理。对患者治疗的不良反应和选择治疗的效果需要定期评估。

它们需要由受过训练的、在男性性健康方面有经验的保健专业人员开出处方，他们可以教男性自我管理。需要定期评估患者的不良反应和所选治疗的疗效。

(2) 非药物干预：早期勃起功能障碍的康复通常采用综合的治疗方法，包括用于改善阴茎血流和减少海绵体组织损伤，从而防止阴茎的萎缩。这可能有助于改善长期的勃起功能，并能够在有辅助或无辅助的情况下，早期恢复勃起功能来完成性交（Macmillan Cancer Support 2016）。真空勃起装置可以实现这一点，并通常在根治性前列腺切除术和其他盆腔根治性手术后，与药物治疗联合使用。男性应该有机会接受专家的评估，并学习如何安全使用这些设备。

网　址
癌症网址
性和癌症治疗：女性
http：//www.cancer.net/navigating-cancer-care/dating-sex-and-reproduction/sexuality-and-cancer-treatment-women
性与关系治疗师学院
性和关系治疗师学院（The College of Sexual and Relationship Therapists，COSRT）英国领先的在性与关系问题上的专业化的治疗师组织。 http：//www.cosrt.org.uk/
伦敦癌症联盟
癌症治疗后的性影响：管理路径 http：//www.londoncanceralliance.nhs.uk/media/125886/lcasexual-consequences-of-cancer-treatment-management-pathway-march-2016-v2-final.pdf
HNA 提示表：对女性的性影响
http：//www.londoncanceralliance.nhs.uk/media/118602/lca-hna-sex-consequences-women-prompt-sheet-March-2016. pdf
英国的绝经期问题
https：//menopausematters.co.uk

续　表
NICE NICE 第 23 号指南：绝经期：诊断和处理。 https：//www.nice.org.uk/guidance/NG23
相关内容 为夫妻和家庭关系提供一系列服务。 https：//www.relate.org.uk
英国皇家妇产科学院 https：//www.rcog.org.uk
性咨询协会 这是一个慈善组织，旨在帮助改善男性和女性的性健康和幸福感，并提高对影响公众的性问题的认知程度。 https：//sexualadviceassociation.co.uk/

产品网站
https：//www.astroglide.co.uk https：//www.durex.co.uk https：//www.pjurmed.com http：//www.hyalofemme.co.uk/ https：//www.replens.co.uk/professionals

患者资源
Macmillan 癌症援助中心
不良反应和症状 http：//www.macmillan.org.uk/information-and-support/coping/side-effects-and-symptoms/fertility-in-women
Macmillan 学习区：性关系和癌症： http：//learnzone.org.uk/courses/course.php?id=68
关系和性 http：//www.macmillan.org.uk/information-and-support/coping/relationships/your-sex-life-and-sexuality
女性的生育能力 http：//www.macmillan.org.uk/information-and-support/coping/side-effects-and-symptoms/fertility-in-women
乳腺癌护理 您的身体、亲密关系和性 https：//www.breastcancercare.org.uk/information-support/publication/your-body-intimacy-sex-bcc110

续　表
生育和乳腺癌的治疗 https：//www.breastcancercare.org.uk/information-support/publication/fertility-breast-cancer-treatment-bcc28

四、营养状况

（一）定义

"营养状况"一词是指人体的状况和功能，包括身体的成分和矿物质、维生素和微量元素的平衡。它受营养摄入、食物的营养吸收、体力活动、疾病状态和癌症治疗的影响（Arends 等，2017）。

（二）相关理论

良好的营养，即最佳的营养和液体的供给以满足需要，是健康的重要组成部分，营养不良影响身体健康，并延长疾病的康复。因此，在整个护理过程中，评估和关注所有患者的营养状态是至关重要的。癌症的治疗会造成长期的后果，最终影响营养状况。这方面的例子包括吞咽困难、食欲下降、过早饱腹感或肠道功能改变，导致营养物质的消化和吸收不良。因此，人们可能会经历体重减轻和特殊营养成分，如铁、维生素 D 和维生素 B_{12} 的缺乏。这些营养不足的风险在某些患者身上预测，如进行胃肠道手术或盆腔放疗的患者。然而，在其他情况下，由于癌症治疗的晚期效应或其他的共病状态而不易预测。

癌症治疗会引起肠胃道症状，这些症状可能是上消化道和下消化道症状，可能是由于胃肠道手术、化疗或者更常见的是放疗，尤其是头部、颈部或盆腔的放疗引起的。持续的症状可能会影响患者的生活质量，包括可能有吞咽困难或排便习惯的改变。后者会导致他们对外出、旅行或重返工作岗位缺乏信心。症状也可能影响营养状况，因为人们试图通过改变饮食来控制症状，或经历宏量营养素或微量营养素的吸收不良（Abayomi 等，2009a，b）。

激素依赖型癌症，如乳腺癌和前列腺癌的治疗可导致体重的增加、额外的脂肪沉积和骨密度降低等身体成分的变化。这些变化是由于激素治疗和营养因素的综合作用引起的，会影响身体形象、运动能力、癌症和其他疾病相关的发病率和死亡率。

现在也有强有力的证据表明，接受根治性或辅助性放、化疗的头颈部癌症患者，可能会出现迟发性吞咽困难（Hutcheson 等，2012；Szczesniak 等，2014）。这些患者可以治疗后长达 9 年无复发。最常见的症状包括构音障碍、发声困难、颅神经病变（特别是 X 和 XII）、牙关紧闭症和下颌骨放射性骨坏死。

以下症状可能有助于识别那些有吞咽困难风险，并需要转诊到语言治疗师的患者。

请注意，这些都是复发的危险信号，患者应该转介到他们的肿瘤科医师 / 外科医师处。

- 吞咽问题报告（包括吞咽功能的逐渐恶化）。
- 进食时或进食后咳嗽。
- 声音变化，尤其是嘶哑的声音。
- 反复的胸部感染。
- 进食时间延长。
- 拒绝某些食物和饮食习惯的改变。

在晚期出现这些症状，意味着治疗练习不会有帮助（Hutcheson 等，2012；Langmore 等，2015），但是语言治疗师可以就姿势和技巧提出建议，以使吞咽更安全。所有头颈部癌症患者在开始放、化疗前，都要进行预防性的吞咽训练，并被建议一直进行锻炼。

虽然生存的关键通常在于患者，但护理人员对吞咽困难患者支持的影响不可低估（Nund 等，2014；Patterson 等，2012）。

在癌症治疗期间和治疗后，确定进食、液体摄入和最终营养状况的问题是至关重要的。这使人们能够得到适当的建议、支持服务，或在必要时的专业服务。

（三）循证方法

营养状况的筛查是识别营养风险的方法。它通常旨在识别有营养不良风险的患者。这是所有患者入院时和首次门诊时的一项要求（NICE，2012）。根据营养筛查获得的信息，对处于中度或重度营养风险的患者进行适当的营养评估，目的是提供合适的建议和支持，以改善或维持营养状况。营养评估通常由具有相关专业知识的医务人员进行，如注册营养师或营养护士。

营养筛查通常涉及营养筛查工具的使用，该工具关注如体重减轻，以及和正常体重的比较等方面，如营养不良通用筛查工具（the Malnutrition Universal Screening Tool，MUST）（British Association of Parenteral and Enteral Nutrition，2003）。一些筛查工具是针对癌症患者的，如 Royal Marsden 营养筛查工具（Shaw 等，2015），其中，包括关于影响饮食摄入量的症状问题。营养过度的筛查可以计算身体质量指数（BMI），它是通过身高和体重的测量，以及腰围的测量获得的（NHS Choices，2016）。腰围能预示中心性（腹部）肥胖，这是代谢综合征和包括 2 型糖尿病在内的相关疾病的危险因素。

适应证：使用全面需求评估让人们有机会来确定他们在饮食方面是否有任何特殊的需求。如果在饮食方面提出了具体的问题，可以在不需要营养筛查的情况下解决这些问题。如这个人可能对食物或最佳平衡的饮食有具体的问题。然而，如果不确定需要什么样的支持，那么，可以使用筛查工具来确定营养不良或营养过度的风险。此外，它可能会有助于筛查癌症治疗后出现的肠道症状。

（四）操作前的注意事项

1. 测量成年患者身高和体重的方法

准确测量患者的身高和体重是营养筛查的重要部分。此外，对于超重的人来说，准确地测量腰围是有帮助的（图 8-8）。

Royal Marsden 癌症护理精要
The Royal Marsden Manual of Cancer Nursing Procedures

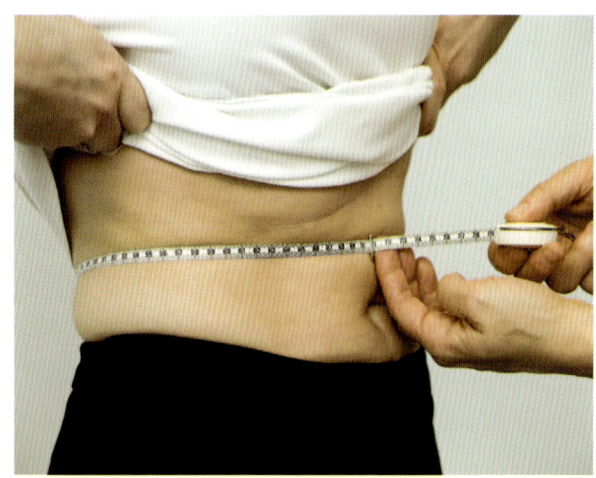

▲ 图 8-8 腰围的测量

检查的患者可以站在或坐在合适的秤上。在称重和测量身高之前，患者应该脱掉外衣和鞋子。在测量身高和腰围时，请检查患者在测量时能否保持直立。对于不能站立的患者，身高可以通过测量尺骨长度和使用转换表来确定。如果身高和体重既不能测量也不能获得，则可以通过上臂中围（MUAC）来计算 BMI（BAPEN，2003）。对无法移动或无法坐或站立的患者可能无法称重，应探索获得重量的其他方法，如放在床轮下的床秤、作为床的一部分的秤或带有称重设备的患者升降机。

2. 设备

（1）磅秤：磅秤（坐式或立式）必须校准并放置在水平面上。如果使用电子秤或电池秤，那么在患者上秤之前，必须将它们连接到电源或者使用合适的工作电池上。

（2）视距仪：这是一种测量高度的装置。它可以安装在秤上，也可以安装在墙上。

（3）卷尺：如果通过尺骨长度或上臂围估计身高，以及测量腰围，则需要用卷尺。卷尺应以厘米为单位测量，可以是一次性的，也可以是塑料的，在不同的患者使用时，应用清洁剂擦拭干净。

3. 评估工具

识别营养不良或有营养不良风险的患者是营养管理的重要一步。有许多筛选工具可以考虑营养状况的不同方面。英国国家筛查计划表明，有 28% 入院的患者有营养不良的风险，其中，高风

操作指南 8-7 测量患者的体重、身高和腰围

必备物品	可选物品
• 磅秤 • 测距仪（最好固定在墙上）	• 卷尺

操作前	
准　备	目　的
1. 将磅秤放在容易接近的位置，并制动（如果合适）	确保患者可以轻松地上下秤，避免秤移动时发生意外 E
2. 要求患者脱掉鞋和外套。患者应该只穿较轻的室内衣服（图 8-9）	外衣和鞋子会增加额外的重量，而难以获得准确的体重 E

操　作	
3. **体重**：确保磅秤记录为零，然后让患者站在磅秤上（如果使用坐姿磅秤，则要求患者坐着）。要求患者保持静止，并检查患者是否没有在任何物体上支撑任何重量，如靠在墙上，或将拐杖或脚放在地板上	准确记录重量（NMC，2009）

	续表
4. 注意秤上的读数，并立即记录，注意字迹清晰。与患者核对体重是否反映了他们的预期体重，以及是否与之前记录的体重相似。可能需要将重量单位从公斤换算成英石和磅，反之亦然	检查重量是否正确。如果体重不符合预期，则应重新为患者称重 Ⓔ
5. 身高：确保患者已脱掉鞋子，然后让他们站直，脚跟并拢。如果视距仪是壁挂式的，脚后跟应该接触脚后跟板或墙壁。使用独立装置时，人的背部应朝向测量杆	• 鞋跟增加了高度使测量不准确。双脚分开站立会使测量不准确 Ⓔ • 确保患者笔直站立。如果患者没有背部靠在测量杆上，则测量臂可能无法到达头部 Ⓔ
6. 患者应直视前方，手臂放在身体两侧，鼻子底部和耳垂应在同一个水平面上。应要求患者向上伸展，以达到最大高度	以确保准确测量身高 Ⓔ
7. 记录身高要精确到毫米	准确测量患者身高（NMC，2009 Ⓒ）
8. 根据患者尺骨的长度估算身高，请患者脱掉长袖夹克、衬衫或上衣	靠近患者左臂进行测量 Ⓔ
9. 如有可能，测量肘部的尖端（鹰嘴突）和左侧腕关节突出骨的中点（茎突）之间的距离（图8-10）	获得尺骨长度的测量 Ⓔ
10. 用换算表估计患者的身高，精确到厘米	估计患者的身高（BAPEN，2003 Ⓒ）
11. 身体质量指数：使用换算表或在线身体质量指数计算器估算患者的身体质量指数	估计患者的身体质量指数（BAPEN，2003 Ⓒ）
12. 腰围：要测量腰围，确保有足够长度的卷尺。测量腰围的正确位置是在髂嵴上缘和肋下缘（胸腔）的中间。卷尺应放置在腹部的中间水平位置，并在卷尺贴紧但没有勒紧时读取读数（图8-8）	准确测量腰围（National Obesity Forum，2016 Ⓒ）
13. 记录测量结果	记录腰围的精确测量值 Ⓒ
操作后	
14. 将身高、体重和腰围记录在患者的病历中	准确记录患者身高和体重的测量结果（NMC，2009 Ⓒ）

险（22%）和中风险（6%）（BAPEN，2009）。像癌症等特殊诊断的患者会增加营养不良的风险（Shaw 等，2015）。

（五）操作后注意事项

在测量身高后，与患者确认获得的测量值是否为预期的身高相似是有用的。然而，重点是要考虑到，随着年龄的增长，患者可能会报告身高下降。据统计从30—70岁，男性的身高下降约为3cm 左右，女性为5cm 左右；到了80岁时，男性增加到5cm，女性增加到8cm（Sorkin 等，1999）。

必须考虑患者的体重，以及这是否反映了他们临床状况的变化。体重可作为营养筛查或身体质量指数评估的一部分。

在测量体重后，与患者核实获得的测量值是否符合他们的预期，或是否随着时间发生了重大变化，这是非常有用的。

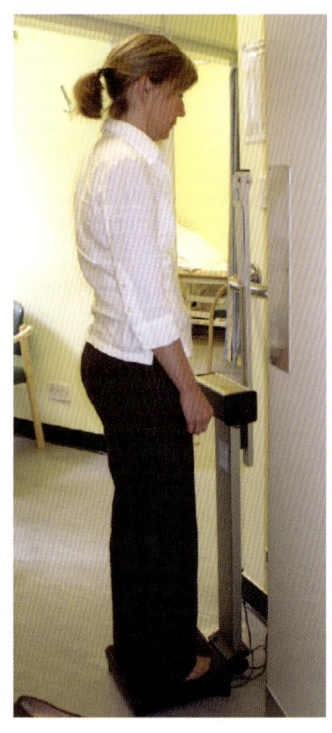

▲ 图 8-9　患者称重
引自 Dougherty 和 Lister，2015

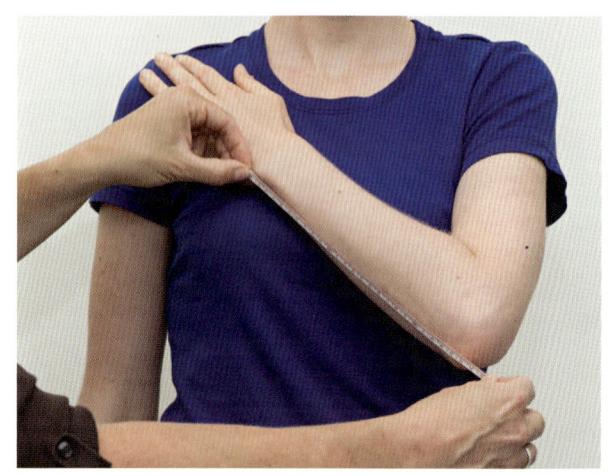

▲ 图 8-10　测量肘关节尖端（鹰嘴突）和手腕突出骨中点（茎突）之间的距离
引自 Dougherty 和 Lister，2015

问题解决表 8-2　预防和解决（操作指南 8-7）

问　题	原　因	预　防	行　动
患者不能站在磅秤上	• 磅秤位置不佳 • 患者不能保持平衡	在让患者站在磅秤上之前，要和患者确认他们能否站在磅秤上。必要时提供坐姿秤	确保医院备有坐秤和站姿秤
获得的重量显示太低	患者可能在体重秤达到零之前对体重秤施加了压力	确保患者接触磅秤前是归零位的	• 称得体重后，要与患者核对体重 • 重新为患者称重，以检查体重是否正确
获得的重量显示过高	• 患者可能穿着外衣、鞋子或携带背包，有一个完整的引流袋或其他医用液体收集装置 • 患者可能有液体潴留，如水肿或腹水	• 确保患者站在磅秤上之前，穿着轻便的室内衣物 • 请清空患者的任何引流袋。检查患者是否有液体潴留	与患者核对获得的体重重新为患者称重，检查体重是否正确
患者不能站立	患者不舒服或身体残疾	在进行身高测量之前，与患者讲解测量步骤	考虑通过尺骨测量来估算身高
肥胖患者的腰围测量困难	• 卷尺可能不够长 • 难以确定测量腰围的正确位置	计算身体质量指数，如果＞35kg/m^2，则不要测量腰围	仅使用身体质量指数

发现有营养不良风险的患者应推荐给注册营养师,进行全面的营养评估。主观整体评估(SGA)和患者主观整体评估(PG-SGA)是综合性的评估工具,比大多数的筛查测试需要更多的时间和专业知识来实施。使用任何筛查工具最重要的特点是,被确定为需要营养评估或干预的患者已启动营养护理计划。可以向患者提供可靠的、循证出版物和在线资源,以支持他们通过改善饮食习惯来增加营养的摄入(Shaw,2015)。

如果被评估为超重或肥胖,那么,需要与患者讨论适当地改变生活方式。为了患者成功减肥和增加体力活动,建议和持续支持是需要的。理想的体重应在最佳范围内。这一范围因年龄和种族而异,因此,每个人可能需要针对他们自己的目标提出具体建议(NHS Choices,2016)。

评估和记录工具。

(1) 营养筛查:Royal Marsden 营养筛查工具(RMNST)(表8-6)。

(2) 计算身体质量指数:身体质量指数(BMI)或将患者体重与理想体重图表进行比较,可以测量患者的体重是正常、超重或体重不足,也可以用以下公式计算体重和身高得出如下公式。

$$身体质量指数 = \frac{体重(kg)}{身高(m)^2}$$

可以使用表格和在线程序快速简便地计算身体质量指数(NHS Choices,2016)。计算出的身体质量指数可以与理想的身体质量指数范围进行比较,从而判断人们是体重不足还是超重。然而,这些比较结果并不能很好地表明患者是否有营养上的危险,因为一个明显正常的体重可以掩盖严重的肌肉萎缩,如肌肉减少和恶病质。食物摄入和疾病状态的变化也会影响营养风险。

(3) 腰围测量:表8-7定义了男性和女性的腰围测量值,在该测量值下,心脏病、2型糖尿病和癌症的相对风险增加。

在某些人群中(如亚洲后裔),腰围可能比身体质量指数更能反映营养风险。对于超级肥胖的

表8-6 Royal Marsden 营养筛查工具(RMNST)

问 题	如果问题的答案是肯定的,那么得分
1. 在过去3个月中,患者是否经历过无意识的体重减轻?(男性＞7kg或女性＞5.5kg)如果不是,无意的体重减轻低于上述值	10 5
2. 患者看起来体重不足吗?	5
3. 患者在过去5天内是否有食物摄入减少(少于膳食量的50%)(可能是由于黏膜炎、吞咽困难、恶心、肠梗阻、呕吐)?	5
4. 患者是否出现影响进食的症状,如黏膜炎、恶心、呕吐、腹泻、便秘?	3
总分	最高23分
得分	措施
0～4	营养不良低风险。营养教育消除顾虑
5～9	营养不良中风险。寻找困难,提供适当的支持和资源
＞10	营养不良高风险。转介给注册营养师做全面的评估和护理计划

引自 Royal Marsden NHS Hospital Foundation Trust

患者(身体质量指数＞35kg/m² 的患者)中,腰围对疾病风险的预测能力几乎没有增加(National Obesity Forum,2016)。

(4) 癌症治疗后排便习惯的评估:一些关于肠道功能的关键问题,可以用来评估患者是否需要转诊到胃肠病学专家进行进一步的检查和治疗。

框 8-6 中的问题旨在确定盆腔放射治疗后出现持续性胃肠道症状的患者，这些人将受益于胃肠病学专家的评估和建议（Pelvic Radiation Disease Association，2016）。

表 8-7　心脏病、2 型糖尿病和癌症相对风险增加的男性和女性腰围测量值

	风险增加	风险大幅增加
男性	≥ 94cm	≥ 102cm
女性	≥ 80cm	≥ 88cm

框 8-6　鉴别盆腔放疗后持续胃肠道症状的问题

盆腔放射治疗后，您的患者
- 需要在晚上排便
- 需要马上上厕所，否则会来不及
- 出血
- 影响正常生活的其他胃肠道症状？

如果以上问题任何一个回答是肯定的，那么，转诊到胃肠科医师是必要的。

引自 Pelvic Radiation Disease Association，2016

网　址

营养不良/体重减轻
Macmillan 癌症援助中心：加强饮食。

关于增加饮食摄入来解决体重减轻的实用建议。
http：//www.macmillan.org.uk/information-and-support/coping/maintaining-a-health-lifestyle/Preventing-weight-loss/the-building-up-diet.html
肺癌营养保健实用指南
针对医疗专业人员，重点关注肺癌患者的营养管理。
http：//lungcancernutrition.com/A%20Practical%20Guide%20to%20Lung%20Cancer%20Nutritional%20Care.pdf

营养过剩/体重增加
英国世界癌症研究基金会
循证饮食指南、有用的提示和食谱。
http：//www.wcrf-uk.org/
NHS 选择：肥胖
包括身体质量指数的计算、肥胖症的诊断和管理。

续　表

http：//www.nhs.uk/Conditions/Obesity/Pages/Introduction.aspx
Macmillan 癌症援助中心：维持健康生活方式
针对患者并包括健康饮食的信息和减肥建议。
http：//www.macmillan.org.uk/information-and-support/coping/maintaining-a-healthy-lifestyle/managing-weight-gain

症状
Macmillan 癌症援助中心：
癌症治疗结束后做什么：十大建议。
http：//www.macmillan.org.uk/Documents/Cancerinfo/Livingwithandaftercancer/Whattodoaftertreatment.pdf
Macmillan 妇科癌症治疗后长期影响的指南：第一部分：盆腔放射治疗。
针对医疗专业人员。
http：//www.macmillan.org.uk/Documents/AboutUs/Health_professionals/MAC14942_GYNAE_GUIDE.pdf
盆腔放射性疾病协会
对盆腔放射治疗晚期效应的信息和支持。
http：//www.prda.org.uk/

五、淋巴水肿治疗中的加压疗法

【概述】

本节描述使用加压疗法治疗淋巴水肿。由于在癌症治疗中淋巴结被手术切除，或放疗照射后，可能会出现淋巴水肿。当癌症阻碍淋巴回流路径时，也会发生这种情况。淋巴水肿是一种慢性终身性的疾病状态，因此，早期识别和治疗至关重要。对患者进行初步的健康教育，并商定出一个减少和控制肿胀的治疗计划后，鼓励患者在需要时自我管理病情。

（一）淋巴水肿

1. 定义

淋巴水肿是一种由淋巴系统损伤引起的慢性水肿（称为"继发性淋巴水肿"）或淋巴系统先天性缺陷（称为"原发性淋巴水肿"）引起的（Todd，2013）。本节将讨论与癌症相关的淋巴水肿。

2. 解剖学和生理学

淋巴系统与心血管系统密切协作，维持体内的液体平衡。心血管系统通过血管向人体细胞输送营养物质和氧气。当血液流经血管时，营养物和水进入细胞间隙，即细胞间质，形成间质液（Partsch 和 Moffatt，2012）。

淋巴系统通过浅表和深层淋巴管网状结构，将这种间质液（现在称为"淋巴液"）向胸导管和右淋巴管2个主要导管流动，形成了一个单向引流系统，将淋巴液汇入静脉系统。

淋巴引流始于浅表血管，称为初始淋巴管，位于结缔组织间隙。最初淋巴管内的淋巴运动，取决于肌肉活动和组织压力的变化（Partsch 和 Moffatt，2012）。较大、较深的淋巴管，收集淋巴液，包含平滑肌和瓣膜，使它们能够收缩并推进淋巴液的单向流动。淋巴结位于较大的淋巴管内，充当过滤器收集与消灭细菌、病毒（Drake 等，2015）。淋巴系统的简化图见图 8-11。

组织液的形成和再吸收之间的平衡取决于毛细血管壁压力，即 Starling 力。任何变化都会影响组织中的液体水平，并导致水肿的出现（Partsch 和 Moffatt，2012）。

在淋巴结区域进行癌症的相关治疗后，淋巴系统的引流途径可能会减少，水肿可能会出现在身体的邻近肢体或躯干象限。

总的来说，淋巴系统有以下主要功能。

- 通过将大分子送回循环系统，并从间质中排出多余的液体来调节体内平衡。
- 处理不需要的细胞副产品。
- 通过吸收微生物，并在必要时产生自身免疫反应，来保护身体免受感染。

3. 相关理论

水肿和淋巴水肿可能由多种疾病引起，包括癌症和非癌症相关疾病（Williams，2012a）。当淋巴系统因损伤、阻塞或先天性异常而出现衰竭时，液体无法排出，并在间隙中积聚，导致了淋巴水肿（Nazarko，2015；Partsch 和 Moffatt，2012）。外周水肿的其他原因包括静脉、肾脏或肝

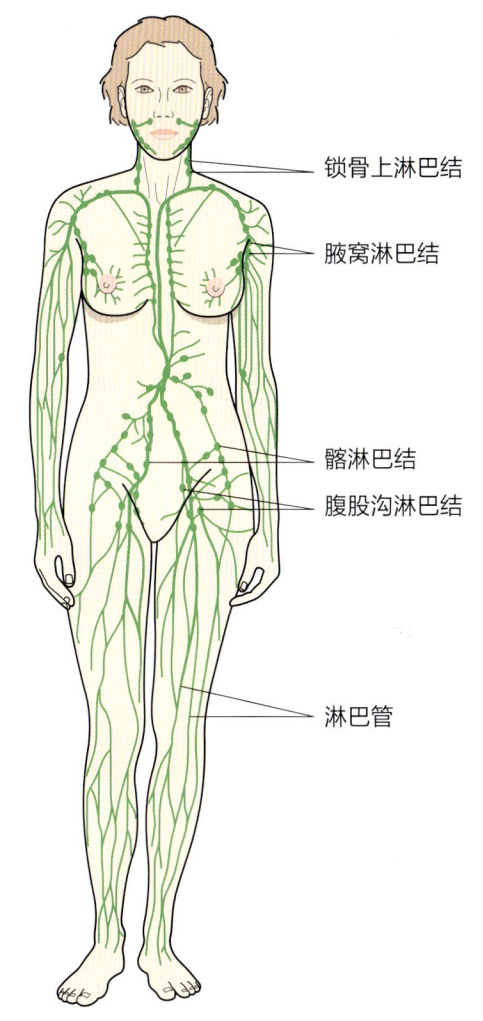

▲ 图 8-11 淋巴系统简图

脏疾病、肥胖症、脂肪水肿和一些药物（Bianchi 等，2012）。在这些情况下，淋巴系统没有衰竭，治疗可能会有所不同（Nazarko，2015）。当不能激活肌肉泵，导致毛细血管滤过增加和淋巴引流减少时，不能活动的患者可能会发展为依赖性或重力性水肿（Milne，2015）。

如前所述，根据病因不同，淋巴水肿有2种类型，包括原发性或继发性。原发性淋巴水肿发生在淋巴系统异常时，可能从出生时就存在（Nazarko，2015）。继发性淋巴水肿是由影响淋巴系统功能的外部因素引起的。这包括涉及淋巴结区域的切除或照射的癌症治疗，以及其他原因，包括感染、静脉疾病、炎症、淋巴管或血管损伤（International Society of Lymphology，2013）。

淋巴水肿最常见于癌症患者，因为手术和

（或）放疗后淋巴结受损，但也可能因为局部肿瘤阻塞淋巴结区域而发生。不同研究之间报告的癌症治疗后淋巴水肿发生率差异很大。然而，据报告在乳腺癌患者中慢性手臂水肿的患病率为14.9%～29.8%，平均为20%或1/5（DiSipio等，2013）。在接受妇科癌症治疗的患者中，患病率为28%～47%（Lymphoedema Framework，2006）。淋巴水肿也可以在其他恶性肿瘤，包括黑色素瘤、肉瘤、泌尿生殖系统肿瘤和头颈部肿瘤的治疗后出现（Fu等，2014）。癌症相关的淋巴水肿通常在治疗后5年内发生，然而淋巴水肿可能在治疗后的任何时候出现，患者面临终生患病的风险（Fu等，2014）。

淋巴水肿可以影响身体的任何部位，包括面部和头部，但最常见的是影响肢体。肿胀可能对患者产生生理的、精神的和社会心理的影响，并与发展过程中出现的一系列并发症有关（Cooper，2014）。肢体沉重可能会导致功能受损、活动减少和肌肉骨骼的问题（Woods，2010）。皮肤和组织的变化随着水肿肢体淋巴液的淤滞增加而发展，并引起特征性的皮肤褶皱加深和皮肤增厚。随着时间的推移，会出现复杂的皮肤状况（Todd，2013）。由于淋巴引流不畅，局部和全身感染的风险增加，蜂窝织炎的反复发作是常见的（Cooper，2014）。

4. 循证方法

基本原理：淋巴水肿管理中的加压疗法包括使用加压服、低张力绷带的使用（Fu等，2014），以及最近可调节包裹压迫系统的使用（Damstra和Partsch，2013）。加压疗法在动脉、静脉、淋巴和微循环中产生生理效应（Partsch和Moffatt，2012）。

加压减少水肿可通过如下几种途径（Partsch，2012；Partsch和Moffatt，2012）。

- 增加淋巴从水肿组织到非水肿组织的引流。
- 通过减少毛细血管滤过和淋巴负荷，来减少多余组织液的形成。
- 包裹肿胀肢体组织，促进肢体保持正常的形状。
- 增加微循环中的血液流动，启动纤维化组织的软化，并保持皮肤完整性。
- 最大限度地发挥肌肉泵的作用。

加压疗法通过增加局部组织的压力、防止毛细血管滤过和增强淋巴管的重吸收来影响Starling假说的原则（Partsch和Moffatt，2012）。

制作绷带或衣服的材料类型可以决定施加在下面组织的压力程度（Partsch，2012），尽管所达到的压力水平也取决于其他因素的复杂组合，包括肢体的大小和形状，以及佩戴者的活动（Partsch和Mortimer，2015）。

加压服、绷带和可调节包裹加压系统的特点已经总结为首字母的缩写PLaCE（Partsch和Moffatt，2012；Partsch和Mortimer，2015）（框8-7）。

适应证和禁忌证：加压疗法的适应证取决于患者及其肿胀程度，并在做出全面评估后，参见绷带和加压服上的文字说明。

框8-7　PLACE：加压服、绷带和可调节包裹加压系统的特点

- 压力（pressure）。这主要取决于缠绕绷带手的力量，而不是绷带本身。
- 层数（layers）。绷带使用时会有一些重叠，因此，即使一条绷带也会是多层的。一个单压缩臂套筒是单层的。
- 组件（components）。绷带应用将包含不同的部件（如衬里和垫料，以及绷带本身的纺织部件）。
- 弹性特征/刚度（elastic property/stiffness）。加压绷带和服装根据其弹性特征，传统上分为弹性（长拉伸）和非弹性（短拉伸/低拉伸）。弹性加压服（也称为圆形针织）是无接缝的，由更精细的织物制成，适用于处理轻度、简单的肿胀，皮肤完好无损，且无肢体变形（Todd，2015）。非弹性绷带、衣服或可调节的包裹系统在不能弯曲的肢体周围产生隆起的结构。当肌肉收缩时，会产生高压峰值，但静息时压力较低。这被称为具有高静态刚度指数（SSI）的压迫系统。高SSI的压迫不会在运动过程中产生，从而产生按摩效果和水肿减轻（Elwell，2015；Partsch和Moffatt，2012；Partsch和Mortimer，2015）。

5. 护理原则

淋巴水肿的治疗中，加压治疗可分为两个阶段，包括强化阶段和维持阶段（Tidhar 等，2014）。

(1) 强化阶段：强化阶段的治疗是由治疗师主导的短期治疗，通常计划在 2～3 周进行，在此期间，患者和治疗师讨论商定并明确具体目标。然而，根据水肿的情况，治疗可以计划较长或较短的时间进行。在治疗的强化或复发治疗阶段，每天对肿胀的肢体使用短拉伸、无弹性的绷带，并作为多层系统的一部分保留 23h，为肢体提供半刚性的包裹（Muldoon，2010）。或者，其他绷带系统每周应用 2 次（通常包括 2 层——泡沫层和黏合剂顶层）（Moffatt 等，2012）。这方面的治疗是结合其他治疗因素的，包括（International Lymphoedema Framework，2012；Tidhar 等，2014）如下几种。

- 将感染风险降至最低，并优化皮肤状况的护肤方案。
- 促进淋巴引流和保持关节活动度的特殊锻炼。
- 关于自我管理的信息、支持和建议。
- 由受过专门训练的治疗师实施的手法淋巴液引流（MLD），通过将液体输送到淋巴管功能正常的区域来刺激淋巴液的回流。

(2) 维持阶段：在维持阶段，提倡自我护理的概念，鼓励患者在长期管理和控制他们的水肿中变得独立。选择适合肿胀性质和程度的加压服，根据患者的个人需求和偏好，现在也有多种款式。在选择服装时，还必须考虑对并发症、活动性和灵活性的限制（Elwell，2016）。每天都要穿一段时间的加压服装，治疗师最初会定期评估进展，以确保服装的合适，以及早期发现问题（Linnitt，2011）。一旦肿胀稳定并达到最大限度的减轻，应鼓励患者通过自我支持管理来长期控制。这方面的治疗还应与其他因素相结合，包括如下几种。

- 将感染风险降至最低，并优化皮肤状况的护肤方案。
- 促进淋巴引流和保持关节活动度的特殊锻炼。
- 简单的淋巴引流（SLD），一种简化版的手法淋巴引流，是由治疗师教授给患者，用于刺激正常的淋巴回流（Todd，2013）。

并不是所有患者都将遵循这两个治疗阶段，许多患者可能只需要遵循维持阶段。关于患者最合适治疗阶段的选择，是由熟练的治疗师考虑患者的意愿后提出的。

（二）淋巴水肿患者的评估和肢体体积的计算

1. 循证方法

基本原理：当考虑使用加压疗法时，全面仔细地评估将突出患者的主要问题和并存的并发症。然后，这些信息被用于制订现实的治疗目标，并确定最合适的加压治疗方法。在对患者进行全面评估期间，确定的临床与身体的适应证，将有助于为患者选择最合适的加压疗法。在淋巴水肿的治疗过程中，可联合使用几种治疗方法；它们的选择和有效性可以由治疗师和患者在评估时决定。淋巴水肿作为一种长期的慢性疾病，对于每个患者来说都是独一无二的，会对个人生活的许多方面产生影响（Ridner 等，2012）。对身体和心理的影响不是短暂的，需要极大的动力和毅力，以及适应能力才能控制或减轻肿胀（Nazarko，2014；Woods，2010）。

阐明淋巴水肿对患者生活方式、职业和所选择的社会活动的影响，将有助于识别可能需要调整的，以患者为中心的问题领域。通过了解水肿对个人感觉和情绪的影响，可以确定相关的支持策略（Woods，2010）。

2. 护理原则

评估应包含以人为本的框架（McCormack 和 McCance，2010），并包括以下要素。

- 患者详细的病史：确定肿胀的原因及加压疗法是否可以安全使用。在使用加压疗法之前，必须排除下肢动脉供血不足。仅触诊足背动脉的搏动不是动脉供血充足的可靠指标。如果对患者的外周动脉状况有疑问，建议测量踝臂压力指数（ABPI）（International Society of Lymphology，2013）。如果患者有糖尿病或心力衰竭的病史，还应在治疗开始前完成医学评估，并在治疗过程中进行密切观察，以防止因体液转移引起的并发症，导致心力衰竭的恶化或加重糖尿病患者皮肤损伤的风险（International Society of Lymphology，2013）。

● 身体评估：为了确定水肿的程度，通过触诊鉴别水肿是凹陷性的、非凹陷性的，还是纤维化的，并评估皮肤状况，肢体形状和患者的疾病状况，以及肢体是否存在疼痛或感觉的改变（Bianchi 等，2012；Quéré 和 Sneddon，2012）。还应评估患者遵循治疗计划的能力，包括加压疗法。应该观察患者穿上和脱下衣服以确保他们能安全地这样做；如有必要，可以考虑使用辅助器具（表 8-8）。因为肥胖增加发生淋巴水肿的风险，所以应记录和监测体重（Milne，2015）。图 8-12A 是轻度、无并发症的手臂淋巴水肿的例子。图 8-12B 是重度、无并发症的手臂淋巴水肿的例子。图 8-13 是中度、无并发症的下肢淋巴水肿的例子。

● 心理社会评估：确定水肿对患者生活的影响。这包括对肢体功能和活动能力、就业、爱好、活动和个人角色的影响，还包括患者对穿着加压服的想法（Cooper，2014；Woods，2010）。

评估还应包括以下内容。

● 计划：促进问题解决和利用患者的长处。医疗专业人员应与患者合作，使他们能够采取适当的行动来管理淋巴水肿，并致力于长期控制。计划应该集中在患者的目标上，这样可以解决眼前的问题。然后可以确定长期和短期目标，并与患者达成一致。

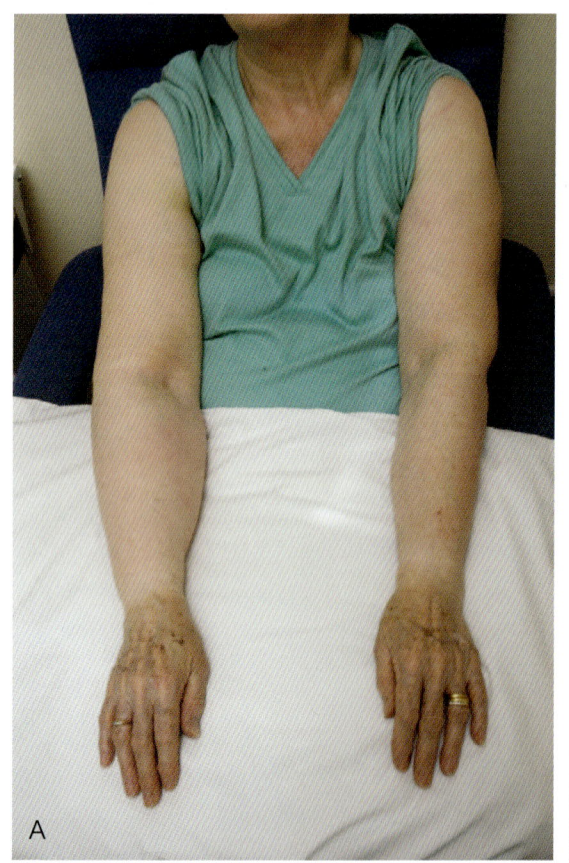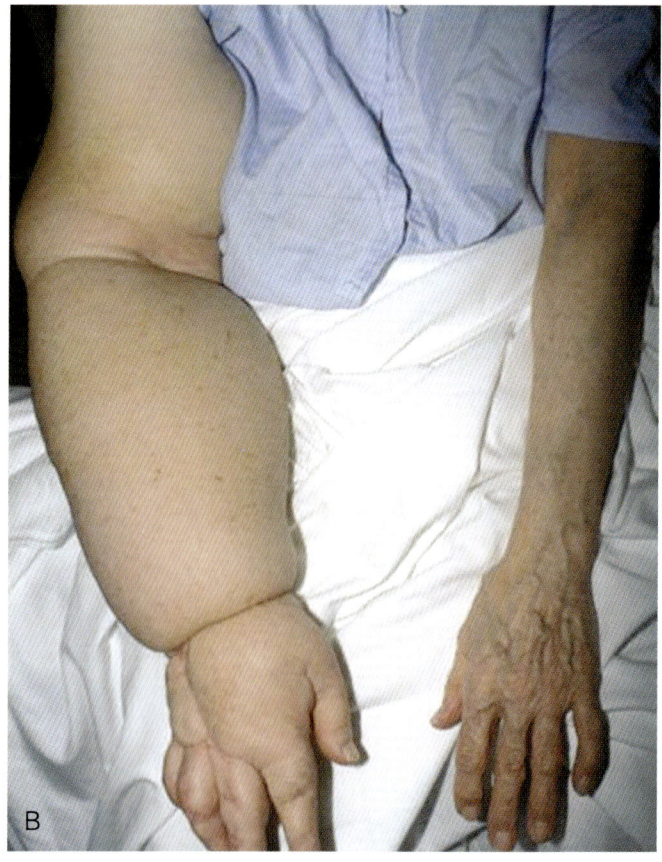

▲ 图 8-12　A. 轻度无并发症的手臂淋巴水肿；B. 严重无并发症的手臂淋巴水肿
引自 Dougherty 和 Lister，2011

- 实施：确定恰当的干预，并在需要时进行修改。个体化的、整体的方法将包括教育和支持，特别是在需要个人的改变，以将发生并发症的风险降至最低时。当患者具有积极的动机因素，并且积极参与淋巴水肿管理时，治疗将取得成功（Cooper，2014）。

- 评估：评估工作进度，必要时修改和停止干预。为了评估治疗计划的结果，需要合适的

表 8-8　辅助用具示例

辅助设备	描　述	供应商
主动滑行	一种露趾或不露趾的滑到腿的加压长袜	L&R：www.activahealthcare.co.uk
简易垫	一块长方形的防滑泡沫，有助于加压服的使用	Juzo：www.juzo.com
易于滑动	一种肢体形状的滑动片，设计用于确保在适当的压力下轻松穿上衣服	Credenhill：www.credenhill.co.uk
易于滑动的磁铁	一种带有磁铁的肢体形状的滑动片，可方便地应用于不露趾的服装	Credenhill：www.credenhill.co.uk

（续　表）

辅助设备	描　述	供应商
Ezy-As	一种坚硬的 C 形塑料结构，设计用于辅助加压服的安装	Ezy-as：www.ezyasabc.com
脚踏滑梯	一种成形的丝滑材料，有助于将露趾的紧身衣穿在脚上	提供大部分加压长袜
Medi Butler	一种特殊设计的金属框架，用于将衣服固定在适当的位置，一边脚或手就能滑进去。这个框架有把手，用来把衣服拉到肢体上	medi：www.mediuk.co.uk
Mediven 2 合 1	一种有助于穿脱衣服的肢体形状的滑片	medi：www.mediuk.co.uk
橡胶手套	棉衬里的橡胶手套，能更好地抓握衣服，有助于穿脱衣服	在售商店广泛售卖，也可以通过 Haddenham 健康护理获得：www.hadhealth.com

（续表）

辅助设备	描　述	供应商
袖套（Sleeve on）	一种带有吸盘的金属敷贴器，以便在穿脱衣服时安稳地固定在坚固的表面	Haddenham 健康护理：www.hadhealth.com
滑套式长袜（SOS）	设计来用于将衣服固定到位的金属框架，使脚可以滑入其中	Sigvaris：www.sigvaris.com/global/en
卷套	一种柔性塑料带，能把加压服卷到腿上	Sigvaris：www.sigvaris.com/global/en

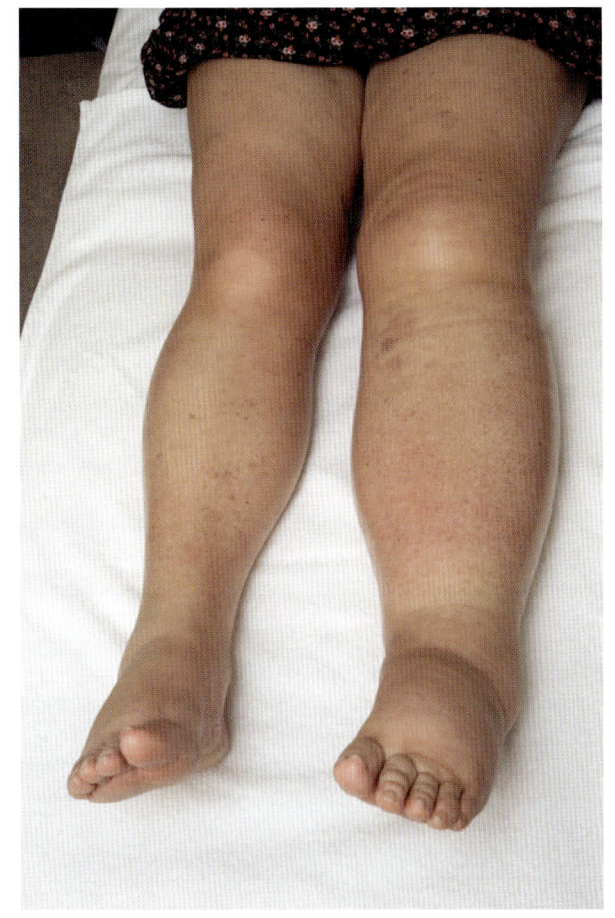

▲ 图 8-13　中度无并发症的下肢水肿

结果指标（Frisby，2010）。尚未确定的评估治疗计划结果的标准方法，但在淋巴水肿管理中，使用体表面积测量的方法，来测量肢体体积，是评估治疗反应最常用的方法（Williams 和 Whitaker，2015）。然而，治疗对患者的精神心理和社会心理健康的影响也应该被监测，这通常是以征求患者意见这种更主观的方式来实现的（Keeley 等，2010）。

测量肢体的大小、形状和体积的方法：测量双侧肢体有助于确定早期肢体淋巴水肿的存在。当肿胀出现时，肢体的测量可以客观地判断肿胀的程度，以帮助做出适当的治疗决定。随着时间的推移，重复的肢体测量可以评估治疗的反应，并促进自我管理的动机（Williams 和 Whitaker，2015）。简单的肢体测量有助于选择加压服的尺寸。

① 肢体的简单表面测量：肢体大小和形状变化的常用方法是肢体大小的圆周测量（Williams 和 Whitaker，2015）。这可以通过用定位在肢体上的固定点的卷尺记录，和比较对两个肢体进行的测量来建立，通常是手腕上方 10cm，和肘部

的下方（鹰嘴突），以及髌骨上极上下 15cm 的地方（Piller，1999）。虽然这种方法简单快速，但主要是用于追踪周长均匀的肢体。如果每次连续测量时，卷尺都不在同一位置，这种方法容易出错。

②肢体体积的测量：评估治疗反应更准确的方法是测量肢体的体积（图 8-14）。以 4cm 的间隔对双侧肢体进行多次周径测量，并应用圆柱体的体积计算公式，提供了确定肢体大小的可靠方法，以及确定治疗反应的有用和客观的方法。这是建立肢体体积最广泛使用的方法（Williams 和 Whitaker，2015）。如果注意操作过程和测量记录的标准格式，则是准确的（Ng 和 Munnoch，2010）。

3. 操作前的注意事项

为计算肢体的体积而对肢体进行的连续周径测量，不应与为患者选择紧身衣时使用的简单肢体测量相混淆。这些都被记录在肢体上的

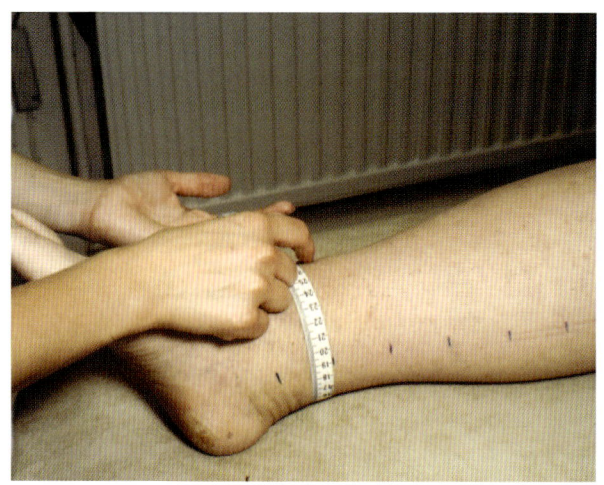

▲ 图 8-14　肢体的体积测量
引自 Dougherty 和 Lister，2011

固定位置，用来指导治疗师为患者选择合适尺寸的衣服。

采用顺序周径测量方法计算肢体的体积时，应考虑表 8-9 中的原则和表 8-10 中的要点（Williams 和 Whitaker，2015）。

表 8-9　采用连续周径测量法测量肢体的体积

适应证	禁忌证
确定肿胀肢体与患者对侧正常肢体相比，总的超出体积	在缓和医疗领域，追踪肢体体积的变化可能是不合适的，简单的肢体周径测量可以提供另一种评估方法
为了确定肿胀沿着肢体的分布	有感染或开放性伤口时
提供信息以帮助加压疗法的选择	为了检测早期的淋巴水肿。应考虑其他的症状，包括短暂肿胀和感觉的变化（Finlay 等，2013）
提供一种确定对治疗反应的客观方法 • 肢体的大小和形状随时间的变化 • 超出体积的变化 • 肢体体积损失或增加的分布（Williams 和 Whitaker，2015）	

表 8-10　记录连续周径测量以计算肢体体积时应考虑的要点

原　则	基本原理
确保同一患者每次测量肢体时，使用的是同样的位置	肢体的位置会影响测量的结果，因为肌肉的弯曲或放松程度会影响肢体的形状和大小
每次测量时肢体都应用可洗墨水重新标记，即使是连续几天测量时也是如此	肢体体积的增加或减少都会影响肢体上标记的位置

(续　表)

原　则	基本原理
在测量过程中，不应对卷尺施加张力	如果施加张力，测量者之间的用力会有所不同，记录也会不一致
卷尺应水平地围绕肢体，注意不要拉得太紧	将测量的误差减到最小
每次测量时，两侧肢体应进行相同数量的测量	对于单侧肿胀的患者，正常肢体作为对照
测量起始点应通过测量和清楚记录中指尖到手腕，或脚跟底部到踝关节以上的卷尺测量平放点的距离来明确标识	每次都应使用手腕/踝关节上的起始点
应采用测量记录的标准格式	确保可以参考关键点

操作指南 8-8　加压疗法的肢体体积计算：下肢

必备物品

- 直尺：最好 30cm 或以上
- 卷尺：避免使用易拉伸，且不能充分清洁的织物制成的卷尺，使用塑料的或一次性纸张
- 用于标记肢体的可清洗的皮肤标记笔
- 记录的图表和笔

操作前

准　备	目　的
1. 向患者解释并讨论操作的流程	确保患者理解操作流程，并给予有效的同意（NMC，2015 **C**）
2. 患者取坐位，双腿水平伸展，最好放在可调节高度的硬沙发上	确保下肢得到放松和支撑。高度可调意味着测量者可以在不拉紧背部的情况下工作 **E**

操作

3. 站在患者腿的外侧，要求患者将脚屈曲成直角。沿着腿部的内侧，测量从脚后跟底部到踝关节的距离；标记踝关节，允许标记下方的腿部至少有 2cm，并将距离记录在图表上	建立并清楚记录后续测量可重复的固定起始点（Lymphoedema Framework，2006 **C**）。注意：标记表示通过每个圆柱段的中点，它们不代表圆柱体的底部，因此，至少一半的部分（如 2cm）必须在标记之下
4. 让患者放松脚。从起点开始，沿着腿的长度到腹股沟，用直尺以 4cm 的间隔标记腿的内侧	将肢体减少到 4cm 节段可提高测量的精度，因为这些节段比整个肢体更像一个圆柱体。这里使用的公式假设测量值相距 4cm（Williams 和 Whitaker，2015 **E**）
5. 将卷尺围绕肢体周围，并测量每个标记点的周长，将测量结果记录在图表上。确保卷尺平滑地缠绕放松的肢体，并且没有倾斜（在开始时就决定卷尺是放在标记的上方、下方，还是标记上，并且每次都保持在相同的位置：记录位置。）	确保肢体和卷尺之间没有空隙，并且每次的流程相同，这样可以减少错误（Williams 和 Whitaker，2015 **E**）

	续 表
6. 在另一条腿上重复此过程，不管它是否肿胀	如果只有一个肢体受到影响，正常的肢体将作为患者自己的对照（Williams 和 Whitaker，2015 **E**）
7. 如果需要，可以测量脚部的周长，但这不包括在体积计算中	脚部不能被视为圆柱体，因此，不适合将其包含在体积计算中
操作后	
8. 确保对每条腿测量的次数相同，并清楚地记录在记录表上	准确的记录将确保每个肢体的肢体体积计算时的准确性（Williams 和 Whitaker，2015 **E**）
9. 用温水和温和的肥皂洗去患者皮肤上的标记	去除这些标记可以保持患者的尊严。温和的肥皂确保皮肤不受刺激

操作指南 8-9　加压疗法的肢体体积计算：上肢

必备物品

- 直尺：最好 30cm 或以上
- 卷尺：避免使用易拉伸的织物
- 用于标记肢体的可清洗的皮肤标记笔
- 记录的图表和笔

操作前

准　备	目　的
1. 向患者解释，并讨论建议的流程	确保患者理解流程，并给予有效的同意（NMC，2015 **C**）
2. 患者坐在椅子上，双臂向前伸，靠在椅背上。手臂应尽可能与身体呈 90°	确保手臂在标准的高度得到支撑和接触。改变手臂与身体的角度，将导致测量值的变化 **E**
3. 如果只有一只手臂肿胀，应从未肿胀的手臂开始	建立正常的肢体作为对照（Williams 和 Whitaker，2015 **E**）
操 作	
4. 测量中指指尖到手腕的距离。在手腕上做标记，使其至少在尺骨茎突以上 2cm，并记下距离	• 为所有后续的测量建立并清楚记录可重复固定的起始点（Lymphoedema Framework，2006 **E**） • 注意：标记表示通过每个圆柱段的中点，它们不代表圆柱体的底部，因此，至少一半的部分（如 2cm）必须在标记之下
5. 从起始点开始，用尺子沿着手臂的尺侧，以每隔 4cm 的间隔做标记，直到腋窝	将肢体缩小到 4 cm 的节段可提高测量的准确性，因为这些节段比整个肢体更像一个圆柱体（Williams 和 Whitaker，2015 **E**）

第8章 癌症患者的后续护理及社会支持
Living with and beyond cancer

续 表

6. 将卷尺围绕肢体,并测量每个标记点的周长,将测量结果记录在图表上。确保卷尺平滑地缠绕在放松的肢体上,并且没有倾斜。从一开始时就决定卷尺是放在标记的上方、还是下方,并且每次都保持在相同的位置上	确保肢体和卷尺之间没有空隙,并且每次的操作都是相同的,这样可以减少错误(Williams 和 Whitaker,2015 E)
7. 在另一手臂上重复此过程	如果只有一个肢体受到影响,正常的肢体将作为患者自己的对照(Williams 和 Whitaker,2015 E)
8. 如果需要,可以测量手的周长,但这不包括在体积计算中	手不能被视为圆柱体,因此,不适合将其包含在体积计算中 E
9. 确保每个手臂测量相同的次数,并清楚地记录在记录表上	准确的记录将确保每个肢体的体积计算时的准确性(Williams 和 Whitaker,2015 E)
操作后	
10. 用温水和温和的肥皂洗去患者皮肤上的标记	去除这些标记可以保持患者的尊严。温和的肥皂确保皮肤不受刺激 E

问题解决表 8-3 预防和解决(操作指南 8-8 和 8-9)

问题	原因	预防	行为
由于肢体的形状和皮肤皱褶的加深,卷尺无法平坦地放在皮肤表面	淋巴水肿对组织的影响,以及肿胀的分布	肢体形状可以人工矫正	用保鲜膜包裹肢体,使之更接近圆柱形。在薄膜上做标记并在这些点处测量
皮肤松弛的区域,很难将卷尺平坦地缠绕肢体	与年龄有关的皮肤肿胀的减轻或体重的减轻导致皮肤过多	肢体形状可以人工矫正	抬高肢体可以分散分布多余的皮肤,从而更精确地测量肢体
上肢的活动范围受限,使肢体摆位困难	臂丛神经病变	在患者能力范围内操作	舒适地放置肢体,如果需要支撑肢体,可寻求帮助
皮肤损伤、开放性创伤、疼痛或压痛导致一些测量点遗漏和肢体体积计算不准确	如果皮肤完整性受损或疼痛,则无法进行测量	在测量前仔细检查皮肤是否有完整性受损,并检查患者是否舒适,以便在必要时采取措施	用保鲜膜覆盖所有开放的伤口,确保在需要的地方进行测量。避免拉紧卷尺,以免对该区域造成伤害

4. 操作后注意事项

一旦记录了双侧肢体的连续周径测量值,就可以使用一些公式来计算肢体的体积(Williams 和 Whitaker,2015)。

圆柱体体积公式(框 8-8)将肢体视为一系列圆柱体,每个圆柱体的高度为 4cm。

为了计算肢体的体积,需要将每次测量值转换为圆柱体该部分的体积,然后求和。如表 8-11

表 8-11　使用框 8-8 中的公式计算肢体总体积的示例

圆周长的测量（cm）	$C^2/[\pi(3.14)]$	每段圆柱体体积（ml）
18.4	=	107.7
19.1	=	116.1
21	=	140.3
23.2	=	171.3
24.9	=	197.3
25.7	=	210.2
26.6	=	225.2
29.6	=	278.8
30.3	=	292.2
31.7	=	319.8
32.7	=	340.3
33.5	=	357.2
总体积	=	2757

所示。

肢体间的体积差异通常用百分比表示。计算结果如表 8-12 所示。

（三）加压包扎

1. 定义

在治疗淋巴水肿的强化或减量阶段，使用短拉伸、非弹性的绷带。

2. 相关理论

加压疗法中使用的绷带被称为"低短弹力绷带"。它们具有很高的抗拉伸性。当应用于肢体时，它们为肢体提供牢固的外部包裹。在关节运动和肢体肌肉收缩过程中，对坚固的外包裹的压力导致组织内的压力（工作压力）暂时增高，对淋巴管和静脉系统提供按摩作用，以刺激淋巴引流（Partsch 和 Mortimer，2015；Williams，2012b）。相反，当肌肉在休息不活动时，低弹力绷带支持组织，并提供相对较低的休息压力。这可确保患者保持舒适，并鼓励遵守治疗的计划疗程（Williams，2012b）。

框 8-8　根据圆周长计算体积的流程

计算圆柱体体积的公式是：圆周长 $^2/\pi$

必须将这一公式应用于每个圆周测量值（圆周长 $_1$，圆周长 $_2$，…，圆周长 $_n$），以便计算每一段的体积；然后将体积相加，得出总的肢体的体积。

因此，[（圆周长 $_1$ × 圆周长 $_1$）/3.1415] ＋ [（圆周长 $_2$ × 圆周长 $_2$）/3.1415] ＋ [（圆周长 $_3$ × 圆周长 $_3$）/3.1415] ＋……。

使用可编程计算器来计算圆柱体体积，将加快计算过程。

表 8-12　计算肢体之间体积差的百分比

计算公式
用 100 除以未受影响的肢体体积，再乘以肢体之间的体积差
工作示例

肿胀肢体的体积	未受影响的肢体体积	肢体间的体积差
2757	－ 2459	＝ 298
100÷2459（未受影响肢体的体积）	×298（肢体间的体积差）	＝ 12.11

肿胀的肢体比正常肢体大 12%

高弹性长弹力绷带不适合治疗淋巴水肿。这些绷带对肢体的组织施加了较高的工作压力和静息压力，但绷带长时间保持在原位，患者可能会感到不舒服。

低弹力绷带施加在肢体上的压力受多种因素的影响。

● 肢体的周长：肢体最窄处达到的压力最高（Partsch，2012），因此，在正常比例的肢体上使用绷带时，踝关节或手腕处的压力会达到最高，当周长增加时，沿着肢体的长度，压力逐渐减小（Quéré 和 Sneddon，2012）。细的肢体和有骨性突起的区域需要小心保护，以避免这些区域的高压导致皮肤或组织的损伤（Linnitt，2011）。

● 层数：每条绷带在缠绕时都会有一定程度的重叠。相互叠加的绷带增加了在肢体的硬度和压力（Partsch 和 Mortimer，2015）。

● 绷带系统的组成部分：绷带下的衬垫和泡沫的使用增加了绷带的压力和缠绕绷带的硬度（Partsch 和 Mortimer，2015）。

3. 循证方法

(1) 基本原理

①适应证

● 增大的肢体。由于难以施加足够的张力来压迫肢体，所以在增大的、肿胀的肢体上使用弹性加压服可能是无效的（Linnitt，2011）。

● 畸形的肢体。弹性加压服不能容纳极端的形状变形（Linnitt，2011）。如果肢体的形状笨拙，弹性加压服会在皮肤褶皱处产生止血带样的作用，并可导致不适或皮肤损伤（Todd，2013）。放置在低弹力绷带下面的泡沫或软垫将使皱褶变得平滑，恢复肢体的正常形状（绷带包扎前后畸形的肢体示例见图 8-15 和图 8-16。）

● 重度淋巴水肿。长期水肿的肢体要求有较高的压力来降低组织纤维化。低弹力绷带提供较低的静息压力和较高的工作压力，可促进硬化组织的软化（Partsch 和 Moffatt，2012）。

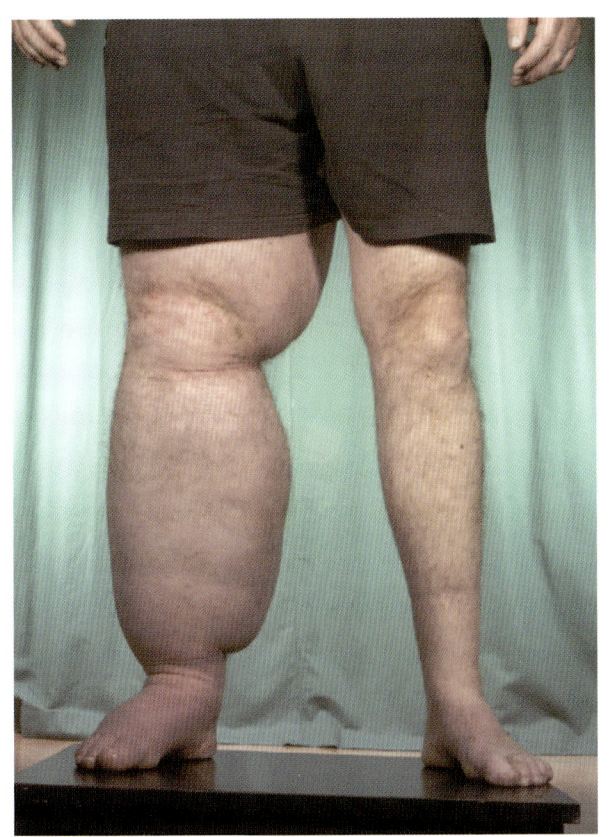

▲ 图 8-15　包扎前畸形肢体的例子（一）
引自 Dougherty 和 Lister，2011

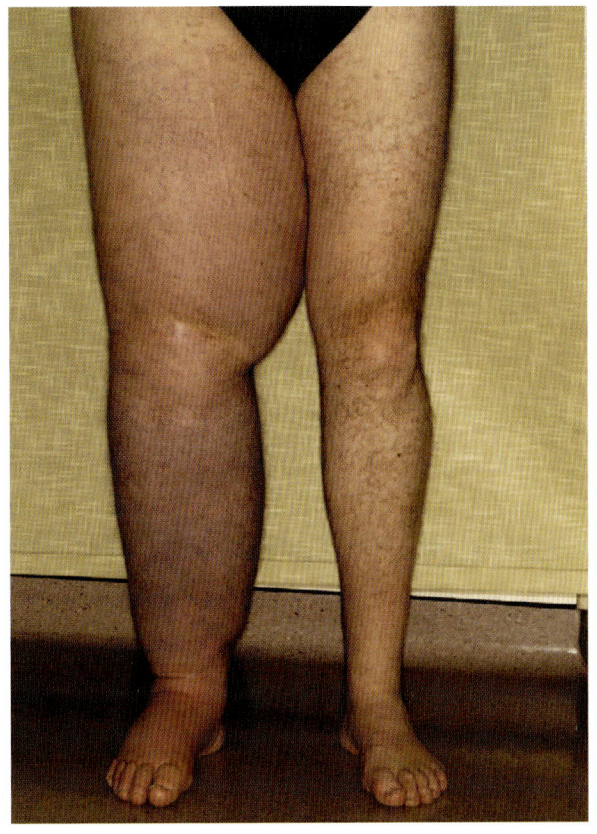

▲ 图 8-16　包扎前畸形肢体的例子（二）
引自 Dougherty 和 Lister，2011

- 淋巴水肿。从皮肤漏出的淋巴液易于对由低弹力绷带提供的外部压力做出反应（Board和Anderson，2013）。
- 受损或脆弱皮肤。弹性加压服会对脆弱的皮肤造成损害。在皮肤状况改善之前，应使用低弹力绷带（Linnitt，2011）。

②禁忌证

如果出现以下情况，不应使用低弹力绷带（Todd，2013）。

- 存在动脉疾病，可能发生组织的缺血。
- 肿胀的肢体有感染，可能会发生疼痛。
- 存在没有控制的心力衰竭，可能会发生液体负荷过大。
- 存在深静脉血栓，在绷带使用前，应开始抗凝治疗。
- 患者的手不够灵活，如果他们感到不舒服时，无法取下绷带。

(2) 多层包扎应遵循的原则：这一多层绷带包扎的讨论将集中在使用短拉伸、无弹性绷带的标准应用方法上。在本节中，不讨论可获得的替代包扎系统的应用（通常包括舒适的泡沫衬垫层和自黏加压层）。低弹力绷带有多种宽度可供选择，当肌肉处于静息状态时，可为肿胀的肢体提供低的静息压力；在活动时，肌肉收缩以对抗绷带产生的阻力时，可提供较高的工作压力（Partsch和Mortimer，2015）。

为了使包扎有效，必须考虑以下原则。

- 围绕肢体的周围提供均匀的压力。在肢体形状因肿胀而不规则或变形时，可以通过垫块或泡沫的使用来增加体积到需要矫正形状的区域，从而得到均匀的轮廓（Schuren，2012）。
- 绷带的压力必须沿肢体长度逐渐增加，以确保在远端达到最大压力，而近端达到最小压力。在规则形状的肢体，腕部或踝部的周长小于肢体根部的周长，则可以自然获得分级压力。通过为肢体尺寸选择正确的绷带宽度，并控制绷带张力的大小，以及重叠的使用，也可以获得分级压力（Hegarty-Craver等，2014）。只应使用中等程度

等张力，绷带从不应该被拉伸到其最大长度。
- 施加在肢体上的压力应该足以与肢体的周长对应。当肢体的周长较大时，需要更大的压力。这可以通过使用一层以上的绷带和为肢体周长选择正确的绷带宽度来实现（Hegarty-Craver等，2014）。
- 绷带应日夜放置到位，并且每24h取下一次。这样可以保证皮肤的卫生，并检查皮肤的状况。重新使用绷带应确保在改变的肢体形状上，保持有效的压力（Quéré和Sneddon，2012）。
- 绷带应使患者感到舒适，如果绷带导致手指或脚趾出现疼痛、麻木或变色（青紫），则应该随时取下。这可能表明各种原因，包括肢体被过度压迫。满意的治疗效果应在2～3周达到。更晚期的淋巴水肿可能需要4～6周的治疗。然后，患者可以开始治疗的维护阶段，在该阶段，控制症状的加压服是适合的。

(3) 缓和医疗：当体积减小可能是不现实的，或没有指征时，重点是优化患者的生活质量。加压包扎可以是多种多样的，在缓和医疗中非常有用。

治疗的负担不应超过使用针对患者需求设计的改良包扎技术，采用低压力为肢体提供支持和舒适所带来的益处。治疗师应具有专业知识，能够对肢体应用正确程度的压力，避免强迫液体进入邻近的区域（Towers，2012）。现在许多医院聘请一名淋巴水肿治疗师来支持缓和医疗的患者。

4. 法律和专业问题

确保患者了解流程及其所需的一切，并已给予同意（NMC，2015）。还应提供书面的信息。加压包扎只能由具备必要技能和经验的熟练治疗师，才能在肿胀的肢体上使用绷带（Quéré和Sneddon，2012），确保压力向肢体根部逐步均匀地增加。如果绷带使用不正确或不适当，技术不佳会导致皮肤和组织受损的严重后果（Linnitt，2011）。治疗师有专业责任确保患者的安全，因此，应始终确保不存在使用低拉伸加压绷带的禁忌证。治疗师也有责任保持他们安全和有效实践所需的知识和技能（NMC，2015）。

英国各地的治疗师都能获得适当的课程,但是没有一个专门的机构对治疗师进行认证。

5. 操作前的注意事项

(1) 特殊的患者准备

①动脉血流:如果对患者的动脉血流有任何担心,在进行加压治疗之前,应使用手持多普勒测量 ABPI(踝臂压力指数)。ABPI 读数为 0.8 或以下时,应转介寻求医学意见(Cooper,2015)。

②合适的衣服:在肿胀的肢体上使用的包扎材料可能是会很大,因此,患者需要适当信息和建议,包括合适的、宽松、易于穿着的衣服。如果腿要包扎,还需要合适的大开口鞋,以便在治疗期间,容纳包扎的绷带。

③预约时间:由于绷带每天需要绑扎 23h,因此更换绷带的预约时间需要考虑个人卫生、旅行安排、家庭和工作情况等。在预约前,患者可以在家里取下绷带,以保持个人卫生,但建议患者在去医院的路上,应穿上合适的加压服。

④开车:不建议患者自己开车往返预约门诊。绷带意味着受影响的肢体将比平时更笨重,使反应的时间延长。因此,安全可能会受到影响。如果患者选择驾驶,必须建议他们在驾驶前与汽车保险公司核实。

(2) 日常活动:由于笨重的绷带,日常活动可能不得不进行调整。治疗师应与患者讨论并概述治疗过程中应遵循的运动方案,以确保从包扎疗程中获得最大的效果。

(3) 信息:提供的口头信息应得到书面信息的支持,并包括如果绷带出现问题,患者应做什么,以及与谁联系的详细信息(Fu 等,2014)。

操作指南 8-10　加压包扎(多层短拉伸):包扎手臂和手指

必备物品

- 管状弹性织物:可以成卷购买,也可以根据肢体的尺寸进行切割。有不同的可供选择
- 轻质绷带:6cm 和 10cm,用于包扎手指并固定泡沫填料
- 合成矫形衬垫卷:有 6cm 和 10cm,用于衬垫和整形肢体
- 成形/仿形泡沫块,对纤维化区域施加压力
- 切割成一定形状的低密度泡沫片,以填补不平坦区域
- 6cm 和 8cm 低弹力绷带。需要多种宽度来适应肢体的形状
- 胶布

操作前

准　备	目　的
1. 向患者解释和讨论流程	确保患者了解流程,并给予有效的同意(NMC,2015 **C**)
2. 如果可能,患者应坐在椅子上,肢体放松,并被椅背或适当的肢体支撑支持。治疗师应位于患者前面	确保患者和治疗师的舒适。确保皮肤和肌肉位置正确,避免不适当的压力区域 **E**
3. 在包扎前,肿胀的肢体应清洁并用温和的润肤剂(如 E45)充分保湿	促进皮肤的卫生和完整 **E**

操　作

4. 剪一段足够长的管状弹力织物,以适合患者的手臂。给拇指开一个小孔,并滑动覆盖患者的手臂	保护皮肤免于摩擦,防止由衬垫和泡沫的合成材料引起的过敏(Quéré 和 Sneddon,2012 **E**)

续表
5. 手指必须包扎（操作图 8-1A 和图 8-17A）。用一条窄的轻型绷带，把绷带松松地固定在手腕上，并将其穿过手背到拇指。从指尖向下缠绕拇指（从甲床水平开始）。不要把绷带拉得太紧，但要轻轻用力。将绷带绕在手腕的下方，然后从手背到食指（操作图 8-1B）。再一次，用绷带从指甲床到手指的指蹼。对所有手指重复相同的步骤。最后将绷带末端打褶固定（操作图 8-1C 和图 8-17B）	减少或避免肿胀（Quéré 和 Sneddon，2012 Ⓔ）
6. 检查手指尖的颜色和温度	确保血液供应不受影响（Quéré 和 Sneddon，2012 Ⓔ）
7. 检查患者是否能活动手指并握拳	检查绷带是否太紧（Quéré 和 Sneddon，2010 Ⓔ）
8. 扁平的、脊状的或特殊形状的泡沫可以被切割成不同大小，并用在纤维化的区域或额外加压的弹力织物上（图 8-17C）	对纤维化的组织起到按摩作用，以软化组织（Quéré 和 Sneddon，2012 Ⓔ）
9. 使用衬垫卷，呈 8 字形包扎手，填充手掌和手背（操作图 8-2 和图 8-17D）	填充手部确保压力分布均匀，并保护手部的骨骼区域（Quéré 和 Sneddon，2012 Ⓔ）

▲ 操作图 8-1A　包扎肿胀的手指

▲ 操作图 8-1B　绷带从手腕下绕回到手背，再到食指

▲ 操作图 8-1C　完成包扎

▲ 操作图 8-2　手掌和手背都用衬垫填充

| 10. 继续填充到腋窝，在肘部加倍（操作图 8-3 和图 8-17D） | 在肘部折痕处加倍保护肘部脆弱的皮肤 Ⓔ |

续 表	
11. 取一个 6cm 的加压绷带,开始时把它松散地固定在手腕上。建议患者在包扎手部时分开手指,并将包扎带穿过手背,在靠近手指根部的地方包扎 2 次。继续以 8 字形牢固地包扎手部,直到所有手都被包扎好(操作图 8-4)。将其余的绷带继续沿前臂螺旋向上缠绕,每转一圈覆盖一半的绷带。尽可能保持绷带的平滑(图 8-17E 和 F)	绷带的宽度必须与肢体的周长有关,在最小的周长上使用最窄的绷带(Quéré 和 Sneddon,2012 **E**)
12. 取一个 8cm 或 10cm 的绷带,从手腕开始,缠绕成螺旋形,每缠绕一圈,仍覆盖绷带的一半,直到手臂的顶部(操作图 8-5 和图 8-17G)	在前臂缠绕两层绷带,以确保远端压力最高(Quéré 和 Sneddon,2012 **E**)
13. 最上面一层绷带可以螺旋缠绕	应用最上面一层绷带可以均衡压力,并保持最佳的压力 **E**
14. 用胶布固定绷带的末端	由于存在受伤的风险,使用胶布代替紧固夹 **E**
操作后	
15. 再一次检查手指尖的颜色和感觉,并检查患者是否可以活动所有的关节	检查血流是否受阻(Quéré 和 Sneddon,2012 **E**)
16. 提醒患者尽可能正常地使用肢体,按照建议进行锻炼,如果感到疼痛、刺痛或麻木,请取下绷带	确保良好的淋巴回流,防止并发症的发生 **E**
17. 在患者的相关文件中记录操作的详细过程	保持准确的记录,为后续治疗提供参考依据(NMC 2015 **C**)

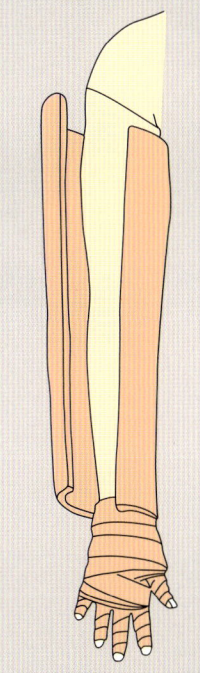

▲ 操作图 8-3 衬垫卷从手部开始,螺旋上升直到手臂。额外的衬垫应用在肘部皱褶

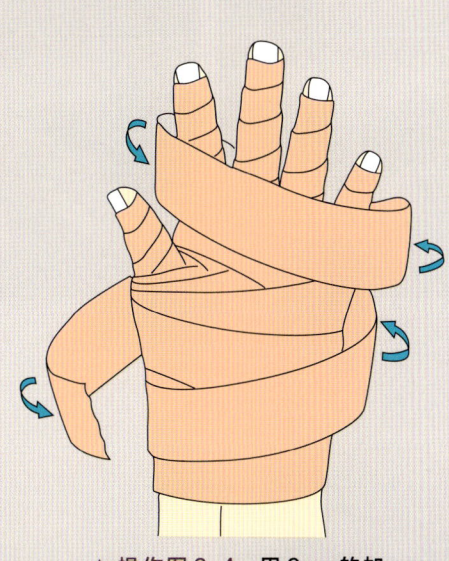

▲ 操作图 8-4 用 6cm 的加压绷带以 8 字形牢固地包扎手部

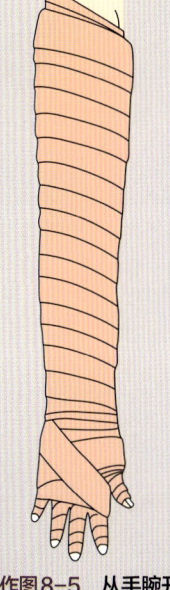

▲ 操作图 8-5 从手腕开始,用一条 8cm 或 10cm 的绷带,螺旋缠绕到手臂的顶部

Royal Marsden 癌症护理精要
The Royal Marsden Manual of Cancer Nursing Procedures

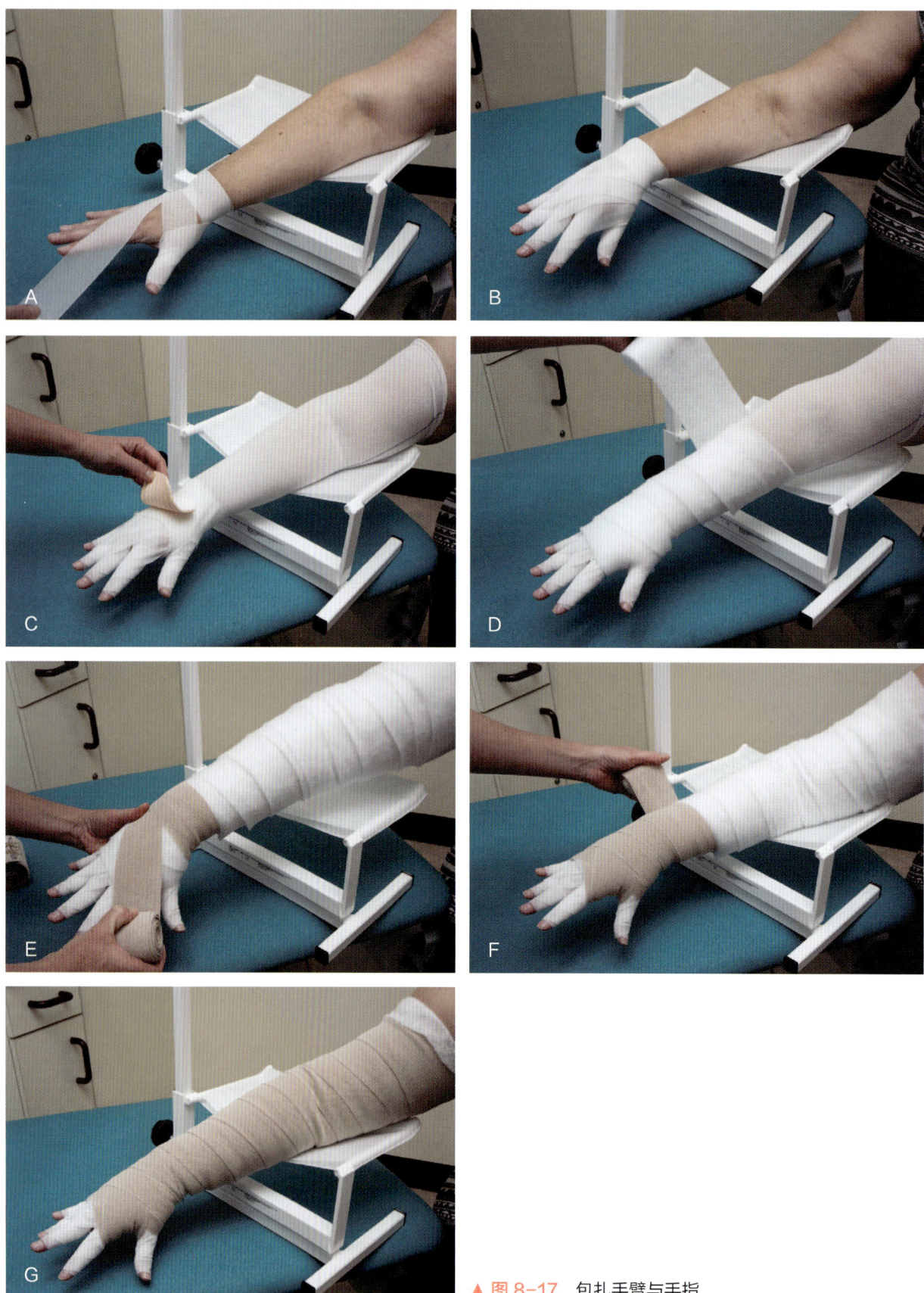

▲ 图 8-17 包扎手臂与手指

第8章 癌症患者的后续护理及社会支持
Living with and beyond cancer

操作指南 8-11 加压包扎（多层短拉伸）：包扎腿部和脚趾

必备物品

- 管状弹力织物：可以成卷购买，也可以根据肢体的尺寸进行切割。有不同的宽度可供选择
- 轻质固定绷带：4cm 宽的绷带用于包扎脚趾，6cm 或 10cm 的固定泡沫
- 合成矫形衬垫卷：有 6cm、10cm 和 12cm 宽的卷用于衬垫和重塑肢体
- 切割成一定形状的低密度泡沫片，以填补不平坦的区域
- 低弹力加压绷带，有 8cm、10cm 和 12cm。需要多种宽度以适应肢体的形状
- 胶布剪

操作前

准 备	目 的
1. 向患者解释和讨论流程	确保患者了解流程，并给予有效的同意（NMC，2015 **C**）
2. 如有可能，患者应直立坐在床上或治疗沙发上。把床或沙发升高到一个舒适的高度	确保患者和护士都感到舒适 **E**
3. 在包扎前，肿胀的肢体应清洁并用温和的润肤剂（如 E45）充分保湿	促进皮肤卫生和完整（Cooper，2012 **E**）

操作

4. 剪一段足够长的管状弹力织物以适合患者的腿。滑动覆盖患者的腿部	保护皮肤免于擦伤（Quéré 和 Sneddon，2012 **E**）
5. 如果脚趾肿胀或容易肿胀，则必须用绷带包扎。小脚趾可以省略。使用窄的轻型绷带，将绷带固定在脚的周围，并将其从足部上方带到大脚趾处（**操作图 8-6A 和图 8-18A**）。围绕脚趾从脚尖向下包扎脚趾（从甲床的水平开始）。不要把绷带拉得太紧，但要轻柔而稳固地进行。将绷带放在脚底下，然后回到脚背到下一个脚趾（**操作图 8-6B**）。对每个需要包扎的脚趾重复相同的步骤。最后将绷带末端卷起固定（**操作图 8-6C**）。	减少或防止肿胀（Quéré 和 Sneddon，2012） 防止对小脚趾及其周围的摩擦 **E**
6. 泡沫垫可以被切成不同大小，放在脚背上、踝关节周围和膝关节后面（**操作图 8-7A 和 B**）	保护骨性突起和关节的弯曲（Quéré 和 Sneddon，2012 **E**）
7. 用轻质绷带将衬垫牢牢地固定到位	
8. 使用填充物，填平肢体的任何畸形的轮廓。波纹形状的泡沫可用于纤维化组织的区域	创造一个平整的轮廓，在上面使用绷带。施加额外的压力或治疗纤维化区域（Cooper，2012 **E**）

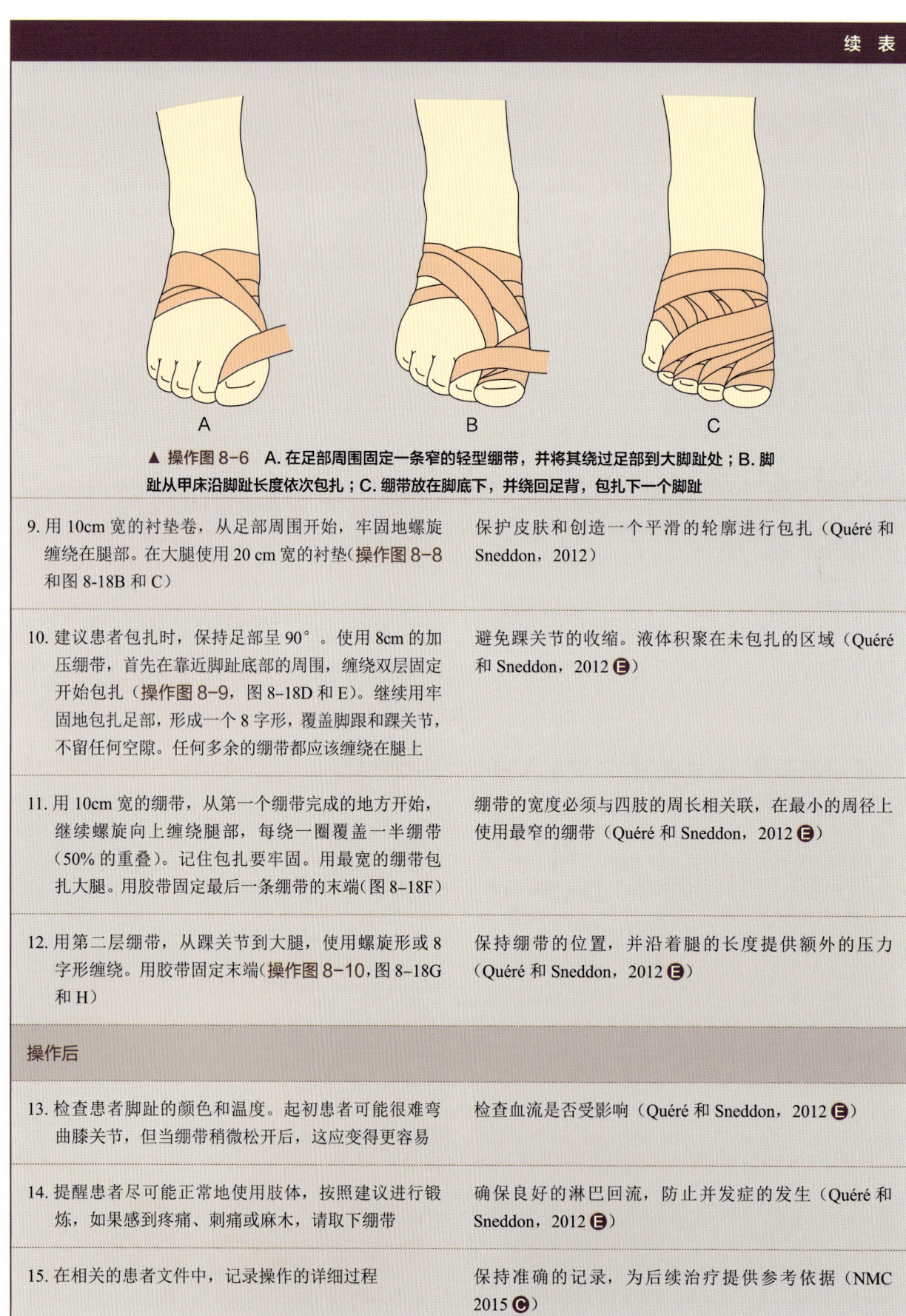

▲ 操作图 8-6　A. 在足部周围固定一条窄的轻型绷带，并将其绕过足部到大脚趾处；B. 脚趾从甲床沿脚趾长度依次包扎；C. 绷带放在脚底下，并绕回足背，包扎下一个脚趾

9. 用 10cm 宽的衬垫卷，从足部周围开始，牢固地螺旋缠绕在腿部。在大腿使用 20 cm 宽的衬垫（**操作图 8-8** 和图 8-18B 和 C）	保护皮肤和创造一个平滑的轮廓进行包扎（Quéré 和 Sneddon，2012）
10. 建议患者包扎时，保持足部呈 90°。使用 8cm 的加压绷带，首先在靠近脚趾底部的周围，缠绕双层固定开始包扎（**操作图 8-9**，图 8-18D 和 E）。继续用牢固地包扎足部，形成一个 8 字形，覆盖脚跟和踝关节，不留任何空隙。任何多余的绷带都应该缠绕在腿上	避免踝关节的收缩。液体积聚在未包扎的区域（Quéré 和 Sneddon，2012 **E**）
11. 用 10cm 宽的绷带，从第一个绷带完成的地方开始，继续螺旋向上缠绕腿部，每绕一圈覆盖一半绷带（50% 的重叠）。记住包扎要牢固。用最宽的绷带包扎大腿。用胶带固定最后一条绷带的末端（图 8-18F）	绷带的宽度必须与四肢的周长相关联，在最小的周径上使用最窄的绷带（Quéré 和 Sneddon，2012 **E**）
12. 用第二层绷带，从踝关节到大腿，使用螺旋形或 8 字形缠绕。用胶带固定末端（**操作图 8-10**，图 8-18G 和 H）	保持绷带的位置，并沿着腿的长度提供额外的压力（Quéré 和 Sneddon，2012 **E**）

操作后

13. 检查患者脚趾的颜色和温度。起初患者可能很难弯曲膝关节，但当绷带稍微松开后，这应变得更容易	检查血流是否受影响（Quéré 和 Sneddon，2012 **E**）
14. 提醒患者尽可能正常地使用肢体，按照建议进行锻炼，如果感到疼痛、刺痛或麻木，请取下绷带	确保良好的淋巴回流，防止并发症的发生（Quéré 和 Sneddon，2012 **E**）
15. 在相关的患者文件中，记录操作的详细过程	保持准确的记录，为后续治疗提供参考依据（NMC 2015 **C**）

第8章 癌症患者的后续护理及社会支持
Living with and beyond cancer

续表

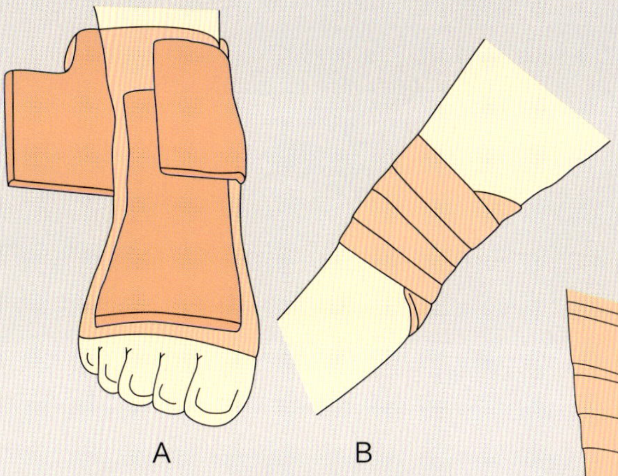

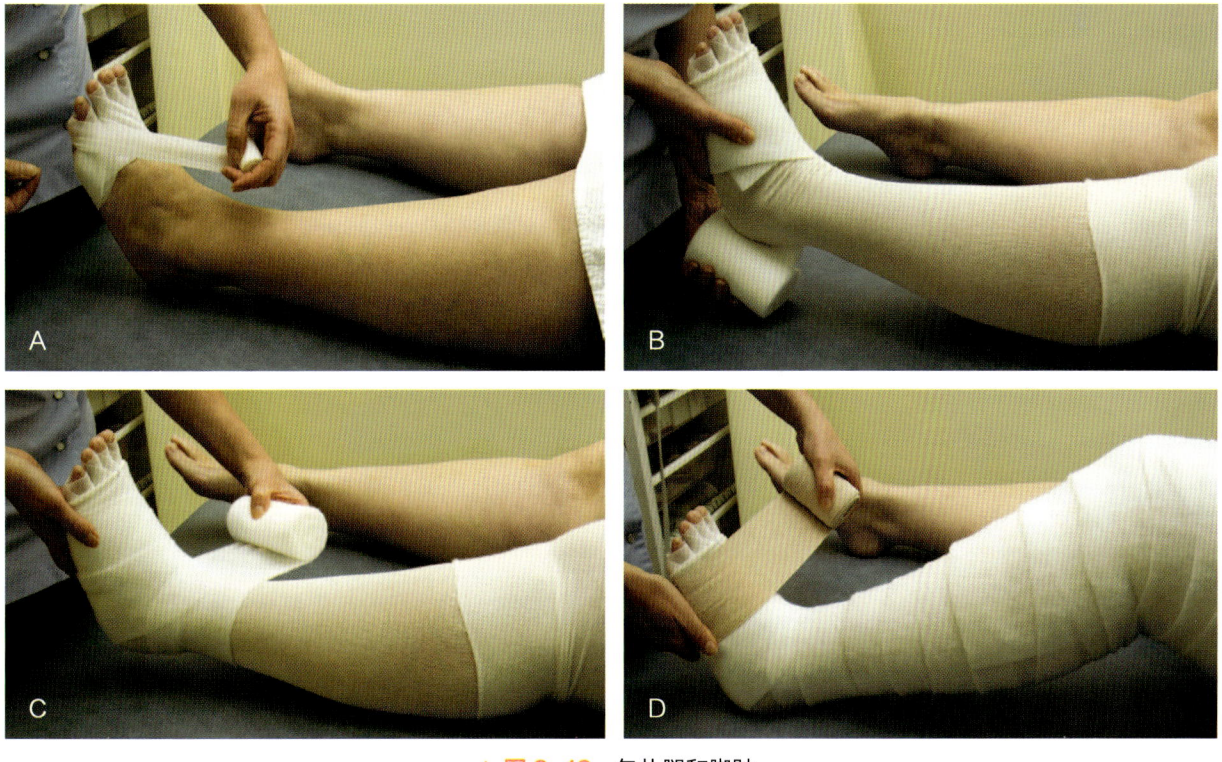

▲ 操作图 8-7 A. 泡沫被用来覆盖脚背和踝关节周围；B. 将泡沫垫包扎在膝关节后方的位置

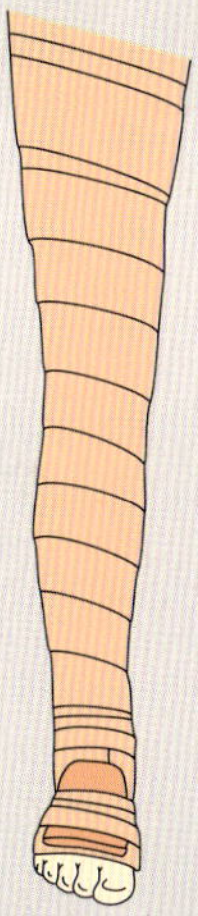

▲ 操作图 8-8 从足部周围开始，用衬垫卷牢固地缠绕在腿部

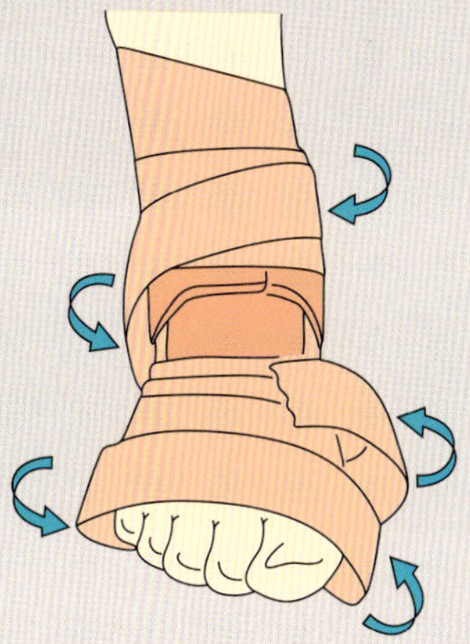

▲ 操作图 8-9 用 8cm 的加压绷带包扎足部，从靠近脚趾地方开始

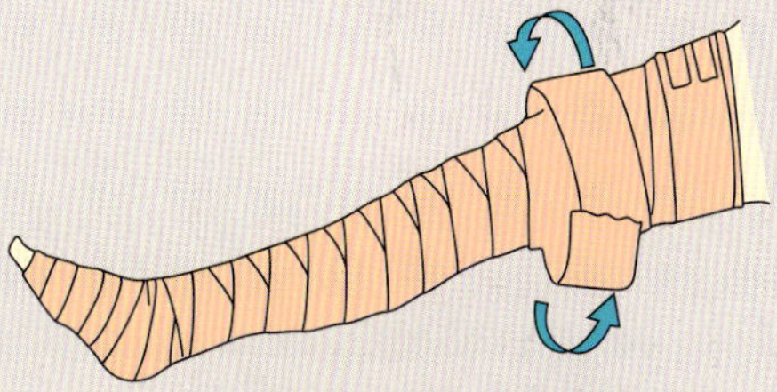

▲ 操作图 8-10 从踝关节到大腿，缠上第二层绷带

▲ 图 8-18 包扎腿和脚趾

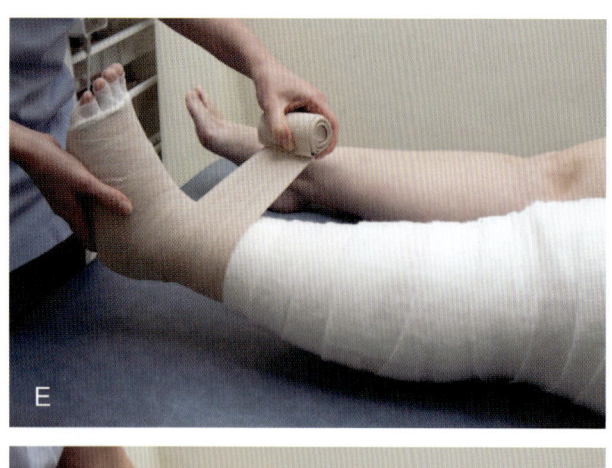
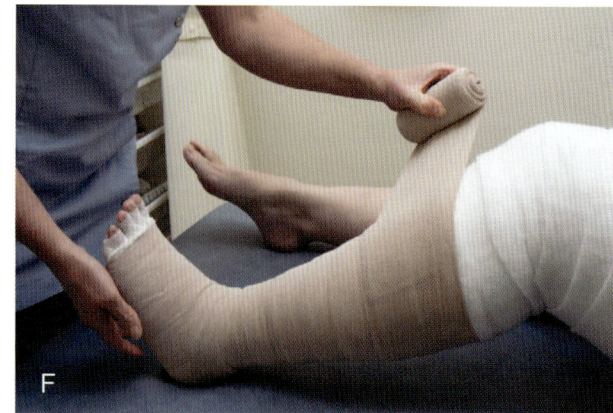
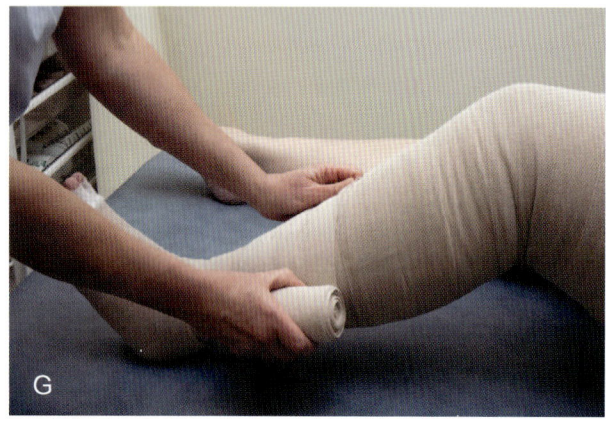
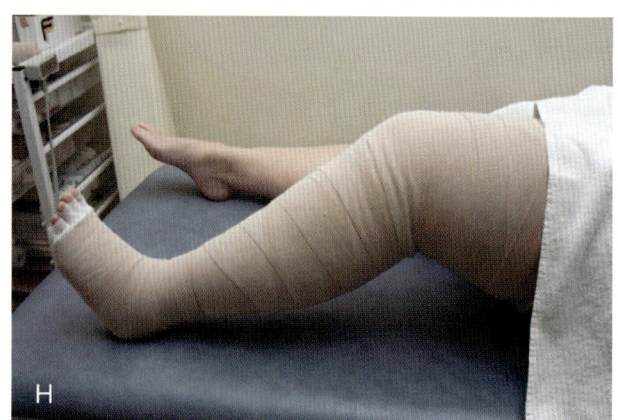

▲ 图 8-18（续） 包扎腿和脚趾

问题解决表 8-4　预防和解决（操作指南 8-10 和 8-11）			
问　题	原　因	预　防	处　理
患者呼吸困难	当淋巴液从肿胀的肢体回流时，未知的心脏病理学改变可能导致液体负荷过大		如果患者在加压包扎过程中出现呼吸困难，应立即进行急救并寻求医疗帮助。停止加压包扎，直到患者的病情稳定
当绷带包扎到位时，出现疼痛、不适、麻木和（或）手指刺痛	压力梯度不正确	确保患者在整个操作过程中做出反馈。每天观察皮肤是否有过度施压后的炎症迹象	• 每次包扎后检查压力梯度 • 确保绷带是沿肢体长度均匀重叠的。定期感受绷带的压力，确保梯度的一致性
在取下绷带时，在骨性突出处出现疼痛和压痛，如手腕和踝关节	在骨性突处的填充不足	使用绷带前，应仔细评估肢体形状	使用泡沫和衬垫来保护骨性突起，并使肢体形状变得均匀
在包扎过程中，敏感部位出现皮肤刺激，如肘部和腘窝的皱褶	过度运动区域导致与绷带的摩擦	确保使用的材料不会引起皮肤过敏	为患者使用适当的润肤霜。用弹力织物保护肢体。在敏感区域增加使用衬垫

续 表

问 题	原 因	预 防	处 理
对绷带的依从性差，导致每天过早地取下绷带	缺乏提供给患者的信息生活方式的承诺	在开始治疗前，确保患者得到口头和书面信息	探索患者遇到的问题。全面解释操作及预期的获益
包扎时肢体根部充血	整个肢体的压力过大，导致肢体根部液体负荷过大		降低绷带对整个肢体的压力。教会简单淋巴引流（SLD）。进行手动淋巴引流（MLD）

6. 操作后的注意事项

(1) 即时护理：对包扎流程的每个阶段进行评估，对于确保绷带和衬垫的正确使用是至关重要的。这将确保得到最好的结果，并最大化地利用资源。

评估过程必须是全面的，并应包括以下内容。

● 持续关注指/趾尖颜色。过大的压力将会影响血液循环。

● 持续关注包扎肢体的感觉。绷带不应引起疼痛、麻木或刺痛。

● 肢体形状。通过软泡沫与衬垫的使用，应该可以得到圆柱体的轮廓。

● 绷带的重叠。这应该是均匀一致的，并在绷带间没有间隙。

● 获得的压力。患者应该感觉是均匀平整的，并在绷带间不应有皱褶。应该使用适当的层数（Quéré 和 Sneddon，2012）。在操作中，治疗师应该定期触摸绷带，以确保压力梯度的一致性。

(2) 后续护理：患者应该感到舒适，并能够活动他们的肢体。如果有必要，应该提供何时和怎么拆除绷带的信息。患者应该明白，如果绷带确实必须拆除，在下一次预约前，必须穿加压服。在每次就诊时，患者向治疗师报告任何关心的事情是重要的。

（四）加压服

1. 定义

有弹性的加压服用于淋巴水肿的长期治疗。患者被要求每天穿加压服，许多患者白天穿，晚上脱下。对于一些患者而言，他们的治疗计划可根据他们的需要灵活决定，每天在锻炼或活动时，穿几个小时。

2. 循证方法

基本原理：为患者选择正确的服装可能是一个困难的决定，应始终依据对患者的详细评估（Todd，2015）。只有具备相关知识和技能的医疗专业人员才能实施，以确保患者的安全。

所需服装的大小可以根据制造商提供的个人尺码表，并沿肢体长轴设定3~4个周径测量值的记录来确定。重要的是要记住，尺码表仅是一个参考，患者对穿着服装的舒适度的评估是至关重要的，或许他们需要另一种式样，或更大一些或更小一些的尺寸。

① 适应证。

● 轻度、不复杂的肿胀，肢体形态正常（Nazarko，2014）。

● 强化治疗后，保持肢体的形状和大小（Quéré 和 Sneddon，2012）。

● 控制肿胀，为水肿的缓和治疗提供支持（Norton 和 Towers，2010）。

② 禁忌证。

● 动脉疾病。血液供应可能会进一步受损（Elwell，2016）。

● 急性心力衰竭。症状可能会加剧（Elwell，2016）。

● 肢体变形。衣服不合身（Todd，2013）。

● 皮肤皱褶。加压服可能产生肢体的隆起和对肢体起到止血带的作用（Todd，2013）。

● 开放性伤口。衣服会被弄脏，并形成感染风险。

- 脆弱的皮肤。穿脱加压服可能会造成皮肤的进一步损害（Todd，2013）。
- 淋巴漏。衣服会被弄湿，可能会导致皮肤的擦伤（Todd，2013）。
- 急性感染发作（蜂窝织炎）。穿脱加压服会引起疼痛，并且会对脆弱的皮肤造成损害（Elwell，2016）。
- 严重的周围神经病变。患者将无法判断衣服是否会对皮肤造成损害（Elwell，2016）。

3. 法律和专业问题

确保患者了解如何使用加压服，并知情同意（NMC，2015）。

4. 操作前的注意事项

在决定给患者使用弹性加压服之前，有几个因素需要考虑。患者应积极配合服装的使用，并具备安全穿戴和脱下服装的身体技能。对患者进行全面的身体评估，确定皮肤和组织的状况，以及肢体的形状和大小，从而确定适合患者的服装样式、大小和合适的加压级别。

装备：现在各种用于治疗淋巴水肿的弹性加压服都可以在药店买到，这使得患者更容易获得长期的服装供应。

弹性加压服向肢体施加外力，这个压力传递施加到下面的组织（Partsch，2012）。这种压力可以在肢体活动和不活动期间持续很长时间。在肌肉活动时提供较高工作压力，在肌肉静止期间提供较高的静息压力（Elwell，2015）。

必须承认存在着不同的加压分类。这些是由测试的方法、纱线的规格、加压的梯度和服装耐用性决定的（Elwell，2016）。在英国，弹性加压服是以英国标准 BS 6612、法国标准 ASQUAL 和德国标准 RAL-GZ 387：2000 提供的。每个标准采用不同的测试技术，来确定服装穿着时，在踝关节处测量的加压程度，用于定义每个标准之间的服装加压等级的不同（Partsch，2012；Todd，2015）。使用的加压水平通常高于用于治疗静脉疾病的加压水平，并且根据衣服在踝关节施加的压力范围进行分类。表 8-13 概述了加压服的适应证和建议的加压分类。尽管这些标准可能看起来令人困惑，但有助于从一系列制造商中选择服装，以找到最合适的服装，并让患者有更多选择。

弹性加压服的使用如下（Partsch 和 Mortimer，2015）。

表 8-13 加压类别及其使用的适应证

适应证	建议的加压水平
轻度淋巴水肿 • 肢体的体积增加 < 20% • 没有变形 • 保持形态 • 减轻症状	1 级 低度加压 英国标准：14～21mmHg 法国标准：10～15mmHg 德国标准：18～21mmHg
中度淋巴水肿 • 肢体的体积增加 20%～40% • 轻度变形 • 维持形态	2 级 中度加压 英国标准：18～24mmHg 法国标准：15～20mmHg 德国标准：22～32mmHg
重度淋巴水肿 • 肢体的体积增加 > 40% • 中度变形 • 组织纤维化 • 皮肤改变角化过度和多发性乳头状瘤病	3 级 高度加压 英国标准：25～35mmHg 法国标准：22～32mmHg 德国标准：34～46mmHg

第 8 章　癌症患者的后续护理及社会支持
Living with and beyond cancer

- 增加间质组织的压力，减少淋巴液的生成。
- 促进淋巴液沿着浅表和深层淋巴管回流。
- 增加淋巴液的重吸收。
- 在活动期间提供外部的反作用力，从而增强肌肉泵的作用。

有各种各样的服装可供选择，除了尺寸和颜色外，还包括不同的结构、加压等级和款式。

- 结构。服装采用圆形或平形针织制成。圆形针织服装由合成纤维制成一片，有现成的各种尺寸，易于获得，可满足大多数患者的需求。虽然对于患者而言，这些服装外观更容易接受，但是如果肢体变形，这些衣物易于在肢体上滚动或聚集（Todd，2013）。因此，它们更适合于肢体形状保持正常的患者。一些圆形针织服装采用非弹性材料制成，这样可以制造出更硬的服装。当肌肉活动时，这些服装下的压力会更高。平形针织服装由缝合在一起的一片材料缝制。在制作过程中其形状可以根据患者的具体要求进行调整，并且在制作前提供准确的测量，可以确保合身。相对于其静息压力，平形针织服装提供了最高工作压力，更适合中度至重度淋巴水肿的患者（Todd，2015）。
- 加压等级。服装对其包绕的皮肤表面施加的压力程度，决定了它的加压等级（Todd，2015）。在穿着时服装提供的最大压力可以在手腕或踝关节处找到。然后沿着肢体的长轴逐渐加压，以促进肢体的液体流动。
- 样式。所有肿胀区域必须包含在加压服内，否则会导致肢体的进一步肿胀。应指导患者如何使用，穿脱和护理加压服，以确保通过使用获得最大的效果。在选择服装时必须考虑患者的身体能力，因为在服装使用和穿脱过程中，需要高度的灵活性和力量，这对于有些患者来说可能是不现实的（Todd，2015）。
- 尺寸。合适的服装对于患者而言是非常合身和舒适的，没有导致肿胀的松散口袋，也没有因止血带效应而出现的收缩区域。制造商选择正确尺寸的指南是基于简单的肢体测量，应特别注意踝关节或手腕处的贴合性，因为那里可能会发生高度的压迫（Todd，2015）。

弹性加压服的应用中，戴上家用橡胶手套可以使弹性服装的穿脱变得非常容易，手套有助于控制衣服，并防止损坏衣服的面料。应用的辅助工具也可以在市场上买到，并且可以帮助一些有困难的患者（表 8-8）。润肤霜应该在晚上使用，而不是早上穿上衣服之前涂抹。在热而黏的皮肤上涂上一层非常细的爽身粉，可以让服装的穿脱变得容易。如果患者是第一次使用弹性加压服，治疗师应该向患者解释，压力感觉在最初的几个小时内可能很奇怪，但它不应导致肢体疼痛或手指、脚趾的麻木。

操作指南 8-12　弹性加压服：适用于腿部

必要物品

- 如果需要，适当的应用辅助工具（表 8-8）
- 针对患者的淋巴水肿的适合的加压服（图 8-19）

操作前

准　备	目　的
1. 向患者解释，并讨论该操作	确保患者了解操作，并给予有效的同意（NMC, 2015 **C**）
2. 如果可能，让患者直立坐在床或沙发上，并将高度升到一个舒适的水平	确保患者和护士的舒适 **E**

469

Royal Marsden 癌症护理精要
The Royal Marsden Manual of Cancer Nursing Procedures

续 表

操 作	
3. 将长筒袜由内向外里面翻出到脚后跟	这使它更容易穿上 E
4. 将长筒袜的足部套到患者的脚上	
5. 将长筒袜的其余部分翻转回来，套到脚上并向上翻到腿部	避免在踝关节发生止血带的效应，并使长筒袜易于向上拉到腿部 E
6. 让患者保持腿部伸直，如果可能，反推护士	确保长筒袜获得好的紧握力 E
7. 从脚开始，逐渐地松开袜子，覆盖脚后跟，一点一点地沿腿部向上，直到它处于最终的位置	因为提供压力的是长筒袜材料，那么它必须被平均分布，以确保压力的平均分布 E
8. 不要从上面拉	这将引起长筒袜的顶部过度拉伸，从而导致长筒袜材料的不均匀分布（制造商说明，C）
9. 穿到位后，检查有没有折痕或褶皱，特别是在关节周围	皱褶会引起皮肤的擦伤和形成压迫 E
操作后	
10. 检查患者是否觉得袜子舒适，并要求报告是否有疼痛、刺痛或麻木的感觉。检查脚趾是否有任何可见的循环改变迹象	疼痛、刺痛或麻木表明长筒袜或者使用不当，或者不合身 E
11. 取下长筒袜时，请从顶部向下剥离。不要卷下来	卷起的长筒袜可能会导致材料形成紧箍，很难移动 E
12. 记录患者所使用服装的制造商、样式和尺寸	保持准确记录（NMC，2015 C）

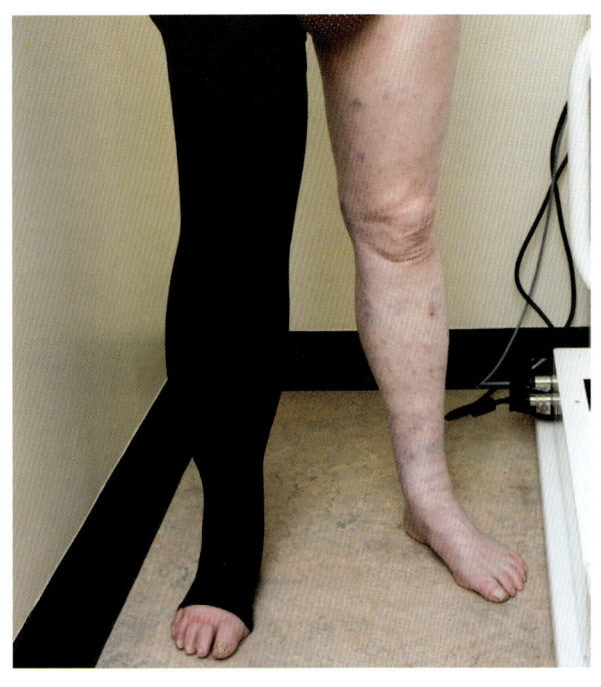

◀ 图 8-19 腿部弹性加压服示例

操作指南 8-13　弹性加压服：适用于手臂

必要设备

- 如果需要，适当的应用辅助工具（表 8-8）
- 针对患者的淋巴水肿的适合的压缩服（图 8-20）

操作前

准　备	目　的
1. 向患者解释，并讨论该项操作	确保患者了解操作，并给予有效同意（NMC，2015 **C**）
2. 患者可以坐着或站着	

操　作

3. 将套袖从里面翻出到手腕。拉过患者的手（如果戴上手套或单独的手持件，请务必在手套或手持件后穿上套袖）	避免增加手部肿胀 **E**
4. 将套袖的其余部分翻转回来套在手上并向上拉到手臂	避免在手腕发生止血带的效果，并使套袖易于向上拉到手臂 **E**
5. 让患者抓住一些稳定的东西，如毛巾架或椅背	这可以稳定手臂并给患者一些支撑 **E**
6. 从手或手腕开始，逐渐地松开套袖向上到手臂	既然它是提供压力的材质，那么它必须被平均分布以确保压力的平均分布 **C**
7. 不要从顶部拉	这将引起顶部过于拉伸从而导致压力不均匀分布 **C**
8. 一旦套袖穿到位，检查有没有折痕或褶皱，特别是在关节周围	皱褶引起皮肤擦伤和形成压力带 **E**

操作后

9. 检查患者是否觉得套袖舒适，并要求报告疼痛、刺痛或麻木的感觉。检查手指是否有明显的血液循环改变的迹象	疼痛、刺痛或麻木表明套袖使用不恰当或者不合身 **E**
10. 取下套袖时，请从肢体顶部向下剥离。不要卷下来	卷套袖可能导致材料形成难以移动的紧固带 **E**
11. 记录患者所使用服装的制造商、样式和尺寸	保持准确的记录（NMC，2015）

问题解决表 8-5　预防与解决（操作指南 8-12 和 8-13）

问　题	原　因	预　防	措　施
衣服沿着肢体的长轴起皱	衣服的使用和放置位置不正确	提供关于服装使用和穿脱的、附有图表/图片的书面说明	• 提供服装后，应演示服装的使用和穿脱，并观察患者的穿脱技术 • 可能需要穿衣辅助工具
衣服穿着过程中的滑动	衣服不合身	确保进行正确的测量，以指导治疗师选择正确尺码的服装	• 复查衣服尺寸 • 考虑使用抓手上衣或皮肤胶，以减少衣服顶部的打滑
在穿衣过程中，肢体感觉的改变	衣服太紧	确保获得正确的测量值，以指导治疗师选择正确尺码的服装	• 评估感觉改变的其他可能原因，如肌肉骨骼或血液循环的损伤 • 检查衣服尺寸并考虑其他服装
穿加压服时，皮肤过敏或皮肤反应	可能是对衣服材料过敏	穿衣服前，检查患者的过敏状态	适当的治疗任何过敏反应。脱下衣服直到皮肤反应消失。棉质网眼衬里可以穿在衣服下面，以保护皮肤。可要求替代的服装
不符合衣服的使用要求	提供给患者关于穿着衣服的重要性的信息有限。生活方式承诺	确保患者能够获得足够的信息，以使其遵循治疗方案	探讨患者出现的问题。彻底解释穿着衣服的目的和获益
肿胀超出了衣服的边缘：手指或脚趾、大腿上部或手臂上部	对于患者需求而言，衣服样式不合适	全面评估肿胀的病史和程度	如果手指或脚趾肿胀，使用加压手套或趾帽。如果大腿上部或手臂上部肿胀，衣服必须延伸到相邻躯干的 1/4

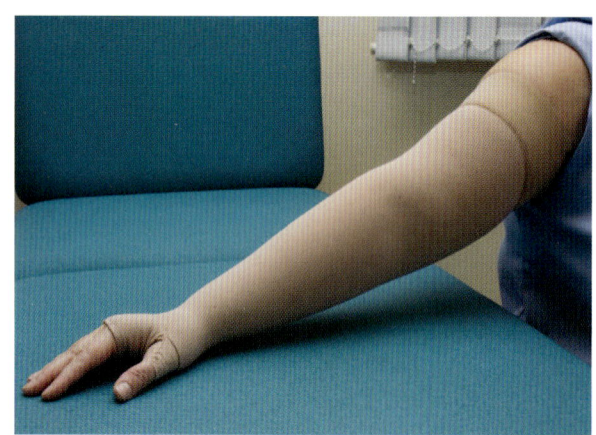

▲ 图 8-20　手臂弹性加压服示例

5. 操作后的注意事项

(1) 即时护理：评估服装的整体合身程度。整个服装应该有均匀的压力，没有松散的材料区域。衣服应该舒适，以便患者的肢体活动自如。

(2) 后续护理：肢体的形状和大小可能会因肿胀的增加而发生变化。这会导致衣服变得不合身、创伤或皮肤损伤。应该定期检查加压服，以确保它们保持适当的尺寸、样式合身。

(3) 患者和相关人员的教育。

①确保患者知道每天应该穿多长时间的加压服。由于每位患者的情况都不同，治疗师应该给予适当的建议。理想的加压服应该在白天穿，夜间脱掉（Todd，2015）。

②建议患者注意加压服的护理。加压服应在每次穿着后，以 40℃温水洗涤。手洗也是可以的。可以使用生物洗涤剂，但织物软化剂应避免使用。衣服应该风干，而不是烘干。

③告知患者如何获得替换或额外的服装。许多服装可以在药店或从患者的医师那里获得。建议每 6 个月更换一次衣服。

（五）可调式包裹加压系统

1. 定义

可调式包裹加压系统（也称为 Velcro 粘扣带）通常由短拉伸或无弹性、柔软的毡状织物制成，这些织物包裹肢体，并用多个重叠的 Velcro 粘扣带固定（Noble-Jones，2016）。可调式包裹加压系统设计得比标准的加压绷带更容易使用，并可由临床医师、患者或护理人员进行调整。

2. 循证方法

基本原理：可调式包裹加压系统用于加压包扎的替代物，以在初始治疗阶段或每日穿戴的长期管理期间，减少肿胀（Noble-Jones，2016）。可调式包裹加压系统可以单独使用，或者在单独使用加压服不能足够控制肿胀时，作为加压服的补充（Mullings，2012；Noble-Jones，2016）。一系列的加压服可以在药店买到，包括手包裹、手臂包裹、踝关节包裹，以及小腿、膝关节和大腿包裹（图 8-21 和图 8-22）。可调式包裹加压系统是可以重复使用的，并且应该在每日穿戴，6 个月后更换。它们配有衬垫，可以在包裹系统下穿着。最合适的可调节包裹加压系统的选择，应该在对患者进行详细的评估后决定（Linnitt，2011）。

可调节包裹加压系统对由于灵活性和活动受限，而不能穿脱加压服的患者是有用的。它们对于处于疾病缓解阶段的患者，或者在穿脱加压服时，皮肤可能受损的患者也是适用的（Wigg，2012）。患者或护理人员可以在无须移动装置的情况下，调整这些系统，以应对肿胀变化和确保持续的加压（Linitt，2015；Mullings，2012）。

①适应证
- 在强化治疗阶段减轻肿胀（Damstra 和 Partsch，2013）。
- 在无法穿上和脱下加压服的患者，保持肢体的形状和大小（Partsch 和 Mortimer，2015）。

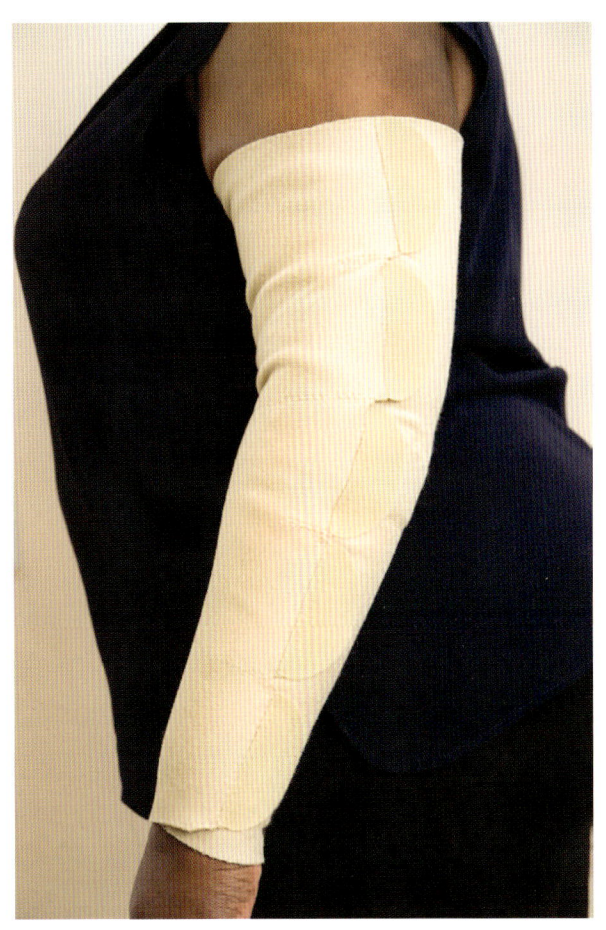

▲ 图 8-22　手臂可调节包裹加压系统

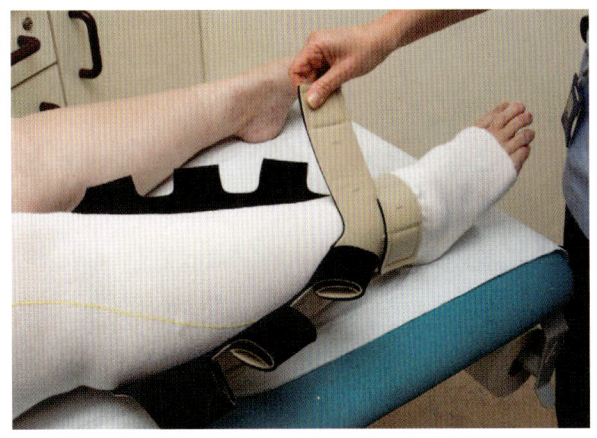

▲ 图 8-21　小腿可调节包裹加压系统

- 为皮肤脆弱、不能耐受加压服的患者控制肿胀提供支持（Partsch 和 Mortimer，2015）。
- 用于变形的肢体，因为包裹系统可以包裹并重新调整，以适应肢体的形状。也可提供量身定制的包裹（Linitt，2015；Mullings，2012）。

- 适用于无法每天前往诊所进行多层包扎的患者。
- 适用于行动不便的患者，因为可调节包裹系统的重量轻，没有多层绷带那么笨重（Linnitt, 2011；Mullings, 2012）。

②禁忌证（类似于多层短拉伸包扎）

- 急性蜂窝织炎。皮肤可能过于娇嫩，而无法承受压力。
- 严重的周围神经病变。患者无法感受到包裹系统对皮肤造成的伤害。
- 对加压材料过敏。
- 动脉疾病。可能发生组织缺血。
- 肿胀的肢体感染。可能会出现疼痛。
- 没有控制的心力衰竭。可能发生液体超负荷。
- 深静脉血栓形成。抗凝治疗应该在使用任何压迫之前开始。
- 患者的身体或心理疾病限制其安全地遵循治疗。如缺乏手的灵活性或认知障碍（Todd, 2013）。

3. 法律和专业问题

确保患者理解可调节包裹加压系统的使用并给予同意（NMC, 2015）。医疗专业人员必须在其执业范围内工作（NMC, 2015）。

4. 操作前的注意事项

在决定为患者安装可调节包裹加压系统前，需要考虑几个因素。患者应同意并积极配合服装的使用，并具备安全穿戴和脱下服装的身体技能。对患者进行全面的身体评估将确定皮肤和组织的状况，以及肢体的形状和大小，以便选择适合患者的服装样式和大小。在可能的情况下，患者应参与可调式包裹加压系统的选择。一些患者可以选择颜色和面料，这将有助于患者接受，并协调一致（Gray, 2013）。

设备：可调式加压包裹系统的目的是获得可承受的静息压力和足以在站立时抵抗重力的压力（Partsch 和 Mortimer, 2015）。这最好通过使用坚硬的加压产品实现，其在需要时，可以在直立位置施加高压。这个压力可以在肢体活动和不活动期间维持很长一段时间，在肌肉活动时提供高工作压，在肌肉静止不动时，提供高静息压力（Todd, 2011）。可调节包裹加压系统设计得易于使用和应用（Wigg, 2012）。所有这些都附带制造商的说明，通常会提供在线支持和培训。这些可调节包裹加压系统支持患者自我管理控制淋巴水肿（Noble-Jones, 2016）。

使用可调加压包裹系统的作用（Todd, 2011）如下。

- 增加间质组织压力，并减少淋巴液的产生。
- 促进淋巴液沿着浅表和深部淋巴管的淋巴液回流。
- 增加淋巴液的重吸收。
- 在活动期间提供外部的反作用力，增强肌肉泵的作用。

①构造：服装是由合成纤维制成的，有各种尺寸与长度的现成服装，可以满足大多数患者的需求。一些制造商生产一系列的无弹性材料，从更软的"轻"包裹系统到更坚固的、更硬的加压包裹系统。当肌肉在活动时，这些可调节包裹加压系统的压力会更高。也可提供量身定制的可调节包裹加压系统。这些可以在制造过程中进行调整，以满足患者的特殊需要，在生产前提供准确的测量，可以确保更合身。一些可调节包裹加压系统也可以进行修整，以达到最佳效果。

②加压级别：按照制造商的使用说明对于在肢体的正确周长上使用可调节包裹加压系统，实现正确的加压是重要的（Wigg, 2012）。Laplace 定律规定，当服装合身时，在手腕或踝关节处可以找到服装提供的最大压力。然后加压沿着肢体的长度分级，以促使液体流出肢体（Wigg, 2012）。

③样式：受肿胀影响的所有区域必须包含在可调节加压包裹系统内，否则会形成进一步的肿胀。应指导患者如何使用、脱下和护理可调节包裹加压系统，以确保通过其使用实现最大的效果。在选择可调节包裹加压系统时，必须考虑患者的

身体能力，因为在其穿脱过程中，需要有一定程度的灵活性（Wigg，2012）。

④尺寸：制造商选择正确尺寸的指南是基于简单的肢体测量。

操作指南 8-14　可调式包裹加压系统：适用于小腿

必备设备

- 适合患者淋巴水肿的可调式包裹加压系统

操作前

准　备	目　的
1. 向患者解释，并讨论该操作	确保患者了解操作，并给予知情同意（NMC，2015 **C**）
2. 如果可能，让患者直立坐在床上或沙发上，并将高度提高到一个舒适的水平	确保患者和护士的舒适 **E**

操作

3. 在腿上使用衬垫，或者如果可调节包裹加压系统被用作加压服的辅助设备，则应用患者的加压服	保护皮肤 **E**
4. 松开可调节包裹加压系统的所有带子，然后折回固定 Velcro 搭扣的衬垫的每个带子	确保包裹是打开的和平坦的，并确保 Velcro 搭扣衬垫不会粘住和缠结，导致使用困难 **E**
5. 将可调节包裹加压系统放置在小腿的下方，使包裹的顶部位于膝关节折痕的下方，包裹的底部位于踝关节的上方	确保正确穿戴，并且包裹不会在膝关节后方或踝关节处摩擦 **E**
6. 按照制造商的说明固定 Velcro 搭扣带子，直到所有带子牢固固定	• 确保包裹牢固地应用，并且绑带边缘没有间隙 • 确保应用正确的加压，并且是均匀的（Wigg，2012 **E**）
7. 按照制造商的说明检查加压情况，有人建议在带子间插入你的食指、中指和无名指。如果手指感到不舒服，可能是因为包裹太紧	检查是否应用正确的加压，以减少加压过度的风险 **E**
8. 一旦可调式包裹加压系统就位后，应检查没有折痕或褶皱，特别是在关节周围	皱褶会引起皮肤擦伤和形成压力带 **E**

操作后

9. 检查患者是否对可调节包裹加压系统感到舒适，并没有任何疼痛、刺痛或麻木感。检查脚趾是否有明显的血液循环改变的迹象	疼痛、刺痛或麻木感都表明可调节包裹加压系统没有正确使用或者不合身 **E**
10. 拆下可调节包裹加压系统，请松开每个 Velcro 搭扣的带子，向后折叠并将其固定在系统自身上	为防止包裹粘住或缠绕，以便为包裹以后的使用做好准备 **E**

	续 表
11. 检查皮肤，绑带处有轻微凹陷是正常的	确保皮肤不发红，确保加压不会太紧；如果皮肤脆弱，患者可能需要更厚的衬垫 Ⓔ
12. 记录患者所使用的可调式包裹加压系统的制造商、样式和尺寸	• 保持准确的记录（NMC，2015 Ⓒ） • 确保需要后续服装时，护理工作能够持续进行 Ⓔ

操作指南 8-15　可调式包裹加压系统：应用于手臂

必备设备

- 适合患者的淋巴水肿的可调式包裹加压系统

操作前

准　备	目　的
1. 向患者解释，并讨论该操作	确保患者了解操作，并给予知情同意（NMC，2015 Ⓒ）
2. 患者应该坐着。伸出手臂，如果需要，可以在平卧休息	支撑手臂 Ⓔ

操作

3. 使用衬垫，或者如果可调节包裹加压系统被用作加压服的辅助设备，则应用患者的加压服	保护皮肤 Ⓔ
4. 松开可调节包裹压缩系统的所有带子，然后折回固定 Velcro 搭扣的衬垫的每个带子	确保包裹是打开的和平坦的，并确保 Velcro 搭扣衬垫不会粘住和缠结，导致使用困难 Ⓔ
5. 将手臂包裹放在手臂上，其底部位于手腕上方，顶部位于腋窝	避免在腋窝摩擦 Ⓔ
6. 带子顶部固定在腋窝周围	将手臂包裹放在正确的位置 Ⓔ
7. 从手腕开始，按照制造商的说明固定带子。带子通常拉伸 75%（不是在手臂上完全拉伸）	确保应用相同一致的压迫 Ⓔ
8. 在环绕带子前，使用肘部带子	确保无皱褶应用并允许肘关节活动 Ⓔ
9. 继续到腋窝，然后解开原来的带子，再次固定	确保压迫的一致使用 Ⓔ
10. 目视检查手臂包裹	确保所有带子都已固定 Ⓔ

操作后

11. 检查患者是否对可调节包裹加压系统感到舒适，并没有任何疼痛、刺痛或麻木感	疼痛、刺痛或麻木感都表明套袖没有正确使用，或者不合身 Ⓔ

第8章 癌症患者的后续护理及社会支持
Living with and beyond cancer

		续　表
12. 拆除可调节包裹加压系统，请松开每个 Velcro 搭扣的带子，向后折叠并将其固定在系统自身上	为避免 Velcro 扣带粘住和让再次使用更容易 Ⓔ	
13. 检查皮肤，绑带处有轻微凹陷是正常的	检查发红的区域，确保带子没有过度拉伸 Ⓔ	
14. 记录患者所使用的手臂包裹的制造商、样式和尺寸	保持准确的记录（NMC，2015）Ⓒ	

问题解决表 8-6　预防和解决（操作指南 8-14 和 8-15）

问　题	原　因	预　防	措　施
可调节的加压包裹沿着肢体的长轴起皱	衣服的使用和放置位置不正确	提供书面说明，包括展示服装穿脱的图表/图片	演示加压包裹的使用和穿脱，并观察患者的技术。患者可能需要护理人员帮助，尤其是穿戴手臂包裹
在穿着加压包裹的过程中，肢体感觉的改变	加压包裹带拉得太紧/尺寸不正确	确保获得正确的测量值，以指导治疗师选择正确尺码的包裹	• 评估感觉改变的其他可能原因，如肌肉骨骼或循环系统损伤。在使用时减少带子的拉伸以减少压力 • 检查包裹的尺寸，并考虑替代的服装
压迫包裹使用的依从性差	• 向患者提供关于穿着加压包裹重要性的信息有限 • 生活方式承诺	确保患者获得足够的信息，以使其遵循治疗	探讨患者出现的问题。彻底解释穿着加压包裹的目的和获益
肿胀超出了加压包裹的边缘：手指或脚趾，大腿上部或手臂上部	对于患者需求而言，衣服的样式不合适	全面评估肿胀的病史或程度	• 如果手指或脚趾肿胀，应使用加压服 • 如果大腿上部或手臂上部肿胀，衣服必须延伸到相邻的躯干象限

5. 操作后的注意事项

（1）即时护理：评估加压包裹系统的整体合身性。整个加压包裹应该有均匀的压力，没有松散的区域。加压包裹应该舒适，以便患者的肢体活动自如。

（2）后续护理：肢体的形状和大小可能会因肿胀的增加或减少而发生变化。应该定期检查加压包裹系统，以确保它们在尺寸、样式和舒适性等方面保持合适。

（3）患者和相关人员的教育

①确保患者知道每天应该穿着可调式包裹加压系统多长时间。由于每位患者都不同，治疗师应该给予适当的建议。可调式包裹加压系统用于维持肿胀减轻，通常在白天穿着，夜间脱下。如果可调式包裹加压系统是用于替代多层包扎，则应该昼夜穿戴到位（Wigg，2012）。

②建议患者注意衣服的护理。因为说明各不相同，因此应遵循护理说明。可调包裹加压系统应该穿在衬里或加压服上，不需要每天清洗。大多数可调包裹加压系统可以机洗，但有些较厚、较硬的包裹需要手洗；所有的服装都应该风干。

③告知患者如何获得替换或额外的衣服。许多服装可以在药店从患者的医师那里获得。建议每日穿戴，6个月后更换可调式包裹加压系统。

网 址
英国淋巴学会：www.thebls.com 淋巴水肿支持网络：www.lymphoedema.org/lsn 国际淋巴水肿框架：www.lympho.org 澳大利亚淋巴学协会：www.lymphoedema.org.au 淋巴水肿患者：www.lymphedemapeople.com 国家淋巴水肿框架：www.lymphnet.org 从以下各个公司可以获得免费的在线产品信息和培训： www.bsnmedical.co.uk/education.html www.mediuk.co.uk/service/support-vascular/ www.hadhealth.com http://lohmann-rauscher.co.uk/education www.altimed.co.uk/ help/theory-of-compression/ www.sigvaris.com/uk/en-uk/

框 8-9　呼吸困难患者可能经历的一些影响
害怕窒息和死亡惊恐 苦恼 焦虑 衰弱与活动受限 无法照顾自己 社会功能受限 角色的丧失（工作和家庭） 失去自尊 睡眠障碍包括害怕入睡 呼吸困难导致的疲劳 呼吸困难的情绪影响导致的疲劳 关系和性功能受损 个人的独特的体验（其他人难以理解，似乎与当前的病理生理不相称）

六、呼吸困难的非药物治疗

本节将讨论癌症患者呼吸困难的症状，并将概述一些有助于管理这种症状的循证非药物的方法。这种症状通常是难以管理的，应根据患者的变化和病情的进展经常调整治疗。治疗的目的是减少呼吸困难的痛苦，并支持患者更好地控制自己的呼吸，使他们尽可能保持独立和活力。

本节不会论述引起呼吸困难的病理生理或药物治疗。

（一）定义

呼吸困难是一个用来描述呼吸不适的主观体验术语，它由不同强度、不同性质的感觉组成。这是一种常见的使人虚弱的症状，使患者和他们的护理人员都感到痛苦（Parshall 等，2012）。这是一个在身体的、心理的、情感的和功能的因素之间存在着复杂相互作用的问题，因为呼吸障碍暗示着生命受到威胁。由于这种相互作用，基础的病理改变可能与患者对其症状的感知无关（Jolley 和 Moxham，2016）。框 8-9 列出了经历呼吸困难患者可能表现出的一些影响。

（二）解剖学和生理学

对影响呼吸力学的正常人体解剖学和生理学有良好的工作知识是必需的（Pryor 和 Prasad，2008）。呼吸困难的感觉是由化学的、机械的和神经受体的多种感觉输入引起的，这些感觉输入在中枢神经系统有解释。这是一个复杂的、多方面的过程。它可能受到身体功能、活动、参与和环境因素，如社会支持和经济资源等的影响。因健康恶化和不活动而导致的生理变化在第 8 章"癌症患者的体育活动"中做了描述。

（三）表现的症状

许多癌症患者经历了呼吸困难。发病率和严重程度往往随着疾病的进展和临近生命末期而增加。人们呼吸困难的体验对于他们来说是独一无二的，他们通常报告这是一种痛苦的症状，并经常与疲乏和疼痛出现在症状群中（Thomas 等，2011）。

（四）相关理论（致病或影响因素）

呼吸困难可以由影响呼吸的刺激（神经呼吸驱动）或改变呼吸机制的各种临床状况引起。从图 8-23 中可以看出，有效的管理依赖于多系统评估和对潜在致病因素的详细分析，然后才能与患者和护理人员一起制订良好的管理计划。最佳的实践包括非药物和药物干预（Chin 和 Booth，2016）。

第 8 章 癌症患者的后续护理及社会支持
Living with and beyond cancer

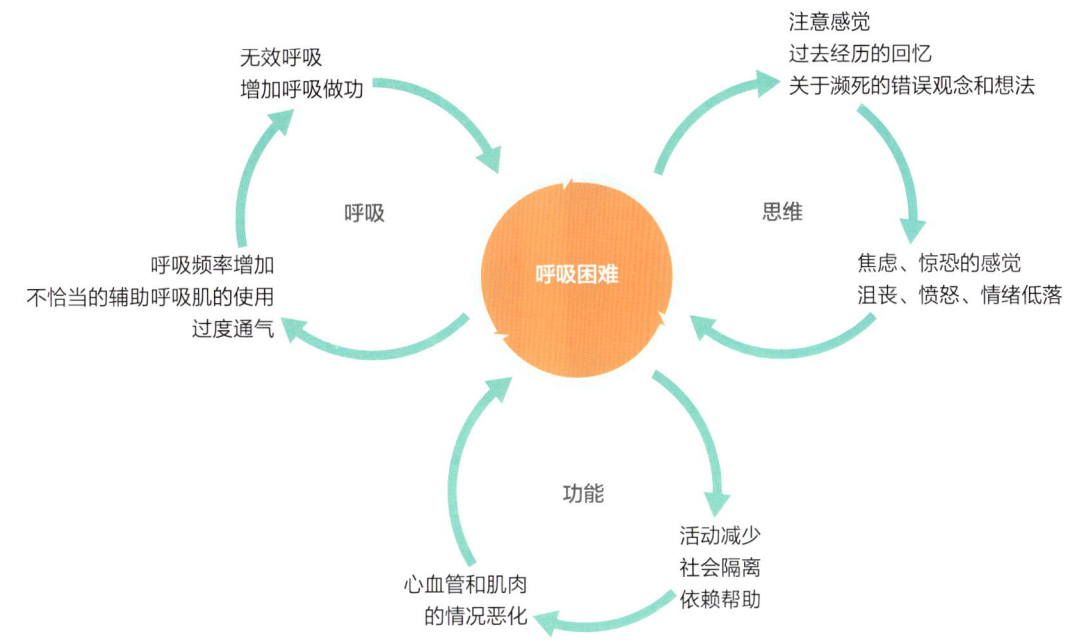

▲ 图 8-23 呼吸、思维和功能如何影响呼吸困难的模型
引自 Spathis 等，2017。经剑桥呼吸困难干预服务许可转载

1. 呼吸

在休息时，吸气是膈肌收缩的一个主动过程，增加胸腔的容积，并吸入空气。在正常静息条件下，呼气是被动的；用力时，内侧肋间肌和腹壁肌肉向上推动膈膜，减少胸腔的容积，将气体排出。如果胸壁力学由于癌症或其他并发症的影响而改变，则呼吸困难的阈值就会降低，这在第 9 版的《Royal Marsden 临床护理操作手册》第 6 章活动和定位中有进一步的解释。

2. 思维

呼吸困难可通过释放激素来刺激中枢神经的呼吸功能，而引起强烈的情绪反应。恐慌、焦虑、悲观的想法和担忧可能会增加整体肌肉张力，从而降低呼吸效率，增加新陈代谢率和能量需求。护理人员的担忧和焦虑可能会导致这种情况，并在无意中增加呼吸动力（Bausewein 等，2010）。

3. 功能

呼吸困难也可能是心血管健康状况不良的结果。这可能是由于人们在癌症诊断和治疗后，变得消极所致（Parshall 等，2012）。这种健康状况的恶化可以导致参加原有活动的能力下降（健康状况恶化见第 8 章"癌症患者的体育活动"中的描述）。营养状况不良可导致肌力下降和肌肉量减少（见第 8 章"营养状况"）。睡眠不足和疲劳也可导致呼吸困难，快节奏和急促的活动也可导致功能下降（见第 8 章"癌症相关的疲乏和睡眠"）。那些呼吸困难的人所经历的功能丧失会导致"思维"方面的问题，并可能加重呼吸困难。

（五）循证方法

有强有力的循证基础证明，多学科方法对复杂症状的管理是有益的和有成本效益的（Booth 等，2011b；Higginson 等，2014）。非药物的方法可以在疾病的早期治疗占有更高的比例，随着症状的发展，药物的干预发挥着越来越重要的角色（Higginson 等，2014）。

基本原理

呼吸困难的最优管理结合了感受 - 伤害模型（侧重于药物干预可缓解的神经通路和机制的原因）和生物 - 心理 - 社会模型（侧重于躯体的和行为的矫正和心理干预），以获得一种整合的方法，其中，个体对呼吸困难的情绪体验与其身体症状不可分（Corner 等，1996）。

479

诊断和治疗潜在病因是控制这种症状的首要方法，然而，尽管有最佳治疗方案，许多患者仍然存在呼吸困难，需要使用非药物的方法和多学科的方法（Booth 等，2011a）。通过详细评估和彻底了解呼吸困难发作的诱因，治疗致病因素或诱因问题的解决方法，以及非药物和药物治疗控制其余症状，可以实现每个人的最佳呼吸困难管理。

任何可能的解决方案或治疗方法，将与患者及其照护人员进行讨论和测试，以获得最佳的效果，从而使患者能够自行控制症状。护理人员的参与是重要的，她们可以向患者和他们的照顾者传授可能有效的技术。这将减少双方的焦虑，也有助于提高呼吸困难诱发时的技术使用，以及在家处理呼吸困难的能力。这也为双方提供了机会，可以在管理这种可怕症状时，讨论他们自己的需求。

(1) 适应证

①评估显示限制患者和（或）照护人员参与或活动的原因和诱因。

②评估显示缺乏理解、教育或应对策略来管理症状。

③患者表示愿意尝试非药物管理的流程。

(2) 禁忌证

①没有这一操作的适应证。

②个人和家庭没有从这些操作中获益。

③个人和家庭认为负担过重。

（六）护理原则

非药物治疗的原则是处理任何潜在的呼吸困难病因，确定呼吸、思维和功能的组成部分。重要的是，在试验这些操作前，呼吸困难的所有可逆转原因都已被排除或得到适当治疗。护理人员的培训和支持对于这些操作的成功是必不可少的，在开始前应考虑如何最好地实现这一点。

（七）法律和专业问题

从业人员应接受培训，并对使用这些操作有信心，因为这可以使患者安心。这需要对个人及其护理者的护理和工作实践有很好的了解。干预的专业人员必须在该领域进行相关的能力培训，以涵盖他们的实践。必须一直保留与临床医师实践相关的清晰、准确的记录（NMC，2015）。

（八）评估和记录工具

应采用测量干预效果和记录的双重方法，来了解个体呼吸困难感的大小和影响。应该使用一个客观的衡量来测量患者呼吸困难的感觉，即在干预前后回答一个简单的问题"当你呼吸困难时感觉如何？"呼吸困难的感觉可以使用测量量表来量化，如视觉模拟量表（Adams 等，1985），改良的 Borg 量表（1970）（参见第 8 章第 7 节"癌症患者的体育活动"）或数字评分量表，如图 8-24 所示（Gift 和 Narsavage 1998；Guyatt 等，1987）。

（九）非药物支持

1. 功能

请咨询物理治疗师对肺康复措施的建议，以教育和管理因健康恶化而导致的呼吸困难。这些措施通常包括了促进功能的策略。即使措施不可得，也应该考虑所有这些策略。

这些策略包括如下几种。

● 测试使用助行器是否有助于增加患者支持基础。在活动期间提供一个休息的场所（如轮

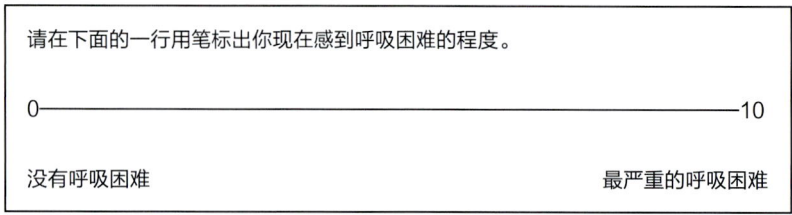

▲ 图 8-24　数字评分量表

式助步车或折叠车）（Booth 等，2011a；Pryor 和 Prasad，2008）。

● 评估环境因素的影响（如家庭环境设施、睡眠卫生条件差或不合理的活动，参见第 8 章第 7 节 "癌症患者的体育活动" 和第 8 章第 8 节 "癌症相关的疲乏和睡眠"）。

● 评估营养状况和能量需求。如果需要，应提供营养补充剂（参见第 8 章第 4 节 "营养状况"）。

● 教会休息姿势，改善呼吸机制，并降低所需的能量消耗（图 8-25）。

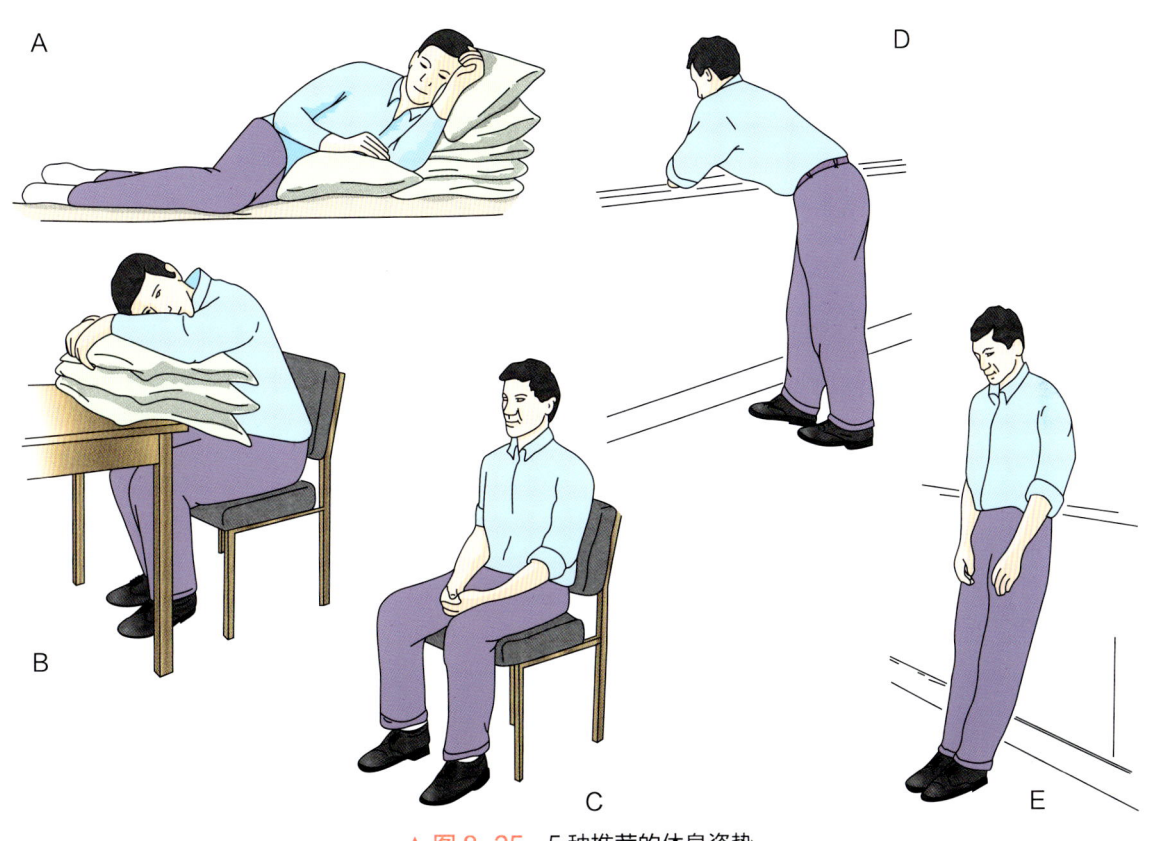

▲ 图 8-25　5 种推荐的休息姿势
引自 Dougherty 和 Lister，2015

操作指南 8-16　呼吸困难的管理：使用手持风扇	
必备物品	
• 轻便的、电池驱动的手持风扇 • 呼吸困难的有效结果测量	
操作前	
准　备	目　的
1. 向患者和照顾人员做自我介绍	建立专业和临床关系，遵守专业行为准则（NMC，2015 C）
2. 获得患者的同意，以评估他们的医疗和社会心理病史	了解报告的背景，以及为治疗呼吸困难可逆转原因而进行的治疗 E

481

	续表
3. 对呼吸困难进行评估,包括在基线的呼吸困难测量[如视觉模拟评分量表(VAS)或数字评分量表(NRS,图8-24)]和患者的主观描述(如果有)	获得呼吸困难的客观和主观的基线水平评估,以测量变化(Booth等,2011a **R**)
4. 讨论手持风扇的使用,与患者解释和讨论操作	确保干预试验是可接受的,并且对患者是有效的,以及患者理解该操作,并给出有效的书面同意(NMC,2013 **C**)
5. 如果当天发现没有临床效果,则同意停止干预	确保患者没有留下无益的设备 **E**
6. 介绍休息姿势的基本原理(图8-25)	在干预期间,改进节省体能的姿势(Galbraith等,2010 **R**)
操 作	
7. 引入手持设备,并调节速度和方向,使气流在脸颊水平流向患者的面部	刺激由三叉神经的第二和第三分支支配的区域(Galbraith等,2010 **R**)
8. 询问患者,他们感受的干预效果,并再次记录呼吸困难的测量结果(如VAS或NRS)	确定干预后的临床效果(Galbraith等,2010 **R**)
9. 如果患者主观或客观地认为风扇是有效的,并且他们想继续应用这个干预,应教他们如何放置风扇,以获得最佳效果	为了使患者能够继续进行此干预,作为一种工具来自我管理他们在运动或休息时需要所发生的呼吸困难(Booth等,2011a **R**;Galbraith等,2010 **R**)
10. 留下书面说明,并教会任何家庭成员或照顾人员使用该设备	为患者及其照顾者提供话语权,并使其能够持续进行实践(Schneiders等,1998 **C**)
11. 如果干预对患者没有主观或客观的效果,与患者讨论,并获得同意停止干预	以免增加患者或照顾者的治疗负担 **E**
操作后	
12. 在患者记录单中记录干预措施及其效果	专业机构和雇用机构的法律要求(NMC,2015 **E**)
13. 在每一个流程商定的时间间隔后进行审查,以便根据需要修改或停止干预	允许有经验的专家根据需要审查和修改干预措施 **E**

2. 呼吸

请咨询理疗师或受过训练的呼吸科护士,了解呼吸困难的原因、呼吸控制、呼吸困难的处理方法,以及在休息和活动时最佳体位。理疗师也可以就气道清理和咳嗽技术,以及特定的吸气肌训练提供建议(Booth等,2011a;Pryor和Prasad,2008)。

手持风扇(图8-26)将气流直接吹向面部,可减少呼吸困难的感觉。按照操作指南8-16(Galbraith等,2010)中的规定,可以将它介绍给患者并进行测试。

3. 思考

为了减轻思维或情绪对神经呼吸驱动的影响,确定任何相关的诱发因素,并就有关焦虑引

第 8 章 癌症患者的后续护理及社会支持
Living with and beyond cancer

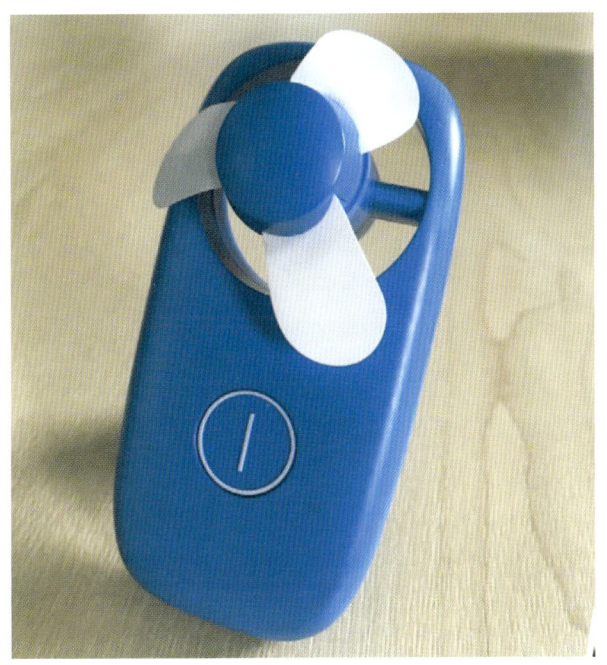

▲ 图 8-26 手持风扇

发呼吸困难进行教育是重要的。对这些心理诱因的管理可以通过转介其他疗法，制订和使用应对策略来支持。这些策略可包括关于情绪和呼吸困难之间关系的教育、认知行为疗法、正念、自我催眠、视觉辅助、针灸或按摩、芳香疗法按摩，或者转诊学习放松（参见操作指南 8-17）（Booth 等，2011a；Dyer 等，2008；Powell 2009；Thomas 等，2011）。

4. 基本原理

为减少呼吸困难症状的影响，患者可以单独选择的香薰吸入器，作为辅助治疗师提供的护理的一部分。

适应证：当患者报告在芳香疗法按摩期间，他们的呼吸困难得到缓解时。

5. 设备

它是一种独立的塑料吸入设备。内芯是空白/无味的，允许添加精油（Dyer 等，2008）。灯芯吸收精油（最多应用 20 滴），然后将设备密封，可以使用至不再有气味（图 8-27）。

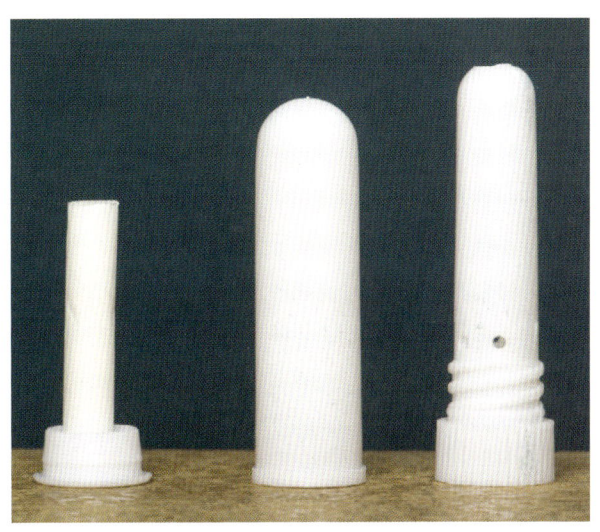

▲ 图 8-27 香薰吸入器的部件

操作指南 8-17　呼吸困难的管理：通过香薰吸入器应用精油

必备物品	
• 高级精油包括：薄荷醇、桉树和薄荷 • 10 分的视觉模拟量表	

操作前	
准　备	目　的
1. 向患者和照顾人员做自我介绍	建立专业和临床的关系，遵守专业行为准则（CSP，2011 **C**）
2. 获得患者的同意，以评估他们的医疗和社会心理病史	了解报告的背景，以及为治疗呼吸困难可逆转原因而进行的治疗 **E**

483

	续　表
3. 对呼吸困难进行评估，包括在基线的呼吸困难的测量，采用 10 分的视觉模拟量表和患者进行主观描述（如果有）	获得呼吸困难的客观和主观的基线水平评估，以测量变化（Booth 等，2011a **R**）
4. 讨论香薰吸入器在癌症患者的使用。向患者解释和讨论操作	确保干预试验是可接受的，并且对患者是有效的。患者理解该操作，并给出有效的书面同意（NMC，2013 **C**）
5. 如果当天发现没有临床效果，则同意停止干预	确保患者没有留下没用的设备 **E**
6. 介绍休息姿势的基本原则（图 8-25）	在干预期间，改进节省体能的姿势（Galbraith 等，2010 **R**）
操　作	
7. 介绍预装香精油混合物的香薰吸入器，演示其使用：取下外壳，将芳香棒置于鼻下吸入。使用后更换外壳	给人一种清凉的感觉。刺激三叉神经第二分支支配的区域（Booth 等，2011a **R**）
8. 询问患者，他们感受的干预效果，并再次记录呼吸困难的测量结果（如 VAS）	确定干预后的临床效果（Dyer 等，2008 **R**）
9. 如果患者主观或客观地认为精油经香薰吸入器传递是有效的，并且他们想继续应用这个干预措施，教会他们如何使用设备，以获得最佳效果	使患者能够继续此干预，作为呼吸困难自我管理的一种工具（Dyer 等，2008 **R**）
10. 教会患者、家属或照顾人员使用和清洗设备，并提供书面说明	• 为患者及其护理者提供干预措施，并使其能够持续进行实践（Schneiders 等，1998 **C**） • 确保患者能够继续安全地使用该设备
11. 如果干预对患者没有主观或客观的效果，应与患者讨论，如果合适，建议停止干预	以免增加患者或照顾者的治疗负担 **E**
操作后	
12. 在患者记录单中记录干预措施及其效果	专业机构和雇用机构的法律要求（NMC，2015 **C**）
13. 在每一个操作后，按照流程进行评估，以便根据需要修改或停止干预	根据需要请专家审查和评估干预措施 **E**

网　址

www.cuh.nhs.uk/breathlessness-intervention-service-bis/resources
www.cancerresearchuk.org/about-cancer/coping/physically/breathing-problems/shortness-of-breath
www.macmillan.org.uk/information-and-support/coping/side-effects-and-symptoms/breathlessness

七、癌症患者的体育活动

本节将讨论体育活动，以及如何帮助癌症患者在治疗期间和治疗后积极进行体育活动。体育活动对每个人都有好处，包括那些诊断为癌症的患者。每周进行 150min 中等强度的运动，可以帮助预防或控制 20 多种慢性疾病，包括冠心病、脑卒中、2 型糖尿病、癌症、肥胖、精神健康问题和肌肉骨骼疾病（Departmentof Health，2012）。癌症的诊断和治疗会对身体产生影响，导致身体和心理的许多变化。众所周知，体育活动的减少是癌症诊断和治疗的直接结果（Irwin 等，2003）。作为治疗的结果，人们经常会出现身体状况变差，失去心血管系统的健康，这可能导致其他的后果，包括疲乏和身体功能的减退。癌症治疗也可能会对肌肉质量和关节活动产生负面影响，这也可能会影响功能能力，并最终影响生活质量。图 8-28 说明了与健康相关的健身组成部分（Saxton 和 Daley，2010）。

近年来，有越来越多的研究表明，体育活动和锻炼对癌症患者的益处，因此，如图 8-29 所示，将体育活动和锻炼纳入标准的护理模式正在成为实践（DH，2011）。体育活动的另一个好处是，它让人们有机会通过恢复健康来增强自己的能力，从而在人们经常感到失控的时候提高他们的生活质量。然而，尽管体育活动是治疗的重要辅助手段，但如何将其整合到护理实践中仍存在挑战（Davies 等，2011）。帮助自我管理的一种方法是根据个人的情况对体育活动进行量身定制，这通常需要与提供锻炼的专家联系，并将患者转介给他们。

（一）定义

体育活动是指骨骼肌收缩导致能量消耗大幅

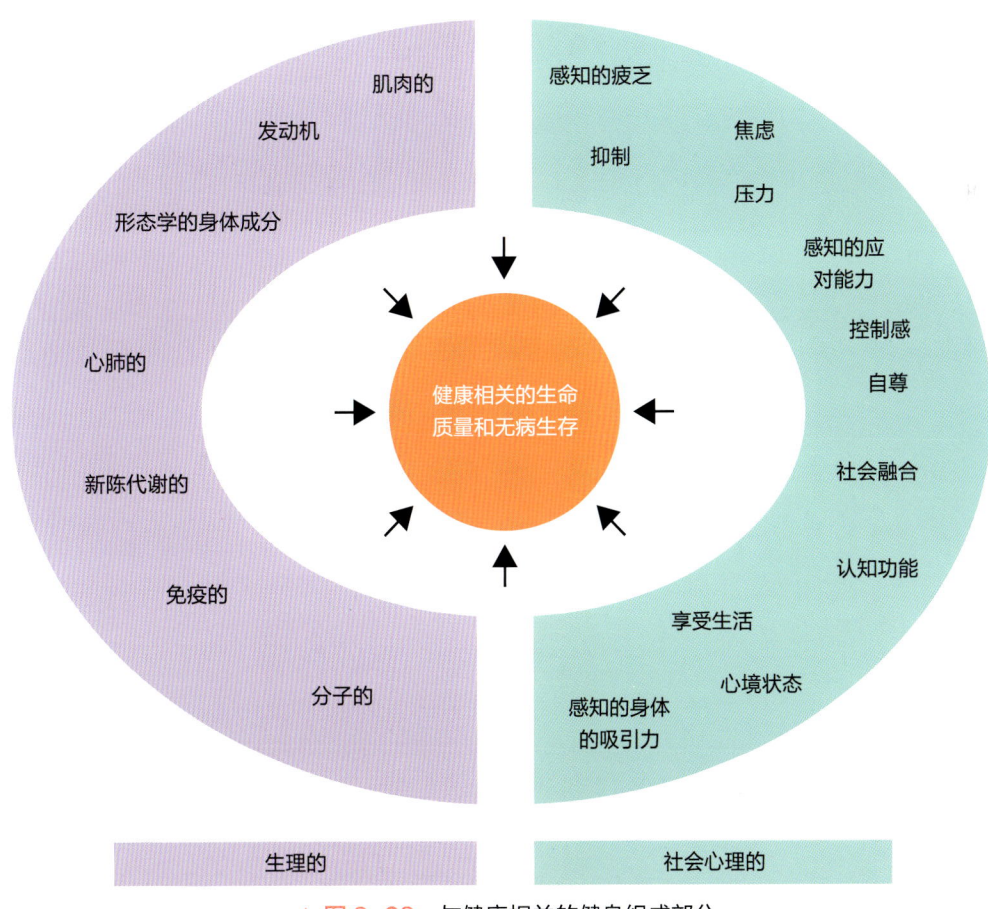

▲ 图 8-28　与健康相关的健身组成部分

经 Springer Science+Business Media 许可引自 Saxton 和 Daley，2010

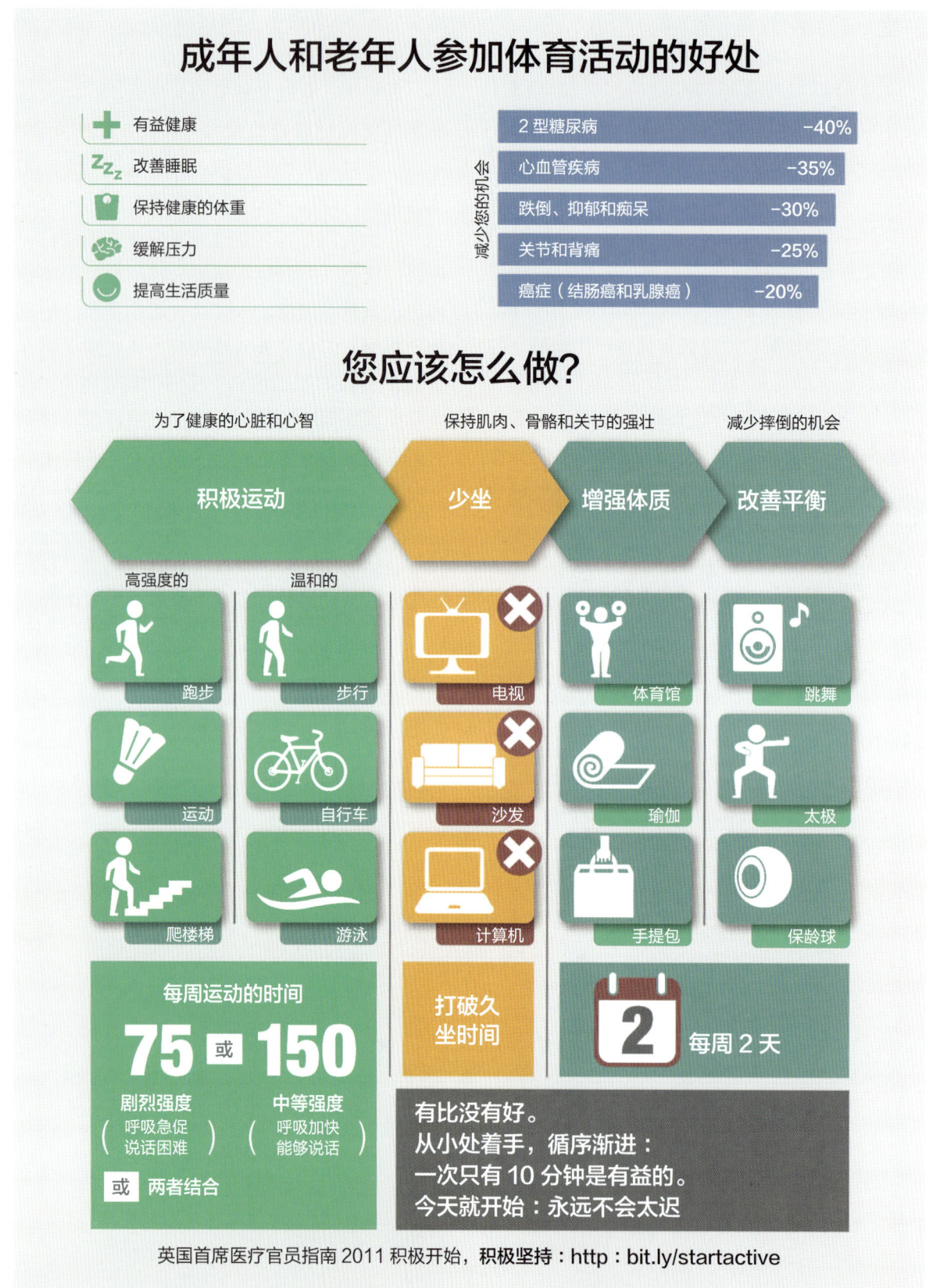

▲ 图 8-29 体育活动益处的模型

引自英国卫生部，2011。©Crown copyright. 转载于政府公开信息 3.0 版 https://www.nationalarchives.gov.uk/doc/open-government-licence/version/3/

增加的身体运动（Bouchard 等，1994）。重要的是认识到，在日常生活中，所有涉及运动的活动，如家务劳动或步行上班，都是体育活动的形式。

相比之下，锻炼是体育活动的一种特殊形式，其目的是增进健康。它通常是更有目的、更强烈的和更长时间的运动方式（Courneya 和 Friedenreich，2010）。体育活动和锻炼这两个术语经常交替使用，但无论使用哪个术语，在考虑生理变化程度时，重要的是活动的强度。

锻炼水平的定义

有许多工具可以帮助测量锻炼和体育活动的强度，但癌症患者常用的工具之一是 Borg 量表，该量表是对运动时呼吸困难程度进行评分（Borg，1998）。改进的 Borg 量表（图 8-30）使用数字 0~10 来表示，其中 10 表示最困难。

中等强度的有氧运动（改良 Borg 量表评分为 5~6 分）可以提高心率，但仍然可以说话。

剧烈有氧运动（改良 Borg 量表评分为 9 分）为心率明显加快，这使得人们不暂停呼吸就很难说出多于几个单词的话。

（二）解剖学和生理学

为了辅助体育活动，了解活动引起生理变化的一些知识是重要的。长时间的静息会使身体状况恶化，导致最大耗氧量、心输出量和肌肉质量下降，所有这些都会损害健康和锻炼的耐力，对身体功能产生负面影响。

随着时间的推移，增加体育活动水平或进行锻炼训练会引起心血管系统和肌肉组织产生积极的生理变化（这种变化可以在 10~12 周被测量出）。

1. 锻炼的生理变化

有氧运动将增加以下的效能。

- 心血管系统。
- 呼吸系统。
- 代谢率。
- 淋巴系统。

负重锻炼也会增加骨密度（Winters-Stone 等，2010）。对有转移性骨病风险的患者仍应鼓励积极运动。然而，对新发的骨痛，或疼痛的性质和强度发生变化的，应进行骨折风险的检查（Macmillan，2018）。

肌肉的强化锻炼可以提高肌肉使用能量的能力，原因如下。

- 肌肉中氧化酶水平提高。
- 线粒体的密度和大小增加。
- 肌肉内毛细血管的数量增加，使它们能够更有效地工作。

耐力：这个术语是关于随着时间的推移，进行锻炼身体的能力，无论是特定的肌肉收缩，还是心血管的耐力，有规律的体育活动也有助于增强耐力。

2. 测量体能

锻炼可以通过观察 3 个主要的组成部分来衡量，包括进行体育活动的频率、强度和持续时间（Saxton 和 Daley，2010）。测量这 3 个组成部分将有助于确定个人的活动水平。可以用更具体的测量方法查看特定的心血管健康指标，如最大摄氧量。测量最大摄氧量最精确的方法是使用跑步机或专门设计的校准自行车。这就是所谓的心肺功能锻炼测试（cardiopulmonary exercise testing，CPET）。

最大摄氧量（运动期间最大耗氧量）：健身水平通常根据活动中消耗的能量来描述的。最大摄氧量是评估能量使用水平和测量健康状况的常

0	
1	非常弱
2	弱（轻度）
3	中等
4	有点强
5	强（重度）
6	强
7	非常强
8	非常强
9	非常非常强
10	最大

▲ 图 8-30　改良 Borg 感知的尽力量表

引自 https：//www.cdc.gov/physicalactivity/basics/measuring/exertion.htm

用方法。最大摄氧量是对一个人在剧烈运动或最大运动量时，所能利用的最大氧气量的测量。它是以每公斤体重一分钟内使用的氧气毫升数［ml/(kg•min)］来衡量的（Quinn，2018）。

（三）相关理论

尽管运动的类型和运动量存在着不确定性，但有证据表明，运动有助于改善癌症患者治疗后的生活质量（Mishra 等，2012）。短期内体育锻炼的优点已经显示，对癌症治疗后的患者具有长期的持久效果（Mutrie 等，2012）。Macmillan 癌症援助中心完成了在癌症护理路径的所有阶段，支持体育活动作用的证据审查（2017），证据表明，适当的体育活动是有利的。

①在不增加疲乏的情况下，可改善或防止身体功能的下降。因为大多数癌症的治疗会出现一系列不良反应，包括疼痛和周围神经病变。癌症患者在治疗过程中，通常会失去心血管的健康、感到疲劳和幸福感下降。传统的观点强调患者应该休息和保存体能的重要性，但这可能导致在治疗结束后很长的时间内，患者身体功能逐渐恶化。有充分的证据支持锻炼对缓解癌因性疲乏的益处（Cramp 和 Byron-Daniel，2012）。尽管在治疗期间充分休息是非常重要的，但应鼓励人们尽量减少不活动的时间，并力求尽快恢复正常活动水平（Chartered Society of Physiotherapy 2014；Saxton 和 Daley，2010）。

②创伤性治疗（debilitating treatment）后身体功能的恢复。系统评价的证据表明，治疗期间适当地锻炼有助于减轻治疗的不良反应，减缓身体功能的下降和改善心理健康（Macmillan Cancer Support，2012）。证据还支持治疗后锻炼的作用，是恢复身心健康的有效方法（Macmillan Cancer Support，2012）。现已证明，通过体育活动，焦虑和抑郁症状都能得到改善。

新的证据表明，锻炼对减少某些癌症的复发风险可能发挥着积极的作用（Fong 等，2012；Saxton 和 Daley，2010）。也有证据表明，它有助于降低某些癌症的死亡率，并降低患其他慢性疾病的风险。大多数关于癌症复发和死亡风险的研究都集中在乳腺癌和结肠癌上。锻炼也被证实有助于减缓前列腺癌患者的癌症发展速度（Macmillan Cancer Support，2012）。

（四）循证方法

- 英国卫生部（DH）已为19—64岁的成年人制定了每周5次，每次30min 的中等强度体育活动，以及每周2次特定强化锻炼的指南。每周150min 的锻炼，也可以分解为10min 一节的锻炼（DH，2011）。虽然这不是特指癌症患者，但这是接受最初癌症治疗后的患者应该努力的方向（Campbell 等，2011）。

- 美国运动医学学院（Schmitz 等，2010）也研究了关于癌症患者体育活动的证据，并得出结论，体育活动对患者生活质量总的获益超过了任何潜在的不利因素。在考虑了关于锻炼的任何预防措施后，他们推荐遵循美国人体育活动指南（U.S. Department of Health and Human Services，2008），该指南与英国卫生部的推荐一致。

- 世界卫生组织（WHO，2010）《有益健康体育活动的全球推荐》也是根据英国卫生部的建议制定的，这也不是特指癌症患者。

基本原理

体育活动可以通过增加肌肉的体积和力量，来帮助改善生理变化，也通过拉伸来增加关节的活动。在癌症的所有阶段中，促进心血管的健康也很重要，它有助于克服一些相关的不良反应，如癌因性疲乏。体育活动已被证明有助于改善这些生理变化，也有助于改善心境。一些研究强调癌症确诊后，体育活动干预会产生许多积极的影响，包括最大限度地减少与肿瘤生长相关的生物学过程（Betof 等，2015）。它还有助于改善癌症期间和之后的心理社会因素。

(1) 适应证：体育活动与所有癌症患者在疾病或治疗的任何阶段都相关（图8-31）。为他们量身定制体育活动的建议和干预，确保他们能够获

第8章 癌症患者的后续护理及社会支持
Living with and beyond cancer

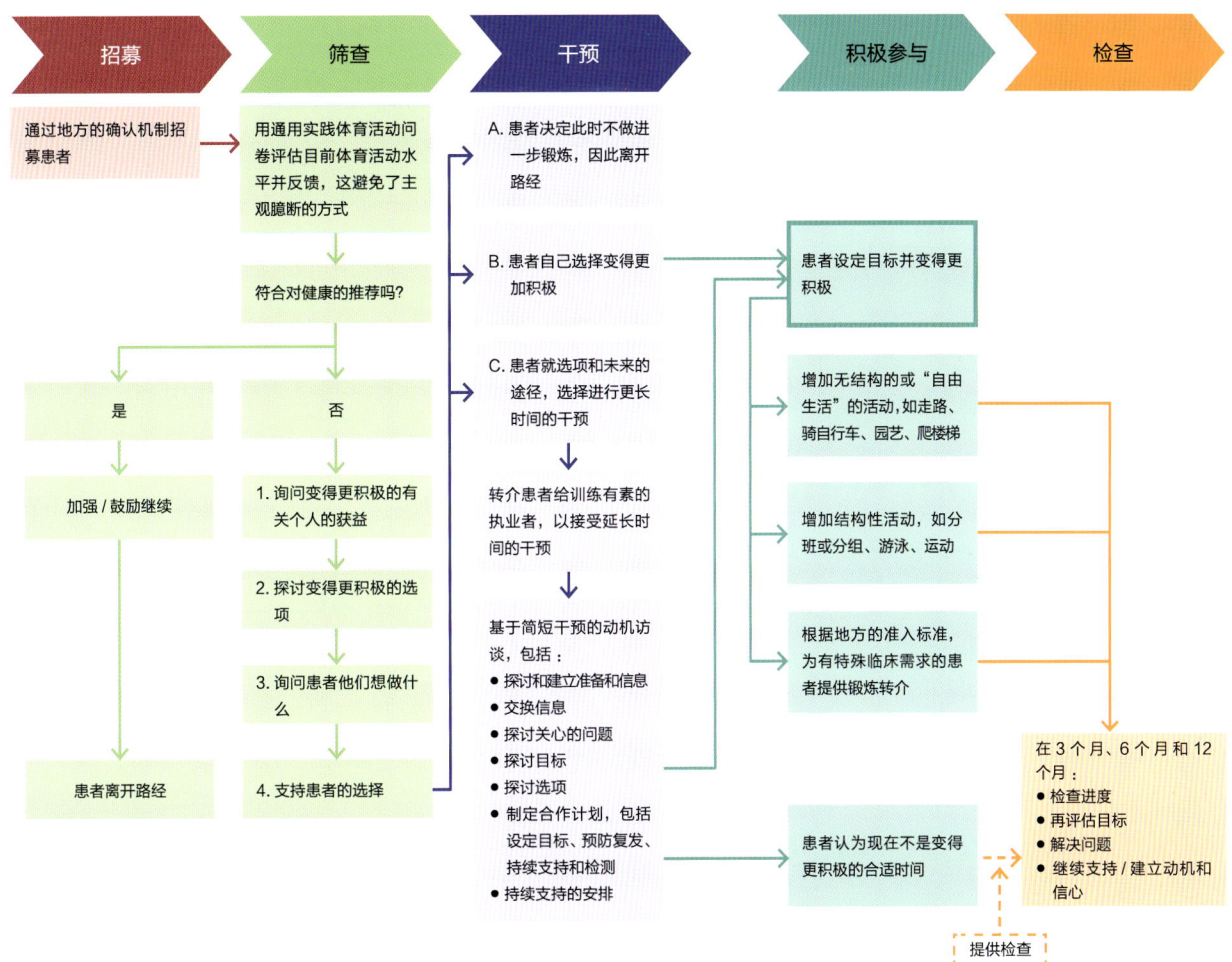

▲ 图 8-31 体育活动路径

引自英国卫生部（2012）。© Crown copyright 2012。转载于政府公开信息 3.0 版，https://www.nationalarchives.gov.uk/doc/open-government-license/version/3/

益（Bourke 等，2013）。还有证据表明，开始健康的生活方式通常是在癌症诊断时触发的（Saxton 和 Daley，2010），我们常称为可教育时间，与癌症患者更容易接受能够获益的生活方式改变的时间有关（Demark-Wahnefried 等，2005）。护士是支持和建议癌症患者在治疗期间和治疗后，变得更加积极的理想人选（Hall-Alston，2015）。因癌症治疗而导致骨质疏松风险的患者，可以从中等强度的有氧运动中获益，包括一些负重运动，可以促进骨骼健康（Winters-Stone 等，2010）。

（2）禁忌证

① 在任何阶段

- 如果该患者感觉不适，如头晕 / 呼吸困难。
- 出现危险信号——不明原因的体重减轻或疼痛、夜间疼痛、持续性疼痛，疑似转移性脊髓压迫（MSCC，参见第 7 章），马尾综合征（马尾神经损伤的一种神经疾病）的一些不明原因的症状和体征。

② 治疗前

- 任何并发症，如关节炎，这可能会限制患者参加各种运动。

③ 治疗期间

- 化疗的当天。
- 过度的腹泻或呕吐。
- 血液学的改变——请与医疗团队核实。
- 白细胞计数降低。
- 血红蛋白降低——如果患者贫血。
- 营养摄入不足。

④治疗后
- 如果患者患有骨质疏松症或骨转移，则要避免运动，如负重运动将会对骨骼施加过度的压力。

癌症患者在开始任何新的体育活动或锻炼计划之前，应该向他们的医疗团队核实。

（五）护理原则

鼓励癌症患者在治疗期间和治疗后保持身体锻炼（Campbell 等，2011；Hall-Alston，2015；Schmitz 等，2010）。越来越多的证据表明，体育活动在癌症发展的各个阶段都有潜在的价值。治疗期间的体育活动可以增强心肺功能，并可减轻包括癌症相关疲乏在内的症状负担。治疗后的体育活动也可以改善健康状况和幸福感，以及提高患者的生活质量。还有证据表明，癌症诊断后积极锻炼的患者存活时间更长，复发和疾病进展的风险更低（Macmillan Cancer Support，2017）。

（六）法律和专业问题

推荐任何给予具体锻炼建议或举行小组锻炼会议的专业人员，应通过额外的培训来确保能力。

（七）运动前的注意事项

装备

确保患者在进行体育活动时衣着合适，需要穿宽松舒适的衣服，如慢跑裤和有良好支撑的鞋，尤其是系带的鞋。

(1) 评估和记录工具：有多种方法可以提供体育活动水平的基线评估，包括锻炼日记，如 Macmillan 癌症援助中心（2016a）提供的日记、自我报告或更有效的工具，如 Godin-Shephard 闲暇时间体育活动问卷（Godin，2011）。决定使用何种评估工具将取决于患者的具体情况。

(2) 药理学的支持：请注意患者是否正在服用任何可能限制或妨碍锻炼的药物。

操作指南 8-18　体育活动支持

必备物品

- 适当的鞋和服装
- 安全的环境

运动前

准　备	目　的
1. 在住院或门诊环境，向患者介绍自己	建立专业的和临床的和谐关系 E
2. 获得患者对干预的同意	确保患者理解流程并提供口头同意（NMC，2015）
3. 确保安全的环境	减少跌倒的风险 E

运　动

4. 进行整体需求的评估	提供患者关心问题的基线水平 E
5. 在支持和建议体育活动之前，确保患者没有其他复杂的健康问题或禁忌证（Campbell 等，2011）	确保健康和安全 E

6. 如果发现有其他复杂的健康问题或禁忌证，在进行咨询之前，确保医学检查	确保健康和安全 Ⓔ
7. 如果合适，使用有效的筛查工具，如 Godin-Shephard 休闲时间体育活动问卷（Godin，2011），以评估体育活动水平	确定体育活动水平的基线评估 Ⓔ
8. 从获得的信息中确定患者在进行推荐水平的积极运动时，是否遇到困难	确定患者是否需要进一步的资料或支持，以提高体育活动水平
9. 就体育活动的好处，以及如何开始增加体育活动的强度，给出口头和书面建议（如 Macmillan 体育活动手册，2016）	提供最佳的循证实践（Hall-Allston，2015 Ⓔ）
10. 考虑推荐使用其他资源来支持体育活动，如计步器、应用程序和健身带等	协助自我管理（Bourke 等，2013 Ⓔ）
11. 根据当地规定，考虑转介接受监督锻炼	帮助支持患者增强体育活动（Bourke 等，2013 Ⓔ）
12. 记录所采取的行动	提供最佳的循证实践 Ⓔ

问题解决表 8-7　预防和解决（操作指南 8-18）

问题	原因	预防	措施
缺乏动机	治疗期间 • 治疗的不良反应 • 情绪低落 • 不知道如何进行积极体育锻炼 治疗的长期后果 • 长期的不良反应 • 情绪低落 • 不知道如何进行积极体育锻炼	确保提供信息的时间——可能的话与教学时间连在一起	考虑参加行为改变的培训，如激励性访谈
淋巴水肿或有淋巴水肿的风险	切除淋巴结导致淋巴水肿的风险	告知有关锻炼对于辅助淋巴系统的好处的信息	• 建议进行缓慢的锻炼过程 • 建议避免重复或持续的锻炼
骨转移	患者骨折风险增加	建议避免剧烈冲击锻炼	转介给专业服务，如物理治疗
并发症或之前存在的并发症，如心脏疾病	预防/锻炼的禁忌证		联系/转介到相关的医疗团队
识别新症状，如头晕或危险信号	能量消耗增加引起的生理变化	通过提问筛查任何生理变化或危险信号	转介到紧急医疗检查

续表

问题	原因	预防	措施
存在症状，如疼痛或疲乏的恶化	• 锻炼强度过大 • 不正确的锻炼方式	• 降低锻炼强度 • 调整锻炼方式	如果问题持续存在，请联系医疗团队检查
跌倒风险	平衡能力差，锻炼太困难	• 通过提问筛查平衡问题 • 鼓励穿支撑鞋 • 考虑给予锻炼方式的建议	• 要求医疗检查 • 考虑转介到当地社区防跌倒团队
缺乏进一步转介的资源	没有锻炼器材/资源的国家护理标准		在线资源，如 Macmillan 癌症援助中心或特定的癌症慈善机构，如 PCUK（英国胰腺癌慈善机构）/乳腺癌护理慈善机构

（八）锻炼后的注意事项

给患者足够的时间提问，以确保他们理解积极锻炼的好处。讨论下一步的计划，并在适当的时候跟进，以评估自我管理。

（九）并发症

这些可能包括在检查时不符合生活方式的改变。寻找确定锻炼的障碍并加以管理。对于情绪低落的患者，在适当的时候寻求心理支持。

网　址

为健康而行走：www.walkingforhealth.org.uk/
Macmillan 癌症援助中心：保持健康的生活方式：www.macmillan.org.uk/information-and-support/coping/maintaining-a-healthy-lifestyle/keeping-active
Macmillan 2016 运动，更多：https://be.macmillan.org.uk/be/s-840-move-more.aspx
漫步组：www.ramblers.org.uk/go-walking/group-finder.aspx
英国政府运动指南：www.gov.uk/government/publications/uk-physical-activity-guidelines

八、癌症相关疲劳和睡眠

本节讨论并描述了患者因治疗而经常经历的癌症相关疲劳（cancer-related fatigue，CRF）和睡眠障碍。将推荐有助于控制这些症状的方法和技术。其关键点是管理，因为没有一个固定的解决方案或应急的、一个尺寸的、适合所有人的答案。这些症状的管理需要一种评估、审查和监测个体患者进展的方法。

本节将先讨论 CRF，然后再讨论睡眠。

（一）癌症相关的疲劳

1. 定义

CRF 是一种与癌症或癌症治疗相关的身体、情绪和（或）认知疲劳或衰竭的痛苦、持续和主观的感觉，与近期活动不成比例，并影响日常的功能（NCCN，2016）。这不同于当今社会经常抱怨的过度疲劳，过度疲劳在几乎所有的人中都有不同程度的存在（Ogilvy 等，2008）。

CRF 是一个复杂的多维度的症状，其发生原因是各不相同的（Ritterband 等，2012）。它是最常见的令人不安的主诉之一，发生在超过 75% 的急性和缓和医疗的癌症患者（de Raaf 等，2012）。

2. 表现的症状

CRF 会影响患者的功能，并且不会因为休息或睡眠而完全改善（NCCN，2016）。它可能表现为严重的疲劳、情绪低落和生活质量下降（Barsevick 等，2010；Bjorneklett 等，2012；Courtier 等，2013）。

CRF 是一种持续性的衰竭和能量缺乏，阻碍患者参与他们以前独立管理的日常活动（Chan 等，2011）。CRF 还可能导致失眠或睡眠模式的紊乱、认知障碍、记忆困难、注意力下降。

3. 相关理论

尽管患者报告 CRF 不能通过睡眠缓解，但睡眠对患者的生活质量和治疗的耐受性是重要的（Ancoli-Israel 等，2001）。心理健康也可能受到急躁和情绪不稳的影响（Cooper 和 Kite，2015）。CRF 可以发展成为慢性疾病，可在癌症治疗结束后持续数月至数年。各种因素都会影响睡眠，如与肿瘤生长和抗癌治疗过程相关的生物化学变化（Roscoe 等，2007）。

CRF 的发生与多种因素有关，它可以由癌症治疗，如化疗、放疗、生物治疗和手术引起。不良反应，如营养不良、情绪低落、焦虑、记忆困难、睡眠差，以及患者服用的药物等引起。因此，应对患有 CRF 患者进行全面的评估，以确定和治疗导致 CRF 的可逆病因，并提供以人为本的护理。导致 CRF 的原因是很复杂的，这对于癌症护理的提供者而言，有效的治疗是一种挑战（NCI，2015）。

4. 循证的方法

基本原理：生存运动指出，癌症患者的生活超越了癌症，缓和医疗的患者需要以像所有其他癌症幸存者一样，迫切需要获得支持，以过上积极而有意义的生活（Hwang 等，2015；NCSI，2013）。推荐为 CRF 患者进行评估，并提供个体化的、量身定制的锻炼和体育活动方案（Cancer Research UK，2017；LCA，2016；NCCN，2016；NCSI，2013）。

结合身体活动，单个患者的慢性肾衰竭需要评估能量保护管理（Cooper 和 Kite，2015；LCA，2016）。可以使用操作指南 8-19 中概述的简单技术。

①适应证：有氧运动在统计学上可以显著改善正在接受或已经完成实体肿瘤治疗患者的 CRF（Cramp 和 Byron-Daniel，2012）。建议前列腺癌、乳腺癌和结肠癌患者，以及接受放疗、化疗和干细胞移植治疗的患者都要进行体育锻炼（Mitchell 等，2014）。

②禁忌证：目前的研究尚无法确定任何形式的体育运动方法、锻炼的频率或强度，或在患者的治疗过程中，为 CRF 引入锻炼和体育运动的最佳时间（Mitchell 等，2014）。关于对患者有益的具体活动和 CRF 患者锻炼后的长期获益，还没有明确的结论（Cramp 和 Byron-Daniel，2012）。这就有必要加强个人评估、监测和检查（Cooper 和 Kite，2015）。

5. 护理原则

虽然这个复杂的问题没有统一的解决方案，但疲劳的管理需要一种涉及全面评估的方法，以确定病因，是否有任何处方药物能够促进，或者确实会引起疲劳（LCA，2016），并且建立最佳方案，支持定期复查的患者（Lowrie，2006）。要开展教育和咨询，以确保患者参与 CRF 的管理（NCCN，2016）。

对于长期失眠的患者，CRF 的熟练医师需要实施疲劳管理计划，并可能使用慢性病治疗功能评估——疲劳量表（FACIT-F）的结果来评估（Gascon 等，2013）。FACIT-F 和疲劳严重程度量表（FSS）评分之间有很好的相关性（Cella 等，2011）。FACIT-F 由 5 个经验和 8 个影响问题组成。实际上，这意味着疲劳是可以用一个单一的数字来表示的一种结果，症状的体验更可能被认为是轻度疲劳，大概是因为症状出现在对功能产生不利影响之前（Cella 等，2011）。

CRF 管理原则包括，建议患者进行温和而有规律的锻炼，以提高心率，但不会导致更严重的疲劳。由于个体的不同，个人应该建立他们自己的运动耐力和规律。同样，个人需要建立自己的饮食界限，包括睡前喝一杯热牛奶有助于睡眠。

6. 法律和专业问题

- 与临床医师实践相关的记录必须始终保持清晰和准确，不得伪造。否则，应立即采取适当的措施。

- 出现任何风险或问题时，必须加以识别，并记录处理这些风险和问题所采取的步骤。

- 任何记录都必须注明日期、时间和记录人。

- 记录保存中的适当数据共享和数据保密必须符合法律要求（NMC，2015）。

7. 操作前注意事项

评估工具：FSS（图8-32）等评估工具可用于识别疲劳对日常生活关键领域的影响。这个简明的量表可以由患者稍后再次填写，以比较他们是如何应对的。它的可靠性在可接受的范围内，其精度和临床重要变化的估计为在临床干预和康复方法的研究中，解释这些结果的评分变化，以及为管理疲劳提供了指南。对结构效度的分析进一步确立了对FSS的有意义的解释，该量表简单、经济、有效地捕捉到了疲劳的严重程度和影响，主要是疲劳的物理性质（Learmouth等，2013）。

操作指南 8-19　疲劳管理

准　备	目　的
操作前	
1. 在住院或门诊环境中，向患者做自我介绍	建立专业的和临床的和谐关系 E
2. 获得患者对干预的同意	确保患者理解流程，并提供口头同意（NMC，2015 E）
操 作	
3. 使用工具评估疲劳对患者的影响，如疲劳严重程度量表（图8-32）	• 获得疲劳和睡眠障碍的基线评估（Gascon等，2013；Minton和Stone，2009 E） • 以便进行专家评估和相关治疗方案 E
4. 通过与患者的讨论，了解他们的日常活动模式，确定疲劳对个人日常活动能力的影响	获得疲劳和睡眠障碍的基线评估（Gascon等，2013；Minton和Stone，2009 E）
5. 建议使用5P进行疲劳管理（框8-10）	介绍节省体能的基本原则（Ewer-Smith，2006 C）
操作后	
6. 文件评估	专业团体和用人单位的法律要求
7. 预约随访时间	确保参与计划 C 审查和监测的进展 C
8. 检查计划	确定患者应如何应对 C

问题解决表 8-8　预防和解决（操作指南 8-19）

问 题	原 因	预 防	措 施
缺乏动力	治疗期间 • 治疗的不良反应和长期的后果 • 情绪低落 • 不确定要进行多少活动，如何平衡活动和休息	• 确保提供信息的时间 • 将活动建议与实际任务联系起来，这样患者可以学习建议并在实践中运用	建议参加改变行为的培训，如认知行为训练和激励式访谈

第8章 癌症患者的后续护理及社会支持
Living with and beyond cancer

续　表

问　题	原　因	预　防	措　施
并发症或之前存在的并存疾病，如心脏疾病	运动的预防/禁忌证	确保患者意识到自己的局限性和能力的限制	联系/转介到相关的医疗团队
识别新症状，如头晕或危险信号	能量消耗增加引起的生理变化	通过提问来筛选任何生理变化或危险信号	转介行紧急的医疗检查
疲劳或焦虑等现有症状的恶化	• 运动强度过大 • 锻炼方式不正确	• 降低锻炼强度 • 调整锻炼方式	如果问题持续存在，请联系医疗团队检查
跌倒风险	平衡能力差，锻炼太困难太疲劳而不能耐受锻炼	• 通过提问和观察筛查平衡问题 • 鼓励穿支撑鞋 • 考虑给予锻炼方式的建议	• 要求行医疗检查 • 考虑转介到当地社区防跌倒团队
缺乏进一步转介的资源	没有运动护理的国家标准/资源		在线资源，如 Macmillan 癌症援助中心或特定的癌症慈善机构，如 PCUK（英国胰腺癌慈善机构）/乳腺癌护理慈善机构

8. 操作后的注意事项

(1) 即时护理：由于持续性的疲劳，可能会出现影响患者生活质量的心理问题。应通过承认这一症状，并鼓励使用框 8-10 中描述的疲劳管理和节省体能技术（即优先顺序、计划、节奏、姿势和许可）来解决这些问题。

(2) 后续护理：与疲劳相关的持续护理问题需要对上述技术进行检查。

(3) 记录：任何书面的建议都应记录在个人的医疗记录中。

(4) 患者和相关人员的教育：操作指南 8-19 中给出的建议，可以提供给患者及其相关人员。

框 8-10　5 个 P

- **优先顺序（prioritize）**：考虑每天哪些活动对于你来说是重要的，优先考虑你想为哪些活动节省体能。尽量减少不必要的任务来节省你的体能。
- **计划（plan）**：尽可能有效地组织你的活动，以尽可能节省体能。考虑一天中哪个时间最适合你活动或休息。尽量不要在一天做太多事情，并且尽可能为下一周提前计划好你的活动。
- **节奏（pace）**：平衡活动时间与休息时间是重要的。你可能需要在活动中休息，给自己一点额外的时间来处理事情。
- **姿势（position）**：当你感到呼吸困难时，找一个舒服的姿势，并练习这个动作，这样你就可以帮助自己了。想想你的姿势，并尽量保持这个姿势，以避免感到不舒服，也节省体力。
- **许可（permission）**：允许自己不要做会让自己气喘吁吁、疲惫不堪的活动。与其按照"我必须"、"我应该"的思路去思考，不如试着改变你的思维方式，对自己说"我选择做……""我想做……"。

疲劳严重度量表（FSS）

日期_____   姓名_____

请在下列描述中您认为最合适的数字上画圈。这是指您过去一周内的日常生活。1表示"完全不同意"，7表示"完全同意"

阅读并在数字上画圈	完全不同意				完全同意		
1. 当我感到疲劳时，我就什么事都不想做了	1	2	3	4	5	6	7
2. 锻炼让我感到疲劳	1	2	3	4	5	6	7
3. 我很容易疲劳	1	2	3	4	5	6	7
4. 疲劳影响我的体能	1	2	3	4	5	6	7
5. 疲劳带来频繁的不适	1	2	3	4	5	6	7
6. 疲劳使我不能保持体能	1	2	3	4	5	6	7
7. 疲劳影响我从事某些工作	1	2	3	4	5	6	7
8. 疲劳是最影响我活动能力的症状之一	1	2	3	4	5	6	7
9. 疲劳影响了我的工作、家庭、社会活动	1	2	3	4	5	6	7

视觉模拟疲劳量表 (VAFS)

请在描述您的整体疲劳的数字行上标记一个"X"，其中0表示最严重的疲劳，10表示正常。

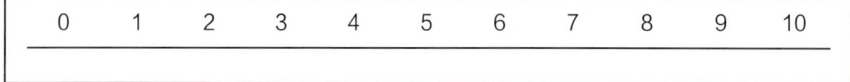

▲ 图 8-32 疲劳严重度量表（FSS）和视觉模拟疲劳量表（VAFS）

经 Elsevier 许可引自 Learmouth 等，2013

9. 并发症

预计不会出现并发症。

（二）睡眠

1. 定义

几个世纪以来，睡眠障碍一直被认为是疾病的常见并发症。人类的睡眠是一种复杂而动态的生理功能。它是一种受清醒时的生理和心理状态影响的活跃状态，而生理和心理状态反过来又对清醒状态产生重要的影响。

2. 表现症状

睡眠障碍公认的症状包括（Roscoe 等，2007）如下几种。

- 失眠是患者的一种主观抱怨，表现为睡眠质量差、睡眠不足、入睡困难或维持睡眠困难、睡眠中断、睡眠质量差或非恢复性睡眠，或者睡眠昼夜颠倒。
- 睡眠剥夺可导致广泛的生理和心理变化，包括渐进性疲劳、嗜睡、注意力不集中、抑郁和易怒。
- 白天极度嗜睡。
- 睡眠 - 觉醒时间表紊乱，白天午睡时间长，入睡困难。

3. 相关理论

由于放松的重点是让患者松弛，是提高患者的生活质量，减少压力和焦虑，从而改善患者的情绪。放松还旨在减少疲劳对人体的影响、改善睡眠，以及改善整体的生活质量和身体功能（Charalambous 等，2016；Greenlee 等，2014）。

日间疲劳和嗜睡可能是由于肿瘤效应（如细胞因子）、化疗、放疗或手术造成的（Ancoli-Israel 等，2001）。细胞因子是炎性白细胞分泌的非抗体多肽，可由癌细胞诱导产生。基于细胞因子的神经免疫机制，它们可能在癌症患者的睡眠障碍中发挥作用（Fiorentino 和 Ancoli-Israel，2007）。

疲劳与情绪的困扰之间有着很强的相关性（NCCN，2016），睡眠障碍是其中的原因之一。睡眠障碍影响到30%~75%的新诊断或最近治疗的癌症患者（Fiorentino 和 Ancoli-Israel，2007）。这些症状从入睡困难，到经常醒来，难以维持睡眠各不相同。对疾病复发的焦虑、持续的睡眠障碍和长期疾病后的身体状况的恶化，也被认为是预测疲劳的重要因素（Courtier 等，2013）。

压力管理技术和放松练习（框 8-11）可能有助于睡眠模式的改善（Varvogli 和 Darviri，2011）。认知行为疗法（cognitive behavioural therapy，CBT）已被证明是对这类患者的有效治疗方法（Ritterband 等，2012）。CBT 是一种改变无益思维方式的方法，这种思维方式会导致焦虑和扰乱睡眠模式（The Royal Collegeof Psychiatrists，2012）。

循证压力管理技术，包括渐进性肌肉放松、自体训练、生物反馈、引导想象、正念和 CBT，可以减少睡眠障碍和日间相关疲劳（Vargas 等，2014）。这些技术需要由临床高级专家医师来实施。如 CBT 是一种治疗方法，包括评估策略、认知和行为治疗技术。临床医师和患者一起来制定目标和作业。通过改变思维模式，可以发生认知和行为的改变，使个人能够产生增强生活的思想和信念来替代（Varvogli 和 Darviri，2011）。

4. 循证方法

基本原理：研究表明，放松和引导想象法对显著降低焦虑有统计学意义（Leon-Pizarro 等，2007），如何指导渐进性肌肉放松有助于维持患者的活动（Christman 和 Cain，2004）。患者也感觉到能够控制他们的生活，通过管理他们的焦虑水平，来设定目标和优先事项（Cooper，2014）。

与疲劳管理一样，睡眠障碍的管理需要多专业的协作，包括医疗、护理和相关的医疗保健专业人员（如职业治疗和物理疗法），来进行全面和准确的评估和筛查。

更复杂的应对策略需要根据个人的需求来量身定制，这样他们就可以开发一个工具包，在日常生活中来管理这种症状。这些需求只能由熟练和经验丰富的临床医务工作者，如医疗和护理、职业治疗和睡眠管理的理疗专家，根据具体的评估和治疗方案来确定。

理想的多维评估应该包括临床评估、自我报告问卷和每日睡眠日记（Morin 等，2011）。睡眠日记的例子如图 8-33 所示（National Sleep Foundation，2016）。

这些信息将使临床医师能够分析患者的行为模式，并制定合适的治疗方案。治疗方案应该用结果测量方法进行检查，从而使患者能够判断自己的疾病进展（Barsevick 等，2010）。

①适应证：当睡眠-觉醒障碍持续存在而影响生活质量时，就需要干预和建议帮助睡眠差的患者。在癌症患者的睡眠障碍治疗的临床评估期间，对其患病率、严重性和相关性的了解，为医务人员提供了有用的信息（Otte 等，2010）。

框 8-11　有助于放松的呼吸技术

说明：
1. 松开紧身衣服。找一个让自己舒服的姿势，躺着或坐着都行，但要确保背部得到支撑。
2. 如果你愿意，可以闭上眼睛。
3. 保持肩膀和上胸部放松。
4. 把手平放在腹部。
5. 慢慢吸气（如果可能，用鼻子吸气）。
6. 当你吸气时，你的胃应该在你的手下面轻轻地膨胀（这不应该使用腹部肌肉的强迫运动）。
7. 记得保持肩膀和上胸部的放松。
8. 通过你的嘴慢慢呼气（你的胃会在你的手底下慢慢变平）。
9. 暂停，然后重复步骤2~9。
10. 在练习中，想一个积极的词或短语，如"我很放松"或"平静"。

日 期	第1天	第2天	第3天	第4天	第5天	第6天	第7天
我昨晚上床睡觉在							
今天早上我起床在							
昨晚我入睡 - 容易 - 过了一会儿 - 困难 - 完全没有							
我在夜里醒来 - 次数 - 多长时间							
昨晚我睡了几个小时							
睡眠被干扰（原因）							
当我醒来，我感觉 - 恢复 - 略微恢复 - 疲劳							
睡眠差的任何其他原因							

▲ 图 8-33　睡眠日记

经许可引自英国国家睡眠基金会，2016

②禁忌证：尽管大多数人都知道操作指南 8-20 中所述的睡眠卫生常识，但不遵守这些指南的情况非常普遍。对于许多睡眠障碍者来说，参与和遵守这一建议是许多睡眠障碍者的挑战。

个别症状，如失眠本身并不是一种诊断。单症状和多症状的测量本身在区分疲劳、抑郁和失眠等方面的作用有限（Donovan 和 Jacobsen 2007）。

放松和引导想象技术不应该用于已知有精神病发作的患者，因为这些技术促进了引导性思维，并且患者有出现幻觉的风险。

5. 护理原则

解决患者睡眠困难时，应考虑以下几点（LCA 2016）。

- 评估和治疗身体的症状（如疼痛）。
- 检查影响睡眠的药物（如类固醇、化疗、抗惊厥药和抗高血压药）。
- 介绍放松的原则和焦虑管理技术。
- 睡眠卫生包括如下几种。
- 限制兴奋剂、咖啡因或乙醇，将电视从卧室搬出，以避免图像和灯光的刺激。
- 调节房间和身体的温度。
- 规律的睡眠和休息。
- 调节饮食，避免睡前饥饿或暴食。
- 锻炼的作用。

操作指南 8-20　放松和焦虑管理

操作前

准　备	目　的
1. 在住院或门诊环境中，向患者做自我介绍	建立专业的和临床的融洽关系 E

续表

2. 获得患者对干预的同意	确保患者理解操作，并提供口头同意（NMC，2015 Ⓔ）
操　作	
3. 使用视觉模拟量表、失眠严重指数睡眠评估来评估患者焦虑和睡眠模式的基线（Morin 等，2011） 　　睡眠问题　　　　　5 是最困难的 　　入睡困难　　　　　0～5 　　维持睡眠困难　　　0～5 　　早醒问题　　　　　0～5	建立患者对他们焦虑程度的认知 Ⓒ
4. 确定焦虑的诱因	找出焦虑的原因 Ⓒ
5. 讨论如何在日常生活中使用放松技巧，以及如何在实践中应用它们	使患者能够使用放松技术作为应对疲劳和焦虑的技能工具包的一部分 Ⓒ
6. 以书面宣传单的形式，结合信息进行全面讨论和解释的会议，提供管理睡眠不良的简单建议（参见图 8-34 中的信息）	让患者能够在家应用该建议（RCP，2012）
7. 为患者提供每个疗程的记录，以便其继续练习（如在他们的智能手机、MP3 下载或该疗程的光盘上）	为患者提供交流的机会，并支持其继续实践 Ⓒ
8. 鼓励使用睡眠日记（图 8-33）	使患者能够衡量睡眠策略是否成功 Ⓒ
操作后	
9. 记录咨询情况	专业人员的法律要求（NMC，2015 Ⓔ）
10. 进行最后一个疗程，以确保患者理解所有的说明，医护人员可以在出院前回答任何存在的问题	向患者展示进展情况，并在需要时，寻求进一步的支持 Ⓒ

这个资料页是帮助您记住您和职业治疗师讨论的内容。

睡眠困难是癌症及癌症治疗中的常见问题，通常由多个因素造成，包括身体的、情感的和心理的方面。睡眠不足或质量的下降会影响您的情绪、记忆和学习能力。它还会降低您的免疫功能，并且让您的机体得不到必要的休息。这反过来会影响生活质量。

重要的是，您要和您的医疗团队讨论这个问题，以便多学科的团队能解决这个问题。

为了保持良好的睡眠卫生，以下策略可能是有用的：

- 制定一个标准的起床时间表（如晚上 10 点到早上 6 点 - 无论您是否晚上睡眠不足，都要起床）。
- 避免在床上躺得太久，因为这会妨碍患者晚上充分休息的能力。
- 尽量不要在床上看电视 / 阅读 / 吃饭，把在床上的时间和睡眠联系起来。
- 睡觉前 60min 试着参与平静的活动——听音乐、放松的光盘或冥想。避免看电视或强光下的其他活动或突然的噪音，因为这些事情会刺激大脑。
- 限制或避免白天的午睡，睡觉前不要打盹。

▲ 图 8-34　职业治疗计划——改善睡眠的技巧和策略

- 当您睡不着的时候起床——有些人发现做一些普通的工作，如洗碗，有助于引发睡眠的需求。
- 定期锻炼。
- 晚上限制摄入咖啡因和乙醇。
- 睡前吃点小吃——尽量不要饿着肚子睡觉，因为这会让您睡不着觉。同样，尽量不要吃得太多。
- 枕头上放置薰衣草——因其具有催眠作用而闻名。除非您有任何过敏反应或任何医学原因不能使用。
- 睡前喝牛奶。
- 放松技巧/音乐——睡前听30min放松的音乐。您可以找职业治疗师进行放松治疗，以帮助您掌握这些技巧。
- 耳塞和眼罩——有助于营造更加宁静的环境。
- 带遮光窗帘的黑暗房间可能会有所帮助。
- 如果白噪声能帮助您放松，并能阻挡让您沮丧和警觉的噪声，那么，请使用白噪声。

给家人和朋友的建议

专门为您提供的其他小建议：

▲ 图 8-34（续） 职业治疗计划——改善睡眠的技巧和策略
引自 Royal Marsden 医院国民健康服务基金会信托（2015）

九、喉切除术后患者的沟通

本节详细介绍了在喉切除术后，在外科语音假体辅助下，与支持患者沟通的相关流程。

（一）定义

- 喉切除术：切除喉和周围组织结构。
- 造口：在颈部造口，喉切除术的患者通过它进行呼吸。
- 手术语音恢复（surgical voice restoration，SVR）：一种使用硅胶语音假体恢复交流的方法。
- 气管食管穿刺（tracheoesophageal puncture，TEP）：在气管和食管之间开一个孔，用于放置语音假体。

（二）解剖学和生理学

喉癌是全喉切除术、喉切除术的主要原因。2011年，英国有2360人被诊断为喉癌（Jones等，2016）。器官保存是同步放化疗的一线治疗，但如果失败，就可能需要做全喉切除术。如果放化疗不成功，涉及梨状窦、咽后壁和环状软骨后区域的大型下咽肿瘤也可能需要进行喉切除术。

在少数非癌症病例中，如果患者出现严重的吞咽困难，导致严重的误吸和多发性胸部感染（译者注：原文如此，应为肺部感染），也可进行喉切除术。

喉位于颈部 $C_3\sim C_6$ 颈椎平面，食管的前面，居气管的顶部（Mathieson，2001）。它由喉软骨、韧带、喉肌及喉黏膜构成。由于上呼吸道与食物通道共享，喉的主要功能是保护气道避免唾液、食物和饮料进入气管和肺。喉可以产生咳嗽来清除呼吸道中不需要的物质（Corbridge，1998），并用于发声。声带位于喉内，在甲状腺软骨和杓状软骨之间；当空气从气管向上通过声带时，它们会振动发出声音。然后，它直接向上到达共振腔、咽腔和鼻腔，最后到达口腔，在那里，嘴唇和舌头的联合作用而产生声音。

（三）相关理论

一旦声带被切除，就需要创建另一个振动源。喉切除术后有多种交流方式可以选择，包括食管语音、人工喉和手术语音恢复。

框 8-12 列出了喉切除术后恢复交流的各种方式。

SVR 已经成为恢复语言最流行的方式，成功率可高达90%（Op de Coul 等，2000）。SVR 需要在气管后壁和食管前壁之间形成瘘,在其中放置单向语音假体。通过关闭气管造口,肺部的空气可以通过假体转移到食管中,在食管壁振动发声(van As-Brooks 和 Fuller,2007)。

框 8-12　喉切除术后恢复交流的方法

- 食管声音是通过吸入或向口腔后部注射空气,将空气送入食管(Searl 和 Reeves,2007),通过咽壁的振动来代替声带振动。然后,声音传入口腔,在口腔中与发音器官、舌头、嘴唇和上颚一起作用,产生可识别的语音。食管声音要求患者想象将空气吸入口中,开始吞咽,但要有控制地让空气返回到他们的口腔中。这就是我们以前说的"打嗝讲话",通常患者一口气可以说出少量的单词。
- 人工喉是一个使用电池供电的装置,放置在颈部、面颊或口腔内(Searl 和 Reeves,2007)。当按下按钮时,设备的头部会发生振动,当患者说话时,正是这种振动通过组织产生的声音。
- 手术语音修复(SVR)允许通过使用语音假体(也可称为瓣膜)来恢复交流。手术语音恢复的手术部位见图 8-35。

假体是一种硅树脂装置,安装在 TEP 内,起到单向阀的作用,可以防止食物和饮料从食管进入气管(图 8-36)。患者可以在喉切除术中进行穿刺,这被称为初次穿刺。术后通过胃造口管给初次穿刺的患者喂食,这样可保持穿刺口,避免食物污染愈合的咽部周围,从而降低瘘管形成的风险(Karlen 和 Maisel 2001;Rhys-Evans 等,2003)。一旦穿刺口愈合,胃造口管将被拔除,假体可以被放置到 TEP。

如果患者被要求在喉切除术后等待穿刺,如由于扩大喉切除术,那么可能会二次穿刺。另一种选择是患者在喉切除术中把语音假体放入 TEP,这就是所谓的初次放置。

1. 语音假体

语音假体在英国已经有 25 年以上的历史(Singer,2004),市场上有几种装置,主要是 Blom-Singer(Inhealth Technologies,Carpinteria,California,USA)和 Provox(Atos Medical,Malmo,Sweden)的产品。所有语

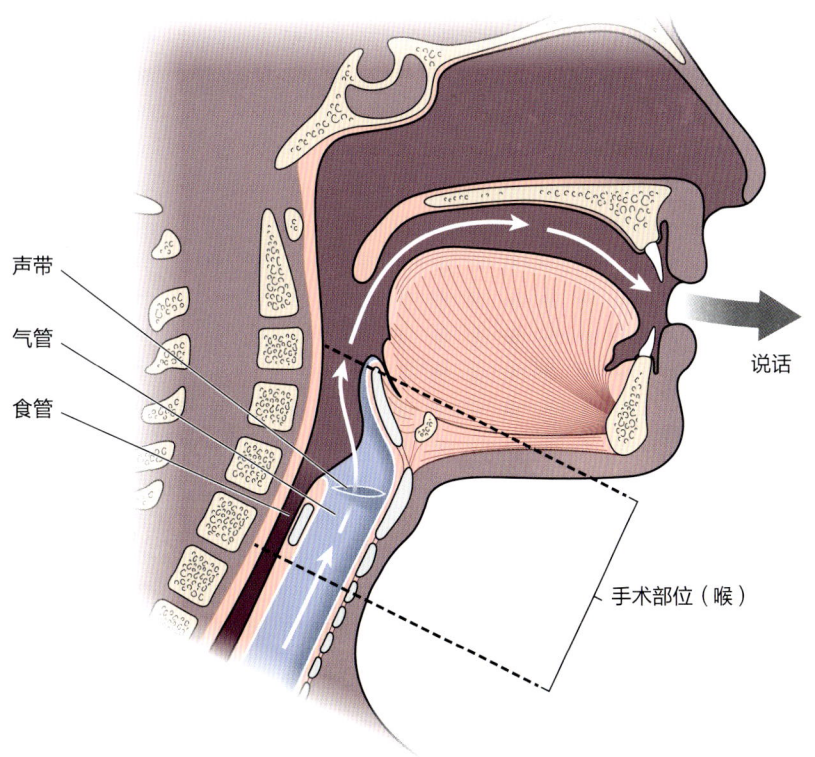

▲ 图 8-35　手术声音恢复的手术部位

引自 Dougherty 和 Lister,2011。图像由 InHealth Technologies 提供

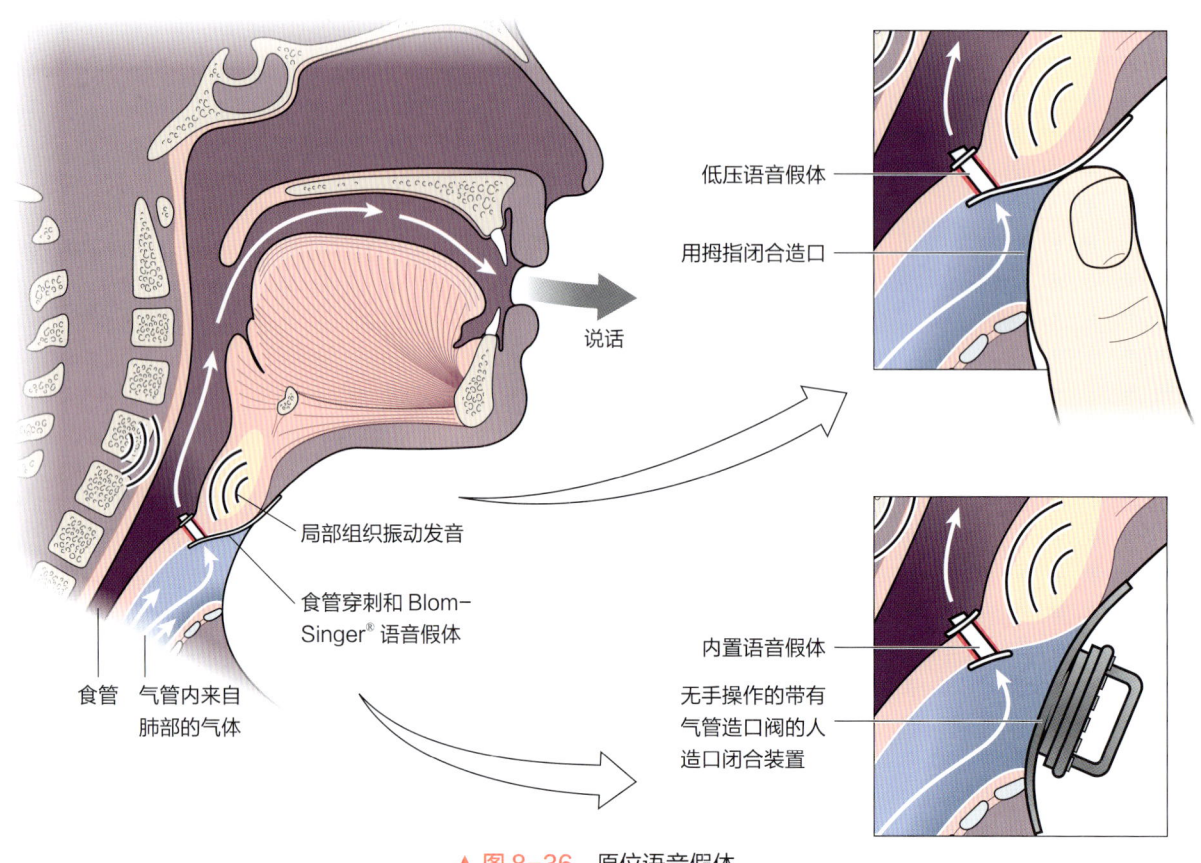

▲ 图 8-36 原位语音假体
引自 Dougherty 和 Lister，2011。图像由 InHealth Technologies 提供

音假体的工作原理都是一样的，一个单向阀，两个法兰（一个前法兰和一个后法兰），将假体固定在 TEP 的原位，一根带子固定在颈部（图 8-37）。假体有多种直径和长度，专业语言治疗师的职责是根据患者的需求选择最适合的型号。假体可以是外置的，也就是说可以教会患者自我更换；也可以是内置的，需要专业临床医师的置入，包括专业语言治疗师、耳鼻喉医师，或在安装和管理语音假体方面有经验的护士。

语音假体通常保存在语言治疗科或耳鼻喉科。通常由语言治疗师或经过培训的专科护士向患者提供清洁其语音假体所需的物品（见操作指南 8-20）。患者需要安全储存物品，但不需要保存在无菌环境中。患者经常会收到一个可密封的袋子来存放他们的设备。

2. 加湿

所有喉切除术的患者都需要佩戴热湿交换系统（heat-moisture exchange system，HME）进行加湿。由于患者不再通过鼻子呼吸，过滤、加湿、热交换和阻力都会减少。研究表明，喉切除术后患者的黏液分泌增加，干燥、结痂、咳嗽、气短和肺部感染风险增加（Jones 等，2003；Zurr 等，2006）。使用 HME 有利于如下情况。

- 呼气时收集水分，吸气时加热空气。
- 过滤吸入的空气。
- 提供气流阻力，以促进肺部扩张。

手术后，患者可以佩戴低过敏性底板，过滤盒将安装在该装置中（图 8-38）。

（四）法律和专业问题

护理要求之一是放置一个 HME 装置。这是专科护士的一个高级实践角色，应由具备所需能力的专科护士担任（表 8-14）。

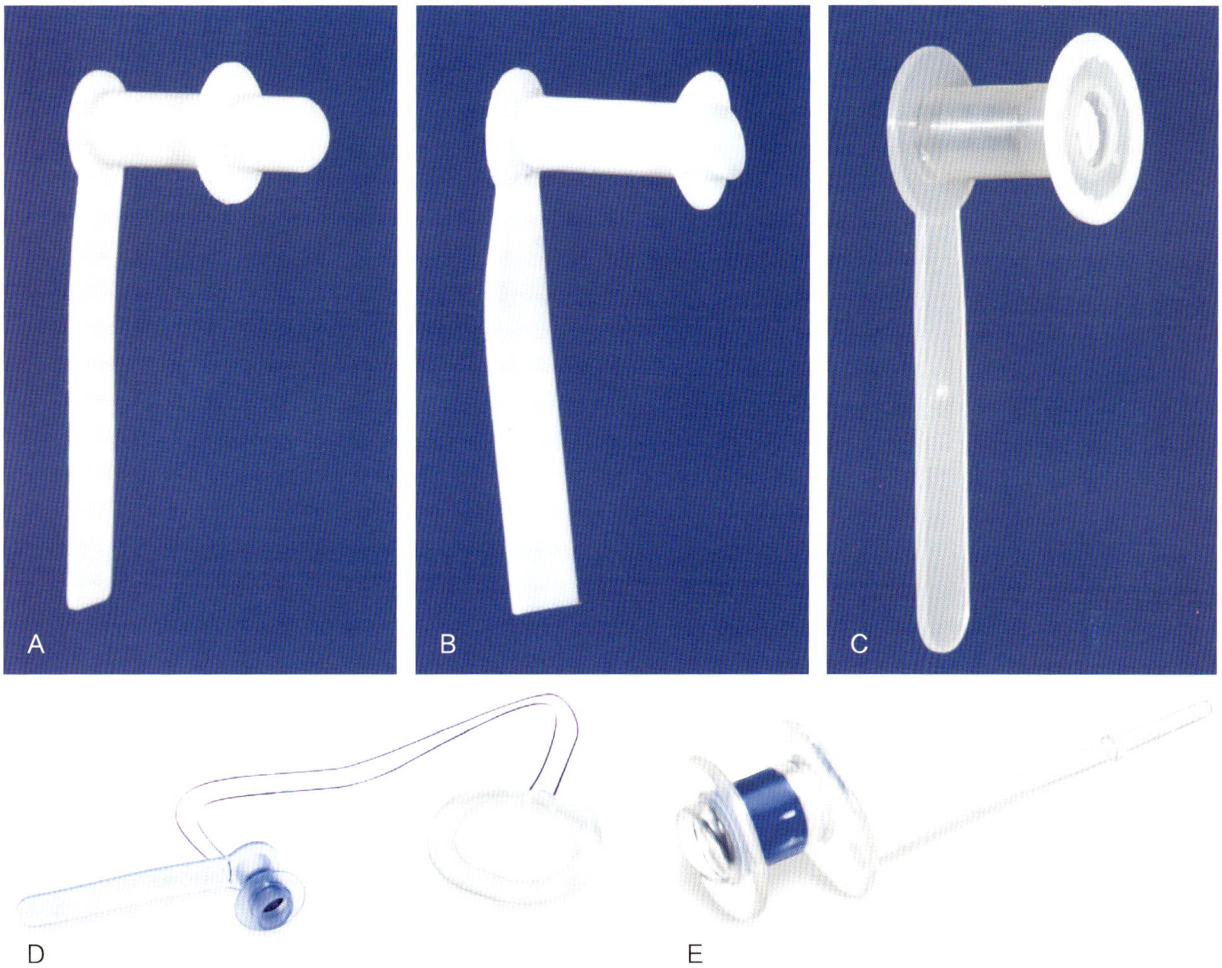

第 8 章 癌症患者的后续护理及社会支持
Living with and beyond cancer

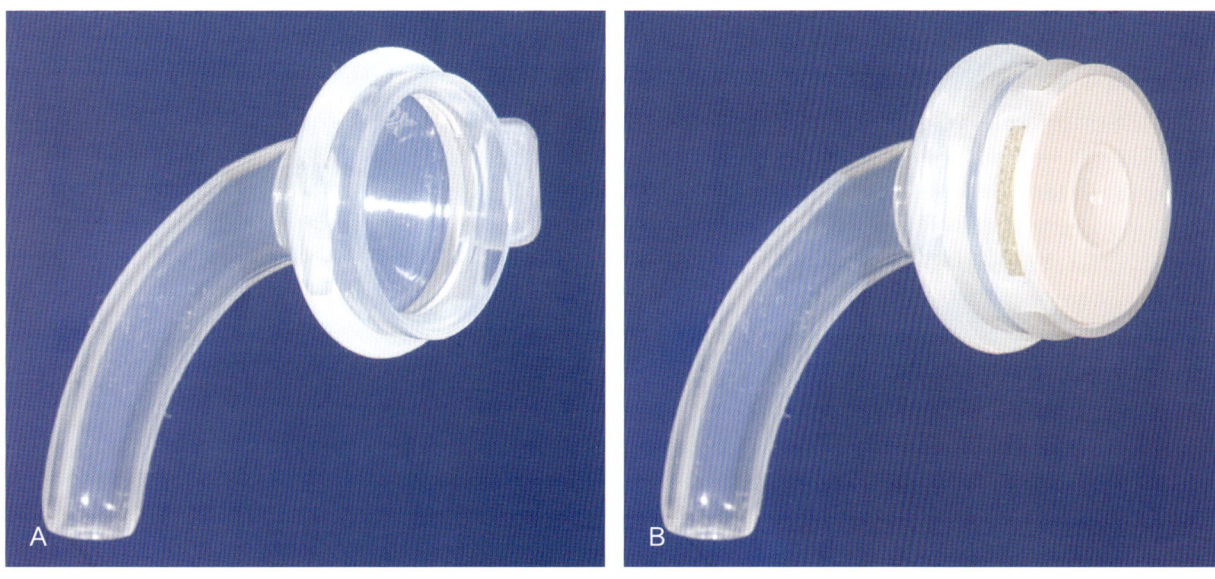

▲ 图 8-37　A. 鸭嘴形 Blom-Singer 语音假体。B. 低压外置式 Blom-Singer 语音假体。C. 内置式 Blom-Singer 语音假体。D. 非留置（NID）语音假体。照片由 Atos Medical 提供，www.atosmedical.com。E.Vega 语音假体，内置

照片由 Atos Medical 提供，www.atosmedical.com

▲ 图 8-38　A.Provox 喉切除管；B.Provox 切除管，带 HME 过滤器

503

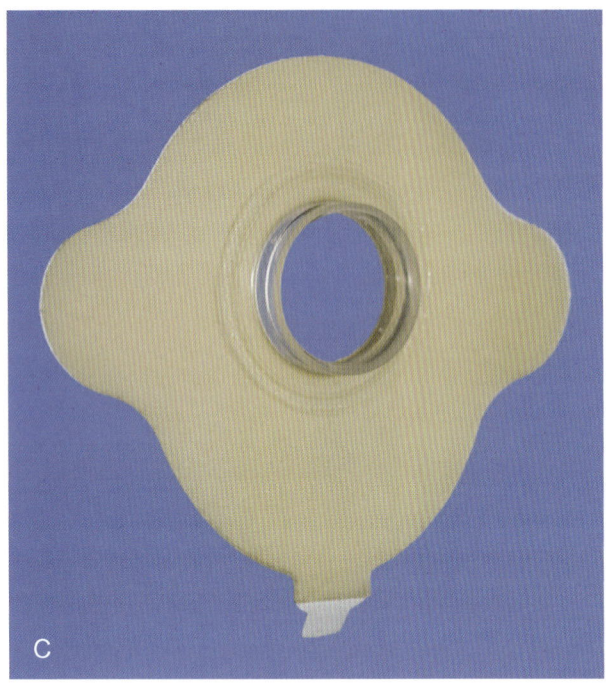
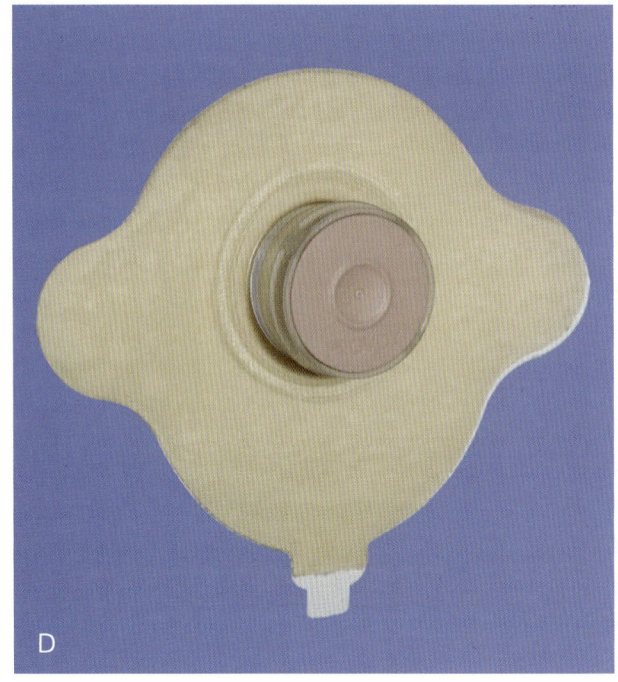

▲ 图 8-38（续） C.Provox HME 底板；D.Provox HME 底板带，原位过滤器

表 8-14 喉切除术患者使用 HME 装置的能力

知识和理解	技　能
喉切除术后解剖结构的改变	识别喉切除术和气管造口术的能力
HME 的功能	识别 HME 的能力
给患者放置 HME 的重要性	为患者和照护人员提供连接 HME 的相关身体准备
HME 的选择原则	将正确的 HME 类型与患者相匹配的能力
HME 置入后可能出现的并发症，如皮肤反应、造口不适	评估 HME 和识别患者不适的能力

操作指南 8-21　HME 的放置

必备物品

- 皮肤准备湿巾
- 皮肤保护湿巾
- 纱布垫
- 光源
- 盐水喷雾器
- 灭菌注射用水
- 临床清洁托盘
- HME 底板或喉管
- HME 过滤器
- 一次性镊子

续表

操作前	
准 备	目 的
1. 向患者解释和讨论流程	确保患者理解流程，并提供有效同意（NMC，2015 C）
2. 将患者安置在椅子上或坐立在床上，并安排照明以照亮造口	确保患者舒适，并得到良好的支持 E
操 作	
3. 要求患者使用喷雾器	松解气管中的分泌物（Everitt，2016 E）
4. 用湿纱布擦拭造口周围，擦拭应远离造口	确保气管造口区域的清洁，防止水进入气管内 E
5. 使用镊子，小心地去除气管中的任何干痂	确保呼吸不受阻碍 E
6. 使用皮肤准备屏障，仔细擦拭造口周围	保护造口的皮肤（Brewster，2004 E）
7. 或者将正确尺寸的喉管放入气道中	为 HME 过滤器提供支架（Ackerstaff 等，1995 R5）
8. 或者将 HME 底板放在气管造口的皮肤上，确保皮肤被拉伸，以形成牢固的密封	为 HME 过滤器提供支架（Ackerstaff 等，1995 R5）
9. 将 HME 过滤器放入喉管或底板中，确保其卡入到位	确保 HME 完全安装到支架中（Ackerstaff 等，1995 R5）
10. 由于过滤器会被黏液污染，应每天更换过滤器	确保呼吸不受阻碍（Ackerstaff 等，1995 R5）。
11. 每天至少 2 次取出，并清洁喉管	确保黏液从管中排出，呼吸不受阻碍（Ackerstaff 等，1995 R5）
12. HME 底板可以保持 72h，但建议每天取出和清洁	取出可以检查造口区域，以确保皮肤没有反应（Ackerstaff 等，1995 R5）
13. 取出底板需要湿润 HME 底板，并轻柔使用皮肤去除产品，使底板易于与皮肤分离	轻轻去除，以确保皮肤不受损伤（Brewster，2004 E）
操作后	
14. 记录操作，包括 HME 底板和过滤器的形状和类型	保持准确的记录（NMC，2009 C）

问题解决表 8-9　预防和解决（操作指南 8-21）

问 题	原 因	预 防	措 施
皮肤反应	HME 底板引起的皮肤反应	定期使用皮肤保护剂	拆除底板，让皮肤复原
持续性皮肤反应	HME 底板引起的皮肤反应	试用不同的底板	拆除底板，让皮肤复原，并试用不同的底板
造口收缩	术后并发症	每日测量造口尺寸	考虑插入喉管

(五)操作后注意事项

确保患者佩戴的底板/喉管是舒适的,并且他们可以取出和更换 HME 过滤器。在手术后的紧急情况下,HME 过滤器通常选用低过敏性的底板。使用喉管是手术团队通常推荐的一种选择。

1. 即时护理

一旦 HME 安置到位,患者就不需要做任何事情了。如果原位有语音假体,应向患者演示如何封堵过滤器来实现发音。

2. 后续护理

语言治疗师和护士负责指导患者如何取出和更换 HME 装置,并监测造口的大小。

3. 清洁

语音假体需要每天至少清洗 2 次,当它第一次置入时需要更频繁清洗。如果假体渗漏或没有声音,也必须清洁假体(操作指南 8-22)。

语音假体的清洁是专科护士的一项高级实践任务,专科护士应具备所需的能力(表 8-15)。

表 8-15 清洁喉切除患者语音假体的能力

知识和理解	技 能
喉切除术后解剖结构的改变	识别喉切除术与气管造口术的能力
语音假体的功能	在原位识别语音假体的能力
保持假体清洁的重要性	为患者/照护者提供清洁假体的相关身体准备的能力
刷子选用原则	使用合适的设备完成安全清洁技术的能力
清洗过程中或清洗后可能出现的并发症、发生的原因和预防措施	从传授知识和识别困难、发生原因和以后的预防措施等方面来评价清洁技术的能力

操作指南 8-22 语音假体:原位清洁

必备物品

- 清洁手套和护目用具
- 光源
- 盐水雾化器
- 纱布垫
- 灭菌注射用水
- 微孔胶布
- 假体清洁刷:非无菌、单一患者可重复使用(图 8-39)
- 一次性镊子
- 长棉签
- 医用清洁托盘

清洁前

准 备	目 的
1. 向患者解释,并讨论流程	确保患者理解流程,并给予有效同意(NMC,2015 C)

清 洁

2. 让患者坐在椅子上,或直立坐在床上,并安排照明以照亮造口	确保患者舒适,并得到良好的支撑 E

第 8 章　癌症患者的后续护理及社会支持
Living with and beyond cancer

续 表

3. 请患者使用喷雾器	松解气管内的分泌物（Everitt，2016 **E**）
4. 将纱布打湿，在造口周围擦拭，擦拭应远离造口	确保造口区域的清洁，防止水进入气管 **E**
5. 取下胶带，并清洁带子后面，更换新胶带	确保造口区域充分清洁，假体妥善固定 **E**
6. 使用镊子，小心地从假体和气管周围去除任何干痂	确保呼吸顺畅 **E**
7. 打湿棉签，仔细清洁假体的外面	确保空气可以进入假体 **E**
8. 打湿假体刷，小心地插入假体的腔内，仅单向转动，然后取出。在操作过程中握住假体的带子。此时患者不需要做任何事情	确保假体腔是干净的，以允许空气流动。确保假体不会脱落 **E**
清洁后	
9. 记录流程	保持准确记录（NMC，2015 **C**）

问题解决表 8-10　预防和解决（操作指南 8-22）

问　题	原　因	预　防	措　施
假体或胃造瘘管脱落	意外脱出或剧烈咳嗽	住院时指导患者如何插入支架或导管	立即插入支架或导管（Fr14 或根据需要，稍小的型号），并用胶带固定。检查患者是否吸入假体；如果有，请拨打紧急的耳鼻喉科电话（图 8-41）
管周渗漏	语音假体太长 扩大的 TEP		• 专业语言治疗师或其他经过培训的临床医师适当缩小尺寸 • 由专业语言治疗师和耳鼻喉科管理（图 8-41）
管内渗漏	食物残渣阻塞假体	在所有饮品添加增稠剂	用刷子清洁。由专业语言治疗师或其他经过培训的临床医师（专科护士/耳鼻喉科医师）进行更换
发音失败	• 残渣堵塞假体腔 • 由于语音假体型号不正确		• 用刷子清洁 • 专业语言治疗师或其他经过培训的临床医师更换装置
	由于气管食管瘘口水肿或发声技术问题		专业语言治疗师提出建议

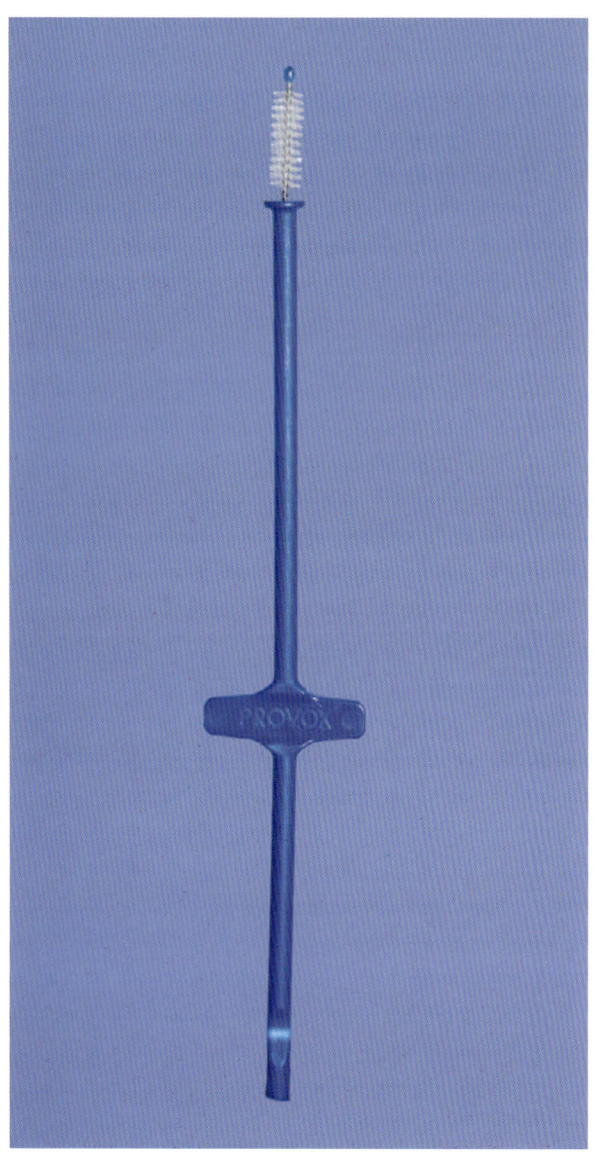

▲ 图 8-39　假体刷

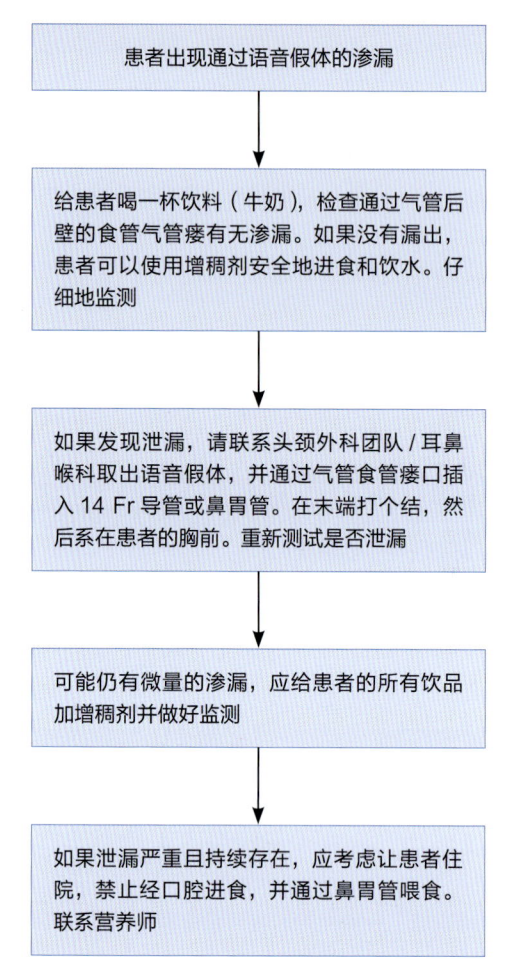

▲ 图 8-40　语音假体渗漏的紧急处理
引自 Speech and Language Therapy Department, Royal Marsden Hospital NHS Foundation Trust.

（六）操作后的注意事项

1. 即时护理

一旦语音假体被清洗干净，患者应该能够毫不费力地发音和吞咽。

患者和他们的照顾者一起被教会如何独立地清洁语音假体。如果担心假体泄漏或发音改变，每天至少清洗 2 次（图 8-40）。

2. 患者及相关人员教育

有各种各样的语音假体，重要的是这些假体只能由专业的语言治疗师或其他受过培训的专业人员来更换。在经过全面的培训和获得资格后，患者通常能够并鼓励自己更换外置的语音假体。

第 8 章 癌症患者的后续护理及社会支持
Living with and beyond cancer

十、乳头文身

本节重点介绍由护士主导的乳头文身操作，用于因癌症接受过乳腺大手术的女性。

乳腺癌手术对于患者来说是一个复杂的治疗途径，可以与化疗、放疗等辅助治疗相结合。乳晕文身发生在这个手术过程的最后，并改善身体形象（Goh 等，2011）。这反过来又从心理上增强了患者的信心，并有助于减少乳腺癌患者面临的一些性关系问题（Piot-Ziegler 等，2010）。报告表明，患者的满意度高，患者会向其他人推荐这种操作（Spear and Arias，1995）。

乳晕文身可以产生一种视觉效果，大大增强重建乳头 - 乳晕复合物（nipple–areola complex，NAC）的外观，并有助于实现自然的外观。褪色可能发生在一个可变的时间段后，特别是如果患者以前曾接受过放射治疗，因此该操作可能不得不重复（Aslam 等，2015）。乳头文身和乳晕重建手术可由临床护理专家完成，并在护士主导的诊所进行适当的随访（Clarkson 等，2006；Potter 等，2007）。

（一）定义

文身

文身是将永久性颜色刺入皮肤的过程。更具体地说，这是"将外源性不褪色的色素植入皮肤或黏膜而导致变色的过程，称为文身"（Vassileva 和 Hristakieva 2007）。文身现在被广泛推广到许多领域，包括乳房重建，为重建的乳房提供乳晕和（或）乳头（Vassileva 和 Hristakieva，2007）。

文身是一个复合词，源于波利尼西亚语单词"ta"（意为打击某物）和塔希提语单词"tatau"（意为标记某物）（Potter 等，2007））。文身的历史可以追溯到 5000 多年前，乳头文身代表了一种古老习俗的现代应用。

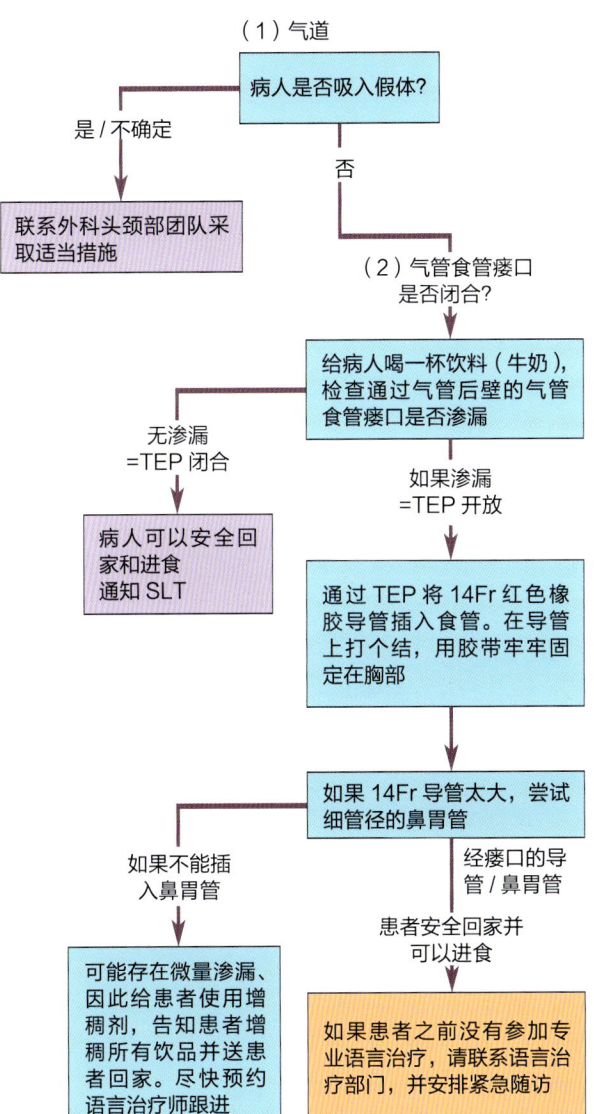

▲ 图 8-41 声音假体渗漏的紧急处理
引自 Speech and Language Therapy Department, Royal Marsden Hospital NHS Foundation Trust.

网址和有用的地址

全国喉切除术俱乐部协会
联系电话：0207 7308585
网站：www.laryngectomy.org.uk

（二）相关理论

重建过程

乳晕文身是乳腺癌诊断和治疗后，女性面临漫长过程的最后一部分。如果选择立即用扩张器重建，患者每周接受生理盐水注射，直到达到理想的填充量。然后他们等待大约2个月，让皮肤充分伸展，以确保足够的皮肤覆盖植入物（Rolph等，2016）。

然后患者回到手术室进行植入，等待6周后进行乳头皮瓣重建。乳头皮瓣在植入时不做，因为患者的乳房在手术后被放置在一个压缩胸罩中，以防止血清肿的形成。乳头皮瓣上的压迫可能会损害通往乳头瓣的血流，这可能会降低乳头皮瓣的活性。

如果患者选择做立即或延迟的皮瓣重建，她们必须在手术后等待6周～2个月，然后返回手术室进行皮瓣的修复和乳头皮瓣重建。

在这两种情况下，患者必须等待6周～3个月，根据她的外科医师的习惯，进行乳晕文身。这个时间段的选择取决于患者是否需要对癌症进行辅助治疗（Sisti等，2016）。

（三）循证依据

1. 适应证

并非所有的患者都希望有一个手术再造的乳头，有些人可能会选择一个由硅胶树脂制成的假体乳头，并且可以从对侧乳头上塑型。这些假乳头用特殊的黏合材料固定，这些材料有时很难获得。此外，它们在浸入水中时（如游泳时）容易发生脱落。乳头可以用患者自身组织再造，可依靠局部皮瓣（如三叶皮瓣）或身体其他部位（如大腿内侧）的皮肤移植物的结合。尽管外形逼真，但相对于正常的乳头乳晕组织，这些手术形成的乳头通常颜色苍白。在乳房重建的最后阶段，文身技术可以大大增强再造乳头的整体外观，这是一种简单而安全的操作。以下几组患者可能是从文身方法中获益的潜在适应人群。

- 乳房重建手术的患者。
- 拒绝正式乳头重建的患者。

乳晕文身对于乳房重建的患者而言，将会帮助患者获得美学的真实效果和一系列正常的皮肤色泽。

2. 禁忌证

对于乳晕文身，以下几种情况是绝对或相对的禁忌证。

- 过敏史（特别是黏附性敷料或是局部乳膏）。
- 心脏疾病（有风湿热病史的患者可能需要使用抗生素）。
- 糖尿病（色素被排斥的风险更大）。
- 瘢痕组织（用针更难穿透）。
- 妊娠（应推迟到婴儿出生后）。
- 情绪不稳定的患者。
- 恐针症（患者可能需要额外的心理支持）。
- 丙型肝炎。
- HIV阳性。
- 耐甲氧西林金黄色葡萄球菌（MRSA）携带者。

（四）护理原则

1. 无菌原则

手术应以无菌的方式进行，并仔细洗手，以减少感染的风险。任何可能导致针刺伤害的设备都必须安全处置。应遵循局部麻醉操作规范。

2. 色素植入技术

点画法是应用一系列颜色点的方法，但会产生不自然的效果。围绕乳头投影的圆周运动是最有效的，但可以采用向后和向前的笔画。乳晕边缘的羽化给人一种自然的感觉。

3. 决定着色的影响因素

影响皮肤着色效果的几个因素如下。

- 最重要的因素之一是技术人员的速度——色素植入越快、越直接，接受度就越高。随着经验的增加，正确的润色技术得到了发展。
- 另一个决定色素接受度的因素是皮肤的先天条件。油性皮肤与较厚的真皮有关，这导致色素渗透深度比相对较薄的真皮渗透得更深。随着年龄的增长，真皮变得越来越薄，这使得色素更容易渗透。

- 较深的色素比较浅的色素吸收更快，持续时间更长；前者具有较高的氧化铁含量，这增加了色素的密度。
- 糖尿病和一些其他疾病会增加色素排斥的机会。
- 在接受过乳腺放射治疗患者，可以观察到色素接受度受损（Aslam 等，2015）。
- 在文身过程中，技术人员应将笔放在 45°的位置，以尽量减少颜料的移动。

4. 预期患者结局

患者想知道文过的乳头会是什么样子，重要的是他们有现实的期望。另一个值得关注的问题是手术是否痛苦；应该让患者放心，大多数重建乳房是没有感觉的。许多患者提出的另一个关键问题是"我的伴侣会怎么想？"。大多数女性，乳房切除术后，不会在她们的伴侣面前脱衣服，但可能会觉得乳头重建和文身为她们提供了向伴侣展示"新身体"的机会。一些女性将不再与伴侣有任何形式的性关系，文身的简单操作可以唤起深刻的情感感受（Allen，2017）。因此，护士主导的文身服务对于这些女性来说有非常特别的意义。

（五）法律和专业问题

1. 能力

在执行独立操作之前，所有从业者都应由有能力的实践辅导人员进行评估。护士必须始终在其专业规定的执业范围内操作（NMC，2015）。学习工具包括基于能力的工作手册。

2. 知情同意

适合乳晕文身的患者必须得到经过培训的外科团队成员的同意。向患者提供书面信息，在签署标准的知情同意书之前，他们必须有机会阅读和理解这部分信息。书面同意通常在计划操作前几天着手进行，因此，在执行操作前应获得患者的二次口头同意。

3. 患者教育

患者的配合对于确保操作的安全进行至关重要。所有患者都应以他们能理解的方式获得信息和支持（DH，2005a；NMC，2013）。应给患者提供书面信息，患者通常可通过互联网 www.macmillan.org.uk 等网站获取信息。必须考虑学习障碍、语言障碍或感觉障碍的患者（DH，2009）。

（六）操作前的注意事项

1. 时机

外科医师在建议任何 NAC 文身的时机方面有直接作用，通常最佳时间是 NAC 重建后 6～8 周。在尝试文身前，新形成的 NAC 必须完全愈合。

在此阶段，所有不可溶解的皮肤缝线都应该被拆除。如果有缝线残留，应将其拆除，并重新用一周时间安排文身。对于那些不满意手术乳头重建，或不满意乳房重建结果的患者，应该谨慎行事。这些女性应转回外科医师作进一步的咨询。对于较年轻的更晚期癌症患者，乳晕文身可以显著提高与整体健康相关的生活质量，并有助于降低性问题的发病率（Burke 等，2016）。

2. 照片

摄影文件对患者记录是非常重要的，所有乳房重建患者在手术前都要签署摄影同意书（这通常是标准同意书的一个组成部分）。这些照片记录将有助于对已接受了双侧乳房切除术的患者选择合适颜色的颜料进行文身。一些患者从"前"和"后"照片中获益，这可能是患者教育和信息提供的重要组成部分（图 8-42 和 8-43）。尽管如此，仍应记住，患者是独立个体，每个文身的 NAC 都是不同的。

3. 匹配另一个乳头

有人认为，闭上一只眼睛后，判断乳头位置的操作技术对于评估乳头位置的平衡是有用的。将重建的 NAC 与对侧匹配是一项挑战，乳晕并不总是有一个完整的圆形轮廓，为了达到对称，可能需要进行多次调整（图 8-44）。当一个乳房比另一个稍高或稍小时，正式的测量并不总是有用的，当存在任何类型的"视觉错觉"时，确实是有欺骗性的。最终，患者本人必须对重建乳头的位置、外形、轮廓和颜色的最终判断者。医师可以给患者提供建议，但由患者自己做出决定，更高的要求应该通过协商来解决，并做好详细的记录。文身将有助于掩盖手术瘢痕，分散眼睛对这些瘢痕的注意力。乳晕文身不宜着色太深或做得太大，因为减少乳晕文身的范围和颜色都是很难做到的。

4. 过敏反应

所有有过敏史的患者都会常规进行斑贴试验，以确保他们不会对色素产生过敏反应。该试验应在文身前 3~4 周进行，用针在双方都能接受的区域（如耳后）方便地进行。该区域应在 24h 后进行检查。

5. 颜色的选择

有几家公司提供各种各样颜料。有两种基本颜色（浅色和深色），最好保持简单，不要使用太多不同的颜色（图 8-45）。颜色的普遍规律是蓝色是最暗的，也是唯一的"冷"原色；红色是中等颜色，被认为是"暖"原色；黄色是最浅的，代表暖原色。

重要的是要认识到黑色颜料可以迁移或可能变成蓝色，这可以通过将橙色颜料与黑色颜料混合来避免。色素一旦植入皮肤，颜色通常会发生

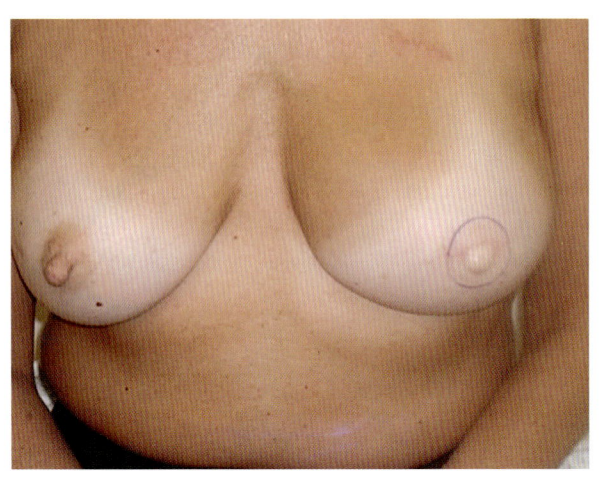

▲ 图 8-42　乳头重建患者行 NAC 文身前

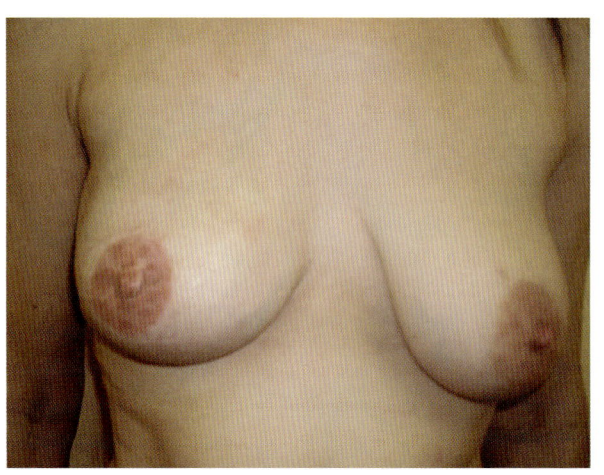

▲ 图 8-44　将重建的 NAC 与对侧匹配

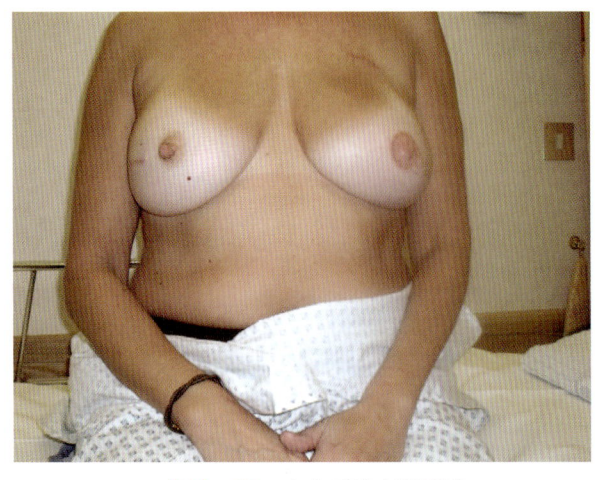

▲ 图 8-43　文身后患者的照片

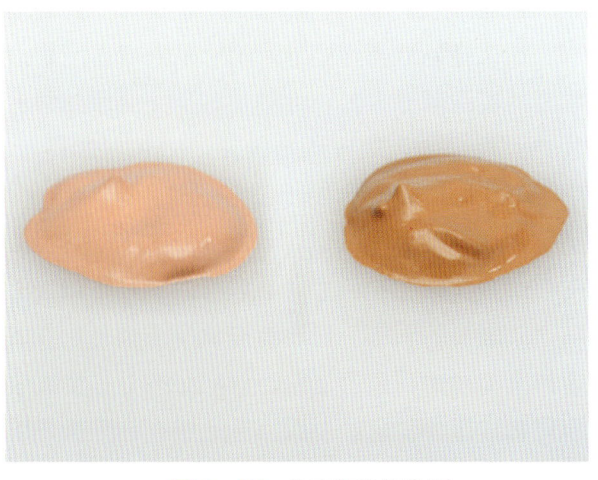

▲ 图 8-45　色素颜色的选择

变化。在长达一个月的愈合过程中，色度会悄悄地发生显著变化。

在与患者讨论后，颜色应以稍浅的色度匹配。应该记住，如果选择较暗的颜色，那么随后的亮度可能会有问题，应该告诫患者这一点。混合肉色的颜料是困难的，只有通过实践和经验才能学会。乳晕的颜色通常是一种过于鲜亮的肉色，这应该避免选择较暗的颜色。

6. 设备

(1) 针：用于文身的针由镍制成，用一次性针筒手工制成，有多种尺寸（图 8-46）。使用的针头的类型在很大程度上取决于个人喜好。针的分类或焊接方式决定了针形，进而影响针的植入模式。典型的针形是圆形、扁平和大酒瓶状。常用的针头有两种类型。

①圆针：这些针有一个与焊接位置相对应的圆端。

②平针：这些针是平的，有 5 个或 7 个针簇，可以有效渗透真皮，并将色素沉积在皮肤内，产生最佳的效果。

对于希望快速和准确工作的经验丰富的技术人员，9 根缠绕在一起的平针可用于大面积皮肤的着色和填充。

在乳晕文身中最常用的针头被称为圆形大酒瓶针。针尖呈扇形或拱形排列。在使用中，圆形大酒瓶针更好地适应偏转的皮肤，以便在整个宽度上更好、更一致地注入油墨/颜料，从而减少对皮肤的损害。建议将这些针头用于时间不超过 45min 的文身，因为它们会导致明显的疼痛和不适。

（2）颜料：颜料由氧化铁、甘油、蒸馏水和乙醇组成。上色是将色素通过表皮的 4 层沉积到真皮的第一层来实现的。最初的炎症反应是由于针的穿透和氧化铁色素的插入，导致巨噬细胞向该区域迁移。这些巨噬细胞吞噬色素颗粒，并将其向下吸入第二层，即真皮深层，这一过程需要 1~2 周。色素颗粒必须 > 6μm，这样巨噬细胞就不能将色素转移到真皮的第二层以外；这些色素颗粒太大，无法穿透血管，因此，扩散或迁移到注射部位以外的趋势极小。色素颜色的选择取决于个人喜好和自然肤色。

7. 药理学支持

EMLA 乳膏可以在文身前涂抹，使皮肤部分麻木，但当有利多卡因过敏史时，不应使用外用乳膏。

8. 非药理学支持

对于极度焦虑的人可能需要特别考虑。措施包括确保患者有家人或朋友在场，以及放松、按摩和音乐等辅助疗法。

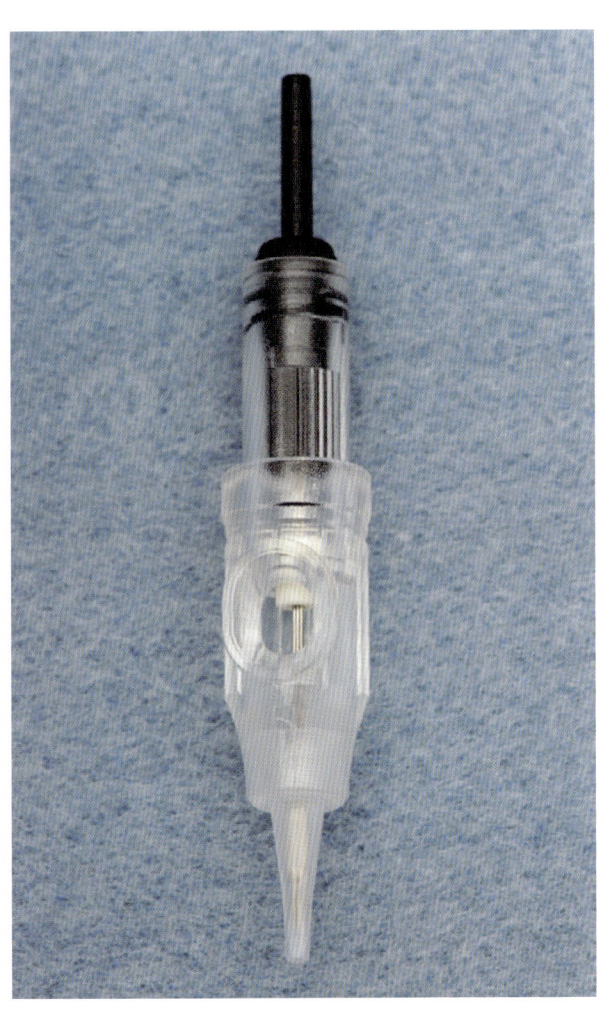

▲ 图 8-46　文身针筒

Royal Marsden 癌症护理精要
The Royal Marsden Manual of Cancer Nursing Procedures

操作指南 8-23　乳头文身

必备用品

- 0.015% 抗菌皮肤清洁剂（软香囊）和 0.15%w/v 的葡萄糖酸氯己定皮肤消毒液
- 无菌敷料包
- 无菌手套
- 塑料围裙
- 无菌剪刀
- 手术标记笔
- 乳晕模板
- 色素
- 文身针筒
- 手持文身针
- 医用文身机（图 8-47）
- 棉球
- Mepilex 有边型无菌敷料 7cm×7.5cm

医药产品

- EMLA 乳膏

操作前

准　备	目　的
1. 解释并提供乳头文身操作的书面信息	确保患者了解正确的流程（DH，2005a **C**；NMC，2015 **C**）
2. 获得书面知情同意	使患者能够积极参与，并配合治疗（NMC，2015 **C**）
3. 与患者讨论后，将颜色调成略浅的色度，混合颜料	确保色度和现有乳房匹配 **E**
4. 在文身部位涂抹 EMLA 乳膏	为了减少乳晕文身过程中的疼痛 **E**
5. 准备好操作推车，确保所有必要的物品处于备用状态（图 8-48）	确保操作高效和正确地完成 **E**
6. 拉上窗帘，使用床单或毛毯来保护患者的隐私	一个有利于保护患者隐私和维护尊严的环境，对于乳晕文身至关重要（NMC，2015 **C**）
7. 帮助患者摆放正确的体位	

操作

8. 打开包装，然后打开所有用的物品放到无菌区域	在整个操作过程中保持无菌，以将感染风险降至最低（Fraise 和 Bradley，2009 **E**）
9. 洗手，戴无菌手套	在整个操作过程中保持无菌，以将感染风险降至最低（Fraise 和 Bradley，2009 **E**）
10. 在整个操作过程中，让患者放心并观察患者	减轻患者焦虑，促进患者最大限度地配合操作 **P**

第 8 章 癌症患者的后续护理及社会支持
Living with and beyond cancer

续 表

11. 使用消毒液，如 0.5% 氯己定和乙醇溶液彻底清洁文身部位的皮肤，并晾干	在整个操作过程中保持无菌，以将感染风险降至最低（Fraise 和 Bradley，2009）E
12. 以轻柔的圆周运动开始操作，用另一只手拉伸皮肤在乳晕边缘轻快地羽化，使表面自然完成	达到一个自然的结果 P
13. 用色素覆盖乳晕至少 3 次	以获得最佳效果 P
14. 用干净的纱布除去多余的色素，检查色素吸收情况，必要时重复以检查吸收区域	以获得一致的结果 P
15. 在乳晕上涂黄色软石蜡	防止色素变干 E
16. 使用无菌敷料	以达到止血和减少文身部位感染的风险 E
操作后	
17. 按照每个地方政策规范处理利器	确保针头和其他利器的安全处置，保护医务人员、患者和访客不被暴露于血源性病原体（DH，2005b C；Loveday 等，2016 C）
18. 按照每个地方政策在适当的文件记录必要信息	保持准确的记录（NMC，2015 C）
19. 确保患者出院前恢复到操作的功能状态	确保使用镇静药患者安全管理和恢复 E
20. 向患者提供适当的护理后指导（参见教育）。	确保患者的安全管理，使其积极参与并配合治疗（NMC，2013 C）

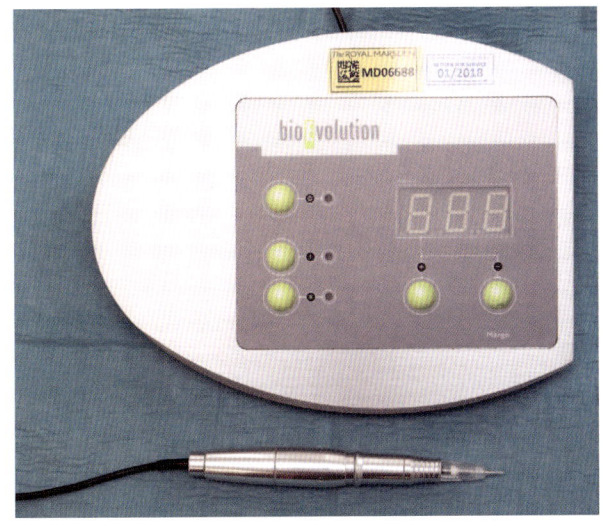

▲ 图 8-47　医用文身机

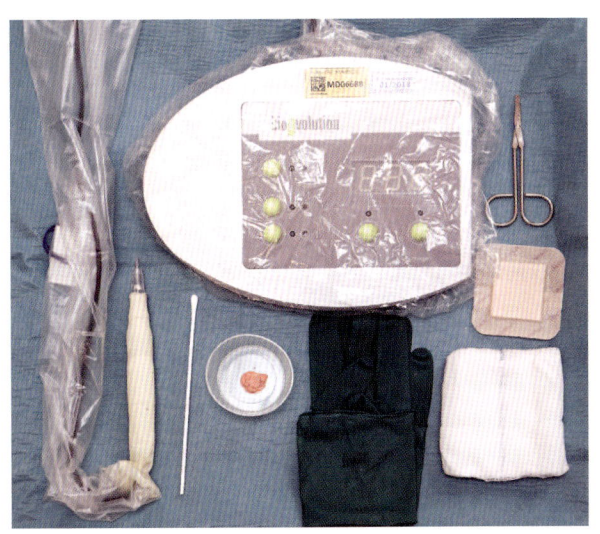

▲ 图 8-48　配有物品的操作推车
包括文身针的手持件、文身针筒、棉签、无菌手套、颜料、医用文身机、无菌纱布、无菌敷料

515

问题解决表 8-11 预防与解决（操作指南 8-23）

问题	原因	预防	措施
乳房假体坏和可能破裂	• 假体位置表浅（靠近皮肤表面），针头在置入色素时可能会刺穿它 • 操作者用力太大，刺得太深	操作者必须提前评估乳房，并注意假体与皮肤表面的距离。如果假体靠近表面，可按皮纹的提示操作	如果发生破裂，必须立即就医并取出假体。还应填写事件表格
文身针使小叶下血管破裂引起的继发性出血	文身涉及一个明显的悬停动作，这与手术刀片切开组织有很大不同	尽可能避开可见的血管，然而这样的问题非常罕见	加压止血

参考文献

Section 8.1: Introduction

[1] Armes, J., Crowe, M., Colbourne, L. et al (2009) Patients' supportive care needs beyond the end of cancer treatment: a prospective, longitudinal survey. *Journal of Clinical Oncology*, 27(36), 6172–6179.

[2] Arora, N., Finney Rutten, L., Gustafson, D., Moser, R. & Hawkins, R. (2007) Perceived helpfulness and impact of social support provided by family, friends, and health care providers to women newly diagnosed with breast cancer. *Psycho-Oncology*, 16(5), 474–486.

[3] Biddle, L., Paramasivan, S., Harris, S., Campbell, R., Brennan, J. & Hollingworth, W. (2016) Patients' and clinicians' experiences of holistic needs assessment using a cancer distress thermometer and problem list: a qualitative study. *European Journal of Oncology Nursing*, 23, 59–65.

[4] Brem, S. & Kumar, N. (2011) Management of treatment related symptoms in patients with breast cancer. *Clinical Journal of Oncology Nursing*, 15(1), 63–71.

[5] Brennan, J., Gingell, P., Brant, H. & Hollingworth, W. (2012) Refinement of the distress management problem list as the basis for a holistic therapeutic conversation among UK patients with cancer. *Psycho-oncology*, 21(12), 1346–1356.

[6] Collins, A. (2014) Measuring what really matters. The Health Foundation. Available at: http://www.health.org.uk/sites/health/files/MeasuringWhatReallyMatters.pdf (Accessed: 15/3/2018)

[7] Corner, J. & Wagland, R. (2013) *National Cancer Survivorship Initiative: Text analysis of patients' free text comments: Final report*. Southampton: University of Southampton.

[8] Demark-Wahnefried, W., Aziz, N., Rowland, J. & Pinto, B. (2005). Riding the crest of the teachable moment: Promoting long-term health after the diagnosis of cancer. *Journal of Clinical Oncology*, 23(24), 5814–5830.

[9] Department of Health (DH) (2007) *Cancer Reform Strategy*. London: Department of Health.

[10] Department of Health (DH) (2010) *National Cancer Survivorship Initiative Vision*. London: Department of Health

[11] Dougherty, L. & Lister, S. (eds) (2011) *The Royal Marsden Hospital Manual of Clinical Nursing Procedures*, 8th edn. Oxford: Wiley-Blackwell.

[12] Dougherty, L. & Lister, S. (eds) (2015) *The Royal Marsden Hospital Manual of Clinical Nursing Procedures*, 9th edn. Oxford: Wiley-Blackwell.

[13] Doyle, N. (2008) Cancer survivorship: evolutionary concept analysis, *Journal of Advanced Nursing*, 63(4), 499–509.

[14] Doyle, N. & Henry, R. (2014) Holistic needs assessment: rationale and practical implementation. *Cancer Nursing Practice*, 13(5), 15–21.

[15] Elliott, J., Fallows, A., Staetsky, L., et al. (2011) The health and well-being of cancer survivors in the UK: findings from a population-based survey. *British Journal of Cancer*, 105(Suppl 1), S11–S20.

[16] Fallowfield, L., Ratcliffe, D., Jenkins, V. & Saul, J. (2001) Psychiatric morbidity and its recognition by doctors in patients with cancer. *British Journal of Cancer*, 84, 1011–1015.

[17] Grunfeld, E., Julian, J., Pond, G., et al. (2011) Evaluating survivorship care plans: results of a randomized, clinical trial of patients with breast cancer. *Journal of Clinical Oncology*, 29(36), 4755–4762.

[18] Health Foundation (2014) Person-centred care made simple. Available at: http://www.health.org.uk/sites/health/files/PersonCentredCareMadeSimple.pdf (Accessed: 15/3/2018)

[19] Hughes C., Henry, R., Richards, S. & Doyle, N. (2014) Supporting delivery of the recovery package for people living with and beyond cancer. *Cancer Nursing Practice*, 13(10), 30–35.

[20] Independent Cancer Taskforce (2015) *Achieving world-class cancer outcomes: a strategy for England 2015-2020*. Available at: http://www.cancerresearchuk.org/sites/default/files/achieving_world-class_cancer_outcomes_-_a_strategy_for_england_2015-2020.pdf (Accessed: 15/3/2018)

[21] Kim, Y. & Given, B. (2008) Quality of life of family caregivers of cancer survivors. *Cancer*, 112(Suppl 11), 2556–2568.

[22] Kim, Y., Baker, F., Spillers, R. & Wellisch, D. (2006) Psychological adjustment of cancer caregivers with multiple roles. *Psycho-Oncology*, 15(9), 795–804.

[23] London Cancer Alliance (LCA) (2016) Holistic Needs Assessment Prompt Tools. Available at: http://www.londoncanceralliance.nhs.uk/information-for-healthcare-professionals/forms-and-guidelines/lca-patient-experience-programme/holistic-needs-assessment-prompttools/ (Accessed: 15/3/2018)

[24] Macmillan Cancer Support (2012) *Improving cancer patient experience: a top tips guide*. Available at: http://www.macmillan.org.uk/documents/aboutus/commissioners/patientexperiencesurvey_toptipsguide.pdf (Accessed: 15/3/2018)

[25] Macmillan Cancer Support (2013a) *Cancer's hidden price tag: revealing the costs behind the illness*. MAC14167. London: Macmillan Cancer Support.

[26] Macmillan Cancer Support (2013b) *The recovery package*. Available at: http://www.macmillan.org.uk/Aboutus/Healthandsocialcareprofessionals/Macmillansprogrammesandservices/RecoveryPackage/RecoveryPackage.aspx (Accessed: 15/3/2018)

[27] Macmillan Cancer Support (2015) *Revealed: the top ten concerns burdening people with cancer*. Available at: http://www.macmillan.org.uk/aboutus/news/latest_news/revealedthetoptenconcernsburdeningpeoplewithcancer.aspx (Accessed: 15/3/2018)

[28] Macmillan Cancer Support (2016) *Cancer then and now*. Available at: http://www.macmillan.org.uk/documents/campaigns/cancer-then-now-report-final-online.pdf (Accessed: 15/3/2018)

[29] Maddams, J., Utley, M. & M.ller, H. (2012) Projections of cancer prevalence in the United Kingdom, 2010-2040. *British Journal of Cancer*, 107(7), 1095–1202.

[30] McDowell, M., Occhipinti, S., Ferguson, M., et al. (2010) Predictors of change in unmet supportive care needs in cancer. *Psycho-Oncology*, 19(5), 508–516.

[31] National Cancer Action Team (NCAT) (2007) *Holistic needs assessment for people with cancer*. London: NHS.

[32] National Cancer Survivorship Initiative (NCSI) (2013) *Living with and beyond cancer: taking action to improve outcomes*. London: Department of Health.

[33] Pitceathly, C. & Maguire, P. (2003) The psychological impact of cancer on patients' partners and other key relatives: a review. *European Journal of Cancer*, 39(11), 1517–1524.

[34] Sanson-Fisher, R., Girgis, A., Boyes, A., Bonevski, B., Burton, L. & Cook, P. (2000) The unmet supportive care needs of patients with cancer. *Cancer*, 88(1), 226–237.

[35] Soellner, W., De Vries, A., Steixner, E., et al. (2001) How successful are oncologists at identifying patient distress, perceived social support, and need for psychosocial counselling? *British Journal of Cancer*, 84, 179–185.

[36] Werner, A., Stenner, C. & Schuz, J. (2012) Patient versus clinician symptom reporting: how accurate is the detection of distress in the oncologic after-care? *Psycho-Oncology*, 21, 818–826.

Section 8.2: Welfare advice

[37] Cancer Research UK (2014) Coping with hair loss. Available at: http://www.cancerresearchuk.org/about-cancer/coping-with-cancer/copingphysically/changes-to-your-appearance-due-to-cancer/hairloss/coping-with-hair-loss (Accessed: 15/3/2018)

[38] Cancer Research UK (2016) Government benefits. Available at: http://www .cancerresearchuk.org/about-cancer/coping-with-cancer/coping-practically/financial-support/government-benefits#2TcyCp-DGEy8x90VB.99 (Accessed: 15/3/2018)

[39] Department for Work and Pensions (DWP) (2018a) Attendance Allowance. Available at: https://www.gov.uk/attendance-allowance (Accessed: 15/3/2018)

[40] Department for Work and Pensions (DWP) (2018b) Carer's Allowance. Available at: https://www.gov.uk/carers-allowance (Accessed: 15/3/2018)

[41] Department for Work and Pensions (DWP) (2018c) Employment and Support Allowance. https://www.gov.uk/employment-support-allowance (Accessed: 15/3/2018)

[42] Department for Work and Pensions (DWP) (2018d) Personal Independence Payment. Available at: https://www.gov.uk/pip (Accessed: 15/3/2018)

[43] Department for Work and Pensions (DWP) (2018e) Personal Independence Payment (PIP) quick guide. Available at: https://www.gov.uk/government/uploads/system/uploads/attachment_data/file/524037/ pip-quick-guide.pdf (Accessed: 15/3/2018)

[44] Government Equalities Office (2015) Equality Act 2010. Available at: https://www.gov.uk/guidance/equality-act-2010-guidance (Accessed: 15/3/2018)

[45] Macmillan Cancer Support (2012) Improving cancer patient experience: a top tips guide. Available at: http://www.macmillan.org.uk/documents/aboutus/commissioners/patientexperiencesurvey_toptipsguide.pdf (Accessed: 15/3/2018)

[46] National Cancer Action Team (2007) Holistic needs assessment for people with cancer London, NHS.

[47] NHS Choices (2016) NHS in England – help with health costs. Available at: http://www.nhs.uk/NHSEngland/Healthcosts/Pages/help-withhealth-costs.aspx (Accessed: 15/3/2018)

[48] NHS Scotland (2015) Equality and diversity: your legal requirements and reasonable adjustments you can make. Available at: http://www .healthyworkinglives.com/advice/Legislation-and-policy/employeeissues/disability-discrimination-act (Accessed: 15/3/2018)

[49] The National Archives (2006) Work and Families Act 2006. Available at: http://www.legislation.gov.uk/ukpga/2006/18/contents (Accessed: 15/3/2018)

Section 8.3 Supporting individuals with sexual concerns as a consequence of cancer

[50] American, C.P. & Farrell, R. (2016) ACOG Committee Opinion No. 659 Summary: The use of vaginal estrogen in women with a history of estrogen-dependent breast cancer. *Obstetrics and Gynecology*, 127(3), 618–619.

[51] Boquiren, V., Esplen, M., Wong, J., Toner, B., Warner, E. & Malin, N. (2015) Sexual functioning in breast cancer survivors experiencing body image disturbance. *Psycho-Oncology*, 25, 66–76.

[52] Bredart, A., Dolbeault, S., Savignoni, A., et al. (2011) Prevalence and associated factors of sexual problems after early-stage breast cancer treatment: results of a French exploratory survey. *Psycho-Oncology*, 20, 841–850.

[53] British Association of Urological Surgeons (BAUS) (2016) Patients: general information: cancer. Available at: http://www.baus.org.uk/patients/information/cancer.aspx (Accessed: 23/3/2018)

[54] Buchholz, S., Mogele, M., Lintermans, A., et al. (2015) Vaginal-estriollactobacilli combination and quality of life in endocrine-treated breast cancer. *Climacteric*, 18, 252–259.

[55] Cancer Research UK (2015) Sex and chemotherapy for men. Available at: http://www.cancerresearchuk.org/about-cancer/cancer-in-general/treatment/chemotherapy/sex/men (Accessed: 23/3/2018)

[56] Candy, B., Jones, L., Vickerstaff, V., Tookman, A. & King, M. (2016) Interventions for sexual dysfunction following treatments for cancer in women (Review). *Cochrane Database of Systematic Reviews*, (2), CD005540.

[57] Carter, J., Goldfrank, D., & Schover, L. (2011) Simple strategies for vaginal health promotion in cancer survivors. *Journal of Sexual Medicine*, 8(2), 549–559.

[58] Carter, J., Stabile, C. & Gunn, A. (2013) The physical consequences of gynaecologic cancer surgery and their impact on sexual, emotional and quality of life issues. *Journal of Sexual Medicine*, 10(suppl 1), 21–34.

[59] Cunningham, G.R., Rosen, R.C., Snyder, P.J., O'Leary, M.P. & Martin, K.A. (2011) Overview of male sexual dysfunction. UpToDate. Available at: https://www.uptodate.com/contents/overview-of-male-sexual-dysfunction (Accessed: 23/3/2018)

[60] Dean, A. (2008) Supporting women experiencing sexual problems after treatment for breast cancer. *Cancer Nursing Practice*, 7(8), 28–33.

[61] Derzko, C. & Elliott, S. (2007) Management of sexual dysfunction in postmenopausal breast cancer patients taking adjuvant aromatase inhibitor therapy. *Current Oncology*, 14(Suppl 1), S20–S40.

[62] Dizon, D. & Katz, A. (2015) Overview of sexual dysfunction in male cancer survivors, UpToDate. Available at: https://www.uptodate.com/contents/overview-of-sexual-dysfunction-in-male-cancer-survivors (Accessed: 23/3/2018)

[63] Edwards, D. & Panay, N. (2016) Treating vulvovaginal atrophy/genitourinary syndrome of menopause : how important is vaginal lubricant and moisturizer composition? *Climacteric*, 19(2), 151–161.

[64] George, A. & Fleming, P. (2004) Factors affecting men's help-seeking in the early detection of prostate cancer: implications for health promotion. *Journal of Men's Health and Cancer*, 1, 345–352.

[65] Goldfarb, S., Mulhall, J., Nelson, C., Kelvin, J., Dickler, M. & Carter, J. (2013) Sexual and reproductive health in cancer survivors. *Seminars in Oncology*, 40(6), 726–744.

[66] Hyde, M.K., Newton, R.U., Galvao, D.A., et al. (2016) Men's help-seeking in the first year after diagnosis of localised prostate cancer. Available at: https://www.ncbi.nlm.nih.gov/pmc/articles/PMC5347946/ (Accessed 22/6/2018)

[67] Katz, A. (2011) Breast cancer and women's sexuality. *The American Journal of Nursing*, 111(4), 63–67.

[68] Kennedy, V. & Leiserowitz, G. (2015) Preserving sexual function in women and girls with cancer: survivorship is about more than

[69] Lindau, S., Amramsohn, E. & Matthews, A. (2015) A manifesto on the preservation of sexual function in women and girls with cancer. *American Journal of Obstetrics and Gynecology*, 213(2), 166–174.

surviving. *American Journal of Obstetrics and Gynecology*, 213(2), 119–120.

[70] London Cancer Alliance (LCA) (2016) Sexual Consequences of Cancer Treatment: Management Pathway. Available at: http://www.londoncanceralliance. nhs.uk/media/125886/lca-sexual-consequences-of-cancertreatment-management-pathway-march-2016-v2-final.pdf (Accessed: 23/3/2018)

[71] Macmillan Cancer Support (2012) Holistic Needs Assessment and Care Planning – Introduction. Winter 2012. Available at: http://be.macmillan. org.uk/Downloads/CancerInformation/SGPwinter2012hna.pdf (Accessed 18/6/18)

[72] Macmillan Cancer Support (2016) Treating erectile dysfunction after surgery for pelvic cancers. Available at: http://be.macmillan.org.uk/Downloads/ResourcesForHSCPs/InformationResources/MAC15226-2590PostsurgeryEDguideINTERACTIVE.pdf (Accessed: 23/3/2018)

[73] Macmillan Cancer Support (2018a) Financial Support Tool. Available at: https://finance.macmillan.org.uk/benefits/benefits-online (Accessed 3/7/2018)

[74] Macmillan Cancer Support (2018b) Benefits and other financial support. Available at: https://www.macmillan.org.uk/information-and-support/organising/benefits-and-financial-support. (Accessed 3/7/2018)

[75] Masters, W. & Johnson, V. (1966) *Human Sexual Response*. Vol. 1. Boston: Little, Brown & Co.

[76] NICE (2015) *Menopause: diagnosis and management* (NG23). Available at https://www.nice.org.uk/guidance/NG23 (Accessed: 23/3/2018)

[77] NMC (2015) *The Code. Professional standards of practice and behaviour for nurses and midwives*. London: Nursing and Midwifery Council, p.9.

[78] Ochsenkuhn, R., Hermelink, K., Clayton, A., et al. (2011) Menopausal status in breast cancer patients with past chemotherapy determines longterm hypoactive sexual desire disorder. *Journal of Sexual Medicine*, 8, 1486–1494.

[79] Oguchi, M., Jansen, J., Butow, P., et al. (2011) Measuring the impact of nurse cue-response behaviour on cancer patients' emotional cues. *Patient Education Counselling*, 82(2), 163–168.

[80] Panjari, M., Bell, R.J. & Davis, S.R. (2011). Sexual function after breast cancer. *Journal of Sexual Medicine*, 8(1), 294–302.

[81] Perz, J. & Ussher, J. (2015) A randomised trial of a minimal intervention for sexual concerns after cancer: a comparison of self-help and professionally delivered modalities. *BMC Cancer*, 15, 629.

[82] Quinn, C. & Happell, B. (2012) Getting BETTER: Breaking the ice and warming to the inclusion of sexuality in mental health. *International Journal of Mental Health Nursing*, 21, 154–162.

[83] Quinn, G.P. & Vadaparampil, S.T. (2012) Reproductive health and cancer in adolescents and young adults. *Advances in Experimental Medicine and Biology*, 732.

[84] Raggio, G.A., Butryn, M.L., Arigo, D., Mikorski, R. & Palmer, S.C. (2014) Prevalence and correlates of sexual morbidity in long-term breast cancer survivors. *Psychology & Health*, 29(6), 632–650.

[85] Rhoden, E., Teloken, C., Sogari, P. & Vargas Souto, C. (2002) The use of the simplified International Index of Erectile Dysfunction (IIEF-5) as a diagnostic tool to study the prevalence of erectile dysfunction. *International Journal of Impotence Research*, 14(4), 245–250.

[86] Rosen, R.C., Riley, A., Wagner, G., Osterloh, I.H., Kirkpatrick, J. & Mishra, A. (1997) The international index of erectile function (IIEF): a multidimensional scale for assessment of erectile dysfunction. *Urology*, 49(6), 822–830.

[87] Royal College of Obstetricians and Gynaecologists (RCOG) (2011) *Pregnancy and Breast cancer*. Available at: https://www.rcog.org.uk/globalassets/documents/guidelines/gtg_12.pdf (Accessed: 23/3/2018)

[88] Royal College of Obstetricians and Gynaecologists (2018) Treatment for Symptoms of the Menopause. Available at: https://www.rcog.org.uk/globalassets/documents/patients/patient-information-leaflets/gynaecology/pi-treatment-symptoms-menopause.pdf (Accessed: 22/6/2018)

[89] Royal Marsden NHS Foundation Trust (2017) Chemotherapy. Your questions answered. Available at: www.royalmarsden.nhs.uk/patientinformation (Accessed: 29.6.18)

[90] Schlenz, J., Kuzbati, R., Gruber, H. & Holle, J. (2000) The sensitivity of the nipple–areola complex: an anatomic study. *Plastic and Reconstructive Surgery*, 105(3), 905–909.

[91] Schover, L. (1997) *Sexuality and Fertility after Cancer*. Chichester: John Wiley & Sons

[92] Sexual Advice Association (2016) Oral treatment for erectile dysfunction. Available at: http://sexualadviceassociation.co.uk/oral-treatment-erectile-dysfunction/ (Accessed: 23/3/2018)

[93] Sunha, A. & Ewies, A. (2013) Non-hormonal topical treatment of vulvovaginal atrophy: an up-to-date overview. *Climacteric*, 16, 305–312.

[94] Testicular Cancer Awareness Foundation (2016) Retroperitoneal lymph node dissention patient information. Available at: http://www.testicularcancerawarenessfoundation.org/rplnd-surgery (Accessed: 23/32018)

[95] Tortora, G.J. & Derrickson, B.H. (2011) *Principles of Anatomy and Physiology*, 13th edn. Hoboken, NJ: John Wiley & Sons.

[96] Ussher, J., Perez, J. & Gilbert, E. (2012) Information needs associated with changes in sexual well-being after breast cancer. *Journal of Advanced Nursing*, 69(2), 327–337.

[97] Varela, V., Zhou, E. & Bober, S. (2013). Management of sexual problems in patients and survivors. *Current Problems in Cancer*, 37, 319–352.

[98] Wiggins, D. & Dizon, D. (2008) Dyspareunia and vaginal dryness after breast cancer treatment. *Sexuality Reproduction and Menopause*, 6(3), 18–22.

[99] World Health Organization (2002) *Defining sexual health: report of a technical consultation on sexual health*. Available at: http://www.who.int/reproductivehealth/topics/gender_rights/defining_sexual_health.pdf (Accessed: 23/3/2018)

[100] World Health Organization (2006) *Defining sexual health. Report of a technical consultation on sexual health 28–31 January 2002, Geneva*. Available at: http://www.who.int/reproductivehealth/publications/sexual_health/defining_sexual_health.pdf (Accessed: 3/7/2018)

[101] Zhou, E.S., Falk, S.J. & Bober, S.L. (2015) Managing premature menopause and sexual dysfunction. Current Opinion in Supportive and Palliative Care, 9(3), 294–300. (Accessed: 23/3/2018)

Section 8.4 Nutritional status

[102] Abayomi, J.C., Kirwan J. & Hackett A.F. (2009a) Coping mechanisms used by women in an attempt to avoid symptoms of chronic radiation enteritis. *Journal of Human Nutrition and Dietetics*, 22, 310–316.

[103] Abayomi, J.C., Kirwan J. & Hackett A.F. (2009b) The prevalence of chronic radiation enteritis following radiotherapy for cervical or endometrial cancer and its impact on quality of life. *European Journal of Oncology Nursing*, 13, 262–267.

[104] Arends, J., Bachmann, P., Baracos, V. et al. (2017) ESPEN guidelines on nutrition in cancer patients. *Clinical Nutrition*, 36(1), 11–48.

[105] British Association of Parenteral and Enteral Nutrition (BAPEN) (2003) Malnutrition universal screening tool. Available at: http://www.bapen. org.uk/screening-and-must/must/must-toolkit (Accessed: 23/3/2018)

[106] British Association of Parenteral and Enteral Nutrition (BAPEN) (2009). Nutrition screening survey in the UK in 2008. Hospitals, care homes and mental health units. A report by the British Association of Parenteral and Enteral Nutrition. Available at: http://www.bapen.org.uk/pdfs/ nsw/nsw_report2008-09.pdf (Accessed:

[107] Dougherty, L. & Lister, S. (2015) *The Royal Marsden Manual of Clinical Nursing Procedures*, Professional Edition, 9th. Oxford: John Wiley & Sons.
[108] Hutcheson, K., Lewin, J., Barringer, D. et al. (2012) Late dysphagia after radiotherapy- based treatment for head and neck cancer. *Cancer*, 118(23), 5793–5799.
[109] Langmore, S.E., McCulloch, T.M., Krisciunas, G.P. et al. (2015) Efficacy of electrical stimulation and exercise for dysphagia in patients with head and neck cancer: a randomized clinical trial. *Head & Neck*, 38(S1), E1221–E1231.
[110] National Obesity Forum (2016) Waist circumference. Available at: http://www.nationalobesityforum.org.uk/healthcare-professionals-mainmenu-155/assessment-mainmenu-168/171-waist-circumference.html (Accessed: 23/3/2018)
[111] NHS Choices (2016) What's your BMI? Available at: http://www.nhs.uk/Livewell/loseweight/Pages/BodyMassIndex.aspx (Accessed: 23/3/2018)
[112] NICE (2012) Nutrition Support in Adults, Quality statement 1: Screening for the risk of malnutrition. London: NICE.
[113] NMC (2015) *The Code. Professional standards of practice and behaviour for nurses and midwives*. London: Nursing & Midwifery Council, p.9.
[114] Nund, R.L., Ward, E.C., Scarinci, N.A., Cartmill, B., Kuipers, P. & Porceddu S.V. (2014) Survivors' experiences of dysphagia-related services following head and neck cancer: implications for clinical practice. International Journal of Language & Communication Disorders, 49(3), 354–363.
[115] Patterson, J.M., Rapley, T., Carding, P.N., Wilson, J.A. & McColl, E. (2012) Head and neck cancer and dysphagia; caring for carers. *Psycho-Oncology*, 22(8), 1815–1820.
[116] Pelvic Radiation Disease Association (2006). Facts about late effects of pelvic radiotherapy. Available at: http://www.prda.org.uk/wp-content/uploads/2016/09/PRDA-Fact-sheet-download.pdf (Accessed: 27/4/2018)
[117] Shaw, C. (2015) *The Royal Marsden Cancer* Cookbook. London: Kyle Books.
[118] Shaw, C., Fleuret, C., Pickard, J.M., Mohammed, K., Black, G. & Wedlake, L. (2015) Comparison of a novel, simple nutrition screening tool for adult oncology inpatients and the Malnutrition Screening Tool (MST) against the Patient-Generated Subjective Global Assessment (PGSGA). *Supportive Care in Cancer*, 23(1), 47–54.
[119] Sorkin, J.D., Muller, D.C. & Andres, R. (1999) Longitudinal change in height of men and women: implications for interpretation of the body mass index: the Baltimore longitudinal study of aging. *American Journal of Epidemiology*, 150(9), 969–977.
[120] Szczesniak, M.M., Maclean, J., Zhang, T., Graham, P.H. & Cook, I.J. (2014). Persistent dysphagia after head and neck radiotherapy: a common and under-reported complication with significant effect on noncancer-related mortality. *Clinical Oncology (Royal College of Radiologists)*, 26(11), 697–703.

Section 8.5 Compression therapy in the management of lymphoedema
[121] Bianchi, J., Vowden, K. & Whitaker, J. (2012) Chronic oedema made easy. *Wounds UK*, 8(2), 1–4.
[122] Board, J. & Anderson, J. (2013) Treatment for lymphorrhoea in limbs and in advanced disease. *British Journal of Community Nursing*, 18(4 Supl), S20–S25.
[123] Cooper, G. (2012) Lymphoedema treatment in palliative care: a case study. *British Journal of Nursing*, 21(15), 897–903.
[124] Cooper, G. (2014) An overview of lymphoedema for community nurses. *Journal of Community Nursing*, 28(5), 50–59.
[125] Cooper, G. (2015) Compression therapy and the management of lowerlimb lymphoedema: the male perspective. *British Journal of Community Nursing*, 20(3), 118–124.
[126] Damstra, R. & Partsch, H. (2013) Prospective, randomised, controlled trial comparing the effectiveness of adjustable compression Velcro wraps versus inelastic multicomponent compression bandages in the initial treatment of leg lymphoedema. *Journal of Vascular Surgery*, 1(1), 13–19.
[127] DiSipio, T., Rye, S., Newman, B. & Hayes, S, (2013) Incidence of unilateral arm lymphoedema after breast cancer: a systematic review and metaanalysis. *Lancet Oncology*, 14(6), 500–515.
[128] Dougherty, L. & Lister, S. (2011) *The Royal Marsden Manual of Clinical Nursing Procedures*, Professional Edition, 8th. Oxford: John Wiley & Sons.
[129] Dougherty, L. & Lister, S. (2015) *The Royal Marsden Manual of Clinical Nursing Procedures*, Professional Edition, 9th. Oxford: John Wiley & Sons.
[130] Drake, R.L., Wayne Vogl, A., Mitchell, A.W.M. (2015) Lymphatic system. In: *Grey's Anatomy for Students*, 3rd edn. Philadelphia: Churchill Livingstone Elsevier; 2015, p.29.
[131] Elwell, R. (2015) Compression bandaging for chronic oedema: applying science to reality. *British Journal of Community Nursing*, 20(5, Suppl), S4–S7.
[132] Elwell, R. (2016) An overview of the use of compression in lower-limb chronic oedema. *British Journal of Community Nursing*, 21(1), 36–42.
[133] Finlay, B., Ullah, S. & Piller, N. (2013) Relationship between pain, tightness, heaviness, perceived limb size, and objective limb size measurements in patients with chronic upper-limb lymphoedema. *Journal of Lymphoedema*, 8(1), 10–16.
[134] Frisby, J. (2010) Assessment; prioritising the goals of palliative care model. In: Glover, D. (ed.) *The Management of Lymphoedema in Advanced Cancer and Oedema at the End of Life*. International Lymphoedema Framework and Canadian Lymphoedema Framework, pp. 8–11. Available at: https://www.lympho.org/wp-content/uploads/2016/03/Palliative-Document.pdf (Accessed: 23/3/2018)
[135] Fu, M., Deng, J. & Armer, J. (2014) Putting evidence into practice: cancerrelated lymphoedema. *Clinical Journal of Oncology Nursing, Supplement*, 18(6), 68–79.
[136] Gray, D. (2013) Achieving compression therapy concordance in the new NHS: a challenge for clinicians. *Journal of Community Nursing*, 27(4), 107–110.
[137] Hegarty-Craver, M., Grant, E., Kravitz, S., Reid, L., Kwon, K. and Oxhenham, W. (2014) Research into fabrics used in compression therapy and assessment of their impact on treatment regimens. *Journal of Wound Care*, 23(9, Suppl), S14–S22.
[138] International Lymphoedema Framework (2012) Compression therapy: a position document on compression bandaging. Available at: https://www.lympho.org/portfolio/compression-therapy-a-position-documenton-compression-bandaging/ (Accessed: 27/4/2018)
[139] International Society of Lymphology (2013) The diagnosis and treatment of peripheral lymphedema: 2013 Consensus Document of the International Society of Lymphology. *Lymphology*, 46(1), 1–11.
[140] Keeley, V., Crooks, S., Locke, J., Veigas, D., Riches, K. & Hilliam, R., (2010). A quality of life measure for limb lymphoedema (LYMQOL). *Journal of Lymphoedema*, 5(1), 26–37.
[141] Linnitt, N. (2011) Compression hosiery versus bandaging for chronic oedema. *Nursing and Residential Care*, 13(4), 183–185.
[142] Linnitt, N. (2015) Managing lower limb oedema with compression therapy. *British Journal of Community Nursing*, 20(6), 286–288.
[143] Lymphoedema Framework (2006) Best practice for the management of lymphoedema: International Consensus. London: Medical Education Partnership (MEP).
[144] McCormack, B. & McCance, T. (2010) Person centered processes. In: *Person Centred Nursing: Theory and Practice*. Oxford: Wiley-Blackwell, Chapter 6.
[145] Milne, J. (2015) The causes of oedema and managing any associated complications. *Wound Care Today*, 2(1), 16–25.
[146] Moffatt, C.J., Franks, P.J., Hardy, D., Lewis, M., Parker, V. & Feldman, J.L. (2012) A preliminary randomized controlled study to determine the application frequency of a new lymphoedema bandaging system. *British Journal of Dermatology*, 166(3), 624–632.

[147] Muldoon, J. (2010) Intermittent pressures in compression bandaging for oedema management. *British Journal of Community Nursing*, 15(4, Suppl), S4–S9.
[148] Mullings, J. (2012) Juxta-fit compression garments in lymphoedema management. *British Journal of Community Nursing*, 17(10, Suppl), S32–S37.
[149] NMC (2015) *The Code. Professional standards of practice and behaviour for nurses and midwives*. London: Nursing and Midwifery Council, p.9.
[150] Nazarko, L. (2014) Living with lymphoedema: improving quality of life. *Nursing & Residential Care Journal*, 16(10), 551–557.
[151] Nazarko, L. (2015) Living with lymphoedema: enhancing quality of life. *Nursing & Residential Care Journal*, 17(6), 314–321.
[152] Ng, M. and Munnoch, A. (2010) Clinimetrics of volume measurements in upper limb LE. *Journal of Lymphoedema*, 5(2), 62–67.
[153] Noble-Jones, R. (2016) Compression moves on: advances in care are changing practice. *British Journal of Nursing*, 25(4), 204–206.
[154] Norton, S. & Towers, A. (2010) Adapting CDT for the palliative patientspecifics of management when treating CDT. In: Glover, D. (ed.) *The Management of Lymphoedema in Advanced Cancer and Oedema at the End of Life*. International Lymphoedema Framework and Canadian Lymphoedema Framework, pp.12–19. Available at: https://www. lympho.org/wp-content/uploads/2016/03/Palliative-Document.pdf (Accessed: 23/3/2018)
[155] Partsch, H. (2012) Compression therapy: clinical and experimental evidence. *Annals of Vascular Diseases*, 5(4), 416–423.
[156] Partsch, H. & Moffatt, C. (2012) An overview of the science behind compression bandaging for lymphoedema and chronic oedema (Chapter 2). In: *Compression therapy: a position document on compression bandaging*. International Lymphoedema Framework in Association with World Alliance for Wound and Lymphoedema Care, pp.12–23. Available at: https://www.lympho.org/wp-content/uploads/2016/03/Compressionbandaging-final.pdf (Accessed: 23/3/2018)
[157] Partsch, H. & Mortimer, P. (2015) Compression for leg wounds. *British Journal of Dermatology*, 173, 359–369.
[158] Piller, N. (1999) Gaining an accurate assessment of the stages of lymphoedema subsequent to cancer: the role of objective and subjective information, when to make measurements and their optimal use. *European Journal of Lymphology*, 7(25), 1–9.
[159] Quéré, I. & Sneddon, M. (2012) Adapting compression bandaging for different patient groups (Chapter 4). In: Glover, D. (ed.) *Compression Therapy: A position document on compression bandaging*. International Lymphoedema Framework in Association with World Alliance for Wound and Lymphoedema Care, pp.32–48. Available at: https://www.lympho. org/wp-content/uploads/2016/03/Compression-bandaging-final.pdf (Accessed: 23/3/2018)
[160] Ridner, S.H., Sinclair, V., Deng, J., Bonner, C.M., Kidd, N. & Dietrich, M.S. (2012) Breast cancer survivors with lymphoedema: glimpses of their daily lives. *Clinical Journal of Oncology Nursing*, 16(6), 609–614.
[161] Schuren, J. (2012) Optimising compression bandaging. In: *Compression Therapy: A position document on compression bandaging*. International Lymphoedema Framework in Association with World Alliance for Wound and Lymphoedema Care, pp. 24–31. Available at: https://www .lympho.org/wp-content/uploads/2016/03/Compression-bandagingfinal. pdf (Accessed: 23/3/2018)
[162] Tidhar, D., Hodgson, P., Shay, C. & Towers, A. (2014) A lymphedema selfmanagement programme: report on 30 cases. *Physiotherapy Canada*, 66(4), 404–412.
[163] Todd, M. (2011) Use of compression bandaging in managing chronic oedema. *British Journal of Community Nursing*, 16 (10, Suppl), S4–S12.
[164] Todd, M. (2013) Improving oedema management through joined-up working. *Nursing & Residential Care*, 15(10), 650–655.
[165] Todd, M. (2015) Selecting compression hosiery. *British Journal of Nursing*, 25(4), 210–212.
[166] Towers, A. (2012) Adapting compression bandaging for the palliative patient. In: Glover, D. (ed.) *Compression Therapy: A position document on compression bandaging*. International Lymphoedema Framework in Association with World Alliance for Wound and Lymphoedema Care, pp. 57–61. Available at: https://www.lympho.org/wpcontent/ uploads/2016/03/Compression-bandaging-final.pdf (Accessed: 23/3/2018)
[167] Wigg, J. (2012) Supervised self-management of lower limb swelling using FarrowWrap. *British Journal of Community Nursing*, 17(4, Suppl), S22–S29.
[168] Williams, A. (2012a) Surgery for people with lymphoedema. *Journal of Community Nursing*, 26(5), 27–33.
[169] Williams, A. (2012b) Working in partnership with people to promote concordance with compression bandaging. *British Journal of Community Nursing*, 17(10a, Suppl), S1–S16.
[170] Williams, A. & Whitaker, J. (2015) Measuring change in limb volume to evaluate lymphoedema treatment outcome. *EWMA Journal*, 15(1), 27–32.
[171] Woods, M. (2010) Lymphoedema and breast cancer. In: Harmer, V. (ed.) *Breast Cancer Nursing: Care and Management*. Oxford: Wiley-Blackwell, pp.215–231.

Section 8.6 Non-pharmacological management of breathlessness

[172] Adams, L., Chronos, N., Lane, R. & Guz, A. (1985) The measurement of breathlessness induced in normal subjects: validity of two scaling techniques. *Clinical Science*, 69, 7–16.
[173] Bausewein, C., Booth, S., Gysels, M., Kuhnbach, R., Haberland, B. & Higginson, I.J. (2010) Understanding breathlessness: cross-sectional comparison of symptom burden and palliative care needs in chronic obstructive pulmonary disease and cancer. *Journal of Palliative Medicine*, 13(9), 1109–1118.
[174] Booth, S., Moffat, C., Burkin, J., Galbraith, S. & Bausewein, C. (2011a) Nonpharmacological interventions for breathlessness. *Current Opinion in Supportive and Palliative Care* 5(2), 77–86.
[175] Booth, S., Moffat, C., Farquhar, M., Higginson, I.J. & Burkin, J. (2011b) Developing a breathlessness intervention service for patients with palliative and supportive care needs, irrespective of diagnosis. *Journal of Palliative Care*, 27(1), 28–36.
[176] Borg, G. (1970) Perceived exertion as an indicator of somatic stress. *Scandinavian Journal of Rehabilitation Medicine*, 2(2), 92–98.
[177] Chartered Society of Physiotherapy (CSP) (2011) *Code of Members' Professional Values and Behaviour*. London: CSP.
[178] Chin, C. & Booth, S. (2016) Managing breathlessness: a palliative care approach. *Postgraduate Medical Journal*, 92(1089), 393–400.
[179] Corner, J., Plant, H., A'hern, R. & Bailey, C. (1996) Non-pharmacological intervention for breathlessness in lung cancer. *Palliative Medicine*, 10(4), 299–305.
[180] Dougherty, L. & Lister, S. (2015) *The Royal Marsden Manual of Clinical Nursing Procedures*, Professional Edition, 9th. Oxford: John Wiley & Sons.
[181] Dyer, J., McNeil, S., Ragsdale-Lowe, M. & Tratt, L. (2008). A snap-shot of current practice: the use of aromasticks for symptom management. *International Journal of Clinical Aromatherapy*, 5(2), 1–5.
[182] Galbraith, S., Fagan, P., Perkins, P., Lynch, A. & Booth, S. (2010) Does the use of a handheld fan improve chronic dyspnoea? a randomised, controlled, crossover trial. *Journal of Pain and Symptom Management*, 38(5), 831–838.
[183] Gift, A.G. & Narsavage, G. (1998) Validity of the numeric rating scale as a measure of dyspnea. *American Journal of Critical Care*, 7(3), 200–204.
[184] Guyatt, G.H., Berman, L.B., Townsend, M. et al. (1987) A measure of quality of life for clinical trials in chronic lung disease. *Thorax*, 42,773–778.
[185] Higginson, I.J., Bausewein, C., Reilly, C.C., et al. (2014) An integrated palliative and respiratory care service for patients with advanced disease and refractory breathlessness: a randomised controlled trial. *The Lancet. Respiratory Medicine*, 2(12), 979–987.

[186] Jolley, C.J. & Moxham, J. (2016) Dyspnea intensity: a patient-reported measure of respiratory drive and disease severity. *American Journal of Respiratory and Critical Care Medicine*, 193(3), 236–238.
[187] NMC (2013) *Consent*. London: Nursing and Midwifery Council.
[188] NMC (2015) *The Code. Professional standards of practice and behaviour for nurses and midwives*. London: Nursing & Midwifery Council, p.9.
[189] Parshall, M.B., Schwartzstein, R.M., Adams, L., et al.; American Thoracic Society Committee on Dyspnea (2012) An official American Thoracic Society statement: update on the mechanisms, assessment, and management of dyspnea. *American Journal of Respiratory and Critical Care Medicine*, 185(4), 435–452.
[190] Powell, T. (2009) *The Mental Health Handbook: A Cognitive Behavioural Approach*, 3rd edn. Oxford: Speechmark Publications, Routledge, Taylor & Francis Group.
[191] Pryor, J.A. & Prasad, A. (2008) *Physiotherapy for Respiratory and Cardiac Problems*, 4th edn. London: Churchill Livingstone.
[192] Schneiders, A.G., Zusman, M. & Singer, K.P. (1998) Exercise therapy compliance in acute low back pain patients. *Musculoskeletal Science and Practice*, 3(3), 147–152.
[193] Spathis, A., Booth, S., Moffat, C., et al. (2017) The Breathing, Thinking, Functioning clinical model: a proposal to facilitate evidence-based breathlessness management in chronic respiratory disease. *npj Primary Care Respiratory Medicine*, 27(1), 27.
[194] Thomas, S., Bausewein, C., Higginson, I. & Booth, S. (2011) Breathlessness in cancer patients - implications, management and challenges. European Journal of *Oncology Nursing: the official journal of European Oncology Nursing Society*, 15(5), 459–469.

Section 8.7 Physical activity for people with cancer
[195] Betof, A., Lascola, C., Weitzel, D., et al. (2015) Modulation of murine breast tumor vascularity, hypoxia and chemotherapeutic response by exercise. *Journal of the National Cancer Institute*, 107(5).
[196] Borg, G. (1998) *Borg's Perceived Exertion and Pain Scales*. Champaign, IL: Human Kinetics.
[197] Bouchard, C., Shephard, R.J. & Stephens, T. (1994) *Physical Activity, Fitness, and Health: International proceedings and consensus statement*. Champaign, IL: Human Kinetics.
[198] Bourke, L., Homer, K.E., Thaha, M.A., et al. (2013) Interventions for promoting habitual exercise in people living with and beyond cancer. *Cochrane Database of Systematic Reviews*, 9: CD010192.
[199] Campbell, A., Stevinson, C. & Crank, H. (2011) The British Association of Sport and Exercise Sciences Expert statement on exercise and cancer survivorship. *The Sport and Exercise Scientist*, 28,16–17.
[200] Chartered Society of Physiotherapy (2014) So your patient has cancer? A guide to physiotherapists not specializing in cancer. Available at: http://www.csp.org.uk/publications/so-your-patient-has-cancer-guide-physiotherapists-not-specialising-cancer (Accessed: 23/3/2018)
[201] Courneya, K. & Friedenreich, C. (2010) Physical Activity and Cancer. Volume 186 of the series Recent Results in Cancer Research. Springer, pp.1–10.
[202] Cramp, F. & Byron-Daniel, J. (2012) Physical activity for the management of cancer-related fatigue in adults. *Cochrane Database of Systematic Reviews*, 11(131), CD006145.
[203] Davies, N.J., Batehup, L. & Thomas, R. (2011) The role of diet and physical activity in breast, colorectal, and prostate cancer survivorship: a review of the literature. *British Journal of Cancer*, 105, S52–S73.
[204] Demark-Wahnefried, W., Aziz, N.M., Rowland, J.H. & Pinto, B.M. (2005) Riding the crest of the teachable moment: promoting long-term health after the diagnosis of cancer. *Journal of Clinical Oncology: official journal of the American Society of Clinical Oncology*, 23(24), 5814–5830.
[205] Department of Health (DH) (2011) Physical activity guidelines for adults (aged 19-64). Available at: https://www.gov.uk/government/uploads/system/uploads/attachment_data/file/213740/dh_128145.pdf (Accessed: 23/3/2018)
[206] Department of Health (2012) Let's Get Moving. London: Department of Health.
[207] Fong, D., Ho, J.W, Hui, B.H, et al. (2012) Physical activity for cancer survivors: meta-analysis of randomised controlled trials. *British Medical Journal*, 344, e70.
[208] Godin G. (2011) The Godin-Shephard Leisure-Time Physical Activity Questionnaire. *Health and Fitness Journal of Canada*, 4, 18–22.
[209] Hall-Alston J. (2015) Exercise and the breast cancer survivor: the role of the nurse practitioner. *Clinical Journal of Oncology Nursing*, 19(5):E98–E102.
[210] Irwin, M., Crumley, D., McTiernan, A. & Bernstein, L. (2003) Physical activity levels before and after a diagnosis of breast carcinoma. *Cancer*, 97(7), 1746–1757.
[211] Macmillan Cancer Support (2012) Interventions to promote physical activity for people living with and beyond cancer: evidence-based guidance. Available at: https://www.macmillan.org.uk/documents/aboutus/health_professionals/physicalactivityevidence-basedguidance.pdf (Accessed 3/7/2018)
[212] Macmillan Cancer Support (2017) Physical activity and cancer – a concise evidence review. https://www.macmillan.org.uk/_images/the-importance-physical-activity-for-people-living-with-and-beyond-cancer_tcm9-290123.pdf
[213] Macmillan Cancer Support (2018) Physical activity for people with metastatic bone disease. https://www.macmillan.org.uk/_images/physicalactivity-for-people-with-metastatic-bone-disease-guidance_tcm9-326004.pdf
[214] Mishra, S.I., Scherer, R.W., Geigle, P.M., et al. (2012) Exercise interventions on health-related quality of life for cancer survivors. *Cochrane Database of Systematic Reviews*, 8: CD007566.
[215] Mutrie, N., Campbell, A., Barry, S., et al. (2012) Five-year follow up of participants in a randomized controlled trial showing benefits from exercise for breast cancer survivors during adjuvant treatment. Are there lasting effects? *Journal of Cancer Survivorship*, 6, 420–430.
[216] NMC (2015) *The Code. Professional standards of practice and behaviour for nurses and midwives*. London: Nursing and Midwifery Council, p.9.
[217] Quinn E (2018) https://www.verywellfit.com/what-is-vo2-max-3120097
[218] Saxton, J. & Daley, A. (eds) (2010) *Exercise and Cancer Survivorship: Impact on Health Outcomes and Quality of Life*. New York: Springer-Verlag.
[219] Schmitz, K., Courneya, K.S., Matthews, C., et al. (2010) American College of Sports Medicine roundtable on exercise guidelines for cancer survivors. *Medicine Science in Sports and Exercise*, 42, 1409–1426.
[220] U.S. Department of Health and Human Services (2008) *2008 Physical Activity Guidelines for Americans*. Washington (DC): U.S. Department of Health and Human Services, ODPHP Publication No. U0036. Available at: http://www.health.gov/paguidelines (Accessed: 23/3/2018)
[221] Winters-Stone, K.M., Schwartz, A. & Nail, L.M. (2010) A review of exercise interventions to improve bone health in adult cancer survivors. *Journal of Cancer Survivorship: research and practice*, 4(3), 187–201.
[222] World Health Organization (2010) *Global Recommendations on Physical Activity for Health*. Geneva: World Health Organization.

Section 8.8 Cancer-related fatigue and sleep
[223] Ancoli-Israel, S., Moore, P.J. & Jones, V. (2001) The relationship between fatigue and sleep in cancer patients: a review. *European Journal of Cancer Care*, 10(4), 245–255.
[224] Barsevick, A., Beck, S.L., Dudley, W.N., et al. (2010) Efficacy of an intervention for fatigue and sleep disturbance during cancer chemotherapy. *Journal of Pain and Symptom Management*, 40(2), 200–216.

[225] Bjorneklett, H.G., Lindemalm, C., Ojutkangas, M.L., et al. (2012) A randomised controlled trial of a support group intervention on the quality of life and fatigue in women after primary treatment for early breast cancer. *Supportive Care in Cancer,* 20(12), 3325–3334.

[226] Cancer Research UK (2017) Tiredness with cancer (Fatigue). Available at: http://www.cancerresearchuk.org/about-cancer/coping/physically/fatigue (Accessed: 23/3/2018)

[227] Cella, D., Lai, J.S. & Stone, A. (2011) Self-reported fatigue: one dimension or more? Lessons from the FACIT-F Questionnaire. *Supportive Care in Cancer,* 19(9), 1441–1450.

[228] Chan, C.W., Richardson, A. & Richardson, J. (2011) Managing symptoms in patients with advanced lung cancer during radiotherapy. Results of a psychoeducational randomised controlled trial. *Journal of Pain and Symptom Management,* 41(2), 347–357.

[229] Charalambous, A., Giannakopoulou, M., Bozas, E., Marcou, Y., Kitsios, P. & Paikousis, L. (2016) Guided imagery and progressive muscle relaxation as a cluster of symptoms management intervention in patients receiving chemotherapy: a randomized control trial. *Plos One,* 11(6):e0156911.

[230] Christman, N.J. & Cain, L.B. (2004) The effects of concrete objective information and relaxation on maintaining usual activity during radiation therapy. *Oncology Nursing Forum,* 31(2), E39–45.

[231] Cooper, J. (2014) What is the cancer patient's own experience of participating in an occupational therapy led relaxation programme? *Progress in Palliative Care,* 22(4), 206–211.

[232] Cooper, J. & Kite, N. (2015) Occupational therapy in palliative care. In: Cherny, N., Fallon, M., Kaasa, S., Portenoy, R.K. & Currow D.C. (eds) *The Oxford Textbook of Palliative Medicine,* 5th edn. Oxford: Oxford University Press, pp.177–183.

[233] Courtier, N., Gambling, T., Enright, S., Barrett-Lee, P., Abraham, J. & Mason, M.D. (2013) Psychological and immunological characteristics of fatigue women undergoing radiotherapy for early-stage breast cancer. *Supportive Care in Cancer,* 21(1), 173–181.

[234] Cramp, F. & Byron-Daniel, J. (2012) Exercise for the management of cancer-related fatigue in adults. *Cochrane Database of Systematic Reviews,* 11(131) Available at: http://onlinelibrary.wiley.com/doi/10.1002/14651858.CD006145.pub3/epdf (Accessed: 23/3/2018)

[235] De Raaf, P.J., de Klerk, C., Timman, R., Hinz, A. & van der Rijt, C.C.D. (2012) Differences in fatigue experiences among patients with advanced cancer, cancer survivors and the general population. *Journal of Pain and Symptom Management,* 44(6), 823–830.

[236] Donovan, K.A. & Jacobsen, P.B. (2007) Fatigue, depression and insomnia: evidence for a symptom cluster in cancer. *Seminars in Oncology Nursing,* 23(2), 127–135.

[237] Ewer-Smith C. (2006) Remember the 5 P's. In: Cooper, J. (ed.) *Occupational Therapy in Oncology & Palliative Care.* Chichester: Wiley-Blackwell.

[238] Fiorentino, L. & Ancoli-Israel, S. (2007) Sleep dysfunction in patients with cancer. *Current Treatment Options in Neurology,* 9(5), 337–346.

[239] Gascon, P., Rodriguez, C.A., Valentin, V., et al. (2013) Usefulness of the PERFORM questionnaire to measure fatigue in cancer patients with anaemia: a prospective, observational study. *Supportive Care in Cancer,* 21(11), 3039–3049.

[240] Greenlee, H., Balneaves, L.G., Carlson, L.E., et al. (2014) Clinical practice guidelines on the use of integrative therapies as supportive care in patients treated for breast cancer. *Journal of the National Cancer Institute Monographs,* 50, 346–358.

[241] Hwang, E., Lokietz, N.C., Lozano, R.L. & Parke, M.A. (2015) Functional deficits and quality of life among cancer survivors: implications for occupational therapy in cancer survivorship care. *American Journal of Occupational Therapy,* 69(6), 8–10.

[242] Learmouth, Y., Dlugonski, D., Pilutti, L., Sandroff, B., Klaren, R. & Moti, R. (2013) Psychometric properties of the Fatigue Severity Scale and the Modified Fatigue Impact Scale. *Journal of Neurological Sciences,* 331, 102–107.

[243] Leon-Pizarro, C., Gich, I., Barthe, E., Rovirosa, A., Farrus, B. & Casas, F. (2007) A randomised trial of the effect of training in relaxation and guided imagery techniques in improving psychological and quality-of-life indices for gynaecologic and breast brachytherapy patients. *Psycho-Oncology* 16(11), 971–979.

[244] London Cancer Alliance (LCA) (2016) HNA Prompt Sheet: Fatigue. Available at: http://www.londoncanceralliance.nhs.uk/media/122127/lcahna-fatigue-prompt-sheet-january-2016.pdf (Accessed: 27/4/2018)

[245] Lowrie, D. (2006) Occupational therapy and cancer related fatigue. In: Cooper, J. (ed.) *Occupational Therapy in Oncology and Palliative Care,* 2nd edn. Chichester: Wiley-Blackwell, pp.61–81.

[246] Minton O. & Stone P. (2009) A systematic review of the scales used for the measurement of cancer-related fatigue (CRF). *Annals of Oncology,* 20(1), 17–25.

[247] Mitchell, S., Hoffman, A.J., Clark, J.C., et al. (2014) Putting evidence into practice: an update of evidence based intervention for cancer-related fatigue during and following treatment. *Clinical Journal of Nursing Oncology,* 18(6), 38–58.

[248] Morin, C.M., Belleville, G., Belanger, L. & Ivers H. (2011) The Insomnia Severity Index: Psychometric indicators to detect insomnia cases and evaluate treatment response. *Sleep,* 34(5), 601–608.

[249] National Cancer Institute (NCI) (2015) Fatigue(PDQ.)-Patient Version: Causes of Fatigue in Cancer patients. Available at: http://www.cancer.gov/about-cancer/treatment/side-effects/fatigue/fatiguepdq#section/27 (Accessed: 23/3/2018)

[250] National Cancer Survivorship Initiative (NCSI) (2013) *Living With and Beyond Cancer: Taking Action to Improve Outcomes.* London: Department of Health.

[251] National Comprehensive Cancer Network (NCCN) (2016) NCCN Clinical Practice Guidelines in Oncology Version 1.2016: Cancer-Related Fatigue. Available at: https://www.nccn.org/professionals/physician_gls/default.aspx#supportive (Accessed: 23/3/2018)

[252] National Sleep Foundation (2016) Sleep diary. Available at: https://sleepfoundation.org/sleep-diary/SleepDiaryv6.pdf (Accessed: 23/3/2018)

[253] NMC (2015) *The Code. Professional standards of practice and behaviour for nurses and midwives.* London: Nursing & Midwifery Council, p. 9.

[254] Ogilvy, C., Livingstone K. & Prue G (2008) Management of cancer related fatigue. In: Rankin, J., Robb, K., Murtagh, N., Cooper, J. & Lewis, S. (eds) *Rehabilitation in Cancer Care.* Oxford: Wiley-Blackwell, pp. 264–279.

[255] Otte, J.L., Carpenter, J.S., Russell, K.M., Bigatti, S.B. & Champion, V.L. (2010) Prevalence, severity and correlates of sleep-wake disturbances in long-term breast cancer survivors. *Journal of Pain and Symptom Management,* 9(3), 535–547.

[256] Ritterband, L.M., Bailey, E.T., Thorndike, F.P., Lord, H.R., Farrell-Carnahan, L. & Baum, L.D. (2012) Initial evaluation of an internet intervention to improve the sleep of cancer survivors with insomnia. *Psycho-Oncology,* 21(7), 695–705.

[257] Roscoe, J.A., Kaufman, M.E., Matteson-Rusby, S.E., et al. (2007) Cancerrelated fatigue and sleep disorders. *The Oncologist,* 12(suppl 1), 35–42.

[258] The Royal College of Psychiatrists (RCP) (2012) *Sleeping Well.* London: The Royal College of Psychiatrists.

[259] The Royal Marsden Hospital (NHS Foundation Trust) (2015) *Occupational Therapy Programme – Tips and Strategies for Improving Sleep.* London: The Royal Marsden (NHS) Foundation Trust.

[260] Vargas, S., Antoni, M.H., Carver, C.S., et al. (2014) Sleep quality and fatigue after a stress management intervention for women with earlystage breast cancer in southern Florida. *International Journal of Behavioural Medicine,* 21(6), 971–981.

[261] Varvogli, L. & Darviri, C. (2011) Stress management techniques: evidencebased procedures that reduce stress and promote health. *Health Science Journal,* 5(2),74–89.

Section 8.9 Communication for a patient with a laryngectomy

[262] Ackerstaff, A.H., Hilgers, F.J., Aaronson, N.K., De Boers, M.F., Meeuwis, C.A. & Balm, A.J. (1995) Heat and moisture exchangers

as a treatment option in the post-operative rehabilitation of laryngectomised patients. *Clinical Otolaryngology*, 20, 504–509.
[263] Brewster, L. (2004) Ensuring correct use of skin care products on peristomal skin. *Nursing Times*, 100 (19), 34–35.
[264] Corbridge, R.J. (1998) *Essential ENT Practice*. London: Arnold.
[265] Everitt, E. (2016) Tracheostomy 4: Supporting patients following a laryngectomy. *Nursing Times*, 112: online issue 1, 6–8.
[266] Jones, A.S., Young, P.E., Hanafi, Z.B., Makura, Z.G., Fenton, J.E. & Hughes, J.P. (2003) A study of the effect of resistive heat moisture exchanger (Trachinaze) on pulmonary function and blood gas tensions in patients who have undergone a laryngectomy: a randomised control trial of 50 patients studied over a 6-month period. *Head and Neck*, 25, 361–367.
[267] Jones, T.M., De, M., Foran, B., Harrington, K. & Mortimore, S. (2016) Laryngeal cancer: United Kingdom National Multidisciplinary guidelines. *Journal of Laryngology and Otology*, 130 (Suppl S2), S75–S82.
[268] Karlen, R.G. & Maisel, R.H. (2001) Does primary tracheoesophageal puncture reduce complications after laryngectomy and improve patient communication? *American Journal of Otolaryngology*, 22(5), 324–328.
[269] Mathieson, L. (2001) *The Voice and Its Disorders*, 6th edn. London: Whurr. NMC (2009) *Record keeping: guidance for nurses and midwives*. London: Nursing and Midwifery Council.
[270] NMC (2015) *The code: Professional standards of practice and behaviour for nurses and midwives*. London: Nursing and Midwifery Council.
[271] Op de Coul, B.M., Hilgers, F.J., Balm, A.J. et al. (2000) A decade of postlaryngectomy vocal rehabilitation in 318 patients: a single Institution's experience with consistent application of provox indwelling voice prostheses. *Archives of Otolaryngology, Head and Neck Surgery*, 126(11), 1320–1328.
[272] Rhys-Evans, P.H., Montgomery, P.Q. & Gullane, P.J. (eds) (2003) *Principles and Practice of Head and Neck Oncology*. London: Taylor and Francis.
[273] Searl, J.P. & Reeves, S. (2007) Nonsurgical voice restoration following total laryngectomy. In: Ward, E.C. & van As-Brooks C.J. (eds) *Head and Neck Cancer – Treatment, Rehabilitation and Outcomes*. San Diego: Plural Publishing.
[274] Singer, M.I. (2004) The development of successful tracheoesophageal voice restoration. *Otolaryngology Clinics of North America*, 37(3), 507–517.
[275] Van As-Brooks, C.J. & Fuller, D.P. (2007) Prosthetic tracheoesophageal voice restoration following total laryngectomy. In: Ward, E.C. & van As-Brooks C.J. (eds) *Head and Neck Cancer – Treatment, Rehabilitation and Outcomes*. San Diego: Plural Publishing.
[276] Zurr, J.K., Muller, S.H., de Jongh, F.H., van Zandwijk, N. & Hilgers, F.J. (2006) The physiological rationale of heat and moisture exchangers in post-laryngectomy pulmonary rehabilitation: a review. *European Archives of Otorhinolaryngology*, 263, 1–8.

Section 8.10 Nipple tattooing
[277] Allen, D. (2017) Moving the needle on recovery from breast cancer: the healing role of postmastectomy tattoos. *JAMA*, 317(7), 672–674.
[278] Aslam, R., Page, F., Francis, H. & Prinsloo, D. (2015) Does radiotherapy affect tattoo fading in breast reconstructive patients? *Journal of Plastic, Reconstructive and Aesthetic Surgery*, Open, 6, 53–55.
[279] Burke, N.J., Orenstein, F., Chaumette, S. & Luce, J. (2016) Assessing the impact of post-surgery areola repigmentation and 3-dimensional nipple tattoo procedures on body image and quality of life among medically underserved breast cancer survivors. *Cancer Research*, 76(4).
[280] Clarkson, J.H., Tracey, A., Eltigani, E., et al (2006) The patient's experience of a nurse-led nipple tattoo service: a successful program in Warwickshire. Journal of Plastic, *Reconstructive and Aesthetic Surgery*, 56, 1058–1062.
[281] DH (2005a) *Creating a Patient-Led NHS – Delivering the NHS Improvement Plan*. London: Department of Health.
[282] DH (2005b) *Hazardous Waste (England) Regulations*. London: Department of Health.
[283] DH (2009) *Reference Guide to Consent for Examination or Treatment*, 2nd edn. London: Department of Health.
[284] Fraise, A.P. & Bradley, T. (eds) (2009) *Ayliffe's Control of Healthcareassociated Infection*: A Practical Handbook, 5th edn. London: Hodder Arnold.
[285] Goh, S.C.J., Martin, N.A., Pandya, A.N. & Cutress, R.I. (2011) Patient satisfaction following nipple-areolar complex reconstruction and tattooing. *Journal of Plastic, Reconstructive and Aesthetic Surgery*, 64(3), 360–363.
[286] Loveday, H.P., Wilson, J.A., Prieto, J. & Wilcox, M.H. (2016) epic3: revised recommendation for intravenous catheter and catheter site care. *Journal of Hospital Infection*, 92(4), 346–348.
[287] NMC (2013) *Consent*. London: Nursing and Midwifery Council.
[288] NMC (2015) *The Code: Professional standards of practice and behaviour for nurses and midwives*. London: Nursing and Midwifery Council.
[289] Piot-Ziegler, C., Sassi, M.L., Raffoul, W. & Delaloye, J.F. (2010) Mastectomy, body deconstruction and impact on identity: a qualitative study. *British Journal of Health Psychology*, 15(Pt 3), 479–510.
[290] Potter, S., Barker, J., Willoughby, L., et al. (2007) Patient satisfaction and time-saving implications of a nurse-led nipple and areola reconstitution service following breast reconstruction. *Breast*, 16(3), 293–296.
[291] Rolph, R., Mehta, S. & Farhadi, J. (2016) Breast reconstruction: options post mastectomy. *British Journal of Hospital Medicine*, 77 (6), 334–342.
[292] Sisti, S., Grimaldi, L., Tassinari, J., et al (2016) Nipple-areolar complex reconstruction techniques: a literature review. *European Journal of Surgical Oncology*, 42(4), 441–465.
[293] Spear, S. & Arias, J. (1995) Long-term experience with nipple-areola tattooing. *Annals of Plastic Surgery*, 35, 232–235.
[294] Vassileva, S. and Hristakieva, E. (2007) Medical applications of tattooing. *Clinics in Dermatology*, 25(4), 367–374.

第 9 章 生命末期关怀
End of life care

纪光伟　陈利忠　译　胡德英　陈慧平　校

操作指南

9-1　最后安葬祈祷

【本章概要】

本章讨论的是关于正在进入生命末期癌症患者的相关问题。但是，其中许多原则也适用于其他疾病。缓和医疗的界定并不总是清楚，而就本章的目的而言，我们是指存活期只有数周、数天或数小时的患者，同时，在此阶段之前应该解决的，诸如预先关怀计划和共同照护的问题。为提供清晰的概念，我们给出如下定义。

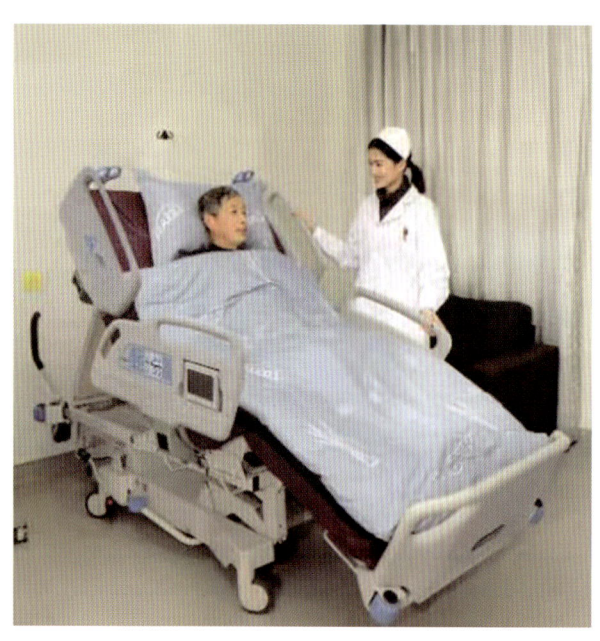

（一）定义

在很多文献中，生命末期关怀是指对患者在生命最后一年时间里（译者注：世界各国的规定有不同，一般为半年至1年，我国的定义为6个月）的照护。一些疾病的预后并不容易预测，但是当诊断为晚期的不可治愈的疾病时，这对于为患者和他们的家人提供为未来做计划的机会是重要的（DH，2008）。

缓和医疗

缓和医疗是用于照护的专业术语，无论在何地或由何人提供，它寻求通过预防和缓解患者在濒临死亡时的痛苦来提高其生活质量（Higgins，2010）。缓和医疗也适用于疾病过程的早期，与其他旨在延长生命的治疗结合使用（WHO，2002：www.who.int/cancer/palliative/en）。

（二）解剖学和生理学

在预期死亡前的数天和数小时里，常可出现以下表现（Fürst，2004；NICE，2015）。

- 脉搏变弱，但节律规则，除非以前有心律失常。
- 血压逐渐下降，尽管在这个阶段没有常规监测。
- 呼吸浅而慢，深度不同，常见潮式呼吸。
- 除了少数患者保持清醒直到死亡前几分钟之外，多数患者会出现意识水平的进行性下降，最终进入昏迷。
- 皮肤湿冷由末梢到躯干。
- 四肢和口腔周围皮肤发绀。
- 心肺功能的所有指征及角膜反射最终消失，死亡将在这一刻发生。

（三）相关理论

生命末期患者的照护是维护人的尊严的重要方面，并且，对于在癌症旅程中，对于这一阶段的记忆比其他阶段更加深刻的癌症患者家人和朋友而言，也是非常重要的。生命末期患者未缓解的痛苦与家属心理痛苦的增加相关，以及居丧困难阶段不必要的复杂化有关。这一阶段的护理关怀不是简单地之前给予的关怀的继续，也不意味着以前采取的所有"积极治疗"措施完全停止。与护理的各个方面一样，需要对患者和家属及进行个体化的评估，充分的沟通交流和良好的多专业协作，将帮助决定每个个体下一步的合适的照护计划。

癌症有明确的发展规律（图9-1）。在生命末期，身体状况的恶化通常会经历数周，伴随着持续数小时到数天的终末阶段。然而，有时患者会发生猝死，是治疗及其不良反应所致，或者是由于疾病本身的并发症，包括出血、感染、肺栓塞或心脏事件（见第7章，"急症肿瘤学"）。我们这里主要讨论前一种模式的死亡。

对临终患者的照护始于多专业团队对终末期开始的确认，这可能是实现与"好死"相关的所有因素中最重要的一个独立因素（Faull 和 Nyatanga，2005）。生命最后的几天/几个小时可能难以确定，而医护人员不愿意做出濒死预后的诊断也是一个障碍。

目前的许多文献主张尽早确定进入生命末期的患者，以帮助他们制定持续性的照护计划，并确保患者及其家人有机会讨论对于他们而言什么是重要的；在一些病例中，这包括死亡时他们想要和谁在一起，照护与死亡地点的偏好（DH，2008；NICE，2015）。考虑像这样的令人惊讶的问题，如"假如这位患者在未来12个月内死亡，您会感到惊讶吗？"这对于临床医师而言，是一个有用的起始点（DH，2008）。如"支持和缓和医疗指示工具（SPICT）"的使用，可以支持更深入的流程图，帮助临床医师判断进程（Boyd 和 Murray，2010）。对于患者而言，关于癌症知识的小册子，如《您的生活和您的选择、提前计划》，可以帮助他们通过思考面对生命有限的疾病时，需要考虑的问题来掌控自己的生活（Macmillan Cancer Support，2015）。

识别癌症患者生命最后数天到数小时的濒死

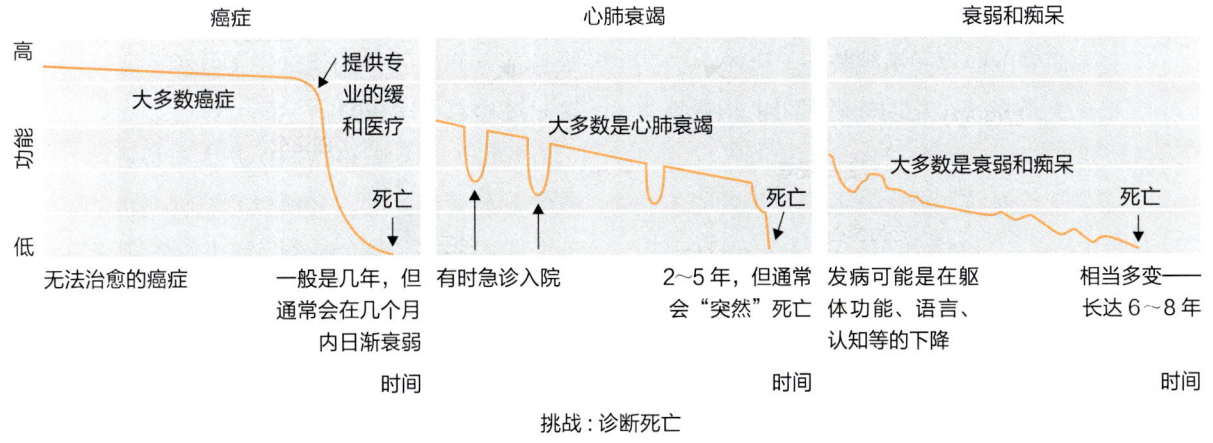

挑战：诊断死亡

▲ 图9-1 疾病轨迹的示意图

经BMJ出版集团有限公司许可引自 Sleeman，2013

是困难的,这是因为病情随着时间的推移是会不断发生变化的。对于一个接近生命末期的患者,可以帮助我们判断患者预后是数小时到数天的临床特征包括:意识水平的下降和呼吸的改变,如潮式呼吸(Cheyne-Stokes respiration)。在大部分病例,会出现进行性的身体状况恶化、衰弱和行动能力下降,以及包括食物、液体和口服药物在内的口服摄入量的减少(Sleeman, 2013)。

识别患者处于濒死期后,我们应该考虑几个重要的问题(Collis, 2013)。

①患者的病情预期会恶化吗?
②进一步延长生命的治疗是否合适?
③是否已排除了可逆转的恶化原因?

(四)循证方法

缓和医疗是护理和医学的一个相对较新的专业,因此,它的循证医学证据尽管在增加,但还是相对较少。临终患者的护理应该以满足个人需求为首要任务,这将使患者能够"好"死。从医学、护理和患者的角度看,"好"死的核心特征包括:①症状控制;②舒适;③如释重负;④对医护人员的信任;⑤接受即将到来的死亡;⑥尊重个人信仰和价值观(Kehl, 2006)。

世界卫生组织(2002)建议缓和医疗提供如下帮助。

- 缓解疼痛和其他痛苦症状。
- 维护生命,并将死亡视为正常过程。
- 既不加速也不拖延死亡。
- 整合患者的心理和精神关怀于一体。
- 提供支持系统,帮助患者尽可能积极地生活,直至死亡。
- 提供支持系统,帮助家属应对患者的疾病和他们的居丧。
- 利用团队的方法满足患者及其家属的需求,包括必要情况下的居丧咨询。
- 提高生活质量,也可以对病程产生积极的影响。
- 应用于疾病的早期,联合其他旨在延长生命的治疗手段,如化疗和放疗,还包括更好地了解和管理引起痛苦的临床并发症所需的调查。

(五)法律和专业问题

1. 预先指示

预先指示,以前称为"生前预嘱",是指允许人们做出法律决定,如果个人在必要的时间缺乏同意能力,可以预先拒绝提出的治疗方案,或者拒绝继续接受治疗。只有具有精神行为能力的人才能做出预先指示,并且只允许拒绝治疗——不允许在相同的情况下,强制提供特定的治疗(2005年的《精神能力法案》,第24~26节)。

拒绝接受维持生命治疗的决定必须以书面形式做出,需要签名和见证,并且必须明确说明,即使患者的生命处于危险之中,该决定仍然有效。预先指示可以口头或书面撤销,如果患者已向他人授予永久授权书,则该预先指示被视为无效。而且,如果某人做了任何与最初的预先指示明显不符的事情时,如宗教信仰的改变,则预先指示无效。

2005年的《精神能力法案》(第24~26节)形成了预先指示的法律依据。

2. 协助自杀和安乐死

安乐死是通过作为或者不作为,故意杀死一个被认为不值得活着的人。协助自杀与安乐死在意图上是相似的,但不同的是,它涉及一个人(无论其是否为医护人员)为另一个人提供结束自己生命的手段,而不参与行为本身(Wyatt, 2009)。目前,这两种做法在英国都是非法的,尽管目前有修改法律的运动,但任何注册护士参与这一过程都是违法的。

然而,必须记住,向医护人员提出协助自杀或安乐死请求的人,之所以这样做是因为他们处于非常脆弱的位置,应得到我们的同情和尊重。通常,要求协助自杀或安乐死是源于对疼痛、没有尊严和失去独立性的恐惧(Wyatt, 2009),所以,必须确保为患者提供充分表达这些恐惧的机会,并提供专业的身体的、心理的、社会的和精神的关怀,以尽量减少他们的痛苦。

3. 人工水化

日常缓和医疗实践中，最具争议的问题之一是生命末期的水化。因为许多人担心口腔水化不足，会影响他们自己或所爱的人，所以，与患者及其家属就这方面的照护进行明确的、富有同情心的沟通是至关重要的。目前，对生命末期关怀患者是否给予或停止人工水化，尤其是对于患者生存期的影响，尚无定论。然而，安宁疗护护士经验的研究表明，人工水化对这些患者没有益处，甚至可能导致呼吸道的分泌物增加（表9-1）和身体其他部位的水肿（Watson等，2009）。因此，大多数缓和医疗从业者通常倾向于停止人工水化，以防止症状加重。承认亲属在这些情形中的痛苦（大多数情况），并探讨他们关切的问题是重要的。一旦说明了停止人工水化的理由，并且患者和（或）家属已经安心，那么，就必须首先支持符合患者及其亲属最大利益的决定。有必要与患者和家属签署一份协议，可以在约定的时间内给予少量的人工水化，但要理解如果加重患者症状，将会停止人工水化。与以前一样，复杂的情况需要熟练和富有经验的沟通。对于所有患者而言，液体与营养支持持续的问题，必须考虑在个体化的基础上定期进行调整（Leadership Alliance for the Care of Dying People，2014）。

（六）操作前的准备

1. 沟通

良好的沟通在护理实践的所有环节都是至关重要的，但在面对临终患者和家属时，可能是最需要强调的。在生命末期，有技巧的、真实的沟通，让人们能够有尊严地做出明智的决定，决定如何管理自己的状况，以及他们想以什么样的方式度过余生。尽管每个人的需求不同，需要认真评估，但医护人员往往低估了患者对这些信息的渴望和决策偏好（Oostendorp等，2011）。英国的一项大型研究表明，绝大多数癌症患者希望获得所有可能的信息，尽管这些信息的时效性和具体内容是变化的（Jenkins等，2001）。在评估生命终末期患者的信息需求时，必须考虑文化和精神方面的影响。

护士接受必要的培训和掌握相关的技能是至关重要的，以便与终末期疾病患者及其亲属就治疗问题进行有效的沟通。

2. 预后

预测仅仅意味着推测结果（Glare等，2004），在临终患者的护理中，患者和家属常常希望知道患者去世前可能剩余的时间。准确知道死亡时间是困难的，但判断死亡即将来临通常较容易。尽管研究表明，患者和家属对预后信息有不同的需求（家属通常想知道比患者更详细的信息，Clayton等，2005）。但是仔细评估这些信息，以确保所有与患者相关人员的需求都得到满足是重要的。围绕预后的讨论应由对高级沟通技巧有信心，并具有适当经验的专业人员进行，以根据他们的临床知识和经验对患者的生存期做出大概的预测。在进行预后讨论时，应坚持重大事件告知原则。

传递信息的方式和态度会影响人们对信息的理解、与医护人员的关系，以及随后的心理和情绪上的变化（Street等，2009）。以不敏感的、仓促的或其他令人不满意的方式传递信息可能是有害的，并有导致长期伤害的风险。打破重大坏消息的总体目标应该是传递清晰的信息，使人们能够适当地参与决策，同时，将痛苦降到最低（Schofield和Butow，2004）。

Girgis和Sanson-Fisher（1995）在这一过程的关键方面达成共识：包括患者有权决定了解多少信息，有权获得及时、准确、清楚和真实的信息。人们应该做好接收信息的准备，需要考虑语言和文化的差异。理想的情况是信息应该由专人在合适的物理环境中告知，但是其他医护人员，如责任护士的参与，对于确保信息的清晰和维持情感支持是重要的。应该根据患者的偏好邀请相应的人参加，告知信息者应该热情和具有良好的沟通技巧。最后，但是重要的是，应该考虑和适当管理这样的信息告知对每个参与者的情感影响。对于医护人员而言，重要的信息告知，既复杂而又有压力（Bousquet等，2015）。

表 9-1　生命终末期观察到的常见症状

症　状	管理变化
疼痛	疼痛程度可能会增加、降低或保持稳定。由于患者可能出现吞咽功能障碍，镇痛药物可能需要优化和（或）通过不同的途径使用（如皮下注射泵）（更多信息，请参见第 3 章）
	终末期患者的意识水平、清醒度和呼吸频率通常都会发生改变，在评估镇痛药物的效果和不良反应时，必须牢记这一点
	有些不适可能是由于缺乏活动和皮肤受压所致。如果病情许可（即不会造成患者或其亲属痛苦），应将患者转移至减压床垫上。否则，应按照耐受性不同进行常规的皮肤护理
恶心 / 呕吐	恶心和呕吐可能会加剧、减轻或者保持不变。由于患者可能出现吞咽功能障碍，止吐药物可能需要优化和（或）通过另一种途径给药（如皮下注射泵）
	由于鼻胃管插入是一种侵入性和不舒适的操作，因此，在对终末期患者的护理操作中，它不适用于治疗恶心和呕吐。对于已安置的鼻胃管应该保留，除非鼻胃管对患者造成了痛苦
	对于因肠梗阻而出现机械性呕吐的患者，应考虑注射氢溴酸东莨菪碱（解痉灵）或奥曲肽，以减少胃液分泌
呼吸道分泌物	生命末期的下咽积液会导致"嘈杂"、"冒泡"呼吸或"死亡嘎嘎声"，在大约 50% 的临终患者会出现（O'Donnell, 1998）
	改变患者在床上的体位可以减少呼吸杂音。重要的是要让家人确信患者没有因此而误咽或窒息，也不会因症状本身而感到痛苦
	在这种情况下，通常使用抗毒蕈碱（丁溴酸东莨菪碱）或抗胆碱药物［格隆溴铵或氢溴酸东莨菪碱（译者注：抗毒蕈药物实际上是抗胆碱药的一种）］，可以通过注射泵皮下注射
躁动 / 不安	精神错乱、谵妄、躁动和不安都是用来描述患者生命最后 48 小时内的痛苦。这种症状相当常见，在生命的最后几天或几个小时内，有多达 88% 的患者可出现上述症状（Haig, 2009）。仔细的评估应包括考虑任何促发因素，包括药物、可逆的代谢原因、便秘、尿潴留、缺氧、停药或乙醇依赖、无法控制的症状和生存痛苦
	清晰、简洁的沟通，照顾者的连续性（如有可能）、熟悉的物品和人员的存在，以及安全亲切的环境都有益于护理干预措施
	如果引起患者症状的原因无法确定或逆转，则需要考虑使用抗焦虑药、抗精神病药或镇静药。这可能需要与亲属讨论，而不是与患者讨论。重要的是，进行谈话时需要护士在场，以确保在整个过程中亲属能够安心
呼吸困难	呼吸困难可能是终末期新出现的一种症状，也可能是先前状态的恶化。仔细评估很重要，因为这种症状通常涉及生理、心理和环境因素
	低剂量阿片类药物和抗焦虑药可用于治疗呼吸困难，尽管与其他药物一样，给药途径可能需要改变。雾化吸入支气管扩张药和氧气也可能有益。如果症状引起严重痛苦，并且是难治性的，可能需要与患者及其亲属讨论考虑使用镇静药
	如果患者能耐受，做放松练习、打开窗户、吹电风扇和按摩也可能会有益
便秘	有关便秘的护理重点是保持患者的舒适。如果患者不能吞咽，口服泻药是不合适的，只有当患者明确因该症状而感到痛苦时，才应进行直肠给药干预

该过程可以概括为如下。

- 准备：医护人员、环境、时间、信息和患者。
- 告知：按照告知的模式，如 SPIKES 模式（Baile 等，2000）（SPIKES 是 Baile 创立的 6 步沟通法，即 setting 环境、patient's perception 患者的感受、invitation 邀请、knowledge 知识、exploring/empathy 探索/共情、strategy/summary 策略/总结）。
- 计划和随访：现在发生了什么，患者想要什么？
- 记录和专业间的沟通：通知所有参与照护的人员、全科医师等所有相关人员。

自我照顾和口头汇报也是必要的，在这一过程中，承受的压力和负担应该认真记录，医务人员必须要关注自己的情感需求。

（七）流程

继 2014 年取消利 Liverpool 临终患者护理路径后，推了 5 个关怀优先事项（框 9-1），以鼓励以患者为中心，为患者和他们的亲人制定个性化的护理计划（Leadership Alliance for the Care of Dying People, 2014）。

框 9-1	关怀优先事项
优先事项 1	识别患者在未来几天/几小时内有死亡的可能性，并进行清晰地沟通，根据患者的需求和愿望做出决定和采取措施，并定期检查和记录决定
优先事项 2	在医务人员、临终患者和对他们重要的人之间进行敏感、细致的沟通
优先事项 3	让临终患者和对他们重要的人参与到治疗和关怀的决策中，以满足临终患者的需求
优先事项 4	积极探索、尊重和尽可能地满足临终患者的家人和对他们重要的人的需求
优先事项 5	包括饮食、症状控制，以及心理、社会和精神支持在内的个体化的关怀计划得到同意、协调和实施

1. 为仅有几小时/几天生存期的患者处方药物

给临终患者处方药物的目的，是避免患者出现无法控制的症状和痛苦。对于那些居家的患者而言，预先处方药物常可以避免不必要的入院。

此时开处方的原则包括（Sleeman, 2013）如下几种。

①停止不必要的药物。

②如果患者不能口服药物，应将口服药物转换为皮下途径用药。

③考虑处方预期的药物。

2. 身体的照护

表 9-1 列出了生命终末期最常见的身体症状，以及对临终患者护理管理的变化。前面 4 种症状是最常见的。

3. 社会心理关怀

随着死亡的临近，对患者及其亲属进行持续社会心理评估、支持和关怀极其重要。然而，关怀需要根据患者不断变化的需求进行调整——许多人会经历越来越严重的焦虑和痛苦，增加的社会孤立感。与此同时，他们处理这些问题的体力也在下降。家属自然会因患者日益恶化的疾病而痛苦，甚至在患者去世前，就会表现出悲痛的迹象。护士应尽可能保证周围环境有利于患者和亲属表达他们的想法和情感，并且应有经过培训的工作人员去倾听和支持他们。

4. 精神和宗教关怀

随着死亡的临近，许多人将会寻求对生命重大问题的答案，如生命的本质、意义和目的，以及如果有来生，死后生命将以何种形式存在等。有些人可能在宗教中找到这些答案，另一些人在他们自己或其他人的处世哲学中找到答案。许多护士承认，在提供精神或宗教信仰帮助的过程中感到棘手，因为他们感到自己的技能或知识不足（Kissane 和 Yates, 2003）。然而，即使是简单的评估，沟通交流和转介服务也要确保让患者得到合适的照护，既不损害医护人员的诚信，也不剥夺患者探索生命重大问题的机会。

那些有特定宗教信仰的人，在死亡前或死亡

后可能会举行一些的宗教仪式。尝试着与患者讨论这些问题很重要，因为即使亲属之间有共同的信仰，每个人的实践方式也可能有所不同。和既往一样，重要的是，假设不能基于先前公开的宗教偏好——例如，并非所有天主教信徒都希望得到患者的圣礼。每个患者和他们的亲属都应该有机会表达他们的需求，护士应该尽可能地保证这些需求得到满足。关于宗教/文化观点和实践的更多信息可查阅（NHS Education for Scotland，2006）。

（八）操作后的注意事项

护理关怀在患者死亡时并没有结束。"尸体/遗体料理"应该被实施，并重视细节和尊重个体，像任何其他环节一样。

最后安葬祈祷

（一）定义

"最后安葬祈祷"（last offices）这个词在历史上与拉丁语officium有关，意思是服务或职责，是指对遗体进行最后处理。"最后安葬祈祷"，有时称为"尸体料理"，是对已故患者进行护理的术语，表明对患者个人的持续尊重（NMC，2015），甚至在患者死后仍在继续护理。"最后安葬祈祷"包括健康、安全和法律要求，使遗体能够妥善的处理，同时，尊重了宗教、文化和精神要求，并使逝者仪容保持最好的形象。

即使患者已经死亡，仍然应被称为患者或人贯穿本环节。

（二）相关理论

死后护理是护士对患者进行的最后一项护理，并且与宗教仪式相关（Pattison，2008b）。对死亡患者护理的历史可以追溯到19世纪（Wolf，1988）。然而，现代护理已经从清洗、堵塞、包扎和固定患者的腔道，防止体液渗漏的仪式性做法，转变为包含更多内容，而不仅仅是简单地处理遗体（Pattison，2008b；Pearce，1963）。现在必须考虑有关死亡、撤除（或不撤除）设备、清洁和梳洗，以及正确识别患者身份的法律问题（Costello，2004）。英国的几个国家文件提到了死亡前护理的重要性，包括对患者亲人居丧关怀（DH，2008；National Nurse Consultant Group, Palliative Care，2011；National Palliative and End of Life Care Partnership，2015）。这与"好死"的理论相一致，在这一理论中，有尊严地对待是一个基本前提（Kehl，2006；Smith，2000），"好死"包括临终和死亡的所有阶段（Pattison，2008b）。因此，这一原则在死后仍然延续。

在许多文化中，只能由家庭或社区成员实施这种亲密行为，这就需要护士仔细考虑，同时，在可能的情况下，做好让家庭成员来操作的充分准备。在英格兰和威尔士，60.6%的男性和女性是在机构（安宁疗护机构、医院或护理院）内死亡的（ONS，2009），在患者被转移到太平间或殡仪馆之前，死后护理主要是由护士完成。奎斯特德（Quested）和拉奇（Rudge，2001）认为，这方面的护理对于其他医护人员来说，基本上是看不见的。

希尔（Seale，1998）认为，死亡威胁着社会生活的有序持续。"最后安葬祈祷"标志着个人的社会角色转变和患者的生物学死亡，并开始向家庭和葬礼负责人移交护理工作的过程。"最后安葬祈祷"可以被认为是将死者带入死亡世界仪式中的一个重要行为（Van Gennep，1972），这也是在所有文化中人们都认可的一项程序。

（三）循证方法

基本原理

"最后安葬祈祷"有其传统的文化基础，是一个没有大量研究证据的护理常规（Cooke，2000）。"最后安葬祈祷"的执行对于护士来说可能具有象征性意义，经常提供一种解脱感，这也可能是一次令人满足的经历，因为这是对患者

（Nearney，1998）和家庭（Speck，1992）给予尊重和细心照护的最后体现。

本护理精要的许多部分都是基于感染的预防和控制，以及安全工作的一般原则。而且继续进行"最后安葬祈祷"是文化所需，因为作为一种仪式，它所表达的象征意义对于亚文化中的群体来说，是非常重要的（Wolf，1988）。这对于像死亡这样深奥的事物来说尤其重要。仪式在创伤时期起到安慰和组织的作用，Neuberger（2004）认为，这对家属是有益的。护士带着同情心从事护理工作，可能会让亲属看到他们的家庭成员受到尊重和照护，即使是在死后也是如此。护士们通过与"最后安葬祈祷"相关的仪式，来证明他们对死者及其家属的尊重（Pattison，2008b）。

"最后安葬祈祷"可能被认为是一种不合逻辑的、非科学的、老套的做法（Philpin，2002），但这并不是说实施遗体料理的护士做这件事"没有以解决问题的方式来思考"（Walsh 和 Ford，1989），或者没有认识到死者及其照顾者的个人需求。实际上，"最后安葬祈祷"是在深入了解完成这项护理意义的情况下开展的（Philpin，2002）。

这方面的护理通常是在病房进行的。当太平间的技术人员不在时，如果家属要求在太平间（图9-2）或告别室（图9-3）探望患者时，护士应该进行尸体料理。

过去几年中，英国制定了工作人员负责死

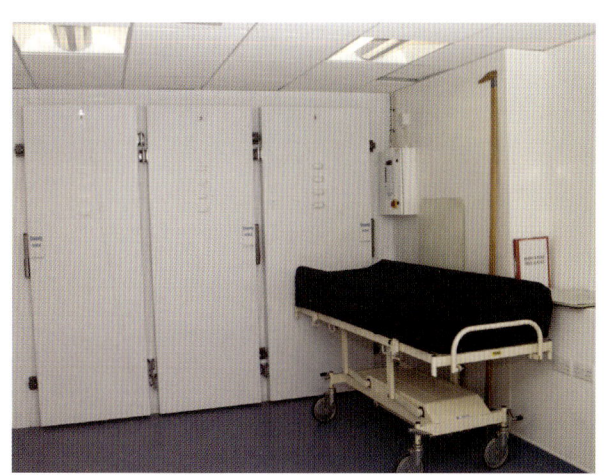

▲ 图9-2　太平间

引自 Dougherty 和 Lister，2011

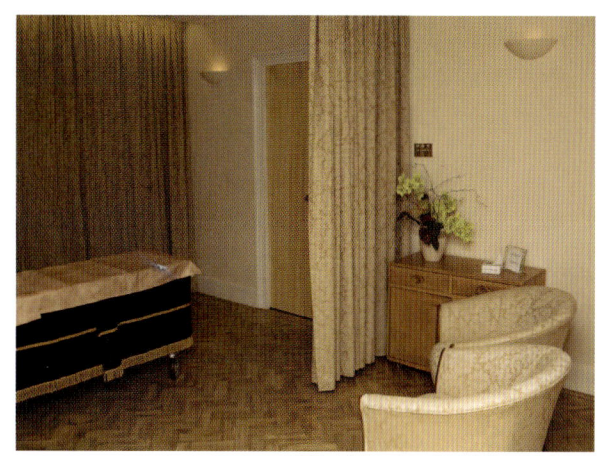

▲ 图9-3　告别室

引自 Dougherty 和 Lister，2011

后护理的国家指南，以帮助和支持护士及医护人员完成这项工作（National Nurse Consultant Group,Palliative Care，2011）。同时，还提供了关于遗体感染预防和控制的国家指南。对死亡患者的护理必须考虑健康和安全的指南，以确保家庭、医疗保健工作者、太平间工作人员和殡仪人员的安全（National Nurse Consultant Group, Palliative Care，2011）。本章内容将会酌情将本指南纳入更广泛的国家指南中，其目的是确保患者死后能得到尊重和获得尊严，遵守法律规定，并采取适当的感染预防和控制措施。

(1) 适应证：当患者被宣告死亡，并记录在案；在医院或安宁疗护机构死亡的成年患者。

(2) 禁忌证：在进行操作前，应寻求进一步指导。死者需要尸检；死者是器官捐献者。

（四）法律和专业问题

在实施"最后安葬祈祷"时，护士需要了解患者死后护理的法律要求，并且必须遵循正确的流程。应尽一切努力满足患者的亲属的意愿（National Nurse Consultant Group, Palliative Care，2011）。英国是一个多元文化和多种信仰的社会，护士需要了解患者死亡后不同的宗教和文化仪式，这对于他们来说是一个挑战。不同信仰、不同种族背景和不同国籍的人之间存在着显著的文化差异，这会影响死亡和临终的方式（Neuberger，

2004），在实施"最后安葬祈祷"时，需要记住这一点，以避免假设。虽然有些人已经在一个有主导的信仰或文化，且有别于他们自己的信仰或文化的社会中定居下来，他们也似乎越来越多地接纳这种主导文化，但他们可能会选择在出生、结婚或死亡时，保持他们的不同做法（Neuberger，1999）。

"最后安葬祈祷"相关的做法，因患者的文化背景和宗教习俗而有所不同（National Nurse Consultant Group,Palliative Care，2011）。以下各节提供了不同文化和宗教在死亡态度上的差异，以及个人希望被如何对待方面的指南。以下信息并不是为提供具体的文化和宗教信息的"事实档案"（Gilliat-Ray，2001；Gunaratnam，1997；Smaje 和 Field，1997）。这种"事实档案"并不合适，因为我们需要知道，虽然死亡和其相关的信仰、仪式和传统在不同的文化群体之间会有很大的差异，但在任何特定的宗教或文化群体中，如从东正教到不可知论者和无神论者，对这些问题的遵守程度是不同的（Green 和 Green，2006）。因此，如果将个人划分到明确定义的规范的群体中，可能导致对宗教和文化习惯的复杂性缺乏理解，并可能对个人及其家属失去个性化的关怀（Neuberger，1999；Smaje 和 Field，1997）。

预料中的死亡患者与突然或意外死亡的患者（Docherty，2000），或者与在重症监护环境中死亡的患者相比，"最后安葬祈祷"会有很大不同，这些问题将在本章后面讨论。在某些情况下，患者的死亡需要转介给死因裁判官或法医进行进一步的调查，并可能进行尸检。如果对这一点不能确定，那么，在"最后安葬祈祷"开始之前，应该咨询患者照护的负责人。

在患者死亡之前，尽可能确定患者是否希望在死亡后捐献器官或组织是一个好的做法。欲了解更多信息，请访问 www. organ distribution. NHS. uk。

（五）操作前的准备

在实施"最后安葬祈祷"前，必须完成下列事项。

1. 死亡确认

死亡应由合适的医护人员确认或核实。死亡确认通常由医师完成，但如果是预期死亡，且当地政策允许，可以由经培训过的护士完成（Laverty等，2018）。死亡证明由医师出具（National Nurse Consultant Group, Palliative Care，2011）。意外死亡必须由医师（通常是高级别医师）确认。死亡确认必须记录在医疗和护理记录中，证明的医师必须确认死者身份，并确认死者体内有无植入物/装置（DH，2010）。

在死者最后一次患病期间为其看病的注册医师，要提供死亡原因的医学证明（Home Office，1971）。该证明要求医师说明他们与死者生前最后一次见面的日期，以及他们在患者死后是否见过其遗体（这可能表明出具该证明的医师不同于死亡患者的确认医师）。文化和宗教要求快速掩埋、火化或遣返遗体的情况下，非工作时间的法医现在可以确认死亡（DH，2008）。法医也可以在不需要验尸的情况下报告死亡（DH，2008）。法医（ME）是由初级保健信托机构任命的独立卫生专业人员，负责确定是否需要转介给死因裁判官。对于需要在 24 小时内快速安葬的人，仍由每个市政局的本地生死登记官酌情决定，并取决于每个机构开放时间和随叫随到的设施。当地医院政策应概述非工作时间死亡登记和认证的程序，24 小时内埋葬通畅比火葬更容易。

遗体遣返到另一个国家，除了死亡证明和登记文件外，还需要按照该遗体被遣返国的不同要求提供更多的文件。只有死因裁判官或法医有权允许尸体运出英格兰或威尔士。"遗体运出英国通知书"（第 104 条）是必需的，可从死因裁判官或生死登记官处获得。此表格需连同已签发的埋葬或火葬证明书一并交给死因裁判官。死因裁判官办公室将确认收到通知，并通知何时可以遣返。死因裁判官授权通常需要 4 个工作日，以便进行必要的调查。在紧急情况下，在某些时候是可以加快的。死因裁判官办公室和相关高级委员会将获取更多信息。在感染控制方面，不同国家可能均需要尸体包装，如果有感染危险，必须通知参与遣返的人（HSAC，2003）。葬礼负责人将协助解决运输问题。

2. 移交给死因裁判官

如果患者的死亡被提交给死因裁判官或法医，这将影响到尸体的准备。是否转介给死因裁判官或法医，应由宣告患者死亡的人确定（DH，2008）。这种情况下的准备，因患者的死亡方式而异。大体上，有两种类型的死亡需要转介给死因裁判官。

- 必须通知死因裁判官的病例（如包括手术后 24 小时内死亡的病例）。
- 经治医师无法确定死因的病例（www.gov.uk/after-a-death/when-a-death-is-reported-toa-coronereferral to a coroner）。

英国卫生部网站（www.dh.gov.uk）提供了更多关于何时移交给死因裁判官或法医，以及何时验尸的提示。

3. 验尸要求

验尸可能会影响死亡后的准备工作，这取决于是否是死因裁判官提出的验尸（有时是无法拒绝的法律验尸），还是主治医师要求的，以明确死亡原因（也称为医院或非法律验尸）。死因裁判官进行验尸可能需要特殊准备，但死因裁判官或法医会对此提出建议，也应该尽快与他们联系，以确定任何具体问题。个别医院、机构和英国国民保健服务信托机构应就这些问题提供进一步的指导。如果要将患者转交给死因裁判官，应封闭导管，并确保没有渗漏的可能性。在与死因裁判官讨论之前，不要撤除任何侵入性装置。

如果不将患者转交给死因裁判官，可在"最后安葬祈祷"前，撤除侵入性和非侵入性装置，如中心静脉导管、外周静脉套管、Swan-Ganz 气囊漂浮导管、气管导管（气管造口术／气管内导管）和引流管。

4. 器官捐献

考虑患者是否为器官或组织捐献的候选人。生前表示希望成为捐赠者（或携带捐赠者卡），或家人表示希望其成为捐赠者的患者，需要进行特定的准备工作（请参阅本章文末的更多资料，并联系当地的移植协调员）。癌症患者在死亡后可以捐献角膜等组织，但这需要在死亡前与英国国家移植协调员讨论。

在生命末期的器官捐献是一个需要考虑的重要因素。现行法律是一种选择性捐献的制度，因此，明确的器官捐献愿望必须由患者或其近亲来表达。更多信息可从器官捐赠网站：www.organdonation.nhs.uk 上获得。

5. 传染性疾病患者

如果患者具有传染性，如乙型肝炎、丙型肝炎或肺结核，需要确定这种感染是需要报告的，还是不需要报告的（Healing 等，1995）。对血源性感染的患者有特殊要求，因此，应咨询值班的高级护士，并遵守当地感染控制规定。在英国，法定传染病必须通过地方当局的"正式官员"报告，这是主治医师的职责。当地信托或公共事业机构中的感染预防和控制联系人，在相关信息呈报方面可以提供更多的帮助和指导。对于所有应呈报的疾病（如艾滋病和传染性海绵状脑病）和一些不需要呈报的传染病（如克罗伊茨费尔特-雅各布病），推荐将死亡的患者放置于尸体袋中。患者遗体必须贴有传染病的识别标签。

处理死于传染病的患者时，需要采取一些额外的预防措施。然而，死者造成的感染威胁不会比活着时更大。假定工作人员在护理所有患者时，会采取普遍的预防措施，并且这些措施在护理已故患者时也必须持续这么做（HSAC，2003）。

如果有感染或辐射的危险，也必须告知搬运工、太平间的工作人员、殡仪员和参与"最后安葬祈祷"的人员（HSAC，2003）。

6. 通知近亲

通知亲属和（或）近亲并向其提供支持，以确保相关人员知晓患者已经死亡，并可开展特定的护理或操作（National Nurse Consultant Group, Palliative Care，2011）。医院的牧师、其他宗教领袖或其他适当人员应该提供支持。如果无法通过电话或全科医师联系到亲属，则有必要通知警方。

一些家庭和护理人员可能希望协助完成"最后安葬祈祷"，但在某些文化中，除了家庭成员或宗教领袖之外，其他任何人都不能为患者清洗（National Nurse Consultant Group, Palliative Care 2011）。有必要对死亡后身体发生的任何变化细致地做好准备，并注意人工处理和感染控制的问题（National Nurse Consultant Group, Palliative Care，2011）。也要求与患者性别相同的人完成"最后安葬祈祷"（Neuberger，2004）。

有些情况下，家庭成员不可能在"最后安葬祈祷"时提供帮助。
- 某些传染病。
- 当案子被交给死因裁判官时。
- 接受放射性物质治疗的患者（应寻求辐射防护专家的进一步建议）。

7. 患者的注意事项

在确定的流程中，应该注意遵守社会、文化、精神和（或）宗教的习惯。为死去的患者做准备所涉及的精神需求可能是多样的，但最后几节提供了目前的指南；患者生前的愿望在可能的情况下应该优先考虑，并且应该在流程中执行（Pattison，2008a）。如果患者生前的愿望没有被记录下来，可以尝试着从他的家人或护理人员那里获得。患者的遗嘱可能有这方面的内容，或者预先指示可提供信息。家庭成员、护理人员或患者社区成员、宗教教友可能希望参加"最后安葬祈祷"（但这必须要经其近亲同意，或在患者生前表达过类似的愿望）。在这种情况下，将仪式的流程给他们进行仔细和认真地解释，他们必须为此充分准备。

"最后安葬祈祷"前的注意事项如下。
①尊重患者的任何特殊愿望。
②尊重家庭参与"最后安葬祈祷"的偏好。
③考虑任何需要特别注意的传染性疾病。
④如果家人和朋友愿意，记得让他们和他们的亲友坐在一起。
⑤如果遗体要转交给死因裁判官，那么，"最后安葬祈祷"则无法进行，必须保留所有线索，也不得清洗身体或进行口腔护理（National Nurse Consultant Group, Palliative Care，2011）。

太平间工作人员和丧葬承办人所需信息列于框9-2。

框 9-2　太平间工作人员和丧葬承办人所需信息（National Nurse Consultant Group, Palliative Care，2011）

1. 识别信息，包括患者姓名、出生日期、地址和国民保健服务体系编号
2. 死亡日期和具体时间
3. 存在的可植入装置
4. 生前的放射性治疗
5. 应报告的传染病
6. 遗留在死者身上的珠宝或宗教纪念品
7. 负责死后护理的注册护士姓名和签字
8. 协助护理的第二位医疗保健专业人员的姓名和签字

---

8. 其他注意事项

告知其他患者是重要的，尤其当患者死亡的地点有其他人在场（如多人病房或开放式病房），并且可能认识患者。在不确定如何处理这种情况时，应该由高级护士提供指导。

死亡后的个人护理需要在死亡后的2～4h进行，以保持他们的外貌、状态和尊严。遗体内部的温度降低需要时间，因此，在死亡后4h内转移到太平间是最理想的。

家属可以要求其他物品陪伴死者到太平间和殡仪馆。例如，这可能是一个有感情价值的东西，在这种情况下，它应该由照顾患者的人和他的负责护士来决定（当地政策也可能有具体规定）。它也可能是某些宗教艺术品保留在患者身上。这应该由与患者最亲近的人来确定。更多信息见苏格兰国民保健服务体系教育（2006）。

世界上所有的信仰都存在不同程度的坚持和正统观念。患者的特定宗教有时可能被用来表明与特定文化和民族根源的联系，而不是表明对特定信仰信条的高度坚持。如果有疑问，请咨询相关家庭成员。

不管患者的记录表明他们持有什么样的信仰，"最后安葬祈祷"的愿望可能与他们所声明的信仰的风俗有所不同。护士需要通过仔细的讨论来确定此时需要什么。如果患者没有宗教信仰，请亲属概述患者先前表达的愿望（如果有的话）或者确立家属的愿望。此外，患者可能是非教派和（或）家庭成员可能是多教派的，因此，必须考虑所有可能性。

操作指南 9-1 最后安葬祈祷

必备物品

- 一次性塑料围裙
- 一次性塑料手套
- 一盆温水、肥皂、患者自己的盥洗用品；一次性抹布和两条毛巾
- 梳子和指甲护理设备
- 口腔护理设备，包括清洁假牙的设备
- 识别标签 ×2
- 法律和组织/机构政策要求的文件，如死亡通知卡
- 裹尸布或患者的个人衣物，包括睡衣、睡裤、患者生前要求的衣物，或者符合已故患者/家属/文化意愿的衣物
- 尸袋（如有需要）（如果有现存或潜在的体液渗漏和（或）如果有传染性病）（National Nurse Consultant Group, Palliative Care, 2011 **C**）
- 纱布、胶带、敷料和绷带，如果有伤口、穿刺点或静脉/动脉装置
- 贵重物品/财产簿
- 医疗和生活（家庭）垃圾塑料袋
- 用于弄脏床单的洗衣桶和合适的袋子
- 干净的床上用品
- 个人物品的清单
- 患者私人物品包
- 一次性尿液收集容器，如果需要
- 利器盒，如果需要

供选择的设备

- 导尿管的帽和套管（如果导尿管没有拔除）
- 根据机构的法规，传染病所需的特殊设备
- 抽吸设备和吸收垫：存在渗漏可能的地方（National Nurse Consultant Group, Palliative Care, 2011 **C**）

操作前

准　备	目　的
1. 戴上手套，穿上围裙	确保工作人员不受污染床单和体液的影响
2. 如果患者患有传染病，可能需要特殊的设备，如罩袍、面罩和护目镜	应遵循所有常规感染控制原则（National Nurse Consultant Group, Palliative Care, 2011 **C**）
3. 如果患者躺在减压床垫或装置上，关机前请阅读制造商的说明	如果床垫放气过快，可能会对进行"最后安葬祈祷"的护士造成操作困难

操作	
4. 将患者仰卧，手臂放在身旁，尽可能伸直四肢（遵循您所在机构的操作规范），最好由2名护士来完成	维护患者的隐私和尊严（NMC，2015），以及持续的身体护理。僵硬弯曲的四肢很难放入太平间的推车、冰柜或棺材中，并且会给希望探望遗体的照顾者带来额外的痛苦。如果四肢伸直有困难，应通知太平间的工作人员（National Nurse Consultant Group, Palliative Care，2011）
5. 保留一个枕头，移除所有的物品。用枕头或卷起的毛巾放在胸部或下巴之间，支撑下巴，以使患者的嘴闭上。不要用绷带捆绑患者的下巴	避免在脸上留下难以消除的压痕（National Nurse Consultant Group, Palliative Care，2011 C）
6. 当遗体无须提交给死因裁判官时，撤除机械辅助设备，如注射泵，在注射泵处使用纱布和胶带固定，并记录药物处置情况	尽量确保死者看起来和家人希望看到的一样正常
7. 不要捆绑阴茎，插入导尿管	衬垫和裤子可用于吸收尿道、阴道或直肠的渗漏（National Nurse Consultant Group, Palliative Care，2011 C）
8. 轻压眼睑30s，让患者的眼睛闭上。如果要捐献角膜或眼球，请用生理盐水湿润的纱布覆盖在眼睛上，以防眼睛变干。如果不成功，请向照顾者解释，葬礼的负责人将会加以纠正	为了维护患者的尊严（NMC, 2015年）和出于美学原因。眼睑闭合也对捐赠的角膜提供组织保护（National Nurse Consultant Group, Palliative Care，2011 C）
9. 通过吸引和体位来控制口腔或气管造口部位的渗漏。吸引和塞住鼻胃管。用干净的吸收性敷料覆盖渗出的伤口或未愈合的手术切口，并用封闭敷料固定。保持缝线和夹子完好无损。用干净的袋子盖住气管的造口。夹紧引流管（去除引流瓶），在伤口周围垫上垫子，并用封闭敷料密封。避免使用防水的强力胶带，因为葬礼承办人很难去除它，而且会留下永久的痕迹。盖上静脉注射管，并留在原位。如果尸体不断渗漏，那么在转移到太平间之前，需要时间来解决这个问题	• 渗漏口可能会对接触患者遗体的工作人员的健康造成危害（National Nurse Consultant Group, Palliative Care，2011）。保证患者遗体干净是对患者尊严的持续尊重（NMC, 2015 C） • 填塞孔口是太平间工作人员的职责，而不是护士的职责。如果遗体继续渗漏，将它放在尸体袋中的吸收垫上，并告知太平间或葬礼的负责人（National Nurse Consultant Group, Palliative Care，2011 C）
10. 渗出性伤口或未愈合的手术瘢痕应覆盖一层干净的吸收性敷料，并用闭塞性敷料，如透气胶膜（tegaderm）固定。缝线和夹子应该保持完整。考虑为可能渗漏的伤口保留完好的近期外科敷料，如大型的截肢伤口，对敷料进行加固就足够	敷料将会吸收伤口处的渗液（National Nurse Consultant Group, Palliative Care，2011 C）
11. 瘘口应该用干净的袋子覆盖	以避免造口部位的渗出

续表

12. 太平间的工作人员有责任要与管理尸体的丧葬承办人讨论撤除静脉导管、引流管、留置导管等问题。如果他们不能撤除这些管道，那么太平间的技术人员就需要在遗体离开之前处理这些问题。当家属来处理遗体时，太平间的工作人员就必须撤除患者身上所有静脉导管、引流管和留置导管等。当遗体需要立即转移给葬礼主持人，以确保出殡的同一天能够安葬时，葬礼主持人需要保证所有的管道都已被撤除，以防家庭成员希望为遗体洗澡或穿衣。在一些地区，如果该机构没有太平间工作人员，那么这部分工作是护士的职责	当遗体被转交给死因裁判官或法医，或需要做尸检时，所有的导管、装置和管道都应保留在原处（National Nurse Consultant Group，2011 **C**）
13. 清洗患者的身体，除非出于宗教、文化的原因或护理者不愿意清洗	确保死者的尊严和受到尊重（National Nurse Consultant Group Palliative Care，2011 **C**）
14. 死者身体仍旧温暖的时候不应该剃除胡须，这项工作可以由丧葬承办人来完成，同时有必要与家属讨论这个敏感的问题	当死者仍然温暖的时候，剃胡须会导致皮肤的擦伤（National Nurse Consultant Group, Palliative Care，2011 **C**）
15. 对于家属和护理人员来说，协助清洗是重要，因此，应该继续提供临终前护理。在着手这项工作之前，应与家属进行一次谈话是重要的，以便让他们对遗体的外观和感觉做好准备	这是一种尊重和情感的表达，是适应失去和表达悲伤过程的一部分（National Nurse Consultant Group, Palliative Care，2011 **C**）
16. 清洁口腔以清除碎屑和分泌物。死后尽快清洁和更换假牙。如果无法更换，请将它们装在一个明确标识的容器中，与遗体放在一起	确保尊严和尊重得到体现（National Nurse Consultant Group, Palliative Care，2011 **C**）
17. 死后应尽快整理头发，并按照死者喜欢的发型（如果知道的话），以指导葬礼主持人进行最后的呈现	这将指导葬礼负责人进行最后的呈现（National Nurse Consultant Group, Palliative Care，2011 **C**）
18. 在另一名工作人员在场的情况下，摘下珠宝（除结婚戒指外），除非家人有特别的要求，并根据当地法规进行记录。注意需要保留在死者身上的宗教饰品。根据当地法规记录，用最少的胶带固定这些饰品。如果任何珠宝被拿走，应签名	• 确保文化和个人愿望得到尊重（National Nurse Consultant Group Palliative Care，2011 **C**） • 流程规定需要向照护者提供这一信息
19. 将死者送到太平间之前，对其进行适当的清洗和穿衣（使用裹尸布是许多急诊医院的常见做法）。他们不应该被裸体送往太平间，也不应该从没有太平间的机构裸体转移给葬礼负责人。请注意，在这一过程可能会弄脏死者的衣服。葬礼负责人会给他们穿上他们自己的衣服	出于家属和照顾者看到患者遗体的美学的原因，或宗教、文化原因，以及满足家属或照顾者的愿望（National Nurse Consultant Group, Palliative Care **C**）

	续 表
20. 用手腕或踝关节上的姓名标牌清楚地识别死者（避免使用脚趾标签）。这至少需要标明他们的姓名、出生日期、地址、病房（如果是医院住院患者），以及最好有国民保健服务号码。负责死者识别的人应该是核实死亡的人。护士应该参考当地的法规来识别他们机构内已故的患者	确保在太平间内能够正确和容易地识别患者的遗体（National Nurse Consultant Group，Palliative Care，2011 **C**）
21. 如果预计不会发生渗漏，并且不存在应报告的疾病，遗体可以用床单包裹并轻轻包扎，以确保其能够被安全移动。不要把床单或胶带捆绑得太紧，因为这可能会导致毁容。如果有大量渗漏或存在应报告的传染病，应将死者放入尸袋中	为了避免在转移的过程中，对患者身体造成可能的伤害（National Nurse Consultant Group,Palliative Care，2011 **C**）
22. 用胶带松散地固定床单	确保床单不会太紧，不会造成患者毁容（National Nurse Consultant Group, Palliative Care，2011 **C**）
23. 如果预计遗体可能会出现体液渗漏或者患者患有已知的传染病，应将患者的遗体放入尸体袋中	为了避免现存的或潜在的液体渗漏，无论是否存在感染，因为这将对所有接触患者遗体的人的健康造成危害（National Nurse Consultant Group, Palliative Care，2011 **C**）
操作后	
24. 要求搬运人员将患者的遗体从病房运走，并运送到太平间	应在死亡后 4h 完成，以便进行冷藏（National Nurse Consultant Group,Palliative Care，2011 **C**）
25. 在医院里，将患者遗体转移时，将要经过的病床和地方用屏风遮挡。死者从死亡地点转移时，他的隐私和尊严是至关重要的。每个相关组织都有责任确保转运遗体所采用的流程尊重了人格尊严的价值，并且这些都体现在隐藏车的设计和遗体的覆盖方式中	确保转运尽可能地受到尊重（Kings Fund，2008），并避免给其他患者、亲属和工作人员造成不必要的痛苦
26. 取下手套和围裙。根据当地规范处理并洗手	最大限度地降低发生交叉感染和污染的风险（Fraise 和 Bradley，2009 **C**）
27. 在护理和医疗文件中，记录死亡后护理的所有方面，并明确所涉及的专业人员。尽快更新和组织医疗和护理记录，以便居丧关怀团队和其他相关专业人员，如病理学家，能够获得这些记录	记录死亡时间、在场人员的姓名和知情人员的姓名（NMC，2015 **C**）
28. 将财产和病历移交给有关管理部门。记住以谨慎的方式把患者的财产交给家人和朋友是重要的。如果有弄脏的衣服要归还，试着与家属 / 朋友仔细讨论，以确定他们是否想要归还这些衣服	• 允许完成死亡医学证明所需的行政手续，并将患者的个人财产归还给指定的人 • 为了避免给家人和朋友带来进一步痛苦（National Nurse Consultant Group, Palliative Care，2011 **C**）

第9章 生命末期关怀
End of life care

问题解决表 9-1　预防和解决（操作指南 9-1）

问题	原因	预防	行为
患者死亡时没有亲属在场	可能是意外死亡；联系不上家属	在适当的情况下，家属为死亡事件进行准备	尽快通知家属患者死亡的消息。还要考虑他们可能想在"最后安葬祈祷"完成之前查看患者的身体。要确保家属对遗体的外观和感觉做好准备
通过电话或全科医师不能联系亲属或近亲	过期或缺少联系信息	确保近亲联系信息记录在案，并保持更新	如果在英国，当地警察会去亲属家通知。如果在国外，英国大使馆会提供帮助
手术后24h死亡	不适用	关于文件记录，确保死亡情况的相关信息得到记录，并移交给相关医疗保健人员	所有导管和（或）引流管必须留在原位。可以堵住或遮盖住套管或导管。将瘘口视为开放性伤口。将气管内或气管造口管留在原位。设备可以撤离（应与死因裁判官讨论），但设置必须保持不变。需要进行尸检来确定死因。任何导管和引流管等都可能是导致死亡的主要因素
意外死亡	不适用	如上所述	如上所述，需要对患者的尸体进行尸检来确定死因
不明原因的死亡	不适用	如上所述	如上所述
已经死亡的患者被送进医院	不适用	不可预防，但在可能的情况下，确保患者家属为可能发生的情况做好准备，特别是缓和医疗的患者，预计会发生死亡，他的家人应该知道，发生死亡后，应该打电话给谁？该怎么办？	如上所述，除非患者在死亡前14天内见过医师。在这种情况下，如果主治医师清楚患者的死亡原因，他们可以填写死亡证明
接受全身放射性碘治疗后死亡的患者	有暴露于辐射的潜在风险（IPEM，2002）	应采取辐射防护措施（见第5章）	确保接触患者身体的人都知道。妊娠的护士不应该为这些患者施行"最后安葬祈祷"
植入放射性金颗粒、胶体放射性溶液、铯针、铯施源器、铱丝或铱发卡针后死亡的患者	存在暴露于辐射的潜在风险（IPEM，2002）	拆除导线时，应进行辐射防护（见第5章）。物理师可以根据放射源自行撤除放射性导线和针等	通知物理师及有关医务人员。一旦医师证实死亡，放射源就应被撤除并放入铅容器中。Geiger计数器用于检查所有放射源是否已被撤除。这降低了完成"最后安葬祈祷"操作时的辐射风险。记录撤除放射源的时间和日期。确保接触患者身体的人都知道。妊娠的护士不应该为这些患者执行"最后安葬祈祷"（见第5章）
患者和（或）亲属希望捐赠器官/组织用于移植	不适用	• 在适当的情况下（由临床团队决定），应与患者的家人/近亲讨论移植事宜 • 例外情况适用	按照1961年《人体组织法案》规定，恶性肿瘤患者只能捐献角膜和心脏瓣膜（最近增加了气管）。一旦决定捐赠器官/组织，在尝试进行"最后安葬祈祷"之前，请尽快联系当地移植协调员。根据当地的法规，应获得近亲的口头和书面同意。按照移植协调员的指示准备患者遗体。如需进一步指导，请访问：www.uktransplant.org.uk

问题	原因	预防	行为
直接将患者从病房转移到殡仪馆	不适用	不适用	按照当地政策的规定联系医院的高级护士。请联系当地注册管理机构，确保转运遗体的表格获得批准。此后，应运用当地的指南/政策
亲属们想看从病房运走后的死者	不适用	不适用	通知太平间的工作人员，以便他们有时间准备遗体。有时候护士可能会在没有太平间工作人员的机构里承担这项工作。患者的遗体常会被放在医院的告别室里。询问亲属是否希望有牧师，或者其他宗教领袖或合适的人陪伴着他们。根据需要，宗教物品应该从告别室移走或移至告别室。护士应在陪同亲属进入告别室之前，检查患者的遗体和环境是否合适。亲属可能想和死者单独在一起，此时护士应该在告别室外等候，以便在亲属感到痛苦时给予支持。在亲属们离开后，护士应联系搬运工，让他们将遗体送回太平间
患者有一个可植入的心脏装置。当患者被确认进入生命末期时，需要考虑停用可植入心脏除颤器	不适用	死亡前的现场设备知识	护士必须将植入心脏装置的患者告知葬礼负责人和太平间工作人员，并确保被清楚地记录（National Nurse Consultant Group, Palliative Care 2011）

（六）操作后的注意事项

1. 即时护理

（1）亲属与患者死亡后在一起的时间：由于病房保持温度较高，患者在病房内停留的时间是有限的，所以，高级护士不得不自己决定何时将患者送到太平间。这将根据家属的情况（家属前往病房/区域可能会有短暂的延迟）和病房情况（独立病房显然对于家庭/其他患者来说更容易）而有所不同。

（2）在观察室/告别室探访患者：家属可能希望在观察室里再次看望患者（图9-3）。在陪同家属去看他们之前，确保患者的仪容良好是重要的。

（3）精神、情感和丧亲之痛支持：失去亲人的家属可能会发现很难接受他们家人的死亡，这个时候需要很强的敏感性和技能来支持他们。尽可能全面地解释患者死亡的所有过程，有助于理解生命末期的操作。提供居丧关怀服务可能对家属在患者死后不久和将来的困难时期是有益的。如果没有本地服务，像Cruse（www.cruse.org.uk）这样的英国全国性服务是有用的。

亲属可能会表达极度的悲痛，这是一个很难处理的情况，其他家庭成员在这时可能是最需要安慰和支持的。家庭成员可能希望联系他们的家庭医生。

在描述患者死亡后的过程时，要保持高度的情感敏感性，因为在不久的将来，患者家属会去医院取死亡登记文件。

2. 患者和相关人员的教育

帮助家属理解患者死亡后的操作，是医院里许多人的职责，但主要落在那些在患者死后第一次与其家人见面的人身上。在www.gov.uk/after-a-death/可以找到关于亲人/朋友死后该做什么的信息。

第9章 生命末期关怀
End of life care

如果家属认为患者的死亡是不自然的或受到了干扰，我们有责任进行解释，甚至告知他们有验尸的合法权利。

- 为家属见到患者遗体做好准备。
- 邀请家属进入卧室/病房。
- 陪伴家属，尊重他们对隐私的需求。
- 预期问题。
- 为家属提供讨论护理的机会（当时或以后）。
- 代表家属联系其他亲属。
- 就家属可以获得丧亲支持服务提出建议。如果需要，可予以安排。
- 为他们提供与医院的联系点。

一些家属可能希望得到患者遗物，如一绺头发。应尽可能地预料和满足这些愿望。

网址和有用的地址

有关器官捐赠的更多信息，请与以下网站或当地的移植协调员联系：www.organdonation.nhs.uk
更多关于丧亲和丧亲建议的信息：克鲁索丧亲护理：www.cruse.org.uk
更多实用建议，如死亡后的遗嘱或财务建议，请联系：Citizens Advice Bureau: www.citizensadvice.org.uk

在线资源
SPIKES 模型：http://theoncologist.alphamedpress.org/content/5/4/302.full
http://www.skillscascade.com/badnews.htm
http://www.kevinmd.com/blog/2013/01/deliver-bad-news-patients-9-tips.html

---

参考文献

[1] Baile, W.F., Buckman, R., Lenzi, R., Glober, G., Beale, E.A. & Kudelka, A.P. (2000) SPIKES – A six-step protocol for delivering bad news: application to the patient with cancer. *The Oncologist*, 5(4), 302–311.

[2] Bousquet, G., Orri, M., Winterman, S., Brugière, C., Verneuil, L. & Revah-Levy, A. (2015) Breaking bad news in oncology: a metasynthesis. *Journal of Clinical Oncology*, 33(22), 2437–2443.

[3] Boyd K. & Murray S.A. (2010) Recognising and managing key transitions in end of life care. *British Medical Journal*, 341:c4863.

[4] Clayton, J.M., Butow, P.N., Arnold, R.M. & Tattersall, M.H.N. (2005) Discussing end-of-life issues with terminally ill cancer patients and their carers: a qualitative study. *Support Care Cancer*, 13(8), 589–599.

[5] Collis E. (2013) Care of the dying patient in the community. *British Medical Journal*, 347, f4085.

[6] Cooke, H. (2000) *A Practical Guide to Holistic Care at the End of Life*. Oxford: Butterworth Heinemann.

[7] Costello, J. (2004) *Nursing the Dying Patient: Caring in Different Contexts*. Basingstoke: Palgrave Macmillan.

[8] DH (2008) *End-of-Life Care Strategy*. London: Department of Health.

[9] DH (2010) *Improving the Process of Death Certification in England and Wales: Overview of Programme*. London: Department of Health.

[10] Docherty, B. (2000) Care of the dying patient. *Professional Nurse*, 15(12), 752.

[11] Dougherty, L. & Lister, S. (eds) (2011) *The Royal Marsden Manual of Clinical Nursing Procedures: Professional Edition*. 8th edn. Oxford: Wiley-Blackwell.

[12] Faull, C. & Nyatanga, B. (2005) Terminal care and dying. In: Faull, C., Carter, Y. & Daniels L. (eds) *Handbook of Palliative Care*. Oxford: Wiley-Blackwell.

[13] Fraise, A.P. & Bradley, T. (eds) (2009) *Ayliffe's Control of Healthcare-Associated Infection: A Practical Handbook*, 5th edn. London: Hodder Arnold.

[14] Fürst, C.J. (2004) The terminal phase. In: Doyle, D., Hanks, G., Cherny, N. & Calman, K. (eds) *Oxford Textbook of Palliative Medicine*. Oxford: Oxford University Press.

[15] Gilliat-Ray, S. (2001) Sociological perspectives on the pastoral care of minority faiths in hospital. In: Orchard, H. (ed.) *Spirituality in Health Care Contexts*. London: Jessica Kingsley Publishers, pp. 135–146.

[16] Girgis, A. & Sanson-Fisher, R. W. (1995). Breaking bad news: consensus guidelines for medical practitioners. *Journal of Clinical Oncology*, 13, 2449–2456.

[17] Glare, P. & Christakis, N. (2004) Predicting survival in patients with advanced disease. In: Doyle, D., Hanks, G., Cherny, N. & Calman, K. (eds) *Oxford Textbook of Palliative Medicine*, 3rd edn. Oxford: Oxford University Press.

[18] Green, J. & Green, M. (2006) *Dealing with Death: A Handbook of Practices, Procedures and Law*, 2nd edn. London: Jessica Kingsley Publishers. Gunaratnam, Y. (1997) Culture is not enough: a critique of multiculturalism in palliative care. In: Field, D., Hockley, J. & Small, N. (eds) *Death, Gender and Ethnicity*. London: Routledge, pp. 166–186.

[19] Haig S. (2009) Diagnosing dying: symptoms and signs of end-stage disease. *End of Life Care*, 3(4), 8–13.

[20] Healing, T.D., Hoffman, P.N. & Young, S.E.J. (1995) The infection hazards of human cadavers. *Communicable Disease Report*, 5(5), R61–R68.

[21] Health and Safety Advisory Committee (HSAC) (2003) *Safe Working and the Prevention of Infection in the Mortuary and Postmortem Room*. London: Health and Safety Advisory Committee/HSE.

[22] Higgins, D. (2010) Care of the dying patient: a guide for nurses. In: Jevon, P. (ed.) *Care of the Dying and Deceased Patient*. Oxford: Wiley-Blackwell.

[23] Home Office (1971) *Report of the Committee on Death Certification and Coroners*. CMND 4810. London: HMSO.

[24] Institute of Physics and Engineering in Medicine (IPEM) (2002) *Medical and Dental Guidance Notes. A Good Practice Guide on All Aspects of Ionising Radiation Protection in the Clinical Environment*. York: Institute of Physics and Engineering in Medicine.

[25] Jenkins, V., Fallowfield, L. & Saul, J. (2001) Information needs of

[26] Kehl, K.A. (2006) Moving toward peace: an analysis of the concept of a good death. *American Journal of Hospice Palliative Care*, 23(4), 277–286.

[27] King's Fund (2008) *Improving Environments for Care at End of Life*. London: King's Fund.

[28] Kissane, D. & Yates, P. (2003) Psychological and existential distress. In: O'Connor, M. & Aranda, S. (eds) Palliative Nursing: *A Guide to Practice*. Oxford: Radcliffe Medical Press.

[29] Laverty, D., Wilson, J. & Cooper, M. (2018) Registered nurse verification of expected adult death: new guidance provides direction. *Int J Palliat Nurs*, 24(4), 178–183. doi: 10.12968/ijpn.2018.24.4.178.

[30] Leadership Alliance for the Care of Dying People (2014) *One Chance to get it Right*. London: Leadership Alliance.

[31] Macmillan Cancer Support (2015) *Your Life and Your Choices: Plan Ahead*. London: Macmillan Cancer Support. Available at: www.macmillan.org.uk (Accessed: 27/3/2018)

[32] Mental Capacity Act (2005), [online] Available at: http://www.legislation.gov.uk/ukpga/2005/9/pdfs/ukpga_20050009_en.pdf (Accessed 15/6/2018)

[33] National Nurse Consultant Group, Palliative Care (2011) Guidance for staff responsible for care after death (last offices). London: National End of Life Care Programme.

[34] National Palliative and End of Life Care Partnership (2015) *Ambitions for Palliative and End of Life Care: A National Framework for Local Action 2015-2020*. Available at: http://endoflifecareambitions.org.uk/(Accessed: 27/3/2018)

[35] Nearney, L. (1998) Practical procedures for nurses part 1 last offices. *Nursing Times*, 94(26), Insert.

[36] Neuberger, J. (1999) Cultural issues in palliative care. In: Doyle, D., Hanks, G. & MacDonald, N. (eds) *Oxford Textbook of Palliative Medicine*, 2nd edn. Oxford: Oxford University Press, pp. 777–780.

[37] Neuberger, J. (2004) *Caring for People of Different Faiths*. Abingdon: Radcliffe Medical Press.

[38] NHS Education for Scotland (2006) A Multi Source Resource for Healthcare Staff. Glasgow: NHS Education.

[39] NICE (2015) Care of dying adults in the last days of life. London: National Institute for Health and Care Excellence.

[40] NMC (2015) *The Code: Professional standards of practice and behaviour for nurses and midwives*. London: Nursing and Midwifery Council.

[41] O'Donnell, V. (1998) The pharmacological management of respiratory secretions. *Journal of Palliative Nursing*, 4, 199–203.

[42] Office for National Statistics (ONS) (2009) *Mortality Statistics Deaths Registered in 2008*. Kew: OPSI.

[43] Oostendorp, L., Ottevanger, P., Van der Graaf, W. & Stalmeie, P. (2011) Assessing the information desire of patients with advanced cancer by providing information with a decision aid, which is evaluated in a randomized trial: a study protocol. *BMC Medical Informatics and Decision Making*, 11, 9.

[44] Pattison, N. (2008a) Care of patients who have died. *Nursing Standard*, 22(28), 42–48.

[45] Pattison, N. (2008b) Caring for patients after death. *Nursing Standard*, 22(51), 48–56.

[46] Pearce, E. (1963) *A General Textbook of Nursing*. London: Faber and Faber.

[47] Philpin, S. (2002) Rituals and nursing: a critical commentary. *Journal of Advanced Nursing*, 38(2), 144–151.

[48] Quested, B. & Rudge, T. (2001) Procedure manuals and textually mediated death. *Nursing Inquiry*, 8(4), 264–272.

[49] Schofield, P.E. & Butow, P.N. (2004). Towards better communication in cancer care: a framework for developing evidence-based interventions. *Patient Education and Counseling*, 55, 32–39.

[50] Seale, C. (1998) *Constructing Death. The Sociology of Dying and Bereavement*. Cambridge: Cambridge University Press.

[51] Sleeman K. (2013) Caring for a dying patient in hospital. *British Medical Journal*, 346, f2174.

[52] Smaje, C. & Field, D. (1997) Absent minorities? Ethnicity and the use of palliative care services. In: Field, D., Hockley, J. & Small, N. (eds) *Death, Gender and Ethnicity*. London: Routledge, pp. 142–165.

[53] Smith, R. (2000) A good death. An important aim for health services and for us all. *BMJ*, 320, 129–130.

[54] Speck, P. (1992) Care after death. *Nursing Times*, 88(6), 20.

[55] Street, R.L., Makoul, G., Arora, N.K. & Epstein, R.M. (2009) How does communication heal? Pathways linking clinician-patient communication to health outcomes. *Patient Education and Counselling*, 74, 295–301.

[56] Travis, S. (2002) *Procedure for the Care of Patients Who Die in Hospital*. London: Royal Marsden NHS Foundation Trust.

[57] Van Gennep A. (1972) *The Rites of Passage*. Chicago: Chicago University Press.

[58] Walsh, M. & Ford, P. (1989) *Nursing Rituals: Research and Rational Actions*. Oxford: Butterworth Heinemann.

[59] Watson, M., Lucas, C., Hoy, A. & Wells, J. (eds) (2009) Ethical issues. In: Watson, M., Lucas, C., Hoy, A. & Back, I. (eds) *Oxford Handbook of Palliative Care*. 2nd edn. Oxford: Oxford University Press.

[60] WHO (2002) Palliative care. Available at: www.who.int/cancer/palliative/en (Accessed: 28/3/2018)

[61] Wolf, Z. (1988) *Nurses' Work: The Sacred and the Profane*. Philadelphia: University of Pennsylvania Press.

[62] Wyatt, J. (2009) *Matters of Life and Death*. Nottingham: Inter-Varsity Press.

译 后 记

经过两年零十个月的不懈努力,这部 90 余万字的中文版《Royal Marsden 癌症护理精要》终于出版了,这是全体译校人员和出版社编辑共同努力的成果。每次看到置于案头的稿件清样,翻译过程中的种种场景都会浮现在眼前。

由于书中所述涉猎内容广泛,加上中外语言表述习惯有所不同,对于翻译者的要求很高,不但需要具备良好的英文水平,还需要有丰富的专业知识和跨专业的知识,因此认真、细致是高质量完成本书翻译的基本要求。

在翻译过程中,我们常常会为了一个词、一句话的翻译与专家们沟通讨论,花费几天时间才能最终确认译文。比如,"last offices"一词在书中出现过 39 次,直译应该是"最后一间办公室",但是这个词绝大多数是出现在本书第 9 章,其含义应与死亡有关,直译为"最后一间办公室"明显有误。为此,我们查阅了大量资料,同时结合上下文表述,花费了 1 周时间进行分析讨论,最终意译为"最后安葬祈祷"。

再如,书中多次出现"consultan",直译为"顾问、高级顾问医师、会诊医师",根据上下文的表述,同时参考英国医生级别体系,应译为"顾问医生",但在国内并没有这一职位,国内与之相对应的应为"主任医师"。

对于脊柱不稳的患者,书中多次使用了"log rolling",直译为"圆木滚动法",但在国内并没有这种表述,经过与护理专家的讨论,我们将其意译为"轴线翻身法"。

这样的情况在书中还有许多。对于上述的情况,我们在直译原文后括注加上了"译者注",如此既保证译文忠于原著表述,又方便了国内读者阅读理解。

书中提及"孕妇及儿童应尽可能缩短与核素检查患者的接触(与孕妇< 1m 距离)时间",这与国内规定有所不同,为避免误导国内读者,我们在其后加上了注释,即:我们认为,孕妇应避免接触这类患者,以免受到射线损伤。

书中提及国内没有开展的项目时,我们在翻译时很慎重。例如:在乳腺疾病诊断的介绍中,提及"皮肤打孔活检技术",这是国内目前尚未开展的项目。我作为乳腺外科的医师,查阅了相关文献,没有发现这种方法,但我们认真阅读了原文,对照原著操作图中的示范,最后还是确认为"打孔活检"。

在翻译、审校工作中,我们也发现了原著中的一些错误,如果我们不加思考原文照搬,将对国内读者造成误导。此外,审校过程中我们还发现了段落遗漏的现象,说明每一次校稿都要与原著仔细核对,认真阅读,才能发现问题,避免出错。

在此次翻译出版过程中,我们还了解到许多术语规范,比如"文身""镇静药""拮抗药""适应证"等等。其实,出版里的故事还有很多,这是一种经历,也是一种财富,值得我们好好总结。

在两年多的翻译工作中，本着对自己负责，对学术负责的态度，我们认真、细致地完成了本书的翻译工作，我们反复对照原文和译稿进行校阅，不但丰富了专业知识，感受到来自英国专家的严谨，更锻炼了我们的韧性。

通过对本书的翻译，让我们更深刻地体会到维护生命尊严的重要性，也让我们在3年多的安宁疗护实践中，总结出整合安宁疗护的理念，进一步探索建立家庭化安宁疗护病房，希望这些有益的探索，对推动我国安宁疗护事业的发展能够起到一定的作用。

在本书出版前，我中心被武汉市卫生健康委员会确定为武汉市首批安宁疗护工作的28个试点单位之一，这是对我们工作的支持和肯定，也为我们的工作开展提供了有利条件，本书的出版也作为我们的实用性参考工具书，同时见证了我们安宁疗护事业的发展。

书中第8章、第9章的开篇图片和封底图片均由康辉医疗科技（苏州）有限公司友情提供，特此致谢。

武汉武钢二医院安宁疗护中心
2021年8月30日

相关图书推荐

中国科学技术出版社·荣誉出品

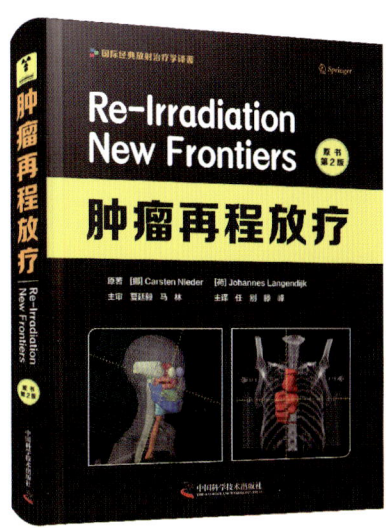

肿瘤再程放疗（原书第 2 版）

原　著　[挪] Carsten Nieder　　[荷] Johannes Langendijk
主　审　夏廷毅　马　林
主　译　任　刚　滕　峰
定　价　198.00元（大16开精装）

本书引进自世界知名的 Springer 出版社，是一部肿瘤放疗领域的实用参考书。全书分 21 章，包括再程放疗中正常组织的耐受性、剂量分割的概念、质子束再程放疗等内容，在总结文献里各系统肿瘤再程放疗经验的基础上，聚焦再程放疗的方法与技术、放疗联合手段等方面，帮助读者全面了解肿瘤再程放疗领域的最新研究进展。本书内容系统、图文并茂，对肿瘤再程放疗的诊疗策略及相关研究有很强的指导作用，适合广大放疗科及肿瘤相关医师阅读参考。

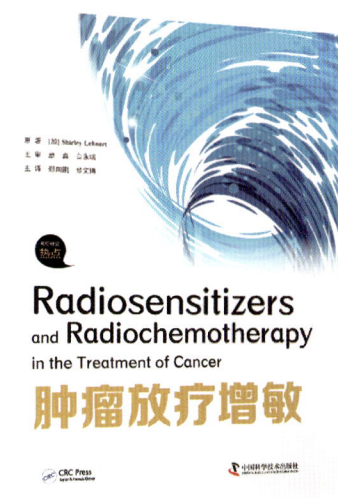

肿瘤放疗增敏

原　著　[加] Shirley Lehnert
主　审　章　真　白永瑞
主　译　郑向鹏　步文博
定　价　200.00元（大16开精装）

本书引进自世界知名的 CRC 出版社，由加拿大麦吉尔大学肿瘤学系教授 Shirley Lehnert 博士倾力打造。著者查阅了大量文献，在已发表的试验结果基础上细致梳理了相关研究的历史脉络，系统阐述了药物或生物制剂联合放射治疗的临床应用，并根据放疗增敏药的作用机制对现有已知的放疗增敏药进行了分类和介绍，总结了放疗增敏的研究进展及方向，为读者了解当前研究热点及后续研究提供了指引。书中所述的专业知识兼具深度和广度，对国内从事相关研究的同行极具参考价值，适合广大放射治疗科及肿瘤相关医师阅读参考。

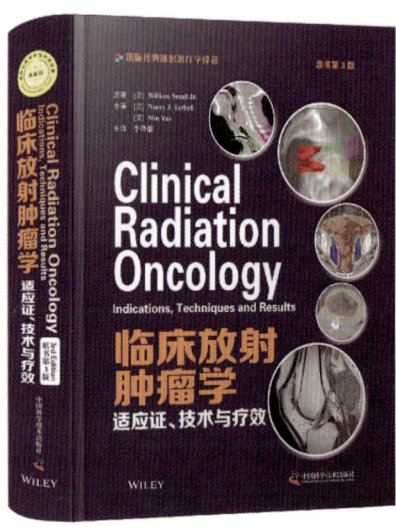

临床放射肿瘤学：适应证、技术与疗效（原书第3版）

原　著　[美] William Small Jr.
主　译　李晔雄
定　价　498.00元（大16开精装）

本书引进自 WILEY 出版社，是一部反映临床放射肿瘤学领域发展变化、兼具放射肿瘤生物学与放射治疗临床疗效的综合性著作。本书为全新第 3 版，根据解剖学分类对每个部位的肿瘤进行了讨论，包括流行病学、病理学、诊断检查、预后因素、治疗技术、手术和化疗的应用、治疗的最终结果及相关的临床试验等相关信息，还介绍了该领域的最新进展，包括调强放疗、图像引导放疗、质子治疗和姑息性放疗等内容，同时增加了有关放射肿瘤学统计和质控的知识，为合理应用放疗技术治疗肿瘤患者提供了理论依据和实践启发。本书适合放射肿瘤科医师、肿瘤外科医师、肿瘤内科医师、肿瘤科护士、放射治疗师、住院医师和广大医学生阅读参考。

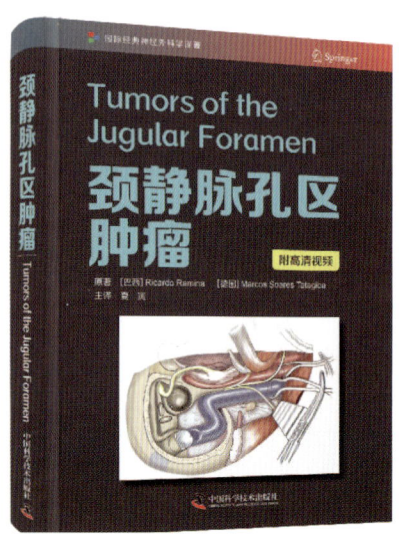

颈静脉孔区肿瘤

原　著　[巴西] Ricardo Ramina　　[德] Marcos Soares Tatagiba
主　译　夏　寅
定　价　128.00元（小16开精装）

本书引进自世界知名的 Springer 出版社，全球神外领域著名教授 Ricardo Ramina 和 Marcos S. Tatagiba 合力编著，首都医科大学附属北京天坛医院夏寅教授领衔主译。本书研究总结了 160 余例颈静脉孔区肿瘤（副神经节瘤、神经鞘瘤、脑膜瘤等）的诊疗经验，聚焦各类肿瘤的流行病学、遗传学、自然病程、临床表现、诊断及分型、放疗、化疗、手术指征及手术策略，全面涵盖了手术相关解剖结构、术前肿瘤栓塞、术中操作细节和术后康复管理及手术最新进展，并通过手术照片、图表和高清视频使手术清晰可视，直观呈现此极富挑战领域的特殊病变的手术难度，并创新发展了新概念和新技术，包括面神经的管理、重建颅底及切除大型肿瘤的颅内外管理等，值得每一位神经外科医师、耳鼻喉科医师、神经放射科医师、肿瘤学家细读、探索与借鉴。

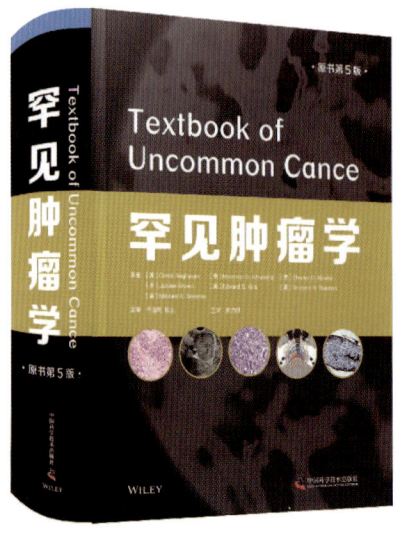

罕见肿瘤学（原书第5版）

原　著　[美] Derek Raghavan 等
主　审　于金明
主　译　邢力刚
定　价　498.00元（大16开精装）

本书引进自国际知名的 WILEY 出版社，由来自美国、英国、爱尔兰、日本、澳大利亚等世界各国两百余位专家共同编写。本书为全新第 5 版，涵盖了泌尿生殖系统、头颈部、胸部、乳腺、消化系统、妇科、内分泌系统、血液系统、神经系统、皮肤、软组织等各系统肿瘤的相关知识。全书共 13 篇 81 章，各章均从该系统罕见肿瘤的发病率、病理特征、临床表现、治疗和预后等方面介绍，同时重点更新了很多肿瘤分子的特征信息，以及手术、放射治疗和内科治疗的相关进展，特别是靶向治疗和免疫治疗的进展。本书内容全面而系统，配图丰富且精美，在帮助临床医生提高肿瘤诊治水平的同时，造福广大肿瘤患者及其家庭，是广大肿瘤学临床医师必备的参考书。